Dr. C. Mense

Archiv für Schiffs- und Tropen-Hygiene

Dr. C. Mense

Archiv für Schiffs- und Tropen-Hygiene

ISBN/EAN: 9783741172373

Hergestellt in Europa, USA, Kanada, Australien, Japan

Cover: Foto ©Andreas Hilbeck / pixelio.de

Manufactured and distributed by brebook publishing software
(www.brebook.com)

Dr. C. Mense

Archiv für Schiffs- und Tropen-Hygiene

Archiv

für

Schiffs- und Tropen-Hygiene,

unter besonderer Berücksichtigung der

Pathologie und Therapie

unter Mitwirkung von

Prof. Dr. BAELZ, Tokio, Dr. BASSENGE, Berlin, Prof. Dr. BENDA, Berlin, Dr. BEYER, Rangoon, Dr. BOMBARDA, Lissabon, Dr. van BREEN, Buitenzorg, Dr. BRODEN, Léopoldville, Dr. de BRUN, Beirut, Dr. BUSCHAN, Stettin, Prof. Dr. CALMETTE, Lille, Dr. ALDO CASTELLANI, London, Prof. Dr. DOVE, Jena, Dr. DIEUDONNÉ, Würzburg, Prof. Dr. O. EVERSBUSCH, München, Dr. A. EYSELL, Cassel, Dr. FAJARDO, Rio de Janeiro, Prof. Dr. FIRKET, Lüttich, Dr. FISCH, Aburi (Goldküste), Prof. Dr. FISCHER, Kiel, Dr. FÜLLEBORN, Hamburg, Prof. Dr. E. GRAWITZ, Charlottenburg, Dr. HAUCK, Wien, Dr. ILEY, Odumase (Goldküste), Dr. MAX JOSEPH, Berlin, Dr. KOHLBRUGGE, Sidoardjo, Prof. Dr. KOLLE, Berlin, Prof. Dr. KOSSEL, Gießen, Dr. G. C. LOW, London, Dr. MARTIN, München, Dr. ERICH MARTINI, Berlin, Dr. METZKE, Berlin, Dr. MONCORVO, Rio de Janeiro, Dr. NOCHT, Hamburg, Dr. OTTO, Hamburg, Dr. A. PLEHN, Berlin, Prof. Dr. RHO, Neapel, Dr. ROTHSCHUH, Managua, Prof. Dr. RUBNER, Berlin, Dr. RUGE, Kiel, Dr. SANDER, Berlin, Dr. SCHELLONG, Königsberg, Dr. SCHEUBE, Greiz, Dr. SCHILLING, Togo, Dr. SCHOEN, Berlin, Dr. STEUDEL, Berlin, Prof. Dr. STICKER, Gießen, Dr. WITTENBERG, Kayintschu (Süd-China), Dr. ZIEMANN, Kamerun.

und mit besonderer Unterstützung der

DEUTSCHEN KOLONIAL-GESELLSCHAFT

herausgegeben von

Dr. C. Mense, Cassel.

8. Band.

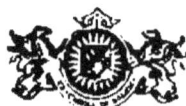

Leipzig, 1904.

Johann Ambrosius Barth.

Roßplatz 17.

Inhaltsverzeichnis von Band VIII.

Heft. I.

1*

Heft II.

I. Originalabhandlungen.

II. Besprechungen und Literaturangaben.

Hygiene, Biologie, Physiologie, medizin. Geographie und Statistik.

b) Pathologie und Therapie.

Malaria.

Gelbfieber.

Heft III.

I. Originalabhandlungen.

II. Besprechungen und Literaturangaben.

Heft IV.

I. Originalabhandlungen.

Heft V.

I. Originalabhandlungen.

II. Besprechungen und Literaturangaben.

Heft VI.

I. Originalabhandlungen.

II. Besprechungen und Literaturangaben.

a) Hygiene, Biologie, Physiologie, medizin. Geographie u. Statistik.

Heft VII.

I. Originalabhandlungen.

Sachverzeichnis.

(Die fettgedruckten Ziffern bezeichnen Originalabhandlungen.)

Namenverzeichnis.

(Die fett gedruckten Ziffern bezeichnen Originalabhandlungen.)

2*

Verlag von Johann Ambrosius Barth in Leipzig.

Soeben erschien:

BALFOUR, Ministerpräsident, A. J., **Unsere heutige Weltanschauung.** Einige Bemerkungen zur modernen Theorie der Materie. Ein Vortrag, gehalten zu Cambridge am 17. Aug. 1904 in der Plenarversammlung der British-Association. Autorisierte Übersetzung von Dr. M. Ernst. [36 Seiten.] 1904. Kart. M. 1. – .

Mit diesem Vortrag begrüßte der englische Ministerpräsident als diesjähriger Vorsitzender der berühmten „British-Association" die im August zum Kongreß in Cambridge zusammengetretenen Vertreter der exakten Wissenschaften aller Länder. Die Rede hat weit über Englands Grenzen hinaus außerordentliches Aufsehen erregt.

HOFMANN, Dr. Karl, Professor an der Universität München, **Die radioaktiven Stoffe nach dem neuesten Stande der wissenschaftlichen Erkenntnis.** 2. verm. und verb. Aufl. [76 Seiten.] 1904. M. 2.–.

Elektrotechnische Zeitschrift: Wenn es der Verfasser unternommen hat, durch vorliegendes Werk die Kenntnisse von den radioaktiven Stoffen und ihren Wirkungen auch in den Kreisen zu verbreiten, die diesem Gebiete bisher fern gestanden, so hat er sich damit sicherlich eine sehr verdienstvolle Aufgabe gestellt. Das Werk enthält einen vollständigen Überblick über unser gesamtes Wissen von den Erscheinungen der Radioaktivität und zwar in kurzer, prägnanter Darstellung. Trotz dieser Kürze wird es jedoch auch für denjenigen von Nutzen sein, der sich eingehend über das vorliegende Gebiet unterrichten will, oder der es durch eigene Forschungen weiter auszubauen gedenkt.

BARTH, Prof. Dr. A., Direktor der Universitätsklinik für Ohren-, Nasen- und Halskrankheiten in Leipzig, **Über die Bildung der menschlichen Stimme und ihres Klanges beim Singen und Sprechen** vom physiologisch-physikalischen Standpunkte betrachtet. [71 Seiten mit 13 Abb.] 1904. M. 1.20.

In diesem Büchlein werden die Vorgänge bei der Stimmbildung in übersichtlicher Weise nicht nur für Physiologen und Physiker, sondern auch für Sänger und Gesanglehrer, die doch eigentlich berufen sind, für die weitere Ausbildung der Stimme die Grundlage zu geben, zusammengestellt. Es wendet sich daher an ein großes Publikum.

BUNGE, Dr. med. et phil. G. von, Professor an der Universität Basel, **Alkoholvergiftung und Degeneration.** Ein Vortrag, gehalten auf Ersuchen des Zentralausschusses der Abstinentenvereine am 17. Januar 1904 in der französischen Kirche zu Bern. 1. und 2. Auflage. 1904. [20 Seiten] M. —.40. (Bei gleichzeitigem Bezuge von mindestens 50 Stück à M. - .30, bei gleichzeitigem Bezuge von 200 und mehr Stück à M. —.25.)

Abstinenz-Rundschau: . . . . Es liegt in allem, was Bunge schreibt, eine elementare Kraft, ein Überzeugungszwang, dem sich kein sozial und sittlich denkender Mensch entziehen kann. So auch hier. Die jüngste Schrift ist ein gewaltiger Fels, der aus der unendlichen Flut der modernen Antialkoholliteratur hoch emporragt, ein Fels, auf den wir bauen sollen und müssen. Banal wäre es, diese Arbeit noch besonders „zur Lektüre zu empfehlen". Es ist selbstverständlich, daß jeder gewissenhafte Streiter im Kampfe wider den Alkohol sich die Ausführungen unseres großen Vorkämpfers zu eigen machen muß.

Früher erschien:

ZIEHEN, Dr. Th., Professor an der Universität Berlin, **Über die allgemeinen Beziehungen zwischen Gehirn und Seelenleben.** 1. u. 2. Aufl. [60 Seiten.] 1902. M. 1.80.

Politisch-anthropolog. Revue: In der am Autor bekannten klaren und allgemein verständlichen Weise wird zunächst dargestellt, wie vom Altertum bis zur Gegenwart die Lehre vom Zusammenhang des Gehirns mit dem Seelenleben sich allmählich entwickelt hat. Die naturwissenschaftlichen Erfahrungen unserer Zeit, welche unwiderleglich das Gebundensein aller Seelenvorgänge an Gehirnprozessen beweisen, werden kurz, aber übersichtlich erwähnt. Dann wird auf die verschiedenen Lösungen des Problems eingegangen, welche näheren Beziehungen zwischen den materiellen Prozessen des Gehirns und den Empfindungen herrschen. Die verschiedenen Theorien des Dualismus und Monismus werden schließlich zu widerlegen versucht.

1904. **Archiv** No. 1.

für

Schiffs- und Tropen-Hygiene.

Band 8.

I. Originalabhandlungen.

—

Die ärztliche Hilfeleistung während eines Seegefechtes.

Von

k. u. k. Marinestabsarzt Dr. A. Plumert.

Wenn ich mich heute mit der ärztlichen Hilfeleistung während
eines Seegefechtes befasse, so geschieht es bestimmt nicht in dem
Glauben, lang ersehnten Bedürfnissen gerecht werden zu müssen,
denn mit keinem Thema haben sich meine maritimen Kameraden
und Kollegen aller Flaggen so viel beschäftigt, als damit, welche
Aufgaben einen Arzt der heutigen Schule, auf einem modernen
Schiffstyp eingeschifft, in Anbetracht der Fortschritte der Kampf-
mittel, besonders der Artillerie und des Torpedowesens, sowie infolge
geänderter Taktik und Kampfweise, erwarten. Die erste Stelle
nehmen hierbei in der Publizistik unsere italienischen Kollegen ein,
die eine stattliche Reihe Namen von gutem Klange, wie Professor
Rho, Belli, Miranda, Pace u. a. m. zu den ihrigen zählen,
Ihnen schließen sich eine Anzahl Engländer und Franzosen, darunter Macdonald, Parkes, Lind, Jourdan, Palasne de
Champeaux, Leroj de Mericourt, Mahé an, zu welchen sich
in jüngster Zeit ein Repräsentant, des sich für alle aktuellen Fragen
des Seekrieges interessierenden Inselreiches Japan, Suzuki gesellte,
der in seinem 1897 in Tokio in englischer Sprache erschienenen
Werke: „Note on the wounded in naval battles between Japan and
China during 1894—1895", da er den Krieg aktiv mitmachte,
als berufenster und sachverständigster Autor in dieser Richtung
gelten muß. Besonderen Wert erlangt seine Publikation durch den
Umstand, daß sie mit einem reichen Materiale von Berechnungen
und statistischen Daten belegt ist.

Die letzte mir bekannte Publikation stammt von dem k. u. k.
Linienschiffsarzt Dr. Franz Hauck, der in den Grundzügen für

2 Dr. A. Plomert.

den Sanitätsdienst im Gefechte auf den k. u. k. Kriegsschiffen (Mitteilungen aus dem Gebiete des Seewesens 1903, Heft VII) gleichsam das Programm wiedergibt, nach welchem die ganze Frage in der k. u. k. Kriegsmarine reformiert und geregelt werden soll.

A. Anlage und Ausrüstung des Verbandplatzes.

Unsere ersprießliche Tätigkeit wird wesentlich von der Frage der Anlegung der Verbandplätze und der praktischen Einrichtung des Verwundetentransportes abhängig sein. Für die Verbandplätze sind in erster Linie eine geschützte Lage, leichte Zugänglichkeit im Interesse des Verwundetentransportes, nicht zu karg bemessener Raum, gute natürliche oder künstliche Beleuchtung und reichliche Dotierung an Hilfspersonal, Instrumenten und Verbandmaterial, die Hauptdesiderien.

Was den Schutz anbelangt, so war es vor 10 bis 20 Jahren, als Panzerstärke und Durchschlagsfähigkeit der Geschosse im gleichen Verhältnisse standen, oder der Panzer gegen das Geschoß im Vorteil war, nicht schwer, einen geschützten Raum irgendwo im Batteriedecke oder unter der Wasserlinie zu finden, der vollkommen für eine Hilfstation genügte. Aber bereits im chinesisch-japanischen Kriege zeigte es sich, daß sich die diesbezügliche Sachlage verändert hatte, und daß z. B. speziell bei Kreuzern an Panzerschutz von genügender Dimension, besonders wenn es sich um Anlage von Hilfstationen über der Tauchungslinie handelt, nicht mehr gedacht werden kann. So teilt uns Suzuki mit, daß während der Schlacht an der Yalumündung auf dem Kreuzer „Ilyei", einem Küstenverteidiger III. Klasse mit 2284 Tonnen und 114 mm starkem Panzer, also an Tonnengehalt etwa Typ „Zenta", eine chinesische Granate auf den provisorischen Hilfsplatz in der Offiziersmesse einschlug und den Chefarzt, den assistierenden Kommissär und eine Anzahl bereits verbundener Verwundeten, darunter den Kommandanten der „Ilyei", tötete. „Altrettanto glorioso quanto inutile per l'esito della pugna" etwa: „So glorreich zwar, aber so ohne Einfluß auf den Ausgang der Schlacht", ruft der italienische Oberstabsarzt Professor Dr. Rho bei Erwähnung dieses Mißgeschickes aus. Um vor derartigen Überraschungen sicher zu sein, wurde auch in früherer Zeit der Verbandplatz schablonenmäßig im Raum unter der Wasserlinie, vor direkten Schüssen fast verläßlich geschützt, untergebracht. Mit Luft und Licht sah es freilich manchmal etwas ungünstig aus, doch begnügte man sich mit 4—5 Signallaternen, 1—2 Spitalslampen

„mit Reflektor und Reverber" und einer Anzahl Bordlichter (ferals).
Die Verbindung mit allen Schiffsräumen war, da nur wenige Kompartemente bestanden, sogar auf dem älteren Typ Kasematt- oder
Turmschiffen, noch eine ganz bequeme. Nunmehr nimmt aber bei
einem jeden neuen Typ die Zahl der nicht miteinander kommunizierenden, oft durch Panzerwände getrennten Kompartemente zu.
Der einst freie, kühle Schiffsraum liegt nun unter einem Deckpanzer,
birgt zahlreiche Maschinen- und selbständige Kesselanlagen und
wird infolge der durch vorerwähnte Umstände bedingten Hitze zu
einem oft für Gesunde, geschweige für Verwundete oder Kranke,
fast unerträglichen Aufenthaltsorte. Dabei stehen ganze Schiffsabteilungen bei geschlossenen Panzertüren oder nicht durchbrochenen
Schotten außer jedem Verkehre miteinander, so daß man an die
Anlage mehrerer Verbandplätze denken muß, wobei man aber keineswegs auf die Unterstützung eines Verbandplatzes durch den anderen
rechnen kann. Jedem dieser Verbandplätze wird die Versorgung
einer oder mehrerer Schiffsabteilungen zugewiesen, wohin für einen
schnellen Verwundeten-Transport Einrichtungen zu treffen sein
werden. Die Zahl der Verbandplätze wird sich in erster Linie nach
der Zahl der eingeschifften Ärzte richten. Jeder Platz muß
für die ärztliche Tätigkeit einen hinreichend großen Aktionsraum
bieten und dabei bequem die Unterbringung von Verbandzeug, Instrumenten, Wasserbehältern, eventuell Anstellung handlicher Sterilisierungsapparate u. s. w. gestatten. Hat man die Lage der Verbandplätze sichergestellt, so muß man als Supplement derselben noch
Räume auszuwählen trachten, wohin die bereits verbundenen und
sonst versorgten Verwundeten zu bringen wären, um für eventuelle
Nachschübe Platz zu schaffen, da bei der destruierenden Furchtbarkeit der modernen Kriegswerkzeuge, der Intensität und Mächtigkeit des Geschützfeuers, die Zahl der Verwundeten riesige Dimensionen annehmen kann. Vor dem japanisch-chinesischen und amerikanisch-spanischen Kriege rechnete man höchstens mit 10—12%
der Schiffsbemannung an Verwundeten und Toten, ähnliche Zahlen
wie Henyer im Archiv de med. et pharm. militaires, Paris 1892,
für die großen und blutigen Schlachten des letzten deutsch-französischen Krieges berechnet hat, wobei aber von den 12% 3—4%
auf die Toten kamen. Für die Schlacht an der Yalumündung
sprechen die Angaben Suzukis schon von 20—35% Verlusten, davon
7—10% an Toten. Nimmt man den durchschnittlichen Bemannungsstand eines modernen Schlachtschiffes oder großen Kreuzers mit

1 *

500 Mann an, so ergibt dies ca. 100—175 Verwundete und Tote besonders in Reduitschiffen, wo ein explodierendes Geschoß durch den Luftdruck und die Gaswirkung oft die ganze Bemannung des Reduits außer Kampf setzt, welcher Umstand gegen die Reduits im allgemeinen geltend gemacht wird, während andere Fachleute der Meinung sind, daß die Verluste durch die Reduits beschränkt werden. Suzuki ist der Ansicht, daß in künftiger Seeschlacht kein Schiff, welches in das Pêle-mêle kommt und dasselbe ohne zu sinken verläßt, unter dem Verluste des dritten Teiles der Bemannung durchkommen dürfte.

Wir müssen demnach solche Zahlen bei Berechnung der Größe der Unterkunfsträume für Verwundete als Basis annehmen, ohne dabei aber außer Augen zu lassen, daß durch unsere Vorbereitungen weder die Schiffsverteidigung noch die Bewegung der Schiffsverteidiger beeinträchtigt werden darf. Wenn wir nun das im vorhergehenden Gesagte nochmals rekapitulieren, so werden wir wohl nur dann auf die Erfüllung unserer Anforderungen mit Bestimmtheit rechnen können, wenn sofort bei Entwurf des Schiffsplanes auf den Verbandplatz Rücksicht genommen wird, wie dies bereits vor fast 10 Jahren in Frankreich durch das Dekret vom 20. Mai 1894 bestimmt worden ist.

Bei der heutigen Atypie und Kompliziertheit der Schlachtschiffe geht es absolut nicht an, ein allgemeines, schablonenhaftes Reglement über die ärztliche Tätigkeit während des Kampfes zu verfassen, sondern es muß dem Studium oder vielmehr dem praktischen Sinne des Chefarztes überlassen bleiben, im Einverständnis mit dem Kommando und bei Voraugenhalten der Nichtbehinderung der Verteidigungsaktion des Schiffes, die Verbandplätze passend zu etablieren, wobei Rho's Ausspruch zu beherzigen ist: „All autonomia dei vari compartimenti di bordo corrisponda l'autonomia dei soccorsi", etwa zu deutsch: Ein jeder selbständiger Schiffsteil verlangt seinen selbständigen Verbandplatz.

Jedem der vorhandenen Verbandplätze steht ein Arzt vor, dem mindestens zwei Krankenwärter und einige Verwundetenträger zugewiesen werden müssen. Die Hilfeleistung einiger anderer Stabspersonen, welche nicht am Kampf beteiligt sind, wie des Schiffrechnungsführers und seiner Eleven, kann von großem Vorteile sein, doch beschränke und fixiere man streng das Feld ihrer Tätigkeit, wobei man sie unter jeder Bedingung vom Verbinden oder Berühren jeder Wunde zurückhalten muß, um Infektion zu verhindern. Daß

bei der Einrichtung des Verbandplatzes mit Instrumenten, Verbandmitteln und Verbandflüssigkeiten nicht gespart werden darf, ist
selbstverständlich und bei der reichen Dotierung, die unsere Schiffe
an ärztlichen Bedürfnissen haben, auch zu erwarten.

Bei der Vervollkommnung und Treffsicherheit der heutigen
großen Geschütze wird es sich in erster Linie meist nur um Verletzungen durch diese, also um große Wunden, ausgedehnte
Quetschungen und Zerreißungen, sowie Brandwunden der Gewebe,
Zertrümmerung der Knochen, somit komplizierte Verletzungen
handeln, die entweder durch Sprenggeschosse oder durch Splitter
der zertrümmerten Schiffsteile veranlaßt werden. Das Kleingewehr-
und Mitrailleusenfeuer wird hauptsächlich nur beim Nahkampf zur
Wirkung gelangen und sicher auch wegen der Intensivität und
Schnelligkeit, trotz Schutzmitteln, zahlreiche Opfer fordern.

Wenn es sich bei der ersten Hilfeleistung auf den Verbandplätzen während der kriegerischen Aktion auch nur meist um
provisorische Verbände handelt, und die eigentlichen Operationen
und das Anlegen von Dauerverbänden erst nach Beendigung des
Gefechtes gemacht werden dürften, so muß man doch der aseptischen
und antiseptischen Grundregeln stets eingedenk sein, um
in erster Linie Infektionen der Wunden zu verhindern.

Als Grundlage bei Bemessung der Dotation an Verbandmaterial
nehme man unter Rücksichtnahme der im japanisch-chinesischen
Krieg gemachten Erfahrungen an, daß also 30—50% des Bemannungs-
standes verwundet werden, und vor Abgabe in ein Landspital
ein 2—3maliger Verbandwechsel erforderlich sein dürfte, wofür etwa
jeweilig rund 250—300 Gramm sterilisierte Baumwolle, 50 Gramm
Mull und 5—6 Binden verschiedenen Verbandstoffes erforderlich sein
werden. Die nötige Menge der betreffenden einzuschiffenden Ver-
bandmaterialien lassen sich ja mit Zugrundelegung des Mannschafts-
standes und obiger Prozentansätze an Verwundeten für jedes Schiff
leicht berechnen. Welche Gattungen von Verbandstoffen übrigens
zur Verwendung kommen, hängt ja bei jeder der heutigen modernen
Kriegsmarinen von den daselbst geltenden Vorschriften für das ärztliche Material sowie den diesbezüglich gemachten Erfahrungen ab.
Das Verbandsmaterial kann entweder lose, in handlichen Verband-
kassetten und Verbandkisten auf jedem Verbandplatze bereit liegen,
oder noch besser, zu Verbänden geordnet in sterilisierten Päckchen,
wie selbe unser Verbandtornister für Landungsoperationen in drei
Nummern enthält, und wie sie heute alle Verbandstofffabriken liefern,

zur Hand sein. Ob nun derartige Behälter mit Verbandmaterial
in dem Schiffsplane auf dem präsumtiven Verbandplatze vorgesehen
sind oder erst nach dem Signal „Vorbereitungen zum Gefecht" dahin zu bringen sind, ist auf jedem Schiffe eine lokale Frage, obwohl ich für ersteres System bin, da während der Instandstellung
des Schiffes zum Gefecht die Verbindung zwischen den Verband-
depots und dem Verbandplatze durch unvorhergesehene Umstände
unterbrochen werden kann. Wie dies bei detachierten Abteilungen
der Landarmee geschieht, wird es rätlich sein, auf gewissen Gefechtsposten, z. B. in den Marsen und überall dort, wo eine Verbindung
zwischen Gefechtsposten und Hilfsplatz schwer oder problematisch
ist, kleine fixe Verbandbehälter zu etablieren und ebenso einzelne
der auf diese Gefechtsposten bestimmten Kombattanten mit kleineren
typischen Verbänden, wie sie unser Verbandtornister enthält, zu
versehen.

B. Die Regelung des Verwundetentransportes.

Noch vor 25 Jahren betrachtete man es, hauptsächlich in Deutschland, als anzustrebendes Ziel, den Verwundetentransport auf allen
Schiffen einheitlich zu gestalten. Die Verschiedenheiten der Schiffstypen, vor allem ihre innere Einteilung und die daraus resultieren-
den Gefechtsdispositionen haben aber die Notwendigkeit ergeben,
heutigen Tages betreffs des Verwundetentransportes zu individualisieren, so daß der Gang desselben auf jedem Schiff gleich bei der
Rollenbestimmung zwischen Gesamtdetailoffizier und Chefarzt zu
regeln wäre. Hier gibt es auch mannigfache, früher ungekannte
Schwierigkeiten zu bewältigen, welche jeder neue Schiffstyp mit sich
bringt. Da sind die Luken in erster Linie kleiner und weniger
geworden und korrespondieren nur in seltenen Fällen in allen Decks
miteinander, was bei dem Vertikaltransport sehr hinderlich ist. An
Stelle der breiten, bequemen, mit handlichen Reps oder fixen Ge-
ländern versehenen Luken finden sich heute oft kleine, fast nur
schlupfbare Abstiege, mit glatten, das Ausgleiten befürchten lassen-
den eisernen Stufen, die bei dem Vertikaltransport eines Menschen
unter normalen Umständen Schwierigkeiten machen und zu der
Einführung des Gleittransportes führten, welcher speziell vom Marine-
Oberstabsarzt Dr. Hans Krumpholz mit Recht empfohlen wird,
da er auf allen Schiffen leicht installiert und vor allem nicht so
leicht wie der heute übliche Vertikaltransport unterbrochen werden
kann, welchen ein einziges Schnellfeuergeschützgeschoß, das die

Suspensionsvorrichtung trifft, außer Aktion setzen kann. Hat man
den vertikalen Transport glücklich hinter sich und den Verwundeten
mittels Gleittransport unter Deck gebracht, beginnen sich die
Schwierigkeiten des horizontalen Transportes geltend zu machen.
Die Korridore sind oft gewunden, sehr schmal, durch Schotterwände
unterbrochen und durch Hilfsmaschinen, Dampfröhren, eingebaute
Windfänge u. s. w. fast unpassierbar gemacht, woraus die Notwendigkeit kurzer Transportwege und Vermehrung der Verbandplätze von
selbst erwächst. Daß wegen dieser Umstände auch die ehemaligen
Transportmittel unzulänglich sind und zu einer Neugestaltung der
vorhandenen geschritten werden muß, ist natürlich, wobei in erster
Linie an die Entfernung der fast ganz unbrauchbaren langen Trans-
portstangen gedacht werden muß, die durch mit einem Karabiner versehene Transportgurte ersetzt werden können, mit dem die Trage sicher
ohne Rollbewegung zu gestatten, in einen Leibgurt der Kranken-
träger einzuhaken wäre.

Mannigfache Störungen erleidet der Verwundetentransport durch
die militärischen Manöver und durch die zahlreichen Stationen für
den Pulver- und Geschoßtransport, dessen letzteren Anzüge seinerzeit sogar in gewissen Schiffsräumen, z. B. in den Batterien, während
der Gefechtspausen zum Verwundetentransport verwendet werden
konnten. Weiter unterbricht den Verwundetentransport das Hissen
von Torpedos und anderes mehr.

Als ein sehr wichtiger Grundsatz bei Bestimmung, sagen wir
der Trace für den Verwundetentransport muß gelten, daß die kür-
zeste und gesichertste Verbindung zwischen den Hauptgefechts-
stationen und dem Verbandplatz immer die beste ist. Nichtsdestoweniger wird ein Teil dieser Bedingungen dem andern weichen
müssen, so z. B. ist der Weg über Deck, obwohl er ungeschützt ist,
wegen der Kürze und geringeren Unterbrechungen, besonders bei
schweren Verwundungen und Knochenbrüchen, dem Wege durch
Banjerdeck und Zwischendeck vorzuziehen, um so mehr, da sich immer
mehr die Meinung geltend macht, daß nur in einer Gefechtspause
und außer der Feuerlinie an einen Abtransport der Verwundeten
gedacht werden könne. Von den auf Deck üblichen Sammelstationen,
wo einzelne Verwundete erste Verbände erhielten und von wo aus
dann die Verwundeten nach dem Verbandplatz gebracht wurden, die
also den Hilfsplätzen in der Feuerlinie bei einer Aktion am Lande
entsprachen, ist man naturgemäß ganz abgekommen und trachtet
nun mit jedem Verwundeten möglichst schnell unter Deck zu gelangen.

Hanck meint, das Maximum der Leistung des Verwundetentransportes lasse sich da nur dann erreichen, wenn möglichst alle Träger stets auf den Punkt geworfen werden, wo es zu tun gibt. Sie haben nur zu trachten, am kürzesten Wege (Gleittransport) mit den Verwundeten in das meist relativ sichere Batteriedeck zu gelangen, von wo sie dann jene Kompartemente aufzusuchen haben, in welchen sich der Zugang zu den Verbandplätzen befindet.

C. Transportmittel.

Als Transportmittel dienen Bahren, Stühle, Hängematten und Transportsäcke. Natürlich hängt auch die Wahl des Transportmittels viel von dem Schiffstyp und davon ab, welche Wege der Verwundetentransport einzuschlagen hat. Die ursprünglichsten und einfachsten Transportmittel waren seit jeher die Tragbahre und der Transportstuhl, erstere für den horizontalen und letzterer für den horizontalen und vertikalen Verkehr.

Speziell in neuerer Zeit ist eine heftige Fehde zwischen den Anhängern beider Transportvehikel entstanden, wobei beide Teile ihrer Phantasie frei die Zügel schießen ließen und sich in der Anfertigung oft unglaublichster Modelle überboten. Die bisher bei uns eingeführte von der Landarmee übernommene Trage hatte den Vorteil der Einfachheit für sich, auch war sie nicht zu schwer. Den Zweck der Trage, den Kranken eine bequeme, zweckmäßige Ruhelage zu gestatten, hatte sie auch erfüllt. Nur ist das Hantieren mit derselben auf neueren Schiffstypen wegen der langen Stangen sehr schwer und oft unmöglich, auch ist sie zu breit. Dann war oft auch früher, geschweige jetzt, der Vertikaltransport, besonders das Hissen von einem Deck in das andere durch die Luken, mit der Trage fast unmöglich und viel zu zeitraubend. An den Stiegen angelangt mußte sie oft unter einem solchen schiefen Winkel geneigt werden, daß es, trotzdem der Verwundete angeschnallt war, ängstlich aussah. Übrigens kann man die Trage, wie es bei einigen neuen Tragbahren vorgesehen ist, auch über die schiefe Ebene gleiten lassen, wobei nur für eine schonende und sichere Befestigung des Verwundeten zu sorgen ist, und daß er sich auch sonst auf dem Gleitwege nirgends verletze.

Die Einführung einer neueren Krankentrage, welche mit Rücksicht auf moderne Schiffstypen gedacht ist, war auch bei uns in letzter Zeit Gegenstand eifrigsten Studiums, welches vorläufig durch die Einführung der Gleittrage aus gebogenem Holze nach Angabe

des k. u. k. Linienschiffsarztes Dr. Franz Hauck Abschluß gefunden hat.

Diese speziell für den Gleittransport über Stiegen an Bord
der Kriegsschiffe berechnete Trage besteht aus einem Holzrahmen
von gebogenem hartem Holze, der auf Schlittenkufen gesetzt und
mit starker Segelleinwand überspannt ist.

Um das Abrutschen des Körpers bei der Neigung der Trage
zu verhindern, wird das Becken durch einen 10 cm vorragenden Sitz
gestützt und durch einen über dem Becken, in der Taille, mittels
eines federnden, eigenartigen Mechanismus zu schließenden Gurt
unmöglich gemacht.

Die Füße sind etwas erhöht, nach Art eines planum inclinatum
duplex gelagert, um derart selbst Verwundete mit Knochenver-
letzungen ohne jede weitere Schienung rasch herunter schaffen zu
können. Wegen ihrer Leichtigkeit — Holz mit Leinwandspiegel —
kann die Trage bequem von einem Träger aus den geschützten
unteren Räumen im Momente des Bedarfes nach oben gebracht
werden. Die Gesamtlänge beträgt 2 m 10 cm.

Der Transport erfolgt in der Art, daß in der Horizontalen
die Trage entweder geschoben oder von zwei Mann zur nächsten
Luke getragen, am Scherstock der Luke aufgesetzt, von dem Träger
des Kopfendes herabgeschoben, von dem zweiten Träger, der unter-
dessen herabgeeilt ist und am Fuße der Treppe Aufstellung genommen hat, am Fußende erfaßt und herabgeschleift wird. Der
obere Träger folgt über die Treppe, mit einer kurzen Schlinge brem-
send. Diese Art erwies sich als die bequemste und schnellste. Eine
Übung zur Erprobung dieser Bahre, die nun im Laufe der Sommer-
Übungs-Escadre auf „Arpad" durchgeführt wurde, erforderte einschließlich mündlicher Befehlsübermittlung von der Brücke an die
im Mitteldeck postierten Träger, das Heraufkommen derselben, das
Öffnen dreier Reduittüren und den Abtransport von zwölf fingierten
Verwundeten die Zeit von sechs Minuten, bei Verwendung von
zehn Trägern. Zur Verfügung standen bei dieser Übung elf Tragen.
An einigen derselben war beim Gleiten die erwähnte Schlinge, an
einigen eine Leine zum Abführen angebracht, einige wurden frei-
händig bedient.

Die ansonst bekannteste Tragbahre ist die nach Miller, welche
die Russen und Italiener eingeführt haben. Letztere haben noch
einen zweiten Typ nach Fiorini und eine neue Tragbahre zum
Schieben auf Rädern. Meiner Ansicht nach ist der Hauptfehler der

10 Dr. A. Plomert.

Miller'schen Krankentrage, die auch zum Vertikalverkehr dienen soll, das nötige komplizierte, bei den geringsten Störungen durch Schnß oder Splitter unausführbare Streichmanöver. Weiter sind ihre Tragstangen, gerade wie unsere, zu lang. Auch als Sessel ist sie zu groß und bei Luken unter 1½ Meter Durchmesser unbrauchbar. Als Tragsessel in der Horizontalen ist sie recht gut zu gebrauchen, ebenso in ihrer praktischen Verwendung als Bett. Ob der komplizierte Suspensionsapparat für den zu Tragenden: je ein Gurt unter den Achseln, je ein Gurt über den Schenkeln, ein Gurt um das Becken und je ein Gurt für die Unterschenkel, praktisch ist, muß dahingestellt bleiben, jedenfalls erfordert das Angurten viel Zeit. Übrigens ist sie schon vielfach verbessert und modifiziert. Neben der Krankentrage ist das verbreiteste Transportmittel der Tragstuhl, welcher für den Vertikal- und Horizontaltransport eingerichtet ist, der daher vielfach die Tragbahre verdrängt, weil der Verwundete, beim Übergang aus dem horizontalen in den vertikalen Transport, nicht überlagert werden muß. Der Kranke wird bei den meisten Systemen durch einen quer über die Brust verlaufenden Riemen festgehalten, der untere Teil ist als Ruhepunkt für die Unterschenkel und Füße eigens knieförmig abgebogen und mit einem Trittleisten oder Trittbrett zum Anfstützen der Füße versehen. Meist bewegt er sich mit einem Hannepot suspendiert. Eine am Fußteil angebrachte Führungsleine, die herabhängt, reguliert die Passage durch die Luken. Im Horizontalverkehr können entweder Tragstangen durch Führungsringe gesteckt werden, oder wird der Tragstuhl von zwei Mann mit Handtransport bewegt. Der Krankentransportstuhl kann wie die Tragbahre auf schiefer Ebene hinabgleiten gemacht werden, in welchem Falle die Führungsleine oberhalb des Kopfes des Verwundeten an der Rückenlehne anzubringen ist. Krankentransportstühle sind so zahlreich, als es Flaggen gibt. Der österreichische Transportstuhl ist ganz aus Eisen und mit einer abzunehmenden Segelleinwand für Sitz und Rückteil versehen, etwas schwer, aber bequem, sicher und dauerhaft. Auch der deutsche Transportstuhl ist ähnlich konstruiert. Sowohl unserer wie der deutsche Transportstuhl hat zum Hissen und Streichen drei Taue in Hannepot. Die Italiener und Russen haben einen mehr leichten und wenig Raum einnehmenden Transportstuhl nach Miller. Er kann auch als Armstuhl im Bordspital und als Bett in Notspitälern verwendet werden. Der französische Krankentransportstuhl ist von Forget erdacht, von Rocband verbessert. Er

besteht aus drei gegeneinander geneigten, in Scharnieren laufenden
Rahmen. Der oberste Rahmen unterstützt Kopf und Rücken, auf
dem mittleren Teile sitzt der Verwundete, und der untere Teil dient
zur Unterstützung der Füße. Er hat vier Aufhängetaue. Statt
des Krankentransportstuhles benutzen die Engländer mit Vorliebe
die Macdonald'sche Hängematte. Selbe ist eine gewöhnliche Hängematte, die an den Fuß- und Kopftauen an eine stärkere Stange
befestigt ist. Ein drittes etwas unter der Mitte angebrachtes Tau
läuft unter der Kniekehle des Kranken, ist gleichfalls an der Trag-
stange befestigt und hebt den Kranken im Knie, wodurch er sicherer
liegt und nicht rutschen kann. Mittels Hannepot wird sie gehißt
und gestrichen. Jede Hängematte kann ohne weitere Vorrichtung
als Tragbahre verwendet werden, wenn sie mit den Kopf- und
Fußtauen an einer Stange oder Bootsriemen (Ruder) befestigt wird.
Der Körper des Kranken schmiegt sich an und wird für denselben
jede Erschütterung vermieden. Durch seitliche Riemen kann sie
über dem Kranken geschlossen werden. Ein Hißtau, daß durch die
Augen der Fuß- und Kopftaue passiert, gestattet das sichere Hissen
und Streichen des Insassen.

Die Hängematte Macdonalds, die vielfach modifiziert worden, ist
auch das Grundprinzip der Transportmatte des Franzosen Guezenne,
welche über dem Kranken geschlossen wird, und des Transportsackes
nach k. u. k. Stabsarzt Pistel, letzterer aber gegen die guezeunesche
Matte vielfach verbessert.

Bei dem mit Recht als praktisch befundenen Transportsacke
nach dem k. u. k. Marinestabsarzt Dr. Pistel sitzt der Kranke
auf einem Reitsitze, wie wir ihn von den Zweirädern her kennen.
Der Kranke wird aber zuerst liegend an Händen und Füßen mit
Riemen versichert, die Hängematte über ihn sozusagen zugeknöpft
und an den Kopftauen an einer Hannepottakel suspendiert. Man
muß immer auf ein gutes Funktionieren der Takel und auf gutes
festes Material der Hißtaue sehen.

Für den Transport durch Luftschächte, durch schmale Luken
bleibt der Pistel'sche Transportsack von eminentem Wert.

Sehr verschieden wird der Handtransport beurteilt, der sich
einstens einer ungemeinen Beliebtheit erfreute, heute aber von mancher
Seite, wie von Hauck, direkt negiert wird, der ihn eventuell in der
vertikalen Richtung gelten läßt — falls überhaupt Raum dafür auf
modernen Schiffen vorhanden ist — in Betreff Höhentransportes
aber für unmöglich hält, da bezüglich Kraft und Geschick unmög-

liches von den Trägern gefordert wird. Meiner Ansicht nach ist es meist die Enge der Gänge und Stiegen und außerdem der Umstand des leichten Ausgleitens auf letzteren, da sie ja heute fast alle aus Eisen konstruiert sind, die den Handtransport hauptsächlichst behindern.

Bei den Italienern wird der Handtransport unter Zuhilfenahme einer von Colleti angegebenen Schürze durch einen Mann ausgeführt. Die Schürze ist um die Hüfte oder um den Hals des Trägers befestigt. Der Verwundete wird hineingelegt oder gesetzt und faßt den Träger um den Hals. Der eine der unteren Zipfel der Schürze hat ein Loch, durch welches der Träger, nachdem er es in die Höhe genommen hat, den Kopf steckt. Bei einer anderen Variante befestigt der Träger die Schürzenzipfel an seinen Schultern. Die Last verteilt sich auf die Hüfte und den Hals oder die Schulter des Trägers.

Schließlich will ich noch der wie schon erwähnt verschwundenen Plateformes roulantes der Franzosen Erwähnung tun, die in einer Art unterstützenden Matratze bestand, welche mechanisch gehoben und gesenkt wurde.

Ich glaube im vorhergehenden die wichtigsten Fragen die sich für die ärztliche Tätigkeit während eines Seegefechtes ergeben, besprochen zu haben, wobei ich aber bei jedem der bezüglichen Themas hervorgehoben haben will: daß jeder Marine-Arzt diese Fragen sofort bei der Einschiffung eingehend studieren und deren Ausführung dem Typ jenes Schiffes anpassen muß, welches ihm in sanitärer Beziehung anvertraut ist. Nachdem er sich für die Zahl und Lage der Verbandplätze entschieden hat, und seine Vorschläge vom Kommando bewilligt worden sind, muß sein nächstes Ziel die Ausbildung des Transportwesens sein, worunter ich hauptsächlich die Einübung des zugeteilten Transportpersonals verstehe, welche Ausbildung für alle eine gleichartige sein muß, damit jede Nummer derselben für eine vielleicht im Gefechte ausgeschaltete Nummer einspringen kann. In erster Linie sind die Träger mit dem Mechanismus der Tragbahren und Transportstühle bekannt zu machen und im Zusammensetzen und Auseinandernehmen zu unterweisen. Der Vertikal- und Horizontaltransport sowie Gleittransport ist oft mit ihnen zu üben, und sind sie speziell mit dem Aufsuchen und Sammeln der Verwundeten vertraut zu machen. Ob man dieselben mit weiteren Hilfeleistungen, z. B. Anlegen eines Notverbandes oder Blutstillung, etwa durch Abschnüren einzelner Körperteile oder Anlegen einer Aderpresse. bekannt machen soll, gehen die Meinungen der Ärzte auseinander.

Ob es möglich sein wird, bei der Schnelligkeit der Schiffe und der Rapidität der heutigen Kampfweise, überhaupt eine sofortige ärztliche Tätigkeit zu entwickeln, ob es möglich sein wird, die zahlreichen Verwundeten zu sammeln, abzutransportieren und ihnen die nötige Hilfe zu leisten, darüber sind die Meinungen geteilt, die Erfahrungen gering. Im japanisch-chinesischen Kriege soll, nach Rho und Suzuki, die kriegerische Aktion nur in den wichtigsten und entscheidendsten Momenten eine derartige gewesen sein, daß jede ärztliche Hilfe als ausgeschaltet zu betrachten war. Dadurch wird die oft gehörte Ansicht widerlegt, daß man in einem Seegefechte, welches sich besonders im Nahkampfe in kürzester Zeit abwickelt, die ärztliche Hilfeleistung möglichst auf den Zeitpunkt verlegen soll, in welchem sich das Schiff aus der Gefechtslinie entfernt hat, und daß man während des Kampfes wenig oder gar nichts unternehmen möge. Meiner Ansicht nach wird wohl der goldene Mittelweg das richtige sein. Man trachte mindestens darnach die Wunde mit sterilisierten Abschlußverbandstoff, am besten entfetteten Organtin zu decken und mit einer Kalikot- oder Gazebinde zu verbinden. Das Reinigen derselben und die Toilette der Umgebung lasse man auf später. Wie man sich der Blutstillung gegenüber verhalten soll ist ein strittiger Punkt. Jedenfalls versuche man, auch auf die Möglichkeit hin, ein oder das andere Mal eine Wundinfektion zu verschulden, den Mann eventuell durch Anlegen eines elastischen Schlauches nach Esmarch, oder durch einen anderen improvisierten Kompressivverband, der die Blutung hemmt, vor zu großer Erschöpfung oder vor dem Tode durch Verblutung zu bewahren. Der typische Verband, die Blutstillung lege artis unter allen aseptischen und antiseptischen Cautelen kann freilich erst nach Abbruch des Gefechtes und am Operationstisch in Angriff genommen werden.

Die Schiffshygiene und Krankenpflege an Bord der Handelsschiffe.

Von

Dr. Gottlieb Markl

k. k. Seesanitätsinspektor und a.-o. Mitglied des Obersten Sanitäts-Rates.

Am 10. internationalen hygienischen Kongresse in Paris wurde in der 6. Sektion der Schiffshygiene ein besonderer Platz eingeräumt. Im Programme des heurigen Kongresses in Brüssel kam die Schiffahygiene merkwürdigerweise gar nicht vor. Es wurde zwar in der 5. Sektion für die Behandlung der Fragen, betreffend die Hygiene des Verkehrs im allgemeinen vorgesorgt, aber die Verhandlungsgegenstände umfaßten nur den Verkehr auf Eisenbahnen, nicht die Schifffahrt[1]. Und doch gibt es auf dem Gebiete des Seesanitätswesens eine Menge von Fragen, welche von internationaler Bedeutung sind, und deren Regelung im Sinne der Hygiene höchst wünschenswert erscheint.

Es unterliegt keinem Zweifel, daß hinsichtlich der Verbreitung der Volksseuchen durch den Seeverkehr der Schiffshygiene dieselbe prophylaktische Bedeutung zukommt, wie den hygienischen Maßnahmen und Einrichtungen am Festlande. Diesem Umstande ist jedoch bisher von legislativer Seite wenig Aufmerksamkeit geschenkt worden. Unsere Seegesetze stammen noch vom J. 1774, die Sicherheitsvorschriften für Passagierschiffe vom J. 1883 her, und da kann es wohl nicht Wunder nehmen, wenn unsere Gesetzgebung den modernen hygienischen Errungenschaften nicht Rechnung trägt.

Das erste hygienische Erfordernis bei der Begründung einer Stadt, einer Kolonie, eines Gebäudes ist die Ausarbeitung eines zweckentsprechenden Planes, welcher von der Sanitätsbehörde geprüft und genehmigt werden muß. Bei dem Schiffbau ist jedoch

---

[1] Ich habe die vorliegende Mitteilung für die 6. Sektion des Brüsseler Kongresses angemeldet. Da jedoch der Präsident derselben der Ansicht war, daß diese Mitteilung nicht in die Verwaltungshygiene, sondern eher in die Kolonialhygiene hingehöre, welche Ansicht ich nicht teilen konnte, übergebe ich sie an dieser Stelle der Öffentlichkeit.

die Einflußnahme der Seeverwaltung darauf beschränkt, daß das bereits fertiggestellte Objekt kommissionell untersucht und genehmigt wird. Daß bei diesem Vorgange bauliche Mängel kaum beseitigt werden können, liegt auf der Hand.

Bezüglich der Unterkunftsräume für Mannschaft und Passagiere sind die gesetzlichen Vorschriften höchst unzureichend. Der minimale Luftkubus pro Kopf wird von verschiedenen Staaten mit 1,7 m³ bis 3 m³ bemessen, also Zahlen, welche hinter dem hygienisch anzustrebenden Minimum weit zurückbleiben. Dabei ist auch die Fürsorge für künstliche Ventilation und Heizung oft recht mangelhaft.

Die Vorschriften, betreffend die Ernährung und Wasserversorgung an Bord, lassen an Genauigkeit viel zu wünschen übrig.

Erfreulicherweise haben unsere größeren Schiffahrtsgesellschaften ohne Verpflichtung und behördlichen Zwang die Verköstigung der Mannschaft derart geregelt, daß das hygienische Erfordernis an Nahrung mehr als gedeckt erscheint. Aber selbst da bleiben bezüglich der Abwechslung der Kost noch viele Fragen offen.

Von geradezu internationaler Bedeutung ist die Krankenpflege an Bord. Auf diesem Gebiete weisen die Gesetzgebungen die meisten Lücken auf.

Die Anstellung eines Schiffsarztes ist in Österreich nur auf Schiffen, welche über 300 Personen an Bord haben, oder welche sich über 80 Tage (Segelschiffe) bezw. über 40 Tage (Dampfer) auf der Reise befinden und über 50 Passagiere haben, vorgeschrieben.

Auch da machen die Schiffahrtsgesellschaften im eigenen Interesse oft mehr, als wozu sie gesetzlich verpflichtet sind, und dies mit vollem Recht; die verhältnismäßig geringen Kosten, welche mit der Anstellung eines Schiffsarztes verbunden sind, können an Krankenhausgebühren, Heimbeförderungskosten für ausgeschiffte Kranke und eventuell Quarantäneauslagen erspart werden. Es unterliegt keinem Zweifel, daß die seesanitätspolizeiliche Abfertigung der Schiffe bedeutend vereinfacht werden kann, wenn sich an Bord ein tüchtiger und vertrauenswürdiger Arzt befindet.

Ich kann mich zwar der von Herrn Borel[1]) in der Debatte über die Prophylaxis der Pest ausgesprochenen Ansicht, als die amtliche Revision der im Sinne der Venediger Konvention unverdächtigen Schiffe ganz wertlos wäre, nicht anschließen, gebe jedoch gerne zu, daß diese Revision unter Umständen, wenn ein Arzt an Bord ist, wegfallen könnte.

---

[1]) 11. internat. hyg. Kongreß in Brüssel 1903.

Wenn in Marseille, wie Herr Borel meint, bei der Revision
der Schiffe nicht einmal die Zahl der Mannschaft, geschweige denn
ihr Gesundheitszustand festgestellt wird, so ist dies in Triest durchaus nicht der Fall. Selbstverständlich wird bei dieser Revision der
Amtsarzt ebensowenig wie der Schiffsarzt die Pest im Inkubationsstadium erkennen. Darum handelt es sich aber auch nicht. Es
soll nur festgestellt werden, ob nicht an Pest verdächtige Kranke
an Bord sind, und zu diesem Behufe ist es doch nicht notwendig,
sämtliche Personen auskleiden zu lassen, ihre Lymphdrüsen zu
untersuchen und die Körpertemperatur zu messen. Diese Untersuchung ist also durchaus nicht so kompliziert und zeitraubend, wie
man anzunehmen scheint, und könnte ohne Zweifel auch von dem
Schiffsarzte ausgeführt werden. Gegenwärtig können wir uns jedoch
diesbezüglich auf den Schiffsarzt nicht immer verlassen. Ich könnte
Fälle anführen, in welchen Kranke erst durch die amtliche Visite
ermittelt wurden, von welchen der Schiffsarzt keine Ahnung hatte,
weil sie sich nicht krank meldeten, und er es unterlassen hat, sich
um den Gesundheitszustand am Bord selbst zu kümmern.

Wenn wir also von der Anstellung des Schiffsarztes für den
Handel und Verkehr den vollen Nutzen ziehen wollen, so muß der
Bordarzt seiner Aufgabe als Hygieniker und Arzt auch gewachsen
sein und die nötige Qualifikation besitzen.

Diesbezüglich wäre die Einführung des Unterrichtes über Schiffshygiene anzustreben und von den Schiffsärzten ein Nachweis über
diese Kenntnisse zu verlangen.

Ich will nicht sagen, daß bei jeder medizinischen Fakultät eine
Kanzel für Schiffshygiene errichtet werden müßte; es dürfte genügen,
an einer Universität im Staate den dem Schiffsarztlaufe sich Wid-
menden zur Ausbildung auf diesem Gebiete Gelegenheit zu geben. Die
Hygiene ist heute zu einer Wissenschaft herangewachsen, daß kaum
Hygieniker vom Fache sämtliche ihre Gebiete vollkommen beherrschen
können. Nur die Gewerbehygiene und chemische Technologie allein,
die Nahrungsmittelchemie etc. erfordern den ganzen Mann. Der
praktische Arzt kann deswegen nur die in seinen Beruf am meisten
einschlagenden Gebiete der Hygiene pflegen.

Wenn ein Arzt an Bord ist, so muß er selbstverständlich entsprechend eingerichtet sein und die notwendigen Behelfe zu diagnostischen Zwecken und Krankenpflege zur Verfügung haben.

Daß in diesen auch ein Mikroskop und ein Reagensapparat
inbegriffen ist, brauche ich kaum auseinanderzusetzen.

Das wichtigste Behelf zur Krankenpflege an Bord ist wohl die Bordapotheke. Das ist wieder ein Gegenstand, welcher in der Gesetzgebung nicht genügend gewürdigt wird. Bei uns schreibt z. B. die Min.-Vrdg. vom 10. Okt. 1894 für sämtliche Handelsschiffe ohne Unterschied, ob sie Arzt an Bord haben oder nicht, kleine Medikamentenkasten vor, welche außer einigen irrelevanten Artikeln nur Chinin, Opiumtinktur, Jodoform und Karbolsäure enthalten. Daß mit diesen wenigen Artikeln der Heilarzt kaum das Auslangen finden kann, liegt auf der Hand. Aus diesem Grunde hat eine österreichische Schiffahrtsgesellschaft aus eigener Initiative und ohne behördliche Bewilligung auf einigen Schiffen größere Bordapotheken errichtet, welche die gebräuchlichsten Medikamente, aber ohne Gruppierung, entsprechende Bezeichnung und Absonderung der heftig wirkenden Arzneimittel im bunten Durcheinander enthielten.

Daß bei solcher Einrichtung die Verwechslung von Medikamenten nicht ausgeschlossen erscheint, ist klar. Weniger klar ist es jedoch, ob, und inwiefern da die Behörde auf Grund der bestehenden Bestimmungen einschreiten kann.

Die Bordapotheken sind also von Rechtswegen eigentlich vogelfrei, und es wäre daher eine Regelung dieser Frage, am besten eine internationale Regelung höchst wünschenswert.

Ein weiteres Postulat der Krankenpflege ist das Vorhandensein entsprechender Kranken- bezw. Isolierräume. Heutzutage hat in Österreich fast jede Gemeinde mit 250 Einwohnern ihr Isolierspital; die Schiffe mit ebensolcher Besatzung haben es oft nicht.

Ich glaube dargelegt zu haben, daß es genügend Fragen gibt, deren Lösung der Schiffshygiene vorbehalten ist, und daß es daher nur recht und billig wäre, auf den internationalen hygienischen Kongressen der Schiffahrtshygiene die ihr gebührende Stelle einzuräumen.

Das Meer ist ein internationales Milieu; die Differenzen der Verhältnisse, welche auf dem Festlande den einzelnen Staaten eigen sind, verschwinden auf der See. Was wäre also natürlicher, als für Schiffe, welche gleichen Zwecken dienen und in gleichen Gewässern verkehren, vom Standpunkte der Schiffshygiene einheitliche Grundsätze zu schaffen, welche internationale Anwendung finden könnten.

Ich glaube, daß eine solche Einführung sehr im Interesse der öffentlichen Gesundheit, des Verkehrs und des Handels wäre, und daß sich der Versuch lohnen dürfte, diesbezüglich Meinungen auszutauschen. Das wäre die Aufgabe der schiffshygienischen Sektion des nächsten internationalen hygienischen Kongresses.

Bericht über die Gewinnung von Kälberlymphe in Lome in der Zeit vom 1. Oktober 1902 bis 25. Mai 1903.

Von
Regierungsarzt Dr. Krueger in Lome.

[Von der Kolonialabteilung des Auswärtigen Amts zur Verfügung gestellt.]

Die Einführung von gerade genügender Menge der sonst vorvorzüglichen Dresdener Lymphe war sehr schwierig. Bisweilen blieb ein Teil der Lymphe unverbraucht und ging zu Grunde, andererseits trat bei größerem Bedarf bald Mangel an Lymphe ein. Aus diesem Grunde hatte ich bereits im Jahre 1901 versucht, Kälberlymphe in Klein-Popo herzustellen. Da die von Deutschland bezogene Kälberlymphe, auf die Togokälber überimpft, in den beiden ersten Versuchen nur ganz ungenügende Resultate ergab, verwendete ich lediglich Kinderlymphe (aus deutscher Kälberlymphe erzeugt). Dies Verfahren gab durchaus befriedigende Resultate gut ausgebildete normale Pusteln bei einem Impferfolg, welcher dem der deutschen Lymphe nicht nachstand, soweit es sich feststellen ließ.

Als im Oktober 1902 wieder ein größerer Bedarf an Lymphe auftrat, setzte ich meine Versuche in Lome fort. Von den damals geimpften Kälbern gab das I. — mit humanisierter Lymphe geimpft — etwa 500 Portionen sehr guter Lymphe; dagegen das II. nur 150 Portionen wenig wirksamer Lymphe. Das III. gab wieder 600 Portionen sehr guter Lymphe.

Der Bezug von Lymphe wurde auf meinen Vorschlag nun so geregelt, daß monatlich 100 Portionen von Dresden bestellt wurden, die lediglich als Stammlymphe dienen und das monatliche Weiterzüchten der Lymphe entbehrlich machen sollten. Ganz besonders aber sollte damit dem Ausgehen der Lymphe vorgebeugt werden.

Bei den billigeren und größeren Viehbeständen in Klein-Popo

übernahm Herr Dr. Külz nach Vereinbarung die Bereitung der
Lymphe. — Als jedoch im Februar und März die Erzeugung der
Lymphe in Klein-Popo versagte, wurde bei der starken Nachfrage
von den Stationen die Gewinnung derselben in Lome wieder auf-
genommen und auch die Hinterlandstationen (Misahöhe und Kete-
Kratschi) mit Lymphe versorgt.

Kalb IV, geimpft 28. März mit deutscher Lymphe, abgeimpft
1. April, gute Entwicklung der Pusteln, 400 Portionen (Lymphe-
Glycerinwasser 1 : 4). 300 Portionen Misahöhe, 100 Portionen Lome.

Kalb V, geimpft 6. April mit humanisierter Lymphe, abgeimpft
10. April (das Kalb war weggelaufen). Pusteln größtenteils eingetrocknet, 100 Portionen (Lome).

Die Versuchsimpfung bei den Gefangenen ergab noch 50% Erfolg.

Kalb VI, geimpft 16. April: a) ½ Impffläche mit deutscher
Lymphe, b) ¼ mit humanisierter Lymphe, c) ¼ mit Lymphe von
Kalb IV, abgeimpft am 18. April. Die Lymphe von b) gar nicht
angegangen, von a) und c) sehr gut. — Von 600 Portionen wurden
300 nach Kete-Kratschi abgegeben, 300 in Lome und Amutive
verbraucht.

Soweit kontrolliert sind die Resultate sehr gut.

Kalb VII, geimpft 1. Mai, a) ½ Fläche mit deutscher Lymphe,
b) ½ Fläche mit Kälberlymphe VI, abgeimpft am 5. Mai. Pusteln
sehr gut entwickelt, beide Seiten gleichmäßig. Von den gewonnenen
1200 Portionen wurden abgegeben: 150 Portionen nach Misahöhe,
300 Portionen in Lome verbraucht, 750 Portionen nach Abobo
und Umgegend.

Die kontrollierten Pusteln sehr gut entwickelt.

Kalb VIII, geimpft 12. Mai, a) ½ Fläche deutsche Lymphe,
b) ½ Fläche Kälberlymphe VII, abgeimpft 16. Mai. Beide Seiten
ganz gleich gut entwickelt. Von den 700 Portionen wurden abgegeben 400 nach Atakpame, 300 in Lome, Gr. Be und Abobo
verbraucht.

Kalb IX, geimpft 20. Mai, a) ½ Fläche deutsche Lymphe,
b) ½ Fläche von Kalb VIII; abgeimpft 24. Mai. Die Lymphe von
a) ganz eingetrocknet, von b) gut entwickelt. Von den 400 Portionen wurden abgegeben 300 nach Atakpame, 100 nach Misahöhe.

Die Gewinnung der Lymphe in den Tropen selbst stößt also
auf keine Schwierigkeiten. Es besteht nur der Übelstand, daß sich
die Kälber nicht im Stalle halten lassen, weil sie hier gar nicht
oder nicht genügend fressen. Die Folge davon ist, daß die Sauber-

keit der Lymphgewinnung etwas leidet. Doch habe ich nie ernstere Störungen gesehen, abgesehen von leichter Infiltration in der Umgebung der Pusteln in vereinzelten Fällen. Für die Gewinnung einer brauchbaren Lymphe ist es gleichgültig, ob man humanisierte, deutsche Kälberlymphe oder Togokälberlymphe verwendet, wenn die Qualität derselben nur gut ist. Was die Entwicklung der Pusteln angeht, steht die hier erzeugte Lymphe der deutschen nicht nach.

Damit jedoch nicht etwa, wenn die Gewinnung der Lymphe durch ungünstige Umstände einmal unterbrochen ist, langdauernder Mangel an Lymphe eintritt, ist es notwendig, daß die Sendung von 100 Portionen Lymphe auch weiterhin monatlich bestehen bleibt.

—————

Die Malaria in Formosa und ihre erfolgreiche Bekämpfung unter der japanischen Besatzung.

Von

Stabsarzt Dr. N. Mine in Taihoku (Formosa).

(Aus der Kaiserlichen militärärztlichen Abteilung zu Formosa.)

Seit die Insel Formosa durch den Frieden von Shimonoseki 1895 von China an das Kaiserreich Japan abgetreten worden ist, hatte die Armee sich dort vergebens auf verschiedene Weise der Malaria zu erwehren gesucht, wie folgende Zusammenstellung zeigt:

Jahrgang	Erkrankung in ‰	Sterblichkeit in ‰
1897	2724,35	17,39
1898	2493,94	19,38
1899	2212,80	21,40
1900	2224,14	20,02

Da wurden 1901 die Experimente über eine andere Malariaprophylaxe vorgenommen, um die Wirksamkeit der in Europa gemachten wissenschaftlichen Entdeckungen weiter praktisch zu erproben. Der Hauptzweck dieser Versuche war der Schutz gegen den Stich der Anopheles-Mücken, dieselben hatten das günstigste Resultat. Von der Zeit an wurden diese weiter unten näher beschriebenen Schutzmaßregeln der ganzen Besatzung der Insel zur Ausführung gebracht und hatten einen unerwartet guten Erfolg. Die Statistik zeigt nämlich:

Jahrgang	Erkrankung in ‰	Sterblichkeit in ‰
1901	1732,10	11,19
1902	1132,02	7,32

Wie aus obiger Tabelle hervorgeht, ist die Anzahl der Kranken etwa auf die Hälfte, die der Todesfälle auf ein Drittel herabgemindert worden, als vorher.

Im ersten Halbjahre 1903 verminderten sich die Erkrankungen sogar auf 266,52‰ mit einer Sterblichkeit von 0,7‰.

Die japanische Armee in Formosa hatte eine neue Malariaprophylaxe nach dem Antrag Prof. Dr. M. Koike, Generalstabs-
arzt der Armee (Chef der Medizinal-Abteilung des Kriegsministeriums)
versucht, um gegen die malariaübertragenden Moskitos geschützt
zu sein. Zum ersten Male wurden die Versuche vom 20. September 1902 bis 28. Februar 1903, etwa ein Halbjahr, im ersten
Bataillon zn Kilung ausgeführt. Nachher kam derselbe Versuch
vom 16. Juli 1902 bis 31. Dezember 1902 im elften Bataillon zu
Tainan, demnächst vom 23. September 1902 bis 28. Februar 1903
im neunten Bataillon zu Taihu weiter zur Ausführung und führte
zu folgenden günstigen Resultaten.

1. Versuch.

	Durchschnittliche Personalanzahl pro Tag	neuer Malariakranken	Anzahl in °/₀₀
Halbe Kompagnie in Malaria-prophylaxe	114,49	0	0
Andere halbe Kompagnie ohne Prophylaxe	104,34	34	358,22
Sonstige drei Kompagnien ohne Prophylaxe	646,35	285	443,92

2. Versuch.

	Durchschnittliche Personalanzahl pro Tag	neuer Malariakranken	Anzahl in °/₀₀
Halbe Kompagnie in Malaria-prophylaxe	71,06	0	0
Andere halbe Kompagnie ohne Prophylaxe	96,26	9	93,55
Sonstige drei Kompagnien ohne Prophylaxe	333,27	40	120,02

3. Versuch.

	Durchschnittliche Personalanzahl pro Tag	neuer Malariakranken	Anzahl in °/₀₀
Halbe Kompagnie in Malaria-prophylaxe	81,92	0	0
Andere halbe Kompagnie ohne Prophylaxe	80,29	31	386,10
Sonstige drei Kompagnien ohne Prophylaxe	247,13	57	230,65

Die Versuche bestehen im wesentlichen vorzüglich im Schutz vor den Mücken, wozu mechanische und chemische Methoden angewandt wurden. Alle Fenster der Gebäude wurden durch Gazerahmen verschlossen. Draußen mußten die Wachen aber vom Sonnenuntergang bis Sonnenaufgang eine Art Schleier und Handschuhe tragen. Ferner wurden die Schlafräume ausgeräuchert, um dadurch das eventuelle Eindringen der Anopheles zu verhindern. Bei Tage waren aber die Mannschaften von allen diesen Schutzvorrichtungen befreit, und diese Versuche gingen ohne dem Dienste hinderlich zu sein mit gutem Erfolg von statten, wie es vorher bei den durch einige Autoren in Italien vorgenommenen Maßregeln der Fall war. Es ist nun klar geworden, daß wir uns durch das Vermeiden der Moskitostiche von der Malaria fern halten können.

Die drei Arten der Anopheles in Formosa sind:

Anopheles aconitus Dönitz, Varietas Formosana Tsuzuki (Theobald nannte diese A. Sinensis, Wied),

Anopheles vagus Dönitz, Varietas Formosana Tsuzuki,

Anopheles plumiger Dönitz, Varietas Jesoensis Tsuzuki.

Außerdem wurden einige Exemplare hier gefangen, deren wissenschaftliche Bezeichnung aber noch unbestimmt ist.

Die Lufttemperatur Formosas ist immer warm, bewegt sich zwischen 13—28° C. und wurde in folgenden Ortschaften durch Beobachtungen ermittelt:

	Jan.	Feb.	März	April	Mai	Juni	Juli	Aug.	Sept.	Okt.	Nov.	Dez.	Jährliche Durchschnittswärme
Taihoku	15,8	18,7	17,0	20,5	24,5	26,1	28,0	27,5	25,8	23,1	19,8	16,6	21,5
Taichu	16,4	14,4	18,3	22,1	25,4	26,4	27,5	27,1	26,5	23,9	20,5	17,9	22,1
Tainan	17,7	15,9	19,6	25,8	26,5	27,1	28,0	27,5	27,2	24,6	21,4	18,5	23,1
Taito	20,7	14,6	19,7	23,5	25,0	26,3	27,6	26,0	25,9	23,6	21,4	19,3	22,8
Koihun	21,0	19,9	22,5	24,8	26,8	26,9	27,6	26,9	26,7	25,3	23,2	21,3	21,4
Hokoto	16,5	14,6	16,1	22,1	25,9	26,6	27,9	27,5	26,9	24,4	21,2	18,1	22,4
Kelung	17,1	14,7	16,5	20,0	23,8	25,7	27,7	27,5	25,9	22,9	19,9	17,3	21,6

Die immerwährende hohe Temperatur hat auf die Entwicklung der Anopheles einen günstigen Einfluß. Im hohen Winter sind sie weniger Verminderung ausgesetzt, darum fielen sie und ihre Larven und Nymphen oft leichter in die Hände der Menschen, welche zwecks Untersuchung sie fangen wollen.

Auf dieser Insel befinden sich fast überall hier und da die Entwicklungsstätten der Anopheles, wie z. B. Morast, Sumpf, Teich und zahlreiche Gräben, deren Wasser entweder still steht oder kaum fließt und sogar mit verschiedenen Wassergewächsen bewachsen ist. Außerdem tragen die großen Flüsse, welche während der Regenzeit oft aus dem Ufer treten, viel zur Bildung von Tümpeln bei. Auch die Reisfelder sind als ihre ergiebige Brutstätte anzusehen, welche vom Frühling bis zum späten Herbst fast immer mit Wasser bespült sind. Die Wälder, Gehölze und Bambusgebüsche, die man überall auf der Insel sieht, sind auch gute Aufenthaltsorte der geflügelten Mücken.

Malariakrankheit kommt hier endemisch vor, die Einwohner erkranken darum fast ohne Ausnahme an derselben und bekommen dann eine schwarzbraune und fahlgelbliche Hautfarbe; ihre Milz und Leber sind vergrößert, besonders ist die Anschwellung der Milz oft so bedeutend, daß sie bis zum großen Becken hinabreicht. Im Blut der meisten hiesigen Einwohner können daher fast immer die Malariaparasiten beobachtet werden.

Neuerdings hat aber die Regierung durch eingreifende wissenschaftlich begründete und praktisch gut ausführbare Maßregeln die Vernichtung der Stechmücken ins Auge gefaßt.

Zwei Fälle von Verletzung durch einen Hornhecht.

Von

Marineoberassistenzarzt Dr. Mühlens.

Der Hornhecht, Grünknochen oder Genchen (Beloue), findet sich nach Brehm in allen europäischen Meeren. Im Indischen Ozean und der Südsee kann man ihn auch häufig beobachten. Er gilt als Raubfisch, der nichts schonen soll, was Leben hat und von ihm verschlungen werden kann. Daß er auch für den Menschen gefährlich werden kann, zeigt folgender Vorfall:

Ein Steuermann fuhr an der Nordküste von Neu-Pommern (Bismarck-Archipel) in einer Dampfpinasse und hatte in der Kutsche der Pinaß sitzend seine linke Hand über den Kutschenschlag außenbords hängen. Plötzlich verspürte er einen stechenden Schmerz in der Hand; kurz darauf fiel ein

Bruchstelle.

Hornhecht in das Boot. Als der Steuermann seine blutende Hand näher ansah, bemerkte er, daß der abgebrochene Schnabel des Fisches in derselben fest saß. ¼ Stunden später war bei der Ankunft an Bord des Kriegschiffes die Hand bereits stark geschwollen. Die Spitze des Hornhechtschnabels saß dicht neben dem Handgelenk des Zeigefingers aus dem Handrücken heraus. Das Bruchende war im Daumenballen zwischen dem zweiten und dritten Mittelhandknochen ungefähr über der Mitte des M. adductor pollicis zu sehen. Unter Schleich'scher Anästhesie wurden durch einen langen Schnitt von der einen Wundöffnung bis zur anderen sämtliche Gewebe bis auf das in der Tiefe liegende Schnabelstück durchtrennt und dieses dann herausgenommen. In der Wundhöhle fanden sich einzelne von dem Schnabel abgebrochene kleine

Hälschen. Tamponade. Alkoholverband. Nach zwei Tagen sekundäre Wundnaht. In acht Tagen Heilung. — Das aus der Wunde entfernte 3,2 cm lange und 0,3 cm breite obere Schnabelstück (vergl. Abbildung) war an der Unterseite mit einzelnen etwa 2 mm langen sowie mit vielen kleineren Widerhaken besetzt. Das untere Schnabelende war ebenfalls abgebrochen, wahrscheinlich beim Fall in die Pinnaß.

Die zweite Verletzung betraf einen Schwarzen, der in demselben Boote an Deck saß. Demselben flog fast gleichzeitig mit obigem Vorfall ein Hornhecht gegen das Brustbein und durchbohrte die Haut. Wäre der Schnabel in einen Zwischenrippenraum eingedrungen, so hätte die Verletzung leicht gefährlich werden können.

In Brehms Tierleben ist erwähnt, daß ein Hornhecht „mit seiner spitzigen Schnauze so tief in ein Boot eingedrungen sei, daß er sich selbst tötete". Verletzungen von Menschen durch den Fisch sind nicht angeführt. Wohl kommen solche mitunter auch in unseren Gewässern vor. In der Südsee sind einige Fälle bekannt, die einen bösen Ausgang nahmen. Die Schwarzen werden mitunter, wenn sie beim Fischen ins Wasser gehen, an den Beinen verletzt. Von zuverlässiger Seite erfuhr ich, daß vor einigen Jahren in einem solchen Falle in drei Tagen der Tod infolge Sepsis eingetreten sei, in einem anderen Falle mußte das betroffene Bein amputiert werden.

Die von mir angeführten Fälle sind interessant dadurch, daß die Verletzung über dem Wasser erfolgte. Der Hornhecht gehört zwar nicht zu den fliegenden Fischen, er erhebt sich jedoch häufig in eigenartigen Sprüngen aus seinem nassen Elemente. In Brehms Tierleben heißt es: „Er nähert sich dem Strande in der Regel in zahlreichen Heeren, schwimmt nahe der Oberfläche des Wassers mit schlängelnden Bewegungen rasch dahin und gefällt sich in gewaltigen Sprüngen, die er unter Umständen sehr oft wiederholt. Diese Art zu springen ist, wie Ball hervorhebt, sehr sonderbar. Der Fisch führt nämlich senkrecht aus dem Wasser heraus und fällt mit dem Schwanze voran wieder ins Wasser zurück." In der Tat kann man mitunter bis zu 3 m hohe Sprünge beobachten. Durch einen der geschilderten Sprünge sind offenbar unsere Verletzungen erfolgt.

Über Ruhruntersuchungen in China, im besonderen über die Bakterienarten, die bei chinesischer Ruhr gefunden und durch Blutserum agglutiniert wurden.

Von
Stabsarzt Dr. Morgenroth.

Es sind früher schon mehrfach, auch in tropischen und subtropischen Gegenden, aus Ruhrstühlen Bakterien in Reinkultur gezüchtet worden, die als die Erreger der betreffenden dysenterischen Erkrankung angesprochen wurden. Meist waren aber die Gründe, weswegen sie dafür angesehen werden konnten oder mußten, nicht stichhaltig genug. Anders steht es mit den von Shiga 1898 und später auch von Kruse gefundenen Bazillen, die jetzt wohl allgemein als die Erreger der japanischen bezw. europäischen Ruhr gelten.

Über die von Flexner und Strong auf den Philippinen bei Ruhrkranken nachgewiesenen Stäbchen sind die Akten noch nicht geschlossen. Doch neigen sich die Ansichten immer mehr dahin, daß sie mit der Erzeugung der auf den Philippinen vorkommenden Ruhr in direktem Zusammenhang stehen.

In den Stühlen unserer in Tientsin liegenden Ruhrkranken fanden wir — um diese Frage schnell zu streifen — zumal in der Zeit bald nach unserer Ankunft in China gelegentlich Amöben; später aber und zumal im Jahre 1902 konnten wir dieselben trotz eifrigsten Suchens in den ganz frischen Entleerungen auch bei warmer Sommerzeit nicht mehr nachweisen. Dies war auch bei solchen Kranken der Fall, bei denen zweifellos ein Leberabsceß vorlag. Wir kamen dadurch zu der Überzeugung, daß es auch Erkrankungen von Ruhr mit Lebervereiterung gibt, in denen Amöben nicht zu finden waren.

Übrigens hat man in Indien auch die Erfahrung gemacht, daß
in einzelnen Jahren fast bei allen Ruhrkranken Amöben nachzuweisen waren, daß dann darauf Zeiten folgten, in denen sie nicht
gefunden wurden.

Im Eiter der Leberabscesse fanden wir meist Gemische von
verschiedenartigen Bakterien. Am häufigsten ließen sich aus ihm
Strepto- und Staphylokokken züchten. Manchmal war der mit der
Spritze aus der Eiterhöhle herausgezogene Inhalt steril; kratzte man
dann alsbald nach der Operation etwas von der Membran des Abscesses mit dem scharfen Löffel ab, so konnte man aus diesem
Material ohne weiteres den Staphylococcus pyogenes albus und zwar
für Reinkultur züchten. Es ist dies ein Befund, wie er ja in ana-
loger Weise häufig bei tuberkulösen Prozessen festgestellt werden kann.

Im Abscesseiter fanden sich nicht selten zellige Gebilde, die
man ihrer Form und Größe nach für Amöben hätte ansprechen
können; auch fanden wir dieselben gelegentlich in dem pleuritischen
blutig-serösen Erguß, der über einem operierten Leberabsceß stand.
Doch haben wir diese großen Zellen niemals in Bewegung gesehen.

Experimentell konnten wir weder durch Einspritzen des aus
Leberabscessen stammenden Eiters noch der aus ihm gewonnenen
Reinkulturen eitrige Veränderungen der Leber, in welche injiciert
wurde, erzeugen. Wohl gingen gelegentlich die Tiere, welche solche
Einspritzungen in die Leber bekommen hatten, 14—15 Tage darauf
an einer Streptokokken-Septicämie ein, auch fand man gelegentlich
an der Infektionsstelle in der Leber eine bindegewebige, narbenartige
Umgestaltung des Gewebes, aber niemals eine Eiterhöhle.

In dem frisch aus Leberabscessen mit der Spritze entnommenen
Eiter konnte man gelegentlich verschiedenartige Stäbchen nachweisen; unter diesen fanden sich dann wohl solche, die sich kulturell und morphologisch in keiner Weise von dem Bacterium coli
commune unterscheiden ließen. Sie hatten aber die bemerkenswerte Eigenschaft, daß sie durch das Blutserum des betreffenden
Kranken, von dem sie stammten, in 50facher Verdünnung stark
agglutiniert worden. Dies jedoch nur so lange, als eine Eiterab-
sonderung aus dem eröffneten Absceß bestand. Das Blutserum
anderer Kranker, auch solcher, die an Ruhr litten, ließ die in Rede
stehende Kultur unbeeinflußt.

Wir versuchten nun durch Einspritzungen von Ruhrstuhl in
den Dickdarm von Katzen diese Tiere krank zu machen, um dann
aus den eventuell zur Beobachtung kommenden pathologisch-

anatomischen Veränderungen Material zur weiteren Verarbeitung zu
gewinnen. Doch schlugen sämtliche Versuche, bei Katzen einen der
Ruhr auch nur annähernd ähnlichen Krankheitsprozeß hervorzurufen,
fehl. Dies trat auch dann ein, wenn man den Ruhrstuhl mit Hilfe
eines Gummischlauches möglichst hoch in den Dickdarm hinein-
brachte, oder wenn man ihm Glassplitter, Kleister u. dgl. zusetzte.

Nur sehr selten starb mal eine so geimpfte Katze, etwa
6—8 Wochen nach der Impfung; dann fiel bei der Sektion die
absolute Trockenheit aller Körperorgane des Tieres auf, aber sonst
waren keine bemerkenswerten pathologischen Erscheinungen nachweisbar.

Diese Tatsache, daß chinesische Katzen durch Einführung frischer
Ruhrstühle in den Darm nicht krank zu machen waren, führte
uns wieder auf die Plattenuntersuchung der Absonderungen von
Ruhrkranken zurück.

Die Stühle der Ruhrkranken ließen wir in sterilisierten Gläsern
auffangen und möglichst bald zum Laboratorium bringen. Am meisten
eignet sich zur weiteren Verarbeitung die zum Schluß des einzelnen
Stuhlganges abgesonderte schleimig-blutige Masse. In den sog.
Sagokörnern, die man aus derselben herausfischen konnte und nun
mit sterilem Wasser oder Bouillon abspülte, waren zunächst nur
wenig Bazillen, meist kleine Stäbchen, nachweisbar. Dieselben lagen
zum Teil, wie es auch Kruse[1]) erwähnt, in den Zellen selbst,
ähnlich wie die Gonokokken, nur nicht so zahlreich.

Aus einem solchen Schleimteilchen gelang es uns, eine Stäb-
chenart rein zu züchten, welche den von Shiga und Kruse beschriebenen nahe zu stehen schien. Es waren zunächst auf den
Gelatineplatten, die mit dem Flöckchen gegossen wurden, Kolonien gewachsen, die ausschließlich einen perlmutterartig schillernden Glanz
zeigten und sonst das Aussehen eines kleinen Knopfes boten; erst
nach einigen Tagen schob sich vom Rande der einzelnen Kolonie,
bei herbstlicher Zimmerwärme gehalten, ein feines Häutchen in die
Umgebung vor.

Diese Kolonien bestanden aus Stäbchen, die etwas kleiner als
die von Kruse beschriebenen waren; sie zeigten lebhafte Moleklar-
bewegung, aber keine Eigenbewegung; sie entfärbten sich bei Anwendung der Gram'schen Methode; bildeten kein Indol, wenigstens
nicht nach 24stündigem Wachstum bei 37° C.; sie zersetzten

---

¹) Deutsch. med. Wochenschr. 1900 Nr. 40.

Traubenzucker nicht unter Bildung von Gas, brachten Milch nicht zur Gerinnung und wuchsen auf der chinesischen Kartoffel in mikroskopisch nicht sichtbarer Weise, also ähnlich dem Typhusbazillus. In Bouillon bewirkten sie zunächst eine allgemeine wolkige Trübung ohne Bodensatz, ein solcher stellte sich erst nach zweitägigem Wachstum ein. Auf Drigalski-Platten erschienen sie als bläuliche Kolonien, Lackmus-Molke färbten sie rot.

Auf schräg erstarrtem Agar war nach 24 Stunden bei Brutwärme ein feiner graoweiller Schleier gewachsen. Die einzelne Kolonie auf der Agarplatte zeigte bei schwacher Vergrößerung ein leicht bräunlich gefärbtes, feinkörniges Zentrum, das sich nach dem Rande zu schnell aufhellte und hier ein wasserhelles, homogenes Ansehen annahm. Die große Ähnlichkeit dieser Kultur mit der Kruse-Shiga'schen fiel uns auf. Doch zeigten alsbald angestellte Tierversuche, daß sie von denselben verschieden war.

In 80 Fällen prüften wir unsere Stäbchen mit Hilfe des Blutserums von Ruhrkranken oder Rekonvaleszenten. 65 mal, d. h. in 81 %, dieser Untersuchungen trat bei 50 facher Verdünnung des betreffenden Serums zweifellose, deutlich in die Augen springende Agglutination ein; das Blutserum von Gesunden dagegen bewirkte diese Erscheinung nur in Ausnahmefällen. Die Shiga'sche Kultur, die uns Kitasato freundlicherweise überlassen hatte, wurde nur in 11 Fällen agglutiniert.

Die mit unseren Stäbchen angestellten Tierversuche ergaben manches Bemerkenswerte:

Wurde einem Kaninchen eine Öse in die Ohrvene gespritzt, so erkrankte es zwar, erholte sich aber bald wieder. Eine halbe Agarkultur unter die Haut gebracht, bewirkte bei Kaninchen eine lokale Entzündung. Über der geschwollenen Impfzelle war dann nach etwa einer Woche die Haut im Umkreis von ungefähr Markstückgröße abgestorben und ließ sich hier abziehen wie die Schale eines Apfels über einer gequetschten Stelle. Darunter fand man dann einen Eiterherd von der Größe des nekrotischen Hautstückes, dessen Inhalt aus dicken käsigen Massen bestand. Aus diesen ließen sich die injicierten Stäbchen ohne weiteres wieder in Reinkultur gewinnen.

Einmal wurde ein in der eben beschriebenen Weise geimpftes Kaninchen 5 Tage nach der Impfung durch einen Marder tot gebissen. Bei der Sektion dieses Kaninchens fanden wir den Dünndarm mit Blut und Schleim gefüllt, nach Entfernung desselben sahen wir hier in der Schleimhaut 6 erbsengroße Substanzverluste der Darmschleimhaut. Neben und zum Teil auf diesen saßen feste Blutgerinnsel, von denen einzelne Bohnengröße erreichten. Diesen Befund haben wir nur einmal konstatieren können.

Dagegen fand sich häufig nach subkutaner Impfung eine schleimige Absonderung aus dem Dickdarm der Kaninchen; bisweilen wurden 3—4 cm lange, ziemlich feste Schleimcylinder entleert, in denen die Kotbröckchen saßen wie „Rosinen im Kuchen". —

Stärker als Kaninchen reagierten junge Hunde auf die subkutane Injektion auch nur geringer Mengen unserer Reinkultur. Sie bekamen schon nach der Einspritzung einer Öse unter die Haut nach kurzer Zeit eine starke Anschwellung und Rötung in weitem Umkreis um die Einstichstelle. Gewöhnlich stellte sich dann bald starker Durchfall ein, und die Tiere starben zum Teil schon 28 Stunden nach der Impfung. Man fand dann unter der Haut ein sülziges Ödem etwa in handtellergroßem Umkreis um die Impfstelle; hier sah man zahllose punktförmige bis hirsekorngroße Blutergüsse und eine deutliche beginnende Nekrose des Unterhautgewebes. Am ehesten konnte man diese Veränderungen mit den bei Meerschweinchen nach subkutaner Einverleibung von Diphtheriekulturen sich einstellenden vergleichen. — Die Milz dieser Hunde war groß, die Leber im Zustand der fettigen Degeneration, die Nieren trübe.

Auffallend war besonders der Darmbefund: bei den schon nach 28 Stunden eingegangenen Hunden fand sich der Dünndarm anstatt mit Kot durch Schleim- und Blutmassen angefüllt. Die blutigen Absonderungen waren zunächst etwa 20 cm unterhalb des Magens nachweisbar und hatten hier ein hellrotes Aussehen, in den unteren Abschnitten des Dünndarmes nahmen sie ein braunrotes Aussehen an und erschienen in der Gegend der Bauhin'schen Klappe fast schwarz gefärbt. Entfernte man den so veränderten Darminhalt, so erkannte man unter der Schleimhaut des Dünndarmes zahllose stecknadelknopf- bis hirsekorngroße Blutergüsse. Dieselben lagen so eng beieinander, daß die Innenwand des Darmes ein scheckiges Aussehen angenommen hatte.

Ein andrer Hund, der von derselben Kultur eine Öse unter die Haut gespritzt erhalten hatte, bekam zur gleichen Zeit 4 ccm Blutserum eines Schafes intraperitoneal injiziert, welches vorher mehrfach mit derselben Bakterienart vorbehandelt war und mit Fieber und diarrhoischen, zum Teil schleimigen Stühlen auf die

Impfung reagiert hatte. Der eben erwähnte Hund erkrankte zwar schwer mit allgemeinen Krankheitserscheinungen, Anschwellung der Impfstelle und ihrer Umgebung und hohem Fieber, erholte sich aber nach einigen Tagen wieder völlig. Daß das Tier die schwere Erkrankung überstanden hatte, war wohl nur der gleichzeitigen Einverleibung des Schafserums zuzuschreiben.

Eingießungen unserer Kultur in den Dickdarm von Hunden oder Katzen, auch Fütterungsversuche riefen nur selten Krankheitserscheinungen hervor, einmal zeigte sich bei einem Hund 7 Tage nach einer solchen Eingießung Schleim im Stuhl.

Subkutane Einverleibung bei Katzen bewirkte dagegen eine sülzig-hämorrhagische Infiltration der Impfstelle, sowie einen schleimigen Dick- und Dünndarmkatarrh mit Blutungen in der Darmwand dicht unter der Schleimhaut.

Bei einer mit unserer Kultur unter die Haut gespritzten Ziege entwickelte sich unter Fiebererscheinungen ein subkutaner Abaceß und nach 10 Tagen ging das Tier an einer lobulären Lungenentzündung ein.

Wir suchten nun eine Reihe von möglichst einwandfreien Reinkulturen aus Ruhrstühlen zu züchten, welche in die Gruppe der von Shiga und Kruse beschriebenen gehörten. Zu dieser Reinzüchtung benutzten wir die von Drigalski und Conradi[1] angegebene Methode, die nach unseren damit gemachten Gang der Untersuchungen nicht unwesentlich vereinfachte.

Es standen uns aber leider gerade in der nun folgenden Sommerzeit 1902 nur sehr wenig frische Ruhrfälle zur Verfügung; die in Tientsin herrschende Cholera hatte die Einführung sehr strenger Sperrmaßnahmen notwendig gemacht. Die Durchführung derselben bewirkte denn u. a., daß frische Ruhrerkrankungen fast gar nicht in Zugang kamen. Trotzdem gelang es uns, 11 aus den Entleerungen von einigermaßen frischen Ruhrfällen gewonnene Reinkulturen mit nach Europa zu bringen.

Von einer dieser konnten wir mit größtmöglichster Sicherheit sagen, daß sie bis auf die Untersuchung mit einem hochwertigen spezifischen Serum in allen Punkten mit den von Shiga und Kruse beschriebenen übereinstimmte. Sie stammte übrigens von einem Kranken, dessen klinisches Krankheitsbild nicht unwesentlich von dem der meisten damals zur Beobachtung kommenden Ruhrfälle

[1] Zeitschr. f. Hyg. u. Infekt.-Krankh. 1902 Bd. 39.

abwich. Um auch die Probe mit Hilfe des specifischen Serums anstellen zu können, hatten wir zwar aus Japan eine größere Menge des dort nach den Shiga'schen Angaben hergestellten Ruhrserums kommen lassen, auch sollten damit Versuche bei Kranken gemacht werden, doch erwies sich in sämtlichen Flaschen, die das Serum enthielten, dasselbe mit Bakterien durchwachsen. Es war dies eine Beobachtung, die wir gelegentlich auch bei einer von Hause übersandten Probe machen konnten. Unsere Untersuchungen wurden dadurch nicht unerheblich gestört. Leider standen uns damals selbst hergestellte, hochwertige spezifische Serumsorten noch nicht zur Verfügung. Doch dürfte es unter allen Umständen für weitere Forschungen notwendig sein, sich solches vorrätig zu halten, da man sich niemals auf das künstliche Serum im Auslande genügend wird verlassen können. Auch weiß man ja nie, ob und welche Chemikalien bezw. in welcher Menge diese dem Serum zugesetzt sind. Daß solche Zusätze aber die agglutinierenden Eigenschaften eines solchen veränderten, davon konnten wir uns gelegentlich einwandfrei überzeugen: wir hatten Blutserum von einem Schaf entnommen, das einige Male mit einer bestimmten Bakterienart subkutan gespritzt war; dies Serum hatte zunächst keine agglutinierende Wirkung auf die in Rede stehende Kultur; setzte man ihm jedoch so viel Phenol hinzu, daß eine $\frac{1}{2}\,\%$ ige Mischung entstand, so trat die agglutinierende Wirkung in ausgesprochenem Maße auf. Diese Tatsache verdient eine eingehende weitere Prüfung.

E. Pfuhl[1]) fand zuerst bei Chinakriegern nach ihrer Rückkehr aus Ostasien die von Kruse und Shiga beschriebenen Ruhrbazillen. Doch war damals nicht mit völliger Sicherheit auszuschließen, ob nicht die betreffenden Leute diese Stäbchen während oder kurz nach der Seefahrt irgendwo aufgenommen hatten. Hierüber haben die von uns im Herbst 1902 mitgebrachten Kulturen sicheren Aufschluß gegeben. Diese 11 Reinkulturen wurden im Koch'schen Institut von Dr. Lentz[2]) mit Hilfe seiner hochwertigen verschiedenen Serumsorten untersucht und dabei festgestellt, daß die oben erwähnten, mit den Shiga-Kruse'schen als identisch erachteten Stäbchen tatsächlich auch identisch mit diesen waren, daß sich aber außer diesen noch 2 weitere ebensolche unter ihnen befanden. Weiterhin ließ sich der Nachweis führen, daß 4 von diesen 11 Kulturen identisch waren mit den von Flexner auf den Philippinen

---

[1]) Veröffentl. auf d. Geb. d. M. San.-Wesens 1902 S. 65.
[2]) Zeitschr. f. Hyg. u. Inf.-Krkh. Bd. 43 S. 492.

isolierten Ruhrbazillen. Daß letztere in ihrer Art abweichen von
den Shiga-Kruse'schen, dürfte durch die Untersuchungen von
Martini und Lentz[1]) als erwiesen zu betrachten sein.

Jedenfalls handelt es sich um eine Gruppe von nahe miteinander verwandten Bakterien, wie dies ähnlich bei den Typhus- und
Paratyphusbazillen der Fall, und dürfte es in Zukunft notwendig
erscheinen, den Paradysenterie-Bazillen die eingehendste Aufmerksamkeit zu schenken.

Die Tatsache, daß die Flexner'sche auf den Philippinen gefundene Bakterienart sich auch bei Ruhrkranken in China nicht
selten findet, verleiht ihr entschieden eine höhere Bedeutung, als
ihr bisher beigemessen wurde. Es hat den Anschein, als ob sie
bei einer Art der Ruhr sich meist nachweisen ließe, die wesentlich
schwere klinische Erscheinungen und anatomische Veränderungen
herbeiführt, welch letztere ihrerseits wieder Veranlassung zur Entstehung von Leberabscessen geben.

Nach Erfahrungen, die ich selbst am eigenen Leibe machen
konnte, kommen in Petschili zwei klinisch wesentlich voneinander
verschiedene Ruhrformen vor. Im Oktober 1901 zog ich mir eine
Dysenterie zu, die mit Durchfall ohne besondere Beschwerden begann.
Alsbald konnte ich, zumal gegen Ende des Stuhlganges innig gemischt blutig schleimige Absonderungen nachweisen. Wenn ich
es nicht für nötig gehalten hätte, mich zu Bett zu legen, wäre ich
keineswegs arbeitsunfähig gewesen. — Tatsächlich haben denn
auch nicht wenige Offiziere p. p. und zahlreiche Mannschaften trotz
Erkrankung unter den eben geschilderten Verhältnissen noch längere
Zeit, ja teilweise bis zur Gesundung, ihren Dienst weiter getan.

Im Juni 1902, also fast ½ Jahr nach der ersten, etwa nur 14 Tage
bis zur Heilung dauernden dysenterischen Erkrankung, bekam ich
eine zweite neue Attacke von Ruhr. Dieselbe begann diesmal mit
den heftigsten kolikartigen Schmerzen im ganzen Dickdarm, starke
Gasbildung in demselben schien die Beschwerden zu steigern. Übelkeit, gelegentliches Erbrechen, starke Durchfälle und mäßiges Fieber
stellten sich dabei ein. Ich glaubte zunächst, mich mit Cholera,
die damals gerade herrschte, infiziert zu haben, eine Annahme, die durch
das grauweiße Aussehen der zahlreichen Stuhlentleerungen bei mir bekräftigt wurde. Wenn man die letzteren aber genauer untersuchte,
so fand man die etwas größeren, linsengroßen Schleimflöckchen von

---

*) Zeitschr. f. Hyg. u. Inf.-Krkh. Bd. 41.

einzelnen aderförmigen Blutstreifchen überzogen. Von Cholera konnte keine Rede sein nach dem weiteren recht langwierigen Krankheitsverlauf, es handelte sich vielmehr um eine Form der Ruhr, die von der erst geschilderten sich durch ihre klinischen Symptome nicht unerheblich unterschied.

Daß nun solche unter sich verschiedene Formen der Dysenterie durch verschiedene, wenn auch in dieselbe Gruppe gehörende Krankheitserreger erzeugt werden können, muß m. E. angenommen werden. E. Pfuhl fand übrigens bei mir nach der Rückkehr nach Deutschland die Flexner'schen Bazillen im Stuhl, der gelegentlich noch Schleimbeimengungen aufwies.

Da sich nun erfahrungsgemäß die Ruhrbazillen viel länger im Darm von ruhrkrank gewesenen Leuten halten, als man bisher annahm, so erscheint es geboten, um eine Einschleppung mit größerer Sicherheit zu verhüten, den Stuhl der zurückkehrenden früheren Ruhrkranken auf das Vorhandensein der bisher bekannten Ruhrbazillen zu untersuchen. Am zweckmäßigsten würde dies in einem in Ostasien selbst — vielleicht in Tsingtau — zu errichtenden Rekonvaleszentenheim zu geschehen haben. Dann kommen die Träger der Krankheitserreger einmal nicht auf die Transportschiffe, wo ja auch gelegentliche Übertragungen nicht zu vermeiden waren, und was die Hauptsache ist, die Ansteckungsstoffe werden mit größerer Sicherheit von unserer Heimat ferngehalten.

Die in der obigen Abhandlung aufgeführten Untersuchungen sind im Tientsiner bakteriologischen Laboratorium von Oberarzt Eckert und mir ausgeführt worden.

II. Besprechungen und Literaturangaben.

a) Hygiene, Biologie, Physiologie, medizinische Geographie und Statistik.

Internationale Sanitätskonferenz zu Paris.

Die nach Paris einberufene, von den meisten am Welthandel beteiligten Mächten beschickte Sanitätskonferenz hat am 8. Dezember ihre Arbeiten beendet. Die Konventionen von Venedig, Dresden und Paris sind in einen einheitlichen Text zusammengefaßt und unter Berücksichtigung der Interessen des Handels und der Notwendigkeit rascher Erledigung der zum Schutze gegen die Einschleppung von Seuchen notwendigen Maßregeln zeitgemäß umgestaltet worden. Ferner wurde die Errichtung eines internationalen Sanitätsamts ins Auge gefaßt, dessen Sitz Paris sein soll. Die Vertreter Frankreichs, Italiens und Rußlands faßten einen dahingehenden Beschluß und beauftragten Frankreich, den Mächten einen Entwurf für die Einrichtung und Tätigkeit einer solchen Behörde zu unterbreiten.

Zeitungsnachrichten zufolge soll für „Rattenvernichtung" im Text der Konvention der Neologismus „dératisation" aufgenommen sein, trotz eines von französischer Seite der Zweideutigkeit wegen (rat = Ratte, rate Milz) dagegen erhobenen Widerspruchs. (Wäre diese Schwierigkeit bei der schönen Neubildung nicht durch Verdopplung des t auf Grund der lateinisch-zoologischen Bezeichnung mus rattus zu vermeiden gewesen? Ref.)   M.

Trauhardt, H., in Helouan. **Ein Ausflug nach der größten Quarantänestation der Welt.** Deutsche medizinische Wochenschrift 1903, Nr. 32.

Die Arbeit gibt eine kurze Beschreibung der Quarantänestation El-tor auf der Sinai-Halbinsel. Die Station kann einschließlich des Personals und Militärs in drei Abteilungen, zu welchen gesonderte Landebrücken führen, 1800 Personen auf einmal fassen. Es besteht eine Trinkwasserleitung vom Sinai her, welche aber nicht für alle Bedarfszwecke ausreicht; gebadet wird in Meerwasser.

Die Anstalt hat durchschnittlich jährlich etwa 600 Erkrankte — mit einer Mortalität von 100 bis 150 — aufzunehmen. Die meisten Erkrankungen sind Dysenterie; etwa 60 Cholerafälle kommen zur Beobachtung. Es werden fast ausschließlich Mekkapilger quarantäniert in einer jährliche Stärke von 12—28000 Personen. Entziehungen der Quarantäne durch Bestechung arabischer Soldaten des Militärkordons kommen vor. Die ganze zivilisierte Welt hat ein Interesse an dem Bestehen der Station und der richtigen Handhabungen ihrer Einrichtungen, da sie im stande ist, eine Weiterverbreitung der gefährlichsten Volksseuchen fast mit Sicherheit zu unterdrücken.   Hassenga (Berlin).

Nyland, A. H. Siebenter Jahresbericht des Pasteur-Instituts in Weltevreden (Java) für 1901. Geneeskundig Tydschrift vor Nederlandsch-Indië. Band 43, Lieferung 5.

Im ganzen wurden 207 Personen nach Pasteurs Methode behandelt, davon — wie sich nachträglich aus Versuchen mit dem Gehirn der schuldigen

Hunde zeigte — 2 unnötigerweise. Bei 39 war die Rabies bewiesen durch
Kontrollfälle; bei 20 durch Observation und Sektion; bei 148 mußte die Diagnose begründet werden auf die erzählten Umstände. — 2 von den Behandelten sind doch an Lyssa gestorben, 44 resp. 29 Tage nach der Verwundung.
— Nachträglich wurde auch der Tod an Lyssa konstatiert von 2 im Jahre
1900 behandelten, 477 resp. 314 Tage nach dem Biss.

Mikroskopische Untersuchung des ganglion plexiforme vom nerv. vagus
lieferte in 19 von 28 Fällen ein positives Resultat; bei 18 wurde die Diagnose
durch Impfversuche erhärtet. In 1 Falle zeigte das eine ganglion pl. die für
Rabies charakteristische Veränderung, das andere nicht; in 1 Falle wurden
die Veränderungen nicht gefunden, während Infektionsversuche positiv aus-
fielen bei 1 normalen, negativ bei 1 gegen Rabies immunisierten Hunde.

Schülein.

G. Merveilleux. Ile de la Réunion. Ann. d'hyg. et de médec. colon., 1908, p. 125.

Cette excellente étude d'une ancienne colonie, dont le voisinage de
Madagascar tend à augmenter l'importance, accuse une situation peu satis-
faisante.

En comparant les résultats des observations thermométriques faites depuis
1833, l'auteur arrive à cette conclusion que la température moyenne de l'île
s'est élevée, depuis cette époque, de près d'un degré et demi (?). Dans la
même période de temps la quantité des pluies a diminué de près de moitié:
on sait d'ailleurs que l'île a été fortement déboisée.

La population, qui a diminué depuis un demi siècle, comprend 173000
habitants de races très diverses (18000 Indiens, 7000 Cafres, 4500 Malgaches,
600 Chinois). Le riz est la base principale de l'alimentation, avec le poisson
seché et, chez les personnes aisées, le pain, la volaille et le porc. On boit
plus d'alcool qu'en France: la consommation annuelle s'élève à 4,27 litres
d'alcool pur par habitant, et ce chiffre, déduit des statistiques officielles, est
certainement en dessous de la vérité.

Les habitations sont en général défectueuses, et l'on compte dans les
villes des agglomérations très denses de maisons absolument malsaines.

Le paludisme, qui prit brusquement vers 1868 un développement si
considérable dans cette colonie, atteint plus ou moins toute la population et
cause environ 60 °/₀ de la mortalité générale: il tend à gagner les parties
hautes de l'île, salubres jusqu'ici.

La fièvre hémoglobinurique, connue à la Réunion sous le nom d'accès
jaune, est en général moins grave que dans l'Afrique occidentale: l'auteur
l'a vue frapper les races noire, jaune et malgache et les métis de toute
espèce, mais elle atteint de préférence les blancs et plus encore les créoles.
L'auteur croit à son origine paludéenne avec le froid comme cause occasionnelle,
et souvent l'alcoolisme comme facteur adjuvant; il admet que certaines idio-
syncrasies rendent possible une hémoglobinurie quinique, mais il croit celle-ci
peu fréquente et rapidement guérissable.

La fièvre typhoïde est assez fréquente et le Béribéri fait depuis
trois ans de grands progrès: il frappe non seulement les travailleurs de couleur, Chinois, Indiens, Nègres et Métis, mais les Créoles de race blanche et
les Européens même riches. L'auteur admet la contagiosité du Béribéri.

La lèpre donne de grandes inquiétudes, vu l'absence d'isolement sérieux des malades: il existe cependant une léproserie abritant une soixantaine de pensionnaires.

. La lymphangite infectieuse, observée depuis longtemps à la Réunion, est devenue plus fréquente. Dans les dernières années certains cas ont pu être rattachés à la peste qui a régné dans l'île de 1899 à 1901 avec des allures assez irrégulières; mais l'auteur estime que l'origine pesteuse de ces accidents n'est nullement constante.

Citons enfin, entre la fréquence des affections du tube digestif et du foie, et des parasites intestinaux, l'existence de la diftérie et la fréquence du tétanos, surtout dans la première enfance.

Les maladies mentales sont très fréquentes.

La tuberculose s'observe surtout chez les alcooliques.

L'auteur termine par la description de quelques stations sanitaires situées dans l'île.   C. Firket (Liège).

_____

Commagnon. Guadeloupe: démographie. Ann. d'hyg. et de méden. colon., 1903, p. 92.

L'étude démographique de la Guadeloupe, assez difficile à cause de la mauvaise tenue des registres de population dans la plupart des communes, révèle une situation très fâcheuse.

La mortalité reste en apparence peu élevée, le taux de la mortalité annuelle étant de 20 à 21 pour 1000 en 1899 et 1901, mais cela résulte surtout de la présence d'une proportion anormalement considérable d'hommes adultes, fonctionnaires, soldats ou travailleurs de couleur, qui ne font dans l'île qu'un séjour de peu d'années.

La nuptialité est très faible (2,1 mariages par 1000 habitants) et la natalité est en baisse constante depuis le milieu du XIXième siècle: elle était en 1901 de 17,5 pour 1000, ce qui la laisse notablement en dessous du taux de la mortalité.

Parmi les principaux facteurs pathologiques, l'auteur cite le paludisme, l'alcoolisme, la tuberculose, la syphilis, cette dernière dans une proportion moindre. Mais la cause fondamentale paraît être la mauvaise situation économique de la colonie.   C. Firket (Liège).

_____

Iversene et Labuche. Etude sur le beurre de Coco épuré (végétaline). Arch. de médec. et de pharm. militaires, Février 1903, p. 110.

Etude très complète du beurre de Coco épuré préparé à Marseille et vendu sous le nom de végétaline; les auteurs exposent sa composition chimique, ses caractères microscopiques; ils discutent sa valeur comme graisse comestible, spécialement au point de vue de l'alimentation du soldat, puis ils étudient son emploi en thérapeutique.

Leur conclusion est que ce beurre de Coco épuré constitue une substance très nutritive, facilement digestible, et n'est inférieur, comme produit alimentaire, à aucune autre graisse comestible. Il présente une réelle supériorité sur le saindoux par son emploi plus économique et sa conservation mieux assurée; il remplace avec grands avantages le saindoux pour les préparations culinaires et l'alimentation du soldat. Il peut se substituer très utilement à l'usange dans la composition des pommades qui ne peuvent être préparées à la vaseline; celle-ci peut même être remplacée par la «végétaline» dans ses usages thérapeutiques. C. Firket.

Robert, R. Der Entgiftungskasten. Zeitschrift für Krankenpflege 1903, Nr. 6.

R. empfiehlt, in einem von ihm angegebenen, von der chemischen Fabrik Riedel in Berlin zu beziehenden Kasten alle überhaupt zur Anwendung gelangten Antidota und alle Hilfsmittel bei der Behandlung von Vergiftungen ständig vorrätig zu halten, um gleichzeitig mit ausführlichen und leicht zu handhabenden Nachschlagebüchern über Diagnose und Therapie jederzeit in Rettungs-, Unfallstationen, in Apotheken etc. zur Hand zu sein.
J. Grober (Jena).

Giles, G. M. A Revision of the Anophelinae, being a Supplement to the Second Edition of the Handbook of Gnats or Mosquitoes. John Bale, Sons & Danielson, Ltd., 83–89, Great Titchfield Street, Oxford Street, London, W. 1903, Price 2 s. 6 d.

Als Ergänzungsheft zu dem bekannten Werke über die Stechmücken ist soeben eine Überarbeitung der Anophelinen herausgekommen. Da die Zahl der beschriebenen Arten sich in den wenigen Monaten seit dem Erscheinen der zweiten Auflage verdoppelt hat und die Einteilung der Unterfamilie eine vollständig andere geworden ist, hat Giles mit der Herausgabe dieses Supplementes einem dringenden Bedürfnis in dankenswerter Weise abgeholfen. Eysell.

— — —

b) Pathologie und Therapie.

Pest.

Kolle, W. und Otto, R. Die aktive Immunisierung gegen Pest mittels abgeschwächter Kulturen. Deutsche med. Wochenschr. 1903, Nr. 28.

Nach einer kritischen Beurteilung der bisher angegebenen Immunisierungsmethoden gegen Pest wird mitgeteilt, daß es den Autoren gelungen ist, durch langdauernde Züchtung bei höheren Temperaturen (40–41°) eine künstlich abgeschwächte Pestkultur in ihrer Virulenz weiter so herabzusetzen, daß sie für die so hoch empfindlichen Meerschweinchen selbst in der Dosis von 3 Ösen (d. i. mehr als dem 3000fachen der Dosis letalis minima einer virulenten Kultur!) bei intraperitonealer oder subkutaner Einverleibung nicht mehr pathogen war. Durch eine einmalige subkutane Einspritzung einer kleinen Menge derartig abgeschwächter lebender Kultur ist es nach den Erfahrungen der Autoren möglich, mit Sicherheit Meerschweinchen (bei denen eine völlige Immunisierung gegen virulente Pest bisher auf keine Weise gelungen war), Ratten und Mäusen eine auf Monate hinaus anhaltende Immunität zu verleihen. Während bei Benutzung selbst der höchsten Immunisierungsdosis des Haffkine'schen Impfstoffes (bei 50°, Verlusten an Immunisierungstieren) höchstens 50% der Ratten für höchstens 6 Wochen sich immun erwiesen, wurden hier durch die Injektion lebender abgeschwächter Kultur mehr als 80% der Ratten für 2—3 Monate immunisiert, und es traten keine nennens-

werten Verluste unter den Impflingen ein! Über die Dauer der Schutzwirkung
und die Dosierungsfrage sind die Beobachtungen noch nicht abgeschlossen, es
soll über die umfangreichen Untersuchungen demnächst in der Zeitschrift
für Hygiene ausführlich berichtet werden.   Hetsch (Berlin).

Hetsch, H. und Otto, R. Über die Wirkung des Pestserums bei experimenteller
Fütterungspest. Klinisches Jahrbuch, Bd. XI.

Die Versuche, welche in 2 parallelen Reihen, (Kadaver- und Milch-
Verfütterung) an 141 Ratten (darunter 51 Kontrolltiere) angestellt wurden,
ergaben, daß die subkutan einverleibte Dosis von 1,0 ccm Pariser Pestserum bei der gleichzeitigen Verfütterung von Pestkadavern und diejenige
von 0,01 ccm bei gleichzeitiger Verfütterung pestbazillenhaltiger Milch genügte, um Ratten vor tödlicher Pestinfektion zu schützen. Betreffs der Dauer
der Schutzwirkung gegenüber der Freßpest zeigte sich, daß das geprüfte Serum
bei subkutaner Injektion gegen Kadaververfütterung in einer Menge von
2 ccm bis zu 3 Tagen und gegen Milchfütterung bis zu 8 Tagen zu schützen
im stande war. Außerdem wurde auch eine lebensverlängernde Wirkung des
Serums bei denjenigen Tieren beobachtet, die schließlich doch an der Infektion
zu Grunde gingen. Eine eigentliche Heilwirkung wurde nicht beobachtet;
wenn bei Seruminjektion 15 Stunden nach der Verfütterung pesthaltigen Materials die Tiere am Leben blieben, so handelte es sich hier mehr um eine
Schutzwirkung, weil sich die Tiere um diese Zeit noch im Inkubationsstadium
befanden, und die Gewebe noch nicht infiziert waren. Sobald die Ansiedelung
der Pesterreger in größerer Menge in den Drüsen erfolgt ist, trat keine
Wirkung ein.   Hetsch (Berlin).

Kolle, W. und Otto, H. Vergleichende Wertprüfungen von Pestserum verschiedener
Herkunft. Zeitschrift für Hygiene und Infektionskrankheiten Bd. 40, S. 595 ff.

Die umfangreichen Untersuchungen wurden angestellt: 1. mit dem nach
dem Lustig'schen Verfahren im Parel Municipality Laboratory zu Bombay
hergestellten flüssigen Pestserum, 2. mit dem im Institut Pasteur zu Paris gewonnenen „Serum antipesteux" und 3. mit dem im Institut zur Erforschung
der Infektionskrankheiten in Bern unter Leitung von Prof. Tavel hergestellten Serum. Der Agglutinationstitre dieser 3 Serumproben war (bei Ver-
reibung von 1 Öse = 2 mg Pestagrikultur in 1 ccm Serumverdünnung und
makroskopischer Beurteilung nach 15 Minuten) folgender: Pariser Serum
0,0025, Berner Serum 0,0025, indisches Serum 0,20. Die Versuche wurden
größtenteils an Ratten und Mäusen angestellt bei stets gleicher Infektionsweise (Stich mit infizierter Hohlnadel in die Schwanzwurzel). Es geht aus
ihnen hervor, daß sämtliche 3 Serumpräparate eine günstige Wirkung auf die
experimentelle, zwar langsam verlaufende, aber doch ohne Serumverabfolgung
bei 97% der Kontrollen tödliche Infektion mit Pestbazillen ausüben. Allerdings war diese Wirkung bei dem indischen Präparat so gering, daß man es
zur Anwendung beim pestkranken Menschen nicht zulassen sollte. Bei Mäusen
entfaltete dieses Serum, abgesehen von einer geringfügigen Lebensverlängerung,
überhaupt keine Wirksamkeit. Dem Pariser Serum und dem Berner Serum hingegen muß eine erhebliche Schutzwirkung zuerkannt werden, und zwar dem letz-

teren vielleicht in noch höherem Maße als dem ersteren. Wo die Seruminjektion
nach erfolgter Infektion eine lebensrettende Wirkung hatte, lag keine eigentliche Heilwirkung, sondern auch nur eine Schutzwirkung vor: das baktericide
Serum verhindert in diesen Fällen die Invasion der Pesterreger in die zur
Zeit der Seruminjektion noch nicht infizierten Gewebe des Organismus. Wenn
zufällig neben den Pestbakterien Streptokokken mit in die Stichwunde gelangt waren, versagte jede der 3 Serumarten vollkommen (88 Fälle). Für
versuchsweise Behandlung pestkranker Menschen könnte nur das Berner und
das Pariser Serum empfohlen werden.   Ilatsch (Berlin).

Tuberkulose.

Bernheim. Tuberculose et paludisme. Revue internationale de la tuberculose,
1903, p. 894.

Signalons pour mémoire ce travail, où l'auteur, sans apporter aucune
observation nouvelle, admet que le paludisme chronique doit prédisposer au
développement de la tuberculose.   C. F. (Liège).

Hénaff. La tuberculose chez les indigènes de Cochinchine. Ann. d'hyg. et de
médec. colon., 1903, p. 50.

La tuberculose est fréquente en Cochinchine, où elle existait chez les
indigènes avant la conquête française; aucune mesure de précaution n'est
prise pour éviter la contagion. La maladie est plus fréquente encore chez
les Chinois habitant cette colonie.   C. F.

Angier. La tuberculose au Cambodge. Ann. d'hyg. et de médec. colon., 1903,
p. 61.

La tuberculose est bien connue des indigènes du Cambodge, qui lui
reconnaissent un caractère héréditaire, mais elle ne paraît pas être aussi fréquente qu'en Cochinchine.   C. F.

Merveilleux. Notes sur la tuberculose pulmonaire à la Réunion. Ann. d'hyg. et
de médec. colon., 1903, p. 66.

La tuberculose est très répandue à la Réunion et y présente une marche
particulièrement rapide, une fois les lésions bien établies. La cause doit en
être cherchée surtout dans l'extension croissante de la misère dans cette colonie,
dans l'insuffisance et la mauvaise qualité de l'alimentation, dans la déchéance
organique résultant de l'alcoolisme et de diverses maladies chroniques, paludisme, diarrhées etc., enfin dans les variations brusques de la température.
                                                      C. F.

Die Liga gegen die Tuberkulose in Cuba verzeichnet in ihrem in Havana
erscheinenden Organ vom Monat Juni als ein erfreuliches Resultat der Propaganda, daß die oberste Gesundheitsbehörde das erste Cubanische Sanatorium
in La Asuncion installiert habe.

                                                      Havelburg.

42 II. Besprechungen und Literaturangaben.

Gelbfieber.

Reed u. Carroll. A comparative study of the biological characters and pathogenesis of Bacillus X (Sternberg), Bacillus icteroides (Sanarelli) and the hog-cholera Bacillus (Salmon and Smith). The Journal of Experimental Medicine. Vol. V.

Nachdem die Autoren durch überzeugende Experimente im Jahre 1900/01 die Bedeutung der Stegomyia fasciata als Überträgerin des Gelbfiebergiftes nachgewiesen und wegen der Ähnlichkeit der Verhältnisse mit der Malaria es wahrscheinlich gemacht haben, daß die bisher noch unbekannte wirkliche Gelbfieberursache in dem Bereiche der Protozoen zu suchen sei, haben die Bazillen, welche früher als die spezifische Ursache jener Krankheit ausgegeben worden sind, nur noch sekundäre Bedeutung. In obiger Arbeit wird gezeigt, daß der Bacillus X von Sternberg zur Koli-Gruppe gehört, und daß der Bacillus icteroides Sanar. in kultureller, biologischer und infektiöser Hinsicht dem Erreger der Schweinepest sehr ähnlich, fast identisch ist. Mäuse, Meerschweinchen, Kaninchen und auch Hunde reagieren auf Injektionen von Kulturen des Bacillus icteroides und des Bacillus der hog-cholera in gleicher Weise. Junge Hausschweinchen starben nach Fütterung mit dem Bacillus icteroides und zeigten diphtherische, nekrotische und ulzerative Verletzungen im Verdauungskanal, wie solche bei ausgewachsenen Schweinen nach Infektion mit dem Bacillus der Schweinepest beobachtet werden. Die Ähnlichkeit dieser beiden Bazillenarten geht so weit, daß Meerschweinchen, welche mit sterilisierten Kulturen des Bacillus icteroides immunisiert worden sind, auch einer sonst tödlichen Dosis des Bacillus der hog-cholera widerstehen und umgekehrt. Ein gleiches Verhalten zeigten Kaninchen, die sogar mittels des Bacillus icteroides selbst immunisiert worden. Das Serum der mit dem einen Bacillus immunisierten Tiere agglutinierte die Kulturen des andern. Gelbfieberblut agglutiniert, trotz der Behauptung mancher Schriftsteller, den Bacillus icteroides nicht, wohl aber das Blut Schweinepest kranker Tiere. Auch das zu Heilzwecken von Saranelli empfohlene und nach seiner Anleitung hergestellte Serum agglutiniert den Bacillus der hog-cholera. (Ref.)

Havelburg.

Parker, Beyer u. Pothier. A study of the etiology of yellow fever. Report of working party No. 1, Yellow Fever Institute. Washington 1903.

Die Genannten wurden von dem U. S. Marine Hospital Service zum Gelbfieberstudium nach Vera Cruz gesandt, wo sie vom Mai bis zum Oktober 1902 sich aufhielten und geben in obigem offiziellem Organ das Resultat ihrer Arbeiten. Sie fanden die Rolle der Stegomyia fasciata als Überträgerin der Gelbfieberursache bestätigt und erzeugten die für die Patienten günstig verlaufende Krankheit durch Stiche infizierter Moskitos.

Der wichtigste Teil der Publikation ist der Befund bei infizierten Moskitos. 3—4 Tage nachdem das aufgenommene Blut im Magen verschwunden ist, beobachteten die Forscher in der Magenhöhle verschieden zahlreiche, spindelförmige Protozoen, einzeln und in Gruppen gelagert. Der aus einer sichtlichen Konjugation dieser Gebilde entstehende Körper (Zygot), durchdringt die Magenwand, gelangt in das oesophageale Divertikel des Insekts und wird dort in einer albuminösen Masse eingelagert. In dieser Masse entwickelt sich der Parasit, wächst schnell, sein Kern erfährt eine erhebliche Fragmentation,

und aus diesen Partikelchen entwickeln sich mehr oder weniger regelmäßig
verlängerte, ovale Gebilde (Sporoblast?). Die Eiweißmasse (Oocyst?) beherbergt,
30—40 solcher Gebilde, die mit dem Verschwinden jener allmählich frei werden.
Die Autoren stellen sich nach ihren anatomischen Untersuchungen den Vorgang nun derart vor, daß diese kleinen Organismen die Gewebe durchdringen
und durch die Lage des Divertikels begünstigt zunächst nach dem Thorax,
dann nach den Speicheldrüsen gelangen. Die Speicheldrüsenzellen hypertrophieren
und im Innern einiger derselben sieht man ein Anwachsen dieser Sporo-
blasten in Sporozoiten, die nach dem Sprengen der sie umgebenden Hülle
in das Lumen der Drüse gelangen. Schöne Figuren, die nach mikroskopischen
Präparaten angefertigt sind, begleiten die Auseinandersetzungen.

Da Protozoenart wurde von den Entdeckern als Myxococcidium
Stegomyiae Parkes, Beyer, Pothier bezeichnet und sollte die erwartete und
viel gesuchte, wahre Ursache des gelben Fiebers sein. Es gelang den Forschern,
mit einem derart infizierten Moskito experimentell Gelbfieber zu erzeugen, und
ferner konnten sie im Organismus eines Moskito, welcher von dem kranken
Blut gesaugt hatte, wiederum den Entwicklungsgang dieses Myxococcidium
verfolgen.

Im Blute von Gelbfieberkranken konnten weder Sporozoiten noch andere
Gebilde nachgewiesen werden, die ähnlich wie bei Malaria hätten eine un-
geschlechtliche Entwicklungsform dieses Parasiten darstellen können.

Es sei noch bemerkt, daß, während sonst bei Moskiten nach Aufnahme
von Blut die Ovarien hypertrophieren und fast die ganze Bauchhöhle einnehmen, diese Organe bei Moskiten, die Gelbfieberblut gesaugt haben, nach
einer kurz dauernden Schwellung an einem fibrösen Gewebe degenerieren.
In den Eiern konnten keine Parasiten nachgewiesen werden. An Bord einiger
Schiffe, unter deren Mannschaft Gelbfieber vorgekommen war, wurden die
Stegomyia und deren Larven in sehr großer Zahl angetroffen.

Havelburg.

Gray, N. G. Remarks on the Panama Canal and the introduction of Yellow fever into Asia.
Journal of Tropical Medicine, Vol. VI., Nr. 20, S. 314. London, 15./X. 03.

Verf. hat mehrfach in den Wasserbehältern der Dampfer Larven von
Stegomyia gefunden. (Dasselbe berichtet Theobald, Monograph of the
Culicidae of the World, B. I., S. 82, auch von anderen Stechmückenlarven,
durch diesen Umstand die Verschleppung der Culiciden in weit entfernte Ge-
biete erklärend.) Trotz dessen hält er die Gefahr einer Einschleppung des
Gelbfiebers nach Asien auf dem durch den Panamakanal wesentlich ab-
gekürzten Wasserwege für eine sehr geringe, weil die Unmöglichkeit der
Übertragung des Erregers der Krankheit auf die Nachkommenschaft der
Mücke so gut wie erwiesen sei.

Eysell.

Malaria.

Bohlen, P. in Dedesdorf bei Geestemünde. Malaria im Wochenbett. Deutsche
medizinische Wochenschrift 1902, Nr. 22.

Verf. beobachtete bei einer Wöchnerin 7 Tage post partum einen Fieberanfall. Die klinische Diagnose Malaria bestätigte sich nach Wiederholung

des Anfalles durch die eingeschlagene Chinintherapie. Verf. knüpft hieran
die Nutzanwendung für die in Marschdistrikten praktizierenden Ärzte „mit
Rücksicht auf die sozialen Folgen, namentlich für die Hebamme, bei Anamge
von Puerperalfieber die Differentialdiagnose gegen Malaria im Auge zu behalten".
(Hierzu wird aber für die in Fiebergegenden domizilierenden Ärzte die Technik
der Blutuntersuchungen oder mindestens die Herstellung von Blutpräparaten
zur Untersuchung in besonderen Instituten · Institut für Schiffs- und Tropenkrankheiten, Hamborg and Institut für Infektionskrankheiten, Berlin — unerläßlich sein. Ref.)   Bassenge (Berlin).

Möhlens, P., Marineoberassistenzarzt. Beiträge zur Frage der gegenwärtigen Verbreitung der Malaria in Nordwestdeutschland. Deutsche medizinische Wochenschrift 1902, Nr. 33 und 34.
    Verfasser hat im Auftrage von Nocht die Umgegend von Cuxhaven,
die Friesische Wede und die Umgegend von Hohenkirchen in der Nähe von
Jever bereist und durch zahlreiche Blutuntersuchungen festgestellt, daß in
der bereisten Gegend (durchweg Marschland) und den angrenzenden Geest-
gebieten seit dem Jahre 1901 die Malaria epidemisch auftritt, nachdem daselbst
Jahrzehnte lang Malariafälle in besonders gehäufter Form nicht beobachtet sind.
    Da die meisten der Erkrankten nicht in ärztlicher Behandlung sind, kein
Chinin nehmen, auch viele Schulkinder sich unter ihnen befinden, erwartet
Verfasser eine Zunahme der Malaria in den befallenen Gegenden für die
nächste Zeit. (Die Ursache der neuen epidemischen Ausbreitung der Malaria
im Jeverlande ist nach Martini in der Einschleppung durch infizierte holländische Arbeiter zu suchen. Ref.)   Bassenge (Berlin).

Thiele in Hooksiel. Über Malaria in der Jever'schen Marsch. Deutsche medizinische Wochenschrift 1902, Nr. 36.
    Verf. hat in den Jahren 1901 und 1902 in seiner Klientel eine bedeutende
Häufung der Fiebererkrankungen beobachtet. Im Anschluß hieran erörtert
er die Schwierigkeit der Prophylaxe in den Marschgebieten, weil der Kampf
gegen die Mücken wegen der örtlichen Verhältnisse undurchführbar ist und
andrerseits Unkenntnis, Indolenz und Mittellosigkeit der Bevölkerung den
Kampf gegen die Malaria im Menschen durch ärztliche Behandlung erschweren.
Zur Behebung der Schwierigkeiten wünscht er behördliches Eingreifen.
                                                         Bassenge (Berlin).

Erich Martini, Marinestabsarzt. Über die Entstehung einer Malariaepidemie im
Harlinger- und Jeverlande während des Jahres 1901. Deutsche med. Wochenschrift 1902, Nr. 44.
    Im Jahre 1902 wurde in Wilhelmshaven bekannt, daß im nördlich
gelegenen Harlinger- und Jeverlande ein epidemieartiges Auftreten der Malaria
bemerkt worden wäre. Von Ärzten waren in den Dörfern und zerstreuten
Gehöften des Landes 4—600 Malariafälle behandelt worden, außerdem hatte
sich ein großer Teil der Kranken selbst mit Chinin behandelt.
    Verf. konnte feststellen, daß diese Malariaepidemie auf eine Einschleppung
von außen durch holländische Arbeiter, die an einem umfangreichen Deichbau
im Jahre 1901 bei Neuharlingersiel arbeiteten und dort in Baracken wohnten,

zurückzuführen war. Durch Feststellung bei den im Lande praktizierenden Ärzten ließ sich Schritt für Schritt der Zug der Malaria und ihre Ausbreitung in den Jahren 1901 und 1902 verfolgen. Sicher konnte ermittelt werden, daß zahlreiche der aus Nordbrabant zugezogenen Arbeiter tatsächlich an Malaria krank zugezogen waren, und ebenso sicher konnte die Zeitfolge des Auftretens der Malaria an den einzelnen Orten, das allmähliche Weiterschreiten, verfolgt werden. Der Zug der Malaria dehnte sich in südöstlicher Richtung aus, in welcher die Anophelen bei vorherrschend nordwestlichen Winden sich fortbewegen mußten.

Das Vorhandensein malariakranker Personen und Anophelen, zu einer Zeit, die der Entwicklung der Malariaparasiten im Mückenleibe günstig war, ermöglichte das Zustandekommen einer ausgedehnten Malariaepidemie. Die fast zu gleicher Zeit in anderen Gegenden Ostfrieslands von malariafreien, einheimischen Arbeitern ausgeführten Erdarbeiten hatten dagegen keine Häufung von Malariafällen zur Folge.   Basenge (Berlin).

Terburgh, J. F. Malaria-Untersuchungen zu Amboraeca.

T. fand, daß die Europäer der Garnison am empfänglichsten waren für Malaria (224), dann folgten Amboinesen, Javanen, Timoresen (155, 113, 45); auf Amboina kommt wenig, auf Timor viel Malaria vor. Die meisten Anopheles-Larven fand er in natürlichen kleinen Pfützen, auch in solchen, die nach wenigen Tagen austrockneten; in gut irrigierten Reisfeldern sehr wenig, aber in zufällig vorhandenen Pfützen in der Nähe derselben sehr viele; ebenso in schlecht oder nicht irrigierten Feldern. — Die Moskiten wurden gefangen in Käfigen von 40 cm Tiefe, 25 cm Höhe, 25 cm Breite, außen weiß, innen schwarz bezogen, mit einer Falltüre. — Mit dem Nachlassen der Regen vermehrt sich die Anzahl der Moskiten und gleicherweise die Zahl der Malariafälle. Einfluß des Windes auf das Vorkommen von Anopheles konnte nicht bemerkt werden.

Während der ungesunden Zeit treten die Tropicafälle auf den Vorgrund (31, gegen 16 tertiana und quartana), während der gesunderen Zeit ist es umgekehrt (31 tert. und quart. gegen 19 tropica). Je mehr Anopheles schwärmen, desto mehr tropica. Die Tropica-Infektion steht also in geradem Verhältnis zur allgemeinen Malaria-Infektions-Häufigkeit (Chance). — Gemischte Infektion wurde nur in 2,8% der Fälle beobachtet und Verf. meint daher, daß der Tropica-Parasit imstande ist, den Tertian-Parasit aus dem Fingerblut zu verdrängen, aber nicht umgekehrt. — Ferner bemerkt Verf., daß die Javanen (der Garnison) mehr von tropica, als von anderer Malaria-Infektion zu leiden haben. Während bei den Europäern das Verhältnis von tert.-quart. zu tropica = 100 : 88 war, erwies es sich bei den Javanen = 100 : 750. — Junge Tertiana von halbreifen Tropica-Parasiten zu unterscheiden war im allgemeinen sehr schwierig, wenn die Diagnose nicht durch die Temperatur-Kurve oder eine zweite Untersuchung desselben Patienten nach etwa 12 Stunden unterstützt wurde.

Verf. konnte die Weise des Eindringens von Tropica- und Tertiana-Parasit in die Blutkörperchen verfolgen. Der Tropenring liegt zuerst gegen das Blutkörperchen an, etwas abgeplattet, der Kern gegenüber dem Blutkörperchen, das Protoplasma an den Seiten; bei scharfem Zusehen findet man einen zweiten, kleineren Kern mit Protoplasmahäufchen flach gegen die Hinizelle anliegen; nun zeigt sich ein heller Hof unter dem Parasiten, der sich allmählich ausbreitet und durch eine feine blaue Linie begrenzt wird; entlang dieser Linie dringt zuerst das Protoplasma und schließlich der Kern in die Hinizelle. — Der Tertian-Parasit legt sich breit an, Protoplasma und Kern zusammen; beide dringen zugleich ein, oft der Kern zuerst, aber doch bleibt dieser nach dem Eindringen gerne längere Zeit an der Peripherie liegen; das Protoplasma kann dann Ausläufer bilden. — Den beschriebenen Hohlraum sieht T. als Kernbläschen an. — Die geknickten Halbmonde Mannabergs möchte er als Kunstprodukte ansprechen; das Vorkommen von kleinen Halbmonden in Blutkörperchen von normaler Größe und Form bestätigt er.

Was die Symptomatologie betrifft, so waren die beobachteten Kurven die der tertiana maligna, quotidiana, tertiana simplex; aber auch remittens und continua. Höchste beobachtete Temperatur 41.5. Ein Fall von febr. pern. cholerica mit 88°, Siegelringen und reiferen Formen im Blute, Reiswasserstühlen mit kleinen Blutklümpchen, endete letal — trotz Chinin- und Kampheräätherinjektion.

Als Therapie gab T. Chinin in täglich frisch bereiteten Pillen, 1 g 5–6 Stunden vor dem Anfalle; dann noch 0,5 vor der größeren Gabe bei anteponierendem, nach derselben bei postponierendem Fieber, nach dem Fieberabfalle noch einige Tage 1 g, dann eine Woche lang ½ g, als Nachbehandlung monatelang jeden Sonn- und Montag 0,5 g.

Um unter der eingeborenen Bevölkerung Untersuchungen in größerem Maßstabe machen zu können, bewahrte Verf. seine getrockneten und erhärteten Präparate in Flaschen mit Kalk im Stopfen; er konnte sie 5 Monate lang gut halten. — Negativ nannte er einen Befund nach einstündiger Untersuchung.

Auch unter den jungen Kindern fand er im Juli (angesunde Zeit) mehr akute tropica + tropica-tertiana als im Dezember (39,5 gegen 21,7). In den höher gelegenen Dörfern waren viel weniger Fieberkranke als in den näher am Sumpfe gelegenen. —

Nach einer ausführlichen Wahrscheinlichkeits-Berechnung der Malariainfektion, kommt Verf. zum Schlusse: daß neben einer konsequenten Chinintherapie ein ebenso konsequenter Vertilgungskrieg gegen die Anopheles notwendig ist, um die Malaria aus einer Gegend zu vertreiben.   Sch.

Bell, J. Note on an outbreak of malaria on board of ship. Lancet, 20. Juni 1903.

2 russische Torpedobootzerstörer lagen vom 10—19. April in Sumatra sehr nahe der Küste, die Mannschaften wurden beurlaubt. Am 1. Mai und den folgenden Tagen erkrankten von 58 21 Leute an schwerer Infektion, die anfänglich für Influenza gehalten, nach der Blutuntersuchung aber als Malaria der perniciösen Form erkannt und bekämpft wurde. Alle genasen.

J. Groher (Jena).

Negrin. Cas de fièvre paludéenne traités par l' arrhénal. Ann. d'hyg. et de médec. colon., 1903, p. 290.

Observation faites à l'hôpital de Saïgon (Cochinchine) avec le contrôle de l'examen microscopique du sang; des tracés thermométriques sont joints au mémoire.

Les résultats ont été peu satisfaisants: l'arrhénal (méthylarsinate disodique) n'a qu'une médiocre valeur dans le traitement de la malaria et ne peut être substitué à la quinine qui reste le vrai spécifique du paludisme aigu[1]).

C. F.

Hovorka, Oskar, Edl. v. Zderas. Über Impfung gegen Malaria mit dem Kuhn'schen Serum in Bosnien. Wiener medizin. Presse. Wien 1902, Nr. 71 u. ff.

Hovorka unternahm im Fahrikspitale zu Teslic in Bosnien Heilversuche mit dem Kuhn'schen Malariaserum und zwar in Gemeinschaft mit Dr. Kuhn selbst. Sie impften im Laufe von 4½ Monaten im Ganzen 43 Fälle und zwar 13 Tertiana, 16 Quartana, 14 Tropica. Eine inzwischen aufgetretene Typhusepidemie, bei deren Beginn versehentlich einige Typhuskranke mitgeimpft worden, lieferte den Beweis der Unschädlichkeit des Serums gegenüber dieser Krankheit. In Bezug auf die Heilerfolge zeigte es sich, daß das Serum bei der Quartana so gut wie unwirksam sei; die Wirkung bei Tropica und Tertiana war schwach, wenn es sich um Fieberkranke handelte, die zuerst an Malaria erkrankt waren. (Hierbei wird der Versuch gemacht, solche Kranke als „Erstlinge" zu bezeichnen, im Gegensatze zu „Altlingen".) Bei Altlingen war der weitere Verlauf der Malaria günstig, obwohl die Wirkungsweise des Serums von jener des Chinins eine ganz verschiedene sein soll; die Anfälle werden angeblich nach der Injektion nicht etwa unterdrückt, sondern die Krankheit klingt nach einer mehr oder minder starken Reaktion langsam ab.

M.

R. Pärk, Über das Verhalten der weißen Blutkörperchen bei Malaria. Zeitschrift für Hygiene und Infektionskrankheiten 1903, Bd. 42.

Diese aus dem Hamburger Institut hervorgegangene sehr fleißige Arbeit berichtet über die an einer ganzen Reihe von verschiedenartigen Malariafällen gewonnenen Leukocytenwerte und bringt eine durchaus kritische und eingehende Würdigung früherer Arbeiten auf dem gleichen Gebiet.

Als Hauptresultate sind zu nennen: In vielen Malariafällen findet man im Fieberanfall eine typische polynukleäre Leukocytose, selten Leukopenie; viel häufiger aber beim Fieberabfall und weit in die Rekonvaleszenz reichend, eine Vermehrung der großen einkernigen. Dieser Befund war schon früher bekannt; aber P. glaubt ihn als diagnostisches Hilfsmittel empfehlen zu können. Er bestätigt weiter die Beobachtung Mannabergs, daß der Untergang der Erythrocyten nicht nur durch das Eindringen der Parasiten, sondern vor allem, auch nach diesem Vorgang noch, durch toxische Einflüsse zu stande käme.

J. Groher (Jena).

Atti della società per gli studi della malaria. Vol IV. 1903. Mit 13 Tafeln und zahlreichen Abbildungen im Text.

Der vorliegende Band enthält nicht weniger als 89 Arbeiten. Mit einer einzigen Ausnahme beziehen sich alle diese Arbeiten auf Untersuchungen und Maßnahmen, die in Italien gegen die Malaria getroffen worden sind. Die einzige Arbeit, die ein anderes Gebiet betrifft, ist diejenige des holländischen Forschers B. J. M. Schoo, der über die Malaria in Holland berichtet.

[1]) Cf. dieses Archiv, 1902, S. 179 und 1903, S. 18.

Wir finden nicht nur Berichte über hygienische Maßnahmen und Berichte über den direkten Kampf gegen die Malaria, sondern auch Untersuchungen über den Anopheles und seine Lebenseigenschaften, sowie über Resorptionsverhältnisse des Chinins in seinen verschiedenen Formen. So kommt z. B. Jacoangeli auf Grund seiner Untersuchungen auffallenderweise zu dem Schluß, daß das Chinin, in Tablettenform verabreicht, gerade so schnell und stark wie das in Pulverform gegebene resorbiert wird. Auch die Chinin- und die mechanische Prophylaxe werden von Hordoni-Uffredozzi und Bettinetti, sowie von Bettinetti und Motti besonders behandelt. Allerdings wurde nicht die Koch'sche Prophylaxe gewählt, sondern das Chinin, angeblich mit gutem Erfolge, in täglichen Dosen von 0,2—0,25 gegeben.

Die zahlreichen Arbeiten legen jedenfalls Zeugnis dafür ab, daß die Italiener ihrem alten Feinde, der Malaria, energisch zu Leibe gehen.

Ruge (Kiel).

Verschiedenes.

Renner, W. Verletzung durch einen Schwertfisch. Journal of tropical medicine. 15. April 1903.

Verfasser berichtet über einen Fall tödlicher Verletzung durch einen Schwertfisch, welcher im Kolonial-Hospital zu Freetown zur Behandlung kam. Der Verletzte, ein 43 jähriger Fischer, war angeblich im Boot sitzend von dem aus dem Wasser schnellenden Fisch von hinten durchbohrt worden. Die Untersuchung ergab 2 Verletzungen am Rücken, eine oberflächliche, in welcher die Spitze des Schwerts losgesteckte und eine zweite, offenbar durch den Stumpf bewirkte, welcher den Querfortsatz des 2. Lendenwirbels frakturiert, Duodenum, Pankreas, linken Leberlappen und vordere Bauchdecken durchbohrt hatte. Der Stumpf war in der Wunde gleichfalls abgebrochen, sein distales Ende ragte 3" aus der Bauchwunde hervor. Laparotomie. Profuse Blutung bei Entfernung des Fremdkörpers aus der Leber. Tod 30 Stunden nach der Operation im Kollaps.   E. Plehn.

———

Unser Mitarbeiter Dr. Aldo Castellani hat die Professur für Pathologie und Bakteriologie an der medizinischen Schule zu Colombo übernommen. Vor seiner Abreise wurde ihm noch seitens der London school of Tropical medicine der Craggs-Preis für das Jahr 1902—1903 wegen seiner erfolgreichen Forschungen auf dem Gebiete der afrikanischen Schlafkrankheit zugesprochen.   M.

———

Berichtigung. In der Arbeit „Grothusen, Über das Vorkommen der Tsetse-(Surra-) Krankheit beim Zebra", Heft 8, 1903, S. 387, Z. 4 v. o. ist statt „Maskatesel" zu lesen „Massaiesel", was wir auf Wunsch des in Moschi weilenden Herrn Verfassers richtig stellen.   M.

——— ——— ———

1904. **Archiv** No. 2.

für

Schiffs- und Tropen-Hygiene.

Band 8.

I. Originalabhandlungen.

Die Pferdesterbe in Ostafrika.

Von

Dr. Friedrichsen, Zanzibar.

Mit 1 Tafel und 2 Figuren im Text.

Seit dem Jahre 1899 befällt die Pferde auf der Insel Zanzibar fast alljährlich eine Seuche, an der die Tiere sehr schnell und in bedeutender Anzahl zu Grunde gehen. Über die Natur der Krankheit war bisher nichts bekannt. Sie pflegte gegen Anfang der kühlen Jahreszeit plötzlich aufzutreten, einige Wochen mehr oder weniger heftig anzudauern, und hörte plötzlich wieder auf, um im nächsten Jahr ungefähr zur selben Zeit wiederzukehren. Um eine Vorstellung vom Verlauf der Seuche zu geben, schildere ich in folgendem die erste Epidemie, welche die heftigste war[1]).

Am 7. Mai 1899 erkrankte ein Pferd, welches einem im Stadtteil Darajani wohnenden Indier gehörte; es starb am 8. Mai.

Am 10. Mai erkrankte und starb eines von den Sultanspferden. Ob diese beiden Fälle der Seuche zuzurechnen sind, ist fraglich, epidemisch trat sie jedenfalls erst am 3. Juni auf, da sie von diesem Tage ab fast täglich ein oder mehrere Opfer unter den Sultanspferden forderte.

Am 3. Juni erkrankte ein arabisches Pferd und starb am 4. Juni.

Am 5. Juni erkrankte ein arabisches Pferd und verendete am 6. Juni.

Am 6. Juni wurden alle Pferde aus dem in der Hauptstraße gelegenen Stall, in dem bisher allein die Krankheit vorgekommen war, entfernt, der Stall wurde gereinigt und mit ungelöschtem Kalk bestreut. — Die Pferde wurden in einem entfernten Stadtteil (Maliadi) in einem offenen Schuppen untergebracht.

---

[1]) Ich folge hierbei meinem für das kaiserlich-deutsche Konsulat in Zanzibar angefertigten Bericht vom 21. Juli 1899.

Da am 7. Juni auch in dem neben dem Sultanspalast liegenden Stalle ein Pferd erkrankte und am 9. starb, wurde auch dieser Stall geleert und gereinigt. Die in ihm bisher untergebrachten Pferde wurden am 9. Juni nach Chokoani (ca. 1 deutsche Meile von der Stadt entfernt) geschickt,

Am 9. Juni erkrankten in Malindi 2 Pferde, das eine fiel am 10., das zweite am 11. Juni.

Am 12. Juni erkrankte ein Pferd, welches am 13. starb.

Am 19. erkrankte ein Pferd und verendete am 21. Juni.

Von den 18 Pferden (Stuten und Fohlen), welche am 9. Juni nach Chokoani gebracht waren, starben alle bis auf eine Stute vom 16. bis 22. Juni.

Am 16. erkrankten 2 Pferde, sie verendeten am 17. Am 17. erkrankten 3 Pferde und 1 Fohlen, alle starben am 18.

Am 18. erkrankten und starben eine Stute und 2 Fohlen.

Die noch übrig gebliebenen 9 Pferde wurden nun am 19. Juni nach Magombani (½ Meile südlich von der Stadt) gebracht. — Dort fielen am 20. 3 Pferde, am 21. 2, am 22. 1 Pferd und 1 Fohlen. Die beiden letzten Tiere wurden dann wieder zur Stadt zurückgebracht, beide erkrankten, eins davon starb am 22., das andere überstand die Krankheit.

Nun schien die Seuche erloschen zu sein, da vom 22. bis 30. Juni kein weiterer Erkrankungsfall vorkam. Am 1. Juli brach die Krankheit aber von neuem aus.

Es erkrankte am 1. Juli ein Pferd und starb am 2. Juli.

Am 2. Juli erkrankten 2 Pferde, das eine fiel am 3., das andere am 6. Juli.

Am 6. Juli erkrankte und starb ein Pferd.

Am 9. Juli erkrankte ein Pferd; es verendete am 12. Juli. Bis dahin waren ausschließlich Pferde indischer oder arabischer Herkunft der Seuche zum Opfer gefallen, die großen, australischen Pferde (Waler) waren verschont geblieben.

Am 13. Juli erkrankte ein australisches Pferd und fiel am 14. Juli.

Am 16. erkrankten 2 australische und 1 indisches Pferd; sie verendeten alle am 19. Juli.

Am 18. erkrankte und starb ein australisches Pferd. Damit hörte die Seuche auf,

Der Pferdebestand des Sultans betrug beim Ausbruch der Seuche 91, darunter 98 Pferde und 5 Fohlen indischer resp. arabischer Herkunft. 16 Pferde stammten aus Australien und 2 aus Europa.

Hiervon erkrankten im ganzen 40, nämlich 36 indische und 4 australische Pferde, nur 4 von den indischen überstanden die Krankheit.

In der Stadt wurden außerdem von Indiern und Europäern etwa 40 bis 50 Pferde gehalten[1]). Von diesen sind meines Wissens 18 Pferde gefallen, wieviele die Krankheit überstanden, habe ich nicht in Erfahrung bringen können.

1900 blieb die Krankheit aus.

1901 (Februar und März) erlagen der Seuche etwa 24 Pferde. Fast alle gehörten Indiern, welche in der Stadt wohnten, nur 3 oder 4 dem Sultan.

Im Jahre 1902 begann die Epidemie am 5. Juni und dauerte bis zum 17. Juli. Von den vorhandenen 78 Sultanspferden (nämlich 58 indischen Pferden und 4 Fohlen und 16 australischen resp. europäischen Pferden) erkrankten im ganzen 24 — 19 indische und 5 australische — nur 1 indisches Pferd überstand die Krankheit, die anderen starben. Eine ähnliche Epidemie, die aber noch weit heftiger, als die oben beschriebene auftrat, befiel den Marstall des Sultans zur Zeit des Regierungsantrittes von Seyid Ali im Jahre 1890. — Damals wurde, wie mir erzählt ist, der ganze Bestand von 200 Pferden bis auf 6 vernichtet.

Vor 1890 und von 1891 bis 1899 soll sich eine Epidemie von der oben beschriebenen Art in Zanzibar nicht gezeigt haben, obwohl dort seit langer Zeit Pferde in bedeutender Anzahl gehalten wurden.

Beobachtungsmaterial. Schon unter Seyid Said bin Sultan, der 1804—1856 regierte, wurden viele Pferde arabischer und indischer Herkunft nach Zanzibar importiert. Er soll durchschnittlich 200 bis 300 Pferde gehalten haben, die von seiner Leibwache geritten wurden; Pferde vor Wagen zu spannen war damals in Zanzibar noch nicht üblich. Auch Seyid Majid (1856—1870) und Seyid Barguasch (1870—1888) hielten ungefähr dieselbe Anzahl Pferde, unter dem letzteren wurden die ersten Wagen mit Pferden bespannt. Die Anzahl der Sultanspferde blieb auch unter Seyid Chalifa (1888—1890) die gleiche. Seyid Ali reduzierte dann den Pferdebestand nach Ausbruch der Seuche im Jahre 1890 auf etwa 100, und auf dieser Höhe ist er dann bis jetzt geblieben.

Seit der Regierung Seyid Majids sind einige Pferde im Privatbesitz von Europäern und Indiern, jetzt werden von diesen etwa 40 bis 50 gehalten.

[1]) In meinem Bericht vom 24. Juli 1899 habe ich die Anzahl zu hoch angegeben.

4*

Alle Sultanspferde werden innerhalb der Stadt in großen gemauerten Ställen untergebracht, die auf der Rückseite ganz offen sind, um frischer Luft den Zutritt zu gestatten. Die Tiere werden nur in den Ställen selbst mit Dengo (Körnerfutter) und mit in der Sonne ausgetrocknetem Gras gefüttert, auf die Weide werden sie niemals gebracht. Als Getränk bekommen sie das sehr gute Leitungswasser, welches in eisernen Röhren von einer nahen Quelle zur Stadt geführt wird.

Früher standen die Pferde unter Oberaufsicht von Arabern, die daher von sehr zweifelhafter Güte war. Seit 1896 sind sie einem europäischen Stallmeister unterstellt und seitdem in gutem Zustand.

Seit einigen Jahren werden von den arabischen und indischen Pferden jährlich etwa 4 bis 6 Fohlen gezogen, die recht gut gedeihen, falls sie nicht von der Seuche ergriffen werden, gegen die sie ebensowenig immun sind, wie die importierten Pferde.

Krankheitsbild. Die Krankheit zeigt im allgemeinen etwa folgendes Bild: Prodromalerscheinungen sind fast gar nicht zu bemerken. Wieviel Zeit von der Infizierung bis zum Auftreten der schweren Krankheitssymptome (Futterverweigerung) verstreicht, habe ich nicht mit Sicherheit feststellen können, da mir nicht genug Material zur Verfügung stand. Nach dem einen von mir künstlich infizierten Falle scheint die Inkubationszeit etwa 9 Tage zu betragen (cf. Fall III.) Die Pferde sind meistens noch am Abend vor dem Ausbruch der Krankheit scheinbar völlig gesund, sie machen ihre täglichen Nachmittagsfahrten von 8 bis 10 englischen Meilen ohne irgendwelche Zeichen von Ermüdung. Zuweilen bricht die Krankheit ganz urplötzlich aus, während die Pferde vor dem Wagen gehen. Ich finde unter den Aufzeichnungen z. B. folgende Angabe: 2 Pferde zogen am 15. Juni 1902 in gutem Gesundheitszustand einen Kutschwagen ca. 20 englische Meilen weit nach der Ostküste Zanzibars und blieben dort bis zur Rückfahrt am 22. Die ersten Meilen des Rückweges wurden, wie gewöhnlich, im Trabe zurückgelegt, plötzlich erkrankte das eine Pferd, es konnte den Wagen nicht weiterziehen, mußte deshalb auf halbem Wege zurückgelassen werden und starb dort am nächsten Tage. Das andere Pferd wurde zur Stadt zurückgebracht, erkrankte dort aber am 23. und verendete am 26. Juni. In ähnlicher Weise erkrankten noch mehrere Pferde in unmittelbarem Anschluß an eine Ausfahrt.

Meistens werden die ersten Anzeichen der Krankheit früh am

Morgen bemerkt; zunächst verweigern die Tiere das Körnerfutter, während das getrocknete Gras noch gefressen wird, aber
sichtbar ohne Appetit. Von letzterem Futter nehmen sie ein Maul
voll und kauen darauf herum, verschlucken aber nur recht wenig,
weil ihnen das Schlingen offenbar Schmerzen bereitet. In diesem
Zustand ist das Pferd noch ganz munter, bald entwickeln sich aber
die Krankheitssymptome schwererer Art: einige Stunden, nachdem
das Pferd den Appetit verloren hat, manchmal auch schon im
ersten Beginn der Krankheit, fängt der Kopf des Pferdes an
zu schwellen, das Maul, namentlich die Oberlippe, zeigt schnell
zunehmendes Ödem; die Gruben über den Augen füllen sich aus,
an die Stelle der Vertiefung tritt bald eine Hervorwölbung, die Augen-
bindehaut ist gerötet, ebenso die Nüstern, welche oft in schneller
Reihenfolge bald geöffnet, bald geschlossen, oder weit geöffnet gehalten werden; aus der Nase fließt wässeriges Sekret. — Die
Augen glänzen, der Blick ist stier und drückt Angst aus. Die Atmung und der Puls sind äußerst beschleunigt. Das Pferd läßt den
Kopf und die Ohren hängen, es starrt teilnahmslos vor sich hin und
kann sich nur mit Mühe auf den Beinen halten. Von den Hinterbeinen wird bald das eine bald das andere zur Stütze gebraucht,
da sie schnell ermüden; die Vorderbeine werden nach vorne gebeugt
und oft gespreizt gehalten, um die Atmung zu erleichtern.

Wenn das Pferd jetzt gezwungen wird zu gehen, bewegt es
die Beine mit äußerster Anstrengung, es schwankt taumelnd umher
und stolpert über jedes Hindernis.

Zuweilen tritt einige Stunden nach Beginn der Krankheit ein sehr
heftiger Hustenreiz auf. — Das Pferd läßt dann bei den geringsten
Bewegungen tiefe Hustenstöße hören, die ihm viel Qual bereiten. In
einem Falle war der Husten so stark und die Anfälle so häufig, daß es
ganz unmöglich wurde, die Temperatur des Pferdes im Maul zu messen.

Die Fälle, welche von heftigem Husten begleitet sind, führen
oft sehr schnell zum Tode, häufig fehlt gerade bei ihnen die Schwellung des Kopfes.

Meist schon am ersten Tage, zuweilen etwas später vergrößern
sich die Kehlgangslymphdrüsen und werden sehr druckempfindlich. Trotz der schweren Benommenheit pflegen die Tiere sich
doch gegen das Betasten der Drüsen zu wehren, weil ihnen dadurch
heftige Schmerzen bereitet werden. Die Lymphdrüsen haben meistens
die Größe einer Wallnuß und erreichen zuweilen, wenn die Krankheit einige Tage gedauert hat, den Umfang eines kleinen Apfels.

Zugleich mit der Schwellung der Lymphdrüsen stellen sich auch
an den Beinen Ödeme ein, die am deutlichsten an den Fesselgelenken zu sein pflegen.

Manchmal ist während des ganzen Krankheitsverlaufs nichts oder
fast nichts von Ödemen zu bemerken. Dies scheinen die schwersten
Fälle zu sein, da sie stets schnell zum Tode führen.

Die Körperwärme ist im Anfang der Erkrankung meistens noch
normal oder nur wenig erhöht; gegen Mittag, wenn die sonstigen,
schweren Symptome auftreten, pflegt die Temperatur schnell
auf 40—41° C. zu steigen (vielleicht auch noch höher, da die
Messungen im Maul schwer anzuführen sind und daher leicht zu niedrig
ausfallen). Einige Stunden bleibt die Temperatur auf ähnlicher Höhe,
schwankt dann eine Zeitlang etwa zwischen 39° und 38° und fällt allmählich noch tiefer; beim Eintreten des Todes ist das Tier meistens kühl, hat alsodann wahrscheinlich unternormale Temperatur[1]).

Fig. 1. Typischer Dunkop.   (Ohne Schwellung verlaufender Fall.)

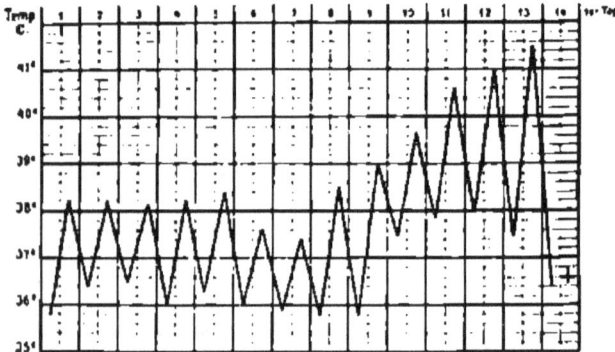

In den letzten Stunden verhalten sich die Pferde verschieden,
einige fallen ruhig auf die Seite und verenden schnell, andere gehen

---

[1]) Leider konnte die Temperatur der erkrankten Tiere nicht regelmäßig
während mehrerer Tage genommen werden. Ich vermag daher nicht, eine
typische Fieberkurve der Zanzibar-Fälle anzugeben.

Um jedoch den Fieberverlauf, wie er bei der Pferdesterbe zu sein pflegt,
zu veranschaulichen, füge ich zwei von Theiler, Pretoria, angegebene Fieberkurven bei („Die südafrikanische Pferdesterbe", Deutsche Tierärztliche Wochenschrift 1901, Nr. 20).

Äußerst unruhig hin und her, da sie sichtbar von Angstgefühlen gequält werden, werfen sich oft nieder, springen wieder auf, um sich sofort wieder zu legen und auf die Seite zu wälzen.

Häufig werden die Tiere von großem Durst gequält, den sie aber vor lauter Schwäche nicht zu stillen vermögen. Einem schwerkranken Pferd, welches sich schon hingelegt hatte, ließ ich Wasser in einem Eimer reichen; das Pferd konnte aber nicht mehr schlucken und biß nur gierig mit den Zähnen in den Eimer. — Allmählich bleiben die Pferde ruhig auf der Seite liegen, nachdem zuweilen noch einige Zuckungen und allgemeines Zittern der Muskulatur, namentlich der Beine, vorausgegangen ist.

Bei einigen Tieren ist der Verlauf ein ganz rapider, sie sterben schon wenige Stunden, nachdem die ersten Symptome in Erscheinung getreten sind. So starb zum Beispiel das von mir infizierte Pferd. Es befand sich nach der Injektion scheinbar sehr

Fig. 2. Typischer Dikkop. (Mit Kopfschwellung verlaufender Fall.)

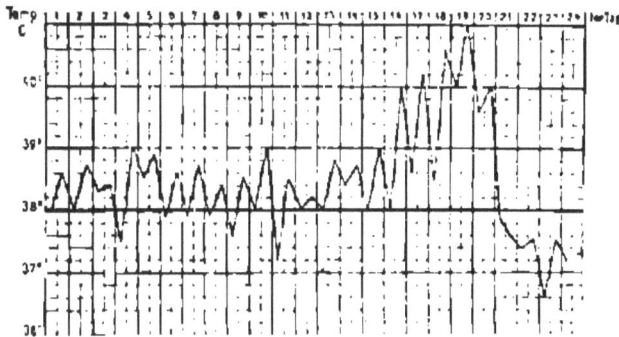

Am 23. Tage erscheint Dikkop.

gut und war vielleicht noch unbändiger als vorher; noch 2½ Stunden vor seinem Tode fraß es mit bestem Appetit, eine Stunde darauf begann es unruhig zu werden, sich hinzulegen und wieder aufzuspringen, und schon nach weiteren 1½ Stunden fiel es plötzlich auf die Seite und verendete unter kurzdauernden Zuckungen.

Mehrmals kam es auch vor, daß Pferde, welche abends noch absolut gesund zu sein schienen, morgens darauf tot im Stall gefunden wurden, ohne daß vorher auch nur die geringsten Krankheitsanzeichen bemerkt waren.

Dauer der Krankheit. Im allgemeinen läßt sich sagen, daß die Krankheit in der Hälfte der Fälle nach dem Auftreten der schweren Symptome (Futterverweigerung) am zweiten Tage tödlich verläuft; etwas weniger Tiere fallen am ersten, dritten oder vierten Tage, am wenigsten am fünften.

Im Jahre 1899 war von 26 Pferden die Dauer der Krankheit bis zum Tode bekannt, es fielen:

am ersten	Erkrankungstag	5	Pferde =	19 %
„ zweiten	„	13	„ =	60 %
„ dritten	„	3	„ =	12 %
„ vierten	„	4	„ =	15 %
„ fünften	„	1	„ =	4 %

zusammen 26 Pferde = 100 %.

In einigen Fällen zieht sich die Krankheit über 3 bis 5 Tage hin, führt aber dann doch zum Tode. Meistens werden die Pferde dann vom 2. oder 3. Tag an wieder vorübergehend fast oder ganz fieberfrei (jedenfalls erreichen sie nicht wieder die Fieberhöhe des ersten Tages), nehmen gelegentlich auch wieder etwas Nahrung zu sich, werden aber doch schwächer und schwächer und verenden dann wie oben beschrieben ist.

Rekonvaleszenz. Wenn die Tiere den 5. oder 6. Krankheitstag überleben, so überstehen sie auch die Krankheit und erholen sich wieder, aber stets nur ganz allmählich. — Die Rekonvaleszenten sind lange Zeit ganz außerordentlich schwach. Zuerst pflegt die Schwellung der Lippen zu verschwinden, während das Ödem der Fesselgelenke eine Zeitlang noch zunimmt und erst nach mehreren Wochen ganz aufhört. Die Lymphdrüsen vergrößern sich ebenfalls noch und erreichen zuweilen die Größe eines kleinen Apfels; sie sind noch lange Zeit als kleine harte Knoten, die später mehr und mehr an Druckempfindlichkeit abnehmen, zu fühlen.

Allmählich fängt das Pferd wieder an, zuerst Heu, später auch Körnerfutter zu fressen, aber mit sehr wechselndem Appetit, da sich zuweilen noch unregelmäßige Temperaturerhöhungen, etwa bis 39° C. und darüber, einstellen.

Jede, auch die geringste Bewegung fällt dem Tiere in den ersten Wochen sehr schwer; es vermag kaum die Beine zu erheben; selbst langsames Umherführen erschöpft die Kräfte des Pferdes so, daß sein Atem zu fliegen beginnt.

Erst nach etwa 3 bis 4 Wochen haben die Kräfte etwas zugenommen, das Pferd ist zwar nicht mehr so hinfällig wie vorher, aber schon kurze Spazierfahrten von einer englischen Meile erschöpfen seine Kräfte doch so sehr, daß es zu kenchen beginnt, ein Zeichen, daß die Lungen- und Herzkraft noch schwer darniederliegt.

Erst nach 6 bis 8 Wochen scheint die Krankheit überstanden zu sein.

Morbidität und Mortalität. Die Morbiditätsziffer stellte sich für die Seuchen der Jahre 1899 und 1902 sehr hoch, nämlich im Durchschnitt auf etwa 38%, d. h. fast $\frac{2}{5}$ aller vorhandenen Pferde erkrankten jedesmal an der Seuche. Die arabischen und indischen Pferde waren durchschnittlich sogar zu 41% ergriffen, etwas günstiger waren die starken australischen und europäischen Pferde gestellt, von denen nur etwa ein Viertel, nämlich 27% befallen wurde (cf. Tabelle).

Die Mortalität war ganz außerordentlich hoch, 89%; von 64 erkrankten Tieren fielen 57, nur 7 = 11% überstanden die Krankheit. Auch hier übertrafen die australischen Pferde die indischen, da von diesen etwa 91% = neun Zehntel, von den australischen dagegen nur 78% = vier Fünftel der Erkrankten fielen (cf. Tabelle).

Die Prognose ist demnach sehr schlecht, noch schlechter als bei der menschlichen Pest, bei der nur in wenigen Epidemien (chinesische Kulis in Hongkong) gegen 90% Todesfälle vorkamen.

Morbiditäts- und Mortalitätstabelle
I. der australischen resp. europäischen Pferde:

	Pferde-bestand	Davon erkrankt	Davon starben	Morbidität	Mortalität
1899	18	4	4	ca. 22%	100%
1902	16	5	3	ca. 31%	ca. 60%
Zus.	34	9	7	ca. 27%	ca. 78%

II. der indischen resp. arabischen Pferde:

	Pferde-bestand	Davon erkrankt	Davon starben	Morbidität	Mortalität
1899	73	36	32	ca. 49%	ca. 90%
1902	62	19	18	ca. 31%	ca. 95%
Zus.	135	55	50	ca. 41%	ca. 91%

Pathologisch-Anatomisches.

Schon 1899 wurden mehrere Pferde, welche an dieser Seuche gefallen waren, seziert. Das Ergebnis einer dieser Sektionen hat damals Dr. Zupitza in einem Bericht an das kaiserlich deutsche Gouvernement in Dar es Salam mitgeteilt.

„Die am 11. Juni 1899 vorgenommene Sektion des einen gestorbenen Pferdes ergab das anatomische Bild einer allgemeinen akuten Infektionskrankheit mit nachfolgenden Besonderheiten: Schwellung des Maules, leichte Schwellung der Kehlgangslymphdrüsen, Entzündung der Luftröhre, starker Blutreichtum der Lungen, äußerst starke Ausdehnung des Herzbeutels durch serösen Flüssigkeitserguß, Schwellung der Leber, kleine Milz mit stark gerunzelter Kapsel."

Ich selbst habe 1902 unter anderen folgende drei Krankheitsfälle in ihrem Verlauf beobachtet und von den gefallenen Pferden hinterher die Sektion ausgeführt.

I.

Grauer Hengst, Araber, 7 Jahre alt, erkrankt am 11. Juli 1902. morgens 8 Uhr. Tod am 12. Juli, 4 Uhr morgens. — Dauer der Krankheit bis zum Tode 20 Stunden.

Das Pferd ist in gutem Ernährungszustand. Am 11. Juli morgens 8 Uhr verweigert es das Futter, seine Temperatur ist normal. Am Maul, namentlich an der Oberlippe, zeigt sich eine sehr starke Schwellung, der Hals und die Augengruben sind ebenfalls in geringem Maße geschwollen.

11 Uhr morgens: Die Schwellung an den Lippen hat etwas abgenommen, die Hauttemperatur ist dem Gefühl nach normal.

1½ Uhr mittags: Die im Maul gemessene Körperwärme beträgt 41,5° C. Sonst besteht derselbe Zustand.

3 Uhr nachmittags: Temp. 41° C.

4 Uhr nachmittags: Temp. 40° C. Die Lippen sind stärker geschwollen; an Stelle der Augengruben ist eine Hervorwölbung getreten; die Fesselgelenke zeigen an allen vier, am meisten an den Hinterbeinen, Schwellung. Wenn das Pferd umhergeführt wird, geht es unsicher und schwankend. Im Stehen macht es den Eindruck äußerster Müdigkeit, der Kopf wird tief gesenkt gehalten, die Augen sind halb geschlossen, die Ohren hängen tief herab (cf. beifolgende Photographie, welche 4 Uhr nachmittags aufgenommen ist). Aus einer zur Seite der Nase liegenden Vene wird mit einer gut

sterilisierten Pravazspritze zweimal je ca. 0,25 g Blut entnommen und dieses einem gesunden Pferde (Fall III.) in Oberlippe und Hals unter die Haut gespritzt.

Abends und nachts sinkt die Körpertemperatur beständig. Am 12. Juli morgens 4 Uhr erfolgt der Tod. Sektion am 12. Juli 9 Uhr morgens: Die Totenstarre ist noch nicht völlig eingetreten; das Maul, die Augengruben sind geschwollen; aus der Nase fließt wenig klares Sekret. An der Kehlgegend und entlang der Luftröhre ist sehr deutliches Ödem, welches an den Fesselgelenken weniger ausgesprochen ist.

Die Schleimhaut der Zunge und der Mundhöhle ist bläulichgrau gefärbt, nicht geschwollen. Auf Querschnitten, die durch die Lippen und die Zunge geführt sind, tritt hier und da orangegelbe Flüssigkeit hervor, die nach einigem Zuwarten noch besser sichtbar wird.

Ein Schnitt, welcher neben der Luftröhre den Hals entlang geführt wird, zeigt auffallend bläuliche Farbe der Muskulatur (Cyanose), die sich bei Berührung mit der Luft in Rot ändert. Aus dem Unterhautbindegewebe, besonders um die Trachea herum, quillt orangegelbe Flüssigkeit hervor.

Die Schleimhaut der Luftröhre ist intensiv gerötet, geschwollen. In der Luftröhre befindet sich weißlichgelbe, schaumige Flüssigkeit, die an der Luft mehr gelb wird, und die nach einigen Minuten in großen Mengen herausquillt.

Im Herzbeutel befindet sich ca. $\frac{1}{4}$ Liter orangegelbe Flüssigkeit. Das Herz ist mit großen Mengen geronnenen Blutes gefüllt; der Herzmuskel zeigt auf Querschnitten eigentümlich matte, graubraune Färbung, stellenweise wird dort orangegelbe Flüssigkeit sichtbar.

Die Lungen sind sehr schwer von Gewicht, stark ödematös, von blauroter Farbe. Fingerdruck hinterläßt auf der unverletzten Lunge eine tiefe Grube, am deutlichsten nahe der Mittellinie, weniger deutlich in der Peripherie. Bei etwas stärkerem Druck führt der Finger mit einem Ruck tief in das mürbe Lungengewebe hinein. Wenn man einen Teil der Lunge bei unverletzter Pleura zwischen zwei Fingerspitzen leicht drückt, gibt es ein knackendes Geräusch; man hat dabei das Gefühl, als ob das Gewebe zerquetscht wird. Lange, tief durch die Lunge geführte Schnitte sind blaurot gefärbt; aus allen, auch den kleinsten Luftröhrenästen, erscheint weißer, zuweilen leicht gelblich gefärbter Schaum.

Im Bindegewebe der Bauchdecken und im Fettgewebe des Mesenteriums zeigt sich ebenfalls gelbliche Flüssigkeit.

Die Leber ist außerordentlich blutreich, ca. 65 bis 70 cm lang, 35 cm breit und 15 cm dick. Die Schnittfläche ist matt graubraun gefärbt; sie sieht fast so aus, als ob das braune Gewebe mit ganz feiner grauer Asche bestreut sei.

Die Milz ist ca. 60 cm lang, 6 cm dick und an der breitesten Stelle ca. 20 cm breit; die Kapsel ist glatt; der Querschnitt ist sehr dunkel, blaurot gefärbt.

Die Nieren, ca. 15 cm lang, zeigen auf Querschnitten matten Farbenton. Aus den Nierenkanälen fließt stellenweise hellgelbe, trübe Flüssigkeit, die in kleinen Punkten auch auf der Rindenschicht zu sehen ist.

II.

Fuchshengst, Araber, 7 Jahre alt, erkrankt am 15. Juli 1902, 7 Uhr morgens. Tod am 16. Juli 2 Uhr morgens. Dauer der Krankheit bis zum Tode 19 Stunden.

Das Pferd, welches in gutem Ernährungszustande ist, verweigert am 15. Juli ca. 7 Uhr morgens zuerst das Körnerfutter, frißt aber noch Heu; seine Körpertemperatur ist um diese Zeit schon 40° C.

Morgens 10 Uhr: Es kaut fortwährend Heu, ohne viel davon verschlucken zu können. Die Bindehaut der Augen ist stark geschwollen und gerötet, die Augen glänzen. Die Nasenlöcher sind weit geöffnet, um die Atmung, die stark beschleunigt ist, zu erleichtern. Die Nasenschleimhaut ist stark gerötet. Aus der Nase fließt klares, durchsichtiges Sekret in spärlicher Menge. Auf den Lippen und über den Augengruben ist eine deutliche Schwellung nicht zu bemerken. Die Temperatur ist jetzt 39,5° C.

Mittags 1½ Uhr: Die Temperatur ist wieder gestiegen auf 40,6° C.

Nachmittags 4 Uhr: Die Temperatur beträgt 39,2° C. Da die linke Seite der Oberlippe ein wenig geschwollen ist, untersuche ich die Kehlganglymphdrüsen und finde links eine nicht sehr harte, aber deutlich fühlbare wallnußgroße Drüse (ca. 3 cm groß), welche außerordentlich druckempfindlich ist. Es besteht keine Schwellung der Augenhöhlen.

Sobald das Pferd einige Schritte umhergeführt wird, hustet es mit großer Anstrengung; es stemmt dabei die gespreizten Vorderbeine nach vorn. Es macht fast ununterbrochen Kaubewegungen, kann aber das zerkaute Heu nicht schlucken. Einer zur Seite der

Nase gelegenen Vene wird Blut zur mikroskopischen Untersuchung entnommen.

Abends 9 Uhr: Das Pferd ist sehr unruhig; das ihm vorgeworfene Heu liegt im Halbkreise hinter ihm, da das Pferd fortwährend unruhig hin und her geht. Auch bei ruhigem Stehen hustet es heftig in tiefen, dumpfen Stößen.

Beim Umherführen geht es unsicher, und es wird sichtbar durch den außerordentlichen heftigen Husten stark gequält. Der Husten hält so ununterbrochen an, daß es nicht mehr möglich ist, die Temperatur im Maul zu messen; sie liegt wahrscheinlich zwischen 38 und 39° C., da in der Achsel 38° C. gemessen werden.

Am 16. Juli 2 Uhr morgens tritt der Tod ein. Sektion am 16. Juli, morgens 6 Uhr: Überall besteht Totenstarre. Das Maul und die Höhlung über den Augen zeigen keine deutliche Schwellung. Aus der Nase fließt schaumiges, gelbweißliches Sekret in mäßiger Menge. An der Kehle sind ganze Pakete von Lymphdrüsen von Wallnußgröße und darüber zu fühlen. Die obere Halsgegend ist geschwollen. Querschnitte durch die Lippen, Zunge und das Bindegewebe längs der Trachea zeigen nichts Außergewöhnliches, namentlich ist nirgends orangegelbe Flüssigkeit zu sehen, jedoch hat alles Gewebe einen auffallend bläulichen Farbeton, der sich bald nach Berührung mit Luft in Scharlachrot umändert.

Die Luftröhre ist angefüllt mit weißem Schaum, der sich an der Luft gelblich färbt. Die Schleimhaut ist stark gerötet.

Beide Rippenfellblätter, besonders das der Lunge sind stellenweise mit einer goldgelben, gallertartigen Masse bedeckt. Im Rippenfellraum befindet sich ebenso gefärbte Flüssigkeit in großer Menge, nach meiner Schätzung 15—20 Liter.

Die dunkelblaurot gefärbte Lunge ist sehr schwer; Druck auf dieselbe hinterläßt eine Delle; bei stärkerem Drücken fährt der untersuchende Finger tief in das brüchige Gewebe. Auf den Lungenquerschnitten treten sofort schaumige, weiße Massen hervor, die aus den Verästelungen der Luftröhre herrühren. Das die Luftröhreäste umgebende Bindegewebe ist angefüllt mit goldgelber Flüssigkeit, welche auf den Schnitten hervorquillt. Die Maschen des Mittelfellraums sind mit gallertartigen orangegelben Massen angefüllt.

Im Herzbeutel befindet sich etwa ¼ Liter Flüssigkeit von derselben Farbe. Am Herzen selbst ist nichts besonderes zu sehen.

Die Leber ist klein, an Masse etwa nur ein Drittel von der

Leber des ersten Falles; sie ist mehr rotbraun, nicht graubraun gefärbt.

Die Milz ist ca. 45 cm lang, 5 cm dick und an der breitesten Stelle ca. 20—25 cm breit. — Die Kapsel ist glatt. Der Durchschnitt zeigt blaurote Farbe.

Die Nieren sind ca. 15 cm lang, die Schnitte sind bläulichrot. Aus den Kanälen fließt stellenweise trübe, hellgelbe Flüssigkeit; ebenso auch hier und da aus der Rindenschicht.

An den Fesselgelenken besteht keine Schwellung.

III.

Brauner Wallach, Australier (sog. Waler), 9 Jahre alt, vor 3 Jahren aus Bombay importiert. Künstlich infiziert am 11. Juli 1902, 4 Uhr Nachmittags. Erste deutliche Krankheitssymptome am 20. Juli 6 Uhr Nachmittags. Tod am 20. Juli 7 $^1/_2$ Uhr Nachmittags. Dauer der Inkubationszeit 9 Tage 2 Stunden. — Dauer der Krankheit bis zum Tode 1 $^1/_2$ Stunden.

Es ist ein großes, starkes Pferd in vorzüglichem Ernährungszustand, welches vor circa einem Jahr durch eine schwere Knieverletzung als Kutschpferd gebrauchsunfähig wurde. Infolge des guten Futters und des Mangels an Arbeit ist es kaum zu bändigen und versucht bei bloßer Annäherung zu schlagen und zu beißen.

Am 11. Juli wird diesem Pferd Blut von dem grauen Hengst (Fall 1.), der an demselben Tage erkrankte, unter die Haut gespritzt, um festzustellen,

1. ob das Blut von dem kranken Pferd die Krankheit auf das gesunde zu übertragen vermag,

2. wieviel Zeit von der Infektion bis zum Ausbruch der Krankheit verstreicht.

Zu diesem Zweck wird am 11. Juli, nachmittags 4 Uhr, mit einer sorgfältig sterilisierten Pravaz-Spritze dem Grauen aus einer zur Seite der Nase liegenden Vene zweimal Blut in einer Menge von je ca. 0,25 g entnommen, und dies dem Braunen (der seiner Wildheit wegen vorher in ein kastenartiges Gestell gebracht und dem die Lippenbremse aufgesetzt war), an der Oberlippe links und am Halse unter die Haut gespritzt. Da hierbei noch etwas Blut verloren geht, so beträgt die wirklich injizierte Menge Blut wohl nur etwa 0,3 g = ca. 6—7 Tropfen.

Nach der Injektion wird das Pferd photographiert.

Da ich vermutete, daß es sich bei der Epidemie um die südafrikanische Pferdesterbe handle, nahm ich an, daß das Pferd am 19. oder 20. Juli erkranken würde.

Leider ist es unmöglich, in den nächsten Tagen die Temperatur des Pferdes zu messen (wie es meine Absicht war), da es noch ungebärdiger ist, als vor der Injektion; es befindet sich scheinbar ganz ausgezeichnet und frißt mit demselben Appetit wie früher.

Am 19. Juli, morgens 11 Uhr, scheint mir der Kopf des Pferdes etwas geschwollen und die Augengruben nicht mehr so tief zu sein, wie bei der Aufnahme der Photographie. — Der Appetit und die Wildheit des Pferdes sind genau so, wie vorher, Temperaturmessungen sind daher unmöglich.

Am 20. Juli, nachmittags 3½ Uhr, ist der Zustand wie am Tage vorher.

Abends 6 Uhr frißt das Pferd sein gewöhnliches Körnerfutter und Heufutter mit bestem Appetit.

Abends 6 Uhr beginnt das Pferd unruhig zu werden, es legt sich mehrmals nieder und springt wieder auf.

Abends 7½ Uhr legt das Pferd sich nieder, fällt plötzlich auf die Seite und verendet unter kurzdauernden Zuckungen.

Ich sah das tote Pferd abends 9 Uhr. An Stelle der Augengruben war eine starke Hervorwölbung sichtbar; die Oberlippe zeigte links an der Stelle der Injektion eine deutliche Schwellung, die sich härter als die Umgebung anfühlte. Mehrere Kehldrüsen waren deutlich abzutasten. — Der Hals war am oberen Teil um die Luftröhre herum geschwollen.

Sektion am 21. Juli, morgens 6 Uhr: Leichenstarre ist überall eingetreten. Aus der Nase fließt dicker, gelblichrot gefärbter Schaum in spärlicher Menge. Aus dem Schnitt, welcher durch die verdickte Stelle der Oberlippe geführt wird, tritt etwas goldgelbe Flüssigkeit; ebenso aus Schnitten, die durch die Mundwinkel und Zunge geführt sind.

Die Kehldrüsen sind hart und etwas angeschwollen. Die Halsmuskulatur zeigt bläuliche Färbung, jedoch nicht so deutlich, wie in den beiden anderen Fällen. In der Umgebung der Luftröhre ist im Bindegewebe hier und da goldgelbe Färbung zu sehen; sehr deutlich wird dieselbe in der Nähe der Brust. An der Eintrittsstelle der Luftröhre in die Lungen und um das untere Ende der Speiseröhre herum ist das lockere Bindegewebe stellenweise mit klaren, gallertartigen, goldgelben Massen durchsetzt.

Im Mediastinum befinden sich Klumpen von derselben Beschaffenheit.

Die Luftröhre enthält weißlichroten Schaum, ihre Schleimhaut ist intensiv rot und geschwollen.

Im Brustfellsack befindet sich blutiggefärbte, wässerige Flüssigkeit, ca. 5—6 Liter.

Im Herzbeutel ist etwa 200 cbcm Flüssigkeit von derselben Beschaffenheit. Am Herzen ist nichts Auffallendes zu sehen.

Die Lungen sind sehr groß und schwer, sie sind nahe der Mittellinie dunkelblaurot gefärbt (am meisten links), während die Peripherie helle, weißrötliche Färbung zeigt. An den dunkleren Stellen bleibt der Fingereindruck stehen; stärkerer Druck zerquetscht das Gewebe; es ist aber nicht so mürbe, wie in den vorigen Fällen.

Aus allen durchschnittenen Luftröhrenästen quillt rötlichweißer Schaum hervor, namentlich nach etwas Zuwarten.

In der Bauchhöhle befindet sich etwas blutiggefärbte, wässerige Flüssigkeit (ca. 4—5 Liter).

Die Leber ist klein (ca. 45 cm lang, 35 cm breit und 8 cm dick), obwohl das Körpergewicht des Pferdes etwa doppelt so groß ist, wie das der beiden vorigen. Die Oberfläche der Leber ist graubraun, aus den Gallengängen tritt reichlich Galle hervor.

Die Milz ist ca. 35 cm lang, ca. 18 cm breit (breiteste Stelle) und 2.5—3 cm dick. Die Kapsel ist gerunzelt. Der Querschnitt ist dunkelblaurot.

Die Nieren, ca. 15 cm lang, sind braun gefärbt, mit blaurötlicher Beimischung. Aus den Nierenbecken tritt gelbe, trübe Flüssigkeit hervor, die auch in der Nierenrinde in Punkten sichtbar wird.

Allgemeines Bild. Im allgemeinen läßt sich etwa das folgende anatomische Bild der Krankheit aufstellen:

Am gefallenen Pferd bemerkt man meistens, aber nicht regelmäßig, ödematöse Schwellung des Kopfes, welche am meisten an der Maulgegend und an den Augengruben ausgeprägt ist. Fast stets fließt aus der Nase eine klebrige, schaumige Masse, die gelblichweiß oder gelb, selten rötlich gefärbt ist. Auch an der Kehlgegend findet sich Ödem. — Die Nasen- und Luftröhrenschleimhaut ist intensiv scharlachrot gefärbt und aufgelockert; die Luftröhre selbst und ihre Äste sind angefüllt mit Schaum von der oben beschriebenen Beschaffenheit. Dieser pflegt vor der Berührung mit der äußeren Luft weiß zu sein, er färbt sich später an der Luft

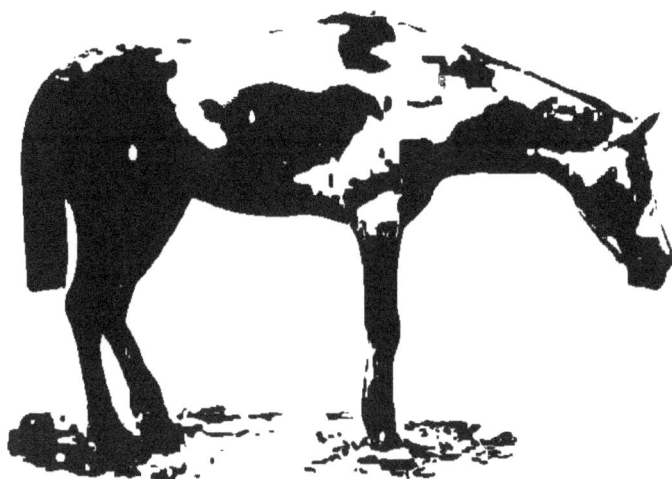

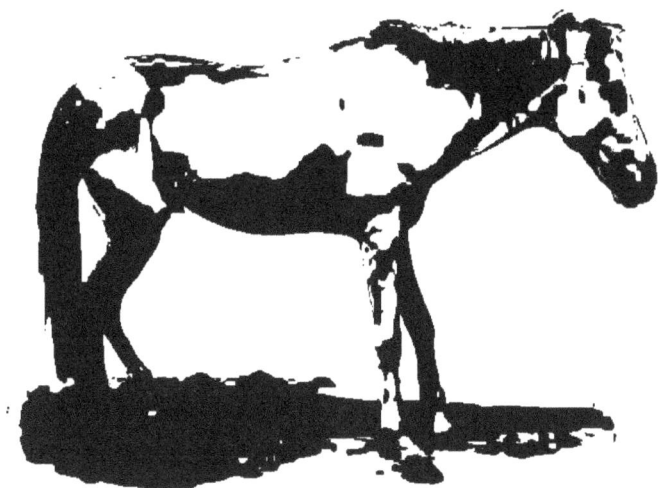

gelb. An der Kehle, in der Gegend des Unterkieferwinkels, liegen
Pakete von wallnuß- bis apfelgroßen Lymphdrüsen. Das lockere
Bindegewebe, welches die Luft- und Speiseröhre umgibt, und ganz
besonders auch die Maschen des Mittelfellraumes sind fast stets
mit goldgelbem Ödem gefüllt; im Mediastinom finden sich
zuweilen wirkliche Klumpen gallertartiger Massen von
derselben Farbe.

Die Lungen sind stets, wenigstens am Hilus, dunkelblaurot
gefärbt. An diesen Stellen sind sie so mürbe, daß der untersuchende
Finger oft tief in das Gewebe hineinfährt. Zuweilen sind die peripheren Teile der Lunge noch frei von Ödem und dann stets weißlich-
rot gefärbt und nicht brüchig. Das Gewicht der erkrankten Lungen
ist infolge des Ödems stets sehr schwer. Im Rippenfellsack findet
sich zuweilen seröse Flüssigkeit, die meistens goldgelb gefärbt ist
(einmal war sie blutigrot). Die Menge des Exsudats wechselt, einmal betrug sie 15 bis 20 Liter. Die Pleurablätter sind zuweilen
verklebt und mit Streifen von gallertartigem, goldgelbem Fibrin-
gerinnsel belegt.

Im Herzbeutel befindet sich fast stets klare, seröse, gelbe Flüssigkeit, deren Menge $^1/_4$ Liter nicht zu überschreiten pflegt.

Auch in der Bauchhöhle trifft man zuweilen gelbes Exsudat in
geringer Menge.

Oft, aber nicht immer, sind die Leber und die Milz geschwollen,
zuweilen stark vergrößert. Die Kapsel der Milz pflegt dann glatt
zu sein. Gerade in den schwersten Fällen, die am schnellsten tödlich endigen, ist jedoch von der Schwellung der Baucheingeweide
oft nichts zu bemerken.

Querschnitte der Eingeweide, namentlich der Leber und des
Herzens, pflegen ein trübes, mattes Aussehen zu haben, jedoch ist
dies nicht regelmäßig zu beobachten.

Die Nieren zeigen auf Querschnitten dicke, trübe
gelblichweiße Flüssigkeit, welche eiterartig aussieht, und
die sowohl aus dem Nierenbecken als auch aus der Rindenschicht hervorquillt.

Bei mikroskopischer Untersuchung stellte es sich heraus, daß
es sich nicht um Eiter, sondern um abgestoßene Nierenepithelien handelte, welche in großer Menge in der Flüssigkeit vorhanden waren. Dies läßt in hohem Maße vermuten,
daß eine Nierenentzündung bestand.

Leider wurde ich durch das plötzliche Aufhören der Epidemie

daran verhindert, den Urin der Tiere auf Eiweiß zu untersuchen.
Wegen der geringen Anzahl der untersuchten Pferde habe ich auch
nicht feststellen können, ob sich die Abstoßung der Nierenepithelien stets bei Pferdesterbe findet. In den drei Fällen,
in denen ich darauf achtete, war sie jedenfalls vorhanden
— auffallend ist es aber immerhin, daß sich meines Wissens
sonst keine Angaben in der Literatur über das Vorkommen
der eiterartig aussehenden Flüssigkeit in den Nieren sterbe-
kranker Pferde finden.

Aufmerksam machen möchte ich noch darauf, daß die Kehl-
gangsdrüsen (und auch andere Lymphdrüsen) fast immer geschwollen
sind, was darauf hinweist, daß das Krankheitsgift, wahrscheinlich
also auch der Krankheitserreger, von dem Drüsen-
gewebe in größerer Menge zurückgehalten wird, also vielleicht am besten dort gefunden werden kann.

Ich habe in Berlin im Oktober 1903 eine Reihe von Mikrotom-
schnitten von aus Zanzibar mitgebrachten Lymphdrüsen sterbe-
kranker Pferde auf verschiedene Art gefärbt und mikroskopisch
untersucht, habe aber keine Mikroorganismen darin finden können.

Aus dem bisher Mitgeteilten geht hervor, daß die Krankheit mit der südafrikanischen Pferdesterbe identisch ist.
Das beweist die Übereinstimmung in der Zeit des Auftretens (nach der Regenzeit) sowie die Gleichheit des klinischen Bildes und des anatomischen Befundes.

Ätiologie.

Der Krankheitserreger ist jedenfalls im Blute vorhanden, denn
die Krankheit ist durch Überimpfung von Blut übertragbar. Aber
ich habe ebensowenig, wie viele andere vor mir, den Erreger im Blute mit dem Mikroskop nachweisen können,
namentlich war es mir nicht möglich, Kokken, oder malaria-
ähnliche Plasmodien[1]) zu finden, wie sie Kuhn bei Pferdesterbe im Blut der Tiere aus Südafrika beschrieben hat
(Arch. f. Schiffs- und Tropen-Hygiene 1901), und die dort sehr leicht

---

[1]) Die Krankheit hat auch in ihrem klinischen Verlauf wenig Ähnlichkeit mit der Malaria, sie ähnelt vielmehr der Pest oder der Septicaemia
haemorrhagica; ich halte es daher nicht für unwahrscheinlich, daß der Krankheitserreger ein kokkusartiges Bakterium mit stark färbbaren Polen ist. Möglicherweise ist die Krankheit aber nicht einmal bakterieller Natur, da selbst
das durch ein Chamberlan-Filter geschickte Blut nach Beobachtungen, die in
Südafrika gemacht sind, noch infektiös zu sein scheint.

im Pferdeblut zu beobachten sein sollen. Als einzigstes Ergebnis
einer Reihe von Blutuntersuchungen fand ich relativ viel weiße
Blutkörperchen (im Verhältnis zu den roten).

Ich halte es für sehr unwahrscheinlich, daß der Krankheitserreger durch das Futter oder das Trinkwasser in den Körper gelangt. Jedenfalls ist es ganz ausgeschlossen, daß das Fressen
von taunassem Gras die Krankheit hervorruft (in Südafrika
gilt dies für die Ursache), da die Tiere in Zanzibar nie feuchtes,
sondern stets nur angetrocknetes Gras innerhalb der Ställe
bekamen, und da selbst solche Tiere erkrankten, die nur
mit Preßheu, welches ans Bombay importiert war, gefüttert
wurden. Auch das Trinkwasser darf nicht angeschuldigt werden,
da den Tieren das aus einer nahe gelegenen Quelle in eisernen
Röhren zur Stadt geführte Wasser, welches völlig einwandsfrei ist, gereicht wurde. Es ist viel wahrscheinlicher, daß die Krankheit durch
Vermittelung von blutsaugenden Insekten auf die Tiere
übertragen wird. An Zecken oder andere Insekten, welche sich nur
langsam kriechend fortzubewegen vermögen, ist dabei weniger zu denken,
da sonst häufiger Pferde erkrankt wären, die in den Ställen neben
infizierten Tieren gestanden hatten, was in Zanzibar jedenfalls nicht
der Fall war. Es erkrankten vielmehr bald hier, bald dort Tiere,
die ihren Standplatz in den Ställen oft weit entfernt voneinander
hatten. Aus diesem Grunde glaube ich es als wahrscheinlich annehmen zu dürfen, daß der Überträger der Krankheit unter
den fliegenden, blutsaugenden Insekten, den Stechfliegen
oder den Moskitos zu suchen ist. Für diese Annahme spricht
auch die von mir gemachte Beobachtung, daß ein Stall, der in der
See lag, und daher den Seewinden ausgesetzt war, von der Epidemie
verschont blieb, obwohl den Pferden in diesem Stalle dasselbe Futter
und Wasser gereicht wurde, welches auch die Tiere in den infizierten
Ställen erhielten. — Am meisten verdächtig als Krankheitsüberträger sind wohl die Moskitos, da ihre Hauptflugzeit mit
der Zeit des Auftretens der Sterbe zusammenfällt (Ende der Regenperiode und die darauf folgenden nächsten Wochen). Für Moskitos
spricht auch der Umstand, daß die Sterbe in Südafrika am häufigsten
und schwersten in den niedrig gelegenen sumpfigen Gegenden, dem
Lieblingsaufenthalt der Moskitos, aufzutreten pflegt, während höher
gelegene Weideplätze dort oft frei von der Sterbe bleiben.

Therapie.

Von Heilmitteln wurden namentlich solche versucht, welche die drohende Herzschwäche hintenanhalten sollten, Strophantus, Digitalis, Äther, Alkohol; es wurde ferner Chinin in großen Dosen, ca. 8 g täglich, versucht, da es sich nach Kuhn um eine malaria-artige Krankheit handeln sollte, aber alle diese Mittel (und manche andere, welche ebenfalls von irgend einer Seite empfohlen waren) blieben ohne sichtbaren Erfolg. — Bei dem enorm schnellen Ver-lauf der Krankheit ist es auch kaum zu erwarten, daß sie sich durch irgend ein Arzneimittel wesentlich beeinflussen läßt, wenn sie einmal zum Ausbruch gekommen ist, immerhin ist es aber wohl gerechtfertigt, die oben genannten Herzmittel weiter zu versuchen, hauptsächlich wird man aber wohl dahin streben müssen, die noch gesunden Tiere entweder vor Infektionsgelegenheit zu bewahren, oder dieselben gegen die Sterbe zu immunisieren [1].

Ausbreitung der Sterbe in Ost-Afrika.

Die Pferdesterbe tritt außer auf Zanzibar auch an der ganzen gegenüberliegenden Küste von Deutsch- und Britisch-Ostafrika auf; überall bildet sie ein schweres, bisher unüberwindliches Hemm-nis für das Halten von Pferden [2].

---

[1] Das Erstere läßt sich einigermaßen erreichen, wenn man die folgen-den Vorsichtsmaßregeln beachtet:

1. Weidegang der Pferde ist (jedenfalls zur Zeit der Sterbe) ganz zu vermeiden.

2. Zur Zeit der Sterbe sind die Pferde, wenn sie im Freien sind, möglichst in Bewegung zu halten, um Insektenstiche zu vermeiden.

3. Wo es angeht, sind die Pferde zur Zeit der Sterbe in hochgelegene Ortschaften (etwa über 5000 bis 6000 Fuß) zu bringen.

4. Die Pferdeställe sind an Orten anzulegen, die den Winden (wo es angeht der Seewinden) frei ausgesetzt sind.

5. Die Ställe sind dicht geschlossen zu halten, namentlich nachts; die Fensteröffnungen u. s. w. sind mit Drahtgaze zu versehen.

6. Die Ställe sind rein und trocken zu halten, um keine Brutstellen für Moskitos und andere Insekten zu schaffen.

7. Zur Zeit der Sterbe sollen die Pferde möglichst mit Preßheu, oder doch mit solchem Gras gefüttert werden, welches vorher in der Sonne gelegen hat und gut ausgebreitet gewesen ist, um mit demselben keine schädlichen Insekten in den Stall zu bringen.

[2] Daß die Sterbe das Nichtvorkommen des Pferdes vor der europäischen Einwanderung in der südlichen Hälfte von Afrika verschuldet, spricht schon Ratzel (Völkerkunde 1895 Bd. 1. S. 209) als Vermutung aus: „Warum ist es (das Pferd) nicht beim Einwandern vom Norden mitgebracht? — Weshalb haben

So wird z. B. aus Dar es Salam in den „Anlagen zum Jahresbericht über die Entwicklung der deutschen Schutzgebiete in Afrika und der Südsee 1900/1901" berichtet, daß dort Ende Juli 1901 unter den Pferden und Maultieren eine akut verlaufende Seuche auftrat, welche einen großen Teil der Tiere in wenigen Tagen dahinraffte. Die beobachteten Symptome waren: Eitriger Ausfluß aus der Nase, Anschwellung der Oberaugengegend und der Unterlippe, beschleunigte Atmung, schneller Kräfteverfall. Das Sektionsergebnis war: Entzündung des Lungengewebes und sonstige Veränderungen, wie sie als Begleiterscheinungen einer allgemeinen schweren Infektion bekannt sind. Der mikroskopische Befund war negativ. Nach Ansicht des Berichterstatters handelte es sich höchst wahrscheinlich um die Pferdesterbe. Die Seuche dauerte 3 Wochen.

Ferner wurde mir von glaubwürdiger Seite mitgeteilt, daß in Mombassa (Brit.-Ostafrika) vor einigen Jahren fast alle Pferde in wenigen Wochen an einer sterbeartigen Krankheit fielen. Seitdem werden dort keine oder nur vereinzelte Pferde gehalten.

Weiter nach Norden hin, etwa vom 5° nördlicher Breite ab, scheint die Pferdesterbe nicht mehr vorzukommen, da von den dort wohnenden Somalis viele Pferde gezogen werden[1]. Aber selbst in diesen nördlichen Ländern sollen die Pferde nur in den Hochebenen, nicht aber an der Küste gedeihen. Nach Süden hin scheint sich das Verbreitungsgebiet der Sterbe ununterbrochen bis zum Kap der guten Hoffnung zu erstrecken.

Es ist für ganz Ostafrika von hoher kulturgeschichtlicher Bedeutung, daß das Pferd dort nicht fortzukommen vermag, denn „ohne Zweifel wäre die ganze Lebens- und Ver-

---

die Araber es nicht von Osten mit ins Innere gebracht, obwohl der Boden vielfach so günstig? — Die Tsetsefliege (Glossina morsitans) kann es nicht sein, denn gegen deren Biß ist das Rind ebenso empfindlich. — Es ist viel plausibler, daß zwei epidemische Pferdekrankheiten, die Südafrika eigen sind, und denen oft 70% aller Pferde einer Gegend zum Opfer fallen, die Schuld an dem Nichtvorkommen des Pferdes vor der Zeit der Europäer tragen. — Auch G. Fritsch meint, daß dieselbe in den ungesunden Jahreszeiten im subtropischen Afrika ganz sicher den Tod der Pferde veranlassen, während Rinder nicht davon befallen werden.

[1] Cf. auch Ratzel, Völkerkunde 1885, Bd. I, S. 439: „Zum Reiten werden (Ochsen und) Pferde benutzt (es ist von den Gallas, einem ostafrikanischen Somalistamm die Rede), die im Norden häufig sind und gegen Süden abnehmen."

breitungsweise der Eingeborenen durch den Besitz dieses, rasche
Bewegung vor allen anderen gestattenden Haustieres von Grund
aus umgewandelt worden. Man kann es sogar als wahrscheinlich
bezeichnen, daß ihre Widerstandsfähigkeit gegenüber dem Vordringen
des Weißen durch den Besitz desselben ebenso gesteigert worden sein
würde, wie wir das in den Steppen von Nordamerika und den Pampas
von Südamerika sehen" (Ratzel, Völkerkunde 1885, Bd. I. S. 209).

Das Pferd scheint auch in früheren Zeiten den Bantu-
negern Ostafrikas als Haustier unbekannt gewesen zu sein,
da es für das „Pferd" in der Hauptnegersprache Ostafrikas, dem
Kisuaheli, kein echtes Bantuwort (wohl aber für die anderen haupt-
sächlichen Haustiere) gibt. Das einzigste Kisuaheli-Wort für
„Pferd" „ferasi" stammt aus dem Arabischen[1]).

Leider ist der vorstehende Bericht in vieler Hinsicht lücken-
haft, da ich mit sehr vielen Schwierigkeiten zu kämpfen hatte.
Durch meinen ärztlichen Beruf wurde ich immer wieder verhindert,
fortlaufende Beobachtungsreihen anzustellen; zu den Sektionen mußte
ich meistens vor Sonnenaufgang weit hinausfahren, da sie der schnell
eintretenden Fäulnis wegen möglichst bald nach dem Tode, jedenfalls vor Eintritt der heißen Tageszeit gemacht werden mußten.
Die mikroskopische Untersuchung des Blutes und der Organteile
wurde dadurch erschwert, daß die Deckgläschen-Präparate oft ver-
schimmelten und die Organteile verfaulten, weil der Alkohol in den
Gefäßen trotz scheinbar guten Verschlusses verdunstete. Dazu kam,
daß häufig Mangel an Deckgläschen und Objektträgern bestand,
weil die vorhandenen durch Einwirkung der feuchten Tropenluft
milchglasartig erblindet waren. Manche Untersuchung mußte auch
wegen des plötzlichen Aufhörens der Epidemie abgebrochen resp.
unterlassen werden.

Trotz der hierdurch verursachten Mängel glaubte ich doch
das von mir Beobachtete mitteilen zu sollen, da bisher keine Veröffentlichung über Pferdesterbe in Ostafrika existiert.

---

[1]) Cf. auch Ratzel, Völkerkunde 1885, Bd. I., S. 209. Unzweifelhaft
ist die ursprüngliche Unbekanntschaft des Negers mit dem Pferde. Keine
Bantusprache scheint ein eigenes Wort für „Pferd" zu haben.

Bericht über meine epidemiologischen Beobachtungen und Forschungen während der Choleraepidemie in Nordchina im Jahre 1902 und über die im Verlaufe derselben von mir durchgeführten prophylaktischen Massregeln mit besonderer Berücksichtigung der Choleraschutzimpfung.

Von

Dr. J. Tsuzuki, Oberstabsarzt.

(Aus der Kaiserlichen militärärztlichen Akademie zu Tokio.)

Anfang Juni 1902 erhielt unser Kriegsministerium zu Tokio ein Telegramm aus Nordchina, welches berichtete, daß dort eine Choleraepidemie ausgebrochen und einige japanische Auswanderer sowie einige Mannschaften der dort stationierten Truppenteile schon ihr zum Opfer gefallen wären. Da damals in Nordchina die Ordnung nach dem Kriege noch nicht wiederhergestellt war, und Truppen verschiedener Staaten sich eine ziemlich buntgemischte Einquartierung gefallen lassen mußten, konnte man von voruherein befürchten, daß die Seuche, wenn einmal ausgebrochen, leicht eine kaum zu bekämpfende Ausbreitung annehmen würde, wie ja ihre Geschichte uns vielfach lehrt. Auch erheischte der Bericht in einer anderen Beziehung Aufmerksamkeit. Für Japan lag nämlich die Gefahr nahe, daß die Seuche unschwer in unser Heimatland, das in lebhaftem Verkehre mit jenem Gebiete steht, herübergeschleppt werden konnte. Daher war es die unumgängliche Pflicht der japanischen Regierung, sie in Nordchina selbst mit allen ihr zu Gebote stehenden Kräften zu bekämpfen. Zu diesem Zwecke wurde ich zusammen mit Herrn Stabsarzt Dr. Sato, Kliniker der inneren Medizin, nach Nordchina gesandt. Wir trafen am 21. Juni

in Tientsin ein, wo wir bis zum 9. August blieben. Dazwischen
machte ich kleinere Reisen nach verschiedenen Orten, nämlich nach
Taku, Peking, Paoting und Schanhaikuan, wo ich mich überall
mit meinen epidemiologischen und bakteriologischen Beobachtungen
und Forschungen beschäftigte und nach Kräften die weitere Ausbreitung der Seuche prophylaktisch zu bekämpfen suchte. Die Ergebnisse dieser meiner Bemühungen will ich hier kurz mitteilen, auch
in der Hoffnung, den geneigten Lesern zugleich ein annähernd
klares Bild jener Epidemie darbieten zu können.

I. Verlauf der Epidemie.

Nach meiner Beobachtung und Schätzung war die Dauer der
Epidemie, wie folgt:

Zeit der Epidemie	Taku	Tientsin	Schanhai-kuan	Peking	Paoting
Ende Mai					
Anfang Juni					
Mitte Juni					
Ende Juni					
Anfang Juli					
Mitte Juli					
Ende Juli					
Anfang August					
Mitte August					
Ende August					
Anfang September					

Wie immer, war auch diesmal von chinesischer Seite keine
Statistik zu erhalten. Man mußte also aus eigenen oder den von
ausländischer Seite gemachten Beobachtungen Materialien sammeln,
um erst auf Grund dieser annähernd schätzen zu können, wie die
Epidemie unter den Chinesen verläuft. Man mußte erst z. B. durch
plötzliche Vermehrung der Trauerzüge in der Stadt oder durch
vermehrtes Umkommen der Bettler auf den Straßen u. s. w. auf
diejenigen Bezirke aufmerksam gemacht werden, wo augenblicklich
die heftigste Epidemie herrscht. Dagegen konnte ich damals von der
provisorischen Regierung der verbündeten Mächte in Tientsin eine
zwar etwas unvollkommene Statistik und von der japanischen Abteilung derselben eine vollkommene erhalten, jene sich auf die ganze
Stadt Tientsin und diese auf den japanischen Bezirk bei derselben
beziehend. Übersichtlicherweise fasse ich diese Zahlen in einer Tabelle
zusammen, wie folgt:

Datum	Stadt Tientsin		Japanischer Bezirk	
	Zahl der Cholerakranken	Zahl der an Cholera Gestorbenen	Zahl der Cholerakranken	Zahl der an Cholera Gestorbenen
3. Juni	Ausbruch der Epidemie		—	—
7. „			2	0
8. „			2	0
9. „			7	1
10. „			10	8
11. „			4	1
12. „	seit dem Ausbruch		19	7
13. „	134	96	24	11
14. „			34	17
15. „			31	10
16. „			21	12
17. „			25	25
18. „	seit dem Ausbruch		86	8
19. „	568	515	72	56
20. „	50	35	55	28
21. „	—	—	58	34
22. „	28	13	37	16
23. „	24	14	58	35
24. „	50	17	49	31
25. „	9	6	52	28
26. „	15	9	44	29
27. „	10	8	35	23
28. „	21	4	46	37
29. „	55	10	25	17
30. „	30	16	86	24
1. Juli	16	5	20	15
2. „	17	6	25	13
3. „	19	9	9	16
4. „	13	11	18	10
5. „	9	1	19	13
6. „	13	11	17	12
7. „	9	3	17	17
8. „	24	4	20	18
9. „	9	3	27	19
10. „	13	1	23	16
11. „	11	0	21	17
12. „	16	4	18	20
13. „	15	3	14	8
14. „	18	8	33	23
15. „	23	1	29	16
16. „	25	0	27	22
17. „	12	3	21	12
18. „	14	3	13	14
19. „	15	4	13	16
20. „	17	5	7	15
21. „	12	1	6	7
22. „	18	2	11	6
23. „	4	1	13	17
24. „	5	0	6	10
25. „	8	0	3	2
26. „	—	—	7	6
27. „	7	1	3	4
	1183	733	1223	601

Datum	Stadt Tientsin		Japanischer Bezirk	
	Zahl der Cholera-kranken	Zahl der an Cholera gestorbenen	Zahl der Cholera-kranken	Zahl der an Cholera gestorbenen
Übertrag	1183	733	1222	801
28. „	5	1	7	8
29. Juli	13	2	6	5
30. „	11	1	5	10
31. „	61	0	4	2
1. August	Keine Angabe	Keine Angabe	0	1
2. „	„	„	5	0
3. „	„	„	4	5
4. „	„	„	4	6
5. „	„	„	2	2
6. „	„	„	1	1
Zusammen	1273	736	1251	833

Die Tabelle zeigt die Zahl der an Cholera Erkrankten und Gestorbenen unter den Chinesen. Man soll aber sie nicht als absolut sicher betrachten, denn die Chinesen lügen öfters ohne jede Ursache, auch verstecken sie absichtlich die Kranken, um fremde Einmischung in ihre Angelegenheiten fern zu halten. Meine tabellarische Zusammenstellung wird aber den Lesern hoffentlich genügen, um ein zur Beurteilung damaliger Verhältnisse notwendiges Bild der Epidemie ideal entwerfen zu können.

Über die Epidemie unter den Japanern verweise ich einfach auf folgende Tabelle.

Name der Orte	Civil			Militär		
	Zahl der Einwohner	Zahl der Cholera-kranken	Zahl der an Cholera Ge-storbenen	Zahl der Mann-schaften	Zahl der Cholera-kranken	Zahl der an Cho-lera Ge-storbenen
Taku	70	3	3	. .	8	2
Tientsin	1120	31	19	881	6	2
Schanhaikuan	60	4	2	—	0	0
Peking	380	2	1	903	0	0
Paoting	12	2	1	—	0	0
Zusammen	1700	42	26	1638	9	4

In der europäischen und amerikanischen Kolonie fanden sich auch mehr oder weniger Cholerakranke und Tote. Leider bin ich nicht in der Lage, genaues darüber berichten zu können.

2. Einiges von den den Ergebnissen meiner Forschungen.

a) Mein Untersuchnngsgang der bakteriologischen Cholera-
diagnose bei den Kranken.

Die Diagnose der Cholera wurde erst gestellt, wenn der Choleravibrio im Kote nachgewiesen war.   Der Untersuchnngsgang war
wie folgt:

1. Makroskopische Untersuchung des möglichst frisch gewonnenen Kotes;

2. Mikroskopische Untersuchung der gefärbten Deckglaspräparate;

3. Anlegung der direkten Agarplattenkultur aus dem Kote
(Gelatineplatte war wegen der Hitze nicht brauchbar);

4. Anreicherung der Choleravibrionen im Kote mittels Tauzakis
R-Peptonwasser (über das R-Peptonwasser habe ich mich in einer
anderen Abhandlung ausgelassen s. Heft VII 1903 d. A.);

5. Anlegung der indirekten Agarplattenkultur aus gebildetem
Häutchen auf dem R-Peptonwasser;

6. Aufsuchen der Cholerakolonien in der direkten Plattenkultur
mittels der Agglutinationsprobe unter Mikroskop (über das Aufsuchen der Cholerakolonien siehe meine Abhandlung über das
R-Peptonwasser);

7. Abimpfung aus der wahrscheinlichen Cholerakolonie, die
Gewinnung der Reinkultur des provisorisch festgestellten Choleravibrios;

8. Aufsuchen in der indirekten Plattenkultur und Gewinnung
der Reinkultur des provisorisch festgestellten Choleravibrios, wie oben;

9. endgültige Bestimmung der provisorisch festgestellten Choleravibrionen mittels des folgenden Untersuchungsganges:

a) Untersuchung der morphologischen und biologischen Eigenschaften;

b) Untersuchung der Pathogenität gegen Meerschweinchen
mittels peritonealer Injektion (der Erfolg muß positiv sein);

c) Untersuchung der Pathogenität gegen Tauben mittels intra-
muskulärer Injektion (der Erfolg muß negativ sein);

d) Untersuchung der Agglutinationsreaktion mittels des Choleraimmunserums (der Erfolg muß positiv sein);

e) Untersuchung des Pfeiffer'schen Phänomens mittels des
Choleraimmunserums (der der Erfolg muß positiv sein).

In einem zuerst beobachteten Falle habe ich den ganzen Untersuchungsgang durchgenommen, um die Diagnose sicher zu stellen.

Nachdem ich einmal durch diesen Untersuchungsgang die vorliegende epidemisch aufgetretene Krankheit als Cholera festgestellt hatte, ließ ich den unter 9 beschriebenen Untersuchungsgang ganz weg, der ja sonst unnötigerweise viel Zeit in Anspruch genommen haben würde.

b) Nachweis des Choleravibrios im Wasser.

Die Beziehung des Wassers zu dieser Epidemie habe ich besonders eingehend erforscht, denn man konnte von vornherein annehmen, daß die schlechte Wasserversorgung möglicherweise mit der Epidemie in Zusammenhang stehen würde.

Der Fluß Peiho hat eine große Bedeutung für die Bewohner Nordchinas. Er ist nicht nur eine wichtige Verkehrsstraße für sie, sondern auch ihre fast ausschließliche Bezugsquelle des Trink- und Gebrauchswassers. Das Wasser des Peiho ist schmutzig, trübe, bräunlichgelb und enthält viele Sandkörner, Detritus u. s. w. Nur ein kleiner Teil des Wasserbedarfs der Bevölkerung konnte damals mit filtriertem Wasser der Engländer und mit destilliertem Wasser der Japaner gedeckt werden. Der große Teil der Einwohner (Chinesen) nahm das Wasser direkt aus dem Peiho und trank es gewöhnlich nach der Alaunklärung. Hier und da befanden sich auch Brunnen, die aber kein gutes Wasser lieferten, abgesehen von einigen Tiefbrunnen, die die Japaner angelegt haben. Der Fluß Peiho bildet daher eine unentbehrliche Lebensquelle für Millionen dortiger Einwohner, und je größer seine Nützlichkeit für sie ist, desto größer muß auch die Gefahr für sie sein, falls er verseucht ist. Die Frage war daher eine wichtige, ob der Peiho wirklich verseucht war, und ich nahm es schließlich auf mich, diese Frage experimentell zu lösen. Ich machte viele Wasseruntersuchungen, um etwa vorhandene Choleravibrionen im Fluß- und Trinkwasser nachweisen zu können. Diese Untersuchung geschah nach der Koch'schen Anreicherungsmethode der Choleravibrionen mittels meines R-Peptonwassers, wie ich es in einer besonderen Abhandlung beschrieben habe (l. c.).

Es war mir endlich gelungen, aus dem Peihowasser, das am 24. Juni im japanischen Stadtviertel Tientsins aus dem Flusse geschöpft worden war, den Choleravibrio nachzuweisen. Wenn man den vorhandenen lebhaften Verkehr auf der Wasserstraße und das schmutzige Familienleben der chinesischen Schiffsleute am Bord in Betracht zieht, so kann man sich leicht vorstellen, wie nach die

Verunreinigung bezw. Vermenchung des Flusses erfolgen konnte. Sogar hat man damals erfahren, daß einige schwimmende Leichen vom Ufer erblickt worden waren.

Es war mir auch einmal (am 25. Juni) gelungen, im Brunnenwasser eines Hanses am Peihonfer, wo 3 Cholerakranke hintereinander aufgetreten waren, den Choleravibrio nachzuweisen. Später im Laufe des Monates Juli habe ich wiederholt Untersuchungen der Brunnen-, Fluß- und sonstigen Trinkwässer vorgenommen, konnte aber niemals den Choleravibrio wieder finden.

c) Prüfung der Übertragbarkeit des Choleravibrios durch die Fliegen.

Die Lästigkeit der Fliegen in China ist für Fremde eine ganz entsetzliche. Man darf nicht hoffen, sich jemals ganz der Plage der Fliegen entziehen zu können, obgleich man gewöhnlich mechanische Vorrichtungen an den Fenstern und Türen zu treffen und außerdem noch Fangplatten mit klebrigem Stoffe im Zimmer aufzustellen pflegt. Dagegen werden die Fliegen von den Chinesen gar nicht beachtet; sie befinden und vermehren sich überall in den chinesischen Häusern, auf den Marktplätzen u. s. w. Sie fahren auch mit den Fahrzeugen von einem Orte nach dem anderen, der in beträchtlicher Entfernung liegen kann. Sie setzen sich besonders gern auf unsere Speisen und auf tierische Entleerungen. Wenn die Fliegen wirklich im stande sind, Choleraerreger zu vermitteln, wie es schon von mancher Seite angenommen worden ist, so müssen sie eine höchst beachtenswerte Rolle in dieser Epidemie gespielt haben, denn sie stehen unzweifelhaft unter den günstigsten Bedingungen und haben überall passende Gelegenheiten und Objekte. Ich habe nun versucht auch dieser Frage näher zu treten.

4 Petri'sche Schälchen mit einer klebrigen Masse am Boden wurden erst im Dampftopf sterilisiert. Dann wurden sie in ein chinesisches Haus im japanischen Viertel der Stadt Tientsin, in welchem kurz vorher ein Cholerakranker sich befand, gebracht. 2 der Schälchen mit abgenommenem Deckel wurden in je einem Zimmer und die übrigen 2 ebenso in einer Küche aufgestellt. Die Fliegen kamen ab und zu zu den Schälchen und klebten eine nach der anderen am Boden. Sobald mehrere Fliegen, über 10 Stück, daran hängen geblieben waren, wurden die Schälchen wieder bedeckt und ins Laboratorium gebracht. Die Schälchen wurden mit steri-

lisiertem R-Peptonwasser übergossen und dann in den Brütschrank
gestellt. Die Anlegung der Plattenkultur aus den gebildeten Häutchen, das Aufsuchen der Cholerakolonien auf den Platten und die
Bestimmung der dabei gewonnenen Reinkultur erfolgten wie oben.

Auf diesem Wege konnte ich aus einem Schälchen, welches
vorher in einem Zimmer des Cholerahauses gelegen war, den Choleravibrio züchten und somit das tatsächliche Vorhandensein der Choleravibrionen im Körper der Fliegen nachweisen.

Darauf stellte ich einen Versuch an, um noch die Übertragung
der Choleravibrionen durch die Fliegen direkt nachweisen zu
können. Es wurde ein Käfig mit Drahtnetz hergestellt, worin 10
lebende Fliegen freigelassen wurden. Ein Petri'sches Schälchen
mit der Agarplatte, mit Choleravibrio infiziert, wurde mit einem
anderen sterilen Schälchen ohne Deckel im Käfig nebeneinander
gestellt. 24 Stunden später wurde das vorher sterile Schälchen
vom Käfig herausgenommen, mit R-Peptonwasser übergossen und
sogleich zugedeckt. Weitere Untersuchung geschah nun wie gewöhnlich. In dieser Weise konnte ich konstatieren, daß der Choleravibrio von einem Schälchen zum andern durch die Fliegen wirklich
hinübergetragen worden war. Von diesem Resultate ist ohne Bedenken zu schließen, daß die Übertragung des Choleravibrios durch
die Fliegen auch wohl in der Natur stattfinden kann.

8. Beurteilung der Epidemie auf Grund meiner Beobach-
tungen und Forschungen.

Nach meiner Beobachtung ist anzunehmen, daß der Choleraerreger — bei dieser Epidemie — von außen her, durch den Schiffsverkehr, in das Land eingeführt worden war. Diese Annahme
kann durch mehrere Tatsachen unterstützt werden:

1. Der erste Ausbruchsort der Cholera war Taku, ein Hafen
von Nordchina;

2. Anfang Juni befanden sich einige Cholerakranke am Bord
bei Taku;

3. Mitte April herrschte eine Choleraepidemie in Schanghai,
welches mit Taku in lebhaftem Schiffsverkehr steht.

Die Verbreitung der Cholera in Nordchina vom ersten Aus-
bruchsorte nach inneren Ortschaften geschah der Reihe nach, wie
es aus dem oben angegebenen Schema ersichtlich ist. Die Verbreitung von einem Orte nach einem anderen entfernt liegenden
Orte scheint hauptsächlich durch den Schiffs- und Eisenbahnverkehr

geschehen zu sein, denn die Krankheit verbreitete sich entlang dem Peihu, und einige Cholerakranke sind auch in den Eisenbahnzügen entdeckt worden.

Es wird vielfach, besonders unter den Chinesen, angenommen, die Cholera sei eine dort einheimische Krankheit, und der Choleraerreger befinde sich dauernd irgendwo. Diese Frage bedarf noch einer weiteren Untersuchung nach einwandsfreien Methoden. Vorläufig aber steht meine Anschauung im Gegensatze zu einer solchen Behauptung, wenigstens was Nordchina und diese dort aufgetretene Epidemie betrifft.

Die Verbreitungsweise dieser Epidemie war eine allmähliche, nicht eine explosionsartige, wie es aus der oben angegebenen Tabelle ersichtlich ist.

Das Klima scheint die Verbreitung der Krankheit und das saprophytische Leben der Choleravibrionen begünstigt zu haben. Vom 21. Mai bis zum 8. August in Tientsin zählt man 10 Regentage, 9 wolkige und 61 heitere Tage. Die höchste Temperatur in diesem Zeitraume war 45° und die niedrigste 10,5°.

Vor allem aber erhielt die Epidemie durch die Eigentümlichkeiten Chinas und der Chinesen ihr Sondergepräge. Hygienische Einrichtungen, wie gute Wasserversorgung, Desinfektionsvorrichtungen u. s. w. besitzt das Land nicht. Die chinesische Regierung pflegt sich nicht um die Bekämpfung der Seuche zu bekümmern. Die Chinesen bauen überhaupt keine besonderen Aborte und entleeren ihre Exkremente auf die ebene Erde. Unreinlichkeit herrscht in ihren Wohnstätten fast ausnahmslos. Sie haben keine Ahnung von den modernen Wissenschaften, kennen in Bezug auf die dort so häufigen Epidemien nur alte, abergläubische Furcht. Dies alles, insbesondere aber die Verseuchung des Peihos und die Massenhaftigkeit der Fliegen scheinen einen großen Einfluß auf die Epidemie ausgeübt zu haben.

4. Prophylaxis.

Der Prophylaxis sind die Chinesen unzugänglich. Selbst die allgemein anerkannte Macht unserer provisorischen Regierung in Tientsin konnte bei ihnen die prophylaktischen Maßregeln nicht vollkommen durchführen. Jede Kolonie, jeder Truppenteil mußte die Prophylaxis auf sich selbst beschränken. Auch die Japaner übten in diesem Sinne ihre prophylaktischen Maßregeln aus, nämlich möglichste Beschränkung des Verkehrs mit den Chinesen, Einrichtung eigener Krankenhäuser, Desinfektion verdächtiger Gegenstände und peinliche Sorge für die Wasserversorgung u. s. w.

Die japanischen als auch andere Kolonien befanden sich leider während der Epidemie unter den ungünstigsten Bedingungen, nämlich:

1. Sie mußten Trinkwasser direkt oder indirekt dem verseuchten Peiho entnehmen;

2. Sie mußten allerlei Nahrungsmittel von den Chinesen beziehen;

3. Sie litten unter der Fliegenplage, trotz eifriger Abwehr;

4. Sie mußten in einem Orte wohnen, wo eine absolute Absperrung des Verkehrs mit den Chinesen unmöglich war.

Kann man nun unter diesen Umständen bloß durch äußere hygienische Maßregeln das Eindringen des Choleravibrios in unsere Leiber mit Sicherheit verhindern? Die Unmöglichkeit, diese Frage zu bejahen, wird jedem sofort ins Auge fallen. Es muß daher ein Mittel gegen den schon in den Leib eingedrungenen Choleravibrio zu Hilfe genommen werden, nämlich die Erhöhung der Widerstandsfähigkeit des menschlichen Körpers, die Immunisierung. Diese ist zur Zeit das einzige uns zu Gebote stehende Mittel, womit man sich selber zu schützen im stande ist, ohne etwas von anderen (Chinesen) zu fordern. Dies war der Grund, warum ich die Schutzimpfung unter diesen Umständen vorschlug.

Haffkine hat in Indien mit seiner Schutzimpfung einen guten Erfolg erzielt. Dieses Verfahren ist dann von Kolle genau an Menschen weiter studiert und wissenschaftlich genügend begründet worden. Kolle schlug vor, $\frac{1}{10}$ einer Agarkultur abgetöteter Choleravibrionen zum Impfstoff für eine einmalige Impfung zu gebrauchen. Ich stellte in Tientsin erst meinen Impfstoff nach Kolle mit den neu gezüchteten Choleravibrionen dar und impfte ihn probeweise unter die Rückenhaut meines Körpers. Die Reaktionserscheinung war, abgesehen von lokalen Schmerzen bei der Bewegung, ganz leicht, so daß ich meine Arbeit ungehindert fortsetzen konnte. Ich schritt nun zur praktischen Anwendung der Schutzimpfung. Im ganzen impften ich und meine Mitarbeiter bei dieser Epidemie 1247 Japaner und 231 Chinesen. Die Reaktionserscheinung war immer ganz leicht. Der darauf regelmäßig auftretende Schmerz dauerte nur einige Tage. Das Fieber fehlte meist, abgesehen von schwächeren, nervösen Leuten und Leichtkranken (Erkältung, Magenkrankheit).

Das Ergebnis meiner Schutzimpfung in Nordchina war wie folgt:

1. Bei den japanischen Kolonisten:

	geimpft	ungeimpft
Bevölkerung	621	912
erkrankt	2	5
gestorben	1	2
% Zahl der Erkrankten	0,32	0,54
% Zahl der Gestorbenen	0,16	0,22

2. Bei den japanischen Soldaten:

	geimpft	ungeimpft
Iststärke	485	1153
erkrankt	0	1
gestorben	0	0
% Zahl der Erkrankten	0	0,09
% Zahl der Gestorbenen	0	0

Obgleich meine Schutzimpfung kein so befriedigendes Ergebnis zu verzeichnen hatte, wie ich erwartete, ist ihre günstige Beeinflussung doch ganz unverkennbar. Leider geschah die Schutzimpfung erst im späteren Stadium der Epidemie (vom 31. Juni bis 22. Juli) und führte infolgedessen nicht zu einem beweiskräftigen Resultate. Ich glaube aber, aus dieser meiner Erfahrung folgern zu können, daß

1. Die Choleraschutzimpfung bei der Bekämpfung der Cholera niemals außer acht gelassen werden soll; daß

2. Die Choleraschutzimpfung während einer Epidemie in uncivilisierten Ländern zum Schutze fremder Kolonisten und Soldaten im Kriege und im Frieden besonders wichtig ist; und daß

3. Die Choleraschutzimpfung keinerlei Gefahr mit sich bringt.

Es sei noch hier bemerkt, daß die sonstigen hygienischen Maßregeln betreffs der Bekämpfung der Infektionskrankheiten, auch im Falle der allgemein durchgeführten Schutzimpfung, immer streng zu beobachten sind. Selbst unter den Verhältnissen, wo gegen das Eindringen der Choleravibrionen eigentlich nichts unternommen werden kann, wie es leider in dieser Epidemie der Fall war, sind jene hygienischen Maßregeln doch von Nutzen, denn die Zahl der in menschliche Körper eindringenden Krankheitserreger kann damit möglicherweise so weit vermindert werden, daß sie die krank machende Dosis nicht erreicht.

Über einen Fall von Hitzschlag an Bord.

Von

Marine-Oberassistenzarzt Dr. Esch.

Am 7. August 1902 verließen wir Nagasaki, um die südlichen
Liu-kiu-Inseln zu besuchen. In der Nacht vom 8. auf den 9. August
kam auf etwa 29° Nordbreite ein heftiger Wind auf (6—7 der
12 teiligen Beaufort-Skala). Die Luft war bei etwa 27° C. feucht
und schwül. Im Laufe des 9. VIII. stieg die Windstärke von 7
auf 12. Hieraus, sowie aus der Veränderung des Barometerstandes
war zu erkennen, daß wir in einen Tuifun geraten waren. Wir
passierten das Zentrum. Der Luftdruck sank vom Raude des Cyklons,
den wir etwa 4 Uhr früh erreichten, bis zum Zentrum, in dem
wir uns von 12—2 Uhr Mittags befanden, von 749,2 auf 714,3 mm.
Etwa Abends um 10 Uhr waren wir bei 752 mm Luftdruck wieder
außerhalb des Wirbelsturms.

Früh um 4 Uhr, also gerade mit dem Einsetzen des schweren
Wetters, wurde der Heizer R. mit Hitzschlag in das Lazarett eingeliefert.

Heizer R., von Beruf Schlosser, war am 8. November 1901
mit 21 Jahren bei der Marine eingestellt worden. Am 3. Mai 1902
hatte er die Ausreise nach Ost-Asien angetreten. Während seiner
Dienstzeit war er bisher nie krank gewesen.

Seit dem 4. August war R. regelmäßig Heizerwache gegangen,
während er vorher einige Tage zur Bedienung des Funkentelegraphen
an Oberdeck kommandiert und dann wachfrei gewesen war. Am
7. und 8. August, also an den letzten beiden Tagen vor seiner Erkrankung, klagte R., der übrigens noch nicht seefest war, nach
den Angaben seiner Kameraden wiederholt über den anstrengenden

Dienst im Heizraume. Er schlief schlecht und weckte in der Nacht den neben ihm schlafenden Heizer wiederholt, weil er Krämpfe in den Armen und Beinen hatte. Bei diesen Krämpfen waren die Glieder angeblich hart und steif und wurden erst nach Reibungen mit der Hand wieder weich und beweglich. Am 9. VIII., also an dem Tage des Taifnus, hatte Heizer R. von 12 bis 4 Uhr früh Wache. Es herrschte zu dieser Zeit in dem Heizraum, in dem er arbeitete, eine Temperatur von 56° C. Für jeden Mann standen pro Wache ¹/₂ l schwarzer Kaffee und Wasser nach Belieben zur Verfügung. R. trank an diesem Tage häufig. Er versah, nur leicht mit Hose und Jacke bekleidet, seinen Dienst wie die anderen Heizer. Um 3 Uhr 50, also 10 Minuten vor dem Ende seiner 4stündigen Wache, sank er plötzlich lautlos in die Knie und fiel um. Er wurde sofort in das Lazarett gebracht.

Bei der Untersuchung zeigte der schlanke Mann einen mäßig kräftigen Körperbau und einen mittelmäßigen Ernährungszustand. Er war bewußtlos und lag mit schlaffen Gliedern in passiver Rückenlage da. Die blasse Haut fühlte sich überall heiß und trocken an. Das Gesicht war verfallen. Beide Gesichtshälften waren gleich. Die Augen waren von blauen Schatten umgeben. Die Lidspalten waren halb geöffnet. Beide Augäpfel waren etwas nach oben gerichtet. Die Pupillen waren mittelweit und gleich; sie reagierten prompt auf Lichteinfall. Die Körperwärme betrug 38° C. Es ist anzunehmen, daß diese Messung unrichtig ist, da sie durch plötzliches Erbrechen unterbrochen und wegen der bestehenden Lebensgefahr nicht gleich wiederholt wurde, und da eine 1¹/₂ Stunde später sorgfältig ausgeführte Messung 39,9° ergab. Das Erbrochene, etwa 100 ccm einer wässerigen bräunlichen Flüssigkeit, wurde in zwei bis drei heftigen Stößen aus dem Magen herausgeschleudert. Gleich nachher ging Urin und reichlicher, brauner, breiiger Stuhl ab. Die Herzgrenzen waren regelrecht, die Töne rein. Die Herztätigkeit war sehr beschleunigt (160), der Puls regelmäßig, klein, kaum zu fühlen. Der Lungenbefund war regelrecht, die Atmung regelmäßig, aber oberflächlich und beschleunigt (36).

Bei der wegen der Herzschwäche sofort vorgenommenen subkutanen Injektion von 10 ccm Äther und 10 ccm Ol. camphor. zeigte der Kranke nicht die geringste Reaktion, während er bei der Anwendung von Waschungen mit Eiswasser und einer Eiseinpackung beim jedesmaligen Benetzen der Brust oder des Rückens sofort tiefe reflektorische Atembewegungen machte. Zur energischen Abkühlung

6*

84 Dr. Esch.

wurde noch für starken Luftzug in der Umgebung des Kranken gesorgt. Wenige Minuten nach den Injektionen begann er zu stöhnen, die Muskulatur der Gliedmaßen trat in starre Kontraktion (tonischer Krampf), und bisweilen stellten sich klonische Krämpfe in den Körper- und Gesichtsmuskeln ein. Diese klonischen Krämpfe befielen einigemal nur eine Körperhälfte. Von Zeit zu Zeit bewegte er die Arme langsam hin und her, warf den Kopf von einer Seite auf die andere und bewegte die Augäpfel nach allen Richtungen. Der Puls, der nach den Injektionen besser geworden war, wurde nach einer weiteren Stunde unregelmäßig und klein. Die Pupillen wurden weit. Er erhielt 10 ccm Ol. camphor. und 1 ccm Chinin. bimuriat. unter die Haut. Der Puls wurde allmählich wieder regelmäßig und voller. Gleichzeitig erbrach er kurz hintereinander viermal grüne Flüssigkeit mit etwas Schleim. Um 8 Uhr früh war die Körperwärme auf 35,6° heruntergegangen. Der Kranke war ruhig geworden. Die Eispackung wurde daher ausgesetzt und der Mann nur lose mit einem Bettlaken bedeckt. Nur die Eisblase auf dem Kopf blieb liegen.

Sehr bald fing R. aber wieder an unruhig zu werden. Das Stöhnen steigerte sich bis zum Schreien, wobei der linke Mundwinkel des weit geöffneten Mundes schlaff nach unten hing. Die Krämpfe setzten wieder ein, die Pupillenweite wechselte sehr oft. Die Körperwärme stieg allmählich wieder auf 38,6°. Etwa um 11 Uhr, also 7 Stunden nach Beginn der Erkrankung, war die erste Spur einer Aufhellung des Bewußtseins zu beobachten, indem der Kranke jeden lauten Anruf mit kurzen unverständlichen Lauten erwiderte. Wegen des Ansteigens der Temperatur wurde eine Eispackung gemacht, außerdem erhielt er ein Eiswasser-Klystier. Um 2 Uhr war R. wieder ruhiger, die Krämpfe ließen zeitweise völlig nach, die Schmerzempfindung kehrte zurück, und der Patellarreflex war nachzuweisen. Es wurde daher die Eispackung unterbrochen. Um 4 Uhr erkannte er Personen. Sehr bald bemerkte er, daß er sich im Lazarett befand. Auf die Frage, wie lange er schon krank sei, sagte er: „das kann ich nicht sagen", fügte aber nach einer kleinen Pause unaufgefordert hinzu, daß er vom Arbeiten im Heizraum krank geworden sei. Er erhielt kurze Zeit darauf etwas Tee und Südwein, den er jedoch bald erbrach.

Gegen Abend wurde R. wieder unruhiger, er ließ die Eisblase nicht auf dem Kopfe liegen, warf die Bettdecke weg, sprach fortwährend und phantasierte in zusammenhangslosen Gedankenverbindungen. Dabei ließ er sich durch Anruf ziemlich leicht aus diesen Delirien herausreißen und zu sachgemäßen Antworten bringen. Im Laufe des Tages hatte er noch fünfmal dünnen grünlichen Stuhl mit gleichzeitigem Urinabgang.

10. VIII. Während der ganzen Nacht delirierte er andauernd. Den früh gereichten Kakao erbrach er so plötzlich und heftig, daß die ganze Bettdecke beschmutzt wurde. Er war mäßig benommen; bisweilen gab er richtige, dann wieder verworrene Antworten. Die Temperatur betrug 37,2°. Die Atmung war beschleunigt (36). Es war über beiden Lungen hinten unreines Atmen mit einzelnen Geräuschen zu hören, links vorn bestand abgesetztes rauhes Atmen. Der Klopfschall war regelrecht. Er hustete nicht. Der Herzbefund war regelrecht. Nur war der gut gefüllte Puls auffällig beschleunigt (128). Er klagte über Schmerzen in der Nabelgegend; diese Gegend war auch druckempfindlich. Die Milz war nicht zu fühlen. Nachmittags stieg die Körperwärme auf 38,2°. Gleichzeitig entwickelte sich an der Grenze des oberen Lippenrots ein Bläschenausschlag (Herpes labialis). Auch über der Vorderseite der rechten Lunge war jetzt succadiertes Atmen zu hören. Die Benommenheit und Unruhe nahmen zu; am Abend machte er wiederholt Versuche die Koje zu verlassen. Die Sprache wurde auffällig undeutlich. Auf Anruf reagierte er noch, war aber nicht mehr zu einer sachgemäßen Antwort zu bringen. Um die infolge der Benommenheit und infolge des gestrigen Erbrechens bei tiefer Bewußtlosigkeit zu befürchtende Schluck-Pneumonie möglichst zu verhindern, wurde er dreimal abgeklatscht.

11. VIII. Die ganze Nacht delirierte R. Die Körperwärme betrug Morgens 37,8°. Auch am Tage war er sehr aufgeregt, warf sich herum, sprang auf, sprach noch unklarer, schrie und lachte. Der Kranke verfiel zusehends. Das Gesicht wurde spitz, das Fettpolster schwand merklich. Der Bläschenausschlag dehnte sich von den Lippen bis zu den Nasenöffnungen aus. Die Haut nahm eine leicht gelbe Farbe an, stärker gelb war nur die Bindehaut beider Augäpfel gefärbt. Bei der Palpation der Lebergegend verzog er das Gesicht schmerzhaft. Die Druckempfindlichkeit der Nabelgegend war dagegen verschwunden. Die Milz war nicht zu fühlen. Der Urin sah bräunlichgelb aus und reagierte sauer. Das spezifische Gewicht betrug 1020. Er enthielt kein Eiweiß und keinen Gallenfarbstoff. Die Menge konnte nicht festgestellt werden, da R. dreimal Urin unter sich ließ.

Am Nachmittage stieg die Körperwärme auf 38,8°. Der Kranke
machte bei oberflächlicher Besichtigung einen septischen Eindruck.
Die Bestimmung des Blutfarbstoffes ergab 80 %, Hämoglobin. Es
war kein freier Blutfarbstoff im Blute nachweisbar. Ein frisches
Blutpräparat zeigte die roten Blutkörperchen regelrecht geformt
und in Geldrollenform liegend.

Am Abend wurde der Puls klein und sehr beschleunigt (160).
Da die Nahrungsaufnahme im Laufe des Tages auf etwa 500 ccm
Flüssigkeit beschränkt geblieben war, wurde eine subkutane Kochsalzinfusion von 1000 ccm gemacht. Das Wasser wurde sofort
aufgesaugt. Der Patient wurde nach der Infusion auf kurze Zeit
etwas ruhiger.

12. VIII.   Auch diese Nacht delirierte der Kranke andauernd.
Die Körperwärme betrug 38°. Die Kräfte nahmen immer mehr ab.
Am Munde bildeten sich neue Bläschen. Über den Lungen war
H. U. Bdsts. und L. V. U. rauhes Atmen hörbar. Der Puls war klein.
Die Druckempfindlichkeit der Leber bestand noch in geringem Maße.
Die Milz war nicht zu fühlen. Nach Ei und Südwein erbrach er.
Er erhielt eine Kochsalzinfusion von 1000 ccm, die aber fast gar
nicht resorbiert wurde.

Mittags stieg die Körperwärme auf 40,1°. Er sprach völlig
unverständliche Worte. Die Unruhe wurde immer größer.

Um 4 Uhr Nachmittags betrug die Körperwärme 41,8°. Bald
nachher collabierte der Kranke plötzlich. Er lag schlaff und ohne
jede aktive Lebensäußerung da. Die Atmung wurde oberflächlich,
beschleunigt (48); der Puls war fliegend, kaum zu fühlen (200).
Die Pupillen waren ad maximum erweitert, die Haut war vollständig
trocken. Auf 10 ccm Äther und 10 ccm Ol. camphor. hob sich
der Puls, die Atmung wurde ruhiger und tiefer, und der Patient
fing wieder an zu stöhnen. Gleichzeitig wurde eine Einpackung
gemacht und für kräftigen Luftzug gesorgt. Der Kranke fing an
zu delirieren, lag dabei aber völlig still im Bette (murmelierende
Delirien). Er erhielt eine Kochsalzinfusion von 1000 ccm, die zum
Teil bald aufgesaugt wurde. Die Körperwärme betrug um 7 Uhr,
3 Stunden nach dem Collaps, 36,8°. Allmählich wurden die Füße
kalt. Die Körperwärme ging dabei wieder in die Höhe und der
Versuch, sie durch Eiswasserumschläge auf die Brust niedrig zu
halten, mißlang. Bisweilen traten leichte Zuckungen in der Muskulatur des Gesichts und der Gliedmaßen auf. Äußerungen von
Schmerz konnten nicht mehr ausgelöst werden. Der Puls wurde

klein und liegend (205) trotz wiederholter Äther- und Kampher-
injektion, die Atmung oberflächlich und sehr beschleunigt (60).
Der Kranke hustete viel, aber ganz schwach und so kraftlos, daß
kein Auswurf herausgefördert wurde. Er wurde deswegen stark
abgeklatscht, aber auch hierbei trat keine Vertiefung der Atmung
und kein stärkerer Husten auf.

Der Puls war am 13. VIII. 1 Uhr früh nicht mehr fühlbar,
die Atmung wurde immer mühsamer und nach zeitweiser Steigerung
(60) langsamer und unregelmäßig. Etwa um 1.40 Uhr stand die
Atmung still, und unter Zuckungen der gesamten Muskulatur trat
um 1.50 Uhr der Tod ein.

In dem nachher entnommenen Urin war etwas Eiweiß, aber
kein Zucker nachweisbar. Der Urin sah schmutzig, bräunlichgelb
aus und reagierte sauer, das spezifische Gewicht betrug 1020.

Am Morgen des 13. VIII. wurde die Sektion ebenfalls an Bord
gemacht. Es folgt hier ein Auszug des Protokolls: Es bestand in
allen Gliedern eine schwer zu überwindende Muskelstarre. Die
Totenflecke waren reichlich ausgebildet. Auf der Brust, namentlich auf dem Unterleibe und den Oberschenkeln fanden sich einzelne
braune, linsengroße Stellen, die auf dem Durchschnitte Blutaustritte
in das Gewebe zeigten. Die Geschlechtsteile zeigten keine Narbe.

Das Schädeldach zeigte eine Dicke von durchschnittlich 4 mm.
An der Oberfläche des Knochens waren zahlreiche gefüllte Gefäße
zu sehen. Die Diploë war rötlich gefärbt. An der Innenfläche
waren die Gefäßfurchen stark ausgeprägt. Auf der Höhe des
Scheitels befanden sich 2 erbsengroße rundliche Löcher im Schädel-
dache, die von der dort mit dem äußeren Periost festgewachsenen
harten Hirnhaut ausgefüllt waren. Die harte Hirnhaut zeigte stark
gefüllte Gefäße und war überall in der Nähe der Kranznaht stark
gelb gefärbt. Der Längsblutleiter war in den vorderen Teilen mit
flüssigem Blute gefüllt und enthielt in dem hinteren Teile außerdem ein langes Blutgerinnsel (Cruor). Nach Entfernung der harten
Hirnhaut zeigte sich die weiche Hirnhaut strotzend mit Blut gefüllt;
außerdem befand sich in den Maschen der weichen Hirnhaut reichliche, gelbliche, leicht getrübte Flüssigkeit. Nach Herausnahme
des Hirns, bei der im übrigen sehr reichlich blutigwässrige Flüssigkeit herausfloß, zeigten sich rings um das Kleinhirn, an der Seh-
nervenkreuzung und an den seitlichen unteren Teilen der Halbkugeln
des Großhirns ausgedehnte, flache Blutaugen, ganz vereinzelt kamen
dieselben auch in der Nähe der großen Längsfurche in der Höhe

des Scheitels vor. Die Gefäße des Gehirns waren überall zartwandig und enthielten reichlich Blut. Die weiche Hirnhaut ließ sich leicht ablösen. Die Festigkeit des Großhirns war die gewöhnliche. Der Durchschnitt war feucht und glänzend und zeigte zahlreiche ziemlich große Blutpunkte, die von Wasser leicht abgespült wurden. Die Seitenhöhlen waren erweitert und mit einer rötlichen Flüssigkeit erfüllt. Die Grundflächen dieser Höhlen, sowie die des III. Ventrikels zeigten zahlreiche Blutanstritte. Das Kleinhirn war auf dem Durchschnitte weißlich-rosa gefärbt und enthielt zahlreiche Blutpunkte. Auf der Grundfläche der IV. Hirnhöhle waren flache Blutungen sichtbar. Punktförmige Blutextravasate waren in den großen Hirnganglien und dem verlängerten Marke zu sehen. Die harte Hirnhaut zeigte an der Schädelbasis in der Gegend der Keilbeine und Felsenbeine zahlreiche, strichförmige, parallel angeordnete Blutungen.

Bei der weiteren Sektion zeigte sich das Unterhautfettgewebe orangegelb gefärbt. Die Muskulatur war trocken. Der Zwerchfellstand war rechts V., links VI. R. Die Lungen waren nur wenig zurückgesunken und bedeckten das Herz zum größten Teil. In der Brusthöhle fanden sich wenige ccm gelblicher Flüssigkeit. Das Herz war über faustgroß. Die linke Herzhälfte war eng zusammengezogen und fühlte sich hart an, die rechte war weit und schlaff. Aus dem eröffneten linken Vorhofe floß etwa 40 ccm dunkelrotes Blut. Die linke Kammer war leer. In dem rechten Vorhofe fanden sich vereinzelte Speck- und Blutgerinnsel und etwas flüssiges Blut. Die rechte Kammer enthielt spärliche Blutgerinnsel, aber fast gar kein flüssiges Blut. Unter dem Herzbeutel, der in der Nähe der Gefäße reichlich Fett enthielt, befanden sich zahlreiche punktförmige bis linsengroße flache Blutungen. Die Klappen zeigten sich beim Aufschütten von Wasser dicht. Nach dem Aufschneiden der Herzhöhlen zeigte die linke Kammer unter der Herzinnenhaut ausgedehnte flache Blutungen. Die Dicke der linken Ventrikelwand betrug durchschnittlich 1,2 cm. Der Muskel sah auf dem Durchschnitte frisch rot aus. Die rechte Kammer zeigte eine Wanddicke von etwa 4,5 mm und war ebenso wie der rechte Vorhof frei von Veränderungen. Die Aortenklappen, namentlich aber die Anfangsteile der Aorta selbst zeigten unregelmäßige gelbliche Verdickungen der Wand. Die Kranzgefäße waren zart und enthielten kein Blut.

Beide Lungen waren in den vorderen Abschnitten blaßgrau und zeigten sehr deutlich etwas vergrößerte Lungenbläschen. Die hinteren unteren Abschnitte waren dunkel blaurot gefärbt und

zeigten unter dem Lungenfelle ausgedehnte flache Blutungen. Die
Festigkeit der letzteren Teile war wesentlich erhöht. In den untersten
Partien der Unterlappen entstand auf Druck kein Knistern; sie
sahen auf dem Durchschnitte dunkelrot aus. Auf Druck entleerte
sich eine reichliche, blutige Flüssigkeit, die vielfach frei von Luft-
blasen war. Die oberen blassen Teile waren überall lufthaltig und
entleerten auf Druck keinen Schaum und nur sehr wenig Blut.
Die Brustaorta zeigte in der Nähe der abgehenden Gefäße
ausgedehnte, schwielige, gelbliche Verdickungen.
Die Milz war nicht vergrößert (11 cm lang, 6 cm breit, 3,5 cm
hoch). Die Farbe war stahlblau, die Festigkeit die gewöhnliche.
Auf dem braunroten Durchschnitte waren keine Follikel zu erkennen.
Die Oberfläche beider normal großen Nieren zeigte mäßig gefüllte
Gefäße und war graurötlich gefärbt. Rinde und Mark waren deutlich
voneinander abzugrenzen und die Malpighi'schen Körperchen waren
in der durchscheinenden Rinde als rote Punkte zu sehen. Beide
Nierenbecken und der Anfangsteil der Harnleiter zeigten einzelne
punktförmige Blutungen. Im Darm fand sich teils gelblicher, teils
grünlicher ziemlich dünner Inhalt in spärlicher Menge. Die Schleimhaut war größtenteils etwas geschwollen, die Gefäße mäßig stark
gefüllt. Der Magen war nur wenig gefüllt mit einer grünen, trüben
Flüssigkeit. Die Schleimhaut war mäßig stark gefaltet und mit
einem schleimigen Belage versehen. Nach Entfernung desselben
zeigten sich überall kleine Blutungen. Die Leber zeigte keine Blutungen,
und auf der Schnittfläche bestand eine deutliche Zeichnung. Die
Gallenblase war mäßig mit olivengrüner Flüssigkeit gefüllt. Die Bauch-
speicheldrüse war mittelgroß (19 cm lang, 3,5 cm breit und 1,8 cm
hoch). Die Festigkeit war erhöht, der graurötliche Durchschnitt
war ziemlich trocken. Die Hoden zeigten keine Atrophie und
keine Narbe.

Gehen wir jetzt zu einer Besprechung unseres Falles über.
Was zunächst die Ursache des Hitzschlages anbetrifft, so sind für
denselben im wesentlichen die anstrengende Arbeitsleistung und die
Heizraum-Temperatur von 56° verantwortlich zu machen. Die an
und für sich schon sehr schwere Arbeit vor den Feuern ist an dem
Tage der Erkrankung durch das Stampfen und Schlingern des
Schiffes noch wesentlich vermehrt gewesen. Wer nur einmal ein
schweres Wetter an Bord mitgemacht hat, weiß, wie müde man
allein durch das beim Stehen notwendige Festhalten und Abstützen
wird. Diese Arbeitsleistung kommt hier also zu der gewöhnlichen

Arbeit als Heizer noch hinzu. An 2. Stelle wirkte als Ursache
des Hitzschlages die hohe Temperatur. Eine Temperatur von 56°
ist für Heizräume an Bord ungewöhnlich hoch. Sie ist an dem
genannten Tage in folgender Weise zu stande gekommen: Unsere
Heizräume erhalten ihre frische Luft durch je zwei vom Zwischendeck nach ihnen führende Niedergänge. Wegen des schlechten
Wetters mußten die Fenster des Zwischendecks geschlossen werden,
so daß kalte Luft nur von dem höher gelegenen Batteriedeck zu-
fließen konnte. Die Niedergänge zu diesem vom Oberdeck aus
waren aber wegen des damals herrschenden Regens ihrerseits mit
Segeltuchkappen verschlossen, so daß das Abströmen der warmen
Luft stark beeinträchtigt war, und die zuströmende kalte Luft auf
ihrem Wege durch die 2 recht warmen Decks schon stark erwärmt
den Heizräumen zugeführt wurde. Es trat daher eine Erhöhung
der für gewöhnlich etwa 43° betragenden Heizraumtemperatur auf
56° ein. Diese Zahl gibt aber nur eine sehr ungenaue Vorstellung
von den tatsächlichen Wärmeverhältnissen in einem Heizraume,
denn einerseits wird die Temperatur in demselben durch die Strahlung
von den sehr heißen Kesseln wesentlich erhöht, andererseits sorgt
der starke Luftwechsel in einem Heizraume für eine energische Abkühlung feuchter Körper, also für eine Herabsetzung der „fühlbaren
Temperatur". Zur Klarlegung dieser Verhältnisse führte ich nachträglich bei einer Außentemperatur von 22° in dem in Frage stehenden
Heizraume folgende Messungen aus: Es wurden neben das gewöhnliche Thermometer, das 1½ m über den Flurplatten in der Mitte
des Raumes hängt und 44° zeigte, 3 andere Thermometer, deren
Korrektion vorher bestimmt war, angebracht. Die Quecksilberkugel
des einen wurde in ein feuchtes Flanellläppchen gehüllt. Um dieses
Läppchen beständig feucht zu halten, wurde ein Docht von ihm
in ein Glas Wasser geleitet. Die Quecksilberkugel zweier anderer
Thermometer wurde berußt; das eine wurde frei, das andere in
einem dünnen Kochkolben aus Glas aufgehängt, um den Luftwechsel
an der Umgebung desselben möglichst auszuschalten. Das frei
hängende berußte zeigte jetzt 47°, das im Kochkolben 53°, während
das feuchte nur 30 zeigte. Während also die Strahlungswärme
der Kessel die Umgebung auf 53° bezw. mehr zu bringen suchte,
war die gleichzeitige Verdunstung im stande, feuchte Körper auf
30° abzukühlen, hier also um 14° unter die Lufttemperatur. Der
bei beständiger Flüssigkeitszufuhr und gleichzeitiger Arbeit stets
feuchte, ja geradezu in Schweiß gebadete Körper eines Heizers wird

natürlich an seiner Oberfläche ebenfalls annähernd auf 30° gehalten.
Diese Verdunstungstemperatur, die sogenannte „fühlbare Temperatur",
ist es ganz allein, welche die Körperwärme der Heizer während der
Wache etwa auf normaler Höhe hält, oder doch je nach dem Training
und der Disposition nur um 1—2° steigen läßt. Wenn nun bei
einer Außentemperatur von 27° (gegen 22 im Versuche), einer Heizraumtemperatur von 56 (gegen 44), also einer wohl nahe an 37
(gegen 30) liegende Verdunstungstemperatur doch einmal eine abnorm
hohe und daher sofort schädliche Überhitzung des Körpers eintritt,
so ist dies physiologisch durchaus zu verstehen. Es kommt in
unserem Falle noch hinzu, daß mit der Erkrankung sofort auch
eine Störung in dem Mechanismus der Wärmeregulierung eintrat.
Anstatt daß die Haut des Kranken mit Schweiß bedeckt war, war
sie absolut trocken, obgleich der Körper einen Überfluß an Wasser
durch den reichlichen Abgang von Urin und das wäßrige Erbrechen
zeigte. Die Wärmeabgabe war hiermit aufgehoben. Als disponie-
rende Momente kommen hier noch unzureichende Gewöhnung an die
Arbeit vor den Feuern, der mangelhafte Schlaf während der letzten
beiden Nächte und die allgemeine Mattigkeit während dieser 2 Tage
in Betracht. Beim Zusammentreffen so vieler in gleichem Sinne
wirkender Umstände ist der Eintritt des Hitzschlages nicht zu verwundern. Im Gegenteil muß sogar sein verhältnismäßig seltenes
Auftreten bei der Unvermeidbarkeit solcher ungünstigen Verhältnisse auffallen. In den Jahren 95—99 sind z. B. auf den Schiffen
der Kaiserlichen Marine nur folgende Fälle vorgekommen:

In Ostasien beim seemännischen Personal   9
    „   „   „   Maschinen-   „   33

Summe: 42 = 4,3 %;

im übrigen Auslande beim seemännischen Personal 3
   „   „   „   „   Maschinen-   „   39

Summe: 42 = 3,3 %;

in der Heimat beim seemännischen Personal   7
   „   „   „   „   Maschinen-   „   19

Summe: 26 = 1,2 %.

2 Fälle auf der ostasiatischen Station, die das Maschinenpersonal
betrafen, endeten tödlich. Ein Mann von der Südseestation wurde
wegen Herzschwäche nach Hause geschickt. Die übrigen 108 Fälle
blieben dem Dienste erhalten. Die leichtesten Fälle heilten in
1—2 Tagen, die schwereren in 4—5 Tagen. Nur für die im Mittel-

meer kreuzenden Schiffe betrug die durchschnittliche Behandlungsdauer in den Jahren 1897/99 7,1 Tage. Das Gesicht der Kranken
war rot bis blaurot gefärbt, öfteres gedunsen. Die heiße Haut
war reichlich mit Schweiß bedeckt. Die Bewußtseinstrübungen
waren meist nur von kurzer Dauer und nur selten traten tonische
und klonische Krämpfe auf. Die höchste beobachtete Temperatur
betrug 39,3°. Es bestand beschleunigte Atmung und sehr schnelle
Herztätigkeit. Einigemal wurde eine Herzverbreiterung nachgewiesen.
Ein Sektionsbefund der Verstorbenen ist nicht erwähnt.

Dagegen machte unser Patient von vornherein einen wesentlich schwereren Eindruck, und es deutete alles in erster Linie auf
eine Läsion des Zentralnervensystems hin. Der Kranke war die
ersten 7 Stunden lang tief bewußtlos und kam erst nach weiteren
5 Stunden soweit zu sich, daß er Fragen beantworten konnte, aber
sehr bald stellte sich wieder eine immer mehr zunehmende Benommenheit ein. Es bestanden heftige allgemeine Krämpfe. 5 Stunden
nach Beginn der Erkrankung traten Delirien auf, die fast ohne
Unterbrechung bis zum Tode anhielten und in allen Abstufungen
von der furibunden Art bis zu der mussitierenden wechselten. Die
erwähnte Störung in dem Mechanismus der Wärmeregulierung ist
wohl, ebenso wie die immer wiederkehrende Temperatursteigerung,
die andauernde Beschleunigung des Pulses und der Atmung, das
wiederholte explosive Erbrechen und der häufige dünne Stuhl als
Zeichen einer schweren zentralen Reizung aufzufassen.

Die klinische Diagnose, daß das Zentralnervensystem der pri-
märe Sitz der Erkrankung sei, ist durch die Sektion im vollsten
Maße bestätigt worden. Die Gefäße der Hirnhäute und des Gehirns
waren strotzend mit Blut gefüllt. Es bestand starkes Ödem der
weichen Hirnhaut und des Gehirns. Die Hirnhäute, die Hirnsubstanz, die Grundfläche der Ventrikel und das verlängerte Mark
zeigten zahlreiche Blutungen. Daß diese Blutungen durch Überhitzung allein zu stande gekommen sein sollten, ist ausgeschlossen,
da die Temperatur noch nicht einmal die Fieberhöhe der akuten
Infektionskrankheiten erreichte. Vielleicht ist die Ursache der
Blutungen eine infolge der passiven Wärmestauung eingetretene
Anomalie des Stoffwechsels und eine daraus resultierende Autointoxikation gewesen. Für eine Intoxikation würden der Herpes, der
Icterus sowie der Allgemeineindruck sprechen. Jedenfalls sind die
Blutungen nicht durch eine Stauung hervorgerufen, denn es be-
standen sonst gar keine Stauungserscheinungen.

Die Behandlung war die gewöhnliche, allgemein anerkannte.
Sie übte in unserem Falle einen entschieden günstigen Einfluß aus,
aber sie konnte den schließlichen Ausgang nicht verhüten. Da bisher alle therapeutischen Maßnahmen bei schwerem Hitzschlage versagt haben, wird die Hauptsache einer wirksamen ärztlichen Tätigkeit die Prophylaxe des Hitzschlages bleiben. Vielleicht bieten hier
die Krämpfe, welche unseren Patienten 2 Nächte vor der Erkrankung
befielen, einen neuen, bisher noch nicht gewürdigten Anhalt für
rechtzeitiges ärztliches Eingreifen. Es wurden damals beide Arme
und Beine symmetrisch von Krämpfen befallen. Während der
Krämpfe waren die Muskeln steif, und erst auf das Reiben mit der
Hand hin wurden sie wieder weich. An den betreffenden Tagen
litten außer unserem Kranken noch 2 Heizer an diesen symmetrisch
auftretenden, tonischen Krämpfen der willkürlichen Muskulatur.
Das Bewußtsein war nicht getrübt. Die Krämpfe traten nach der
anstrengenden Arbeit vor den Feuern auf. Eine Temperatursteigerung war nicht nachweisbar. Die Kranken meldeten sich allerdings
erst etwa 1¼ Stunden nach Verlassen des Heizraumes krank. Sie
wurden von einer Wache (4 Stunden) befreit. Nach dieser Zeit
hatten sie sich so weit erholt, daß sie ihre Arbeit wieder vollständig
versehen konnten. Es handelte sich hier offenbar um die sogenannten „Heizerkrämpfe". Sie scheinen nicht so selten vorzukommen,
wie man dies aus der seltenen Erwähnung in den Marine-Sanitäts-
berichten schließen sollte. Zu Anfang dieses Jahres beobachtete
ich solche Fälle verschiedentlich während der Fahrt durch die Java-
See und den Golf von Martaban. Sie kamen bei sehr anstrengendem
Dienste und hoher Temperatur in den Heizräumen vor. Auch diese
Kranken wurden von ein oder zwei Wachen befreit und konnten
dann wieder Dienst machen. Im August vorigen Jahres war ein
solcher Kranker 3 Tage lang in Behandlung. Hier waren die
Krämpfe am Ende einer Wache aufgetreten. Nicht bloß die Bein-
und Armmuskulatur, sondern auch die Bauch- und Kaumuskeln
waren bei ihm befallen. Die Krampfanfälle dauerten anfangs durchschnittlich 3—4 Minuten und setzten dann 1—2 Minuten aus.
Der Kranke, der zuerst noch badete und sich leider erst etwa
1 Stunde nach Verlassen des Heizraumes krank meldete, hatte keine
Temperatursteigerung. Auf die Darreichung von Narcoticis verloren
die Krämpfe sehr bald an Heftigkeit. Die Krämpfe der Bauch-
und Gesichtsmuskulatur schwanden innerhalb einer Stunde, die der
Arm- und Oberschenkelmuskulatur im Laufe des zweiten Tages,

aber die Wadenmuskulatur wurde am 3. Tage noch einigemal
befallen.

Das symmetrische Auftreten und die weite Verbreitung der
Krämpfe sprechen für eine zentrale Reizung. Aus diesem Grunde,
sowie wegen des Entstehens der Krämpfe bei besonderen Anstrengungen in abnorm hoher Hitze und wegen des zeitlichen, anscheinend prodromalen Zusammenhanges mit dem Hitzschlage unseres
Kranken möchte ich annehmen, daß die Heizerkrämpfe und der
Hitzschlag durch dieselbe Ursache hervorgerufen werden, und möchte
sogar die Heizerkrämpfe als eine leichte Form des Hitzschlages
auffassen. Jedenfalls muß das Auftreten von Heizerkrämpfen den
Arzt mahnen, energisch darauf zu achten, daß die Vorsichtsmaßregeln zur Verhütung des Hitzschlages, wie sie z. B. in der Marine-
sanitätsordnung in ausführlicher und praktischer Weise angegeben
sind, durchgeführt werden.

II. Besprechungen und Literaturangaben.

a) Hygiene, Biologie, Physiologie, medizinische Geographie und Statistik.

Nocht und Giemsa. Über die Vernichtung von Ratten an Bord von Schiffen als Maßregel gegen die Einschleppung der Pest. Arbeiten aus dem Kaiserlichen Gesundheitsamte, Band XX, S. 91.

Während für die Rattenvertilgung in Speichern vorwiegend tierische Vertilger (Katzen, Hund, Frettchen, Mungos) und fette phosphorhaltige Nahrung in Betracht kommen, empfehlen sich für die Rattenvernichtung auf Schiffen namentlich Gasräucherungen.

Das viel angewandte Schwefeldioxyd kommt wegen seiner Wirkung auf Waren und die Schiffswände, die Kohlensäure infolge ihrer geringen Wirkung auf die Ratten und der Unmöglichkeit einer gleichmäßigen Verteilung in den Laderäumen weniger in Betracht.

Gute Resultate aber gibt das geruchlose und für die Ladung indifferente, sehr giftige (bei Ratten schnell lähmend wirkende) und sich rasch im Raum verteilende Kohlenoxydgas, das am zweckmäßigsten in Form des Generatorgases (durch unvollkommene Verbrennung von Koks gewonnen) angewandt wird. In dem von den Verfassern unter Mitwirkung von Dr. Leybold-Hamburg und der Firma Pintsch in Berlin konstruierten, auf einem Schiffe untergebrachten Apparate, dessen Verständnis durch Abbildungen erleichtert wird, wird Koks zum Zweck der Gaserzeugung in einem Generator unter Einblasen von Luft verbrannt, ein Teil der dabei entstehenden Wärme wird zur Erzeugung von Dampf verwandt, der seinerseits zum Betrieb einer Wasserpumpe und einer Ventilatoren dient; für den vorliegenden Fall kommen nur wasserstofffreie Generatorgase in Betracht, die infolge des Kohlensäuregehaltes etwas schwerer als Luft sind und mit Luft gemischt nicht explosiv sein dürfen; letzteres wird erreicht, wenn das Volumen der Kohlensäure doppelt so groß als das des Kohlenoxyds ist.

Der Gehalt an den einzelnen Gasen, der jeweils mit dem Orsat'schen Apparat bestimmt wird, beträgt durchschnittlich für Kohlenoxyd 4,95 Vol.°/$_0$, Kohlensäure 18,0°/$_0$, Stickstoff 77,05°/$_0$, das spezifische Gewicht (bezogen auf Luft gleich Eins) 1,085. In der Stunde lassen sich etwa 405 cbm des Gases erzeugen; das Einleiten muß in sämtliche durch Horizontal- und Vertikalschotte getrennte Räumlichkeiten des Schiffes besonders geschehen, und zwar nachdem das Schiff zu dem Zweck von der Mannschaft verlassen ist. Zur Erzielung des nötigen Effektes genügt es $^1/_2$ bis $^3/_4$ des Kubikinhaltes des Schiffes an Gas einzuleiten. Um das Gas wieder zu entfernen, nachdem es seine Wirkung getan, genügt es meist die Ventilatoren und oberen Luken zu öffnen und die Windhauben in den Wind zu stellen, die Entgasung geht dann schnell vor sich, und meist ist nach 6 Stunden auch bei stärker Luftbewegung die Luft kohlenoxydfrei. Die Probe auf die Abwesenheit schädlicher Mengen Kohlenoxyd wird auf biologischem Wege vorgenommen, indem die für Kohlenoxyd besonders empfindlichen Mäuse auf mechanischem Wege in die einzelnen Räume gebracht und 2 Stunden darin belassen werden.

Es wurden eine Reihe Versuche vorgenommen, die sämtlich die ausgezeichnete Wirkung des Generatorgases, namentlich auch seine vorzügliche Durchdringungsfähigkeit erwiesen; in keinem Falle wurden auf dem betreffenden Schiffe mehr lebende Ratten bemerkt. Zudem sind die Kosten des Verfahrens gering.	Haller (Berlin).

Die Pest und die Ratten. A medicina contemporanea 5 de Julho 1903.

Tem-se behauptet im Gegensatz zur Hypothese Simond's von der Übertragung der Pest durch die Flöhe infizierter Ratten, daß die dabei in Betracht kommenden Floh-Species den Menschen nie attachieren. Simond hat die Floh-Arten zwar nicht bestimmt, er stützt sich jedoch auf die Tatsache der Übertragung durch das Experiment. Valerio (Lausanne) findet bei den Ratten Typhlopsylla musculi und Pulex fasciatus und erklärt, daß weder der eine noch der andere den Menschen beißt. Da Simond in Indien, Valerio in Europa arbeitete, können beide Autoren verschiedene Species vor sich gehabt haben.

Tidswell hat nun zur Zeit der letzten Pestepidemie in Sidney 100 Stück Rattenflöhe bestimmt. Es waren davon:

    10 Pulex fasciatus,
    8 Typhlopsylla musculi,
    1 Pulex serraticeps,
    61 Pulex pallidus.

Die letzte Art war bisher nicht für die Ratte, sondern nur für Mus albipes (Socotra) und Herpestes ichneumon (Ägypten) bekannt. Sie beißt auch den Menschen, ebenso wie Pulex fasciatus und Pulex serraticeps. Von den vier genannten Species greift nur Typhlopsylla musculi den Menschen nicht an.	R. Pöch (Wien).

Inghilleri, F. Della resistenza e dell' adattamento del B. pestigeno a vivere nell' acqua potabile. Annali d' Igiene sperimentale, vol. XIII. Fasc II. 1903.

Der Autor unterzieht die Frage nach der Lebensfähigkeit des Pestbacillus im Wasser einer neuerlichen Revision. Gegen die Möglichkeit einer Pestinfektion durch Wasser sprechen von vornherein die epidemiologische Erfahrung, ferner das, was man aus dem klinischen Verlaufe über die Eingangspforten schließt, sowie die bisherigen Ergebnisse der Versuche über die Resistenz des Pestbacillus im Wasser. Bloß Hafkine vermutet (La propagation de la pest), daß der Pestbacillus sich im Wasser oder in der Erde erhalten könne. Wilm nimmt eine Infektion durch den Digestionstractus als häufig an. Nach den Versuchen der deutschen Pestkommission geht die Lebensfähigkeit des Pestbacillus im sterilisierten Wasser nicht über zehn Tage, im nichtsterilisierten nicht über fünf Tage hinaus.

Der Autor versuchte nun, den Pestbacillus allmählich an die Lebensweise im Wasser anzupassen, indem er ihn aus Bouillon in immer verdünntere Mischungen von Bouillon und sterilisiertem Wasser brachte. Die Überimpfungen geschahen immer dann, sobald sich der Autor von der stattgefundenen Vermehrung des Pestbacillus in der Flüssigkeit überzeugt hatte. Die Virulenz des Bacillus nahm dabei sehr ab; während er ursprünglich eine weiße Maus in 24 Stunden getötet hatte, brachte er schließlich sieben Tage dazu.

Diese so herangezüchtete „Varietät" des Pestbacillus, wie sie der Autor nennt, zeigte nun selbst im Trinkwasser (Aqua Marcia in Rom) neben den im Wasser vorkommenden Bazillen Lebensfähigkeit, sie konnte kulturell noch am 20. Tage nachgewiesen werden, der Tierversuch gelang noch nach 120 Tagen. Die ursprüngliche, an das Wasser nicht angepaßte Kultur dagegen war schon nach fünf oder sechs Tagen nicht mehr im Wasser nachweisbar. Auch eine deutliche Vermehrung der adaptierten „Varietät" im Wasser wurde bis zum sechsten Tage nachgewiesen. R. Pöch (Wien).

Borel, Frédéric. **Cholera et peste dans le pèlerinage musulman 1860—1903.** Masson et Cie, Paris 1904.

Mit der bestimmten Absicht, Cholera und Pest in ihren Beziehungen zu den muhammedanischen Pilgerzügen zu studieren, ist B. in den Sanitätsdienst des ottomanischen Reiches eingetreten und beinahe vier Jahre lang in leitender Stellung in Bassora, Clazomene, Camaran und Djeddah tätig gewesen. Aus dem reichen Schatze seiner gesammelten Erfahrung ist das vorliegende Buch entstanden. Im ersten Teil des Werkes beschreibt Verf. die Pilgerfahrten im allgemeinen. Die Zahl der Teilnehmer ist nicht so riesengroß, wie übertriebene Schilderungen vermuten lassen. Im Mittel kommen alljährlich 45000 Hadjis auf dem Seewege, 8000 auf dem Landwege an. Der Seeweg gewinnt wegen der verbesserten Transportverhältnisse auf den modernen Dampferlinien von Jahr zu Jahr an Bedeutung, jedoch auch die zentralasiatischen Bahnen führen aus Zentralasien Pilger aus Landschaften herbei, deren die heiligen Stätten früher unerreichbar waren. Für das Auftreten von Seuchen ist es besonders wichtig, daß das muhammedanische Jahr ein Mondjahr ist, somit die Feste sich alljährlich verschieben und in verschiedene Jahreszeiten des Sonnenjahres fallen. Fast die Hälfte der Pilger sind Arme, Kranke, Frauen, Kinder oder Greise. Schon in seuchefreien Jahren kehrt ein Viertel der frommen Reisenden nicht wieder in die Heimat zurück, von welcher Zahl die meisten sterben; in ungünstigen Jahren verschlingt der geheiligte Boden 40 ja 50%!

Die eingehend beschriebenen hygienischen Verhältnisse der Hafenstädte Djeddah und Yambo, die der heiligen Städte Mekka und Medina sind kläglich, Wasserversorgung und Abfuhrwesen äußerst schlecht. Die auf den Druck der europäischen Mächte hin eingerichteten großen Quarantäne-Stationen leiden unter der finanziellen Mißwirtschaft, erfüllen aber nach Kräften ihre wichtige Aufgabe, den Zuzug Kranker besonders von Süden und Osten, sowie den Abzug der neu infizierten nach Norden und Westen, d. h. nach den Mittelmeerländern und Europa, zu verhindern.

Cholera und Pest werden dann im zweiten Teile des Buches in epidemiologischer Hinsicht studiert. Verf. kommt zu dem Schlusse, daß beide Krankheiten sich für die Reise den günstigsten Nährboden aussuchen, das ist für die Cholera der kranke Mensch, für die Pest die Ratte. Waren und Reisegepäck sind für die Verschleppung von untergeordneter Bedeutung. Die Cholera pflanzt sich fort 1. durch eine ununterbrochene Reihe von Kranken. Isolierung der Kranken bietet dagegen Schutz, 2. durch das infizierte Reisegepäck. Die Infektionsgefahr bleibt jedoch nur wenige Tage bestehen und ist durch Desinfektionen zu bemeistigen. 3. Durch „latenten Mikrobismus". Es kommen scheinbar gesunde Pilger an, dieselben haben jedoch Choleravibrionen im Darmkanal, welche unter bestimmten Verhältnissen besonders durch schlechtes, verschiedene andere Mikroorganismen enthaltendes Wasser virulent werden. Verf. stützt diese Auffassung auf seine Erfahrungen in Camaran. Gute Trinkwasserversorgung schützt gegen diese Gefahr.

Die Pest wurde in Djeddah bisher weder durch Waren noch Reiseeffekten, noch durch die Menschen eingeschleppt, sondern ausschließlich auf dem Seewege durch die Schiffsratten. Gegen diese also haben sich alle Maßregeln zu richten.

Den Schluß bildet die Beschreibung der gegenwärtigen primitiven Organisation zur Überwachung der Pilgerzüge, sowie zur Abwehr der Seuchen. Das Buch verdient im einzelnen gelesen zu werden und ist ebenso lehrreich wie interessant geschrieben.   M.

Nightingale, P. A. The climate and diseases of Bangkok. Brit. med. Journ. 20. IX. 1902.

Bangkok liegt inmitten großer Reisfelder. Sein Klima wird durch die Monsune bedingt. Der jährliche Regenfall schwankt zwischen 87 und 70 Zoll. Fällt wenig Regen, so nehmen Cholera und Dysenterie erheblich zu, weil dann der einzige Fluß, der das Trinkwasser liefert, schlechtes Wasser enthält. Die niedrigste Temperatur beträgt 13° C. Die wirklich kalte Zeit dauert vier bis fünf Wochen. Die kalten trockenen Monate sind November, Dezember, Januar. Unter den Krankheiten steht die Malaria und zwar das Tropenfieber obenan. Die Krankheiten des Verdauungskanals machen 35% aus. Dysenterie herrscht unter Europäern und Asiaten, Sprue unter den Europäern, ebenso morgendliche Durchfälle. Typhus hat in den letzten acht Jahren sehr zugenommen, Cholera herrscht jahrein jahraus von Februar bis Juni. Gegen Ende der trockenen Zeit wird das Flußwasser brackig (das Land liegt nur einige Fuß über und nur 25 engl. Meilen von der See ab), und da es die armen Leute als einziges Trinkwasser benutzen, so leiden sie außerordentlich unter Cholera. Rheumatismus ist fast unbekannt, Nierenleiden sind häufig unter den nur zwischen sich heiratenden höheren Klassen. Lepra und Elephantiasis sind nicht sehr, Hautkrankheiten hingegen weit verbreitet. Granulöse Augenentzündung, namentlich bei Kindern, und Otitis externa während der feuchten Jahreszeit sind häufig. Eine Beriberi-Epidemie brach im Februar 1901 aus, Dengue wurde im Dezember desselben Jahres eingeschleppt und ergriff gegen 95% der Eingeborenen und 50°, der Europäer. Pest fehlt noch, weil strenge Quarantäne gegen pestverseuchte Häfen geübt wird. Aber die sogenannte Pestis minor (klimatische Leistendrüsenentzündung) ist häufiger bei Europäern, wenn auch nicht so häufig als in Singapore.   Ruge (Kiel).

b) Pathologie und Therapie.

Malaria.

Kennard. The use of Jodium salicylate in the treatment of malarial fever. Lancet, 11. Juli 1903.

Verf. behauptet, mit kleinen Gaben des in der Überschrift bezeichneten

Salzen häufig gute Erfolge bei Malaria gesehen zu haben. Er gibt die Beschreibung von 3 Fällen, bei denen aber doch auch Chinin verabreicht wurde.

J. Grober (Jena).

Grober, J. A. Die Malaria in Thüringen. Mit 1 Figur und 1 Karte im Text. Klinisches Jahrbuch B. 11, 1903. Jena, G. Fischer.

Nachdem Verfasser eingangs die Moskito-Malarialehre gestreift und aus den geologischen und klimatischen Verhältnissen Thüringens die auch heute noch bestehende Möglichkeit des Auftretens von Wechselfieber in diesen Gebieten dargetan hat, gibt er zunächst eine Lokalgeschichte der Krankheit.

„Faßt man die in der Literatur aufgezählten Fälle von endemischer Intermittens zusammen und verteilt sie auf die verschiedenen Gegenden Thüringens, so ergibt sich daraus etwa folgendes Bild: In früheren Zeiten (1850—1900) sind zweifellos die Wechselfieber über das ganze Land verbreitet gewesen, wie wir vermuten, mit Ausnahme all der Landstriche, wo hohes Gebirge oder ausgedehnte Waldungen vorhanden waren und den Mücken die Verbreitung unmöglich machten. Allmählich haben sich die Herde eingeschränkt und zwar, wie meist angegeben, infolge der Entwässerungs- und Entsumpfungsarbeiten, die im Laufe der Jahrhunderte weite, brach liegende Strecken dem Ackerbau zugängig machten." Die beiden Hauptherde waren die weiten Niederungen des mittleren Werralaufes und die ausgedehnten Riete des mittleren und unteren Unstruttales.

Eine Umfrage (1902) bei den Ärzten des Gebietes hatte nun folgendes Ergebnis. Heute existiert die Krankheit als endemische nur noch im mittleren und unteren Unstruttale.

„Geographisch getrennt sind diese beiden Herde durch den Gebirgszug der Schmücke und Hainleite; südlich davon in dem weiten flachen Tal, der tiefsten Stelle des ganzen Thüringer Beckens, in dem die Unstrut, durch die Wassermenge der Gera verstärkt, langsam und mit Bildung von Seitenarmen (Lossa) über ein Gelände fließt, dem der Charakter als alter Seeboden stark aufgeprägt ist, liegt der eine Herd, als dessen Zentrum Weißensee gelten mag; der andere Herd liegt nordwestlich von der Sachsenburger Pforte, er ist viel kleiner und umfaßt auch weniger Ortschaften," die sich in der Hauptsache um Artern gruppieren.

„Um an den beiden jetzt noch bestehenden Herden die letzten Fälle der Krankheit, die als Endemie in diesem Lande ein ehrwürdiges Alter besitzt, verschwinden zu lassen, dürfte sich am meisten empfehlen, jeden einzelnen Fall sehr sorgfältig mit Chinin zu behandeln. Auf diese Weise wird es zweifellos gelingen, die Volkskrankheit, die, wie wir gesehen haben, früher so weit in Thüringen verbreitet war, gänzlich zum Verschwinden zu bringen. Die Ärzte der betreffenden Orte sind jetzt die letzten Glieder einer langen Kette von mannigfachen Ursachen, denen die Malaria unterlegen ist."

Eysell.

Gelbfieber.

Cantlie, J. A discussion on Yellow fever. Seventieth Annual Meeting of the British Medical Association. Section of tropical diseases. Brit. Med. Journ. 20. Sept. 1902.

Verf. gibt eine kurze, aber erschöpfende Übersicht der Ergebnisse der

7 *

Gelbfieberforschung durch die Amerikaner. Bemerkenswert ist, daß der Überträger des Gelbfiebers, die Stegomyia fasciata, nicht weniger als 16 Namen hat, nämlich: Culex fasciatus (Fabricius), C. calopus (Meigen), C. taeniatus (Wiedemann), C. elegans (Ficalbi), C. Rossii (Giles), C. exagitans (Walker), C. formosus (Walker), C. fruta (Desvoidy), C. excitans (Walker), C. viridifrons (Walker), C. inexorabilis (Walker), C. Bancrofti (Skuse), C. mosquito (Arribalaga), C. annulitarsis (Macquart), C. impatibilis (Walker), C. Kounupi (Brulle), C. zonatipes (Walker). In Kalkutta wurde diese Mücke als „gestreifter Moskito von Roß" oder als „Tiger-Mosquito" (Giles), von Lutz in Amerika als „gefleckter Tagesmoskito" bezeichnet. Männchen und Weibchen sollen beide stechen, nach Lutz am ärgsten zwischen 1 und 3 Uhr Nachmittags.

Gefunden wurde die Stegomyia fasciata bis jetzt in der Umgebung des ganzen Golfes von Mexiko, in Westindien und an der Ostküste von Südamerika bis zum 40 s. Br. (Montevideo), ferner in Spanien und im südlichen Italien, an der nordwest- und an der westafrikanischen Küste, an der ostafrikanischen Küste vom Äquator bis Durban, in Indien von Kalkutta bis zum Kap Comorin im Gangestal, in Hinterindien, Japan, Formosa und den gegenüberliegenden chinesischen Küsten, in Australien vom Golf von Carpentaria bis nach Neu-Süd-Wales und schließlich in Neu-Guinea und Celebes.   Buge (Kiel).

Low, O. C. The differential diagnosis of yellow fever and malignant malaria. Ibid.

Das einzige klinische Symptom, das die Differentialdiagnose stellen läßt, ist das Verhalten des Pulses zur Temperatur. Bei Gelbfieber geht der Puls trotz hoher Temperatur oft bis auf 40 Schläge in der Minute herunter, was bei Malaria nicht vorkommt. Eine bestimmte Unterscheidung ist nur durch die Blutuntersuchung zu machen. Aber auch dabei stellen sich Schwierigkeiten ein, weil die Leute in Westindien gewöhnt sind, bei den geringsten Fiebersteigerungen Chinin zu nehmen. Dann verschwinden aber die Parasiten aus dem Blute. Das Verhalten der großen mononukleären Leukozyten beim Gelbfieber ist noch nicht sichergestellt. Große Schwierigkeiten hat die Diagnosestellung, wenn sich Malaria mit Gelbfieber kompliziert.   Ruge (Kiel).

Lepra.

Waymon, James T. (Honolulu). Leprosy in Hawaii. Medical Record. 1903. Vol. 64, Nr. 25. 19. Dez.

Nach Annahme der Eingeborenen soll die Lepra nach den Hawaiischen Inseln erst durch die Chinesen gebracht worden sein, indessen ist anzunehmen, daß sie bereits früher, und zwar von den Südsee-Inseln aus, dorthin gelangte. Seit 1865 hat man bereits ein Haus für Untersuchung und Behandlung Lepröser errichtet, seit 1897 die bakteriologische Untersuchung eingeführt. Jede Person, die Erscheinungen aufweist, welche auf Lepra hindeuten, wird zur Beobachtung nach Kalihi gebracht oder öfters in kurzen Zwischenräumen dort hinbestellt, bis bei ihr der Bacillus endgültig festgestellt ist. Sodann kommt sie nach dem eigentlichen Leper Settlement auf der Insel Molokai, einer der Hauptteilande der Hawaiischen Gruppe. Es ist hier für die Leprösen ein eigenes Territorium von 8 Quadratmeilen Areal hergerichtet, auf einer Halbinsel an der Nordküste von Molokai, die durch einen 2000 Fuß hohen Berg von der übrigen Insel isoliert ist. Hier finden sich zwei Niederlassungen, Kalawao und Kalaupapa, die mit protestantischer und katholischer Kirche, Läden, Häusern, Straßen, Musikkapelle, Verwaltung, Polizeiorganen und einem (in Bau begriffenen) Gefängnis ausgestattet, einen durchaus wohnlichen Eindruck machen. Das Ganze ist dem Board of Health unterstellt; die Stellung der diesem beigegebenen Ärzte ist eine schwierige, weil die Eingeborenen sich lieber an ihren Medizinmann wenden. Die leprösen Kinder sind in zwei besonderen Wohltätigkeitsanstalten eben daselbst untergebracht.

Im ersten Dezennium des Bestehens dieser Lepra-Kolonie (von Anfang Januar 1866 bis Ende Dezember 1875) wurden im ganzen 1587 Lepröse aufgenommen, im zweiten Dezennium (d. h. bis 1903) 888. Der stärkste Zugang fand im Jahre 1873 mit 487, der schwächste im Jahre 1886 mit 43 Personen statt. Den höchsten Bestand wies das Jahr 1890, nämlich 1213 Individuen, den schwächsten das Jahr 1886, nämlich 590 Individuen, auf. Ende Juni 1903 befanden sich in der Kolonie 540 männliche und 348 weibliche Lepröse (davon 796 Hawaiiner, 6 Amerikaner, 2 Engländer, 7 Deutsche, 49 Chinesen und Japaner und 28 Angehörige anderer Rassen). — Da die gesamte Bevölkerung von Hawaii auf 150000 geschätzt wird, so sind 1% derselben nachweislich leprös; im ganzen aber schätzt Verf. die wirklichen vorhandenen auf 3—4%. Da sofort nach Manifestwerden der Erscheinungen die Erkrankten isoliert werden, so hält er die Gefahr der Ansteckung jedoch nicht für groß. — Die Kosten der Unterhaltung der Leprösen beläuft sich auf $ 116400 im Jahre.

Eine Reihe vorzüglicher Bilder von Leprösen, welche die Lepra Receiving Station aufgenommen hat, sind der Arbeit beigegeben. Sie zeigen, wie vorgeschritten die Krankheit bereits sein kann, ehe die Kranken zur Isolierung auf Molokai gelangen.   Boschan (Stettin).

Moulinier. Lèpre observée dans la region de Lang-Son (Tonkin), parmi les populations de race Thô. Archives de médecine navale. Tome 79, 1903.

Lepra herrscht in Cochinchina und im Delta von Tonkin endemisch. In der Nähe der großen Städte gibt es stets Leprosendörfer. Auch das Hochland von Tonkin ist nicht frei von Leprösen, doch kommen sie daselbst nur zerstreut unter der wenig dichten Bevölkerung vor. Moulinier zählte immerhin auf höchstens 1200 Einwohner 23 ganz sichere Leprafälle. Die Eingeborenen nennen das Übel Hûn oder Whàu.   G. Sticker-Gießen.

Ruhr.

Brunton, Leader. A clinical lecture on dysentery and intestinal haemorrhage. Lancet. 4. Juli 1903.

Der berühmte Kliniker gibt eine in ihrer Klarheit, ihrem einfachen und geschickten Aufbau vortreffliche Schilderung der Dysenterie und anderer Darmblutungen. Er verweilt besonders eingehend bei der Therapie der ersteren Erkrankung, die er am eigenen Leibe kennen gelernt hat und empfiehlt gerade auch die alten Methoden der Kalomel- und Kastoröl-Behandlung mit Opiumgabe. Besonders betont er weiter die Wichtigkeit der Orts- und Luftveränderung bei der Dysenteriebehandlung. Der Erfolg sei oft momentan zu bemerken, wofür er Beispiele gibt.   J. Grober (Jena).

Jürgens. Zur Ätiologie der Ruhr. Deutsche med. Wochenschrift 1903, Nr. 46.

Verf. hatte Gelegenheit auf einem Truppenübungsplatze in Westpreußen eine Ruhrepidemie zu studieren, welche ätiologisch dadurch bemerkenswert war, daß aus den Entleerungen der Kranken ein Bacillus gezüchtet wurde, welcher bei sorgfältiger serodiagnostischer Prüfung sich nicht identisch erwies mit dem von Kruse in Deutschland zuerst festgestellten Erreger der epidemischen Ruhr. Es bilden somit — ebenso wie beim Typhus — die unter dem klinischen Bilde der Ruhr verlaufenden Erkrankungen keine ätiologische Einheit.   Bassenge (Berlin).

Köhler, L. in Caracas. Zur Behandlung der Dysenterie in den Tropen. Therapeutische Monatshefte 1903, Heft 6.

Verf. sah überraschende Erfolge in der Dysenteriebehandlung namentlich der Blutungen durch die auch von den eingeborenen Ärzten Venezuelas angewandten Mittel: Cortex Granati, Cortex Simarubae und Campechehols.

Verf. stellte sich statt des sonst gebräuchlichen Infuses aus diesen Mitteln Fluidextrakt mit einem kleinen Zusatz von Argentum nitricum her, um die Brechneigung zu bekämpfen. Die genauere Dosierung ist leider nicht mitgeteilt. Zur Erläuterung der erzielten Erfolge dienen 2 Fälle. Aus den Erfahrungen mit dem angegebenen Mittel zieht Verfasser den Schluß, daß Dysenterie eine leicht und sicher zu behandelnde Krankheit sei, und daß das angewandte Medikament dieselbe Rolle spielen wird, wie das Chinin bei der Malaria.   Bassenge (Berlin).

Beri-Beri.

Miura. Therapie der Kakke oder Beriberi. Verhandlungen der Gesellschaft der Naturforscher und Ärzte. 74. Versammlung zu Karlsbad 1902. 2. Th. II. Hälfte. Leipzig 1903. 8. 106.

M. tritt warm für die Behandlung der Beriberi mit salinischen Abführmitteln (Magnesium sulfuricum), die oft mehrere Tage oder Wochen fortgegeben werden müssen, ein. Dieselben wirken entlastend auf das Herz und ausscheidend und wahrscheinlich auch neutralisierend auf das Krankheitsgift. Nach seiner Ansicht können alle oder fast alle Kranken mit leichter Kakke gerettet werden, wenn sie frühzeitig, d. h. wenn Circulation, Respiration und Harnsekretion noch nicht wesentlich beeinträchtigt sind, zur Behandlung kommen. In schweren Fällen empfiehlt er den Aderlaß, und zwar möglichst frühzeitig, d. h. in dem Stadium der Krankheit, wo die organischen Veränderungen der Herzmuskulatur und der Nierenepithelien noch nicht eingetreten sind, und läßt demselben die Abführkur folgen.   Scheube.

Loeb, Ph. Iets over de aetiologie, prophylaxis en therapie der beri-beri. Bijdrage tot de kennis der infektieziekten. Batavia 1903.

In der 114 Seiten starken Broschüre bespricht Verfasser Ätiologie, Prophylaxe und Therapie der Beriberi. Er verwirft die Reisevergiftungshypothese und tritt für die Ansicht, daß die Beriberi eine Infektionskrankheit ist, ein. Nach seiner Meinung ist die prädisponierende Ursache der Krankheit eine eintönige Nahrung. Eine solche führt zu einer Herabsetzung des Verdauungsprozessen, die mit einer Abschwächung der antifermentativen und baktericiden Vorgänge im Verdauungskanal einhergeht. Es wird daher in diesem die Entwickelung der Bakterien begünstigt und Mikroorganismen, die für gewöhnlich unschädlich sind, können pathogen werden. Aus der eingeführten Nahrung, insbesondere dem Reis, entwickeln dieselben Gifte, welche die Beriberi verursachen. Diese ist daher nicht kontagiös oder infektiös und Evakuierung der Kranken und Desinfektion der infizierten Gebäude u. s. w. überflüssig. Die Prophylaxe der Beriberi besteht einfach in Darreichung einer zweckmäßigen, d. h. quantitativ genügenden und die nötigen Reismittel für den Magen und Darm (Gewürze u. s. w.) enthaltenden Nahrung. Die Behandlung erfordert die Anwendung von Laxantien zur Entfernung der schädlichen Stoffe aus dem Darmkanal und gleichzeitig zur Anregung der Tätigkeit der Verdauungsorgane. In frischen Fällen ist es Verfasser auf diese Weise stets geglückt, in 3—8 Tagen die Krankheit zum Verschwinden zu bringen. Kommen die Kranken erst spät in Behandlung, dann ist der Reis durch andere Nahrungsmittel, in denen die Beriberi-Mikroorganismen sich nicht oder nur schwer entwickeln können, zu ersetzen. Verfasser gab seinen Kranken in den ersten Tagen außer frischen Gemüsen, Gewürzen u. s. w. die Bohnenart Katjang Idjoe (Phaseolus radiatus). „Man kann hiermit mit Hilfe der symptomatischen Mittel die stärksten Ödeme in ein paar Tagen zum Verschwinden bringen, und die Beriberi-Kranken genesen alle ohne Evakuierung." Die Sache ist also sehr einfach; Verfasser hat die Lösung der Aufgabe, um welche sich schon so viele vergeblich bemüht haben, gefunden: „es ist keine Krankheit bekannt, die so gemächlich beherrscht werden kann als Beriberi". Scheube.

Trypanosen und Tierseuchen.

Kossel, Weber, Schütz und Mießner. Über die Hämoglobinurie der Rinder in Deutschland. Arbeiten aus dem Kaiserlichen Gesundheitsamte Band XX, S. 1.

Die Hämoglobinurie der Rinder, welche in Nord-Amerika unter dem Namen Texasfieber bekannt ist und auch in anderen Weltteilen (Südamerika, Afrika, Australien) und europäischen Ländern, wie Italien, Rumänien, Finnland, Frankreich, England beobachtet wird, kommt in Deutschland in einer Reihe von Bundesstaaten vor und zwar nur ausnahmsweise bei Stallwirtschaft (in diesen Fällen veranlaßt durch Waldstreu), vorwiegend aber da, wo das Vieh auf die Weide getrieben wird. Tiere jeden Alters und Geschlechts werden davon, meist im Frühjahr (Maiseuche), befallen, die Kälber überstehen sie leichter als Rinder und namentlich als Kühe. Die Krankheit haftet streng an der Örtlichkeit und nistet sich am leichtesten im Walde und am Rande desselben ein, ferner auf sumpfigen Wiesen und am Ufer von Seen.

Die Ausscheidung des Blutfarbstoffs hört vom fünften Tag nach Auftreten der ersten Krankheitserscheinungen (15 Tage nach erfolgter Infektion) ab auf unter Sinken der Temperatur, und es kommt zur Krise: entweder Aufhören des Fiebers und der Schwächeerscheinungen und allmähliche Genesen oder Sinken der Temperatur auf 36—35°, zunehmende Benommenheit und Atembeschleunigung, Muskelzuckungen und Tod. Ein chronischer Verlauf ist seltener.

Anatomischer Befund: die Milz geschwellt, Hyperämie; das Milzgewebe sehr reich an Parasiten. Leber, Niere, Herzfleisch und Körpermuskeln zeigen parenchymatöse Trübung; die Schleimhäute der Gallenwege sind katarrhalisch gereizt und zum Teil mit Blut gefüllt; ferner Katarrh der Schleimhaut des vierten Magens und Darms und Hyperämie und Hyperplasie des Knochenmarks.

Sicheres Erkennungsmittel ist der Nachweis der Parasiten im Blut; parasitenreiches Blut ist wässrig, auf Deckgläschen ausgestrichen farblos, in ganz schweren Fällen schmierig braunrot.

In dem mit Methylenblau gefärbten Blutausstrichpräparat ist ein Teil der Blutkörperchen mit einem oder mehreren Parasiten besetzt; sie sind rund bis birnförmig, die Färbbarkeit ist am Rande stärker; charakteristisch sind namentlich die Doppelparasiten (daher Pyrosoma bigeminum bei Texasfieber); bei Färbung nach Romanowsky färbt sich die Kernsubstanz violett, das Protoplasma blau; der leicht gekrümmte stäbchenförmige Kern liegt meist am Rande. Oft ist das Chromatin in Teilung begriffen. Der Teilungsvorgang scheint sehr schnell zu verlaufen, so daß es nicht zur Ausbildung der aus 12—24 einzelnen jungen Parasiten bestehenden Sporulationsformen, wie bei Malaria, kommt, sondern die Teilstücke werden alsbald abgetrennt. Übrigens scheinen verschiedene Arten von Hämoglobinurieparasiten zu existieren, wofür auch die Angaben von Sajó und Lignières sprechen.

Rhipicephalus annulatus (Infektionsträger in Amerika) unterscheidet sich von Ixodes reduvius (Deutschland und Finnland) namentlich dadurch, daß ersterer sich von der Larve bis zum geschlechtsreifen Tier ohne Unterbrechung auf demselben Rinde entwickelt, während die Larven von Ixodes reduvius ihren Wirt nach einigen Tagen verlassen.

Die Verfasser studierten eingehend die noch wenig erforschten Lebensbedingungen von Ixodes reduvius, der in Deutschland überall da gefunden wurde, wo Hämoglobinurie auftrat. Diese Zecke befällt mit Vorliebe Rind, Ziege und Schaf, aber auch eine Reihe anderer Tiere und auch den Menschen; Larven und Nymphen finden sich auch auf Vögeln. Die Larven und Nymphen sitzen beim Rindvieh vorzugsweise am Kopf (Schnauze, Augenlidern und Ohren) und am Euter; bei großer Zahl laufen die Männchen und Weibchen, Larven und Nymphen auch frei auf der Haut umher und greifen andere Körperteile außer den genannten an. Sie sind äußerst widerstandsfähig, können monatelang ohne Blut leben und in jedem Stadium ihrer Entwicklung überwintern (im Freien unter Laub, Steinen, Baumrinde). Bei Züchtungsversuchen in mit Gras besäten Terrarien legten vollgesogene Zecken nach 8 Tagen Eier in großer Zahl (100—1000 und mehr) ab, ein Vorgang, der sich über 8—14 Tage erstreckt; sie gehen dann bald zu Grunde. Nach 6 Wochen schlüpfen daraus die ersten Larven aus; sie wurden auf Meerschweinchen weiterentwickelt, auf denen sie sich vollsaugen, um nach 3—6 Tagen abzufallen; nach weiteren 4 Wochen schlüpfen die ersten Nymphen aus, indem die ganze äußere Bedeckung der Larven mit Beinen und Kauwerkzeugen abgeworfen wird. Die Nymphen haben 4 Beinpaare und atmen durch Tracheen, sie beißen nach einigem Hungern am Meerschweinchen an und fallen vollgesogen auch nach 3—5 Tagen ab; nach frühestens 8 Wochen schlüpfen aus ihnen die geschlechtsreifen Tiere, gleichfalls unter Hinterlassung der Hülle mit Beinen und Kauwerkzeugen, aus. Männchen und Weibchen sind leicht zu unterscheiden: die

Männchen sind braunrot mit fast den ganzen Rücken bedeckendem Schild und schwächer ausgebildeten Kauwerkzeugen, die Weibchen sind gelbrot, der Schild bedeckt nur die Hälfte des Rückens; vielfach finden sieh auf Kühen Männchen und Weibchen im Zustand der Kopulation. Nur die Weibchen saugen sich mit Blut voll. Der ganze Entwicklungsvorgang dauert mindestens 20 Wochen, während Rhipicephalus annulatus dazu nur 50 Tage braucht. Bezüglich der Anatomie des Ixodes reduvius muß auf die mit einer Reihe vorzüglicher von Maaßen herrührender Mikrophotogramme versehene Originalarbeit verwiesen werden.

Interessant ist es namentlich, daß es den Verfassern gelang, die Hämoglobinurie nicht nur durch Injektion von Blut kranker Tiere, sondern auch durch Larven von Ixodes reduvius, die im Laboratorium aus den Eiern der im vollgesogenen Zustand bei kranken Rindern gesammelten geschlechtsreifen Zecken gezüchtet worden waren, zu übertragen und zwar auch dann, wenn die Larven im Freien überwintert hatten; ein Versuch spricht auch dafür, daß eine Übertragung im Nymphenstadium möglich ist.

Ein Spezifikum gegen Hämoglobinurie kennt man bis jetzt nicht; Chinin scheint ohne Wirkung zu sein; günstigere Beeinflussung der Krankheit scheint nur durch Wegnahme der Tiere von der Weide und Stallfütterung möglich.

Für vorbeugende Maßregeln liegen 3 Möglichkeiten vor: Vernichtung der Ansteckungskeime, Vertilgung des Zwischenwirts und Schutzimpfung. Eine Vernichtung der Keime ist zur Zeit mangels eines sicher wirkenden Heilmittels undenkbar, eine Vertilgung des Zwischenwirts oder wenigstens eine Herabminderung seiner Zahl durch sorgfältiges Ablesen der Zecken von den Rindern eher möglich, ferner ist zu empfehlen Aufgeben des Weidens der Kühe im Walde, Einzäunen sumpfiger Stellen auf Wiesen, ferner ließe sich durch Schutzimpfung eine Immunität erreichen, wie sie die Rinder der Südstaaten Nordamerikas auf natürlichem Wege infolge durch Generationen hindurchgehende Infektionen besitzen. Von einer Reihe von Beobachtern sind Rinder durch Einspritzen von parasitenhaltigem Blute gegen spätere Infektionen gefestigt worden, und zwar mit besten Blut von schon wieder genesenen Tieren verwendet, wenn auch da Mißerfolge auftraten.

Die von den Verfassern mit Schutzimpfung auf einem von der Hämoglobinurie alljährlich heimgesuchten Gut angestellten Versuche gaben ziemlich günstige Erfolge und lassen bei systematischer Fortsetzung der Versuche einen Erfolg erhoffen. Die Impfung geschah subkutan und zwar mit Blut von Tieren, auf welche die Parasiten durch Einspritzungen virulenten Blutes vor geraumer Zeit übertragen waren oder mit verdünntem oder unverdünntem Blut von noch kranken Tieren, welches längere Zeit bei 6° gehalten worden war. Zu beachten ist bei den Impfversuchen namentlich, daß nur steril aufgefangenes, defibriniertes und bis zur Verwendung im Eisschrank aufbewahrtes Blut, welches künstlich infizierten Tieren etwa 50 Tage nach überstandener Krankheit entnommen ist, verwendet wird, daß die Schutzimpfung 4—6 Wochen vor Beginn der Weidezeit und zwar durch subkutane Einspritzung von 6 ccm Impfstoff vorgenommen wird, hochträchtige Kühe ausgeschlossen werden und die geimpften Rinder nach der Schutzimpfung bei guter Pflege im Stall gehalten werden. Hailer (Berlin).

Rabinowitsch, Lydia und **Kempner, W.** Die Trypanosomen in der Menschen- und Tierpathologie, sowie vergleichende Trypanosomenuntersuchungen. Zentralblatt für Bakteriologie, Parasitenkunde und Infektionskrankheiten, I. Abt. 1903, Band XXXIV. Nr. 8.

Die außerordentlich sorgfältige Arbeit gibt eine erschöpfende geschichtliche Darstellung der Erforschung der durch Trypanosomen bedingten Krankheiten. Eine nach Jahren von 1898 an geordnete, 150 Nummern umfassende Literatur-Übersicht führt wohl alle auf diesem Gebiet erschienenen Arbeiten an und wird von keinem der mit Trypanosomen arbeitenden Forscher entbehrt werden können. Wegen der früheren Literatur finden sich Hinweise auf ebenfalls früher erschienene Zusammenstellungen. Die Morphologie aller bis jetzt bekannten Trypanosomenarten, der Ratten-, Nagana-, Mal de Caderas-, Surra-, Dourine-Trypanosomen, der des Gambiafiebers und der Schlafkrankheit wird unter Hinweis auf die Unterscheidungsmerkmale mitgeteilt und an der Hand der beigegebenen farbigen Zeichnungen anschaulich erläutert.

Bassenge (Berlin).

Sander. Bericht über die im Auftrage des Kaiserlichen Gouvernements auf dem Wege von Tanga nach Moschi in der Zeit vom 11. Januar bis 10. April 1902 unternommenen Reise zur Erforschung der Tsetsefliege. Sonderabdruck aus: Beiträge zur Kolonialpolitik und Kolonialwirtschaft. Jahrg. IV.

Die außerordentlich fleißige und sorgfältige Arbeit gibt zunächst die Einzelheiten über die Art der Zusammenstellung und Ausrüstung der Expedition, wie sie für den in Rede stehenden Zweck notwendig ist. Alle Einzelheiten sind eingehend behandelt und lassen sich in dem kurzen Rahmen eines Referates nicht wiedergeben. Bei dieser Gelegenheit gibt Verfasser zahlreiche wertvolle Ratschläge und praktische Winke für Änderungen in der Art der Ausrüstung und Zusammenstellung einer derartigen Expedition bezüglich des Materials und des Personals.

Der Bericht gibt ferner in Tagebuchform die gewählte Reiseroute mit genauer Bezeichnung aller derjenigen Orte und Gegenden, wo nach den Verfassers persönlichen Feststellungen oder auch nach zuverlässigen Angaben von Eingeborenen — Weißen wie Farbigen — die Surrakrankheit und Tsetsefliegen beobachtet sind. Überall hat Verfasser durch sorgfältige Erkundigungen die für die verschiedenen Stechfliegen und Bremsen gangbaren Namen festgestellt. Eine Übersicht über diese Namen, die wirtschaftlichen Ergebnisse der Reise sowie Vorschläge sollen einen zweiten noch in Arbeit befindlichen aber selbständigen Teil bilden. Dringend zu wünschen ist, daß dieser in Aussicht gestellten weiteren Bearbeitung eine Übersichtskarte oder Reiseskizze beigefügt wird. Leider geht aus dem mitgeteilten Tagebuchauszug hervor, daß weite Landstriche unseres deutsch-ostafrikanischen Schutzgebietes von Tsetsekrankheit durchseucht sind.

Bassenge (Berlin).

Sander, I. Bericht über eine im Auftrage des Kaiserlichen Gouvernements von Ostafrika unternommene Reise von Tanga nach Moschi, um das Vorkommen der Tsetsefliege festzustellen. 2. wissenschaftlicher Teil. Sonderabdruck aus Beiträge zur Kolonialpolitik und Kolonialwirtschaft. Jahrg. V.

Das Ergebnis der Forschungsreise des Verfassers ist, daß es unter den gegenwärtigen Verhältnissen in Ostafrika unmöglich erscheint, Vieh vom

Innern (der Kilimandscharogegend) nach der Küste zu schaffen, ohne es der Gefahr der Erkrankung an Surrah auszusetzen.

Verf. hat auf dem ganzen Wege von Tanga nach Moschi einschließlich vieler Schleifen und Abweichungen vom Wege Tsetsefliegen und tsetsekranken Vieh gefunden. Wissenschaftlich von hervorragender Bedeutung ist ferner, daß außer der Glossina morsitans noch zwei andere Fliegen gefunden worden, die der Verbreitung des Tsetse-Trypanosoma beschuldigt werden müssen. Die eine derselben — zuerst auf der Schöllerplantage festgestellt und daher vom Verf. Schöllerfliege benannt — ist eine Stomoxysart, die andere wahrscheinlich eine Tabanide. Letztere Art ist sehr selten und nur dreimal auf der ganzen Reise festgestellt worden.

Außer der Schöllerfliege, von der Verf. eine genaue im Original nachzulesende Beschreibung gibt, wurden 2 Arten Tsetsefliegen angetroffen, vorwiegend indessen Glossina longipalpis (morsitans). — In Ostafrika kommen zwei verschiedene Formen der Surrah (Nagana) vor, eine akut in 1 bis 4 Tagen stets tödlich verlaufende und eine chronische Form, die sich über Wochen und Monate hinziehen und — wenn auch sehr selten — in Heilung ausgehen kann. Von beiden Formen werden die im Referat nicht wiederzugebenden klinischen Erscheinungen und Sektionsbefunde nach sorgfältigen Beobachtungen mitgeteilt. Die chronische Form bezeichnet Verf. mit dem den Eingeborenen geläufigen Namen Kidéi, die akute mit Surrah. Verf. ist der Ansicht, daß die chronische Form durch den Stich der Schöllerfliege, die akute durch den der eigentlichen Tsetse hervorgerufen wird, und daß auch die durch den Stich der verschiedenen Fliegen übertragenen Trypanosomen artverschieden aber nahe verwandt sind. Das Trypanosoma des Kidéi scheint etwas kleiner, schlanker, am geißelfreien Ende stumpfer und stets in geringerer Zahl vorhanden zu sein als das Trypanosoma der Surrah.

Wenn sich diese Forschungen bestätigen, würden wir es in Ostafrika mit zwei verschiedenen Arten der Surrah, die durch verschiedene Fliegen übertragen werden und durch die Übertragung verschiedener Blutparasiten bedingt werden, zu tun haben. Diese Entdeckung ist für die praktische Bekämpfung dieser Viehseuchen um so wichtiger, als beide Fliegenarten verschiedene Lebensbedingungen und zu verschiedenen Jahreszeiten ihr Hauptvorkommen haben.

Verf. verlangt als notwendig die Fortsetzung des Studiums der Fliegen und des Entwicklungsganges der Parasiten in diesen gleichzeitig mit praktischen Tierversuchen. Beides sei nur möglich in einem besonders zu diesem Zweck eingerichteten Institut mitten in der Fliegengegend selbst.

Vorläufig sei zu empfehlen, für Viehtransporte nur die relativ ungefährlichste Zeit vom November bis Januar zu wählen, für später nach Durchführung der Eisenbahn käme die Einstellung fliegensicherer Wagen in den Eisenbahnzügen in Betracht. Bassenge (Berlin).

Martini, Erich. Über die Empfänglichkeit mehrerer Säugetiere für die Tsetsekrankheit. Deutsche medizinische Wochenschrift 1903, Nr. 32.

Die Arbeit gibt einen kurzen Überblick über den gegenwärtigen Stand der Tsetseforschungen. Neu und beachtenswert sind zwei Mitteilungen, wonach eine ägyptische Büffelkuh und ein Zebra, welche beide mit tsetsetrypanosomenthaltigem Blute geimpft worden, innerhalb 6 Wochen und 3¹/₂ Monaten an typischer Tsetsekrankheit zu Grunde gingen.

Verfasser knüpft hieran theoretische Erörterungen über die Möglichkeit der natürlichen Infektion des Zebras durch Stich der Glossina morsitans bei gezähmten Tieren und empfiehlt, diese Frage experimentell durch Einstellen solcher Tiere in Tsetsegegenden zu Arbeitszwecken zu prüfen. Bleiben solche Tiere frei von Tsetse-Erkrankung, so würde dieser Widerspruch mit dem Ergebnis des Experiments und den anderen bereits an Zebras gesammelten Erfahrungen so zu erklären sein, daß die Tsetsefliege die Zebras aus irgendeinem Grunde überhaupt nicht sticht, oder daß das Zebra sich derselben zu erwehren weiß. (Auch würde der Umstand in Rechnung gezogen werden müssen, daß selbst durch zahlreiche Tsetsefliegenstiche nicht derartige Trypanosomenmengen übertragen werden können, als durch Einimpfung trypanosomenhaltigen Blutes, und daß auch auf den Farmen Afrikas das Zebra unter bedeutend günstigeren Existenzbedingungen lebt, als in einem Laboratoriumsstall. Hof.)   Hassenge (Berlin).

Hautkrankheiten.

Jackson, George Thomas (New York). The treatment of Ring-Worm. Medical Record. 1903. Vol. 63. Nr. 15. April 11.

Während die Heilung der Ringworm auf den nicht behaarten Körperstellen leicht gelingt, macht die Behandlung der Kopfhaut sowie der behaarten Gesichtsteile mehr Schwierigkeiten und ist sehr langwierig. Für solche Fälle hat Verfasser seit einer Reihe von Jahren mit ausgezeichnetem Erfolge Gänseschmalz, entweder allein oder noch besser in Verbindung mit Jod (Jodkrystalle 1 Drachme oder mehr = 3,75 Gr. auf eine Unze = 30 Gr. Gänseschmalz) angewendet. Dieses Mittel, mit dem man seit drei Jahren auch in der Vanderbilt Clinic in New York ebenfalls ausgezeichnete Erfolge erzielt hat, wird täglich zweimal auf die befallenen Stellen eingerieben, so lange, bis Reaktionserscheinungen (leichte Anschwellung derselben) eintreten; von dann an wird die Einreibung nur einmal täglich vorgenommen. Nach 2—3 Wochen fallen die Haare an der kranken Stelle aus, wachsen aber nach einiger Zeit wieder, und das Leiden ist gehoben. Nach Aussage von Dr. Dade an der genannten Klinik heilten die Fälle von Ringworm im Gesicht zumeist in drei Wochen aus.

Die erste Einreibung ist mit geringen Schmerzen verbunden. Sollten die entzündlichen Erscheinungen während der Behandlung unangenehm werden, dann läßt Verfasser aussetzen und dafür mit 3°/₀ Salicylöl einfetten, sobald aber dieselben geschwunden sind, die ursprüngliche Kur sofort fortsetzen. In einigen hartnäckigen Fällen erzielte er gute Resultate bei Anwendung einer Salbe aus Krotonöl (eine Drachme) mit Schwefelsalbe (eine Unze).

Buschan (Stettin).

1904. **Archiv** No. 3.

für

Schiffs- und Tropen-Hygiene.

Band 8.

I. Originalabhandlungen.

Parasites and parasitic diseases in Uganda.
(London School of Tropical Medicine.)

Dr. A. Castellani,
Director Bact. Institute Colombo,
Ceylon.

Dr. G. C. Low,
Superintendent Path. Lab. London
School of Tropical Medicine.

As the subject of human parasites has not yet received much
attention in Uganda and Central Africa, we think it will be of
interest to report some of our researches in this line. According to our experience Uganda natives are extremely liable to
infection by many sorts of intestinal, blood- and external parasites.

Intestinal Parasites. At the many autopsies we had the
opportunity of performing during our stay in Uganda it was our
constant rule to thoroughly examine the intestine for Entozoa.

In vitam the faeces of many natives affected with different
diseases — and also of healthy natives — were examined for eggs
and protozoa.

As regards worms, tape worms seem to be extremely rare.
Neither T. solium nor T. saginata was ever observed by us.
This is easily explained by the fact that Uganda natives do not
eat pork or veal. Though some tribes eat a large quantity of fish,
Bothriochephalus latus was never seen.

In a boy — coming from near Entebbe — apparently quite
healthy we detected in some preparations of faeces, ova which bore
a strong resemblance to the ova of Taenia Nana. These eggs
were of oval shape — their greatest axis measuring 50 μ. The
shell appeared formed by two membranes widely separated from
each other. The substance between the two membranes was not
striated as it is in the ova of T. solium and T. saginata. The ova
contained a six hooked embryo — we decided to give the boy a

purgative to try to expel the adult worms in the faeces, but he did not come back to hospital as directed.

Distomida. We never observed any distome with the exception of distomum haematobium. We have been the first to detect the presence of this worm in Uganda. The eggs of the parasite were very often found in the faeces and the adult worms in the portal system. In several cases the presence of the parasite did not seem to give rise to any pathological symptoms.

Symptoms of the disease according to our observations are rare in Uganda — but a form of proctitis due to the parasite is frequent. This form of proctitis may present symptoms so closely allied to dysentery that without the aid of the microscope it might be difficult to distinguish it from a true attack of dysentery. It may be of interest to report here such a typical case observed by one of us.

Pseudo-Dysentery from Bilharzia. The patient Umari-Bolenti has been in the sleeping sickness hospital for two months — he shows all the typical signs of the disease: remittent fever, irregular pulse, emaciation, dull stupid look, tremor of tongue and hands: the Cerebro-Spinal fluid contained trypanosomes. On the morning of the 18ᵗʰ December 1902 the Indian assistant of the Hospital came to call one of us stating that the patient had been seized with a dysenteric attack. On examining the patient the temperature was very high (103,8° F., 39,7° C.) whereas in non-complicated cases of sleeping sickness the morning temperature is below the normal. Pulse very frequent (130). The palpation of the abdomen — especially over the left epi-colic region — gives pain. Faeces liquid and some motions consist practically of only muco-pus and blood with very little faecal matter and no faecal odour. The diagnosis of dysentery seemed therefore to be certain — but the microscopic examination of the faeces showed clearly that it was not so: the microscopic preparations were absolutely full of bilharzia-ova, the most of them had the characteristic spine not at one pole but laterally placed, a few did not show any spine, several free embryos actively moving by means of their cilia were observed. A few eggs of ascaris lumbricoides, anchylostoma duodenale and trichocephalus dispar were present. No amoebae were observed. The bacteriological examination of flocculi of muco-pus performed by means of agar and gelatine plates did not show the presence of Kruse's bacillus but only colonies of B. Coli. The blood of the patient tested several times never gave a positive sero-reaction on the bacillus dysentericus either using Kruse or Shiga cultures. All these experiments go far in proving that it was not a case of Dysentery either amoebic or bacillary — but a case of proctitis from bilharzia. This attack of Pseudo-Dysentery lasted two days. Then the intestinal symptoms stopped altogether. The motions during the following days were no longer liquid and did not show any muco-pus — though now and then on looking very carefully it was possible to see on the surface of the solid faecal masses a little mucus slightly reddish which on microscopical examination showed red blood corpuscles, some leucocytes and a few eggs of bilharzia. The patient died on 3rd December 1902 — we report here the data of the post mortem examination relating to the intestine: the appearance of the intestine is normal up to the rectum. The mucosa of the rectum is swollen with the superficial vessels very congested, here and there are some roundish areas — the size of a farthing — very much reddened, several of these areas are transformed into superficial ulcerations. Scraping these superficial ulcerations and examining the preparation with the microscope a great number of bilharzia ova could be seen.

Dissecting the rectal mucous membrane several females of bilharzia were found in the small veins. The bladder did not show any alterations; the urine had never contained eggs.

Nematoda — Ascaris lumbricoides and Trichocephalus dispar are extremely common. They do not appear to give rise to any serious symptoms — though the convulsive attacks so frequently met with in native children are probably due to the presence of these entozoa.

Anchylostoma duodenale is also very common and may be found in natives apparently normal.

Anguillula intestinalis is not rare. Its embryos, the so called Anguillula stercoralis, may be observed in perfectly healthy individuals. After a strong purge it is not difficult to see in the faeces the typical ova in strings of three or four.

Intestinal protozoa. A pear-shaped flagellatum with an undulant membrane and 3 flagella: Trichomonas intestinalis was seen in several cases. It was observed in natives presenting intestinal disturbances (diarrhoea) as well as in natives completely healthy, so that most probably it has no pathogenic power at all.

8*

In the vaginal secretion of several women Trichomonas vaginalis was also observed. Amoebae were never seen in the faeces of healthy natives — but were met with in a certain number of dysenteric cases the history of which one of us will relate more fully at an early date.

We append here three tables showing the examination of faeces of a row of healthy natives and of natives suffering from sleeping sickness. It is striking the facility with which sleeping sickness patients get infected with entozoa. Perhaps the long course of the disease — impairing the natural powers of resistence — account for this fact.

Table I — Normal Uganda Natives — Examination of faeces.

No.	Ascar. Lombr.	Tric. Dispar.	Anchyl. duod.	Oxyuris. Verm.	Anguill. intest.	Bil- harzia	Protozoa
1.	+	+	—	—	—	+	—
2.	—	—	—	—	+	—	—
3.	—	—	+	—	—	—	Trichomonas intestinalis
4.	—	—	—	—	—	—	—
5.	—	+	—	—	—	—	—
6.	+	+	+	—	+	—	—
7.	—	—	—	—	—	—	—
8.	—	—	—	—	—	+	—
9.	+	+	+	—	—	—	Trich. intest.
10.	—	—	—	—	—	—	—

Table II — Sleeping Sickness patients — Examination of faeces.

No.	Ascar. Lombr.	Tric. Dispar.	Anchyl. duod.	Oxyuris. Verm.	Anguill. intest.	Bil- harzia	Protozoa
1.	+	+	+	—	—	+	Trichom. intest.
2.	+	—	+	—	—	—	—
3.	+	+	+	—	—	—	—
4.	+	+	+	—	—	+	—
5.	+	+	+	—	—	+	Trichom. intest.
6.	+	—	+	—	—	+	—
7.	+	+	+	—	—	—	Trichom. intest.
8.	+	+	+	—	—	—	—
9.	+	+	+	—	—	—	—
10.	+	+	+	—	+	+	—

Blood parasites. Filaria perstans (Manson) is extremely common. It is found in districts where sleeping sickness is unknown: one concludes therefore that the parasite can not be the cause of this disease. Filaria nocturna (Manson) is not frequent; Low observed sometimes a mixed infextion of F. nocturna and F. perstans.

As regards Malaria malignant tertian is by far the commonest form: we only met with a few cases of benign tertian and no quartan. In many native children malaria parasites were present without apparently giving rise to any attack of fever — Black-water fever is common among Europeans and the Indians. Thanks to the kindness of Drs. Moffat and Sly we had the opportunity of examining several cases. It is remarkable that in none of them could we find any malaria parasites. It must be noted however that the most of them had had quinine just before or at the outset of the attack.

Trypanosoma. — Since November 1902, when he began to use a special technique, Castellani observed frequently a trypanosoma in sleeping sickness patients. He found this trypanosome in the cerebro-spinal fluid of 20 out of 34 patients (cf. Archiv für Schiffs- und Tropenhygiene Heft VIII, 1903, p. 382). In the blood among the few cases examined, he found it in one, and in several cases he observed special bodies which he considered developmental forms of the parasite. He came then to the conclusion that sleeping sickness is a trypanosoma-infection — those results have been afterwards amply confirmed by Bruce, Nabarro, Greig Blanchard and Brumpt who used his technique.

External parasites. Scabies is extremely common. Many cases of the so called craw-craw are according to our experience simply cases of scabies. In none of the cases which were considered craw-craw by the local doctors could we detect in the liquid of the pustules the immature nematodes described by O'Neil; instead of this we found in several instances the Sarcoptes hominis in the crusts.

Lice. Pediculus capitis and Pediculus vestimentorum are common, but we never found Ped. pubis. This is easily explained by the habit of the Baganda taking off all the hair near the genitals.

Acarus folliculorum (Demodex folliculorum). In squeezing a fold of the skin of the forehead and examinig the sebaceous substance obtained in this way in a drop of glycerine we found this parasite — several times. It is apparently quite harmless to the negroes as well as to the Europeans.

Pulex penetrans. This parasite is very common though according to Dr. Moffat, P. M. O. of Uganda, it was even commoner some years ago. The parasite burrows as a rule in the skin of the toes and fingers. We have seen a case — a little girl — in whom the parasites had borrowed under the skin of the scalp. The lesions due to jiggers are not very serious — but they may become so when they get septic and this occurence is not at all rare in the natives.

The best method we found of keeping jiggers away was to sprinkle the floor of the rooms with a strong solution of native tobacco.

Diseases due to vegetable parasites (with exclusion of bacteria). Cases of pytiriasis versicolor were often met with. In many cases the disease was not limited to the skin of the chest but extended on to the face. Scraping the diseased patches, and keeping the preparation in potash solution and then examining with the microscope shewed the microsporon furfur. We did not see cases of ringworm, tinea imbricata or actinomycosis.

In conclusion our researches tend to demonstrate that parasites and parasitic diseases — some of which were supposed not to exist in Uganda (for instance bilharzia, anchylostomiasis) are extremely common in that country.

Die Syphilis der Europäer in den tropischen Gegenden der ostamerikanischen Küste.

· Von
Dr. zur Verth, Marine-Oberassistenzarzt.

Bei der Erhöhung der praktischen Bedeutung der Tropenmedizin in unserer Zeit der Kolonien und überseeischen Expeditionen erscheint es angebracht, auf die wissenschaftlichen Leistungen der Beobachtungen der Krankheitserscheinungen unter fremden Völkern, unter verändertem Klima den nötigen Nachdruck zu legen.

Wir befinden uns im Beginn dieser vergleichenden Krankheits-beobachtungen, indes ist gerade das Gebiet der Syphilis wohl bearbeitet. Gerade bei der Syphilis dürften wissenschaftliches und praktisches Interesse Hand in Hand gehen.

Im Jahre 1899 hat Mense[1]) in Brüssel auf der internationalen Konferenz zur Verhütung der Syphilis und im Jahre 1901 Schenbe auf der 73. Naturforscherversammlung in Hamburg[2]), beide gestützt auf eigene reiche Erfahrungen, auf langjährige Stellung im Centrum tropen-pathologischer Bestrebungen und letzterer auf 59 in allen Weltgegenden beantwortete Fragebogen eine umfassende Behandlung der Syphilis aller Länder vorgenommen.

Mir gab ein zweijähriger Aufenthalt an der ostamerikanischen Küste, meist in Westindien, Gelegenheit, die im Auslande erworbene Syphilis Deutscher dort und zum Teil nachher im Inlande zu beobachten. Da diese Beobachtungen an Bord eines Kriegsschiffes, also unter hygienisch günstigen Bedingungen und bei einem Kranken-

---

[1]) Archiv für Schiffs- und Tropenhygiene Bd. IV, Heft 2.
[2]) Archiv für Schiffs- und Tropenhygiene Bd. VI, Heft 5, 6 und 7.

material, das sich der Aufsicht nicht entziehen kann, stattfanden, scheinen mir die Resultate nicht ohne Bedeutung zu sein.

Ich stimme mit Däubler[1]) überein, wenn er sagt, daß es sich nicht darum handeln kann, „neue oder von denen in Europa abweichende klinische Formen des Leidens zu beschreiben". Doch läßt sich das Vorwiegen gewisser klinischer Symptome und eine gewisse Schwere des Verlaufs abweichend von der Syphilis in Deutschland einwandsfrei feststellen.

Meine Beobachtungen stützen sich auf 30 vom Primäraffekt ab an unter meiner Aufsicht befindliche Syphilisfälle.

Als Infektionsorte kommen in Betracht: New Orleans mit 6, la Guaira mit 6, Port Castries (Santa Lucia) mit 3, Puerto Cabello mit 2, Port of Spain mit 3, la Brea (Trinidad) mit 1, Veracruz mit 1, Port au Prince mit 1, San Juan (Margerita) mit 1, Rio de Janeiro mit 1, Newport News mit 1 Fall. Bei 4 Fällen blieb der Infektionsort zweifelhaft, bezüglich war die Auskunft ungewiß oder unwahrscheinlich; sie dürften la Guaira, Puerto Cabello oder Port Castries zur Last fallen.

Als Infektionsträger kommen fast nur Eingeborene, meist Negerinnen oder Mischlinge, zum Teil Nachkommen der Spanier bezüglich Portugiesen in Betracht.

Die Zeit des Auftretens des Primäraffektes unterschied sich nicht von der in Deutschland gewöhnlichen; meist wurde er im Laufe der dritten oder vierten Woche zuerst beobachtet, bezüglich bei Mischinfektionen als solcher erkannt.

Bei 14 der 30 Fälle, also bei 47°/₀, ging der Induration ein weiches Schankergeschwür voraus.

Zahlenangaben über diese Mischinfektion in Deutschland konnte ich nicht finden, doch gehört sie hier zu den selteneren Ereignissen.

Eine Erklärung für die Häufigkeit der weichen Schanker werde ich im folgenden zu geben versuchen.

Vorerst möchte ich auf eine bei Scheube erwähnte Verkürzung der Inkubationszeit der Syphilis hinweisen, die durch das Übersehen der gleichzeitigen Infektion mit weichem Schanker entstanden sein könnte[2]).

Einer der drei Quellen für Siam (Rasch) und Rothschub in Nicaragua berichten, daß die Inkubationszeit der dortigen Syphilis

---

[1]) Grundzüge der Tropenhygiene. II. Aufl. S. 824.
[2]) Vergleiche dazu Boegehold „Archiv für Dermatologie und Syphilis" Bd LV, S. 387.

auf wenige Tage herabgesetzt ist. Rothschuh hat außerdem
seine Erfahrungen in einer Arbeit über die „Syphilis in Nicaragua" [1])
auseinandergesetzt.

Da die Verkürzung der Inkubationszeit von 2—3 Wochen auf
ebensoviel Tage, die ganz ohne Übergänge und unvermittelt da-
stehen würde, von Wesenheit wäre, gehe ich auf diese Angaben
näher ein.

Rothschoh sagt: „Der charakteristische Terminunterschied
(erg. der Inkubation) von wenigen Tagen beim weichen und zwa
bis drei Wochen beim harten Schanker, wie wir ihn beobachten in
Europa, reduziert sich in Nicaragua bei beiden gleichmäßig auf
eine Inkubationszeit von 1—6 Tagen, und ich gehe gleich weiter
und betone, daß der syphilitische Primäraffekt von uns daselbst vom
Ulcus molle mit den bis jetzt allgemein zugänglichen Mitteln nicht
zu unterscheiden ist." Dabei scheint Rothschoh außer acht zu
lassen, daß, wenn der Affekt die Inkubationszeit des weichen
Schankers hat und von demselben nicht zu unterscheiden ist, er
eben ein weicher Schanker ist und kein syphilitischer Primäraffekt.

Das ist ja die Gefahr des weichen Schankers, daß er hart
werden kann. Die Primäraffekte in Nicaragua waren in 8 Tagen
heil plus 2 Tage Inkubation macht 10 Tage, nach abermals 10 Tagen
hätte Rothschoh, wenn dauernde Beobachtung unter seinen Verhältnissen möglich wäre, wahrscheinlich eine der typischen Veränderungen, wie sie für die syphilitische Ansteckung charakteristisch
sind, bemerkt; das muß allerdings zugegeben werden, daß nicht
stets die typische Sklerose den Anfang bildet; pergamentartige
Indurationen, sklerotische Ödeme oder, sofern noch weiche Schanker-
geschwüre vorhanden sind, eine Induration des Randes und Grundes
derselben, alles vielleicht nur sehr geringfügig ausgebildet, können
wie auch in Europa das einzige Zeichen sein, daß dem weichen
Schankergeschwür noch etwas folgt.

Alle die weiteren Charakteristika, die Rothschuh für den
syphilitischen Primäraffekt anführt, beweisen, daß es eben nur
weiche Schanker sein können, die er schon für die Äußerungen
des syphilitischen Virus hält.

Wenn „dem Affekt die knorpelige Härte der Umgebung fehlt",

---

[1] Archiv für Schiffs- und Tropenhygiene Bd. V, Heft 3. (Ich beabsichtige
in folgendem Rothschoh auf die Möglichkeit einer anderen Erklärung hin-
zuweisen; sollte erneute Prüfung seine Angaben bestätigen, so würden dieselben auf die Theorie der Syphilis nicht ohne Bedeutung sein.)

„wenn die Geschwüre fast stets multipel auftreten", „wenn eine
gleiche Behandlung Ulcera mollia und diese Primäraffekte gleichmäßig zur Heilung führt", so haben die Affekte im Verein mit
der vorher erwähnten Inkubationszeit alle Eigenschaften des Ulcus
molle und sind als solches zu betrachten.

Das Symptom, das Rothschuh gegen die Diagnose Syphilis
verwendet, nämlich der akute Bubo, schließt dieselbe nicht aus, da
letzterer dann auf Rechnung des weichen Schankers gesetzt werden
muß, dem außer dem akuten Bubo auch noch die Induration folgt. [1]

Gewiß kann in solchen Fällen die Syphilis einen unbekannten
Verlauf des Bubo erzeugen, ihn zur Lymphadenitis inguinalis sup-
purativa subacuta syphilitica werden lassen, deren typischen Verlauf
Rothschuh schildert, doch ist das nicht der gewöhnliche Ausgang.

Doch woher kommt es, daß in jenen Gegenden so oft dem
syphilitischen Primäraffekt ein weicher Schanker vorausgeht!

In einer Arbeit über „Klimatische Bubonen" [2] habe ich auf
die wesentliche Erleichterung der Existenzbedingungen der Eitererreger in den Tropen hingewiesen. Diese Erleichterung würde
natürlich auch den Ducrey-Krefting-Unnaschen Streptobacillus,
wenn man ihn als Erreger des weichen Schankers annehmen will,
zu gute kommen.

Dazu kommen noch gewisse soziale Verhältnisse, die, wie sie
für die Verbreitung jeglicher Infektionskrankheit, so besonders der
Geschlechtskrankheiten von weittragender Bedeutung sind, in jenen
Ländern die enorme Verbreitung letzterer wesentlich mit verschulden.

Zunächst glaube ich, was Venezuela und Umgebung anlangt,
abweichend von Rothschuh [3] nicht, daß die Übertragende meist
eine Fremde ist. Zur Zeit meiner Fälle waren in den Städten
Venezuelas wie in Curaçao fremde Prostituierte geradezu eine Seltenheit, vielleicht wegen der damals in Venezuela herrschenden Ungunst
der wirtschaftlichen Verhältnisse. Es lag übrigens auch kein Bedürfnis dafür vor; die Nachfrage wurde durch Angebot aus dem
Inlande mehr wie gedeckt.

Auch in den übrigen als Infektionsorte oben aufgezählten
Gegenden waren nichteinheimische Prostituierte nicht häufig und
meist ungern aufgesucht.

---

[1] S. auch Neumann: Syphilis, II. Aufl., S. 145 (Nothnagel, Spezielle
Pathologie und Therapie).

[2] Archiv für Schiff- und Tropenhygiene Bd. VII, Heft 2, S. 63.

[3] L. c. S. 90.

Die niedrige Stufe, auf der der Neger und Mischling dieser Gegenden überhaupt steht, zeigt sich nicht zum mindesten in der Art der Befriedigung seines Geschlechtstriebes: zu jeder Tageszeit, an jedem Ort, vor allem mit jedem Mann, mit Fremden oft nur gegen Belohnung und weniger gern, gibt sich dort vielfach das Weib hin. Diese Tatsache dämmt die Anzahl der Prostituierten in jenen Ländern im allgemeinen ein, bez. greift je nach Auffassung ganze Volksschichten in ihre Reihen mit ein.

Der Geschlechtsakt ist ihm nur mehr eine Episode, beliebig oft und mit beliebig Verschiedenen am Tage wiederholt; die natürlichste Folge ist eine Durchseuchung des Volkes, wie sie durch 80 und mehr Prozent syphilitisch Infizierter in den romanischen Ländern der ostamerikanischen Küste ausgedrückt wird.   Tripper und Syphilis werden durch innere Mittel mehr oder minder geheilt; der weiche Schanker erscheint dem Träger zu unbedeutend, heilt von selbst oder bleibt.   Die erwähnte mangelnde Reinlichkeit macht ihm die Heilung oft recht schwer, die Reinlichkeit mag dem äußeren Schein nach bei den wirklich Prostituierten etwas besser sein, doch zielt sie wohl mehr auf den Besucher als auf die Befriedigung eines eigenen Bedürfnisses.

Die günstigeren Existenzbedingungen für Eitererreger in den Tropen, die mangelnde Reinlichkeit, der Tiefstand des Volkes, das sich aus derartigen kleinen Geschwüren keine Sorge macht, und die Laxheit der Sitten erklären zur Genüge die allgemeine Verbreitung des weichen Schankers.

Was die Syphilis in Siam angeht, so ist es auffallend, daß die beiden anderen dortigen Quellen Scheube, Reytler und Deutzer, nichts über die Verkürzung der Inkubationszeit erwähnen.

Auch die Beschreibung von Rasch [1] macht es wahrscheinlich, daß es sich primär um weiche Schanker handelt, die nachher zum syphilitischen Primäraffekt werden, also vielleicht ähnliche Verhältnisse wie bei Rotbschuh vorliegen; leider ist die Syphilis von Rasch nur in einer hygienischen Skizze Siams kurz berührt, so daß eine kritische Würdigung seines Materials nicht möglich ist.

Schon eben streifte ich die Frage der Leistendrüsenschwellungen. Es bleibt auch in den Tropen Grundsatz, daß jedes der beiden Gifte — das des weichen Schankers und das der Syphilis — mehr oder weniger unbeirrt durch das andere die ihm entsprechenden Veränderungen hervorruft.

---

[1] Virchow, Archiv für path. An. u. Phys., Bd. 110, S. 327.

Bei 7 meiner 14 Fälle mit primärem weichem Schanker (50%
der Chancre mixte, 23% aller Fälle) kam der Bubo meist einseitig
zur Vereiterung, und zwar zeigte der Verlauf alle Übergänge vom
akuten Bubo bis zur chronischen Lymphadenitis, wie sie Rothschuh
beschreibt und wie sie als durch die Syphilis differenzierten Produkt
des weichen Schankers anzusehen ist.   Den 23% mit vereitertem
Bubo stehen nach Neumann [1]) 3% der heimischen Syphilis gegenüber.

Auch die Induration der noch bestehenden weichen Schanker-
geschwüre pflegte sich im Laufe der dritten oder vierten Woche zu
vollziehen, oft zeichneten sich diese Geschwüre schon vorher durch
ihre Tiefe und weite Verbreitung aus.

In der Schwellung der regionären Lymphdrüsen wie des ganzen
übrigen Lymphdrüsensystems fand sich im übrigen weder der Zeit,
noch der Art der Ausbreitung nach gegen die in Deutschland gewohnten Verhältnisse ein Unterschied.

Es wurden in der Regel bis zur Einleitung der Behandlung
deutliche Sekundärsymptome abgewartet.

Wie bei uns gewohnt, zeigten sich dieselben meist im Laufe
der neunten bis elften Woche nach der Infektion; also auch hier
konnte die vielfach angeführte Beschleunigung des Verlaufs der
Syphilis in den Tropen nicht konstatiert werden.

Dabei sind die Beobachtungen einwandsfrei, da einerseits die
Urlaubskontrolle oft genau den Tag der Infektion feststellen ließ,
andererseits die Kranken täglich oder zweitäglich untersucht wurden.

Wurde wegen exorbitanter Entwicklung des Initialaffektes die
Allgemeinbehandlung vor Auftreten der Sekundärsymptome eingeleitet, so verzögerte sich das Erscheinen derselben.

Die Sekundärsymptome waren im allgemeinen schwer.   Leichte
Fieberbewegungen begleiteten fast stets die Eruptionsperiode, bei
8 (27%) überstieg das Fieber 39°, bei einem (3%) 40°, während
Güntz nur bei 20%, Fournier bei einem Drittel seiner Fälle [a])
Fieber feststellte.   Oft war das Fieber sehr hartnäckig und wich
nur dreisten Jodkalidosen.

Die Hautaffektionen waren meist makulös, bei 4 wurden
papulöse, bei 2 pustulöse Affektionen in der Eruptionsperiode beobachtet; die beiden letzteren Arten gehörten meist zu den höher
fiebernden.

Beherrscht wurde das Bild der Sekundärperiode durch Schmerzen

—
[1]) L. c.
[a]) Citiert nach Neumann, Syphilis, II. Aufl., S. 240.

in den Knochen, Muskeln und Gelenken, eine Beobachtung, die ähnlich aus vielen tropischen Gegenden berichtet wird. (Scheube aus Japan, Rothschnb aus Nicaragua, Rasch aus Siam, Becker aus Dar es Salam u. a. m.)

Bald war nur ein Gelenk befallen, das allen therapeutischen Bestrebungen trotzte, bald hatten die Beschwerden mehr polyarthritischen Charakter; doch schnelles Wechseln wie beim Gelenkrheumatismus kam nicht vor. Bald waren physikalische Veränderungen nicht vorhanden, bald bewiesen Schwellung, Hitze und Rötung die syphilitische Lokalisation.

Vielfach waren Fuß- und Kniegelenke, dann Finger- und Ellenbogengelenke ergriffen.

Von den Knochen waren die dicht unter der Haut gelegenen bevorzugt; periostitische Erscheinungen wurden zweimal, beide am Schienbein beobachtet.

Kopfschmerz begleitete fast bei allen die Eruptionsperiode.

Während die Schmerzen der Knochen und Gelenke ungewöhnlich in den Vordergrund traten, waren Schleimhauterscheinungen äußerst selten.

Kondylome wurden bei den 30 Neuinfektionen nicht beobachtet. Nur bei zweien (7%) konnten leichte Erkrankungen an der Rachenbez. Kehlkopfschleimhaut festgestellt werden.

Zweimal trat Iritis auf (7%) — die Infektion beider war bei demselben Weib am selben Tage erfolgt. Drüsenschwellungen waren wie gewöhnlich.

Das reiche Bild der sonstigen Sekundärerscheinungen will ich nicht durchgehen; ungewöhnliches wurde bei denselben nicht mehr beobachtet.

Der Gewichts- und Kräfteverlust war im allgemeinen beträchtlich. Seelische Depressionen u. s. w. wie in Europa.

Die Rezidive waren häufig und ziemlich schwer, das hervorstechende Symptom wieder Gelenk- oder Knochenschmerzen und hartnäckiges Fieber.

Einer der Fälle (Infektionsort Rio) wurde jedesmal von einem Rezidiv befallen, sobald seine Jodkali-Medikation ausgesetzt wurde; bei jedem Rezidiv waren Gelenkschmerzen, Drüsenschwellungen und Fieber seine hervorragendsten Symptome. Rupiaähnliche Hautaffektionen kamen bei dreien (10%) als Rezidiv zur Erscheinung.

Von Tertiärerscheinungen kann bei zweijähriger Beobachtungsdauer nicht die Rede sein.

Was die Behandlung anbetrifft, so habe ich, teils durch die
Ausstattung der Kriegsschiffsapotheke, teils durch die Überzeugung
von der vorzüglichen Wirkung veranlaßt, die Schmierkur bevorzugt;
es wurden 120 g zu Dosen von je 3 g in der gewöhnlichen Art
verrieben.

Bei der in den Tropen herabgesetzten Widerstandsfähigkeit der
Haut ist sorgfältige Pflege derselben erforderlich.

Zu leichten Pusteln gaben die Einreibungen oft Veranlassung.
Dieselben nahmen nie einen solchen Umfang an, daß die Schmierkur
deswegen ausgesetzt werden mußte.

Die Schmierkur wurde begonnen nach Manifestwerden der
Sekundärsymptome. Das Abwarten derselben scheint mir um so wesentlicher, als ich einen Fall monatelang jeden zweiten Tag beobachtete.
bei dem sich nach einem einer typischen Induration ähnlichen Ge-
schwür am Gliede weder Drüsenschwellungen noch irgendwelche
sonstige Sekundärsymptome einstellten, als ich andrerseits, wenn
ich wegen exorbitanter Entwicklung des Primäraffektes (bei zwei
Fällen) gezwungen war, die Behandlung vorzeitig einzuleiten, schwere
Erscheinungen folgen sah; daß dieselben Folgen der frühzeitig an-
gefangenen Behandlung waren, kann ich natürlich nicht behaupten;
doch hatte die frühzeitige Behandlung auch nicht vermocht, die
Schwere des Verlaufs zu mildern.

Entsprechend dem von dem in Deutschland gewohnten Verlaufe
abweichenden Hervortreten gewisser klinischer Erscheinungen, machte
sich meist schon früh ausgiebiger Jodgebrauch erforderlich. Das
Quecksilber erwies sich bei allen schweren Fällen als absolut ungeeignet, hohes Fieber und Gelenkschmerzen einzudämmen, während
Jodkalidosen von 3—5 g einige Tage genommen, fast als Spezifikum wirkten.

Von gleichzeitigem Quecksilber- und mäßigem Jodgebrauch
wurde, gestützt auf die schönen Versuche von Lesser[1], ausgiebig
Gebrauch gemacht.

Daß die chronisch intermittierende Behandlung und zwar mit
möglichst kurzen Intervallen bei den Verhältnissen des Militär-
dienstes zu bevorzugen ist, dürfte nicht strittig sein.

Eine wichtige Rolle spielt in den Tropen die Frage des Klima-
wechsels. Die Holländer, denen durch ihre ostasiatischen Kolonien
eine reiche Erfahrung zu Gebote steht, versprechen sich viel von
der bei schwerer Erkrankung üblichen Heimsendung nach Europa.

---

[1] Deutsche medizin. Wochenschrift 1901, Nr. 47 und 48, S. 819.

Von meinem Material kehrten, zum großen Teil zufällig abgelöst, teils wegen ihrer Krankheit nach Haus geschickt, sechs auf
der Höhe oder kurz nach der Eruptionsperiode nach Haus zurück·
Zwar schreiben einige der Zurückgekehrten dem Klimawechsel
einen heilsamen Einfluß auf den Verlauf der Krankheit zu, doch
hält diese subjektive Ansicht kritischer Beobachtung nicht stand.
Bei einigen erfolgten neue Ausbrüche, bei einigen Besserungen.
Beides muß als Folge des Zufalls bezüglich der gerade eingeleiteten
Kuren betrachtet werden. Indirekt kann natürlich der durch den
Klimawechsel angeregte Allgemeinzustand des Körpers günstig auf
den Verlauf der Krankheit einwirken. Eine strikte Indikation zur
Heimsendung auch schwerer Fälle ergiebt sich jedenfalls nicht, zumal, da einerseits oft Familienverhältnisse dieselbe nicht ratsam
erscheinen lassen, andrerseits die nur zu Haus zur Verfügung
stehenden Kurmethoden (Badekuren u. s. w.) immer nur als unter-
stützende, nie jedoch als heilende Faktoren bei der Behandlung in
Betracht kommen. Eine Beobachtung dieser wichtigen Fragen an
zahlreichen weiteren Fällen erscheint erwünscht.

Von einem erneuten Tropenaufenthalte noch im Bereich der
Sekundärperiode sah ich keine üblen Einwirkungen (zwei Fälle).

Aus den angeführten Symptomen abgewogen gegen die in
Deutschland gemeinen Erscheinungen der Syphilis bestätigt sich das
Bild des naiven, nicht ärztlichen Beschauers, der den Verlauf der
Syphilis der Europäer in jenen Gegenden im allgemeinen für schwerer
hält als in Deutschland. Da die Erscheinungen den sogenannten
„trockenen Formen" Fingers[1] anzugehören pflegen, stellt sich
damit nach diesem Autor die Prognose auch schlechter wie für die
Durchschnittssyphilis in Deutschland. Jedenfalls wird jede Syphilis,
bei der eigentlich zu den tertiären Symptomen gerechnete Erscheinungen schon früh nach der Eruption auftreten, im allgemeinen
als schwer bezeichnet.

Die Ursache des abweichenden Auftretens der Syphilis zu er-
gründen, scheint mir vorerst bis zum sichern Nachweis der Syphilis-
noxe noch unmöglich.

Die nächstliegende Ursache, die größere Wärme, ist vielfach
als Unterlage des rascheren Verlaufes angeführt, indes warnt Sohenbe,
den Einfluß der Wärme zu hoch anzuschlagen. Für das Überwiegen
der trockenen Formen kann die Wärme sicher nicht in Anspruch
genommen werden, da die Syphilis bei der anerkannten Neigung,

---

[1] Finger: Syphilis und die venerischen Krankheiten. V. Aufl. S. 95.

sich dort zu äußern, wo ihr äußere Reize entgegenkommen, in den
Tropen zuerst von der viel in Anspruch genommenen und viel ge-
reizten, infolgedessen auch viel erkrankten Haut und Schleimhaut
Desitz ergreifen müßte.

In terrestrischen Verhältnissen, den Erörterungen Scheubes[1]
folgend, kann auch ich bei meinem Material keine differenzierende
Ursache finden.

Malaria oder andere schwächende Momente wie Alkoholismus,
waren nicht, bezüglich nicht mehr wie in Europa vorhanden.

Die Rasse kann nicht beschuldigt werden, da ja in Europa
bei derselben Rasse die Krankheit leichter aufzutreten pflegt.

Auch ungünstige hygienische Verhältnisse, wie Mangel ratio-
neller Behandlung, die Scheube bei Negern für den abweichenden
Verlauf mit verantwortlich macht, fallen weg.

Fortgesetzte Exzesse in Baccho et Venere, sowie Mangel an
Schonung nach Auftreten der Krankheit können, wenn sie auch
sonst erschwerend wirken können, bei meinen Fällen nicht heran-
gezogen werden, da jedem Erkrankten durch Nicht-Beurlaubung
Exzesse in Venere unmöglich, durch stete Kontrolle Exzesse in
Baccho sehr erschwert worden, und er von jedem anstrengenden
Dienste ferngehalten wurde.

Es mag sein, daß eine von einem nicht behandelten Individuum
noch dazu, wenn bei der vorhergehenden Generation keine spezifische
Behandlung stattgefunden hat, erworbene Syphilis als schwerer beobachtet ist, als die von einem wohlbehandelten Individuum erworbene; indes kann das nicht die Regel sein, da ja dann die anerkannt seit Jahrzehnten leichte und schlecht behandelte Syphilis
der Eingeborenen in Nicaragua, Venezuela und anderen Ländern
von Fall zu Fall schwerer werden müßte, wenn man nicht den durch
die Erkrankungen der Vorfahren eingeleiteten Immunisierungsvor-
gang als überwiegend annehmen will.

Ob nicht doch dem Umstand, daß die Syphilis von einer Rasse
zur anderen übertragen wird, mehr Gewicht beigelegt werden muß,
wie Scheube zu tun geneigt ist, scheint mir sehr der ferneren Beobachtung wert.

Einleuchtend wäre es auch, wenn die Reaktion des Syphilis-
giftes im Körper des Europäers, der durch die Acclimatisation an
die neue Umgebung schon gewaltige Arbeit leisten muß, und dessen
Kräfte dadurch als voll in Anspruch genommen gedacht werden

[1] L. c. S. 235.

könnten, eine gewaltigere wäre; indes kann man die oben gegen die Wärme angeführten Gründe auch hiergegen verwerten. Die Syphilis müßte dann die am meisten in Anspruch genommenen Organe, also die Haut bevorzugen. Auch die Heimsendung müßte als therapeutische Maßnahme von größerem Erfolg sein; ferner müßte sich eine schiefe Ebene der Schwere der Syphilis einstellen; je mehr ein Europäer acclimatisiert ist, desto leichter wäre dessen Syphilis.

In der Tat widersprechen die wenigen Beobachtungen, die ich bei Europäern, die schon längere Zeit in den Tropen lebten, zu machen Gelegenheit hatte, der obigen Annahme nicht!

Das oben erwähnte häufige Vorkommen des Chancre mixte in den Tropen erinnert an die Mischinfektion Tarnowskys[1]. Allerdings kann ich nicht erweisen, daß gerade beim Chancre mixte der Verlauf der nachfolgenden Syphilis ein schwererer ist. Doch dürfte die Bedeutung einer Mischinfektion mit Eitererregern für das Entstehen schwerer Formen nicht ganz außer acht zu lassen sein.

Eine sichere Erklärung des verschiedenen Verlaufes läßt sich indes nicht geben. Erwünscht wären zur weiteren Klärung Mitteilungen, wie die Syphilis der Neger oder sonstiger Abkömmlinge fremder Völkerstämme, die in Deutschland bezüglich in Europa erworben wurde, verläuft.

Die Syphilis der Eingeborenen in den Tropen liegt außerhalb des Bereichs meiner Arbeit; über dieselbe liegen ausführliche Arbeiten Berufenerer vor; ob meine in den ostamerikanischen Tropen gewonnenen Beobachtungen für alle tropischen Gegenden gelten, kann ich nicht entscheiden, habe jedoch Grund, es im gewissen Sinne anzunehmen.

Die Ergebnisse der Beobachtungen lassen sich in folgende Sätze formulieren:

1. Ein die Zeit der Inkubation und Propagation des syphilitischen Virus differenzierender Einfluß der ostamerikanischen Tropen findet bei Europäern nicht statt.

2. In dem Symptomenbild der Syphilis der Europäer in den Tropen wiegen abweichend von dem Verlauf in Europa gewisse klinische Erscheinungen vor, die ihr einen im allgemeinen schwereren Charakter verleihen.

3. Die Ursache dieses abweichenden Verlaufes ist mit Sicherheit nicht ergründet.

[1] Syphilis maligna: Archiv für Dermatologie und Syphilis 1897, Heft 2, S. 253.

Über die Behandlung Malariakranker mit Aristochin.

Von

Dr. med. J. J. Kunst in Batoe Djadjar (Java).

Die Firma Friedr. Bayer & Co. in Elberfeld sandte uns eine Quantität Aristochin mit der Bitte, das Präparat bei der Behandlung Malariakranker versuchen zu wollen.

Fig. 1. Tropica.

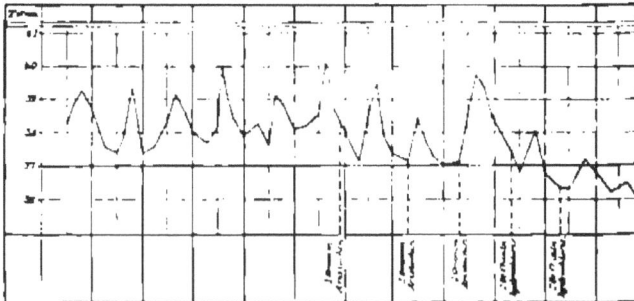

Dieses vor kurzem von genannter Firma hergestellte Mittel, der neutrale Kohlensäureaether des Chinins, soll folgende Eigenschaften besitzen: es ist geschmackfrei; beim Gebrauch beobachtet man nicht die bekannten Symptome der Chininvergiftung (Ohrensausen, Taubheit, Herzklopfen u. s. w.); es wird leicht resorbiert; es besitzt einen hohen Gehalt an Chininbasen, nämlich 96,1 % (das Chinin. hydrochloricum 81,7 %).

Da wir es für überaus wünschenswert halten, in gewissen Malariafällen noch über andere zuverlässige Mittel, als die üblichen Chininsalze, verfügen zu können, haben wir das Aristochin bei einigen Patienten versucht.

Vorher haben wir seine Wirkung an uns selbst beobachtet; es ist vollständig geschmackfrei; nach Gebrauch von 1—3 Gramm pro dosi beobachteten wir keine Vergiftungserscheinungen und spürten sogar nicht das geringste Ohrensausen. (Beiläufig sei gesagt, daß wir für den Einfluß der Chinin-salze sehr empfindlich sind.) Die Zahl der be-handelten Patienten be-trägt 11, wovon 5 an Tropenfieber, 6 an Ter-tiana litten.

Fig. 2. Tropica.

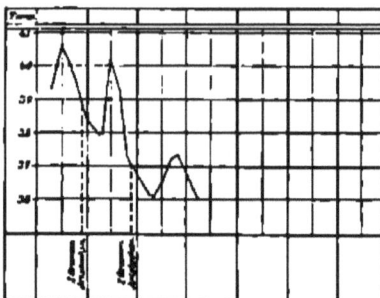

Mit Bezug auf die Art der Krankheitsfälle müssen wir bemerken, daß die Fieberfälle an und für sich nichternster Natur waren, was auch zu der Tatsache stimmt, daß keine der beigebenden Temperaturkurven eine febris remittens mit durchweg hohen Temperaturen anzeigt.

Bei der Mehrzahl der Kranken war jedoch das Allgemeinbefinden nicht günstig, was für die Beurteilung der Wir-kung des Mittels von der größten Bedeutung ist, weil im allgemeinen das Fieber sich desto schwie-riger bekämpfen läßt, je mehr die Konstitution des Kranken bereits durch vorhergegangene Krank-heiten gelitten hat.

Fig. 3. Tropica.

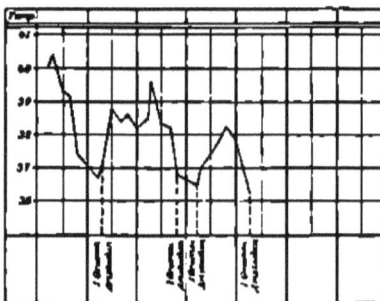

Von den 11 Kran-ken hatten 9 (Nr. 3 bis 11) in den letzten Monaten oder Jahren schon wiederholt an Sumpffieber gelitten und zeigten, wie aus folgender Tabelle I. zu ersehen, mehr oder weniger die Symptome der chronischen Malaria-Intoxikation.

Die Wirkung des Aristochins auf das Fieber wird durch bei-gehende Temperaturkurven erläutert. Man sieht, daß in 10 von

9*

128   Dr. J. J. Kunst.

11 Fällen das Fieber nach Gebrauch von ein paar Dosen des
Mittels sofort aufhörte.

Tabelle I.

Nummer der Patienten	Fieber- form	Geröthete Herz- thätigkeit	Milz- vergrößerung	Leber- ver- größerung	Erhöhter Patellar- reflex	Anämie
Nr. 1	f. tropica	—	· ·	—	—	—
„ 2	„	—	· ·	—	· ·	—
„ 3	„	—		—	· ·	—
„ 4	„	—		—	+	—
„ 5	„	—		—	?	—
„ 6	f. tert. duplex	· ·				
„ 7	„ „		(reicht bis zum Nabel)			· ·
„ 8	„	· ·	+	—	?	—
„ 9	„	· ·	+	+	?	—
„ 10	„ simplex	· ·	(reicht bis zum Nabel)	—	+	(sehr ausgesprochen)
„ 11	„ „		+	+	?	—

Die Zeichen + und — bedeuten die Anwesenheit bezw. Abwesenheit
des betreffenden Symptoms.

Nur bei einem einzigen Kranken traten nach der ersten Gabe
noch drei Anfälle von unverminderter Intensität ein, so daß das
Aristochin durch eine
gleiche Dosis salzsauren
Chinins ersetzt wurde;
darauf schwand das Fie-
ber schnell (Kurve Nr. 1).

Fig. 4. Tropica.

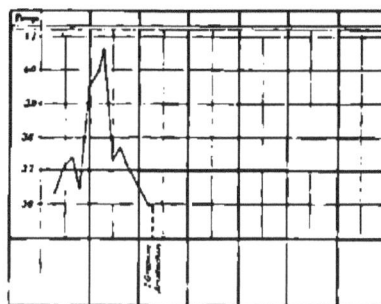

Sogar bei dieser
kleinen Versuchsreihe
tritt die größere Hart-
näckigkeit des Tropen-
fiebers im Vergleich mit
der Febris tertiana her-
vor; die 4 an erstge-
nannter Fieberform lei-
denden Kranken, bei
welchen die Aristochinbehandlung gelang, wiesen im Mittel 1 1/2,
die Tertianpatienten dagegen nur 5/7 Fiebertage nach der ersten
Aristochingabe[1] auf, obgleich die Dosis bei der ersten Gruppe im
Mittel 2/4 Gramm, bei der zweiten bloß 1/4 Gramm.

[1] Der Tag, an welchem die erste Dosis genommen wurde, ist nicht
mitgezählt.

Zum Vergleich sei mitgeteilt, daß wir[1]) im Spital in Batavia bei der Chininbehandlung folgende Resultate erhielten: in 35 Fällen von Tertiana im Mittel ⁵/₇ Fiebertage (also genau dasselbe Ergebnis wie

jetzt mit dem Aristo-
chin); in 38 Fällen von
Tropenfieber im Mittel
1 Fiebertag.

Kiewiet de Jonge[2])
fand in 29 Fällen von
Tertiana 0,3 Fiebertag;
in 48 Fällen von Tro-
penfieber 0,6 Fiebertag.
In beiden Versuchsreihen
betrugen die Chinin-
dosen 1—2 Gramm.

Die Anwendung des
Aristochins geschah stets
per os.

Fig. 5. Tropica.

Die Firma Bayer gibt den Rat, beim Gebrauch des Mittels etwas Salzsäurelimonade nachtrinken zu lassen, weil es sich bei Mangel an Salzsäure nicht löst und also bei Kranken mit un-
genügender Absonde-
rung von Salzsäure sei-
tens der Magenschleim-
haut seine Wirkung ver-
fehlen könnte.

Wir haben diesen
Rat nicht befolgt, es
handelte sich ja darum,
die praktische Branch-
barkeit des Mittels in
Vergleich zu den üb-
lichen Chininsalzen zu
bestimmen. Wenn es

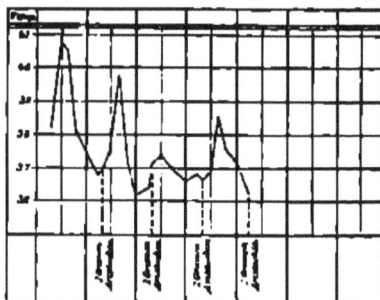

Fig. 6. Tertiana duplex.

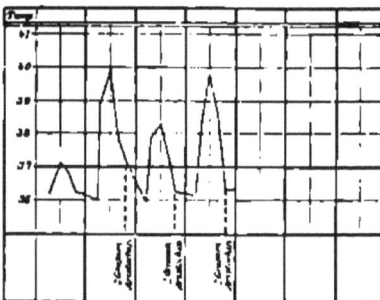

sich nun herausstellte, daß das Aristochin ohne Salzsäure in vielen

---

[1]) Dr. J. J. Kunst. Bydrage tot de Kennis der in Nederlandsch-Indië voorkomende vormen van Malaria. Geneeskundig Tydschrift voor Ned. Indië, deel 41, aflevering 5.

[2]) Kiewiet de Jonge. Mededeelingen uit den Cursus in tropische ziekten. Geneeskundig Tydschrift voor Ned.-Indië, deel 42, Aflevering 3.

Fällen seine Wirkung verfehlt, so würde dadurch seine Anwendung, als zu kompliziert, unter gewissen Umständen schwer ausführbar sein.

Über die Wirkung des Aristochins auf die Parasiten können wir keine genaueren Angaben machen, weil wir bei der Mehrzahl der Kranken, nachdem die Diagnose mit Hilfe des Mikroskops festgestellt war, das Blut nicht mehr täglich zu untersuchen in der Lage waren. Dies fand nur in den Fällen Nr. 1 und Nr. 6 statt. Die Parasiten verschwanden hier zugleich mit dem Aufhören des Fiebers.

Fig. 7. Tertiana duplex.

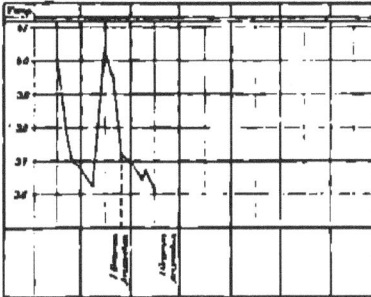

Als einen besonders großen Vorzug des Aristochins möchten wir die Tatsache hervorheben, daß sich bei keinem der 11 Kranken irgend eine unangenehme Nebenwirkung zeigte. Die Beschwerden über Brustbeklemmung, Herzklopfen, Schwindel, Übelkeit, Diarrhöe u. s. w., welche man bei der Chininbehandlung so oft zu hören bekommt, fehlten hier gänzlich, obgleich wir die Patienten wiederholt daraufhin befragten.

Fig. 8. Tertiana duplex.

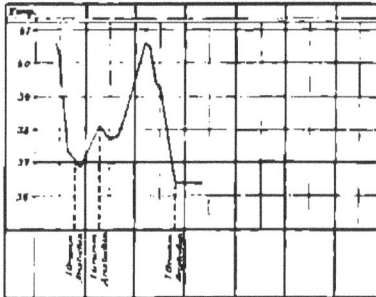

Dies ist um so mehr bemerkenswert, weil besonders Kranke wie diese, welche zum größten Teil Störungen der Herztätigkeit aufwiesen, außergewöhnlich empfindlich für die unangenehmen Nebenwirkungen größerer Chiningaben sind.

Bei sämtlichen Kranken wurde wiederholt der Harn auf die Anwesenheit von Eiweiß und Zucker untersucht, jedoch stets mit negativem Ergebnis.

Die wichtige Frage, ob das Aristochin auch anwendbar ist in

Fällen von Idiosynkrasie gegen Chinin, wird selbstverständlich durch diese Beobachtungsreihe nicht erledigt.

Bei der Nachbehandlung, zur Verhütung der Residive, wurde das Aristochin durch salzsaures Chinin ersetzt, weil wir die Patienten nicht genügend lange zu beobachten im stande waren, um in dieser Hinsicht zu einem Urteil über die Wirkung des Mittels zu gelangen. Aus den mitgeteilten Beobachtungen dürften folgende Schlüsse zu ziehen sein: 1. Das Aristochin ist ein kräftig wirkendes Mittel gegen das Sumpffieber. 2. Es ist durch seine Geschmacklosigkeit und durch das Fehlen unangenehmer Nebenwirkungen bei der Anwendung wahrscheinlich ein wichtiges Hilfsmittel bei der Malariabehandlung, besonders in Fällen, wo die Chininanwendung auf Schwierigkeiten stößt, wie bei gewissen Malariakranken mit organischen Fehlern, und bei Kindern.

Fig. 9. Tertiana duplex.

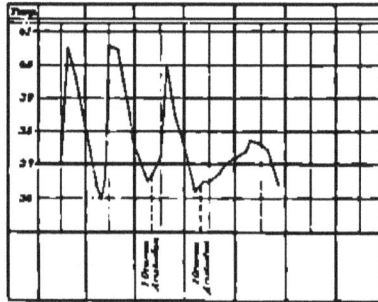

Fig. 10. Tertiana simplex.

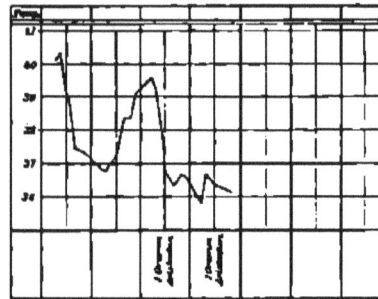

Fig. 11. Tertiana simplex.

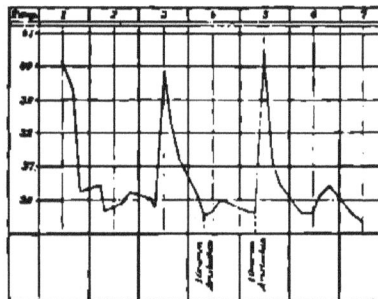

II. Besprechungen und Literaturangaben.

a) Hygiene, Biologie, Physiologie, medizinische Geographie und Statistik.

Belli, Charles M. A. Le pain du matelot au point de vue bactériologique. 2. Altération de l'air dans les chambres fonds des navires. C. Le lavage et la vitalité
des microbes sur les parts des navires. Resumés des communications lues au
XI Congrès international d'hygiène et de démographie réuni à Bruxelles
du 2 au 8 septembre 1903. Venise, Imprimerie Charles Ferrari, 1903.

A. Belli bespricht in erster Arbeit die beiden Hauptvertreter der Kohlen-
hydrate in der Speiseordnung des Matrosen, das Brot und den Zwieback.
Unter diffizilster Einhaltung der hygienischen Grundprinzipien erzeugt, müssen
selbe strengstens geschützt und konserviert werden, um nicht Nährböden für
Bakterien zu werden und dadurch an Nährwerte, den er vorübergehend bespricht, zu verlieren oder zu Toxinbildnern zu werden. Zunächst den Säure-
und Wassergehalt beider Arten von Lebensmitteln untersuchend fand Belli
einen Säuregehalt von 6,660 %, beim Brote, 5,886 % beim Zwiebacke. Der
Wassergehalt des Brotes betrug 26,5 %, des Zwiebacks 11,4 %. Die auf den
Krusten, beim Zwiebacke auch im Innern vorgefundenen Bakteriengattungen
waren: Penicillium glaucum, Aspergillus albus und flavus, Mucor mucedo
und stolonifer. Extraktivstoffe dieser Schimmelpilze getrocknet, in Wasser
aufgeschwemmt und in die Peritonealräume von Meerschweinchen injiziert
veranlaßten keine organischen Veränderungen. Das Schlußresumé seiner
Arbeit lautet wie folgt;

1. Brot und Zwieback verlassen mikrobenfrei den Backofen.

2. Die Verunreinigung des Brotes durch Schimmelpilze ist selten, nicht
viel häufiger eigentlich auch beim Zwiebacke, nur tritt diese wegen der oft
sehr langen Aufbewahrung markanter und häufiger hervor.

3. Die geringe Menge der vorgefundenen Bakterien, die bei der Bereitung
und auch sonst auf die äußere Kruste des Brotes gelangen, findet seine Erklärung
in dem geringen Wassergehalte und der hohen Säurebildung, die das Bak-
terienwachstum behindern. Wenn nun andere Autoren konstatierten, daß
auch am Brote gewisse Bakteriengattungen langlebig sind, so war die Ursache
darin zu suchen, daß die Bakterienkolonien sehr häufig mit Teilen ihres Nährbodens, z. B. Gelatine übertragen wurden und dabei das Brot nur als Transportmittel eine passive Rolle spielte, denn sonst eigne sich das Brot schlecht zur
Keimübertragung und geben selbe wegen der ungünstigen Entwicklungsbe-
dingungen rasch zu Grunde. Reinlichkeit bei der Bereitung und Aufbewahren
des Brotes in kühlen, luftigen, trockenen Lokalitäten bilden den besten Schutz.
Was nun Zwieback und Toxinbildung anbelangt, so kommt diese auf ersteren
nie vor, jedoch können nach Zwiebackgenusse Verdauungstörungen und Diarrhöen
eintreten. Die auf Zwieback äußerst träge vegetierenden Schimmelpilze wachsen
auf Gelatine bei 22° äußerst dicht und formreich, daher das leichte Schimmeln
und Verderben des Zwiebacks in den Tropen, den man am besten in hermetisch verschlossenen Blechkasten verschließen muß, die bei jeder Neufüllung
auch neuerdings sterilisiert werden müssen.

B. Belli ruft uns zunächst ins Gedächtnis, daß bei Betreten der hermetisch verschlossenen, mit einer aus Zinnober und Öl bereiteten Conservierungsfarbe angestrichenen Zellen, in die die Schiffsböden der Eisenschiffe eingeteilt sind, sehr häufig Ohnmachtsanfälle, schwere Asphyxien, ja auch Todesfälle unter Erstickungserscheinungen vorkommen. Nachdem die Entwicklung von Kohlensäure, Schwefelwasserstoff, Ammoniak u. s. w. auf bakteriologischer Basis, wie die Bildung irrespirabler Gase überhaupt ausgeschlossen erscheint, muß Mangel an Sauerstoff als Ursache dieser pathologischen Erscheinungen angesehen werden, was durch die klinische Form derselben ebenso erwiesen wird, wie dadurch, daß ein in diese Zellen gebrachtes Licht wegen Sauerstoffmangel erlischt. Nach den bisher angestellten Nachforschungen erhellt zur Evidenz, daß der Sauerstoff durch den Zinnoberanstrich absorbiert wird. Belli macht 8 verschiedene Serien von Versuchen. Nach den ersten eudiometrischen Experimenten ergab sich stets eine starke Verminderung des Sauerstoffes von 9,5 % bis 8,4 % gegen 28,8 % bei Beginn der Messung. CO_2 äußerst gering. Sodann wurden Meerschweinchen in den Doppelboden gebracht, die lebend blieben, was gleichfalls auf Mangel von CO_2 schließen läßt. Endlich konstatierte er die Absorption des Sauerstoffs durch die Ölmininmfarbe noch im kleinen durch Analysen von Luftproben, welche Blechbüchsen entnommen wurden, welche innen mit Ölzinnoberfarbe gestrichen zwei Monate verschlossen gehalten wurden. Um also oben genannte Unfälle zu vermeiden, muß man die Zellen, wie es die amerikanische und französische Marine tut, öfters, vielleicht wöchentlich, lüften und sich beim Betreten der Zellen durch die Lichtprobe überzeugen, ob die Luft respirabel sei. Ferner sollen die Zellgasten oft gewechselt werden, um einer Erkrankung derselben durch sich oft wiederholende ungenügende Aufnahme von Sauerstoff im Blut vorzubeugen.

C. Die Verkleidungen der einzelnen Decks bestehen aus Holz, Linoleum, Zement (in den Küchen) und auch aus Eisen (Maschinenraum). Licht, Feuchtigkeit der Luft und die Reinigungsmethoden üben natürlich einen verschiedenartigen Einfluß auf die Mikroben aus. Nachdem Belli bei Untersuchung der Luft als des Kehrichts (,,Ricerche batteriologiche sulle spazzature delle nave da guerra". Annali di Medicina navale Anno VIII. Vol. 1 fasc. V. Mai 1902 vergl. Besprechung Heft VI, 1903 Seite 281 d. A.) eine relative geringe Anzahl von Mikroorganismen vorgefunden hat, so legte er sich die Frage vor, was zu dieser Verminderung schädlicher Keime die Schiffsreinigungsmethoden beitragen mögen: Das normale Waschen der Decks geschieht täglich mit Meerwasser, in Ausnahmefällen mit einer Lauge aus Seife und Soda. Dabei wird das Abreiben der Decks (Zement-Holzböden) durch Stangenbürsten, das des Linoleumüberzuges durch Schwabber aus Tauabfällen, besenartig gebunden, das der Eisenplatten durch Drahtbürsten und Graphit bewerkstelligt. Bei den nun folgenden Versuchen sollten hauptsächlichst die Effekte der verschiedenen Reinigungsmethoden (mit Seewasser, Lauge, trockenes Reiben) miteinander verglichen werden, als auch Beobachtungen betreffs des Bakterienwachstums überhaupt gemacht werden. Zu diesem Zwecke werden von Belli auf verschiedenen Plätzen der verschiedenen Decks des Kreuzers ,,Vesuvio" Kulturen von sarcina lutea, bacillus prodigiosus und bacillus mesentericus vulgaris angesetzt, um die Lebensdauer dieser Mikroorganismen ohne Reinigung der Decks und dann nach vorgenommener Rei-

nigung mit Seewasser und Lauge festzustellen. Als Kontrollversuche werden
endlich dieselben Kulturen direkt in Gläsern mit Lauge von selber Stärke,
wie sie zum Reinigen verwendet wird, angesetzt. An Orten, womit keine
Reinigungen vorgenommen wurden entwickelten sich der b. prodigiosus und
sarcina bis zu 4 Tagen weiter. Die resistenten Keime zeigten eine Lebensdauer von 12 Tagen. Nach der ersten Reinigung mit Seewasser verschwanden sarcina und b. prodigiosus, während b. mesentericus vulgaris 4—5 Reinigungen mit Seewasser überdauerte. Dasselbe Ergebnis zeigte die Reinigung
mit Lauge, nur daß b. mesentericus im allgemeinen nur 2—3 Reinigungen
überdauerte. Die Kontrollversuche B. in Glasgefäßen mit Lauge ergaben kon-
forme Resultate, nur natürlich wirkte die konzentrierte Lauge rascher.
B. prodigiosus und sarcina wurden sofort gelöst.
B. mesentericus mußte mindestens eine Stunde der Laugenwirkung ausgesetzt werden. Schließlich kommt Belli zu folgenden Endresultaten:
Die Bakterien entwickeln sich auf den Decks der Schiffe verschieden
schnell. Ihre Lebensfähigkeit steht im direkten Verhältnisse zur Feuchte, im
verkehrten zum Lichte. Die Schiffsreinigung mit Seewasser übt einen direkten
aber beschränkten Einfluß auf Mikroorganismen aus. Die weniger resistenten
verschwinden auch ohne Seewasserreinigung, welche sich andererseits bei den
resistenteren unanreichend erweist. Den Haupteffekt erzeugt das trockene Abreiben mit Bimstein, das den Mikroben den Nährboden (Abfälle) entzieht.
Laugewaschungen in dem neueren Konzentrationsverhältnisse haben nur beschränkte bactericide Wirkung. Soll daher gelegentlich z. B. bei Epidemien
eine intensivere Desinfektion der Decks vorgenommen werden, ist es unerläßlich,
stärkere Desinfektionsmittel anzuwenden.   A. Plumert.

Wolffhügel. Truppenhygienische Erfahrungen in China. Münch. med. Wochen-
schrift 1903. Nr. 47—49.
Aus den ausführlich dargestellten Erfahrungen des Verf., welche alles
wiedergeben, was zur Erhaltung der Gesundheit und Schlagfertigkeit der in
China operierenden Truppen geschehen ist, sei folgendes hervorgehoben:
Für die Wasserversorgung erwiesen sich die mitgeführten Berkefeld-
Filter als nicht zweckmäßig, ebensowenig auch die Dampfdestillationsapparate
und Abessinierröhren. Die beste und überall durchführbare Maßnahme zur
Gewinnung einwandsfreien Wassers war das Abkochen. Selbst zum Waschen
und Baden der Mannschaften durfte nur abgekochtes Wasser verwendet
werden. Auch auf den Märschen ließ sich in dem Bataillon des Verf. diese
Maßregel konsequent durchführen.
Alkohol wurde in Form von Rotwein pro Kopf und Woche ein drittel
Liter verabfolgt. Besonders in kalten Tagen war diese geringe Alkoholgabe
eine große Wohltat. Verf. hält auf Grund seiner Erfahrungen die Bestrebungen
derer, welche den Alkoholgenuß im Felde am liebsten ganz verboten wüßten,
für sehr verfehlt.
In der Kleidung machten die raschen Temperaturschwankungen besondere
Vorkehrungen nötig. Jeder Mann trug beständig eine wollene Leibbinde. In
den kalten Monaten wurden auch während der Expeditionen Gesichtsmasken
aus Flanell getragen. — Als Fußbekleidung bewährte sich am besten der
deutsche Schaftstiefel. Bei einem Marsch von 146 km, der in 3½ Tagen
ausgeführt wurde, blieb nur ein Mann wegen Fußverstauchung marschunfähig.

Zur Bekämpfung der Ruhr wurden die Latrinen sorgfältig 2 mal täglich desinfiziert. Außerdem hatte der beaufsichtigende Unteroffizier sofort Meldung zu erstatten, sobald er Blutbeimengungen im Stuhl der Latrine bemerkte. Auf diese Weise gelang es mehrfach, erkrankte Leute zu ermitteln und frühzeitig in Behandlung zu bekommen. Ruhr und ebenso auch Typhus traten deshalb nur selten auf. Von den Ruhrkranken des Regiments ist nur einer gestorben.

Wegen der grenzenlosen Unsauberkeit der Chinesen, insbesondere des Fehlens jeglichen Abfuhrwesens, war die Verseuchungsgefahr der Truppen in den Quartieren sehr groß. In allen Stammquartieren wurde deshalb bald nach dem Einrücken eine Militärpolizei eingesetzt, welcher der rangälteste Sanitätsoffizier angehörte. Diese Polizei hatte die Durchführung allgemein hygienischer Maßnahmen und besonders die Bekämpfung der Geschlechtskrankheiten zu beaufsichtigen.

Belehrungen und Verwarnungen der Mannschaften über die Gefahren des geschlechtlichen Verkehrs mit den meist kranken Chinesinnen zeigten sich bald als wirkungslos. Die Schließung einer öffentlichen Hauses in Paotingfu hatte nur zur Folge, daß sich sehr bald neue Häuser mit geheimer Prostitution öffneten. Die Zahl der Geschlechtskranken nahm trotz eingeführter Abortivbehandlung und 2 maliger Besichtigung in der Woche immer mehr zu. Es blieb schließlich nichts weiter übrig, als die öffentliche Prostitution unter Ausübung einer regelmäßigen Kontrolle zuzulassen.

Als prophylaktische Maßregel gegen Malaria wurden Nachts Netze gebraucht. Ein einwandsfreier Fall von Malaria wurde im Regiment des Verf. nicht beobachtet. — Pocken kamen ebenfalls nicht vor.

Sehr nützlich erwies sich die Maßnahme, Ruhr- oder Typhusverdächtige bis zur völligen Klärung der Diagnose in Isolierbaracken zu beobachten. Auf diese Weise wurde Lazarettinfektionen wirksam vorgebeugt.

Dohrn (Cassel).

Fontoynent. Grippe et paludisme à Madagascar. Presse médicale 9. IX. 1903.

Seit mehreren Monaten wütet auf Madagaskar die Influenza, besonders unter den Antemyrnen, nach F. fälschlich Hovas genannt, welches Wort nur eine bestimmte Klasse der Bevölkerung bezeichnet. Letztere sind von Malaria in den letzten Jahren stark mitgenommen worden, denn infolge der Kriege, Aufstände, Wege- und Bahnbauten haben sie in größeren Massen als früher die gesunden Hochländer des Innern der Insel verlassen, sich im Tieflande Malaria zugezogen und die Krankheit wiederum in die bisher malariafreien hochgelegenen Gebiete verschleppt, wo jetzt auch die europäischen Ansiedler mehr als früher an Malaria leiden. Anopheles und Übertragung kommen dort überall vor. F. empfiehlt schleunigst aus Europa Tausende von Kilogramm Chinin kommen zu lassen, und dasselbe zum Einkaufspreise an die Bevölkerung abzugeben, um sie zu Heil- und Vorbeugungszwecken mit dem Medikament zu „malarisieren". Daneben sind die üblichen hygienischen Maßregeln in Bezug auf Bodenbearbeitung und Mückenvertilgung notwendig. (Es wird sehr lehrreich sein, bei Durchführung dieser Maßregeln die Häufigkeit von Schwarzwasserfieber, welches auf Madagaskar nicht ganz selten ist, festzustellen. Ref.) Die malariasieche Bevölkerung wird nun von der Influenza decimiert. M.

b) Pathologie und Therapie.

Schlafkrankheit und Trypanosen.

Bruce, D., Nabarro, A. und Greig. The etiology of sleeping sickness. (Bericht der englischen Kommission zur Erforschung der Schlafkrankheit.) Brit. med. Journ. 21. XI. 1903. Mit Abbildungen.

Die zur Fortsetzung der Entdeckung Castellanis nach Uganda entsandte Kommission ist mit ihren Arbeiten zu einem gewissen Abschluß gelangt. Als Vermittler der Infektion mit dem Trypanosoma wird die Glossina palpalis, eine zur Genus Glossina, Westwood, Tsetse-Fliege, gehörige Stechfliege bezeichnet, während die ihr nahe verwandte Glossina morsitans die Überträgerin der Nagana ist. Beide Insekten sind sich in Form und Größe sehr ähnlich, unterscheiden sich aber durch kleine Unterschiede in der Färbung der Beine und Bauchsegmente.[1]) Das Verbreitungsgebiet der Gl. palpalis deckt sich mit der Schlafkrankheit in Uganda.

Bei schlafkranken Menschen fanden sich die Parasiten während des Lebens in jedem von 40 Fällen in der Cerebrospinalflüssigkeit. Im Blute waren ebenfalls Trypanosomen nachweisbar, sowohl bei kranken sowie anscheinend gesunden Menschen, bei letzteren jedoch nur dann, wenn dieselben aus einer Gegend stammten, wo die Schlafkrankheit endemisch herrschte. Die Frage, welcher Zusammenhang zwischen dem leichten menschlichen Trypanosoma-Fieber, bei welchem die Parasiten ebenfalls im Blute gefunden werden, und der Schlafkrankheit besteht, entscheidet die Kommission dahin, daß aller Wahrscheinlichkeit nach das Trypanosoma-Fieber das erste Stadium der Schlafkrankheit bildet, welche zur vollen Entwicklung kommt, sobald die Krankheitserreger in die Cerebrospinalflüssigkeit eindringen. In einem Falle konnte nachgewiesen werden, daß dieses erste Auftreten der Trypanosomen in dem nervösen Zentralorgan mit Fieber einsetzt, bis zur deutlichen Schlafsucht hat sich der Fall jedoch noch nicht entwickelt. Bei anderen Kranken wurde nie ein Trypanosoma in der Cerebrospinalflüssigkeit gefunden.

Die unbedeutenden Unterschiede in der Form und dem Bau der Trypanosomen bei Schlafkrankheit und Trypanosoma-Fieber rühren von dem Nährboden her. Die kürzeren Tr. aus der menschlichen Cerebrospinalflüssigkeit erreichen im Affenblut dieselbe Länge, Form u. s. w. wie im menschlichen Blute. Subkutane Infektion von Cerebrospinalflüssigkeit schlafkranker Neger und von Blut von Trypanosoma-Fieberkranken führt bei Affen zu derselben, der menschlichen Schlafkrankheit ähnlichen, tödlich verlaufenden Erkrankung.

Die Parasiten konnten längere Zeit im Blute der Tiere nachgewiesen werden. Bei Meerschweinchen, Schafen, Ziegen, Ochsen, Eseln traten keine Trypanosomen im Blute auf.

Durch Versuche wurde festgestellt, daß durch den Stich der Glossina palpalis Trypanosomen auf Affen übertragen werden können.   M.

------

[1]) Über die Morphologie dieser und anderer Glossina-Arten wird demnächst ein besondere Besprechung in dieser Zeitschrift erscheinen.   Anm. d. Red.

Gruart, J. Morphological considerations an the anterior extremity of the trypanosoma. The journ. of Trop. Med. 1904, p. 6.

Wenn man verschiedene Flagellaten wie Trichomonas, Euglena, Herpetomonas und Trypanosoma miteinander vergleicht, so findet man, daß bei den höher organisierten (Trichomonas und Euglena), die noch eine Mundöffnung besitzen, neben dieser Mundöffnung das Centrosoma liegt, aus dem die Geißeln hervorgehen. Neben dem Centrosoma liegt bei Euglena eine Vakuole. Diese Vakuole, daneben das Centrosoma und aus diesem entspringend die Geißel, finden sich beim Trypanosoma am verdickten Ende. Also ist dieses Ende des Trypanosomas als das vordere zu betrachten und nicht das spitze, das scheinbar in die Geißel ausläuft und bei der Bewegung vorausgeht. Das Trypanosoma bewegt sich also rückwärts. Die Geißel ist wahrscheinlich deshalb durch die undulierende Membran an den Körper des Trypanosoma angeheftet, damit dieses leichter durch die Kapillaren hindurchgehen kann.

Buge (Kiel).

Schaudinn, Fritz. Generations- und Wirtswechsel bei Trypanosoma und Spirochaete. (Vorläufige Mitteilung.) Arbeiten aus dem Kaiserl. Gesundheitsamt. Band XX, Heft 3, 1903.

Aus dieser äußerst wichtigen Arbeit sei im Anschluß an die Referate über die Schlafkrankheit zunächst nur die Entdeckung Schaudinns hervorgehoben. „daß die Halteridien von Athene noctua, dem Steinkauz, die Geschlechtsstadien eines Trypanosoma sind, welche sich in der gemeinen Stechmücke, Culex pipiens, vermehrt, um nach einer Wanderung durch den Mückenkörper durch den Stich wieder in das Blut der Eule zu gelangen und sich dort nach einer Periode der asexuellen Vermehrung in die bekannten männlichen und weiblichen Halteridien zu verwandeln." Im Eulenblut legt sich der Körper des indifferenten Trypanosoma an einen Erythrozyten, sinkt etwas ein und resorbiert dabei die verdrängte Substanz des roten Blutkörperchens. Zu dieser Zeit hat der Parasit die Gestalt eines jungen Halteridium. In der Nacht verläßt derselbe in Würmchenform wieder das dadurch nicht zerstörte rote Blutkörperchen, bildet dann einen Geißelapparat und wird zum Trypanosomen, welches sich nach einigen Stunden freier Bewegung wieder an einen Erythrozyten heftet, und wiederholt dasselbe Spiel bis er nach sechs Tagen seine volle Größe erreicht hat. Dann erst beginnt die Vermehrung durch Längsteilung. Diese Beobachtung ist für die gesamte Trypanosen- und Hämosporidien-Forschung von größter Bedeutung. Eingehendere Besprechung folgt. M.

Manson, P. Sleeping sickness and Trypanosomiasis in a European: Death: Preliminary Note. Brit. med. Journ. 5./XII. 1903.

Am 14. August 1901 wurde am oberen Kongo die Frau eines Missionars von einer Stechfliege (Tsetse?) in das linke Bein gestochen. Es entstand eine lokale Entzündung und nach 14 Tagen trat eine Reihe von Fieberanfällen auf, begleitet von einem fleckigen und ringförmigen Erythem auf der Haut, Milz- und Leberschwellung. Dezember 1901 Rückkehr nach England, Mai 1902 Phlebitis im linken Bein. Oktober 1902 stellte M. die Diagnose Trypanosomiasis, untersucht von Daniels, welcher nach langem Suchen die Trypanosomen im Blute fand. Im Krankenhause der London school of Tropical medicine, wo die Kranke Aufnahme fand, wurden die verschiedensten Medikamente, Arsenik, Methylenblau, Pferdeserum u. a. vergeblich zur Vernichtung der Parasiten angewandt, die Kranke konnte jedoch im Ende März 1903 das Krankenhaus verlassen und Aufenthalt an der Küste nehmen, wo sie sich bedeutend erholte, so daß sie fieberfrei blieb, Spaziergänge machte und frisch an der Unterhaltung teilnahm, obwohl Erytheme und Parasiten noch fortbestanden. Ein Wechsel des Aufenthaltsorts brachte die Patientin in rauhes und kaltes Wetter, und es erfolgte sofort ein schwerer Rückschlag in ihrem Befinden. Nach Hause, Bristol, zurückgekehrt zeigte sie Mitte Oktober die ersten Erscheinungen von Schlafsucht. M. fand die Kranke sehr heruntergekommen, die Erytheme waren noch unverändert, die Trypanosomen etwas zahlreicher. Unterhaltung war noch möglich, bei einer Pause schloß die Kranke jedoch die Augen und schien einzuschlafen. Die Reflexe waren normal, die Sphinkteren funktionierten gut, Tremor fehlte, nur der linke Mundwinkel zeigte ein leichtes Zucken. Die Schläfrigkeit steigerte sich in der folgenden Zeit, die Sprache beschränkte sich auf einsilbige Worte. Speisen wurden längere Zeit im Munde behalten, ehe sie hinuntergeschluckt wurden, Inkontinenz von Blase und Darm, Krämpfe in einem Arm und Dekubitus traten auf, und am 26. Nov. starb die Kranke im Coma. Neild fand am folgenden Tage bei der Obduktion die mikroskopischen Anzeichen der Meningo-Encephalitis: Hyperämie der Blutgefäße und milchige Trübung der pia und arachnoidea. Mott und Low, deren Bericht im einzelnen demnächst erscheinen wird, wiesen mikroskopisch eine ausgedehnte, perivaskuläre Infiltration von mononuklidären Zellen nach.   M.

Parasitäre und Hautkrankheiten.

Chabaneix et Bouffard. Pieds de Madura observés à Djibouti. Ann. d'hyg. et de méded. colon., 1901, p. 452.

Brumpt. Notes et observations sur les maladies parasitaires. Mission de M. le Vicomte du Bourg de Bozas en Afrique centrale. Arch. de parasitologie, 1901. t. IV, p. 566, et Ibid. 1902.

A. Laveran. Au sujet d'un cas de Mycétome à graine noire. Bull. de l'Acad. de médecine, Paris, 24 Juin 1902, p. 773.

Blanchard. Sur le champignon du Mycétome à graine noire. Bull. de l'Acad. de médecine, Paris, 8 Juillet 1902, p. 57.

Bouffard. Pieds de Madura observés à Djibouti. Ann. d'hyg. et de médec. colon., 1902, p. 636.

Chez un de ces malades, étudié à Djibouti par M.M. Chabaneix Bouffard et Brumpt, il s'agissait d'un cas de Mycétome à graine noire, qui fut soumis deux fois, à un an d'intervalle, à l'observation médicale; il portait deux tumeurs, l'une plus grande, ulcérée, s'étendant de la plante au dos du pied, l'autre plus petite, non ulcérée, située profondément sous la voûte du pied et sans communication appréciable avec la première. La dissociation des grains noirs a nettement montré leur structure mycélienne, et M. Laveran, auquel la pièce a été envoyée, après conservation dans le formol, a pu sur des coupes microscopiques de la tumeur non ulcérée, observer nettement le mycélium s'enfonçant dans le tissu conjonctif enflammé. «Les filaments de mycelium sont longs, ramifiés et cloisonnés; les articles du mycélium sont très inégaux en longueur et en largeur; la largeur est en moyenne de 8 à 4 μ. L'extrémité libre des filaments est arrondie, ou peu renflée .... Il n'y a pas de spores».

L'absence d'autres microbes dans cette tumeur, qui ne communiquait pas avec l'extérieur, permet d'admettre le caractère pathogène de ce champignon.

Un pas de plus a été fait dans l'étude de cette question par M. Brumpt, qui au cours d'une mission dans l'intérieur de l'Afrique orientale, a pu étudier trois autres cas de Mycétome à grains noirs, et a tenté de cultiver le parasite qu'il trouvait chez ces malades. N'ayant obtenu aucun résultat avec les bouillons de culture ayant pour base divers végétaux de la région, il fit des semis sur des tranches de moelle de Dourah et de pétioles de palmier stérilisés, en recouvrant le point ensemencé d'une lame de verre. Sur huit tubes ensemencés, un seul donna une culture pure; «les sept autres étaient associés à des microbes de la suppuration ou à des moisissures qui végètent peut-être en saprophytes dans les cavités purulentes».

L'auteur conclut que «le parasite du mycétome à grains noirs se reproduit et végète comme une mucorinée. Le mycélium a une couleur ambrée foncée à ne fort grossissement et est tout noir à un faible grossissement».

M. Bouffard, à Djibouti, a répété les expériences de culture de M. Brumpt: «la tige de dourah est sectionnée en morceaux de 6 à 7 centimètres de long, que l'on met dans des tubes à essai: on les passe à l'autoclave une demi heure à 120 degrés, puis on ensemence avec un grain noir dissocié dans l'eau stérilisée ou le bouillon».

Toutefois les cultures obtenues dans ces conditions avaient une coloration rouge, et c'est seulement en cultivant sur des bananes que M. Bouffard a obtenu des colonies noires. Cet observateur dit aussi avoir retrouvé un parasite analogue sur des tiges de Dourah croissant près de Djibouti, mais il ne paraît pas l'avoir cultivé pour le comparer, à ce point de vue, avec le parasite trouvé dans les masses mycétomateuses. Il croit cependant pouvoir admettre que le mycétome à grains noirs «serait dû à une inoculation profonde de spores d'une mucorinée vivant sur le dourah et le mimosa».

Ces essais de culture demandent évidemment à être repris: quiconque s'est occupé de la culture des microbes sait combien il est difficile d'éviter l'infection des plaques par les moisissures de l'air: il est certain que cette difficulté augmente quand il s'agit de recherches faites «en cours de route, sous la tente, avec une installation bactériologique et micrographique des plus réduites», et si cette circonstance ajoute au mérite des observateurs, elle impose aussi plus de sévérité à la critique des résultats obtenus. Aussi ne peut on que s'associer aux réserves faites par M. Laveran sur la valeur de ces essais de culture.   C. Firket (Liège).

Prout, W. T. Filariasis in Sierra Leone. Brit. med. Journ. 20. IX. 1902.

Verf. fand in 275 Negerblutproben 59mal, d. h. also in 21,4%, der Fälle, Filarien. Die Blutproben stammten z. T. von Negern aus Freetown, z. T. von Negern aus dem Hinterland von Freetown. Am wenigsten infiziert waren diejenigen Eingeborenen, die dauernd in Freetown lebten. Sie waren nur zu

0,5% infiziert. Die Eingeborenen aber aus dem Hinterlande wiesen einen Prozentsatz von 26,1 bis 60%, an Infizierten auf. Da ein sehr reger Verkehr zwischen Freetown und dem Hinterland besteht, so dürften die Buschleute die Stadtbewohner infizieren. Die verschiedene Verbreitung der Filaria in der Stadt selbst hängt vermutlich mit der Verbreitung der Moskitos zusammen. Filaria nocturna herrschte bei weitem vor. Doch kam auch Filaria perstans, Filaria volvulus und eine neue, bis jetzt nicht beschriebene Art vor. Auch Mischinfektionen von verschiedenen Filaria-Arten wurden beobachtet. Ein Fall von Filaria Loa, einen Europäer betreffend, war vermutlich vom Kongo her eingeschleppt.

Chylurie, Lymphskrotum und Elephantiasis sind selten.

Die häufigen vagen, rheumatismusähnlichen Beschwerden sind wohl auf eine Filariainfektion zu beziehen.   Ruge (Kiel).

— — —

Low, G. C. A new filaria in a monkey. The Journ. of Trop. Med. 1904, p. 2.

Low berichtet, daß Rh. H. Roß bei einem Affen in Uganda eine neue Filaria fand, die von der von Ziemann bei einem Schimpansen gefundenen Filaria sehr verschieden ist und am meisten der Filaria Demarquai ähnelt.
                                                        Ruge (Kiel).

— —

Haberahon, J. H. Calabar swellings on the upper Congo. The Journ. of Trop. Med. 1904, p. 3.

In Yakusu am oberen Kongo leiden fast alle Europäer an periodisch auf-tretenden, eigentümlichen, schmerzhaften, umschriebenen Anschwellungen der Arme und Beine. Nach Ansicht des Verf. handelt es sich um eine Infektion mit Filaria loa.   Ruge (Kiel).

Leonel Plasencia. Eine neue Art von Ankylostoma. (Estudio comparativo sobre el Uncinaria duodenalis y Americana.) Revista de Medicina Tropical. Habana. Nov. 1902.

Eine sorgfältige, ausführliche Arbeit über kubanische Beobachtungen der beiden Species von Ankylostoma oder Uncinaria, welche wesentliche Unterschiede aufweisen und zuerst von Stiles beschrieben worden: The significance of the recent american cases of hookworm disease (uncinariosis or anchylostomiasis) in man by Cb. W. Stiles. Report of the Bureau of Animal Industry 1901. U. St. Depart. Agriculture.   Rothschuh (Managua).

— — —

Malaria.

Billet, A. Du paludisme à forme typhoïde. Revue de médecine. Décembre 1902, p. 1019.

Au cours de ces dernières années on a reconnu que bon nombre de « fièvres » des pays chauds, considérées comme de nature paludéenne, devaient être rattachées à la fièvre typhoïde mais inversement il y a des cas de paludisme par qui présentent des symptômes assez particuliers pour mériter le nom de formes typhoïdes. De là pour le diagnostic des difficultés, qui se rencontrent assez souvent, puisque sur plus de quatre cents cas de fièvres paludéennes observés en 1900 et 1901 à l'hopital de Constantine (Algérie), M. Billet a observé quarante de ces formes typhoïdes.

Disons tout de suite qu'il ne s'agit pas ici des fièvres typho-malariennes, véritables combinaisons de fièvre typhoïde et de malaria, où le bacille d'Eberth évolue dans un organisme infecté par les sporozoaires du paludisme. Les cas étudiés par M. Billet relevaient exclusivement de la malaria, comme le montraient les résultats négatifs du séro-diagnostic, éventuellement ceux de l'autopsie, et l'examen microscopique du sang. C'est seulement dans le tableau symptomatique qu'on retrouvait des traits pouvant faire penser à la fièvre typhoïde.

A première vue cependant, quand on lit les observations détaillées que publie l'auteur, on ne s'explique pas que cette erreur fût possible: presque toutes, en effet, renseignent un début brusque, qui aux yeux de bien des médecins d'Europe, suffirait à faire écarter l'idée d'un typhus abdominal. Mais il ne faut pas oublier que dans les pays chauds et notamment en Algérie, la fièvre typhoïde a très souvent un début brusque, et que la marche de la température n'y est pas toujours aussi régulière que dans nos descriptions classiques. Dans ces conditions, l'idée de l'existence possible d'une fièvre typhoïde s'imposera très légitimement à l'esprit du médecin des colonies, s'il se trouve, comme dans les cas recueillis par M. Billet, en présence d'un malade fébricitant, qui accuse des épistaxis, de la céphalalgie, une courbature intense, souvent du délire ou de la prostration, de la stupeur, de l'adynamie, et avec cela des symptômes sérieux du côté des voies digestives, fuliginosités, sécheresse et tremblement de la langue, diarrhée, ballonnement du ventre, douleur à la pression et gargouillement dans la région iléo-coecale.

Ajoutons que chez ces malades les accès fébriles n'offrent pas ordinairement les trois stades classiques des accès paludéens: dans la majorité des cas l'auteur a noté l'absence de frissons, et souvent l'absence de sueurs: celles-ci se montraient seulement dans un bon tiers des cas, mais presque toujours notablement atténuées.

Un tel ensemble de symptômes pourrait aisément faire méconnaître l'existence du paludisme: cependant l'étude attentive de la température, prise d'heure en heure, montre déjà sinon des intermittences vraies, du moins des rémissions passagères qui font défaut dans la fièvre typhoïde; il n'y a pas d'éruption de taches rosées lenticulaires et la séro-réaction de Widal donne toujours des résultats négatifs.

Enfin l'examen du sang lève tous les doutes: dans tous les cas M. Billet a retrouvé les hématozoaires. Ces formes typhoïdes du paludisme se montrent surtout vers la fin de l'été, en août, septembre et octobre, et comme manifestation d'une première attaque de l'infection malarienne: aussi retrouve-t-on le plus souvent chez ces malades les petits parasites du paludisme primaire[1]). Plus rarement les formes typhoïdes se montrent chez d'anciens impaludés, et l'on retrouve alors dans le sang les grandes formes parasitaires que M. Billet considère comme propres au paludisme secondaire.

[1]) Pour la signification des termes paludisme primaire et paludisme secondaire, cf. Archiv f. Schiffs- und Tropen-Hygiene, Bd. VI, p. 898. Ref.

Outre la présence des parasites, le sang est le siège d'une leucocytose mononucléaire, survenant en général à la fin des accès et présentant son maximum dans les périodes de rémission qui séparent deux paroxismes fébriles; l'augmentation porte surtout sur les grands mononucléaires, que l'on trouve chargés de pigment.   C. P. (Liège).

Edmond et Etienne Sergent. Résumé du rapport sur la campagne antipaludique organisée en 1902 à la gare de l'Alma (Est Algérien). Ann. de l'Institut Pasteur, 1903, p. 65.

Les auteurs ont essayé, sur le personnel d'une gare de Chemin de fer entre Alger et Constantine, l'effet des mesures de préservation inspirées par la connaissance du rôle des moustiques dans la transmission de la fièvre paludéenne. Ces mesures, bien qu'appliquées sans grande rigueur par le personnel, d'ailleurs peu nombreux, ont donné de bons résultats et quatre personnes, encore indemnes de paludisme, nouvellement arrivées dans ce poste connu pour son insalubrité, ont pu passer sans être infectées l'été et l'automne de 1902.   C. Firket.

Baum, H. Das Aristochin, ein Ersatzmittel des Chinins. Die Heilkunde 1903, Mai.
Das Aristochin soll alle Vor- und keine Nachteile des Chinins haben.
Die spezifische Wirkung auf Malaria konnte B. an 7 Fällen mit gutem Erfolge prüfen.
Die febrifugante Eigenschaft des Chinins scheint aber auf die Tochtersubstanz nicht übergegangen zu sein.
Analgetische Wirkungen konnten dem Präparat nicht abgesprochen werden.
Unangenehme und toxische Nebenwirkungen wurden niemals beobachtet.
                                        J. Grober (Jena).

Trousselnt. A propos de l'ostéopathie palustre. Sur un cas de trophœdvrass ossifiants des extrémités chez un paludéen. Arch. de médec. expér. et d'anat pathol., 1903, p. 80.
Le malade qui fait l'objet de cette étude, parti bien portant de France, ni alcoolique ni syphilitique, fut atteint de fièvre paludéenne à Madagascar et présenta quelques mois plus tard des symptômes de polynévrite. Les troubles fonctionnels et les lésions se montrèrent surtout aux membres inférieurs: outre l'atrophie musculaire on notait des troubles circulatoires, cyanose dans la station debout, sans œdème, atrophie de la peau et sudation exagérée. En même temps on notait une sensibilité particulière du talon.
Cinq mois environ après le début des troubles polynévritiques, on observa des poussées inflammatoires au niveau de l'articulation métatarso-phalangienne du gros orteil, puis un gonflement des doigts aboutissant à une hyperplasie osseuse de la diaphyse des phalanges de la plupart des doigts, sans lésion des articulations. L'examen radiographique montre nettement cette hyperplasie et fait constater l'existence d'un éperon ostéophytique sur le calcaneum.
En même temps les mains ainsi altérées sont le siège d'une sudation constante.
La rareté des lésions trophiques des os au cours des polynévrites, en dehors de la lèpre, donnerait assurément un grand intérêt à cette observation

s'il était démontré que la lésion osseuse observée par M. Troussaint est sous
la dépendance de l'altération des nerfs. Mais, à notre avis, ce point reste à
démontrer: les lésions dites trophiques des os ont le plus souvent un caractère
atrophique, qu'elles succèdent à des névrites comme dans la lèpre, ou à des
lésions des centres nerveux (tabès, syringomyélie). On a bien signalé des faits
d'hyperplasie osseuse, sinon dans des névrites du moins dans la syringomyélie
(Déjerine), mais ces cas sont absolument exceptionnels et il faut une analyse
bien serrée des conditions étiologiques pour exclure les autres causes qui
auraient pu provoquer une hyperostose.

Quant à une influence directe de l'infection paludéenne sur le processus
ostéoplastique, elle ne paraît pas plus sûrement établie. Mais la difficulté
de démêler la filiation des phénomènes ne fait qu'augmenter l'intérêt qui
s'attache à cette observation.   C. Firket.

_____ _____

Pellagra.

De Giaxa, V. Contributo allo cognizioni sull' etiologia della pellagra. Annali
d'igiene sperimentale, fasc. III. 1903.

Die aus dem hygienischen Institut der Universität Neapel hervorgegangene Arbeit enthält außer einer Abhandlung des Direktors de Giaxa über
die Pellagra die Ergebnisse der experimentellen Forschungen seiner Schüler
über diese für die Volksgesundheit Italiens so bedeutungsvolle Krankheit.

Für die Ätiologie der Krankheit hat die Theorie Lombroso's den meisten
Anklang gefunden, welcher die Pellagra als eine Intoxikation durch Gifte ansieht, welche in ungenügend getrocknetem oder feucht aufbewahrtem Mais
durch die Tätigkeit gewisser Pilze oder Hyphomyzeten entstehen, nämlich Peni-
cillum glaucum, Mucor racemosus, Aspergillus niger und fumigatus. Auch
verschiedene andere Arten von Bakterien, wie Oidium und Blastomyces, können
mitwirken. Nach de Giaxa ist diese Anschauung sehr anfechtbar.

Trotz des Verkaufsverbots für feuchten oder verdorbenen Mais — welcher
nebenbei bemerkt zum Schnapsbrennen benutzt wird — nad der allgemein eingeführten Vorrichtungen zum Trocknen desselben nimmt nämlich die Krankheit in den ländlichen Bezirken Italiens nur dort ab, wo die allgemeinen
hygienischen Verhältnisse sich bessern nad die Ernährung nicht mehr ausschließlich auf Mais beruht. Ferner weist der klinische Verlauf der Pellagra
auf eine einzige spezifische Ursache hin, d. h. auf einen bestimmten Mikroorganismus oder ein von einem solchen erzeugtes Gift. Die Pilzflora des verdorbenen Maises ist aber in keiner Hinsicht von der anderer Nahrungsmittel
verschieden.

De Giaxa folgte nun bei seinen Studien dem ganz neuen Gedanken,
daß die Pellagra eine Autointoxikation sein könne, welche unter dem Einflusse ausschließlicher Ernährung mit Mais, auch gesundem, durch die Tätigkeit
im Darmrohr lebender Mikroorganismen und zwar des Colibacillus entstehe.

Nach diesem keineswegs unlogischen Gedankengange ändert der Colibacillus auf dem Substrat der übermäßigen und durch die Verdauungssäfte
nicht genügend verarbeiteten Maisnahrung seine biologische Aktion derart,
daß er das pellagrogene Toxin ausscheidet.

10*

Die Krankheitserscheinungen von Seiten des Magens (Atonie, Erweiterungs-, Stauungsacidität, Pyrosis) und des Darmes (saure und faulige Gärung) bilden dementsprechend nach d. G. das vorbereitende und Anfangsstadium der Pellagra, ziehen aber nach und nach in immer höherem Grade das Nervensystem in Mitleidenschaft. Wie bei anderen Krankheiten kommt es auch bei der Entstehung der Pellagra viel auf die Widerstandsfähigkeit des einzelnen Individuums an. Gewisse Erscheinungen, welche vom pellagrösen Typus gar nicht scharf getrennt werden können, zeigt infolge der Maisnahrung in Pellagra-Gegenden die Mehrzahl der Bevölkerung, nämlich schlechte Hautfarbe, schlaffe Muskulatur, geringes Fettpolster und einen eigentümlichen Gesichtsausdruck, hinzu kommen psychische Depression und allerlei Verdauungsstörungen, welche mit vielen Schwankungen auch im vorgeschrittenen Krankheitsstadium bekanntlich vorhanden sind.

Durch Experimente suchte d. G. seine Theorie zu stützen. In einer ersten Reihe von Versuchen stellte er fest, daß die Fäces von mit Maismehl ernährten Menschen und besonders von Pellagrakranken im ersten Stadium für Kaninchen einen höheren Grad von Toxizität zeigten als die von in gewöhnlicher Weise ernährten Menschen. Die Fäces von mit Bohnen ernährten Kaninchen zeigten die geringste Toxizität, hieran schlossen sich mit Kohl, dann mit Kleie ernährte Versuchstiere, während die höchste Toxizität bei ausschließlicher Verfütterung von gesundem Mais gefunden wurde, und die Tiere zu Grunde gingen oder nur durch andere Ernährung erhalten werden konnten.

Die Darmflora von mit Mais ernährten Menschen und Tieren war arm an Arten, aber sehr reich an Colibazillen. Die Toxizität und Virulenz derselben sowie die pathologisch-anatomischen und histologischen Veränderungen ließ d. G. durch seine Schüler in einer Reihe von Versuchen erforschen:

1. Di Donna fand bei einer bakteriologischen Untersuchung von Maismehl verschiedener Herkunft zahlreiche Kolonien von Bact. coli. Diese zeigten durchweg eine höhere Virulenz als die von gesunden Menschen und Tieren unter gewöhnlichen Verhältnissen isolierten Bakterien.

2. Leoti stellte fest, daß bei Züchtung auf verschiedenen aus vegetabilischen und animalischen Nahrungsmitteln bereiteten Nährböden auf Maispräparaten gezüchtete Bakterien-Kulturen von Bacterium coli die größte Virulenz und Toxizität zeigten.

3. Palladino-Blandini und Mazzeo wiesen nach, daß auf Mais gezüchtetes Bact. coli um so rascher an Virulenz und Toxizität gewinnt, je älter das Individuum ist, von welchem es stammt.

4. Cosmacio fand bei verschiedenen Versuchen von längerer Dauer, daß auch bei ausschließlicher Ernährung mit aus gesundem Mais zubereiteter Polenta das B. coli an Virulenz und Toxizität gewinnt.

5. Palladino-Blandini zeigt, daß bei ausschließlich mit Maisnahrung (Polenta und unverändertem Mehl) gefütterten Hunden eine tödliche, der menschlichen Pellagra vergleichbare Krankheit entsteht, deren Symptome und pathologisch-anatomische Veränderungen im einzelnen genau beschrieben werden. Abgesehen von den Veränderungen in der Darmschleimhaut stimmt besonders der Befund der Nebennieren: Diffuse Nekrobiosis der ganzen Marksubstanz mit Andeutungen von genau auf die Berührungszone von Markensubstanz und Rindensubstanz beschränkter, fettiger Entartung, sowie des Pancreas

(der Langerhans'schen Körperchen) genau mit den von Ormea, ebenso die
Veränderungen im Ganglium coeliacum und den Intravertebralganglien mit
den von Brugia und Uabee bei Menschen beobachteten Läsionen überein.

6. Pulvirenti-Amore verglich experimentell die chronische Vergiftung
durch die Toxine des B. coli, je nachdem die Kulturen auf Bouillon oder auf
einer Abkochung von gesundem Mais gewachsen waren, und fand große Toleranz gegen erstere und dagegen starke Giftwirkung mit aktiver Beeinflussung
der Darmschleimhaut und zelligen Elemente des Nervensystems durch letztere,
wobei das klinische und pathologische Bild das gleiche war, wie bei auf ausschließliche einwandsfreie Maisfütterung gesetzten Tieren.

Durch die Arbeiten de Giaxa und seiner Schüler wird die neue
Theorie unterstützt, daß die Pellagra durch ein von den Colibazillen im Darm
ausgeschiedenes Toxin hervorgerufen wird, wenn die Ernährung fast oder
ganz ausschließlich auf Mais, auch auf gesundem Mais, beruht. Wenn man
die immer besser erkannte vielseitige biologische Tätigkeit dieses Bakteriums
und dessen eigenartige Anpassungsfähigkeit an den Nährboden bedenkt,
welche Escherich das Wort von einer persönlichen Coli-Rasse in den Mund
legte, so erscheint diese Auffassung keineswegs gezwungen.

F. Rho (Neapel).

Gelbfieber.

Agramonte, A. La Etiologia de la fiebre amarilla. (Die Ätiologie des gelben
Fiebers.) Bericht. Revista de Medicina Tropical. Habana, Bd. III, Nr. 10.

A. hatte vernommen, daß die in Vera Cruz arbeitende Kommission des
U. S. Marine Hospital Service im Blute von Gelbfieberkranken einen neuen Organismus entdeckt habe, der nach ihrer Ansicht die Ursache des Gelbfiebers sei.
Da die Arbeiten der Kommission aber noch geheim gehalten werden sollten,
arbeitete Dr. A. auf eigene Faust in den Hospitälern und Laboratorien von Vera
Cruz und entdeckte im Blut der Gelbfieberkranken im ungefärbten Präparat bei
etwa 680 facher Vergrößerung sphärische Protoplasmamassen, halb so groß wie
rote Blutkörperchen, auch etwas kleiner oder größer, durchscheinend, in verschiedener Anzahl, die aber nie die der weißen Blutkörperchen erreichte. Bei genauer
Beobachtung einer dieser Körper entdeckt man in dem sonst unbewegten
Protoplasma drei oder vier kleine Körnchen, die in beständiger, lebhafter Bewegung sind, welche bei Feuchthalten der Präparate bis zu 86 Stunden beobachtet werden konnte. Ein Färben der Präparate mit den gewöhnlichen
Methoden gelang nicht.

Von 17 untersuchten Gelbfieberfällen fanden sich diese Körper bei 15
die beiden anderen waren künstlich erzeugt, einer durch infizierte Moskitos,
der andere durch Fieberserum. Bei verschiedenen Untersuchungen von Ma-
laria- und Dysenteriekranken sowie bei 5 Tage lang fortgesetzter Beobachtung
von 22 gesunden Individuen wurden diese Körperchen vermißt.

Über die Bedeutung dieser vermeintlichen Parasiten für die Beurteilung
des gelben Fiebers spricht sich Dr. A. noch reserviert aus. In zwei Fällen
fand er sie allerdings schon, bevor eine klinische Diagnose gestellt werden
konnte.

Daß die Ursache der Krankheit ein Protozoon, nicht ein Bacterium ist,

dafür glaubt A. auch einige Impfversuche heranziehen zu können, aus
denen hervorgeht, daß kleinste Quantitäten eines 4 Tage alten Serums Infektion verursachten, andere 8 bis 15 Tage alte Sera jedoch nicht mehr, was
nach Verf. bei bakterieller Infektion sehr unwahrscheinlich wäre.

Verf. stellt folgende Schlußfolgerungen auf:

1. Die Kommission des Marine Hospital Service der V. St. hat in Vera
Cruz im Blut von Gelbfieberkranken Körper nachgewiesen, die bis dahin nicht
beobachtet waren.

2. Diese Körper scheinen, nach der Häufigkeit ihres Vorkommens bei
solchen Kranken zu schließen, in ursächlicher Beziehung zum Gelbfieber
zu stehen.

3. Impfexperimente deuten darauf hin, daß der Krankheitserreger ani-
malischer Natur (Protozoon) ist.

In einer Nachschrift zu vorstehend erwähnter Arbeit des Dr. Agramonte
bespricht in demselben Nummer Dr. Juan Guiteras (Notas sobre los cuerpos
que se encuentran en la sangre de los casos de fiebre amarilla y tambien
en la sangre normal — Bemerkungen über die Körper, die sich im Blute von
Gelbfieber-Kranken, aber auch im normalen Blut befinden) eigene Untersuchungen, denen zufolge die genannten Körperchen, die er als Blutplättchen
betrachtet, nicht nur bei Gelbfieberkranken, sondern auch bei ganz gesunden
Individuen beobachtet worden sind; neu ist auch noch ihm die lebhafte Bewegung
der im Innern befindlichen Körnchen, die noch nicht beschrieben sein soll.

Hotschob (Managua).

— —

Verschiedenes.

Am 15. Jan. starb in Amsterdam Dr. med. Hendrik Frits Angust
Peypers. 1855 in Ryp geboren, hat er sich um die Pflege der Geschichte
der Heil- und Arzneikunde unleugbare Verdienste erworben. Seine große
Allgemeinbildung, Spezialstudien auf den Gebieten der Geschichte und Kultur-
geschichte und der Sprachwissenschaften machten ihn für das gedachte Spe-
zialfach besonders geeignet. 1896 gründete er gemeinsam mit Stokvis, trotzdem mancherlei voraufgegangene und gescheiterte Versuche nicht gerade er-
mutigend waren, den international geplanten und durchgeführten „Janus,
Archives internationales pour l'histoire de la Médecine et la Géographie médicale", für die er eine ganze Menge tätiger Mitarbeiter, besonders aus
Deutschland, und eine noch größere Menge celebrer Namen von Patronen
fand. Hätte Peypers' Janus auch nicht wahrhaft fördernd durch die von
ihm veröffentlichten Arbeiten gewirkt, so hätte er sich mindestens das Verdienst
erworben, die Arbeiter auf dem Felde der Geschichte der Arznei- und Heilkunde einander näher zu bringen! Indirekt war tatsächlich die Gründung der
„Deutschen Gesellschaft für Geschichte der Medizin und Naturwissenschaft"
und deren „Mitteilungen" sein Verdienst und ihre Bestrebungen zur Verbesserung des betr. Unterrichts an den Universitäten. Der Tropenhygiene
diente er nicht unwesentlich durch seine Veröffentlichungen (Peypers selbst
hatte sich speziell mit Pest und Syphilis beschäftigt) unter dem Rubrum Geographie médicale und Epidémiologie.   Schelenz.

1904.   **Archiv**   No. 4.

für

Schiffs- und Tropen-Hygiene.

Band 8.

I. Originalabhandlungen.

Die deutsche Gelbfieberexpedition nach Südamerika.

(Mitteilung aus dem Institut für Schiffs- und Tropenkrankheiten, Hamburg.)

Da die in stetem Wachsen begriffenen überseeischen Beziehungen Deutschlands eine Spezialausbildung der Kolonial- und Schiffsärzte in tropischen Krankheiten notwendig machten, und eine solche schon aus Mangel an geeignetem Krankenmaterial auf den Universitäten kaum zu erwerben war, wurde bekanntlich vor ca. drei Jahren durch den Staat Hamburg daselbst ein Institut für Schiffs- und Tropenkrankheiten gegründet.

Das neue Institut wurde mit dem Hamburger Seemannskrankenhause, das stets ein reiches Material zum Studium der Tropenkrankheiten bietet, verbunden, und das Ganze wurde dem Hamburger Hafenarzt Dr. Nocht unterstellt. Durch diese Union war dem Institute das nötige Krankenmaterial garantiert; der lebendige Konnex mit dem größten Hafen Deutschlands kam dem Studium der Schiffshygiene zu gute, und durch die engen Beziehungen zu der Kolonialabteilung des Auswärtigen Amtes, die Schutztruppen- und Regierungsärzte zur Ausbildung nach Hamburg sandte, schien das Institut berufen, auch die natürliche Zentrale für die medizinisch- wissenschaftlichen Bestrebungen unserer Kolonien zu werden. Auch in London, Liverpool, Bordeaux und an anderen Orten waren aus demselben Bedürfnis in den letzten Jahren Institute zum Studium der Tropenkrankheiten gegründet worden. Naturgemäß hatte das Hamburger Institut vor allem die Aufgabe, sich der praktischen und wissenschaftlichen Ausbildung der Tropen- und Schiffsärzte zu widmen: hierauf legte es daher das Hauptgewicht und die Organisation der Lehrkurse und was damit zusammenhängt [1]), nahm in den ersten Jahren seine Tätigkeit auch überreich in Anspruch. Vor allem war es aber der Mangel an genügenden Geldmitteln, der es dem Institut unmöglich machte, sich an dem wissenschaftlichen Wettstreite der Nationen, der den

[1]) Es wurden bisher über 140 Ärzte ausgebildet, unter denen sich auch eine ganze Anzahl Ausländer befand.

bahnbrechenden Entdeckungen von Ronald Roß folgte, zu beteiligen
und auch seinerseits Expeditionen zur Erforschung tropischer Krankheiten zu entsenden; an den vom Reiche in die Kolonien geschickten
Expeditionen hatte das Institut keinen Anteil: waren dieselben doch
größtenteils vor der Einrichtung des Institutes inauguriert. Mit
stillem Neide blickte man vor allem auf Liverpool, wo es der Energie
von Roß gelungen war, die reichen Kaufleute für seine umfassenden
Pläne zu gewinnen und sie zu überzeugen, daß es nicht nur nationale
Pflicht, sondern auch ihr eigenstes Interesse sei, wenn sie durch die Gewährung der nötigen Mittel zur wirtschaftlichen Erschließung der bisher
ungesunden, aber sonst so viel versprechenden Tropenländer beitrügen.
    Um so freudiger ist es nun zu begrüßen, daß jetzt auch die
Hamburger Kaufmannschaft ein tatkräftiges Interesse für die Fragen
der Tropenhygiene zu zeigen beginnt: Aus ihrer Mitte ist dem
Institut für Schiffs- und Tropenkrankheiten eine namhafte Summe
zur Verfügung gestellt, um dafür eine Expedition nach Südamerika
zu entsenden, deren Aufgabe es sein soll, die sanitären Verhältnisse
der dortigen Häfen, die ja für Hamburg das allergrößte praktische
Interesse besitzen, zu studieren.
    Natürlich ist es vor allem das Gelbfieber, dem die Expedition
ihre Aufmerksamkeit zuwenden wird, und der Leiter derselben, Herr
Dr. Otto, Sekundärarzt am Seemannskrankenhause und Assistent
am Institut, hat sich seit längerer Zeit gerade mit dieser Krankheit sehr eingehend beschäftigt. Außer Dr. Otto nimmt der durch
eine Reihe von Publikationen hinlänglich bekannte Privatdozent
der Kieler Universität, Herr Dr. Neumann, der in letzter Zeit am
Hygienischen Institut in Hamburg tätig war, an der Expedition
teil, und als Amanuensis begleitet sie ein bisheriger Diener des
Instituts für Schiffs- und Tropenkrankheiten. Die Expedition ist
mit allen nötigen Apparaten reichlich ausgerüstet, und auch die
Siedentopfsche Vorrichtung zur Beobachtung ultramikroskopischer
Teilchen und die neue Dunkelfeldbeleuchtung fehlen nicht. Die
Expedition wird voraussichtlich Gelegenheit haben, die Untersuchungen
der Amerikaner, Engländer und Franzosen nachzuprüfen, und man
darf sicher hoffen, daß sie ihren Zweck erfüllen und wertvolle Untersuchungen über das Gelbfieber und die hygienischen Verhältnisse
der brasilianischen Hafenstädte mitbringen wird.
    Am 10. Februar d. J. hat die Expedition programmäßig Ham-
burg mit dem Postdampfer „Prinz Eitel Friedrich" verlassen, und
kürzlich sind Nachrichten von ihr aus Lissabon eingetroffen.

Über die Pest in Formosa.

Von
Dr. M. N. Mine, Taipeh (Formosa).

In China verbreitete sich die Pest epidemisch zum ersten Male in der Zeit vom letzten Drittel des 15. bis zum ersten Drittel des 16. Jahrhunderts, darauf wieder im Jahre 1736. Es ist außer Zweifel, daß Pestepidemien auch ferner auf dem chinesischen Festlande öfter vorkamen, denn die Krankheit wird dort mit „Schwarzfleck oder Rattenseuche" oder unter verschiedenen anderen Namen von Zeitgenossen erwähnt.

Die Einwohner der Insel Formosa waren im 17. Jahrhundert aus China eingewandert, Handel und Verkehr wurden seitdem zwischen den beiden Orten immer lebhafter. Darum vermuten wir, daß hier diese Seuche vielleicht aus China eingeschleppt worden sei, aber wir haben leider keine zuverlässige Urkunde darüber.

Man nimmt an, daß die Pest im Jahre 1894 von Hongkong und Canton nach Amoy und erst im Jahre 1895 nach Formosa vorgedrungen sei. Nach anderen Ansichten soll sie sich schon im Jahre 1878 auf der Insel verbreitet haben oder schon von früher her hier existieren. Welche Ansichten richtig sind, ist noch unbestimmt.

Im April 1896 entwickelte sich die Pest in Anping und Tainan in Südformosa, und am 6. Mai wurden Pest-Bazillen durch mikroskopische Untersuchung festgestellt. Die Pest scheint von Amoy aus sich über die Insel verbreitet zu haben, denn sie herrschte schon im März in Hongkong und Amoy; in Anping und Tainan erlosch dieselbe jedoch schon wieder im Juli. Im Oktober desselben Jahres trat dieselbe vorherrschend in Taipeh auf, aber im Dezember begann sie allmählich an Heftigkeit nachzulassen.

Seitdem tritt sie aber mit verheerender Gewalt an verschiedenen Orten auf, wie folgende Statistik zeigt:

Jahr		Art	Jan.	Feb.	März	April	Mai	Juni	Juli	Aug.	Sept.	Okt.	Nov.	Dez.	Summe
1896		Erkrankungen										31	95	14	140
		Sterbefälle										8	42	12	62
		Erk.				14	18	24	7	1		4	24	14	106
		Sterb.				12	16	20	7			4	17	9	85
1897	Jap.	Erk.	1	2	1	11	10	1	4	3				1	34
		Sterb.	1	1	1	5	5	1	2	2	1	1			20
	Eing.	Erk.	7	8	34	165	311	128	17				2	11	696
		Sterb.	2	6	35	122	248	107	16				1	9	346
1898	Jap.	Erk.	8		1	40	97	20	8		1			1	171
		Sterb.			1	19	54	12	2		1				89
	Eing.	Erk.	87	40	119	387	376	63	26	1		1			1041
		Sterb.	14	28	53	322	272	51	24	1		1			792
1899	Jap.	Erk.	3	8	45	31	15	17	3	4	2	11	24	40	206
		Sterb.		8	17	15	7	9	9	2	2	14	16	24	111
	Eing.	Erk.	53	126	660	789	482	205	36	16	1		18	36	2429
		Sterb.	35	87	468	664	305	175	39	12	2		7	30	1864
1900	Jap.	Erk.	16	14	9	8	9	7	4	8	2	2	1	9	84
		Sterb.	11	8	4	1	8	8	3	2	2	1	1	7	49
	Eing.	Erk.	37	32	99	253	389	148	33	1	2	1	2	20	995
		Sterb.	32	30	69	178	281	117	30	1	2	1	2	17	760
1901	Jap.	Erk.	22	9	21	48	55	32	10	1		1	1	9	209
		Sterb.	13	3	8	26	24	21	5	2		1		6	112
	Eing.	Erk.	77	60	191	790	1399	1292	380	59	34	85	31	61	4793
		Sterb.	51	58	116	576	1115	1089	328	58	87	31	24	45	3888
1902	Jap.	Erk.	7	9	86	64	51	23	2	1			1	9	203
		Sterb.	7	7	20	34	29	9	3				1	7	117
	Eing.	Erk.	152	130	195	500	689	400	148	95	5	2	4	67	2107
		Sterb.	184	105	147	200	516	836	138	47	6	1	10	68	1733

		Monat												Summe
		Jan.	Feb.	März	April	Mai	Juni	Juli	Aug.	Sept.	Okt.	Nov.	Dez.	
1903	Jap. Erk.	11	3	6	7	8	1	1		1				38
	Sterb.	8	3	3	5	4	1		1					26
	Eing. Erk.	59	51	109	209	238	102	69	12	1	5			855
	Sterb.	55	48	74	161	184	94	51	8	2	5			682

Nach dieser Statistik ergeben sich für die letzten 8 Jahre 13624 Erkrankungen und 10662 Todesfälle (78%), von diesen Fällen wurden 1081 Japaner betroffen, darunter 586 Todesfälle (54%), die Erkrankungen von hiesigen Chinesen betrugen 12543 mit 10076 Todesfällen (80%); die Todesfälle der Chinesen erreichten eine enorme Höhe, wobei verschiedene Verhältnisse in Betracht kommen. Als vorherrschende Ursache ist anzusehen, daß die Chinesen ihre Erkrankungen meistens verheimlichen; wenn die Polizei die Kranken schließlich entdeckt, schweben diese schon in bedenklich schwerem Zustande und sind nicht mehr zu retten. Ferner ist als Ursache anzusehen die schwächere körperliche Widerstandsfähigkeit der Chinesen gegen die Pest, infolgedessen erschwert ihr schlechter Ernährungszustand die Genesung äußerst.

Die Pestfälle in der japanischen Armee waren wie folgt:

		Monat												Summe
		Jan.	Feb.	März	April	Mai	Juni	Juli	Aug.	Sept.	Okt.	Nov.	Dez.	
1896	Erk.											4	2	6
	Sterb.											3	1	4
1897	Erk.					3	6	2						11
	Sterb.					2	4							6
1898	Erk.		2	3	18	6	4							33
	Sterb.		1	2	11	5	1							18
1899	Erk.			4	3	1	7	2					2	19
	Sterb.			1	2	1	3						1	10
1900	Erk.	4				4				1			1	10
	Sterb.	8	1			1				1			1	10

| | | \multicolumn{13}{c}{Monat} | | | | | | | | | | | |
		Jan.	Feb.	März	April	Mai	Juni	Juli	Aug.	Sept.	Okt.	Nov.	Dez.	Summe
1901	Erk.	1	—	1	3	6	1	—	—					12
	Sterb.	1	—		2	2	1							6
1902	Erk.	1	2	1	4	6								14
	Sterb.		2	1	3	3								9
1903	Erk.													
	Sterb.													

In den letzten 3 Jahren erkrankten 105 Personen, darunter fanden 63 (60°/₀) den Tod. Die Fälle sind folglich sehr wenig zahlreich.

Die obigen beiden Tabellen veranschaulichen, daß die Pestepidemie von zeitlichen Verhältnissen sehr abhängig ist, und man kann mit Sicherheit sagen, daß die Pestepidemie in Formosa in der Regel vom Ende Herbst bis Anfang des folgenden Sommers vorherrscht und im hohen Sommer erlischt. Die Zeit der formosanischen Pest zeigt große Ähnlichkeit mit der in Bombay, sie bricht gewöhnlich im Oktober mit dem Beginn der kalten Jahreszeit aus, langsam vermehrt sich die Zahl der Fälle und erreicht im Februar und März ihren Höhepunkt, erst im April und Mai, wo große trockene Hitze herrscht, sinkt sie rasch herunter.

Die Pestbekämpfung in Formosa.

Von den Maßregeln zur Bekämpfung der Pest ist die Vertilgung der Ratten beständig angestrebt worden. Als Mittel zur Vertilgung der Ratten hat die Regierung seit dem Jahre 1902 für eingelieferte tote Ratten bezahlt und als besonderen Preis zur schärferen Anregung sogar eine Art Lotterie eingeführt. Wenn die Zahl der angekauften Ratten 5000 erreicht hat, beginnt die Ziehung, als Preise sind 1 Loos mit 10 Taler (d. h. japanischer Yen oder Silberdollar) und 20 mit ¹/₂ Taler ausgesetzt. Ferner besteht die Vorschrift, daß in einem Hause je 4—5 Ratten in einem Monate gefangen werden müssen, wer dieser Verpflichtung nicht nachkommt, wird mit einer kleinen Geldstrafe von einem halben Taler bestraft.

Die Zahl der seitens der Regierung angekauften Ratten erreichte im vergangenen Jahre 702385, in diesem Jahre vom Januar bis Juni schon 2242191, also im Durchschnitt 373698 Stück monatlich. In der Armee sind vom August des letzten Jahres bis zum Oktober dieses Jahres 25 267 Stück meistens mittels einer besonders dazu eingerichteten Rattenfalle gefangen worden.

Nach der Untersuchung des hygienischen Laboratoriums in Taipeh gibt es 3 verschiedene Arten der Gattung Mus in Formosa: Mus rattus L. (Schwarze Ratte oder Hausratte), Mus decumanus Pall (Wanderratte) und Mus musculus L. (Hausmaus). Außerdem existieren hier auch Sorex Wagl (Spitzmaus, Crocidura araneus Wag. Hausspitzmaus). Die Untersuchungen des Laboratoriums über das Verhältnis der Pestbazillen bei den verschiedenen Arten ergab folgendes Resultat:

Arten	Untersuchungszahl	Pestbazillen fanden sich bei	In °/₀
Hausratte	28464	327	1,149
Wanderratte	7674	22	0,287
Hausmaus	25394	38	0,149
Spitzmaus	7640	2	0,026

Das Ergebnis der Untersuchungen des Laboratoriums zeigt, daß besonders die Hausratte die Pestbazillen überträgt und daß die Spitzmäuse kaum infiziert werden. Es hat somit der Pestbekämpfungsrat in Taipeh beschlossen, die Spitzmäuse von nun an nicht mehr aufzukaufen.

Die Chinesen der Insel haben von früher aus die sonderbare Gewohnheit, verschiedene Rattenarten als Leckerbissen zu genießen; oft findet daher ein Rattenhandel zwischen den einzelnen Bewohnern statt. Dies ist aber für die Übertragung der Pest äußerst gefährlich. Seit der Einführung des amtlichen Rattenankaufes stirbt jedoch solche Gewohnheit allmählich aus.

· Nach zahlreichen Beobachtungen bei formosanischen Epidemien hat man den Eindruck gewonnen, daß die Verbreitung der Pest hauptsächlich durch die Ratten erfolgt, und daß sich die Pestfälle immer mehr vermindern werden, je mehr man bestrebt ist, eine gründliche Vertilgung der Ratten durchzuführen.

Ein Vorschlag zur Anwendung von Kühlschlangen bei Krankenbehandlung auf See und in den Tropen.

Von

Dr. med. A. Luerssen.

Als Schiffsarzt der Woermann- und Hamburg-Amerikalinie habe ich auf Tropenfahrten Gelegenheit gehabt, die Schwierigkeit und Kostspieligkeit der Abkühlung mit Eis bei Fieber und Infektionskrankheiten genugsam kennen zu lernen.

Es kommt sehr oft vor, namentlich auf kleineren Schiffen, daß kein Eis an Bord vorhanden ist und nicht oder nur unter beträchtlichem Zeitverlust von Land geholt werden kann; Eismaschinen haben nur große Passagierdampfer. Zudem ist Eis in den Tropen recht teuer, da jeder dabei verdienen will: Fabrikant, Verkäufer oder Agent, Transporteur und — Schiffsverwalter. Was aber die Hauptsache ist, es wirkt nicht einmal gut. Die Kranken empfinden bei der sonstigen Hitze die plötzliche energische Wärmeentziehung sehr unangenehm, und wenn das auch gemildert werden kann und bald vorüber geht, so haben sie doch wenig Erfrischung und Nutzen, da das Eis äußerst rasch schmilzt und bei neuer Füllung des Beutels die Sache von vorn anfängt. Es verbinden sich aber noch manche andere Unzuträglichkeiten mit dem Gebrauch von Eis; ich möchte nur noch erwähnen, daß bei der Beschränkung des Eisverbrauchs zu Küchenzwecken durch die Kompagnie der Arzt natürlich bestürmt wird, mehr Eis zu verschreiben als nötig.

Ich habe mir daher öfters durch nasse Kompressen geholfen, die aber den Kranken wegen der Durchfeuchtung von Haut und Bettzeug unangenehm werden. Zuletzt kam ich darauf, Kühlschlangen zu verwenden, wie sie ja oft in unseren Krankenhäusern gebraucht werden, konnte aber leider diesen Gedanken nicht ausführen, da zu wenig Schlauch in der Schiffsapotheke vorhanden war, und ich mir keinen besorgen konnte.

Ich möchte aber den an Reedereien und Tropenkrankenhäusern angestellten Herren Kollegen empfehlen, einen Versuch mit Kühlschlangen zu machen. Das Wasser dazu ist ja immer da und braucht nicht besonders gut und kalt zu sein, kann auch mehrmals benutzt werden. Die Anbringung ist überall und jederzeit leicht, die Kosten einmalige und geringe. Vor allem aber ist die Wirkung gleichmäßig und regulierbar und daher die einzige wirklich brauchbare; mich wundert deshalb nur, daß ich nirgends auf Schiffen oder in Tropenkrankenhäusern Kühlschlangen antraf, — im Gegenteil, ich wurde sogar gebeten vom Schiffseisvorrat abzugeben.

Über multiple subkutane harte fibröse Geschwülste bei den Malayen.

Von

Dr. L. Steiner, Surabaya, Java.

Sehr häufig sieht man namentlich bei älteren Individuen dieser Rasse merkwürdige Geschwülste, welche durch ihr gehäuftes Auftreten und durch ihre typische Lokalisation ein sehr auffallendes Bild darbieten, welche aber, soweit ich sehen kann, bis heute noch nicht beschrieben sind. Es sind knorpelharte rundliche oder mehr unregelmäßige Knoten, welche unmittelbar unter der Haut sitzen. Die Haut ist fast immer über denselben verschieblich und anscheinend normal, selten hühneraugenähnlich verdickt und mit den Geschwülsten stellenweise verwachsen. Auf ihrer Unterlage sind die Knoten frei beweglich und nirgends verwachsen. Ihre Größe ist sehr ungleich. Während man in leichteren Fällen nur vereinzelte erbsengroße Knötchen unter der Haut fühlt, sieht man bei stärkerer Entwicklung ganze Konglomerate sich vorwölben und die Glieder in auffallender Weise verunstalten. Zwischen diesen Extremen gibt es alle Übergänge.

Bemerkenswert ist ihre Lokalisation. Man findet sie an der Streckseite des Ellenbogens, dem Olekranon entsprechend; in der Gegend der großen Trochanteren, an der äußeren Seite der Knie und der Fibula entlang und in der Umgebung der Knöchel. Ein weiterer auffallender Fundort ist das obere Ende der Analfalte, über den untersten Kreuzbeinwirbeln, wo sehr häufig eine Gruppe dieser Geschwülstchen einen nach unten konkaven Bogen bilden. Dagegen sind auffallenderweise andere Körperteile frei von denselben. So habe ich sie nie am Kopfe angetroffen, ebensowenig an dem Halse, den Schultern, der Brust, dem Bauche oder dem Rücken. Mit Vorliebe treten sie multipel auf, und wenn sie vorhanden sind, so findet man sie meistens an mehreren der erwähnten Fundorte zugleich.

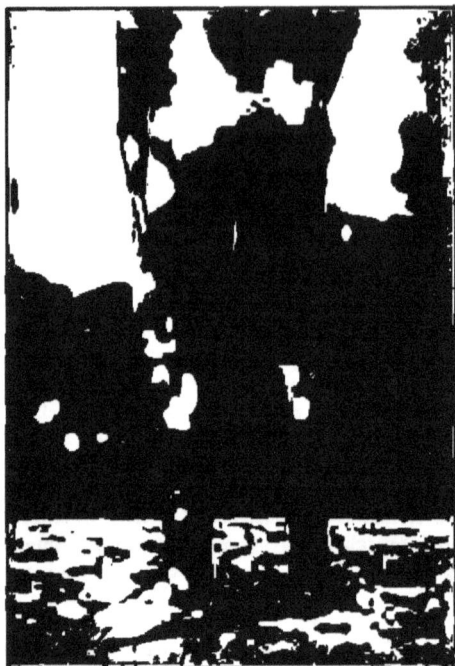

Eine große pathologische Bedeutung haben sie nicht. Trotzdem sie recht häufig sind — in wenigen Jahren habe ich deren wohl hundert Fälle gesehen — und nicht selten groß werden, so hat mir doch niemand darüber geklagt oder sie als den Sitz von Schmerzen oder von anderen Beschwerden angegeben. Die Leute betrachten sie als ganz harmlos und wundern sich, daß ein Arzt sich um dieselben bekümmert. Nie habe ich an denselben Schmerzhaftigkeit, Entzündung, Eiterung, Fisteln oder dergleichen beobachtet. Auch die benachbarten Knochen und Gelenke zeigten keine

Abweichungen, weder bei den Lebenden noch bei der Sektion von zwei Leichen, wo ich diese Geschwülste als zufällige Nebenbefunde antraf. Diese geringe pathologische Bedeutung ist wohl der Grund, warum sie bis heute unbeachtet geblieben sind.

Nach dem Namen derselben gefragt, blieben die meisten Leute die Antwort schuldig. Einige nannten sie „Patek Kring" (trockene Framboesia), eine Bezeichnung, die ganz unzutreffend ist, da diese Gebilde mit der Framboesia auch bei oberflächlicher Betrachtung nichts gemein haben.

Wegen der geringen Beschwerden, die sie verursachen, war es nicht leicht, Material für die histologische Untersuchung zu erhalten, da niemand Lust hatte, die Geschwülste operativ entfernen zu lassen. Erst nach langem Warten konnte ich mir ein Präparat am Sektionstische verschaffen, nämlich ein kleines Konglomerat von Knötchen, das ich unter der Haut der Streckseite des Ellbogen bei einer an Dysenterie verstorbenen Frau fand. Ich hatte Gelegenheit, dieses Präparat während eines Urlaubes im pathologischen Institut der Universität Lausanne zu untersuchen. Es ist mir eine angenehme Pflicht, Herrn Professor H. Stilling für seinen Rat und seine Hilfe bei dieser Untersuchung hier meinen Dank auszusprechen.

Das Präparat, 5 cm lang, 3 cm breit, bestand aus einem Stück Haut mit subkutanem Bindegewebe, in welchem sich eine platte ovale Geschwulst von 3 cm und 2,3 cm Durchmesser befand. Diese saß im subkutanen Bindegewebe. Nur an einer etwa 1 qcm großen Stelle war sie mit der Haut verwachsen. Hier war die Haut heller und dicker als in der Umgebung und hatte das Aussehen eines Hühnerauges. Die untere Fläche des Präparates bestand aus anscheinend normalem Bindegewebe. Der Durchschnitt hatte eine Dicke von 1 cm. Auf demselben präsentierte sich die Geschwulst als eine knorpelharte, gelbliche, leicht durchscheinende Masse, die durch weißliche narbenartige Streifen in kleine Fächer geteilt war.

Bei der mikroskopischen Untersuchung zeigte sich, daß sie aus einem Konglomerat über- und nebeneinander liegender kleiner, ovaler, harter, fibröser Massen zusammengesetzt war. Diese Massen bestanden aus straffen Faserzügen äußerst kernarmen Bindegewebes mit spärlichen Gefäßen. In der Mitte derselben war das Gewebe zu groben unregelmäßigen Schollen degeneriert, in denen keine deutliche Struktur und auch keine Kernfärbung zu sehen war. Zwischen diesen Schollen fand sich oft ein spaltförmiger Hohlraum, der vielleicht durch Schrumpfung im Alkohol entstanden ist. Mit den üblichen Reagentien war in diesen hyalinen Massen keine amyloide Degeneration nachzuweisen. Auch Kalkniederschläge oder Knorpel oder Knochengewebe wurden nirgends angetroffen. Das Gewebe in der Umgebung der Geschwulst war ohne Besonderheiten und die darüber ziehende Haut normal. Bloß da, wo unter einer hühneraugenähnlichen Verdickung die Geschwulst mit der Haut verwachsen war, zeigte sich eine geschwürige Stelle, wo der Papillarkörper der Haut fehlte, und wo unter einer dicken Borke, welche die Oberfläche bedeckte, sich ein kernreiches entzündetes Corium befand. Offenbar handelte es sich hier um ein auf mechanischem Wege entstandenes, sekundäres Druckgeschwür.

Selbstverständlich wurde stets auf das Vorhandensein etwaiger Parasiten oder Mikroorganismen, die möglicherweise die Ursache dieser Bildungen sein könnten, gefahndet, und an zahlreichen Schnitten Bakterienfärbungen vorgenommen. Allein ohne Erfolg. Nirgends fand sich etwas Positives in dieser Richtung. Die Ursache dieser eigentümlichen Geschwülste bleibt also dunkel. Ich muß aber darauf weisen, daß das Material, über welches ich zur mikroskopischen Untersuchung verfügte, recht spärlich war, und daß weitere Untersuchungen über diesen Gegenstand, die gewiß erwünscht sind, hierin vielleicht mehr Licht bringen könnten.

Milchsterilisation in den Tropen.

Von

Dr. med. M. L. Köhler, Caracas-Jena.

Alle Bedenken, die in unseren hochcivilisierten Ländern gegen die sterilisierte Milch vorgebracht werden, verlieren in den Tropen an Bedeutung. Man mag über sterilisierte Milch urteilen wie man will, in den Tropen muß ihr nächst der Muttermilch die erste Stellung eingeräumt werden. Oder verdient eine reine sterilisierte Vollmilch nicht bei weitem den Vorzug vor kondensierter Milch oder dem in den Tropen weit verbreiteten Gemisch aus rohem Zucker und Wasser?

Ersatz für Muttermilch ist auch in den Tropen nötig. Denn gleich wie bei uns ist der Prozentsatz der Mütter, die nicht in der Lage sind, ihre Kinder selbst zu stillen, auch in den Tropen eine große, und die Ammenfrage liegt bei weitem noch ärger darnieder wie bei uns. Stößt aber bei uns schon die Tatsache, zu jeder Zeit über eine gesunde, frische Milch verfügen zu können, fast auf unüberwindliche Schwierigkeiten, wieviel mehr in den Tropen. Dieses wird einem am besten klar, wenn man sich vorstellt, welch ein großer Unterschied sich schon bei uns in der Konservierung der Milch im Winter und Sommer fühlbar macht. Und dabei haben wir nur mit einem Faktor, nämlich dem der Temperatur zu rechnen. In den Tropen kommt nun aber noch dazu, daß man weder Keller noch sonstige Kühlräume für gewöhnlich in den Wohnhäusern hat, in denen man die Milch, wenn auch nur für kurze Zeit, unbeschadet ihrer Qualität aufbewahren könnte. Aber diese Schwierigkeiten sind es nicht allein, die es uns so schwer machen, eine gute Milch in den Tropen zur Verfügung zu haben. Vielmehr ist es in erster Linie der Milchmangel an großen Plätzen überhaupt und dann der auf diesem Fehlen begründete Übelstand, die ausgedehnteste und gewissenloseste Milchverfälschung. Es ist klar, daß bei der relativ geringen Milchproduktion der Preis für die Milch ein hoher zu nennen ist, und daß es deswegen einen großen Nutzen abwirft, wenn man der Milch Wasser zusetzt; um nun aber diese Verfälschung nicht allzu sichtbar werden zu lassen, ist man wieder genötigt, der Milch Zusätze von Mais und anderen möglichen Stoffen zu geben. Dieses kann man alles um so ungestrafter tun, als die offiziell angegebene Kontrolle in den meisten heißen Ländern äußerst oberflächlich, ja vielfach gar nicht ausgeübt wird. Zieht man alle diese Übelstände in Betracht, so wird man verstehen, mit welch großer Berechtigung sich selbst in den größten Städten, ja sogar Hauptstädten die Sitte aufrecht erhalten hat, Morgens und Nachmittags die Kühe durch die Straßen zu treiben und sie vor den einzelnen Häusern in Gegenwart des Milchkonsumenten zu melken. Nach landläufigen Begriffen birgt diese Milch keine Schädlichkeiten für die Gesundheit, und es hält ungemein schwer, das Publikum zu überzeugen, daß selbst diese so gewonnene Milch auch noch Keime enthalten kann, die der Gesundheit schädlich sind, ja den zarten Organismus eines kleinen Kindes vernichten können.

Auf den ersten Blick kann es etwas Befremdendes haben, wenn man von Ländern, die nicht mit den Schwierigkeiten eines Winters kämpfen müssen, aus denen jahraus jahrein Unmengen von Kühen exportiert werden, sagt, daß dort überhaupt Milchmangel existieren könne. Nicht allein aber die Schwierigkeiten, Milch zu konservieren sind es, die ganz gewaltige Schiffsladungen von kondensierter Milch das ganze Jahr hindurch nach den Tropen befördern, sondern in der Tat der Milchmangel an sich. Abgesehen von wenigen Ausnahmen haben die Tropen, die Vieh exportieren, überhaupt keine Milchkühe, es sind lediglich Fleischkühe, die nur wenig Milch mehr produzieren, als für die Aufzucht des Kalbes nötig ist; der geringe Überschuß an Milch wird auf den Melkplätzen selbst unmittelbar nach dem Melken zu Käse verarbeitet.

Diese meine Erfahrungen, die ich während eines langjährigen Tropenaufenthaltes sammelte, mußte ich leider sehr teuer erkaufen.

Bei meinem ersten Aufenthalte in Caracas, der Hauptstadt Venezuelas, fiel mir sofort die hohe Sterblichkeitsziffer unter den Kindern, speziell den Säuglingen auf. Es lag nur zu klar auf der Hand, daß die Grundursache hiervon die mangelhafte, ja geradezu

schlechte Ernährung der Kinder war. Und was lag da näher, als
diesem Übelstande entgegenzutreten, wenn man sich in der Lage
glaubte, dieses Ziel dadurch erreichen zu können, daß man die in
den großen Weiden angeblich in enormen Mengen vorhandene Milch,
die bisher wegen klimatischer Einflüsse nur zu wenig wertvollem
Käse verarbeitet werden konnte, durch wissenschaftliches Verfahren
haltbar machte und sie so den großen Zentren zuführte.

Dieses Ziel schwebte mir damals vor, und in diesem meinem
Bestreben wurde ich auf das Wärmste unterstützt durch den während
dieser Zeit in Caracas weilenden deutschen Ministerresidenten, den
Grafen von Kleist und seine Frau Gemahlin.

Nach meiner Rückkehr nach Deutschland beschäftigte ich mich
intensiv mit allen in dieses Fach schlagenden Fragen, besuchte
die verschiedensten Milchsterilisationsanstalten und besprach dann
alle diesbezüglichen Punkte mit dem mir befreundeten, inzwischen
leider verstorbenen Geheimrat Professor Dr. M. Maercker in Halle a. S.
Die für den Betrieb nötigen Apparate wurden bei der für Herstellung derartiger Apparate rühmlichst bekannten Firma E. Ahl-
born in Hildesheim teils nach meinen eigenen Angaben hergestellt.

Übergehen will ich hier die ersten, gänzlich mißglückten Versuche, die mit den größten pekuniären Opfern für mich verknüpft
waren, übergehen die schwere Zeit, wo die Mißerfolge Veranlassung
gaben, mein ganzes Vorgehen zu verdächtigen, und man sich nicht
scheute, mich selbst in meiner Stellung als Arzt anzugreifen.

Leider war auch ich in den Fehler verfallen, der uns Deutschen,
wenn wir im Auslande sind, nur zu oft anhaftet, nämlich, daß wir
glauben, daß dasselbe Schema, nach dem wir zu Hause gearbeitet
haben, sich auch unter anderen Verhältnissen bewähren müsse.
Dieses ist auch der Grund, weswegen unsere Unternehmungen so
oft im Auslande, sei es im großen oder kleinen Stile, nicht von
Erfolg begleitet sind. Wir müssen uns gewöhnen, den Verhältnissen
gemäß zu modifizieren, und wenn es sich bei solch subtilen Unternehmungen, wie es die Milchsterilisation ist, auch nur um verhältnismäßig geringe Abstufungen handelt, so können doch gerade diese
für ein Gelingen oder Mißglücken ausschlaggebend sein.

Soviel ich in Erfahrung habe bringen können, ist bis jetzt
nur einmal der Versuch gemacht worden, Milch in den Tropen zu
sterilisieren und zwar in Havana auch von seiten eines deutschen
Arztes. Das Unternehmen soll aber auf unüberwindliche Schwierigkeiten gestoßen sein, so daß es aufgegeben werden mußte. Auch

ich will nicht verhehlen, daß ich fast auf demselben Punkte war, da alle von neuem immer aufgenommenen Versuche am Klima zu scheitern schienen. Indes der Gedanke, daß bei unseren Kenntnissen von den Ursachen der Schädlichkeiten es auch Mittel und Wege geben müsse, dieselben zu besiegen, ließ mich nicht ruhen, bis ich endlich ein befriedigendes Resultat erreicht hatte. Daß ich aber ohne Überhebung behaupten darf, dieses Ziel erlangt zu haben, geht wohl schon allein aus dem Umstande hervor, daß die von mir in Venezuela ins Leben gerufene und auf seine jetzige Höhe gebrachte Milchsterilisationsanstalt, die den Namen „Empress Sanitas" führt, heute mit einem Resultat arbeitet, welches auf 1000 Flaschen kaum eine verdorbene kommen läßt.

Nach der technischen Seite hin möchte ich bemerken, daß selbstverständlich nur erstklassiges Material verwandt wird, was ja bei einem Klima, welches so große Anforderungen an dasselbe stellt, weiter keiner Erklärung bedarf. Die Anstalt selbst befindet sich in nächster Nähe der Melkplätze, trotzdem wird aber die Milch schon direkt auf denselben zum ersten Male filtriert. Unerwähnt will ich auch nicht lassen, daß sich die von der oben erwähnten Firma gelieferten Apparate nach kleinen Veränderungen meinerseits in ganz hervorragender Weise bewährt haben.

Daß ein derartiges Unternehmen in den Tropen anfangs auf Schwierigkeiten stieß und nur langsam an Ausdehnung gewinnen konnte, wird einen Kenner tropischer Verhältnisse nicht verwundern. Indes fand andrerseits mein Unternehmen, nachdem sich die ersten Erfolge dieser so segensreichen Einrichtung gezeigt hatten, warme Verteidiger.

Immer mehr wurden im Laufe der Zeit die Vorurteile besiegt, denn die Kinder, und viele waren darunter, die von der Geburt an mit dieser Milch ernährt wurden, gediehen vortrefflich, während bei den älteren Geschwistern man sich genötigt gesehen hatte, bis zu 11 ja 16 Ammen zu nehmen.

Nachteilige Folgen vom Gebrauche der sterilisierten Milch bei Säuglingen habe ich nie beobachtet. Ohne Ausnahme haben sich alle Kinder vortrefflich entwickelt und in den Familien, die ihre Kinder so ernährten, waren die sonst in keiner Familie fehlenden Darmerkrankungen so gut wie ausgeschlossen.

Indes im Laufe der Zeit blieb die Milch nicht allein auf die für sie ursprünglich bestimmten Kreise beschränkt. Denn da infolge der Dauerhaftigkeit der Milch es möglich war, sie zu jeder zu verabreichen, wurde sie bald von allen besseren Restaurants geführt und vom Publikum mit Vorliebe Abends getrunken.

Eine der größten Genugtuung war es mir aber auch, als öfters von den in den westindischen Gewässern sich befindlichen deutschen Kriegsschiffen die Milch gefordert wurde und mir sowohl von Seiten der Herren Kollegen wie der Herren Offiziere bestätigt wurde, daß ihnen die Milch äußerst schmackhaft sei und große Dienste leiste.

Schon bin ich geraume Zeit von Venezuela fort, daß aber das Unternehmen fortfährt weiter in den von mir angegebenen Bahnen sich zu bewegen, dafür bürgt mir eine in jüngster Zeit in meinen Besitz gelangte Notiz eines hervorragenden, durchaus unparteiischen Arztes in Venezuela, der in einem mit der Überschrift „Hygiene Pública" versehenen Artikel wörtlich schreibt: „Es existiert kein Zweifel, daß die von der Empresa Sanitas gelieferte Milch die hygienisoluste ist, die man in der Republik von Venezuela konsumiert".

Durch die Resultate, die ich in meiner Praxis mit sterilisierter Milch erzielt habe, und durch die Anerkennung, die mir jetzt in so reichem Maße von allen Seiten zu teil wird, halte ich mich entschädigt für alle die vielen und großen Opfer, die ich an Zeit und Geld bringen mußte, um zu einem solchen Abschlusse zu gelangen.

Über das Verfahren seien noch einige Worte gesagt.

Bei der Herstellung der sterilisierten Milch gilt dasselbe Prinzip wie bei allen anderen Verarbeitungen der Milch, nämlich größtmöglichste Reinlichkeit und Schnelligkeit des Verfahrens. Aus diesem Grunde empfiehlt es sich, die Melkplätze in unmittelbare Nähe der Sterilisationsanstalt zu verlegen und dort die Milch das erste Mal zu filtrieren. Die zweite Filtration geschieht in der Anstalt selbst, alsdann wird die Milch durch automatisch arbeitende Maschinen möglichst schnell auf Flaschen gefüllt und auf ungefähr 70° Celsius gebracht; darauf geht man allmählich zu höheren Hitzegraden über, denen naturgemäß die Milch länger ausgesetzt bleiben muß wie bei uns; als maßgebender Faktor sind hierbei das Klima an sich und die Forderung, die man an die Haltbarkeit der Milch stellt, zu betrachten.

Als Verschlüsse werden Gummikappen verwandt, die sich automatisch bei Erkaltung der Milch schließen.

Die erkalteten Flaschen werden von der bei der Sterilisation übergelaufenen Milch gereinigt, etikettiert und gelangen in verschließbaren Kasten zu je 24 Flaschen zum Versand.

II. Besprechungen und Literaturangaben.

a) Hygiene, Biologie, Physiologie, medizinische Geographie und Statistik.

Statistischer Sanitätsbericht der Kaiserlichen deutschen Marine.

Der neu erschienene Sanitätsbericht der Kaiserlich deutschen Marine, welcher $2\frac{1}{2}$ Jahre umfaßt, erstreckt sich auf die Zeit vom 1. April 1899 bis 30. September 1901 und gliedert sich in vier Teile.

Der erste Teil gibt eine allgemeine Übersicht über die Krankheitsverhältnisse, Dienstunbrauchbarkeit, Invalidität und Sterblichkeit.

Der zweite Teil umfaßt Sonderberichte über die Krankheitsverhältnisse auf den einzelnen Schiff- und Landstationen nebst Übersichten über die ausgeführten größeren Operationen. Die einzelnen Krankheitsformen werden hier hinsichtlich ihres Verlaufs durch zahlreiche interessante Krankengeschichten erläutert und nach Entstehung und Ausbreitung in den verschiedenen Häfen eingehender besprochen. Die Erfolge und Mißerfolge mit neueren Arzneimitteln und Heilmethoden sind in der erforderlichen Weise berücksichtigt worden.

Im dritten Teile sind die Krankheitsverhältnisse u. s. w. beim Expeditionskorps in China sowie die während der Chinawirren zur Ausführung gelangten wichtigeren sanitären Maßnahmen dargestellt.

Der vierte Teil enthält Krankheitsübersichten in tabellarischer Zusammenstellung.

Folgende Punkte des Berichts sind von besonderem Interesse.

Seit den Jahren 1879/80 bis zur Jetztzeit ist der Krankenstand in der Marine immer günstiger geworden. Der Krankenzugang, welcher im Jahre 1899 1900 745,0 ‰ und im Jahre 1900/1901 690,0 ‰ betrug, hat damit den niedrigsten Stand seit dem Erscheinen der Sanitätsberichte überhaupt erreicht.

Bei einer Kopfstärke von 27 708 bezw. 29 905 Mann betrug der Krankenzugang während des Berichtszeitraums 40 627 Mann = 705,2 ‰, wovon 745,3 ‰ auf das Jahr 1899/1900 und 690,6 ‰[1]) auf das Jahr 1900/1901 entfielen.

Im Vergleich hierzu betrug der Krankenzugang in der

englischen Marine	österr. Marine	amerikan. Marine	französischen Marine
1900 = 882,29 ‰	503,8 ‰	688,9 ‰	1225 ‰
1901 = 853,83 ‰	543,0 ‰	852,96 ‰	—

Der tägliche Krankenstand hat im Vergleich zum vorhergehenden Berichtszeitraum abgenommen und zwar im ersten Berichtjahr um 0,1 ‰, im zweiten um 2,6 ‰. Er betrug einschließlich aller in Landlazaretten des In- und Auslandes behandelten Schiffskranken im Jahre 1899/1900 37,5 ‰ und im Jahre 1900/1901 35,0 ‰.

---

[1]) Ausschließlich Expeditionskorps.

Dagegen stellte sich der tägliche Krankenstand in der

	englischen Marine	österr. Marine	amerikan. Marine	französischen Marine
1900 auf	37,62 °/₀₀	28,86 °/₀₀	34,80 °/₀₀	30,49 °/₀₀
1901 auf	35,89 °/₀₀	30,61 °/₀₀	83,99 °/₀₀	—

Die durchschnittliche Behandlungsdauer einschließlich aller in Landlazaretten des In- und Auslandes behandelten Schiffskranken der ganzen Marine belief sich 1899/1900 auf 17,6 und 1900.1901 auf 18,6 Tage und ist im Vergleiche zu dem vorigen Berichtszeitraum um 1,5 bzw. 2,1 Tage gestiegen.

Sie betrug in der

	englischen Marine	österr. Marine	amerikan. Marine	französischen Marine
1900	15,6 ⎫ Tage	20,88 ⎫ Tage	15,41 ⎫ Tage	9,4 Tage
1901	15,1 ⎭	20,46 ⎭	11,18 ⎭	—

An Bord im Auslande hatten den höchsten Krankenzugang die Schiffe der ostafrikanischen Staaten infolge zahlreicher Malariafälle (1471,2 bezw. 1481,7 °/₀₀). An Bord in der Heimat belief sich der Krankenstand auf nur 508,2 bezw. 453,4 °/₀₀.

Am Lande wies das Kiautschougebiet infolge einer im Jahre 1899/1900 dort zum Ausbruch gekommenen Typhus- und Ruhrepidemie sowie infolge während beider Jahre zahlreich auftretender Darmkatarrhe den höchsten Krankenzugang auf (1739,3 bezw. 1553,7 °/₀₀).

Im Gegensatz dazu belief sich der Krankenzugang in der Heimat am Lande auf nur 707,1 bezw. 621,9 °/₀₀.

Die Entlassungen wegen Dienstunbrauchbarkeit haben gegen den vorigen Berichtszeitraum hauptsächlich durch die Verringerung des Abgangs wegen gleich bei der Einstellung festgestellter Dienstunbrauchbarkeit um 5,9 °/₀₀ abgenommen. Auf den Landersatz entfielen verhältnismäßig viel mehr Entlassungen als auf den seemännischen Ersatz. Bei weitem am häufigsten war die Dienstunbrauchbarkeit durch Herzleiden, allgemeine Körperschwäche und Leiden der Gehörs bedingt.

In gleicher Weise hat sich auch der Abgang durch Invalidität während dieses Berichtszeitraums verringert, obwohl die Invaliden des Kiautschougebietes seit dem Tage der Besitzergreifung ständig zugenommen haben. Die Entlassungen wegen Halb- und Ganzinvalidität zusammen betrugen 16,7 °/₀₀ gegen 20,8 °/₀₀ im Berichtszeitraum 1897/1899 und zwar kamen im Jahre 1899/1900 16,2 °/₀₀ und im Jahre 1900/1901 17,2 °/₀₀[1]) Mann als Invalide zur Entlassung.

Im Vergleich hierzu betrugen die Entlassungen wegen Invalidität in der

	englischen Marine	österr. Marine	amerikan. Marine	französischen Marine
1900 °/₀₀	35,83	24,89	29,25	27,7
1901 °/₀₀	31,55	28,30	37,32	—

Die Sterblichkeit hat während des Berichtszeitraums gegen die Jahre 1897/1899 durch Steigerung der Todesfälle infolge Krankheiten (Typhusepidemie in Ostasien, Ruhr in Tsingtau, Westindien und im Mittelmeer) um 1,1 °/₀₀ zu-

---

[1]) Ausschließlich der Invaliden des Expeditionskorps.

genommen. Sie betrug im Jahre 1899/1900 4,8 °/₀₀ und im folgenden Jahre 3,9 °/₀₀ [1]). Die Mortalität in den fremden Marinen war folgende:

	England	Amerika	Österreich	Frankreich
1900:	7,27 °/₀₀	8,68 °/₀₀	5,18 °/₀₀	11,04 °/₀₀
1901:	5,34 °/₀₀	6,18 °/₀₀	3,60 °/₀₀	—

Über die einzelnen Krankheitsgruppen und -Formen ist folgendes zu berichten.

Mit allgemeinen Krankheiten kamen im ersten Jahre 2168 Personen (78,2 °/₀₀) und im zweiten Jahre 1848 (61,8 °/₀₀[2]) in Zugang.

Davon waren an Darmtyphus 361 Mann (6,26 °/₀₀) erkrankt und zwar im ersten Jahre 263 (9,5 °/₀₀) und im zweiten Jahre 98 (3,3 °/₀₀).

Die 263 Fälle des ersten Jahres verteilen sich mit 41 (11,6 °/₀₀) auf die Schiffe in Ostasien, 4 (2,2 °/₀₀) auf die Schiffe der amerikanischen Station, 2 (4,1 °/₀₀) auf die Schiffe im Mittelmeer, 3 (0,3 °/₀₀) auf die heimischen Schiffe und mit 213 (17,7 °/₀₀) auf die Marineteile am Lande. 212 mal (139,6 °/₀₀) kam die Krankheit während dieses Jahres allein bei den Besatzungstruppen von Kiautschou vor, wo sie in epidemischer Verbreitung auftrat.

Von den 98 Zugängen des zweiten Berichtsjahres entfielen 85 (5,2 °/₀₀) auf die ostasiatischen Schiffe, 2 (1,3 °/₀₀) auf die Schiffe im Mittelmeer, 1 (5,5 °/₀₀) auf ein Schiff in Ostafrika, und 8 (1,1 °/₀₀) auf die Schiffe in der Heimat. 52 mal (3,9 °/₀₀) waren die Marineteile am Lande betroffen, davon 43 mal (29,5 °/₀₀) allein das Kiautschougebiet, wo nach dem Erlöschen der Epidemie der Typhus im Jahre 1900/1901 nur noch vereinzelt auftrat.

Als Ansteckungsquelle für die in Ostasien vorgekommenen Erkrankungen wurden meist Boden- und Trinkwasserverunreinigung, sowie die wenige Jahre nach der Besitzergreifung des Schutzgebietes der Besserung noch recht bedürftigen hygienischen Zustände der Kolonie überhaupt angesehen. Die Verschleppung des Krankheitskeims auf einige Schiffe des Kreuzergeschwaders erfolgte wahrscheinlich durch an Bord gebrachtes Gemüse.

40 Mann (0,69 °/₀₀) erlagen der Krankheit. In Tsingtau am Lande starben 29 (9,7 °/₀₀) und von den Schiffsbesatzungen in Ostasien 11 Mann (0,33 °/₀₀).

Von 974 Malariaerkrankungen (16,9 °/₀₀) entfielen die meisten (459,8 °/₀₀ bezw. 971,9 °/₀₀) auf Westafrika, demnächst folgte Ost-Afrika mit 215,8 bezw. 617,5 °/₀₀, dann die Südsee mit 351,7 bezw. 112,9 °/₀₀.

Für den unverhältnismäßig hohen Krankenzugang auf der westafrikanischen Station im zweiten Berichtsjahre wurde der ungünstige Einfluß, welchen der Ausfall der Erholungsreise nach Kapstadt in diesem Jahre auf die Besatzung ausübte, verantwortlich gemacht.

Von den Erkrankten starben 5 (0,09 °/₀₀), und zwar einer auf der ostasiatischen und je zwei auf der ost- und westafrikanischen Station.

An Grippe erkrankten insgesamt 766 Mann (13,64 °/₀₀), und zwar 534 (19,3 °/₀₀) im ersten und 252 (8,2 °/₀₀) im zweiten Berichtsjahre. Die Unterschiede zwischen beiden Jahren erklären sich durch eine Grippeepidemie, welche im Jahre 1899/1900 fast über die ganze Erde ging und den Krankenstand auf fast sämtlichen Stationen erheblich steigerte.

[1]) Ausschließlich Expeditionskorps.
[2]) Ausschließlich Expeditionskorps.

Die Krankheit nahm ihren Ausgang durchweg in Genesung.

Tuberkulose kam bei 125 Kranken (2,17°/₀₀) vorwiegend in der Heimat zur Behandlung und zwar in beiden Jahren in annähernd gleicher Zahl (60 = 2,16°/₀₀ bezw. 65 = 2,17°/₀₀). Das geringe Auftreten der Tuberkulose im Auslande erklärt sich daraus, daß infolge eingehender ärztlicher Untersuchungen vor Antritt der Auslandkommandos nur Leute mit durchaus gesunden Atmungswerkzeugen hinausgesandt werden. Es starben davon 25 Mann (0,43°/₀₀) und zwar 2 an Miliartuberkulose, 19 an Lungenschwindsucht und 4 an Tuberkulose anderer Organe.

Die Morbidität und Mortalität infolge Tuberkulose in fremden Marinen gestaltete sich folgendermaßen.

englische Marine	österreichische Marine	amerikanische Marine	französische Marine
1900: 3,2°/₀₀ (gest. 0,51°/₀₀)	4,98°/₀₀ (gest. 1,32°/₀₀)	4,2°/₀₀ (gest. 0,61°/₀₀)	9,97°/₀₀
1901: 4,1°/₀₀ (gest. 0,55°/₀₀)	8,90°/₀₀ (gest. 0,40°/₀₀)	4,1°/₀₀ (gest. 0,27°/₀₀)	(gest. 2,51°/₀₀)

Ruhr war 523 mal (9,08°/₀₀) Gegenstand der ärztlichen Behandlung. Den höchsten Krankenstand hatten in beiden Berichtsjahren die Besatzungstruppen der Kiautschongebiete (95,5 bezw. 83,0°/₀₀); demnächst waren im ersten Jahre die Schiffe in Westindien (29,1°/₀₀) und im zweiten Jahre diejenigen im Mittelmeer (88,4°/₀₀) am stärksten betroffen. In beiden Jahren trat die Seuche in Tsingtau am Lande in großer Verbreitung auf und griff auch auf die dortigen Schiffe über. Der Genuß unreifer bezw. ungeschälter Früchte sowie mangelhafte Trinkwasserverhältnisse wurden für die Entstehung verantwortlich gemacht.

17 Mann (0,29°/₀₀) starben an Ruhr.

Die Zahl der Hitzschläge betrug 70 (1,2°/₀₀). Die Mehrzahl (58 = 3,5°/₀₀) ereignete sich an Bord im Auslande. Zwei Fälle endeten tödlich.

An Krankheiten der Atmungsorgane litten

	bei der Ostseestation	bei der Nordseestation	in Kiautschou
1899/1900:	274,9°/₀₀	120,8°/₀₀	90,8°/₀₀
1900/1901:	104,6°/₀₀	90,8°/₀₀	98,8°/₀₀

Bei den Schiffsbesatzungen waren diese Erkrankungen erheblich seltener; der Zugang betrug an Bord im Auslande nur 89,5°/₀₀ und in der Heimat nur 51,6°/₀₀.

8 Fälle führten zum Tode, und zwar verstarben 4 Mann von den Schiffsbesatzungen im Auslande, 2 von den Schiffsbesatzungen in der Heimat und 2 bei den Marineteilen am Lande.

An Krankheiten der Verdauungsorgane litten 7721 Mann = 134,0°/₀₀.

Die Hauptrolle spielten die Mandelentzündungen und die akuten Magen-Darmkatarrhe.

Die ersteren kamen am häufigsten bei den Marineteilen am Lande vor (88,5°/₀₀), seltener an Bord im Auslande (36,0°/₀₀) und an Bord im Inlande (47,4°/₀₀); auch bei den akuten Katarrhen des Magens und Darms überwogen die Zugänge am Lande (70,2°/₀₀) gegenüber den Schiffen (45,5°/₀₀) und zwar infolge zahlreicher Erkrankungen in Kiautschou am Lande. Hier betrug der Krankenstand im Jahre 1899/1900 494,4°/₀₀ und im Jahre 1900/1901 328,5°/₀₀

Dem gegenüber gingen in der Heimat am Lande in der gleichen Zeit nur 117,5 %₀ bezw. 116,7 %₀ Mann mit diesen Krankheiten zu.

An Bord im Auslande stellte sich der Krankenstand auf 85,3 %₀ bezw. 64,6 %₀ und an Bord in der Heimat auf nur 16,5 %₀ bezw. 16,0 %₀.

16 mal hatten die Krankheiten der Ernährungsorgane den Tod der Erkrankten zur Folge.

Bei den venerischen Krankheiten ist eine Verringerung von 16,8 %₀ gegenüber dem vorigen Berichtszeitraum festzustellen.

Den bei weitem höchsten Krankenzugang hatten die Schiffe im Auslande aufzuweisen. Er betrug in

Ostasien	Südsee	Westindien Amerika	Mittelmeer	Ost-Afrika	West-Afrika	Sa.a.B. i.Ausl.
1899/1900 %₀ 264,3	131,4	94,1	107,7	316,5	61,3	193,4
1900/1901 ° 184,6	131,7	175,6	127,1	207,7	136,5	172,2

Demgegenüber kamen auf den Schiffen in der Heimat nur 63,6 bezw. 57,7 %₀ Mann in Zugang.

Auch die Marineteile am Lande lassen, wie die nachstehende Tabelle zeigt, zwischen In- und Ausland große Unterschiede erkennen.

	Ostseestation	Nordseestation	Kiautschou	Summa a. Lande
1899/1900 %₀	67,5	67,8	153,4	78,5
1900/1901 %₀	48,5	54,6	260,6	75,0

Für den erheblich größeren Zugang im Auslande ist die mangelhafte Beaufsichtigung der Prostitution daselbst verantwortlich zu machen. Aus dem gleichen Grunde ist auch der Krankenstand bei den venerischen Krankheiten in der preußischen Armee von jeher unverhältnismäßig günstiger gewesen als in der Marine.

Der Krankenzugang betrug in der

	Deutschen Marine	Preußischen Armee
1897/1898	119 %₀	21 %₀
1898/1899	125 %₀	20 %₀
1899/1900	110 %₀	18 %₀
1900/1901	102 %₀ [1]	18 %₀

Bezüglich der Krankheitsverhältnisse beim Expeditionskorps in China sind folgende Punkte von Wichtigkeit.

Die durchschnittliche Kopfstärke des gesamten Expeditionskorps belief sich auf 8690 Mann, der Gesamtkrankenzugang auf 1162,3 %₀.

Die meisten Kranken hatte die Marinefeldbatterie (3094,6 %₀), die wenigsten das Marinefeldlazarett (173,1 %₀). Dazwischen stehen die Pionierkompagnie mit 1534,0 %₀, das I. Seebataillon mit 1463,7 %₀, das II. Seebataillon mit 1346,6 %₀, das Seymour-Korps mit 351,6 %₀ und das III. Seebataillon mit 319,2 %₀.

Von den 4289 Behandelten wurden 3885 (998,9 %₀) wieder dienstfähig, 73 (19,8 %₀) starben und 530 (143,9 %₀) kamen in anderweitigen Abgang.

Der durchschnittliche tägliche Krankenstand betrug 66,3 %₀, die durchschnittliche Behandlungsdauer 27,3 Tage.

Wegen Invalidität kamen 68 Mann (24,5 %₀ d. K.) vom Expeditionskorps

[1] Ausschließlich Expeditionskorps.

zur Entlassung, und zwar 8 Mann (2,2°/₀₀) als Halb- und 60 (22,3°/₀₀) als Ganzinvaliden. Den größten Abgang hatte das Seymour-Korps und das III. Seebataillon zu verzeichnen infolge der zahlreichen meist schweren Verwundungen, welche bei diesen Marineteilen vorgekommen waren.

Die Sterblichkeit belief sich auf 117 Fälle (31,7°/₀₀); 73 Mann (19,8°/₀₀) starben innerhalb und 44 (11,9°/₀₀) außerhalb der marineärztlichen Behandlung. Die größte Mortalität wiesen infolge der Verluste in und nach Gefechten das III. Seebataillon (63,1°/₀₀) und das Seymour-Korps (49,8°/₀₀) auf.

Durch Krankheiten starben 67 Mann (18,1°/₀₀), durch Verwundungen 39 (10,6°/₀₀) und durch Unglücksfälle 11 (6,0°/₀₀). Den höchsten Verlust durch Krankheiten hatte die Marine-Pionierkompagnie (48,5°/₀₀), den geringsten das Seymour-Korps (9,8°/₀₀) erlitten.

Die meisten Todesfälle zogen die Typhus- und Ruhrerkrankungen nach sich.

Von den 39 infolge Verwundung Gestorbenen fielen 29 (7,8°/₀₀) im Gefecht, 10 (2,7°/₀₀) erlagen später noch ihren Verletzungen.

Die Zahl der Gefallenen stellt sich zu derjenigen der Verwundeten wie 1 : 4,6, ein Verhältnis, was sich im Laufe der Zeiten nicht geändert hat.

Anders steht es bezüglich der später ihren Wunden Erlegenen. Während noch 1870/71 von 9 Verletzten 1 an den Folgen seiner Verwundung starb, wurde dieses Loos während der Chinawirren von ungefähr 14 Mann nur noch einem zu teil.

Von den Infektionskrankheiten, unter welchen das Expeditionskorps zu leiden hatte, nahmen Typhus und Ruhr die erste Stelle ein. Diese beiden Seuchen traten in epidemischer Verbreitung auf und zogen 86,4°/₀₀ bezw. 62,0°/₀₀ Erkrankungen mit 36 (9,7°/₀₀) bezw. 15 (4,1°/₀₀) Todesfällen nach sich.

Als Entstehungsursache waren ebenso wie für die eine große Ausdehnung gewinnenden aber durchweg gutartig verlaufenden Darmkatarrhe die mangelhaften Trinkwasser-, Unterkunfts- und Verpflegungsverhältnisse während des Vormarsches nach Peking und während der ersten Zeit des dortigen Aufenthalts verantwortlich zu machen.

Eine wichtige Rolle spielten ferner die Geschlechtskrankheiten, an denen 614 Mann (166,4°/₀₀) erkrankt waren.

389 Fälle betrafen Tripper, 159 weichen Schanker und 44 Syphilis. Die Infektion war meist in Peking erfolgt, wo eine gesundheitspolizeiliche Kontrolle der sich in großer Zahl herumtreibenden Dirnen unmöglich war.

Von 185 (36,6°/₀₀) Verwundungen war nur eine einzige durch eine blanke Waffe (Säbel) erfolgt, alle anderen betrafen Schußwunden; 120 derselben waren durch Gewehrprojektile und 14 durch Artilleriegeschosse hervorgerufen.

Die meisten Verwundungen entfielen auf das III. Seebataillon (153,1°/₀₀) und das Seymour-Korps (146,5°/₀₀), denen gegenüber Verwundungen bei den übrigen Marineteilen als sehr selten bezeichnet werden müssen.

Sie nahmen im allgemeinen besonders in Anbetracht der äußerst ungünstigen hygienischen Verhältnisse während der Expedition einen günstigen Verlauf, indem nur 13 Mann infolge ihrer Verwundung starben. 184 wurden wieder dienstfähig, und der Rest kam als invalide in Abgang.

Auf Grund der an den Verwundeten gemachten Erfahrungen wird die humane Wirkungsweise des neuen kleinkalibrigen Mantelgeschosses bestätigt.

Schlick (Berlin).

Mansfeld. **Medizinische Beobachtungen aus Zentralbrasilien.** Münch. med. Wochen-schrift 1904. 3.

M., der mit einer Expedition von 26 Mann (5 Deutsche und 21 Brasilianer) den La Plata aufwärts fuhr, hatte das Malheur, den ganzen Salzvorrat durch Kentern der Kanoes zu verlieren. Infolgedessen traten Verdauungsbeschwerden bei den Teilnehmern auf, die erst nach 3 Wochen infolge Angewöhnung an den Salzmangel verschwanden. Als die Expedition später wieder in den Besitz von Salz gelangte, rief schon ein ganz geringer Zusatz von Salz zum Essen heftige Durchfälle hervor.

Auf die Mitführung von Alkohol außer für medizinische Zwecke wurde von vornherein verzichtet. Keiner hat ihn je vermißt. M. hält den Alkohol auf Grund seiner Erfahrungen für völlig entbehrlich. Als Getränk bewährte sich ausgezeichnet der Paraguaytee.

Ein Teil der Expedition war während einer längeren Tour vielfach Mos-kitostichen ausgesetzt, ohne daß jedoch ein Fall von Malaria vorkam. Erst als man das erste Indianerdorf traf und dort, genötigt ohne Netze in den Hütten zu schlafen, von Moskitos zerstochen wurde, trat 14 Tage später bei den meisten Teilnehmern Malaria auf. Am leichtesten verlief die Er-krankung beim Verf., dem einzigen, der prophylaktisch 2mal wöchentlich 0,5 Chinin genommen hatte. In fast allen Fällen wurden Halbmonde gefunden. Schwarzwasserfieber kam nicht vor. Der Gebrauch von Moskitonetzen ist in Brasilien sehr erschwert, weil die Netze beim Berühren der Erde sofort durch Ameisen von unten auf zerstört werden.

Ein Teilnehmer der Expedition ließ sich als Versuchsobjekt mit der Farbe der Indianer, „Uruku" welche aus dem Samen des Orleansstrauches be-reitet wird und bekanntlich nicht nur als Schmuck, sondern auch als Schutz-mittel dient, die Haut bestreichen. Er wurde fortan bei weitem nicht mehr so stark von den Mücken belästigt, da der strenge, aber nicht unangenehme Geruch die Tiere fern hielt. Dohrn (Cassel).

Plassert, A. **Neues Desinfektionsverfahren auf Schiffen mit sogenanntem „Clayton-Gas".** Mitteilungen aus dem Gebiete des Seewesens, 1903, Heft VI.

Die Arbeit bringt eine Zusammenstellung der mit dem „Clayton-Gas" bis jetzt gemachten Erfahrungen. Dieses Gas ist bekanntlich schweflichte Säure, welche in einem von Clayton konstruierten und leicht transportablen Ofen erzeugt und unter hohem Druck in die Schiffsräume eingeleitet werden kann. Nach den von Calmette angestellten Versuchen kann das mit Hilfe des Clayton-Apparates erzeugte Gas in hinreichend starker Konzentration in alle Schiffsräume und -Winkel, auch in Warenballen eindringen und ist daher infolge seiner desinfizierenden Eigenschaften im stande, alle diejenigen Tiere abzutöten, die man an Bord von Schiffen zu finden pflegt, und welche nach den heutigen Forschungen eine Gefahr für die Gesundheit bilden. Dorian bestätigt die Untersuchungen Calmettes. Dagegen machte Nocht Bedenken gegen das Verfahren geltend, weil es eine ganze Anzahl Handelswaren, be-sonders Lebensmittel, angreift. Verfasser hält die Bedenken Nochts bei Verwendung des Apparates auf Kriegsschiffen nicht für stichhaltig, da auf diesen die Lebensmittel derartig verpackt zu sein pflegen, daß das Gas mit ihnen nicht in Berührung kommen könne.

(Auf dem internationalen Kongreß für Hygiene in Brüssel im September 1903 hat Nocht gegen das Clayton-Gas außerdem geltend gemacht, daß es nach seinen Untersuchungen nicht mit Sicherheit alle Ratten tötet. An dieser Ansicht hält Nocht auf Grund seiner Nachprüfungen nach einer mir gemachten persönlichen Mitteilung auch fest. Ref.). Bassenge (Berlin).

Legrand. Zur Abwehr der Cholera von Ägypten. Alexandria, Penasson 1903.

Verfasser gibt zunächst einen historischen Rückblick über die Choleraepidemien im Hedschas und in Ägypten. In 60 Jahren, von 1831—1902, zählte man 20 Epidemien in Arabien; Ägypten hatte Cholera 1831, 1831, 1848, 1850; seit 1865 viermal, nämlich noch 1883, 1895 und 1902.

1865 war die Cholera in Suez erschienen (eingeschleppt durch die „Sidney", deren Kapitän die Krankheit verheimlicht hatte); 1883 in Damiette (durch desertierte Heizer vom „Timor", von Bombay kommend, also nicht aus dem Hedschas), 1895 in Damiette (durch Beduinen, die von der Halbinsel Sinai kamen, wohin Pilger die Seuche gebracht hatten), 1902 in Mecha bei Assiut in Oberägypten.

Recherchen des Conseil quarantainaire in Alexandria konstatierten, daß sämtliche Pilger von Mecha und Umgebung, die über El Tor und Suez kamen, gesund geblieben waren, während jedoch Spuren auf einen ziemlich intensiven heimlichen Verkehr zwischen arabischer und ägyptischer Küste auf der Höhe von Kosseir hinwiesen. Die Strecke von der arabischen Küste bis Mecha über Kosseir und durch die Wüste nach Keneh vermag in 7—8 Tagen zurückgelegt werden; in Dscheddah waren 88 Segler, deren Namen etc. genau bekannt sind, nach Ägypten und Sudan abgegangen, sie führten 1582 Personen, was aus 614 hiervon geworden ist, ist bekannt, es fehlen also 968, die wohl heimlich gelandet wurden, die Strecke von Suakim bis Suez beträgt 800 Meilen und wurde nur von einem einzigen kleinen Dampfboote und dann sehr schlecht bewacht; die Verheckung spielt auch sonst bei den eingeborenen „garden-côtes" eine große Rolle. Die Gefahr liegt demnach im Osten Ägyptens, und regelmäßig wurde die Seuche heimlich eingeschleppt.

Verfasser schlägt deshalb eine bessere Überwachung der afrikanischen Küste vor, indem man jedem die Pilgerfahrt erschwert, z. B. durch vorherige Hinterlegung eines Garantiefonds, was allerdings die Schmuggelei geradezu herausfordert, oder indem man die sämtlichen ägyptischen Pilger zusammen auf einmal durch eine Spezialflotte befördert. Die Landungsplätze und Wege ins Innere sind jedem bekannt.

Ferner ist jeder Verkehr mit kleinen Seglern, besonders der Handel mit Kamelen zwischen ägyptischer und arabischer Küste völlig zu verbieten, wenn nur Zeit der Pilgerfahrt Cholera oder Pest herrscht. Man könnte auch die Segler von ihrer Abfahrt von Arabien an, die in Gruppen zu erfolgen hätte, durch spezielle Schiffe überwachen lassen.

Gemäß einer am Schlusse beigefügten Tabelle hat sich die Tendenz zur Einschleppung nach Ägypten noch vermehrt (von 1865—1883 6 Epidemien im Hedschas, 1 in Ägypten, 1883—1895 3 Epidemien im Hedschas, 1 in Ägypten, 1895—1902 1 Epidemie im Hedschas, 1 in Ägypten).

Vay (Suez).

Clemow, Frank, G. The Geography of disease. Cambridge 1903. University Press.

Das einen Teil der Cambridge geographical series bildende Werk ist der seinerzeit grundlegenden historisch-geographischen Pathologie von Hirsch vergleichbar, nur daß die Pathologie etwas mehr in den Hintergrund tritt, während die geographische und bei den wandernden Volksseuchen auch die geschichtliche Verbreitung der verschiedenen Krankheiten sehr sorgfältig bearbeitet worden ist. Die Gruppierung der einzelnen Affektionen ist vom Standpunkte einer raschen Orientierung aus getroffen. In Buch 1, „General medical and surgical diseases", wird die Hauptmasse der Krankheiten verschiedenster Art in alphabetischer Reihenfolge zusammengefaßt, während die Abtrennung von Buch 2, „Diseases of the skin" und Buch 3, „Animal parasites and the diseases associated with them" auf ätiologischer Grundlage beruht. Dem medizinischen Laser wäre die allgemeine Durchführung dieses fundamentum divisionis wohl sympathischer. Zwölf geographisch-geschichtliche Übersichtskarten sind dem Werke beigegeben.   M.

Schaudinn, F. Generations- und Wirtswechsel bei Trypanosoma und Spirochaete. Arb. aus dem Kaiserl. Gesundheitsamt. Bd. XX. Heft 3. 1904. (Als Sonderabdruck zu beziehen durch die Verlagshandlung von J. Springer, Berlin.)

Die vorliegende Arbeit bedeutet einen großen Fortschritt in unseren Kenntnissen über die einzelligen Blutparasiten und ihr Verhalten im Zwischenwirt. Die Untersuchungen erstreckten sich auf zwei Blutparasiten des Steinkauzes, das unter dem Namen Halteridium bekannte Trypanosoma noctuae und die Spirochaete Ziemanni, von der ein Entwicklungsabschnitt bisher mit dem Namen Leucocytozoon bezeichnet wurde.

Sch. weist nach, daß die Halteridien als Geschlechtsstadien eines Trypanosoma aufzufassen sind, das in der gemeinen Stechmücke Culex pipiens sich vermehrt, um nach einer komplizierten Wanderung durch den Körper der Mücke mit dem Stich der letzteren wieder in das Blut der Eule zu gelangen und sich dort nach einer Periode der asexuellen Vermehrung in die bekannten männlichen und weiblichen Halteridien zu verwandeln." Die durch die Untersuchungen Mac Callums und R. Kochs bekannte Bildung von Ookineten durch Befruchtung der weiblichen Halteridien durch die männlichen bildet nach der Aufnahme halteridienhaltigen Blutes in den Magen der Mücke den Ausgangspunkt der Entwicklung der Trypanosomenstadien. Sch. unterscheidet 3 verschiedene Arten von Ookineten, je nachdem indifferente, männliche oder weibliche Trypanosomen aus ihnen hervorgehen. Die indifferenten Formen entstehen, indem das nach der Befruchtung gebildete Synkaryon sich teilt und der eine der durch heteropole Mitose abgespaltenen beiden Kerne (Blepharoplast) nach weiteren Teilungen aus einem Teilstück des Geißelapparat des Trypanosoma bildet. Dieses geschlechtlich nicht differenzierte Trypanosoma vermehrt sich im Mückendarm durch Längsteilung; Perioden der Vermehrung wechseln ab mit solchen der Ruhe, in denen der Parasit sich mit der Geißel in eine Epithelzelle des Darms einbohrt oder auch in einem gregarinenartigen Zustand zwischen den Epithelzellen lagert. Die weiblichen durch das Vorhandensein zahlreicher Reservestoffe im Protoplasmaleib ausgezeichneten Formen bilden den Blepharoplasten und aus diesem den schwächer entwickelten Geißelapparat, nachdem eine Teilung des Syn-

karyon vorhergegangen ist, bei der durch wiederholte Teilung des einen Teil-
stückes 8 zum Untergang bestimmte Kerngruppen hervorgegangen sind. Diese
weiblichen Formen sind sehr widerstandsfähig, sie können durch Partheno-
genese alle 8 Formen reproduzieren, ferner vermitteln sie die Infektion der
Nachkommenschaft der Mücke durch Eindringen in das Ovarium. Sie stimmen, abgesehen von dem Mangel an Pigment, mit den weiblichen Stadien im
Blut der Eule überein und vermitteln hier die Recidive der Krankheit. Bei
den männlichen Formen gehen die erwähnten 8 Kerngruppen nicht wie
bei den weiblichen zu Grunde, sondern entwickeln je einen Blepharoplasten;
es entstehen 8 kleine Trypanosomen. Diese Formen sind Homologe der Mikrogametocyten im Vogel; in der Mücke sind sie nicht weiter entwicklungsfähig.

Gelangen die Parasiten aus der Mücke in das Blut der Eule, so heften
sich die indifferenten Trypanosomen unter Rückbildung des Geißelapparates
den Blutkörperchen an, aber ebenso wie in der Mücke wechseln Stadien der
Ruhe und der Bewegung ab. Letztere treten gewöhnlich in der Nacht ein;
die Trypanosomen verlassen die Blutkörperchen, nachdem sie in bekannter
Weise den Geißelapparat neu gebildet haben, wachsen während 6 Tage und
vermehren sich durch schnell aufeinander folgende Längsteilungen. Die Teilstücke wandern wieder auf die Blutkörperchen und so geht die Entwicklung
fort, bis das Blut von Haltoridien wimmelt. Die aus der Mücke in das Blut
gelangenden weiblichen Formen wandern in die Blutkörperchen ein, ihre Zahl
wird vermehrt durch Makrogameten, die aus den Vermehrungsstadien der indifferenten Formen entstehen. Sie treten erst in Funktion, wenn die Parasiten wieder mit dem Blut in den Magen einer Mücke gelangen, ebenso die
Mikrogametocyten, die ebenfalls aus der Zahl der indifferenten Trypanosomen
im Vogel ergänzt werden. Die feineren Vorgänge bei der Befruchtung der
Makrogameten durch die Mikrogameten sollen in einer späteren ausführlichen
Abhandlung geschildert werden.

Der Beschreibung der Vorgänge in der Mücke nach der Aufnahme halteridienhaltigen Blutes schickt Sch. eine eingehende Schilderung der anatomischen Verhältnisse der Mücke und Beobachtungen über den Saug- und Ver-
dauungsakt der Mücke voraus. Die wichtigste Rolle bei der Entstehung des
Reizzustandes nach dem Mückenstich spielt nach Sch. nicht das Sekret der
Speicheldrüsen, sondern der Inhalt der Oesophagusreservoire, die eine geringe
Menge Flüssigkeit, mehr oder weniger zahlreiche Sproßpilze und Gas, wahrscheinlich durch die Sproßpilze gebildete Kohlensäure, enthalten. Mit dem
Inhalt dieser Reservoire konnte er die Erscheinungen des Mückenstichs in der
menschlichen Haut hervorrufen, mit dem Inhalt der Speicheldrüsen dagegen
nicht. Vor dem Saugakt wird der Inhalt der Divertikel entleert, wobei die
Enzyme der Sproßpilze vermutlich den Blutzufluß zur Stichstelle erhöhen und
die Kohlensäure gerinnungshemmend wirkt. Werden mit dem Blut in den
Mückenmagen Halteridien aufgenommen, so bilden sich nach der Befruchtung
aus den Ookineten die oben beschriebenen 8 Formen von Trypanosomen und
zwar schneller bei höherer, langsamer bei niedriger Temperatur. Bei wiederholter Fütterung der Mücke mit Blut sammeln sich schließlich eine große
Zahl von Trypanosomen in Gestalt eines Pfropfes am Sargteile des Mittel-
darms an; dieser Pfropf wird schließlich in toto abgelöst und gelangt in
den Enddarm an die Basilische Kurvatur. Hier vermögen die Trypanosomen

das Epithel zu durchdringen und wandern teils in den Blutstrom, teils in die Ovarien. Mit dem Blutstrom gelangen sie in das Lakunom und von hier wandern sie in den Pharynx ein, um beim Stechen der Mücke wieder in das Blut eines Vogels entleert zu werden. Das Eindringen in die Ovarien erfolgt namentlich während der kühleren Jahreszeit (Herbst) und führt nach Überwinterung in den Ovarien zur Infektion der Eier und damit der neuen Mückengeneration im Frühjahr.

Der Zeugungskreis der Spirochaete Ziemanni ist ein ähnlicher wie der oben beschriebene des Trypanosoma. Auch hier geht von den im Mückenmagen gebildeten Ookineten die Entwicklung der indifferenten, weiblichen und männlichen Formen aus. Nur erfolgt zunächst ein Wachstum des Ookineten und eine lebhafte Kernvermehrung, ähnlich wie bei Coccidien. Deshalb entsteht eine große Zahl von jungen Individuen, die natürlich sehr viel kleiner sind als die bei Halteridium. Diese kleinen Trypanosomen entwickeln sich zu der typischen Spirochaete, „indem sie sich um die Längsachse ihres bandförmigen Körpers spiralig einrollen". Die indifferenten Formen vermehren sich durch Längsteilung; die noch nicht getrennten Doppeltiere bewegen sich schraubenartig sowohl vor- als rückwärts. Die Männchen sind so klein, daß man sie kaum erkennen kann. Auch die indifferenten Formen können bei lebhafter Vermehrung außerordentlich klein werden, so daß sie nicht mehr als Einzelindividuen erkennbar sind, sondern nur in agglomerierten Haufen oder an ihrer Bewegung. Sch. hält es daher für möglich, daß es parasitische Protozoen geben kann, die so klein sind, daß sie feinste Filterapparate passieren, während sie in anderen Entwicklungsstadien große, leicht erkennbare Gebilde darstellen. Die Wanderung in der Mücke und Infektion der Vögel erfolgt wie oben beschrieben. Nach der Infektion erfolgt zunächst im Blut des Vogels eine Vermehrung des indifferenten Spirochaeten durch Längsteilung, erst nach Ablauf dieses akuten Stadiums treten Geschlechtsformen (Leucocytozoon) auf.

Sch. regt eine Untersuchung des Rekurrens nach den nunmehr festgestellten Gesichtspunkten an und verweist auch auf das Gelbfieber. Auch für die Malariaforschung ergeben sich neue Probleme, da Sch. bei Plasmodium trypanosomenähnliche Stadien, wie früher F. Plehn, und Vererbbarkeit der Malariaparasiten bei den Mücken in einem Falle beobachtet zu haben glaubt.

In einem Nachtrag zu der durch zahlreiche Zeichnungen illustrierten Arbeit weist Sch. auf noch nicht veröffentlichte, im Gesundheitsamt gemachte Beobachtungen bei den Parasiten der Rinderhämoglobinurie und dem Piroplasma canis hin, sowie auf die Befunde Theilers über das Vorkommen von Spirochaeten und Trypanosomen bei Redwater und African Coast Fever. In Übereinstimmung mit dem Referenten und mit A. Weber hält er eine ähnliche Entwicklung wie bei Halteridium bei den Piroplasmen für möglich.

H. Kossel (Berlin).

Brieger, L. und Krause, M., Untersuchungen über Pteilgitis aus Deutsch-Ostafrika. Archives Internationales de Pharmacodynamie et de Thérapie. Vol. XII, S. 399.

Auf Veranlassung und mit Unterstützung des Auswärtigen Amtes er-

hielten die Verfasser Holz, Blätter und Früchte der Acocanthera aus Ostafrika zur Untersuchung auf Pfeilgifte. Die Untersuchung der aus verschiedenen Standorten eingegangenen Sendungen ergab, daß die Acocanthera
in morphologischer und physiologischer Beziehung verschiedenartig vorkommt,
während bisher angenommen wurde, daß die von Ägypten bis zum Kapland
in Afrika vorkommende Acocanthera eine einheitliche Art darstelle.

Durch außerordentlich mühsame und sorgfältige Verarbeitung gelang es,
aus der „Bagamoyo"-Acocanthera ein starkes Gift zu isolieren, welches ein
amorphes Glycosid darstellt. Dieses Gift, Meerschweinchen unter die Haut
gespritzt, wirkte schon in Dosen von weniger als 1 mg innerhalb 80 Minuten
unter lebhaften Krampferscheinungen tödlich. Versuche, das tödlich wirkende
Glycosid im Tierkörper durch gleichzeitige und nachherige Einverleibung von
Fermenten zu spalten und so die Giftwirkung aufzuheben, sind im Gange,
haben aber noch zu keinem nennenswerten Resultat geführt.

Bassenge (Berlin).

b) Pathologie und Therapie.

Mededeelingen uit het geneeskundig Laboratorium te Weltevreden. Batavia 1903.
Jav. Boekh & Drukkey.

Der Jahresbericht des unter Leitung von de Haan stehenden medizinischen Laboratoriums in der Hauptstadt von Niederl. Indien enthält eine
Anzahl von wichtigen wissenschaftlichen Arbeiten, welche durch Veröffentlichung in der Geneesk. Tydschrift voor Nederl. Indiö der weiteren Öffentlichkeit zugängig gemacht werden sollen.

Der Direktor beschreibt ein „Primäres Angiosarkoma multiplex"
der Leber, woraus hervorgeht, daß die Geschwulst nicht durch Bindegewebs-
wucherung entsteht, sondern vom Gefäßendothel ausgeht. Die verschiedenen
Tumoren werden nicht durch eine bindegewebige Kapsel, sondern durch eine
Schicht von durch den Druck abgeplatteten Leberzellen voneinander getrennt.
Die Arbeit desselben Verfassers über „Die Mikroorganismen bei Pemphigus
contagiosus" ist im Archiv im Original erschienen (Heft VII, 1903, S. 303).
In Gemeinschaft mit G. W. Kiewiet de Jonge bringt de Haan ferner

Mitteilungen über tropische Dysenterie. In 256 von 350 (73 %)
untersuchten Dysenteriekranken wurden Amöben gefunden, wahrscheinlich
ist der Prozentsatz noch höher, da ein Teil der Untersuchungen durch
van der Meer unter ungünstigen äußeren Verhältnissen vorgenommen wurde.
Die Amöben schwankten sehr in Form und Größe, waren jedoch bei weitem
nicht so beweglich, wie Shiga angibt. Von der wirklichen Dysenterie müssen
von anderer Ursache herrührende Katarrhe des Rectum streng getrennt werden.
Die Dysenterie hat in Niederländisch Indien an Intensität und Extensität bedeutend abgenommen, zeigt aber immer noch die für Amöbenenteritis charakteristische Neigung zu chronischem Verlauf und zu Rezidiven, welche sie von
der bazillären Dysenterie unvorteilhaft unterscheidet. In der folgenden Abhandlung:

Malaria tertiana mit Erscheinungen von sclérose en plaques,
beweist Kiewiet de Jonge an der Hand eines Falles, daß die Erscheinungen

des klinischen Bildes der sclérose en plaques noch nicht für das herdweise Auftreten von bleibenden pathologisch-anatomischen Veränderungen im Zentralnervensystem beweisend sind, sondern auch durch vorübergehende Ursachen, Malaria, hervorgerufen sein und durch Chinin geheilt werden können.

Über experimentelle Tuberkulose und Rasseimmunität stellte de Haan hochinteressante Versuche an und fand, daß durch subkutane und intravenöse Impfung sowie durch Verfütterung von Reinkulturen menschlicher Tuberkelbazillen bei javanischen Ziegen, Rindern und Pferden dieselben makroskopischen und mikroskopischen Veränderungen hervorgerufen werden können, welche in Europa bei auf natürlichem Wege erkrankten Tieren gefunden werden, wenn erstere sich in einem ungünstigen Gesundheitszustande befinden; ein gesundes Schaf und Rind widerstanden der Infektion. Ein Affe erkrankte nach dem zufälligen Genuß von Kartoffelkulturen aus dem Laboratorium, ein anderer nach dem Genuß eines absichtlich infizierten Pisange. Beide zeigten dieselben Veränderungen. Eine Rasseimmunität besteht bei den Tieren also nicht. Das Fehlen der Tuberkulose unter dem javanischen Vieh rührt von dem dauernden Aufenthalt im Freien und der Seltenheit der Tuberkulose unter der einheimischen Bevölkerung her. Die Lungen sind auch in diesen Fällen der Prädilektionssitz der Krankheit; die Verfütterung von Tuberkelbazillen kann zu Tuberkulose der Lungen und bronchialen Lymphdrüsen führen, begleitet von Tuberkulose der mesenterialen Lymphdrüsen ohne nachweisbare Veränderungen im Darm und ohne eine andere Lokalisierung des tuberkulösen Prozesses. Eine Besprechung der in dem Bande ferner enthaltenen Arbeiten über tropische Viehseuchen erfolgt an anderer Stelle. M.

A. Plehn. Die akuten Infektionskrankheiten bei den Negern der äquatorialen Küsten Westafrikas. Eine vergleichende Studie. Virchows Archiv. Bd. 174; Supplementheft. (Hierzu 11 Kurven im Text.)

Verf. kommt auf Grund seiner eigenen Beobachtungen an etwa 15000 Negern verschiedener Herkunft, die er während 5 Jahren im Regierungshospital zu Kamerun machte, sowie nach den Ergebnissen seiner Literaturstudien, zu dem Schluß, daß der Negerrasse eine besondere Widerstandskraft gegenüber den Wundinfektionskrankheiten innewohnt, welche mit Fehlen des Alkoholismus (in Kamerun auch der Tuberkulose und der Syphilis) nicht erklärt werden kann, sondern eine spezifische Eigenschaft der Rasse darstellt. — Bei der Wundheilung zeigt sich eine besondere Neigung zu Bindegewebsneubildung; die späteren Schrumpfungsprozesse treten dagegen zurück. — Infolgedessen heilen z. B. Gelenkwunden ohne Ankylosen, wenn sie zweckmäßig behandelt werden.

Die Gonorrhöe ist sehr verbreitet, chronischer Verlauf und Komplikationen — besonders auch Sterilität der Ehen — jedoch selten.

Sehr schwer verlaufen die Blattern, selbst unter bester Pflege. Auf der Isolierstation hatte Verfasser 31% Mortalität. Auch in Amerika war die prozentuarische Mortalität an den Blattern bei den Negern weit größer als bei den Europäern. — Eine Eigentümlichkeit der schwarzen Rasse ist es, daß bei ihr die Wirksamkeit der Schutzimpfung ebenso wie der Schutz durch Überstehen der echten Blattern ein zeitlich wesentlich beschränkter bleibt.

Im Gegensatz zu dem Verhalten gegenüber den Blattern ist die Widerstandskraft der Schwarzen gegen Dysenterie und gegen Malaria eine erhöhte. Die Empfänglichkeit für Dysenterie ist trotzdem sehr groß, aber die Krankheit verläuft beim Neger durchgehend leichter als beim Europäer, und wird nur unter ganz besonders ungünstigen äußeren Verhältnissen (z. B. auf entbehrungsreichen Expeditionen bei gänzlich mangelnder Pflege) verderblich. Außerordentlich groß ist die Neigung zu Rückfällen auch beim Neger; Leberaffektionen werden meist nur kurz vor dem Ende beobachtet.

Gegen die Malaria besitzt der Küstenneger von früher Jugend her eine erhebliche — oft angeborene — relative Immunität. Diese äußert sich darin, daß schon die jüngsten Kinder häufig eine große Menge von Malariaparasiten in ihrem Blut führen, ohne Zeichen von Krankein zu zeigen, und sich dabei vorzüglich entwickeln. Milzvergrößerung kann vorhanden sein oder fehlen. Bei einigen neunzig Prozent solcher Kinder fanden sich Parasiten ohne Störung der Gesundheit; aber ebenso noch bei 50 Prozent der untersuchten Erwachsenen. Nachweisbare Milzvergrößerungen waren bei den Erwachsenen häufiger als bei den Kindern.

Von einer erworbenen Immunität infolge von Malariaerkrankung in der Kindheit und in der Jugendzeit kann also keine Rede sein, zumal auch der erwachsene Neger an Malariafieber leidet, wenn besondere Schädigungen seinen Körper treffen, oder wenn er seinen Aufenthalt wechselt.

Die Bewohner der afrikanischen Gebirge und der wasserarmen Wüstenregionen, in welchen Malaria nicht endemisch herrscht, besitzen keine Immunität gegen Malaria. Aber ihre natürliche Widerstandskraft und die Zähigkeit ihrer Konstitution läßt sie trotz immer wiederholter Fieber — wenigstens teilweise — Toleranz gegen die Infektion erwerben, und ihre Fieberattaken heilen ohne besondere Behandlung spontan.

Bei den Tieflandnegern sind Quartan-Parasiten, auch Teilungsformen, nicht selten im Blut zu finden, während Verf. dieselbe beim Europäer in Kamerun niemals antraf.

Fast vollkommen scheint die Immunität des Negers gegenüber dem Gelbfieber zu sein — nicht nur in Afrika, sondern auch in Amerika; nicht nur bei ortsansässigen, sondern auch bei importierten Schwarzen. Darin stimmen sämtliche Berichte überein. Erkrankten die Neger in Amerika ausnahmsweise in geringer Zahl, so war der Verlauf doch wesentlich leichter als beim Weißen.

Die Beriberi befiel Europäer und Farbige gleich schwer; sie scheint in Kamerun ganz überwiegend in der akuteren Form zu herrschen.

Die akuten Lungenleiden — chronische, ganz besonders tuberkulöse, fehlen in Kamerun vollständig — spielen für den Neger der Äquatorialgebiete als Todesursache eine bedeutende Rolle. Die Lungenentzündung verläuft in der Mehrzahl der Fälle atypisch; sie beginnt mit Vorliebe zentral oder geht von einem Oberlappen aus. Kritischer Abfall ist selten; meist geschieht die Entfieberung lytisch, oder die Temperatur fällt staffelförmig.

Histologisch charakterisieren sich die Veränderungen als die einer Katarrhalpneumonie.

Auch ein als Typhoid bezeichnetes infektiöses Darmleiden zeigt nicht ganz den Verlauf unseres Typhus abdominalis, trotz weitgehender Ähnlichkeit. Möglicherweise handelt es sich um eine Colibacillose; doch soll Abdominaltyphus nicht mit Bestimmtheit ausgeschlossen werden.

Eine Anzahl von Temperaturkurven sowie einige Obduktionsprotokolle illustrieren die wichtigsten Punkte in den Ausführungen des Verfassers. Ein ausführliches Literaturverzeichnis ist angeschlossen.   Autoreferat.

Ruhr.

Waters, E. F., Dysenterie. The Journ. of Trop. Med. 1908, p. 363.

Nach den Agglutinationsversuchen von Rogers, Buchanan and Pridmore ist die Dysenterie in den indischen Gefängnissen eine Bazillendysenterie. Durch Wasser wird sie innerhalb der Gefängnisse nicht verbreitet, denn die Gefängnisse haben eine so gute Wasserversorgung, daß z. B. die Anwohner des Hughli Jail dasselbe Wasser wie die Sträflinge benutzen. Letztere leiden nun beständig schwer unter Ruhr, erstere gar nicht. Die Übertragung findet wahrscheinlich infolge der Unreinlichkeit der Gefangenen statt. So reinigen diese ihre Eßgeschirre z. B. dadurch, daß sie sie einfach mit einer Hand voll Gras und Erde, die sie irgendwo nach Belieben hernehmen, auswischen. Die Prophylaxe und Behandlung der Dysenterie wird dadurch sehr erschwert, daß eine Reihe von Leuten durch künstliche Mittel, wie Kroton- oder Rizinussamen, ja sogar gestoßenes Glas bei sich dysentarische Symptome erzeugt, um sich von der Arbeit zu drücken. Nun ist es schwer, diese Leute zu entlarven, und andererseits darf man Leute, die sich wegen einer Darmkrankheit krank melden, nicht ohne weiteres wegschicken, weil die Behandlung der Dysenterie in den ersten Tagen der Erkrankung am aussichtsreichsten ist. (Hier würde also die bakteriologische Untersuchung in ihr Recht treten. Ref.)

Roß-Hospital.

Behandlung	Zahl der behandelten Fälle	Zeit, in der sich die Beschaffenheit des Stuhles änderte	Geheilt	Gestorben
Ipecac.	63	1,9 Tage	62	1
Magn. sulf.	71	2,7 "	69	2
Natr. sulf.	86	2,6 "	84	2
Schwefel, Bälfrachtsalz.	51	5,4 "	48	3

Bamboo-Flat-Hospital.

Ipecac.	253	3,0 Tage	229	24
Magn. sulf.	20	2,3 "	19	1
Natr. sulf.	46	3,0 "	40	3

Viper-Hospital.

Ipecac.	345	2,3 Tage	310	35
Magn. sulf.	134	2,8 "	108	16
Natr. sulf.	91	2,5 "	78	18

Haddo-Hospital.

Ipecac.	118	2,5 Tage	107	6
Magn. sulf.	115	2,8 "	105	10
Natr. sulf.	106	2,6 "	98	8

Um die Verbreitung der Dysenterie in den Gefängnissen zu verhindern, empfiehlt es sich, nicht nur Listen über die Leute zu führen, die die Nachtkloaetts benutzen — das waren im Presidency Jail, Kalkutta 45—60 pro Nacht

— sondern auch die Leute persönlich zu untersuchen, die über Tag außer der Zeit austreten. Auf die Art wird man die Dysenteriashen von den Gesunden unterscheiden können. Außerdem müssen die Dysenterischen nicht nur während der Krankheit, sondern auch während der Rekonvaleszenz von den übrigen Gefangenen isoliert werden. Das letztere geschieht aber bis jetzt nicht. Es werden vielmehr alle Rekonvaleszenten, ohne daß Rücksicht auf die Art der überstandenen Krankheit genommen würde, zu einer Arbeitsgruppe vereinigt und da erfolgen die Ansteckungen. Obgleich diese Rekonvaleszentenisolierung viel Kosten verursachen würde, so würde sie sich doch lohnen, denn die Dysenterie macht etwa 45% von der Gesamtmortalität in den Gefängnissen aus, während die Mortalität der Dysenterie selbst zwischen 4,4% und 10,9% schwankt.

Bemerkenswert ist die nachfolgende Zusammenstellung über die Resultate der Dysenteriebehandlung mit den 3 Mitteln: Ipecacuanha, Magnes. und Natr. sulfur. Danach kann keinem der 3 Mittel ein besonderer Vorzug eingeräumt werden. Denn die Mortalität betrug dabei 6,5%, resp. 8,5%, resp. 6%.

Ruge (Kiel).

Dombrowsky. Zur Biologie der Ruhrbazillen. Archiv für Hygiene, 1903, Bd. XLVII, 3. Heft.

Verf. kommt auf Grund sehr sorgfältiger Untersuchungen zu dem Ergebnis, daß die Ruhrbazillen ein auffallend großes Anpassungsvermögen an Nährböden von mehr oder weniger stark saurer, wie alkalischer Reaktion besitzen, wenn sie auch auf amphoter reagierenden am üppigsten gedeihn.

Durch dieses Verhalten unterscheiden sie sich sowohl von den Choleravibrionen, wie von den Typhusbazillen.

Auf Deckgläschen getrocknet behalten die Ruhrbazillen ihre Lebensfähigkeit je nach der Temperatur 11—23 Tage lang; im sterilen Leitungswasser lebten sie bis zu 11 Wochen; auf getrockneter Brotkrume blieben sie 5 Tage, auf der Brotrinde 2 Tage lang am Leben; auf Kartoffeln 3 Tage lang.

In Magermilch halten sich die Bazillen nicht nur länger, als in Vollmilch, sondern erstere stellt für ihre Entwickelung auch einen weit günstigeren Nährboden dar.

Verf. zweifelt nicht an einer vollständigen Identität des Shiga'schen und des Kruse'schen Bazillenstammes.

F. Plehn.

Memchandra sen. M. D. (Cal.). Notes on the mercurial treatment of chronic dysentery, cholera and liver complaints. Ind. Med. Gaz. 1903, July.

Verf. sieht in der gallentreibenden Wirkung kleiner Quecksilbermengen die Ursache des Erfolges in der Behandlung chronischer Dysenterie, der Cholera und der Lebercirrhose mit kleinen Quecksilbergaben. Denn bei diesen Erkrankungen ist die Gallensekretion herabgesetzt oder aufgehoben. Er verwendet bei Dysenterie Hydrargyrum sulfuratum nigrum, das durch Verreiben gleicher Mengen von Quecksilber und Schwefel hergestellt wird. Er gibt davon 0,3—0,9 2mal tägl. Wasser und Salz müssen während des Gebrauches dieser Quecksilberverbindung gemieden werden. In derselben Weise wirken kleine Kalomeldosen 0,01—0,03 günstig bei Cholera.   Ruge (Kiel).

Maltafieber.

Bassett-Smith, P. W. Malta Fever. Brit. med. Journ. 20. IV. 02. The agglutinating properties in the blood in cases of Mediterranean fever, with special regard to prognosis, and remarks on other blood changes and reactions during the course of the disease.

Verf. prüfte die Versuche von Birt und Lamb nach, die im Jahre 1899 die agglutinierende Kraft des Serums im Verlauf der Krankheit festgestellt hatten. Verf. hatte im Haslar-Hospital mit einer Ausnahme nur alte Fälle zur Verfügung. Bei letzterem fiel bereits am 5. Krankheitstage die Agglutinationsprobe 1:600 positiv aus. Verf. konnte feststellen:

1. Hohe Agglutinationskraft im frühzeitigen Stadium der Krankheit ist ein günstiges Anzeichen.

2. Eine andauernde niedrige Agglutinationsfähigkeit während des ganzen Verlaufes der Krankheit mit nachfolgender Kachexie ist ein ungünstiges Anzeichen. Solche Fälle ziehen sich mit fortwährenden leichten Rückfällen und den so schwer zu bekämpfenden Neurosen über Jahre hin.

3. Ein fortgesetztes Steigen der Agglutinationsfähigkeit mit günstigen klinischen Symptomen zeigt die bevorstehende Rekonvaleszenz an.

4. Für gewöhnlich ist die Agglutinationsfähigkeit vom Fieberverlauf nicht abhängig.

Diese Ergebnisse stimmen mit denen von Birt und Lamb überein. Bei weiteren Untersuchungen stellte sich heraus, daß die baktericide Kraft des Blutserums von Kranken und Rekonvaleszenten dem Mikrococcus Melitensis gegenüber schwächer war als die von Gesunden (? Ref.). Ebenso war die Phagocytose des gesunden Blutes stärker als diejenigen des Blutes von Kranken (? Ref.). Die Anzahl der roten Blutkörperchen im mm³ fiel bis auf 2800000 und schwankte häufig zwischen 3000000 und 4000000. Die weißen Blutkörperchen in Summa waren nicht vermehrt.

Über 6500 wurden nicht gezählt. Aber die basophilen mononukleären Leukozyten waren vermehrt. Sie betrugen 85 bis 76%, während sie normalerweise 25 bis 35% betragen.   Ruge (Kiel).

Melland, Brton. Malta fever in the Canaries. Brit. med. Journ. 20. IV. 02.

Verf. glaubt, daß die von den spanischen Ärzten auf Gran Canaria als febris gastrica bezeichnete Krankheit „Maltafieber" ist. Bei der Differentialdiagnose kommen in Betracht: 1. Akuter Gelenkrheumatismus. Bei den sogenannten febris gastrica sind die Schmerzen aber nicht in den Gelenken, sondern in den Muskeln lokalisiert. 2. Influenza mit abdominalem Typus. Diese dauerte gewöhnlich nur 5 Tage. 3. Malaria. 4. Abortiver Typhus. Die Erkrankung ist nicht so heftig wie in Malta. In 50%, der Fälle bestand sie aus einer Attacke, die 2—3 Wochen dauerte, einmal sogar nur 8 Tage. Die andere Art dauerte 5 Wochen. Das Fieber klingt dann nach 21—25 Tagen ab, aber es schließt sich dann noch ein hektisches Fieber von einer Woche Dauer an. Solche Fieber ähneln einem leichten Typhus mit Rückfall außerordentlich.   Ruge (Kiel).

13*

182 II. Besprechungen und Literaturangaben.

Hislop, James, A. The geographical distribution of Malta fever. Brit. med. Journ. 20. IX. 02.

Nachdem Verfasser angegeben hat, daß in Indien zuerst Crombie das Vorkommen von Maltafieber entdeckte und nach Hughes diese Krankheit auch im Roten Meer, in Hong-kong, China, Fidschi, Zanzibar, Süd-Afrika, Porto Rico, Venezuela und Montevideo vorkommt, berichtet er, daß nach seinen eigenen klinischen Beobachtungen Maltafieber auch in Assam vorkommt. Bemerkenswert sind folgende Sätze:

„In my own district I see an average of fifty fever cases daily. As it is a physical impossibility to examine each individual one bacteriologically, all such, when no other cause can be assigned, are recorded as malarial in nature.

Amongst them, however, are many cases in which I doubt the clinical diagnosis; still, one is apt to ascribe much to malaria provisionally, during pressure of work, in such a reputedly malarious climate as Assam."

Ruge (Kiel).

Schlafkrankheit.

Schlafkrankheit im französischen Kongo-Gebiet.

In der Sitzung der Académie de médecine vom 20. Oktober 1903 stellte Blanchard drei an demselben Tage angekommene, an Schlafkrankheit leidende Neger aus dem Congo français vor und machte gleichzeitig Mitteilungen über die Beobachtungen des von dem Institut de médecine coloniale an den Kongo entsandten Dr. Brumpt über diese Krankheit. Derselbe hat 28 Kranke durch den Lendenstich untersucht und in 78 % Trypanosomen in der Cerebrospinalflüssigkeit gefunden. Ein mit zentrifugierter, Trypanosomen enthaltender menschlicher Cerebrospinalflüssigkeit zweimal in den Rückenmarkskanal geimpfter Affe starb nach fünf Wochen unter den Symptomen und mit dem Befunde der Schlafkrankheit. M.

Lott. Bericht über die Schlafkrankheit am Victoria-Nyanza. Deutsches Kolonialblatt. 1./III. 04.

Neben einer Beschreibung der neuesten Forschungen über die Schlafkrankheit und der Ausbreitung der Seuche in Uganda teilt L. aus eigener Beobachtung mit, daß der deutsche Teil der Küste des großen innerafrikanischen Sees infolge der Bodengestaltung von Tsetse-Fliegen frei ist. Ein abschließendes Urteil über das Vorkommen der Glossina palpalis wäre erst durch eine besondere Expedition von längerer Dauer zu erlangen, um deren Genehmigung das Gouvernement ersucht wird. Dieser Umstand erklärt das Fehlen der Schlafkrankheit im deutschen Küstengebiet, mit Ausnahme von Gori, trotz des lebhaften Verkehrs mit Uganda. M.

Bruce, D. Sleeping sickness. Brit. med. Journ. 27. II. 04.

In den von der Schlafkrankheit heimgesuchten Distrikten Ugandas, welche von völliger Entvölkerung bedroht sind, ließen 28,5 % der arbeitsfähigen Eingeborenen die ersten Symptome der Krankheit erkennen. M.

Pest.

Weimann, Hans. Die Pest vom sanitätspolizeilichen Standpunkt. Deutsche Vierteljahrschrift für öffentliche Gesundheitspflege. 35. Bd. 4. Heft. S. 673—726.

Zunächst gibt der Verfasser eine sehr vollständige Übersicht des heutigen Standes unserer Kenntnis der Bakteriologie und Epidemiologie der Pest. Die Erfahrungen aus den Epidemien in Alexandrien und Oporto werden dabei auch entsprechend gewürdigt, so die oft lange dauernde Infektiosität getragener Effekten, das lange Fortleben der Pestbazillen im Sputum in der Rekonvaleszenz. Mit Musehold möchte Verf. die Ausscheidungen des Pestkranken, da man den Moment der Allgemeininfektion weder voraussehen noch feststellen kann, prinzipiell überhaupt als infektiös behandelt wissen. Die Bedeutung der Ratten für die Verbreitung der Pest wird mit der Rolle des Wassers bei Choleraepidemien verglichen (nach der Ansicht des Ref. ist die Rattenpest mit diesem Urteil überschätzt). Im Anschlusse an die Anerkennung der Wichtigkeit einer sicheren Diagnose wird eine Schilderung des Pestlaboratoriums im Institute für Infektionskrankheiten in Berlin gegeben. Ausführlich bespricht Verf. die Haupterfordernisse der Pestbekämpfung: gut geregeltes Meldewesen und obligatorische Leichenschau. An nächster Stelle kommen die allgemeinen Forderungen der Hygiene: Reinlichkeit, Luft, Licht, nicht beschränkter Raum. Zur Bekämpfung der Ratten, namentlich an Bord der Schiffe, eignet sich Pictolin und besonders Kohlenoxydgas (letzteres in Hamburg erprobt von Nocht und Giemsa. D. Ref.). Zur Beschränkung von Pestepidemien kommen Landquarantänen heute nicht mehr in Betracht. Auch den Seequarantänen ist das sogenannte Inspektionssystem mit Kontrolle jedes Schiffes und Isolierung des Kranken vorzuziehen, weil es weniger einschneidend und doch wirksamer ist. — Bei der Desinfektion verseuchter Wohnungen werden das Berliner System (Reinigung der Wohnung und Überführung von Gegenständen in eine Desinfektionsanstalt) und die Formalindesinfektion genau besprochen; dabei wird hervorgehoben, daß Formalin immer nur die Oberflächen desinfiziert, also dann noch eine zweite Art der Desinfektion nachfolgen muß.   Pöch (Wien).

Torel. La peste chez les animaux. Archives de médecine navale. 1903. Janvier. Nr. 1.

Torel, Mitglied des „Conseil sanitaire" in Konstantinopel in den Jahren 1899—1901, berichtet zusammenfassend nach den eigenen und den Erfahrungen anderer über die Pestepizootieen der Ratten und anderer Tiere und deren Beziehungen zur Pestepidemie unter den Menschen.

Die für die Pest empfänglichsten Tiere, die Nager, namentlich die Epizootieen unter den Ratten, sind am ausführlichsten behandelt. Der Verf. widerspricht der Ansicht Gamaleias, daß Mus decumanus ein schlechter Verbreiter der Pest sei, und daß das Freibleiben Europas von der Pest darauf zurückzuführen wäre, daß in Europa nur Mus decum., und nicht Mus rattus vorkomme, welche Art viel empfänglicher ist. Das Freibleiben Europas von der Pest sei vielmehr nur auf die sanitären Maßregeln zurückzuführen; übrigens hat man in Hong-kong, Indien, Smyrna und Konstantinopel ganz bedeutende Mengen an Pest eingegangener Ratten von der Spezies Mus decumanus aufgelesen. Auch die Ansicht, daß die Verbreitung der Pest an die Verbreitung der in Indien zur Speise dienenden Ratte Nesokia Bandicota gebunden sei, ist längst widerlegt.

Bricht die Pest unter den Ratten aus, so verlassen sie in Massen den infizierten Herd, oft werden diese Wanderungen nur indirekt durch das Verschwinden der Ratten bemerkbar (Bombay 1896, Kurachi, Hyderabad, Sindh, Kalkutta 1898). Charakteristisch für die an Pest eingegangenen Ratten soll die Lage am Bauche mit ausgestreckten Extremitäten sein, während sonst tote Ratten auf der Seite mit gekrümmten Pfoten daliegen.

Daß der Boden eine Infektionsquelle für die Ratten sein kann, geht aus den Infektionsversuchen Okadas mit infizierter Erde hervor. Außerdem stellt sich der Verfasser vor, es gäbe eine Form der Pestbacillus, die sich lange Zeit auch tief im Boden erhalten könne, bezeichnet dies aber selbst als bloße Vermutung. Trotz der Leichtigkeit, eine Pestpneumonie experimentell bei Ratten zu erzeugen, scheint diese Form der Krankheit die seltenste zu sein. Den Flöhen der Ratten mißt Verfasser bei der Übertragung der Pest untereinander und namentlich auf den Menschen dieselbe Rolle zu, wie Simond.

Die Einschleppung der Pest durch Schiffsratten (meist Mus rattus) nimmt Verf. für die Pest in Smyrna als wahrscheinlich an. Doch konnte man damals das Schiff mit den infizierten Ratten nicht mehr ausfindig machen.

Zum Schlusse gibt der Verfasser eine Übersicht über das Verhalten anderer Tiere, namentlich von Haustieren zur Pest, wobei die Ergebnisse der Versuche der deutschen Pestkommission zu Grunde gelegt sind.

                                                                                    Päch (Wien).

Nocht in Hamburg. Die Pest unter den Ratten des Dampfers „Cordoba". Deutsche med. Wochenschrift, 1904, Nr. 7.

Der Dampfer „Cordoba" mit einer Ladung Kaffee und Kleie aus Brasilien hatte die gesundheitspolizeiliche Kontrolle anstandslos passiert. Beim Löschen wurden in einem Laderaume 7 tote Ratten gefunden, deren Untersuchung Pestverdacht erregte, welcher hinterher durch die bakteriologische Verarbeitung bestätigt wurde. Das Löschen wurde sofort unterbrochen und zunächst durch Einleiten von Kohlenoxyd mittels des Generatorgasapparates sämtliche Ratten getötet. Der verdächtige Teil der Ladung, der sichtlich durch Rattenkot und Rattenfraß verunreinigt war, wurde 14 Tage so isoliert, daß Ratten nicht an ihn heran konnten. Im Schiff wurden nach der Behandlung mit dem Kohlenoxydgas 189 tote Ratten gefunden. In dem verdächtigen Laderaum wurden nur Pestkadaver, in den anderen Räumen nur Kohlenoxydkadaver gefunden, so daß also die Rattenpest lediglich auf den einen Raum beschränkt geblieben war, da mit den anderen Räumen auch für Ratten ein Verkehr infolge der wasserdichten Schotten ausgeschlossen war. Dann wurde die Ladung gelöscht, die Laderäume und Bilschen mit Kalkmilch, die Wohnräume mit Formalindämpfen desinfiziert.   Bassenge (Berlin).

Abbatucci. Les épidémies pestueuses du foyer chinois de Pak-Hoï. Ann. d'hyg. et de médec. colon., 1903, p. 272.

Discussion difficile à résumer: l'auteur signale la résistance que le Tonkin a montrée jusqu'ici à l'implantation de la peste. A Pak-Hoï, port chinois du

golfe du Tonkin, la peste est devenue endémique, et reparait parfois sous la
forme épidémique, ce qui s'observe surtout à la suite de longues périodes de
sécheresse.   C. F.

Ewing, Major Charles B. Observations on the plague in the Philippines and
India. Medical Record. 1903. Vol. 63, Nr. 14. April 4.

Als Chairman of the Board for the investigation of tropical diseases
hatte Verf. im Frühjahr 1901 in Manila gelegentlich der dortigen Pestepidemie
Gelegenheit, einige 50 Fälle (zumeist Chinesen) im chinesischen Pestlazarett
zu studieren, daselbst 2 Sektionen selbst zu machen und der Vornahme von
ungefähr 12—15 Sektionen an verstorbenen Philippinesn im Civil Government
Pest Camp beizuwohnen. Im pathologischen Laboratorium von Santa Mesa
Hospital in Manila nahm er Blutuntersuchungen und bakteriologische Untersuchungen vor. An seinen Aufenthalt auf den Philippinen schloß sich eine
Studienreise durch Vorderindien; speziell in Bombay unterließ er es nicht,
sich mit den Haffkine'schen Präventivimpfungen bekannt zu machen. Der
vorliegende Bericht ist eine Zusammenstellung der von Ewing gemachten
Erfahrungen.

Der Pestbacillus konnte im Blut nur in 8% der Fälle mikroskopisch
nachgewiesen werden, sofern die Untersuchung im ganz frühen Stadium der
Krankheit vorgenommen wurde; wenn hingegen von dem Blute Kulturen angelegt wurden, gelang der Nachweis in etwa 50 Fällen (von einigen 50).
Kurz vor dem Tode ließ sich der Bacillus in 90% der Fälle, nach demselben
stets im Blute nachweisen. In den incidierten Bubonen war der Bacillus im
mikroskopischen Präparat leicht festzustellen, in den in Eiterung übergegangenen
herrschte allerdings der Bacillus pyogenes vor und brachte bei fortgesetzter
Eiterung in wenigen Tagen den Pestbacillus zum Schwinden. Weiter ergab
die Blutuntersuchung Leukocytose und eine Zunahme der Blutplättchen; Verf.
hält diese beiden Erscheinungen für höchst charakteristisch und in frischen
Fällen, wo noch keine Pestbacillen nachweisbar sind, für differentialdia-
gnostisch wichtig gegenüber Malaria und Typhus. — Eingehend läßt sich Verf.
über das bakteriologische Verhalten des Pestorganismus aus. — Weiter berichtet er über einige wichtige klinische Beobachtungen. Die meisten Philip-
piner sind mit Lymphdrüsenanschwellung behaftet, so daß unter Umständen
man aufpassen muß, daß man diese nicht mit Pestbubonen verwechselt.
Klinisch ließen sich die beiden Formen, die Beulen- und die pneumonische
Pest unterscheiden. Atypisch war ein Fall von Hautpest, in dem die Haupt-
läsion in einer großen Pustel und in der Anhäufung von kleineren über der
rechten Lumbalregion bestand. Die Pustela enthielten Eiter; eine für das
Auge sichtbare Schwellung der Lymphdrüsen war nicht vorhanden. Bei den
Chinesen kam es verschiedene Male vor, daß die Schenkelbubonen durchbrachen
und tiefe, bis auf den Knochen gehende Eiterhöhlen hinterließen. In zwei
zur Sektion gekommenen Fällen ließ sich der Ausgangspunkt der Infektion
in Gestalt der primären Bubonen, das eine Mal am Oberkörper in den geschwollenen Drüsen der rechten Achselhöhle, das andere Mal am Unterkörper
in der geschwollenen linken Inguinaldrüse nachweisen. Im Anschluß hieran
erörtert Verf. die Frage, ob die Pest vorwiegend infektiös oder kontagiös ist.
Er selbst traf bei seinen Besuchen im chinesischen Pesthospital keine weiteren

Vorkehrungen, als daß er Antiseptik an seinen Händen und Schuhsohlen (letzteren mit Rücksicht darauf, daß die Kranken auf den Fußboden erbrechen) ahle. — Bezüglich der Behandlung läßt sich Verfasser über den Wert des Yersin-Roux'schen sowie des Lustig'schen Permserums, von denen er das letztere für weniger wirksam hält, sowie über die symptomatische Behandlung aus. — Die Prognose ist von der Rasse, den hygienischen und sozialen Bedingungen abhängig; nach den bisherigen Erfahrungen schwankt sie zwischen 40 und 95°. (von den 778 in Manila in den letzten drei Jahren erkrankten Chinesen und Philippinern starben 618 = 79,4%; bei der letzten Epidemie in Hongkong 93,1°, der Chinesen, 77°, von den indischen Eingeborenen, 60°, von den Japanern, 18°, von den Europäern; bei der letzten Epidemie in Portugal 40% der Bevölkerung). — Den Schluß der Abhandlung bildet eine Schilderung der lokalen hygienischen Verhältnisse in Manila, besonders in dem Chinesenviertel, und ein Vergleich derselben mit ägyptischen Verhältnissen.   Boschan.

Parasitäre und Hautkrankheiten.

Boycott, A. E. and Haldane, J. S. An outbreak of Ankylostomiasis in England Nr. 1. The Journal of Hygiene 1903, 8. 95.

In der Dolcoath-Mine in Cornwall, einem Kupfer- und Zinnbergwerk kam es zu einer Anzahl Fälle von Anämie unter den Bergleuten, welche zunächst einem Fehler in der Ventilation zugeschrieben, sehr bald aber als durch Ankylostomiasis bedingt erkannt wurden. Die Verfasser geben eine genaue Beschreibung des Bergwerks in geologischer, hydrologischer und betriebstechnischer Beziehung.

Die ersten Fälle von Ankylostomiasis liegen etwa 8 Jahre zurück. Zahlreiche der im Bergwerksbetriebe beschäftigten Personen kommen gelegentlich in die tropischen Gegenden von Asien, Afrika, Nord- und Süd-Amerika oder Australien und finden dort Gelegenheit zur Infektion. Ein bestimmter Fall war z. B. in Mysore infiziert worden. Fälle von Anämie erregten zuerst vor 6 Jahren die Aufmerksamkeit. Im Jahre 1898 häuften sich dieselben und wurden in Zusammenhang mit einer Hautaffektion gebracht, die durch Verunreinigung der Mine mit Fäkalien entstanden sein sollte. Diese Annahme veranlaßte eine Desinfektion der Mine mittels Chlorkalk und Kaliumpermanganat, worauf sich die Anzahl der Fälle in dem ergriffenen Schacht verminderte. Die Erkrankten wurden zum Teil anderweitig verwendet oder suchten ein Hospital auf oder gingen als Rekonvaleszenten nach Hause oder vergingen auch gänzlich. In den beobachteten Fällen war nur einer schwer, und auch dieser erholte sich schnell bei Behandlung mit Thymol.

Die klinischen Symptome sind in erster Linie die Anämie, besonders der Lippen und Conjunctiven, Herzpalpitationen und hochgradige Dyspnoe in schweren Fällen, letztere verursacht durch Verminderung des Hämoglobins und der roten Blutkörperchen. Ödeme, Störungen des Gastro-intestinal-Tractus, Hautaffektionen wie Furunkel oder Urticaria kommen zuweilen zur Beobachtung. Die Diagnose gelingt leicht bei mikroskopischer Untersuchung von Fäcespartikelchen durch Auffinden der Eier.

Besonders eingehend sind die Untersuchungen über die Veränderungen in der Menge des Blutes und seiner Zusammensetzung, deren Wiedergabe für ein kurzes Referat nicht geeignet ist. Der fleißigen Arbeit ist eine kasuistische Tabelle über 69 beobachtete Fälle und eine Anzahl Abbildungen beigegeben, von denen besonders die photographischen Reproduktionen von Ankylostoma- und von Flacespräparaten mit Eiern hervorzuheben sind.

Bassenge (Berlin).

Nagel, Bochum. Beitrag zur Behandlung der Ankylostomiasis. Deutsche medizinische Wochenschrift 1903, Nr. 31.

Im Elisabethhospital in Bochum wurden im Laufe der letzten 7 Jahre etwa 4000 Ankylostomumkranke behandelt. Zur Abtreibung wurde anfangs ausschließlich Extractum filicis 10—18 g per oder mit schwarzem Kaffee benutzt, danach 2—8 Stunden später 0,3 g Kalomel. Vergiftungserscheinungen durch Filicin wurden wiederholt beobachtet und veranlaßten die anderen Wurmmittel unseres Arzneischatzes: Santonin, Flores Koso, Kamala, Rad. Granati, durchanprobieren; es mußte aber immer wieder auf das bewährte Extractum filicis zurückgegriffen werden. Die Vergiftungserscheinungen bewirkten in 2 Fällen eine fortschreitende Atrophie der Sehnerven. Es wurde deshalb später das Mittel in folgender Form verordnet: Extractum filicis 8—10 g, Chloroform glt. X—XV, Sirup. Sennae 18 g. Wichtig ist nach den Erfahrungen des Verfassers, daß zu oder nach dem Extractum filicis, welches nur eine betäubende Wirkung auf die Würmer ausübt, noch ein Abführmittel verordnet wird, da sonst die Wirkung der Kur durch Erholen der Würmer vereitelt werden kann. Anstatt des Kalomel wurde in vielen Fällen, um Stomatitis zu vermeiden, mit gutem Erfolge Purgatin Knoll gegeben.

Bassenge (Berlin).

Boismêtre, de H. Some observations on tinea imbricata, yaws, and the treatment of dysentery. The Journ. of Trop. Med. 1903, p. 371.

Verf. stellte fest, daß in Bua (Fidji) die tinea imbricata auch die Achselhöhlen und erotsch befällt und nur die Nägel frei läßt. Das Spätstadium der yaws ist von tertiärer Syphilis nicht zu unterscheiden und doch fehlt in Bua die Syphilis. Ipecacuanha zeigte sich als bestes Mittel bei der Behandlung der Dysenterie, sowohl der akuten wie der chronischen. Ruge (Kiel).

Typhus und Typhoid.

Panayotatou A., Quelques mots sur le typhus pétéchial. Un cas de contage par piqûre. (La Grèce médicale, 1902, Nr. 26-27.)

Zusammenfassung der heutigen Anschauungen über das Wesen des Flecktyphus und Mitteilung eines Falles, in welchem ein Arzt sich durch Verletzung mit derselben Spritze, mit der er soeben einem Flecktyphuskranken eine Injektion gemacht hatte, eine schwere Infektion zuzog, der er nach wenigen Tagen erlag. Hetsch (Berlin).

Büsing. Ein Fall von langdauernder Ausscheidung von Typhusbazillen mit dem Urin. Deutsche medizinische Wochenschrift 1902, Nr. 25.

Verf. stellte die epidemiologisch bedeutsame Tatsache fest, daß nicht nur von Typhus-Rekonvaleszenten, sondern auch von Magen vom Typhus Genesenen noch Typhusbazillen mit dem Urin ausgeschieden werden können. Bei dem mitgeteilten Fall, einem Feldwebel, der in China Typhus überstanden hatte, wurden noch 4 Monate nach seiner Lazarettentlassung Typhusbazillen im Urin nachgewiesen, die übrigens schon nach einer Urotropingabe nicht mehr auftraten. Die Urotropinverordnung wurde noch etwa 10 Tage fortgesetzt.

Bassenge (Berlin).

Smith, F. Enteric fever in Sierra Leone—not yet endemic? Brit. Med. Journ. 1902, Sept. 20.

Vom Jahre 1892—1902 kamen in Freetown unter einer Bevölkerung von 40 000 Menschen 13 typhusverdächtige Fälle vor, von denen zwei durch die Leicheneröffnung, zwei durch die Agglutinationsprobe (es wurde getrocknetes Blut an Prof. Wright in Netley geschickt und dort der Versuch angestellt) als Typhus erkannt worden. Bei den schlechten hygienischen Verhältnissen in Freetown ist leicht eine weitere Verbreitung des Typhus möglich. Denn die ungemauerten Senkgruben liegen höher als die ungemauerten Brunnen und etwa in einer Entfernung von 12 m von letzteren. Die Wäsche wird in den stehenden Tümpeln gewaschen. Gekocht vor dem Waschen wird die Wäsche nicht. Einer Verbreitung des Typhus sind also Tür und Tor geöffnet.

Ruge (Kiel).

Verschiedenes.

Monocal y Plasencia. Trombosflebitis del cordón espermático en los países cálidos. Revista de Medicina Tropical, Habana 1903, No. 8.

Thrombose und Phlebitis der Venen des Samenstranges findet man in den heißen Klimaten nicht selten als Komplikation lokaler oder allgemeiner Infektionen der Lymphwege. Die Tumoren können in ihrer Größe ganz erheblich differieren. Der entzündliche Prozeß geht von außen nach innen; mikroskopisch zeigt sich eine unter Umständen ganz gewaltige Zunahme des perivasculären Bindegewebes, eine erhebliche Proliferation der Endotelien, dagegen ist die Beschaffenheit des Thrombus ziemlich gleichartig, ohne besondere Differenzierung. Der Zustand ist für die Patienten ganz oder fast schmerzlos und in einfacher Weise durch Exstirpation zu beseitigen.

Havelburg.

Berichtigung. In der Arbeit „Mühlens, Zwei Fälle von Verletzung durch einen Hornbecht", Heft 1, 1904, S. 25, Zeile 1 v. o. ist statt „Goochen" zu lesen „Geepen", und Zeile 16 v. o. statt „zwischen dem zweiten und dritten Mittelhandknochen" zu lesen „zwischen dem ersten und zweiten Mittelhandknochen".

M.

1904.

Archiv

No. 5.

für

Schiffs- und Tropen-Hygiene.

Band 8.

I. Originalabhandlungen.

Ventilation moderner Kriegs-Schiffe.

Von

Dr. Arthur Plumert, k. u. k. Marine-Stabsarzt.

Der ideale Zweck einer auf einem Schiff richtig installierten
Ventilation ist, der Bemannung und allen Schiffsräumen unter allen
Klimaten und bei allen Wetterverhältnissen reine, gesunde und un-
verbrauchte Luft, in Fahrt und vor Anker, zuzuführen.

Die physikalischen Zustände der Luft und deren chemische
Zusammensetzung sind beständigen Veränderungen unterworfen, doch
sind letztere im Freien wegen der raschen Beweglichkeit der Luft-
moleküle nur in Ausnahmsfällen von Bedeutung, da die Diffusion
der aus den organischen Körpern (Menschen, Tieren, Pflanzen) im
Leben durch das Atmen, nach dem Tode durch Zersetzungsvorgänge
ausgeschiedenen, gasförmigen Verbindungen mit großer Raschheit
erfolgt, wodurch diese Gase schon bei ihrem Entstehen wesentlich
verdünnt werden. Allerdings hat uns aber die jüngste Katastrophe
von Martinique gelehrt, daß die gewaltigen gasförmigen Bei-
mischungen, wie sie durch vulkanische Ausbrüche entstehen, keinesfalls spurlos verschwinden müssen, sondern ganz bedeutende gesundheitsschädliche Veränderungen der Luft bewirken können. Doch
sind ja dies, wie gesagt, nur ganz außerordentliche Ausnahmsfälle.

Anders aber gestalten sich die Verhältnisse in einem geschlossenen Wohnraume, als welchen wir uns ein Schiff denken
müssen, der der freien Windwirkung und Luftmischung entzogen
ist. Wie in jedem Wohnhause ist daher auch am Schiffe der Ersatz der schlechten Luft, die sich durch zersetzte Organismen gebildet hat, aus der, das Schiff umgebenden Atmosphäre durch Luft-
umtausch (Ventilation) eine Hauptaufgabe der Hygiene.

Was aber bei den natürlichen Wohnungen am Lande leicht erreichbar, kompliziert sich unter den abnormen Verhältnissen, die uns das Schiff als Wohnung bietet, und wir können uns keinesfalls die Tatsache verhehlen, daß die Frage, die in diesen Zeilen behandelt werden soll, noch weit von ihrer vollkommenen Lösung entfernt ist.

Doch ist ja der Ersatz der verbrauchten, oft feuchten Schiffsluft gewiß nicht nur für die Bemannung, sondern bei den heute noch immer zahlreichen Kompositschiffen auch für die Schiffskonservierung von größter Wichtigkeit, da sich nur durch Zufuhr trockener Luft der sich manchmal zwischen Innen- und Außenbeplankung einstellende Fäulnisprozeß bekämpfen läßt.

Eine der wichtigsten Bedingungen, welche an eine moderne Ventilations-Anlage gestellt werden muß, ist, daß sie im stande sei, die nötige frische Luftmenge beizustellen, die, was Größe betrifft, sehr verschieden sein kann und diesbezüglich von dem Grade der Luftverderbnis des jeweiligen zu ventilierenden Raumes abhängt.

Die Zusammensetzung der verdorbenen Luft auf Kriegs-Schiffen, welche denselben Charakter hat und auf den menschlichen Organismus dieselbe physiologische Wirkung äußert, wie die Luft überfüllter oder mindestens stark belegter Wohnräume, wird beeinflußt durch den Lebensprozeß der Menschen und durch ihre Tätigkeit, welche die Temperatur auf eine unbehagliche, gesundheitsschädliche Höhe steigert, wie dies weiter auch auf Deck und in den Tropen durch die Sonne, unter Deck durch die maschinellen Anlagen, welche ja meist Wärmequellen darstellen, geschieht. Zur Luftverderbnis tragen ferner die ausgeatmete Luft der Mannschaft und deren Körperausdünstung nicht minder bei, wie die feuchten Kleider, das feuchte Tauwerk, faulender Proviant und die Kohle, endlich auch das Sodwasser, wobei hauptsächlich die Entwicklung von Kohlensäure in Betracht kommt.

Die Frage der Gefährlichkeit der Beimengung der Sodwassergase zur Atemluft ist bei den modernen Kriegs-Schiffen minder akut geworden, und weisen die Hygieniker darauf hin, daß bei vielen Industriezweigen noch größere Mengen von Kohlensäure, Schwefelwasserstoffgasen und Ammoniak der Atemluft beigemengt und ohne Schädigung vertragen werden.

Der Proviant kommt dann in Betracht, wenn ein Teil in gärende Fäulnis übergeht, auf Kriegs-Schiffen eine Seltenheit, und sind auch nur die Ausdünstungen der Rum- und Weindepots von eventueller Bedeutung. Große Wichtigkeit ist nur der Entwicklung von Kohlengasen, besonders wenn feuchte Kohle eingeschifft wurde, beizumessen, da sich dadurch im kleinen die bei den schlagenden Wettern der Bergwerke beobachteten Vorgänge abspielen können. Ferner gibt es auf modernen Kriegs-Schiffen Räume, die, um nicht den Allgemein-Verband zu lockern, nicht in die Ventilations-Anlage einbezogen werden können, wie die Räume vor dem Kollisionsschott, die Doppelbodenzellen u. a. m., die Unmengen von Kohlensäure enthalten, welche den eigentümlichen Einflüssen, die die Wände eiserner, besonders aber die Wände von Komposit-Schiffen auf die Luft dicht geschlossener Räume ausüben, ihr Entstehen verdanken. Nicht zu vergessen ist, daß bei den heutigen modernen Schiffstypen die geschlossenen Panzerdecks und wasserdichten Schotte die Luftcirculation hindern und die Luft verschlechtern. Alle diese Luftverderber üben hauptsächlich dann ihren schädlichen Einfluß aus, wenn bei hoher See und schlechtem Wetter alle Scheinlichter und Luken geschlossen sind und Windstille eintritt, wodurch auch die natürliche Ventilation außer Tätigkeit gesetzt wird.

Die Luft, in der viele Menschen leben, verrät sich durch ihren widerlichen, eigentümlichen Geruch (Anthropotoxin), dessen Quellen wir noch nicht alle genau kennen, doch dürften sie zumeist dem Atmungsprozesse und körperlicher Ausdünstung, feuchter Kleider etc. entstammen. Wir bezeichnen die Atemluft bewohnter Räume schon früher als schlecht, ehe die Verminderung des Sauerstoffes gefährlich wird, die Kohlensäurezunahme die Atmung hindert und der Wasserdampf die Wärmeökonomie bedroht.

Das Ventilationsbedürfnis ist der Luftverderbnis proportional, und es ist eine der wichtigsten hygienischen Fragen, nach welchem Maße das Ventilationsbedürfnis zu bemessen sei.

Pettenkofer hat als erster den Kohlensäuregehalt als Maßstab für die Höhe der Luftverderbnis gewählt, und zwar weil alle anderen Luftverderber zu ihr in einem fast konstanten Verhältnisse stehen, und weil er fand, daß die in der Atmosphäre innerhalb sehr enger Grenzen schwankende Kohlensäure ein bequemer Grundwert für den Kohlensäuregehalt bewohnter Räume sei.

Pettenkofer ermittelte nun, daß Räume, in welchen mehr als $1^0/_0$ Kohlensäure durch den Lebens- und Atmungsprozeß erzeugt werden, zum Aufenthalt untauglich sind und überhaupt in keinem Wohn- oder Aufenthalts- (Arbeits-) raume der Kohlensäuregehalt $0.7^0/_{00}$ übersteigen soll.

14*

Durch Erfahrung haben wir gelernt, daß in bewohnten Räumen der Sauerstoff durch den Atmungsprozeß um $^1/_3$ vermindert wird, der Stickstoff gleich bleibt und die Kohlensäure um das 100fache vermehrt werden kann. Die quantitative Bestimmung der Kohlensäure der Luft kann auf mannigfache Art geschehen. Am einfachsten ist das Verfahren mit dem Liebig'schen mit Ätzkali gefüllten Kugelapparat, durch welchen man ein bestimmtes Volumen der zu untersuchenden Luft durchstreichen läßt. Die Gewichtszunahme des Kugelapparates gibt das Gewicht der von dem Ätzkali aufgenommenen Kohlensäure an.

Weitere Verfahren geben Pettenkofer und Lunge an, die auf der Fähigkeit des Barytwassers, die Kohlensäure durchgeleiteter Luft zu absorbieren, basieren. Ein sehr einfacher Apparat, der den Kohlensäuregehalt einer bestimmten Luft in fünf Minuten zu berechnen gestattet, ist von John Haldane. Es ist ein Gasanalysen-Apparat, in dem die Kohlensäure durch eine Pottasche-Lösung neutralisiert wird, woraus man dann die Volumteile der Kohlensäure in 1000 Volumteilen Luft berechnen kann.

Lunge hat mit Zeckendorf seine Methode verbessert, indem er statt Barytwasser eine Normal-Sodalösung, der im Liter ein Decigramm Phenolphtalëin beigegeben wird, wählte, welche die Lösung blau färbt. Der wachsende Kohlensäuregehalt durchgepreßter Luft färbt die Flüssigkeit von blau bis gelb. Ähnlich ist die Methode von Woodmann und Richards u. a. m.

Auf Einzelheiten will ich mich nicht einlassen und verweise auf die einschlägige Fachliteratur. Alle auf Schiffen vorgenommenen Messungen haben aber selbst bei geschlossenen Luken keine exzessiven Werte in den Decks ergeben.

Anders ist es in den Zellen und geschlossenen Depots, wie z. B. auf den deutschen Ausfalls-Korvetten, woselbst von Gärtner in den leeren Pulver- und Granatendepots an 50% Kohlensäure gefunden wurden. Noch ärger ist es in den Doppelbodenzellen und zwischen dem Kollisionsschott, was bei allen Kriegs-Marinen die Einführung eigener Vorsichtsmaßregel vor Betreten dieser Räume zufolge hatte. Die zur Erhaltung gesunder Luft notwendig zuzuführende Menge frischer Luft, bezeichnet man als Ventilationsbedarf. Nehmen wir eine Schiffskabine von 40 m³, so werden, der Kubikmeter Luft zu 0.4 Liter mit Kohlensäure beladen angenommen, anfänglich 16 Liter Kohlensäure darin sein. Dann scheidet der Insasse der Kabine in einer Stunde 22.6 Liter Kohlensäure dazu aus, so daß nach Ablauf der Stunde die Kabine 38.4 Liter Kohlensäure enthält $= 0.965\%_0$, wobei der Grenzwert $0.7\%_0$ bereits überschritten ist. In räumlich beschränkten Orten, in denen die Luft stagniert, enthält selbe im allgemeinen $0.5\%_0$ Kohlensäure oder jeder Liter 0.5 m^3, so daß der Grenzwert $0.7\%_0$ nicht überschritten wird, wenn jeder Liter noch mindestens $0.2\%_0$ Luft aufnimmt. Da wir angenommen, daß wir in der Stunde 22.6 Liter Kohlensäure ausatmen, was 113000mal 0.2 cm^3 Kohlensäure entspricht, so brauchen wir als Ventilationsbedarf per Kopf und Stunde 113 cm^3 frischer Luft. Je nach der Zusammensetzung der Luft ist das Ventilationsquantum, der Ventilationsbedarf, bald größer bald kleiner.

Rubner definiert das Ventilationsquantum als jene Menge Luft, welche notwendig ist, um die von Menschen ausgeatmete Kohlensäure bis zur Unschädlichkeit zu verdünnen. Daraus ergibt sich ein leichtes Verfahren zur approximativen Schätzung des Luftbedarfes oder Berechnung des Ventilationsquantums. Man verdünnt die von einer Person ausgeatmete Kohlensäure um das 1500fache, so wird der Kohlensäuregehalt in der Verdünnung $0.66\%_0$, verdünnt man dasselbe Luftquantum 3000mal, so ist der Kohlensäuregehalt zu $0.33\%_0$. Addiert man dann den $0.4\%_0$ betragenden Gehalt der atmosphärischen Luft an Kohlensäure dazu, so gibt die 1500fache Verdünnung den Grenzwert $0.7\%_0$ (genau $0.73\%_0$).

Man kann den Ventilationsbedarf auch nach der Formel

$$y = \frac{K}{p-q}$$ berechnen, wobei y der Ventilationsbedarf in Kubikmetern,

K die pro Stunde von einem Menschen ausgeatmete Kohlensäure in Kubikmetern, p der Grenzwert und q der Kohlensäuregehalt der Luft ist.

Der Grenzwert p ist individuell, doch soll er nicht höher als $1.0\%_0$ angenommen werden. Je nachdem er höher „$1.3\%_0$" oder niedriger „$0.7\%_0$" ist, ändert sich auch bei sonst gleichen Umständen der Ventilationsbedarf. Die Heizung und Beleuchtung nicht in Betracht gezogen und die Luft aus dem Freien mit $0.5\%_0$ Kohlensäure angenommen, beträgt das stündliche Ventilationsbedürfnis pro Kopf bei $0.6\%_0$ CO_2 = 226 m^3,

$$0.7\%_0 \ CO_2 = 113 \ m^3,$$
$$0.8\%_0 \ CO_2 = 75 \ m^3,$$
$$0.9\%_0 \ CO_2 = 56 \ m^3,$$
$$1.0\%_0 \ CO_2 = 45 \ m^3. \quad \text{(Rubner.)}$$

Jener kleinste Raum, in dem ein Mensch noch leben kann,

heißt sein Luftkubus und wird durch $\frac{S}{M}$ ausgedrückt, wobei S der Kubikraum und M die Anzahl der darin atmenden Menschen ist, z. B. wäre ein Raum 100 Kubikmeter und atmen 4 Menschen darin, so ist der entfallende Luftkubus $\frac{100\ m^2}{4} = 25\ m^2$. Soll das Leben in demselben ein behagliches sein, so soll für einen ausgiebigen Luftwechsel gesorgt werden, wobei auf Schiffen nicht mit den Landverhältnissen gerechnet werden darf. Namentlich muß man auf Schiffen mit dem Umstand der relativen großen Feuchtigkeit in der Atemluft rechnen, welche gleichfalls verhütet werden soll.

Rochat und Boolet haben in ihrer Navalhygiene die Frage des Luftquantums ausführlich behandelt und einen Ventilationskoeffizienten dafür angegeben, welcher durch den Bruch $\frac{R}{H}$ ausgedrückt wird, in welchem der Zähler R die Zahl angibt, wie oft die Luft erneuert werden muß, und H die erforderliche Zeit, wobei die Stunde als Zeiteinheit angenommen wird.

Jeder Luftkubus, ungeachtet seiner Größe, hat den Koeffizienten 1. Zweimalige Erneuerung wird durch den Koeffizienten 2 ausgedrückt. Braucht die Luft nur alle 2 Stunden gewechselt zu werden, so besagt dies den Koeffizienten $\frac{1}{2}$ u. s. f.

Beträgt z. B. der einem Matrosen zukommende Raum 5 m³, so muß die Luft daselbst um die für den Mann und Stunde nötige 113 m³ frischer Luft geliefert zu erhalten, 22.6 mal erneuert werden, daher der Koeffizient $\frac{22.6}{1}$ lauten. Hat diese Luft anfangs 0.5 %₀ CO_2 wird sie, nicht erneuert, nach einer Stunde 5 %₀ CO_2 enthalten. Wird die Luft 3 mal erneuert oder wenden wir den Koeffzienten $\frac{3}{1}$ an, wird sie 2 Teile CO_2 pro 1000, beim Koeffizienten $\frac{5}{1}$ nur 1.4 CO_2 pro 1000 erreichen.

Viele Hygieniker verfechten den Standpunkt, daß die Luft in einem Raum nicht öfter als 5 mal erneuert werden soll, um keinen Zug, der gesundheitsschädlich wirken könnte, zu erzeugen. Bewegte Luft entzieht dem Körper nämlich mehr Wärme, als ruhende Luft gleicher Temperatur. Leitung und Verdunstung werden gesteigert, und so erklärt es sich, warum speziell niedere Temperaturen, welche an und für sich Wärmemengen entziehen, um so schlechter ertragen werden, je bewegter die Luft ist, oder mit je größerer Geschwindigkeit der Luftstrom seinen Weg zurücklegt.

In der Regel beträgt der Luftkubus [1] des Ventilationsquantums. Die Hygieniker verlangen per Kopf und Stunde 60 m^3 Luft. In 100 m^3 5 Personen untergebracht ergeben, wie schon erwähnt, 20 m^3 per Kopf. Diese 20 m^3 Luft müssen per Stunde 3 mal erneuert werden, um das Ventilationsquantum von 60 m^3 zu ergeben. Hat ein Matrose also nur 5 m^3 Luft, so müßte sie 12 mal erneuert werden, um auf 60 m^3 zu kommen, oder je kleiner der Atemraum, desto öfter der Luftwechsel, wobei zu bemerken ist, daß erfahrungsgemäß auf Schiffen eine sehr bedeutende Angewöhnung von Zugluft stattfindet.

Die Zusammensetzung der Luft wird uns über die Zulänglichkeit des jeweiligen Ventilationssystems im Laufenden halten, am einfachsten geschieht dies nach einem Verfahren von Pettenkofer, wobei vorerst alle Luken eines bestimmten Raumes geschlossen werden müssen. Nun werden eine Anzahl Stearinkerzen angezündet, die uns pro Stunde eine bestimmte Menge CO_2 entwickeln. Die CO_2 der Schiffsluft vor dem Versuch wird uns durch entsprechende Messungen auch bekannt werden und wird hierzu addiert. Nun wird das Ventilationssystem in Betrieb gesetzt und von Zeit zu Zeit eine Luftprobe gemacht. Das Maß, in welchem die CO_2 abnimmt, gestattet uns einen Schluß auf die Hinlänglichkeit des Ventilationssystems.

Alle jene Einrichtungen, welche getroffen werden, um eine Lufterneuerung und Luftverbesserung in den einzelnen Schiffsräumen zu bewirken, heißen Ventilations-Einrichtungen.

Man unterscheidet eine natürliche und eine künstliche Ventilation. Die natürliche Ventilation, welche auf alten Schiffstypen die Hauptsache war, beruht auf der ungleichen Erwärmung der einzelnen Luftschichten, auf der pressenden und saugenden Kraft des Windes und auf Diffusion, welche letztere durch das natürliche Bestreben der Gase, sich gegenseitig zu mischen, zu stande kommt. Es werden auf diese Art immer neue Luftmassen durch Luken, Scheillichter, Stückpforten, Windröhren, Militärmaste und Luftschächte einströmen gemacht.

In vielem anders steht es damit heutigen Tages. Die zahlreichen wasserdichten Kompartements und Einzelräume, in die das Innere eines jeden modernen Kriegschiffes eingeteilt ist, und die oft voneinander ganz unabhängig und abgeschlossen sind, lassen einen konstanten Luftersatz durch natürliche Circulation, gemäß der einfachen Grundsätze der Temperatur- und Druckunterschiede sehr hän6g gar nicht mehr zn, da ja eine Hauptbedingung der letzteren, die Anzahl kürzester Verbindungen mit der atmosphärischen Luft, durch die weitgehendste Verminderung und Verkleinerung der pulmatorisch oder aspirierend wirkenden Stückpforten und Luken wesentlich beeinträchtigt werden.

Wir müssen daher auf diesen modernen Schiffstypen der Vermehrung und Verstärkung der Luftzuströmung im Wege künstlicher Ventilation, durch eine möglichst große Anzahl mittels mechanischer Kräfte bewegter Maschinen zu Hilfe kommen. Auch kann man, um verstärkte Luftbewegung zu erzeugen, die Temperatur der abzuführenden Luft erhöhen, z. B. Feuer zwischen den Kaminmänteln entzünden, wodurch sie verdünnt wird und eine beschleunigte Luftbewegung hervorbringt.

Unter sonst gleichbleibenden Ventilationsvorrichtungen ist die Luftveränderung am höchsten während der Fahrt, geringer vor Anker und in Vertäuung. Die Zunahme der Kohlensäure hingegen steigt im verkehrten Verhältnisse.

Alle diese Ventilationsverhältnisse werden, was Luftströmung anbelangt, auf den Segel-Schiffen bei dem geringsten Druck und Temperaturunterschieden, die daselbst herrschen, oft durch einen unbedeutenden Zufall sozusagen auf den Kopf gestellt. Man betrachte nur die auf Segelschiffen allgemein üblichen Windsegel am Segelleinwand, die hoch in der Takelage aufgehängt, mit ihrem oberen Ende gegen den Wind gedreht sind. Die frische Luft wird durch sie bis in die tiefsten Decks geführt, während die schlechte erwärmte Luft außerhalb der Windsegel emporsteigt. Werden die Luft aufnehmenden oberen Endöffnungen nun durch einen Zufall oder mit Absicht von der Windrichtung abgedreht, so steigt die schlechte Luft durch die Windsegel auf, während die gute Luft ringsum die Windsegelröhren in die Schiffsräume einströmt. Diese Verhältnisse sind aber auf den modernen Schlacht-Schiffen viel stabiler und übereinstimmender und zwar deshalb, weil die Luftströmungen unter dem Einfluß der großen Hitze, welche die fast immer zentral gelegenen Hauptmaschinen ausströmen, stehen, und sich fast alle aus den peripheren kälteren Schiffsteilen nach den wärmeren zentralen Schiffsteilen hinziehen. Oft gibt es aber auch andere so zu nennende Wärmezentren, erhitzte Leitungsröhren. Hilfsmaschinen, im Schiffe, welche dann, ebenso wie bei Segel-Schiffen manchmal offene Seitenluken, entgegengesetzte und Indifferenzströmungen hervorbringen; dieses muß aber möglichst beschränkt

werden. Hier sei auch gleich erwähnt, daß, was die künstlichen
Ventilationen anbelangt, diese überall derart angelegt und wirkend
sein müssen, daß ihre Wirkung der natürlichen Ventilation parallel
läuft, dieselbe verstärkt und vergrößert, dabei aber doch so regulierbar ist, daß sich kein zu großer Zug fühlbar macht.

Das früher Gesagte bezüglich der Schiffe mit Dampfbetrieb
rekapitulierend, sehen wir, daß Luftschächte, Hohlmasten, Maschinen-
grätinge, Kaminmäntel die heiße Luft nach außen leiten, während
frische und kühle Luft durch die zahlreichen mit drehbaren Hauben
versehenen Windfänge und Luken einströmt, um sich konvergierend
gegen die Wärmezentren hinzubewegen.

Das höchste ideale Ziel und die höchste Ökonomie erreicht
man dann, wenn die mit den Abfallstoffen des menschlichen Lebens
beladene Luft derart aus dem Schiffe geleitet wird, daß sie mit
der eindringenden, in die Tiefe der Schiffsräume durch eigene Kanäle eingeführten frischen Luft nicht in Berührung kommt. Wo
und wenn sich die Notwendigkeit ergibt, diese Bewegung der Luft
zu Ventilationszwecken durch besondere maschinelle Einrichtungen
herbeizuführen, spricht man also, wie ich schon erwähnt, von
künstlicher Ventilation. Die künstliche Ventilation wird durch die
pressenden und saugenden elektrischen, oder mit Dampf betriebenen
Ventilatoren hervorgebracht, und je nachdem die größere Triebkraft
in dem zuströmenden oder ausströmenden Teile eines Ventilationssystems gelegen ist, spricht man von einer Vakuum-Methode oder
Plenum-Methode, Saug- oder Druck-Methode. Die Vakuum-Methode
erzeugt mit maschinellen Hilfsmitteln einen abgeschlossenen Raum
mit Unterdruck, wohin die Luft auf natürlichen oder ihr vorbe-
reiteten Wegen, von Orten, die unter Überdruck stehen, zuströmt,
wobei man in der Lage ist, sich nach Bedarf der verdorbenen Luft
zu entledigen und die Menge der zuströmenden Luft nach Belieben
zu regulieren. Man muß sich dabei aber vor Augen halten, daß
nicht alle unter Überdruck stehenden Räume nur gute Luft, sondern
oft gemischte oder schlechte Luft enthalten.

Die Plenum-Methode setzt alle Räume unter mäßigen Druck,
wodurch das Eindringen der Luft aus einem anderen Raum verhindert, das Abströmen der Luft durch natürliche Kanäle beschleunigt wird. Ebenso gestaltet sie die Herkunft und Schnelligkeit der Ersatzluft zu kontrollieren. Einrichtung und Betrieb der
Pulsions-Methode, wie man die Plenum-Methode auch nennt, ist
kostspieliger, doch ist sie dem Vakuum-System in hygienischer Be-

ziehung weit vorzuziehen, da bei dieser Art der Ventilation nur
frische Luft in das Schiff getrieben wird, was, wie wir soeben gesagt haben, bei der Vakuum-Ventilation-Methode nicht immer der Fall
sein muß. Die Plenum-Methode, nebenbei gesagt, fast auf allen
modernen englischen Kriegs-Schiffen eingeführt, vermeidet Strömung
und Gegenströmungen in den einzelnen Abteilungen, und die ihr
gleichfalls vorgeworfenen gefährlichen Temperaturdifferenzen und
Zug beziehen sich doch wohl nur auf excessive Unterschiede der
Innen- und Außentemperatur.

Sonst gleicht ja überhaupt das Leben am Schiffe mehr dem
Leben im Freien und Luftzug, der im Hause schädlich wirkt, wird
am Schiffe mit Behagen ertragen. Nicht unerwähnt soll hier die
Ventilation durch „Perflation", das Durchblasen der Schiffsräume
bei beiderbords geöffneten Luken, bleiben. Hierbei wirkt außerdem
der passierende Luftstrom noch auf die Unterdeckräume naturgemäß
aspirierend, worauf ich merkwürdigerweise nirgends hingewiesen
finde. Überhaupt sind, wie wir nun stetig bemerkt haben, die
Luken für die Ventilation von größter Wichtigkeit und zwar sowohl
betreffs Größe, als auch betreffs Zahlenverhältnisses, das ist in welchem
Verhältnis ihr Gesamtquadratgehalt zur Fläche des Schiffskörpers
steht. Ferner ist ihre Lage zu beachten, demgemäß sie bald als
Einfallstor für die frische Luft, bald als Ausströmungsöffnung für
schlechte Luft gelten.

Alle in den oberen Schiffsräumen gelegenen Luken unterstützen
den Aufstieg und das Abströmen der verdorbenen Luft aus den
unteren Schiffsräumen. Alternierend gelegene Luken sorgen für
den Luftdurchzug durch die Zwischendecks. Daß die vorn gelegenen
Luken das Eindringen, die achteren Luken den Austritt der Luft
vermitteln, haben wir schon bemerkt. Von Wichtigkeit für die
Menge der durch eine Luke eindringenden Luftmassen ist es, ob
eine Luke offen oder mit einer Grätinge bedeckt ist. Die Grätinge
bricht die Kraft des Windes in ähnlicher Weise, wie ein über eine
Windhaubenöffnung gespanntes Drahtnetz (österr. Küstenverteidiger).
Außerdem aber wird die Eintrittsöffnung für die Luft bei Holz-
grätingen um dreiviertel, bei Eisengrätingen um die Hälfte ver-
kleinert.

Von Wichtigkeit betreffs der Ventilation ist es, ob der Wind
der Fahrt entgegengesetzt ausströmt, wodurch besonders die vorderen
Schiffsteile profitieren, oder ob er mit der Fahrtrichtung bleibt, wodurch seine Ventilationskraft gelähmt wird.

Der Amerikaner Beyer, der in seiner jüngst erschienenen Hygiene der Ventilation ein sehr, vielleicht das ausführlichste Kapitel seines Buches widmet, unterscheidet betreffs der Wichtigkeit der Ventilation der einzelnen Schiffsräume vier Kategorien. In die erste Reihe gehören alle von Menschen bewohnten Schiffsräume, die eine konstante, uneingeschränkte und absolut verläßliche Ventilations-Anlage haben müssen, in die zweite Reihe alle Maschinen-, Heiz- und sonstigen Arbeitsräume, woselbst die Luft nicht nur stetig erneuert, sondern auch abgekühlt werden muß. Drittens müssen alle Depots, um deren Inhalt zu konservieren, in die Ventilations-Anlage entsprechend intensiv einbezogen werden, und viertens müssen auch der Zwischenboden und die Zellen vor dem Betreten durchgeblasen werden. Letzteres geschieht, indem die Zellen mit dem allgemeinen Ventilationsystem jeweilig verbunden werden können, oder durch fallweises Ventilieren mittels eines Ventilators durch Handbetrieb beliebigen Systems.

Wie wir im früheren bereits gesehen haben, handelt es sich überall dort um natürliche Ventilation, wo die Luft durch die ungleiche Erwärmung der einzelnen Schichten (Temperaturdifferenzen) durch die pressende und saugende Kraft des Windes oder aber durch Diffusion in eine kontinuierliche Bewegung versetzt wird. Dem gegenüber wird bei der künstlichen Ventilation die unverbrauchte frische Luft durch mechanische maschinelle Mittel, sogenannte Ventilatoren, zugeführt, und die verbrauchte verdorbene Luft durch ebensolche Mittel abgeleitet. Schließlich spricht man auch dort von künstlicher Ventilation, wo erhöhte Temperaturen durch entsprechende Verwendung der abziehenden Heizgase oder durch in der Abzugleitung angebrachte Flammen oder Feuer erzeugt werden können.

Als Grundregel gilt für eine richtige Anlage der Ventilation das Bestreben, die Absaugung der verdorbenen Luft nahe ihrem Entstehungsorte zu veranlassen und die frische Luft einen möglichst langen Weg, bis zu dem Punkt, wo sie die schlechte Luft zu ersetzen hat, zurücklegen zu lassen, um sie entsprechend auszunützen und einem großen Teil des Schiffes davon Nutzen nehmen zu lassen. Um die natürliche Ventilation in Gang zu halten oder zu verstärken, bedient man sich gewisser Hilfsmittel, in erster Linie der Luftkanäle und Luftschächte oder Lufthauben. Bei den Luftkanälen muß man die Eintrittsöffnung der Luft so anlegen, daß sich dieselbe in dem zu ventilierenden Raume leicht verteilt und an der

entgegengesetzten Seite durch Austrittsöffnung abgeleitet werde.
Man muß auf Vermeidung von Krümmungen und plötzlichen Quer-
schnitterweiterungen sehen und sind zur Vermeidung des Wider-
standes die Kanten der Eintritts- und Austrittsöffnung abzurunden,
die Wandungen selbst glatt zu halten. Zur Vermeidung von Zug-
schädlichkeiten sind die Austrittsöffnungen hoch anzulegen und
durch Gitter oder Klappen so zu regeln, daß die Luft mit nicht
mehr als 0,5 bis 1 Meter Geschwindigkeit per Sekunde austrete.

Die Tätigkeit dieser Anlagen hängt von der Temperatur-
differenz zwischen Schiffs- und Außenluft ab. Betreffs der Formen
von Luftleitungsröhren, bezüglich der Änderung im lichten Querschnitt sind bei der Installierung von Ventilations-Anlagen gewisse
Regeln zu beachten, die auch für den Schiffsbauer von Interesse sind
und in den Mitteilungen auf dem Gebiete des Seewesens Vol. XIV,
Nr. XII, 1896 vom k. und k. Schiffbau-Oberingenieur Heinrich
Wagner ausführlichst besprochen worden sind.

Das nach Dr. Edmond benannte, hierher gehörige Ventilations-
System benutzt die Zwischenspantenräume der Holzschiffe, welche
es mittels der Kielrichtung parallel laufenden Röhren verbindet und
diese in die hohlen Untermasten oder den Kaminmantel leitet. Der
über derselben hinstreichende Wind wirkt meist aspirierend, bei
Zunahme der Windstärke macht sich aber auch die pressende Kraft
des Windes geltend und tritt frische Luft von außen in den Röhren-
komplex resp. in den Spantenraum ein, welch letzteres auch der
Konservierung der Fakenräume zu gute kommt.

Zur Vermeidung von Störungen durch Windströmungen und
Verstärkung der natürlichen Ventilation durch Kanalleitungen können
auch Windhauben in Form sogenannter Schwanenhälse angebracht
werden, von denen im folgenden die Rede sein soll, von dem ebenso
zu verwendenden Windsegel wurde schon früher gesprochen. Wir
wollen nur kurz nochmals erwähnen, daß sie Schläuche aus Segelleinwand sind, welche durch die Luken unter Deck oder auf Deck
führen, und deren oberes Ende dem Wind zugekehrt wird, welcher
oben an das Segel anprallt und in die Unterdeckräume reflektiert
wird. Die verdorbene Luft steigt neben dem Segel auf Deck. Wird
das Windsegel vom Wind abgedreht, steigt die verdorbene Luft der
Unterdeckräume infolge der Temperatur-Differenz durch die Schläuche
auf, während die frische Luft neben dem Segel in das geschaffene
Vakuum eindringt. Zunächst ihnen finden sich sogenannte Windfänge, d. i. Rohre aus Eisen oder Messingblech, welche Deck und

Bordwände überragen, und auf denen am Oberdeck eine trichter-
förmige Haube angebracht ist, die jeweilig gegen den Wind gedreht
werden kann. Die Hauben können auch durch einen Kastenaufsatz
mit Türen oder Jalousien ersetzt werden, welch letztere zur Ven-
tilations-Regulierung dienen.

Die Windhauben sind drehbar auf dem Windrohr angebracht,
um stets dem Wind entgegen gedreht werden zu können. Dabei
wird die Luft durch die Windhauben aufgefangen, entsprechend der
jeweiligen Geschwindigkeit in das Windrohr gepreßt und durch selbes
nach abwärts strömend gemacht, um in den zu ventilierenden Räumen
die Druckdifferenzen auszugleichen.

Bei dieser Ventilations-Methode mit Windfängen, bei der die
pressende Kraft des Windes verwendet wird, vermischt sich aber
die frische Luft mit der schlechten, während es doch hygienisch
richtiger wäre, die schlechte Luft früher zu entfernen.

Manchmal kommt es aber gar nicht zu einer Vermischung der
eindringenden Luft, sondern geht selbe am nächsten Weg, vielleicht
durch eine Luke, wieder ab, während die schlechte Luft ringsum
stagniert. Zweifellos wird der Luftwechsel viel reger, wenn wir
durch Entfernung der schlechten Luft ein Vakuum und damit einen
Raum für die eindringende Luft schaffen. Dies erreichen wir:

Wenn wir eine Anzahl Windfänge vom Wind abdrehen, durch
die infolge Temperatur-Differenzen die schlechte Luft aufsteigt
und zwar mit der Kraft der zuströmenden Luft, welche Kraft
sich zusammensetzt aus der Kraft des pressenden Windes mehr der
Fahrgeschwindigkeit des Schiffes. Letztere erzeugt eine Luftströmung von selber Stärke, als wenn das Schiff verläuft oder vor
Anker läge, und die Luft die Geschwindigkeit des Schiffes hätte.
Ich setze voraus, daß das Schiff mit dem Wind fährt, denn der
resultierende Wert wird ein geringerer sein, wenn man gegen den
Wind fährt. Andererseits wird aber die Schiffsgeschwindigkeit mit dem
Wind auch Saugwirkung erzeugen, indem man auf die Ventilationsröhren einen auf beiden Seiten offenen Konus aufsetzt, dessen
größere Öffnung gegen den Wind gekehrt ist. Die hier in tangen-
tialer Richtung eindringende Luft reißt die aus den unteren Räumen
aufsteigende Luft mit sich fort. Auch die mit ihrer Öffnung der
Windrichtung abgekehrte Normalwindhaube wirkt, wenn der Wind
bei ihr vorbeistreicht, saugend. Hier sei auch noch der Wolpert-
sche Luftsauger erwähnt, der auf dem Prinzip beruht, daß der
Wind hinter einem Körper, den er trifft, eine Luftverdünnung her-

vorruft, so daß in einem Rohre, dessen seitliche Öffnung vom Winde
abgewendet ist, ein Aspirationsraum entsteht. Wird ein Luftstrom
gegen eine Fläche geblasen, so wird er nicht reflektiert, sondern
breitet sich über der ganzen Fläche aus und strömt in der früheren
Richtung ab. Ist die Fläche cylindrisch, so umströmt er dieselbe
und schafft, indem er die nächsten Luftteilchen bei Fortsetzung
seines Weges in der früheren Richtung mit sich fortreißt, eine
Luftverdünnung, auf welche Erfahrung Wolpert seinen Luftsauger
basierte.

Um die Menge der entströmenden und absaugenden Luft möglichst groß zu gestalten, soll die Öffnung der Windhaube 4—5 mal
so groß sein, als der Durchmesser des Windrohres. Schließlich sei
hier noch erwähnt, daß als Unterstützung der natürlichen Ventilation
auch komprimierte Luft oder auch Wasserdampf verwendet wird,
der, im Sinne des sonst verwendeten Windes, von dem man sich
ganz unabhängig machen kann, aspirierend durch die konischen
Windhauben getrieben wird. Ähnlich wie die Windröhren können,
wie wir beim Edmond'schen Ventilations-System gesehen haben,
hohle Untermaste und Bettinge als Windfänge oder Aspiratoren
verwendet werden. Auf Schiffen vom heutigen modernen Typus
mit ihren Panzerdecken (Schildkrötendeck), wasserdichten Schotten
und auf Torpedobooten, reicht die natürliche Ventilation bei weitem
nicht mehr aus, weshalb maschinelle Kräfte herangezogen werden,
um eine erhöhte Luftbewegung zu erzeugen und eine größere Luftmenge aus den zu ventilierenden Räumen, nach Umständen aus der
Atmosphäre aufzusaugen. Hierzu dienen hauptsächlichst mechanische
Flügel-Ventilatoren, die durch Dampf oder Elektrizität zu rascher
Rotation gebracht, infolge Wirkung der Zentrifugalkraft frische
Luft durch Schächte oder Windröhren aufsaugen und in der Richtung der Radebene nach den der Lufterneuerung bedürftigen Räu-
men bringen, woselbst sie, um Zugluft zu vermeiden, durch mit
Drahtgittern bedeckte Windröhrenöffnungen anströmt.

Ein weiteres Flügelrad-System, welches gleichzeitig die verdorbene Luft aufsaugt, erhöht die Wirkung.

Neben den Flügel-Ventilatoren sind auch der Schiffsschraube
nachkonstruierte Schrauben-Ventilatoren in Verwendung, die ähnlich
wirken, bei denen aber die Luft senkrecht auf die Radebene durch-
strömt. Sie bestehen aus einer horizontalen Schraube, die je nach
der Lage ihrer Schaufeln eine saugende oder pressende Wirkung
ausübt. Sie verursachen ein weit hörbares Geräusch. Was die

antreibende Kraft anbelangt, so ist die elektrische Kraft vorzuziehen, da die Rohrleitungen für die Dampf-Anlagen trotz aller Wärmeschutzmittel, wie Filz- und Asbestpackungen, eine Wärmeerhöhung in allen durchzogenen Schiffsabteilungen hervorbringen. Überhaupt sind Elektromotoren vorzuziehen, da sie weniger Aufsicht und Wartung erfordern und oft auch an andere elektrische Leitungen, z. B. die Lichtleitung durch Knopfkontakt, angeschlossen werden können.

Ähnlich wie die Schrauben-Ventilatoren wirken die Turbinen-Ventilatoren, Aërophoren genannt. Ein Aërophor besteht aus einem Schraubenrad, das senkrecht auf die Achse eines Ventilationsrohres eingebaut ist. Auf der Welle dieses Rades ist ein Turbinenrad aufgekeilt, dessen Umfang zwei gezahnte Gummiringe umgeben, gegen welche Wasser oder Dampf durch am Umfang gleichmäßig verteilte Stahldüsen strömt, wodurch die Turbine und zugleich das Flügelrad in äußerst starke Umdrehung versetzt wird. (Siehe Plumert, Gesundheitspflege, Seite 30, 31 u. f.) Sie werden aber auf Schiffen trotz ihrer Leistung wenig in Brauch genommen, wegen der großen Feuchtigkeit, die sie beim Betriebe mit Wasser oder Dampf im Gefolge haben. Speziell beim Dampfbetrieb, der nur, wenn die Aërophore saugend auf die Schiffsräume wirken sollen, angewendet wird, muß nämlich durch eine Reihe anderer Düsen Wasser zur Dampfkondensation in Verwendung kommen.

Auf einigen großen Ozean-Dampfern, speziell der Cunnard-Linie, ist der Green'sche Ventilations-Apparat in Verwendung, dessen Vorteil darin besteht, daß die dabei in Betracht kommenden Leitungsröhren für komprimierte Luft keinen großen Durchmesser besitzen müssen und von einem gemeinschaftlichen Mittelpunkte der Luftkompressionspumpe ansgehen können.

Sein maschinelles Wesen besteht darin, daß die auf 3 At. komprimierte Luft durch eine Ausströmdüse, das ist einen hohlen abgestumpften Kegel, der im Ventilationsrohr entsprechend angebracht ist, ausströmt, wobei ein großes Volumen der umgebenden Luft mitgerissen wird.

Endlich will ich noch den von mir auch bereits in der II. Auflage meiner Gesundheitspflege auf Kriegs-Schiffen besprochenen Pulsationsventilator von Körting erwähnen, der aber wegen des bedeutenden Geräusches, das er verursacht, sich wenig für KriegsSchiffe, speziell für Torpedofahrzeuge, eignet. Bei demselben wird komprimierte Luft durch ein System an Größe zunehmender Düsen geblasen, welche die Luft aus dem umgebenden Teil des Ventilationsrohren mit sich fortreißt. Wie der Körting'sche Ventilator eignen sich auch die sonst vorzüglich aber zu laut arbeitenden „Roots-Blower" nicht für Kriegsfahrzeuge.

Bei denselben bewegen sich innerhalb einer Trommel, durch zwei Zahnräder angetrieben, zwei biskuitförmige Kapselräder nach entgegengesetzten Richtungen, gewissermaßen ineinander. Da dieselben sich aber auch zum Handbetrieb eignen, so kommen sie für intermittierenden Betrieb, zum Ventilieren kleinerer Räume, wie Schiffsbodenzellen, Pulver- und Granatendepots, Arrestzellen etc., zur Verwendung. Ein Teil dieser Ventilatoren findet sich in der schon angezogenen instruktiven Arbeit des Schiffbau-Oberingenieurs Heinrich Wagner besprochen. Eben auf dieselbe Quelle verweise ich betreffs der ausführlichen Beschreibung der Ventilations-Einrichtung für die einzelnen Schiffsräume, die ich nur andeutend erwähnen will.

Schiffsräume mit hoher Temperatur, wie Heiz- und Maschinenräume, einzelne Kammern mit speziellen maschinellen, größere Wärme ausstrahlenden Anlagen (z. B. Dynamoraum) ventiliert man gewöhnlich mittels natürlicher Ventilation bei Benutzung der Temperaturdifferenz zwischen äußerer und innerer Luft. Hierbei kommen als Exhaustoren die Kaminmäntel in Betracht, wenn das Schiff unter Dampf ist, sonst sind sie wirkungslos, wenn nicht Rostlager eingebaut sind, auf denen zur Erhöhung der Temperatur innerhalb der Kaminmäntel Feuer unterhalten werden können, welche durch Luftverdünnung infolge Erwärmens eine Luftcirculation hervorbringen. Schächte und Luftkamine, lange Ventilationsröhren in der Höhe der Decks eingebaut, lassen die erwärmte Luft aufsteigen, während bis an die Flor reichende Ventilationsröhren die kalte Luft in das gebildete Vakuum herableiten. Ist der Maschinenkomplex zu groß, oder gestattet der Verband des Schiffes sowie seine Verteidigungsfähigkeit nicht die Anlage derartiger Luftzubringer, muß man eben zur künstlichen Ventilation seine Zuflucht nehmen und Ventilatoren einbauen, Druckventilatoren, die selten aus der Atmosphäre, sondern meist aus gewissen, unter demselben Deck liegenden, aber was Luft anbelangt, unter günstigeren Verhältnissen stehenden Räumen Luft saugen, welche durch die Druckventilatoren nach Bedarf verteilt wird. Bei Ventilation der Heizräume muß man sich vor Augen halten, daß der weitaus größte Teil der abströmenden Luft durch die Kesselfeuer und den Kamin entweicht. In dem Kessel- und Maschinenraume spielen bei Schiffen ohne Panzerdeck, oder falls

dies durchbrechen ist, die Niedergangsluken als Luftenbringer eine
wichtige Rolle. Für die so häufig zwischen Maschinen- und Kessel-
raum eingebauten Depots und Hilfsmaschinenkammern ist in erster
Linie für das Absaugen der Luft durch Verbindung mit der Anlage
für die abströmende Luft der benachbarten Maschinenräume, durch
natürliche oder maschinelle Kraft vorgesorgt, oder es können auch
Saugrohre mit Windhauben bis auf Deck angebracht werden. Die
frische Luft dringt durch Niedergangsluken, Ventilationsröhren oder
unter dem Antrieb von Druckventilatoren ein. Oft sind kleine
Druckventilatoren in die Leitung so eingebaut, daß man sie ab-
stellen und die natürliche Ventilation wirken lassen kann.

Auf die Kesselräume nochmals zurückkommend, muß darauf
Bedacht genommen werden, ob mit natürlichem oder forciertem, i. e.
künstlichem Zug gefahren wird. Der Kohlenverbrauch bei natürlichem Zug ergibt erfahrungsgemäß pro m² Rostfläche und Stunde
90—100 kg Steinkohle, bei künstlichem Zug das Doppelte, woraus
sich pro Stunde bei natürlichem Zug 1615 m³, bei künstlichem Zug
3200 m³ pro m² Rostfläche Verbrennungsluft ergibt (Wagner).

Um diese Menge Luft beizustellen, sind schon entsprechend
große Luftschächte und Ventilationsröhren erforderlich. Bei künstlichem Zug muß danach getrachtet werden, durch forcierte Luftzufuhr eine forcierte Verbrennung der Kohle zu bewirken, was dadurch geschieht, daß man die Kesselräume zur Erreichung höheren
Luftdrucks direkt abschließt und direkt Luft unter die Verbrennungs-
roste drückt oder maschinell das Abströmen der Heizgase beschleunigt.

Eine wichtige Frage ist die Ventilation der Kohlendepots, um
die sich bildenden Kohlengase, „schlagende Wetter‟, in kleinen Dimensionen, die sich meist in den oberen Teilen ansammeln, abzu-
leiten. Dies geschieht am einfachsten, wenn man die Deckel der
Kohleneinschiffungsluken auf Deck entfernt und die Kohlendepot-
türen in den Kesselräumen öffnet, wodurch die Luft aus dem Kesselraume durch die Kohlen zu den Einschiffungsluken aufsteigt. Soll
die Perflage noch durch Lufteinströmungsrohre verstärkt werden,
so müssen selbe alle mit Schiebern versehen sein, um im Falle eines
Brandes jede Luftcirculation einzustellen. Je höher die einzelnen
Decks gelegen sind, desto leichter erfolgt die Ventilation, meist die
natürliche durch Luken, Niedergänge und Windröhren, wodurch die
verdorbene Luft im Wege der Luken entweicht und frische Luft
durch die mit Windhauben versehenen Zuführungsrohre einströmt
oder verkehrt, in welchem Falle die Ventilationsröhren saugend

wirken müssen. Bei Panzerdeckschiffen kommt es dabei zu häufigen
Kollisionen zwischen den Forderungen betreffs undurchbrochenen
Panzerschutzes und Wasserdichtheit der Schotte einerseits und An-
forderungen betreffs der Luftzufuhr anderseits. Hierbei werden alle
unbedingt nötigen vorgesehenen Öffnungen im Panzerdeck, wie
Masten, gepanzerte Munitionsaufzüge als Ausströmungsorte benutzt.
Die Luftzufuhr erfolgt durch die Niedergangsluken oder eigens ein-
gebaute Luftzubringungsrohre.

Bei der gewöhnlich außer allen Ventilations-Anlagen situierten,
autonom funktionierenden Ventilations-Einrichtung der Munitionsdepots werden meist mechanische Luftsauger oder Zubringer ein-
geschaltet. Zellen und der Doppelboden, sowie die Räume vor dem
Kollisionsschott werden durch Mannlöcher und Handpumpen ventiliert.

Alle über dem Panzerdecke liegende Schiffsräume werden auf
natürlichem Wege durch die Luken, Stiegen, Scheilichter, Stückpforten und Klüsen ventiliert. Immerhin müssen aber für den Fall,
als sich die Notwendigkeit des Schließens der Luken ergibt, Wind-
kanäle, Ventilationsröhren mit Windhauben verschiedenen Systems
und Flügelräder-Ventilatoren zur Verfügung stehen.

(Fortsetzung folgt).

Über die Behandlung der Amöbendysenterie und einige andere tropenmedizinische Fragen.

Von

R. Fisch.

Jedem Tropenarzt hat wohl immer wieder die Behandlung der Amöbendysenterie große Schwierigkeiten bereitet. Englische Ärzte behandeln sie seit langer Zeit mit mehr oder weniger großen Dosen Ipecacuanha. Die großen Widerwärtigkeiten, die diese Behandlung mit sich bringt, hat dazu geführt, emetinfreie Ipecacuanha zur Behandlung der Krankheit zu verwenden. Ich habe in vielen Jahren nicht viel Ermutigendes von beiden Mitteln gesehen. Die scheußliche Nausea, die die Patienten plagt, wenn sie 0,5—1,0—2,0 Ipecac. einnehmen müssen, setzt wohl für die meisten Kranken zu viel an Vertrauen auf den behandelnden Arzt, und auf der andern Seite zu viel an Willensenergie, gegen den beständigen Brechreiz anzukämpfen, voraus. Zudem sind die Fälle doch nicht so zahlreich, die diese Behandlungsweise unzweideutig als entsprechend wirkungsvoll erkennen lassen würden. Ich meinesteils habe in vielen Fällen keine besonders in die Augen springenden Erfolge gesehen.

Von deutscher Seite wurde Kalomel empfohlen und zwar in kleinen Dosen 0,03 alle 2 Stunden. Ich habe auch davon keine besonders ermutigenden Erfolge gesehen, so wenig wie von Arg. nitr. und Bismuth.

In Togo wird die Rinde einer Simarubaart als Dekokt angewendet (die Kpomirinde). Von Bremer Missionaren wurde mir die Wirkung derselben sehr gerühmt. Es fehlt aber der Nachweis, daß die behandelten Fälle wirklich Amöbendysenterie waren. Von Laien wird natürlich alles mögliche als Dysenterie bezeichnet, und auch Ärzten ist es etwa passiert, daß sie Hämorrhoidalblutungen als Dysenterie ansprachen. Als Amöbendysenterie gilt natürlich nur die Erkrankung des Dickdarms durch darauf angesiedelte, charakteristische Amöben.

Was die Wirkung anderer Simaruba Dekokte und Extrakte betrifft, so fehlt mir eigene Erfahrung.

Außer durch Medikamente per os hat man natürlich auch durch lokale Behandlung die Krankheit beseitigen wollen. Die Zahl der empfohlenen Mittel ist so groß, als die Chancen, durch solche Behandlung günstig einzuwirken, gering sind. Solange die Amöben nur oberflächlich auf der Schleimhaut des Darms sitzen, wird man sie kaum mit Mitteln, die durch Klysmen in den Darm eingebracht werden, erreichen, denn der Darmschleim wird sie wohl bald gegen die Wirkung sonst für sie deletärer Stoffe schützen. Noch mehr ist dies der Fall, wenn einmal Geschwürsbildung eingetreten ist. So konnte ich mich wiederholt einwandsfrei davon überzeugen, daß z. B. Chinin-Klistiere nicht den geringsten Einfluß auf die Amöben hatten, wohl eben weil die Amöben durch den Darmschleim, in dem sie leben, für Chinin unerreichbar sind. Nicht viel anders wird es mit den Tannin- etc. Klysmen sein. Argent. nitr.-Klysmen fand ich ganz ebenso unwirksam wie solche mit Tannin und andern medikamentösen Zusätzen. Die Behandlung muß doch darauf gerichtet sein, die Amöben zu vertilgen. So schwierig das von Anfang an ist, so wird es noch mit jedem Tag schwieriger, indem die Amöben Ulcerationen in der Darmmucosa verursachen, in deren oft unterminierten Rändern sie vollends gegen alle Angriffe geschützt sind. Wir sehen darum, wenn es einmal zu wirklichen Ulcerationen gekommen ist, von allen Mitteln ungefähr den gleichen Erfolg, daß sich damit kaum irgendwelche nennenswerte Beeinflussung des Verlaufs der Krankheit erreichen läßt.

Wenn so nach unserer Erfahrung die Behandlung der ulcerösen Amöbendysenterie nahezu aussichtslos ist, so wichtig ist die Prophylaxe der furchtbaren Krankheit. Es handelt sich dabei hauptsächlich um Beschaffung guten Trinkwassers, und ich möchte hier besonders gegen die unsäglich elenden Filter, die von Atkins in London vertrieben werden, zu Felde ziehen. Diese lächerlichen Filter bestehen der Hauptsache nach aus einer ziemlich grobkörnigen Kohle, in der ein Kork sitzt. Dieser Kork ist durchbohrt und nimmt ein zinnernes Rohr auf, durch das das Wasser, das durch die Kohle gegangen ist, abfließt. Man kann sich denken, wie der Kork nach kurzer Zeit aussieht. Nicht nur fault er, sondern er lockert sich

auch in der Kohle, und dem Wasser ist es dann viel bequemer,
zwischen Kohle und Kork in die Höhe zu steigen und durch das
Rohr abzufließen, wobei dann aller im Filter sedimentierter Unrat
mitgenommen wird. Gekochtes Wasser wäre das sicherste, aber
wer die Negerköche kennt, weiß, was ihre Unzuverlässigkeit und
Unreinlichkeit zu stande bringen kann. Die Temperatur des Wassers
wird meist so geprüft, daß der Koch mit 1—5 Fingern in den
Topf fährt, in welchem das Wasser gekocht werden soll, und wer
die Gewohnheiten der Neger kennt, weiß, daß diese Prüfung der
Temperatur des Wassers die größte Gewähr bietet, daß das Wasser
infiziert wird, wenn der Koch oder ein ihm Nahestehender an
Dysenterie leidet. Berkefeld-Filter werden wohl noch das einfachste sein. Es wird sich fragen, ob die verschiedenen chemischen
Reinigungsverfahren mit Brom etc. die Dauerformen der Amöben
zu vernichten vermögen. Mir ist es unwahrscheinlich.

In den letzten Jahren meiner Tätigkeit habe ich in Fällen
von Amöbendysenterie, bei denen es noch nicht zu Geschwürsbildung
gekommen war, auffallend gute Resultate erzielt mit einer Behandlung,
die vielleicht von andern Kollegen als empfehlenswert gefunden
wird. Ich verfuhr in folgender Weise. Sobald im verdächtigen
Stuhl Amöben nachgewiesen wurden, wurde zunächst durch Ol.
ricini oder durch Kalomel 1—2 mal 0,5 gründliche Entleerung des
Darms verursacht. Klysmen glaube ich nicht empfehlen zu können,
da nicht undenkbar ist, daß dadurch Amöben in höher gelegene
Darmpartien verschleppt werden könnten. Nach ein paar wenigen
Stunden, womöglich nicht lange nach Einnehmen der Laxantien,
wird dem Kranken alle 2—3 Stunden Extr. Filic. maris aethe-
reum 1,0 in capa. gelat. gegeben, bis 4,0—5,0 verbraucht sind.
Wird die Medikation gut ertragen, so gibt man am nächsten, im
andern Fall am übernächsten Tag die gleiche Menge in der gleichen
Weise. Man kann sich leicht überzeugen, daß die Amöben, die
ja unschwer zu erkennen sind, oft mit grünen Tröpfchen beladen
erscheinen und keine Bewegung mehr zeigen. Ich habe unter der
Behandlung eine ganze Reihe unzweifelhafter Dysenterie im Anfangsstadium coupiert, so daß die Patienten nach ganz kurzer Zeit
wieder völlig leistungsfähig wurden. Oft ist ein unangenehmer
Reizzustand des Colon zurückgeblieben, der sich in unangenehmen
Sensationen äußerte, etwa wie beginnender Tenesmus. Dieser wurde
stets durch ein körperwarmes Klysma von $\frac{1}{2}$—1 % iger Ichthyol-
lösung rasch beseitigt.

Selbstverständlich wurden die Kranken sofort mit der Stellung
der Diagnose auf ganz knappe Diät gestellt, warme bis heiße Umschläge oder Bäder gegeben, und die Kranken ins Bett gesteckt.
Meine Erfahrungen mit dieser doch gewiß einfachen Behandlung
sind so gute, daß ich die Berechtigung fühle, sie den werten Kollegen
zur Prüfung zu empfehlen.

Ich möchte mir erlauben, anschließend einige Bemerkungen
vermischter Art zu machen. Wann soll Malariakranken Chinin
gegeben werden? Es ist mir nicht klar, warum immer wieder
geraten wird, ein paar Stunden vor dem zu erwartenden Malaria-
fieber Chinin zu geben. Es muß doch als erste Regel aufgestellt
werden, daß Chinin gegeben wird, wenn Plasmodien im
circulierenden Blute sind. Das ist doch gewiß am sichersten
der Fall ein paar Stunden nach dem „Fieber". Wartet man ab bis
nahe an die Zeit, in der ein neuer Anfall ausbricht, so ist möglich,
ja wahrscheinlich, daß eine mehr oder weniger große Anzahl Parasiten bereits zur Sporulation sich aus der Circulation zurückgezogen
hat. Ein durchschlagender Erfolg ist theoretisch und praktisch
von Chinin nur zu erwarten, wenn es bald nach dem Anfall gegeben wird. Jeder einigermaßen erfahrene Tropenarzt wird dies
mit vielen Beispielen erhärten können. Weitaus das sicherste
ist aber, unweigerlich alle 4 Tage während des ganzen
Tropenaufenthalts mindestens 0,8, lieber 1,0 Chinin zu
nehmen resp. zu geben, man kommt dann selten in die
Lage, eine Attacke zu beobachten, und das Schwarzwasserfieber wird excessiv selten werden.

Die Untersuchung des Blutes auf Plasmodien geschieht
unstreitig am schnellsten und sichersten im frischen, ungefärbten
Präparat. Bei einiger Übung können einem die Parasiten nicht
entgehen, und die Diagnose ist in ein paar Minuten gemacht. Nur
muß das Blutpräparat durch kräftigen Druck so dünn hergestellt
werden, daß nur eine Lage Erythrocyten zwischen Deckglas und
Objektträger bleibt. Zur Färbung genügt nach meinen Erfahrungen
eine ganz dünne, etwa 0,03%ige, wässrige Lösung von Methylenblau medic., der ganz wenig Borax und ein paar Tropfen Chloroform beigefügt sind. Die Färbung ist in 3 Minuten perfekt. Hat
man zu stark gefärbt, so hilft etwas Alkohol die Färbung reduzieren.
Die roten Blutkörperchen sollen nahezu vollständig farblos sein.
Die Parasiten sind intensiv gefärbt, der Nucleolus stark rotblau
mit Vorherrschen des roten Tons, das Plasma mit blauem, ganz

schwach rötlichem Ton. Oft kann man im Nucleus Chromatinfäden von rötlichblauem Ton erkennen. Die verschiedenen weißen Blutkörperchen lassen sich bei einiger Übung mit dieser einfachen Färbemethode leicht erkennen und differenzieren sich durch charakteristische Nuancen.

Konservierung von Deckgläsern und Objektträgern. Den Kollegen, die etwa davon noch keine Kenntnis haben, daß Deckgläser und Objektträger in Afrika sehr bald blind werden, möchten wir empfehlen, dieselben in einer Mischung von Alkohol und Glycerin āā aufzubewahren. Die Gläschen lassen sich von dieser Mischung leicht reinigen und bleiben unbegrenzt lange vollständig klar.

Zum Schluß möchte ich mir noch erlauben meine begründeten Zweifel auszusprechen, die ich an der Berechtigung der Aufstellung einiger Krankheitsbilder habe.

Framboesia tropica ist nach meiner Überzeugung nichts als ein Syphilid. Diese Diagnose ist nicht nur ex juvantibus gestellt, obschon auch dies seine unbestreitbare Berechtigung hat, sondern es war mir in fast jedem Fall bei der Untersuchung nicht schwer, andere luetische Veränderungen zu finden.

Goundou, oder wie es es ein phantasievoller englischer Arzt nannte „horned men in Afrika", ist doch weiter nichts als ein tophus im process. nasalis des Oberkiefers ein- oder meist beidseitig. Die Kinder, die an der Affektion leiden, zeigen meist die charakteristischen, nach vorn gebogenen Tibiae der hereditär Syphilitischen, oder andere offenbar luetische Veränderungen. Die Diagnose läßt sich, wie bei Framboesie ex juvantibus stellen, nur braucht man natürlich mehr Zeit bis ein Tophus resorbiert ist, als bis die spec. Granulome der Framboesie verschwunden sind. Ich hatte Gelegenheit, bei operativer Entfernung solcher „Hörner" die deutlichen Spuren syphilitischer Veränderungen in der Umgebung der Tophi zu sehen.

Klimatische Bubonen gibt es nur insoweit, als durch Kratzen infizierte Wunden an den Genitalien oder den Beinen gesetzt werden, oder insoweit durch Gonorrhöe, ulcus durum oder molle infektiöses Material den Lymphdrüsen zugeführt werden kann. Kratzwunden sind wohl die häufigste Ursache dieser „klimatischen" Bubonen, weil Mückenstiche und ähnliches so häufig in den Tropen vorkommen, nicht zu vergessen ist dabei der Sandfloh, bei dessen Entfernung oft Infektion gesetzt wird.

Daß endlich die Knochennekrosen an der Stirn und die Ulcerationen am linken Unterarm bei einem von einer Giftschlange (Cuatiára) Gebissenen, die monatelang nach dem Biß auftraten, auf Lues und nicht auf Giftwirkung vom Schlangenbiß her beruhen, erscheint doch sehr wahrscheinlich.

Es ist ja sehr erhebend, wenn man eine neue Krankheit entdeckt, aber man darf für die eigene Forschung der Kritik nicht entraten, sonst läuft man in Gefahr Schaden anzurichten und die Kritik anderer über sich ergehen lassen zu müssen, was immer wenig angenehm ist.

Bericht über mit Erfolg durchgeführte Arbeiten zur Bekämpfung der Malaria in Selangor.

Von

E. A. O. Travers, Selangor.

(Beilage zur „Selangor Government Gazette", 13. November 1908.)

Die folgende kurze Geschichte eines schweren Ausbruchs bösartiger Malaria in einem Malaria-Distrikt, mit einem knappen Bericht über die dagegen ergriffenen Maßregeln wird hoffentlich von einigem Wert sein als ein Beispiel, bei dem systematische Bemühungen in Bezug auf die Zerstörung der Brutstätten der Moskitos von unmittelbarem und bemerkenswertem Erfolg begleitet waren.

Der Distrikt „Klang" im Staat „Selangor", einem der verbündeten malayischen Staaten, ist seit mehreren Jahren als ausgesprochene Malariagegend bekannt.

Die folgenden Zahlen, die die Anzahl der im „Government Hospital" behandelten Fälle geben, zeigen die ständige Zunahme der Malaria unter den Einwohnern dieses Distrikts.

Fälle von Malaria, behandelt im Distrikts-Hospital „Klang":

Jahr	Hospitalkranke	Auswärtige Kranke	Gesamtfälle
1899	251	668	919
1900	467	737	1204
1901	807	965	1772

Allgemeine Charakteristik der Stadt Klang und des Port Swettenham.

Die Stadt Klang liegt auf sumpfigem Grund, zwischen dem Fluß „Klang", von dem sie ihren Namen hat, und einem Halbkreis von niederen Hügeln.

Bis September 1901 war Klang Bahnhof der Regierungseisen-
bahn und Staatshafen.

Da die Schiffahrt auf dem Fluß manche ernste Schwierigkeiten
verursachte und der Hafen den reißend schnell zunehmenden Bedürfnissen des Staats nicht genügte, entschloß man sich, einen
neuen Hafen nahe der Mündung des Flusses zu bauen.

Der erwählte Ankerplatz war gut, aber ungefähr eine halbe
Meile (engl.) Mangrove-Sumpf lag zwischen der Küste und einer
weiten Strecke flachen Torflandes, das durch chinesische Acker-
bauer teilweise urbar gemacht war.

Den Mangrove-Sumpf durchschnitt ein schmaler Weg, der von
der Küste nach dem ungefähr 6 engl. Meilen entfernten Klang führte.

Im Jahre 1897 wurde ein Streifen Mangrove-Dickicht um-
gehauen und von den Bauunternehmern und den Regierungsbeamten
der Bau der Eisenbahn begonnen, die von Klang zum neuen Ankerplatz fortgeführt wurde.

Während der Ausführung dieser Arbeiten litten die Kulis, die
in Hütten untergebracht waren, welche auf hölzernen Pfählen über
dem Sumpf sich erhoben, gelegentlich an Fieber, doch kam es zu
keinem sehr bemerkenswerten Ausbruch.

Der mit der Küste parallel laufende Eisenbahndamm sowohl
wie auch die Zugänge zu den Anlegebrücken und Häusern wurden aus
Erde hergestellt, die von einigen Meilen oberhalb hergebracht
wurde. Auf diese Weise wurde eine beträchtliche Strecke Landes
teilweise von der See abgeschnitten, und im Laufe der Zeit bildeten
sich große flache Tümpel aus Regenwasser [1]), das stagnierend zurück-
blieb, weil das Seewasser nicht länger mit jeder steigenden Flut
sich über das Land ergießen konnte.

Als die Arbeiten an dem neuen Hafen sich der Vollendung
nahten, nahmen die Fälle von Malaria unter der Arbeiterbevölkerung
sowohl an Zahl als an Heftigkeit zu.

Am 15. September 1901 wurde der Hafen eröffnet und „Port
Swettenham" genannt. Fast unmittelbar nachher bemerkte man,
daß die Zahl der Fälle von Malaria in beunruhigender Ausdehnung
anwuchs. Fast die gesamte Arbeiterschaft wurde davon ergriffen,
und es kamen auch viele schwere Fälle unter der Besatzung der
an den Kais liegenden Schiffe vor.

_____

[1]) Der jährliche Regenfall im Klangdistrikt beträgt durchschnittlich
100 Zoll.

Von 133 Personen, die in Regierungsquartieren lagen, litten — zwischen dem 15. September und 26. November — 80 an Malaria. Aus 27 vorübergehend etablierten Kramläden und Werkstätten mit 127 Einwohnern zogen sich nicht weniger als 78 Personen, die in 25 dieser Läden wohnten, während des gleichen Zeitabschnittes die Krankheit zu.

Etwa 80 Kulis wurden mit Fieber im Hospital aufgenommen und von diesen starben acht.

Die Fiebertypen — diagnostiziert mit Hilfe des Mikroskops — waren verteilt wie folgt:

Bösartiges Fieber (aestivo autumnal) 72,5%
Mildes dreitägliches Fieber 25,5%
Gemischt mildes dreitägliches und bösartiges Fieber   2%

Es wurden keine Fälle viertäglichen Fiebers beobachtet.

Eine Untersuchung verstopfter Abzugsgräben und flacher Tümpel entlang der ganzen Seefront und zu den Seiten der Bahn enthüllte große Mengen von Anopheles- und Culex-Larven.

Vorgeschlagene Vorbeugungsmaßregeln.

Die sehr ernste Natur des beschriebenen Fieberausbruchs wurde von der Medizinal Abteilung der Regierung genau geschildert, und einer Kommission, bestehend aus drei Ärzten und drei Civilingenieuren, wurde aufgetragen, der Regierung die besten Mittel und Wege anzugeben zur Verbesserung des Gesundheitszustandes von Port Swettenham.

Die Kommission hielt ihre erste Zusammenkunft am 18. November 1901 und empfahl danach folgende Vorbeugungsmaßregeln:

1. Eine Strecke von ungefähr 150 acres Mangrovegebüsch soll abgehauen und urbar gemacht werden.

2. Sorgfältige Nivellierungen der ganzen Umgebung des Hafens sind vorzunehmen.

3. Der Platz, den man zur Anlage einer Stadt vorgeschlagen hatte, soll in vier Sektionen eingeteilt und jede dieser Sektionen durch Dämme geschützt werden, die 15 Zoll höher sein müssen, als die höchste Fluthöhe. Jede Sektion soll mit einer oder mehreren Hauptabzugsröhren und notwendigen Nebenkanälen versehen werden. Die Abflußröhren der Hauptkanäle müssen aus eisernen Röhren bestehen, mit Klappventilen, die dem Wasser gestatten, zur Ebbezeit sich in die See zu ergießen, während sie bei steigender Flut

sich automatisch schließen und so verhindern, daß das Wasser in den Röhren aufsteigend sich über die eingehegte Fläche ergießt.

4. Aller tiefliegende Grund und Boden und alle unbenutzten Abzugsgräben sind einzuebnen und mit Erde anzufüllen, die zu diesem Behuf mit der Bahn vom Oberland zuzuführen ist.

Auf diese Empfehlungen der Kommission hin ging die Regierung sofort ans Werk und nahm ohne Zögern die Ausführung in die Hand. — Inzwischen wurden alle Tümpel, von denen man wußte, daß sie Moskitolarven enthielten, regelmäßig mit rohem Petroleum besprizt, wozu sich die Kulis der Gießkannen bedienten.

Die Mehrzahl der beim Hafenbau beschäftigten Kulis erhielt täglich eine Dosis von 0,6 g Chinin als Vorbeugungsmittel.

Um den 10. Dezember war Dr. Watson, Distriktsarzt und Mitglied der Kommission, im stande, über eine merkliche Besserung des Gesundheitszustandes der Kulis zu berichten.

Gesundheitsamtliche Arbeiten in der Stadt Klang.

Das Überwiegen der Malaria und die dringende Not sanitärer Verbesserungen in der Stadt Klang wurden der Regierung zu Beginn des Jahres 1901 in einem sehr geschickten und überzeugenden Bericht des Dr. Watson vorgestellt, der zeigte, daß Anopheleslarven in fast jedem Teich und Abzugskanal der Stadt gefunden worden seien, während gleichzeitig die Zahl der unter den Einwohnern vorkommenden Fälle von Malaria in beunruhigender Ausdehnung zugenommen habe.

Nach Erlaß einer Verordnung für die notwendigen Ausgaben wurde ein großer Hauptabzugskanal mit Flutklappe angelegt und ein sorgfältig entworfenes System von Hilfskanälen damit verbunden, sowie gleichzeitig alle Tümpel und tiefliegende Sümpfe mit Erde ausgefüllt, die man von benachbarten Hügeln heranbrachte.

Resultate der Sanierungsarbeiten.

Malariafälle, behandelt im Distrikts-Hospital Klang.

Jahr	Hospitalkranke	Auswärtige Kranke	Gesamtsumme
1900	467	737	1204
1901	807	965	1772
1902	364	403	767

Die obigen Zahlen zeigen eine merkliche Abnahme in der Anzahl der Fälle, die aus dem ganzen Distrikt Klang dem Hospital zugeführt waren.

Das folgende Verzeichnis, das sich nur auf die Stadt Klang und Port Swettenham bezieht, ist indessen noch merkwürdiger.

Anzahl von Malariafällen, die im Hospital der Stadt Klang und des Port Swettenham während der Monate Oktober, November und Dezember der Jahre 1901 und 1902 aufgenommen wurden.

Monate	Klang		Port Swettenham	
	1901	1902	1901	1902
Oktober	34	8	84	6
November	56	2	79	3
Dezember	66	1	29	9
Zusammen	116	11	136	15

Während des Jahres 1901 kamen unter den Malariakranken, die im Distrikts-Hospital von Port Swettenham und Klang aufgenommen waren, 52 Todesfälle vor.

Während des Jahres 1902 starben von den Malariakranken dieser Stationen nur 9.

Die folgende Aufstellung ist von besonderem Interesse, da sie zeigt, daß, während in der Stadt Klang und Port Swettenham die Malaria beträchtlich nachgelassen hatte, in andern Teilen des Distrikts sich eine geringe Zunahme in der Anzahl von Fällen zeigt.

Malariafälle im Distrikts-Hospital.

	1901	1902
Aus Klang (Stadt) und Port Swettenham	610	197
Aus dem Rest des Klangdistrikts . . .	199	202

Man sieht daher, daß in Stadt und Hafen, wo ausgedehnte Sanierungsarbeiten ausgeführt waren, die Malaria um 67,37% abgenommen hatte, während in den übrigen Teilen des Klangdistrikts, die noch in keiner Weise in Behandlung genommen waren, die Fälle von Malaria tatsächlich um 2,55 vom Hundert in der gleichen Frist zunahmen.

Dies beweist, denke ich, daß die sehr merkliche Verbesserung des Gesundheitszustandes der Einwohner der Stadt Klang und des Port Swettenham direkt den von der Regierung unternommenen Arbeiten zuzuschreiben ist und nicht einer allgemeinen Abnahme des Vorherrschens der Malaria im Distrikt.

Für die obigen statistischen Angaben bin ich Herrn Dr. Watson verpflichtet, dessen Jahresbericht über den Klangdistrikt fürs Jahr 1902 diese Angelegenheit erschöpfend behandelt.

Kosten des Anti-Malaria-Feldzugs.

Stadt Klang. Die Gesamt-Kosten der Trockenlegung und der Erdarbeiten waren schätzungsweise 20000 Dollar (mexik.) oder ungefähr 38000 M.

Port Swettenham. Die Kosten der verschiedenen Arbeiten sind ungefähr abgeschätzt, wie folgt:

Ausfüllen der Sümpfe	15780 Dollar
Trockenlegung	4600 „
Eindämmen, einschließlich Fluttore . .	6400 „
Fällen des dichten Gebüsches	1680 „
Verschiedenes	1450 „

Zusammen: 30000 Dollar
oder ungefähr 57000 M.

Es kann noch angeführt werden, daß keine besondern Ausgaben für sachverständigen Rat erwuchsen, da alle notwendige Ansicht etc. durch die angestellten Regierungsbeamten geleistet wurde. Die Vorschläge der Ingenieure und Medizinalbeamten wurden ohne weiteres ausgeführt und die Ausgabe der verhältnismäßig großen Geldsumme wurde ohne Zögern gestattet. Das Zutrauen, das die Regierung in ihre berufenen Ratgeber setzte, hat sich — mich dünkt — völlig gerechtfertigt.

II. Besprechungen und Literaturangaben.

Festschrift zum sechzigsten Geburtstage von Robert Koch. Herausgegeben von seinen dankbaren Schülern. Jena, bei Gustav Fischer. 1903.

Zu dieser stattlichen Festschrift haben sich eine Reihe Namen von gutem Klang vereinigt und ein inhalts- und umfangreiches Werk geschaffen, welches alle Gebiete der modernen Hygiene und Bakteriologie umfaßt. Das Inhaltsverzeichnis führt 42 Abhandlungen auf; in demselben vermißt man von denjenigen Schülern Kochs, die noch wissenschaftlich tätig sind und Namen von Bedeutung in der Wissenschaft vertreten, nur zwei.

Es würde zu weit führen, auch nur die Überschriften sämtlicher Arbeiten mitzuteilen, von denen eine ganze Reihe lediglich dem Forscher und Bakteriologen ein spezielles Interesse bieten. Ref. muß sich darauf beschränken, nur diejenigen Arbeiten kurz inhaltlich wiederzugeben, welche für den Schiffs- und Tropenarzt eine mehr praktische Bedeutung haben.

1. **Reinhold Enge. Die mikroskopische Diagnose des anteponierenden Tertianfiebers.** Enge beschreibt 4 Fälle von anteponierendem Tertianfieber, in denen die Schizonten zum größten Teil ein auffallend kleines Chromatinkorn haben und unscharf und zerrissen in ihren Begrenzungen auftreten. Die Diagnose des anteponierenden Tertianfiebers ist deshalb wichtig, weil trotz rechtzeitig gegebener Chinindosis 5 Stunden vor dem zu erwartenden Anfall, derselbe sich in voller Stärke entwickeln kann, ein Mißerfolg, der für Arzt wie Patienten gleich unerfreulich ist.

2. **Reinhold Ruge. Der Anopheles maculipennis (Meigen) als Wirt eines Distomum.** In einer Serie von 12 Anopheles, die an einem Malariakranken gesogen hatten, fanden sich 2 mit Distomum infizierte. Der betreffende Kranke selbst erwies sich als distomenfrei; es handelte sich wahrscheinlich um ein Vogeldistomum.

3. **Vagedes. Die Malaria unserer Kolonien im Lichte der Koch'schen Forschung.** Die planmäßige Vernichtung der Malariakeime im kranken wie im anscheinend gesunden Menschen muß das Ziel der Malariabekämpfung sein. Diese Methode ist sicher nicht aussichtslos. Dem Verfasser ist es allein in einjähriger, allerdings mühsamer und entbehrungsreicher Tätigkeit gelungen, einen von Malaria durchseuchten Platz (Fransfontein und die umliegenden Orte in Deutsch-Südwest-Afrika), dessen Bevölkerung nomadenartig im Lande umherschweift, derartig frei von Malaria zu machen, daß in den beiden folgenden Jahren keine nennenswerte Zahl von Parasitenträgern oder Erkrankungsfällen vorhanden waren, obwohl nichts mehr geschah, die begonnene Bekämpfung fortzusetzen.

4. **B. Nocht. Über Segelschiff-Beriberi.** Verfasser hat aus den Entscheidungen des Oberseeamts und der Seeämter des Deutschen Reichs, aus den Akten des Hamburger Medizinalkollegiums, sowie aus einer großen Reihe eigener Beobachtungen 54 Fälle von Massenerkrankungen der sogenannten Segelschiffs-Beriberi gesammelt. In der Mehrzahl der Fälle waren Schiffe betroffen, die mit den Orten der endemischen Beriberi Ostasiens nicht in Be-

rührung gekommen waren, sondern Reisen zwischen Hamburg und Westamerika, welche bekanntlich von außerordentlich langer Dauer sind, zurückgelegt hatten. Wenn auch absolut sichere Unterlagen für eine Erklärung des Zustandekommens dieser sonderbaren Krankheit fehlen, so darf sie doch keineswegs mit der echten Beriberi identifiziert werden. Es ist vielmehr mit hoher Wahrscheinlichkeit anzunehmen, daß es sich bei diesen Gruppen- und Masserkrankungen an Bord der Segelschiffe um ein dem Skorbut ähnliches Krankheitsbild gehandelt hat; demgemäß empfiehlt Verfasser auch, daß die Führer der Segelschiffe sich vom Besuche gewisser Häfen zum Einnehmen von Frischproviant nicht abhalten lassen, sondern im Gegenteil unter allen Umständen durch Anlaufen von Häfen für eine schmackhafte abwechslungsreiche Beköstigung unter möglichster Verwendung frischen Proviants sorgen sollen.

5. Erich Martini. Vergleichende Beobachtungen über Bau und Entwickelung der Tsetse- und Rattentrypanosomen. Die Arbeit bringt ausführlich die besonderen Merkmale dieser Parasiten in jedem Stadium ihrer Entwickelung und in Anlehnung an diese Ausführungen eine Vergleichstabelle. Mit Hilfe dieser, sowie einer großen Anzahl schematischer Abbildungen im Text und schließlich einer Reihe meisterhaft reproduzierter Photographien ist eine leichte Orientierung und sichere Unterscheidung einzelner Individuen der Ratten- und Tsetsetrypanosomen auch dem in diesem Gebiet nicht Eingearbeiteten leicht möglich.

6. R. Bassenge und W. Bispan. Beitrag zur aktiven Immunisierung der Menschen gegen Typhus. Auf Grund einer Reihe gelungener Immunisierungen empfiehlt die Arbeit die aktive Immunisierung besonders des Typhuspflegepersonals. Die Immunisierung wird erreicht durch 3 Injektionen abgetöteter Typhusbazillen; die Reaktionserscheinungen nach den Injektionen halten sich in leicht erträglichen Grenzen.

7. R. Otto. Über die Lebensdauer und Infektiosität der Pestbazillen in den Kadavern von Pestratten. Die Versuche bestätigen die Tatsachen, daß die an Pest verendeten Ratten unter Umständen zur Verbreitung der Pest in großem Umfange beitragen können und daß eine rationelle Bekämpfung der Pest sich in erster Linie gegen die Ratten richten muß. Die Gefahr der Infektion einer Schiffsladung durch Pestbazillen ist sehr gering, da die von kranken Ratten ausgeschiedenen Bazillen sehr schnell zu Grunde gehen; die Gefahr liegt allein in den Rattenpestkadavern, welche in der Ladung, namentlich in Nahrungsmitteln wie Mehl, Getreide, Früchten, Reis, Nüssen u. s. w. sich vorfinden.

8. Emil Gottschlich. Neue epidemiologische Erfahrungen über die Pest in Ägypten. Verf. hat während eines Jahres im ganzen 6500 lebend eingefangene Ratten nach Tötung daraufhin untersucht, ob sie schwanger waren oder nicht. Hiernach war er in der Lage, die Zeit der Rattenvermehrung genau festzustellen und konnte an der Hand von Übersichten über den Verlauf der Pestepidemien der letzten Jahre in Ägypten den überraschenden Nachweis erbringen, daß das regelmäßige Wiederaufleben der Pest im Frühjahr zeitlich mit der Rattenvermehrung, mit dem Erscheinen einer neuen Rattengeneration, zusammenfällt. In der seuchefreien Zeit erhält sich nach Ansicht des Verfassers die Pest unter den Ratten wahrscheinlich in Form chronischer bezw. latenter Fälle. Die aus diesen epidemiologischen

Verhältnissen für die Praxis der Seuchenprophylaxe zu ziehenden Schlußfolgerungen ergeben sich von selbst.

9. H. Conradi. Über eine Kontaktepidemie von Ruhr in der
Umgegend von Metz. Verf. hatte Gelegenheit, im September v. J. in der
Umgegend von Metz eine Ruhrepidemie von 70 Fällen zu beobachten. Bei
60 derselben kamen Stühle zur Untersuchung, die in 56 Fällen positiven Befund
an Ruhrbazillen ergab. 48 der Fälle entfallen auf die kleine Ortschaft Moulins;
von diesen war die Hauptzahl an eine bestimmte Straße und an einzelne Häuser
gebunden. In keinem Hause erkrankten die Bewohner um dieselbe Zeit,
sondern zwischen den Einzelerkrankungen lagen in der Regel 5—8 Tage.
Außerdem wurden wiederholt „kerngesunde" Ruhrbazillenträger gefunden,
darunter 5 Kinder, deren Angehörige, Eltern oder Geschwister zur Zeit der
Untersuchung des Stuhles auf Ruhrbazillen an Ruhr erkrankt waren. Bei
einem Arbeiter, der 4 Tage wegen blutig-schleimiger Durchfälle bettlägerig
war, wurden nach der Erkrankung, als er schon längst ungestört seiner
Arbeit wieder nachging, noch in der 9. Woche in dem mit Schleimflocken
vermischten Stuhle Ruhrbazillen gefunden. Der nachweisbare Zusammenhang
der einzelnen Fälle und ihre langsame Aufeinanderfolge lieferten den Beweis
für die Entstehung einer Kontaktepidemie.

Die Diagnose hat sich besonders auf die Stuhluntersuchung zu stützen,
für welche Verf. neue verbesserte Methoden mitteilt. Die Serumreaktion hat
praktisch nur eine untergeordnete Bedeutung, da sie erst Ende der 1. oder
Anfang der 2. Krankheitswoche auftritt. Jeder Ruhrkranke ist in leichten
Fällen 1—2 Wochen, in schweren 2—4 Wochen und unter Umständen noch
länger durch Ausscheidung von Ruhrbazillen infektionstüchtig.

Die von Ruhr Befallenen waren der Hauptsache nach Kinder und
jüngere Leute. Alle über 25 Jahre alten Erkrankten waren aus ruhrfreien
Gegenden Deutschlands Eingewanderte. Es besteht eine Immunität der älteren
autochthonen Bevölkerung, welche aber nicht auf ihre Nachkommenschaft
überging. Diese Immunität verdankt die ältere Bevölkerung den Epidemien,
welche in oder unmittelbar nach dem Kriege 1870/71 Metz und seine Umgebung heimgesucht hatten. Die praktischen Konsequenzen dieser epidemiologischen Beobachtung sind die, daß man die Einzelfälle und besonders die
gesunden Bazillenträger ermitteln muß, um einem erneuten weiteren Vordringen der Ruhr Einhalt zu gebieten.

10. P. Frosch. Über regionäre Typhusimmunität. Verf. weist
an dem Beispiel einer kleinen Stadt der Rheinprovinz nach, daß eine Typhusepidemie die befallene Örtlichkeit auf eine lange Zeit gegen Typhus immunisiert, in dem Sinne, daß bei längerem oder erneutem Vorhandensein von
Typhusinfektionsstoff nur Fremde und Zugereiste erkranken. In der genannten
Stadt war im Jahre 1895 ein bestimmter Stadtteil von einer Wasserepidemie
ergriffen worden. Die Bevölkerung dieses Stadtteils ist eine wenig fluktuierende,
so daß man die Verhältnisse genau übersehen kann. Während in der ganzen
andern Stadt fortdauernd reichlich Typhusfälle auftraten, bleibt der im Jahr
1895 durchinfizierte Stadtteil — bis auf zugezogene Fremde — vollkommen
von Typhus verschont. Verf. nimmt an, daß die Typhusbazillen an der ergriffenen Örtlichkeit längere Zeit, Jahre hindurch, sich halten und zwar vermutet er nach den neueren Erfahrungen und Beobachtungen in der Weise,

daß vom Menschen durch Abscesse und Eiterungen, unvollständig verheilte Darmgeschwüre (Proc. vermiformis!), chronische Katarrhe der Gallen- und Harnwege schubweise Typhusbazillen in die Umgebung ausgeschieden werden.

Hassenge (Berlin).

a) Hygiene, Biologie, Physiologie, medizinische Geographie und Statistik.

Zuschlag, Emil. Le rat migratoire et sa destruction rationelle. Copenhague 1903. 139 Seiten, 4 Tafeln.

Bei der Rolle, welche die Ratten in der Verbreitung der Pest spielen, und bei der fortwährend drohenden Pestgefahr, dürfte ein genaueres Eingehen auf die energischen und augenscheinlich ganz erfolgreichen Bemühungen von Emil Zuschlag, Justizrat und Ingenieur in Kopenhagen, zur Einschränkung der Rattenplage, nicht unerwünscht sein.

In Frage kommt fast nur die Wanderratte (Mus decumanus Pall.), während die früher in Europa einheimische Hausratte (Mus rattus Linné) von ihr fast ganz verdrängt wurde. Die Vernichtung der viel schwächeren und harmloseren Hausratte durch die Wanderratte ist für manche Gegenden noch ziemlich jungen Datums, so z. B. geschah dies in einigen Städten Jütlands in den Jahren 1840—45 (in Ostpreußen erschien die Wanderratte schon im Jahre 1750, 1753 kam sie nach Paris, nach England auf Schiffen 1731, nach Nord-Amerika 1755).

Von Mus rattus liegen wenig Nachrichten vor, offenbar weil sie sich viel weniger durch angerichteten Schaden bemerkbar machte, als die Wanderratte. Die Schäden, welche diese an allen möglichen eßbaren Waren in Speichern und Magazinen anrichtet, sind bekannt, man vermkaum es aber, sich ein Bild von der Höhe des Gesamtschadens zu machen, der sich Jahr für Jahr wiederholt. Außerdem fängt und tötet die Wanderratte mit Vorliebe junge Vögel, aber auch größere Haustiere (namentlich Schweine) werden von ihr häufig attackiert und beschädigt (verlor doch Hagenbeck in Hamburg sogar drei junge Elefanten durch Ratten, welche die Fußsohlen dieser Tiere während der Nacht zernagt hatten). Einen weiteren Schaden machen die Ratten durch ihre unterirdische Wühlarbeit, durch welche unter Umständen selbst die Sicherheit von Gemäuer gefährdet werden kann.

Besonders gefährlich können die Ratten für den Menschen werden als Überträger von Infektionskrankheiten, so in erster Linie der Pest, und zwar namentlich als Verbreiter der Krankheit durch Schiffe. Ferner ist die Ratte neben dem Schweine auch ein Wirt der Trichine, ferner ein Überträger der Grippe der Pferde und der Maul- und Klauenseuche.

Alle einmaligen Vernichtungsversuche durch Gifte, durch künstliche Erzeugung von Krankheiten unter ihnen u. s. w. sind erfolglos geblieben, weil die Verluste, sobald die Verfolgung aufhört, durch die enorme Fruchtbarkeit der Ratten wieder ausgeglichen werden.

Die Ratten tragen bei uns vom Januar bis in den Oktober 6 bis 7 mal (die Trächtigkeit dauert sechs Wochen), ein Wurf bringt 8 bis 14 Junge. Nimmt man den Wurf nur mit durchschnittlich 8 Jungen an und berücksichtigt, daß die zweite Generation in ihrem vierten Lebensmonate auch schon vermehrungsfähig wird, so erhält man von einem einzigen Rattenpärchen im

Laufe eines Jahres eine Nachkommenschaft von 880 Stück! (S. 64.) Die
Mortalität der Ratten ist durch den Schutz, den ihnen die Civilisation des
Menschen gewährt, beträchtlich herabgesetzt; denn ihre natürlichen Feinde,
die Füchse, viele Raubvögel, Schlangen u. s. w., kommen nicht mehr in Betracht, sobald sich die Ratten in den Schutz der menschlichen Behausungen,
namentlich der Städte, begeben haben. Es gibt in dem Falle keine „Selbst-
regulierung" mehr, und es besteht kein anderes Mittel zur Verhütung einer
ins ungeheure gehenden Vermehrung der Ratten, als ein Vernichtungskrieg
des Menschen gegen diese Tiere.

Damit die Vertilgung der Ratten mit Eifer betrieben wird, schlägt
Zuschlag die Auszahlung von Prämien für jede getötete Ratte vor, ähnlich
wie in manchen Gegenden für gefangene Maikäfer Prämien gezahlt werden.
Die Prämien dürfen nicht zu klein sein — ca. 10 Öre (d. i. mehr als 11 Pf.) —,
so daß die Rattenvertilgung ein wirklicher Nebenerwerb für eine Zahl von
Leuten werden kann. Die erlaubten Gifte sind von der Behörde anzugeben,
die Einzelheiten der Mittel und Wege, wie man die Ratten am besten fängt
und tötet, werden schon von selbst von den durch die Prämien interessierten
Leuten ausfindig gemacht. Die Entgegennahme der Ratten und die Auszahlung der Prämien muß möglichst glatt und ohne Formalitäten geschehen,
da die Leute sonst ausbleiben. Sobald Erfolge aufzuweisen sind, soll angestrebt werden, daß die Vertilgung der Ratten gesetzlich beschlossen und durch
Staat und Gemeinden regelmäßig finanziert wird.

In Kopenhagen und Frederiksberg (Vorstadt von K.) organisierte Zuschlag im Jahre 1899 ein „Komitee zur rationellen Vernichtung der Ratten".
Eine Geldsammlung von Haus zu Haus ergab 10000 K., die Stadt selbst
stiftete 2000 K., Frederiksberg 1000 K. u. s. w. Die Prämie wurde auf 10 Öre
festgesetzt. Die Ratten waren an die Feuerwehrstationen abzuliefern, sie
wurden von den Feuerwehrposten angenommen, die auch gleich die Prämien
auszahlten. Es gab in Kopenhagen 5, in Frederiksberg 8 Posten zum Empfange
der Ratten. Nur ganze Tiere wurden entgegengenommen, die Rattenschwänze
schnitt der Posten ab und hob sie zur Kontrolle auf, die Kadaver wurden in
gut verschließbare, metallene Rezipienten geworfen, die das Komitee täglich
abholen ließ. Die toten Ratten in den Gaswerken zu verbrennen, scheiterte
an äußeren Schwierigkeiten (wurde aber später in anderen Städten geübt). In
Kopenhagen scharrte man sie in einem entlegenen städtischen Grundstücke
ein, 2 Meter tief, und schüttete ungelöschten Kalk darüber.

Die Vernichtung von 100000 Ratten in Kopenhagen während vier Monaten hat etwa über 18000 Kronen gekostet. Den Schaden, den eine Ratte
anrichtet, schätzt Zuschlag auf 1 Ör pro Tag. Es würden die 100000 Ratten
demnach in einem Jahre einen Schaden von 365000 Kronen gemacht haben —
die zu ihrer Vernichtung verausgabte Summe war also wohl angewendet.

(Zuschlag meint natürlich nicht, man könne durch die von ihm organisierten Maßregeln zur Bekämpfung der Ratten diese Tiere vollständig ausrotten, sondern es kann sich nur darum handeln, das Übel in Schranken zu
halten. Die Rattenvertilgung ist also eine hygienische Maßregel, die immer
zu wiederholen ist, so etwa wie die Straßenreinigung und ähnliches. D. Ref.)

Der Nutzen der fortgesetzten Rattenverfolgung muß fühlbar sein, wenn
eine dänische Landstadt wie Maribo nun schon das dritte Jahr die Mittel

16*

hierzu bewilligt. Es bemühen sich nun viele Stadt- und Landgemeinden, Grundbesitzer und Landwirte in Dänemark, durch Eingaben an den Reichstag ein Gesetz zur Rattenvertilgung durchzusetzen.

Ein solches Gesetz müßte ungefähr folgendes enthalten: „Jeder Grundbesitzer oder Pächter ist bei einer gesetzlich festgesetzten Strafe verpflichtet, die Ratten auf seinem Grundstück vertilgen zu lassen. Für jede getötete Ratte wird eine von der Gemeinde festzusetzende Prämie (ca. 10 Öre) gezahlt. Die Gesamtkosten der Rattenvertilgung sind zur Hälfte vom Staate, zur Hälfte von der Gemeinde zu tragen. Gegen die Herbeischleppung von Ratten, die in anderen Gemeinden getötet sind, und ähnlichen Mißbrauch muß sich die Gemeinde zu schützen trachten.''

Im Jahre 1901 wurde in Kopenhagen eine international beschickte Ausstellung von Geräten zur Rattenvertilgung veranstaltet. Eine amerikanische Firma hatte eine kleine, eigens für den Export zerlegbar konstruierte Falle ausgestellt, von der in einem Jahre 80000 Stück verkauft worden waren, gewiß ein Beweis für das vorhandene Bedürfnis, sich von der Rattenplage zu befreien. Zwei Leute, die sich in Malmö (Schweden) mit dem Rattenfange beschäftigen, zeigten eine größere, aber höchst einfache Einrichtung, in der mehrere Ratten gleichzeitig gefangen werden können, und mit deren Hilfe sie schon 5000 Ratten gefangen hatten und monatlich ca. 100 Kronen verdienen konnten. Die praktisch am Fange Beteiligten und Interessierten stellten das Brauchbarste zur Schau; man muß die Lebensgewohnheiten der Tiere genau kennen, denn die Ratten sind die schlauesten Nager.

Zur Vernichtung der Ratten an Bord wird der Apparat von Clayton empfohlen, mit dem in alle Räume des Schiffes schwefelige Säure geleitet werden kann (seither überholt durch den von Nocht und Giemsa in Hamburg angegebenen Apparat zur Erzeugung und Einleitung von Kohlenoxydgas. Vergl. Heft 2, 1904, S. 95. D. Ref.).

Bemühungen zur Rattenvertilgung in anderen Ländern führten bisher noch zu keinem Ziele. Daß man in Paris im Jahre 1901 keinen Erfolg hatte, beruht darauf, daß man sich auf die öffentlichen Gebäude beschränkte. In Hamburg wurde 1899 mit dem Prämiensystem auch kein so gutes Resultat erzielt wie in Kopenhagen: vor allem war die Prämie von 5 Pf. denn doch zu klein, dann wollten die Ratten den Schutzleuten abgeliefert werden, in Kopenhagen hatte man zu diesem Zwecke Posten der sehr beliebten Feuerwehr bestellt. Auch in Stockholm verminderte sich die Zahl der in einem Monate gefangenen Ratten von 22000 sofort auf 7000, weil die Prämie von 10 auf 5 Öre herabgesetzt worden war. In Malmö ging die Sache gut — es wurde genau nach Kopenhagener Vorbild gearbeitet.

Ein Gesetz zur Rattenvertilgung durchzusetzen, gelang Herrn Zuschlag und seinem Komitee noch nicht, aber es kam zur Gründung einer großen, 2000 Mitglieder zählenden nationalen Gesellschaft.

Der internationale Marine-Kongreß in Kopenhagen im Jahre 1902 faßte nach einer Debatte über die Rattenvertilgung eine Resolution, in der vom Standpunkte der Hygiene und in Anbetracht der großen Schäden, welche die Ratten verursachen, die Förderung der Bestrebungen der dänischen Gesellschaft empfohlen wird. Es bildete sich im Anschlusse daran ein internationaler Verein zur Verbreitung der Kenntnis über die Schädlichkeit der Ratten.

Pöch (Wien).

Shipley, A. E. A pot of Basil. Nature. Januar 1903, p. 105.
James, J. P. The Basil and the Moon. British Medical Journal, 21. März 1903, p. 677.

Nach Shipley steht im tropischen Westafrika, besonders in Northern Nigeria, die Labiate Ocimum viride Willd. als moskitovertreibendes Mittel in hohem Ansehen. Die Pflanze wird in Gärten häufig gezogen und auch eingetopft in Schlafräumen gehalten; ein einziges Exemplar soll den Gebrauch des Moskitonetzes unnötig machen.

James weiß über die in Indien häufig kultivierten Verwandten Ocimum gratissimum L., Ocimum sanctum und Ocimum canum gleich günstiges nicht zu berichten. Sie sind von den Eingeborenen als Medizinalpflanzen geschätzt, ohne daß ihnen jemals die Tugenden des Ocimum viride nachgerühmt worden wären. (Von der ostasiatischen Art Ocimum album L. und dem im tropischen Südamerika vorkommenden Ocimum micranthum Willd. ist derartiges ebenfalls niemals berichtet worden. Ref.)

Dagegen wird nach James der Neembaum (Melia Azadirachta), eine Hesperidee, durch ganz Indien als mückenvertreibende Pflanze häufig angebaut. Selbst am Waldessaume und in der Nähe von Tümpeln liegende Gehöfte sollen wenige Zedrachbäume von der Moskitoplage freihalten; Arbeiter, die im Freien zu übernachten gezwungen sind, schlafen von Stechmücken unbehelligt unter dem schützenden Dache des Neembaumes. Das aus den Fruchtkernen gewonnene Margosaöl wird von den Eingeborenen als Fiebermittel geschätzt.									Eysell.

— —

Dominicus Enshoff. Statistik der Tropendienstzeit der Benediktiner-Missionare und der Missionsschwestern vom heiligen Benedikt in Deutsch-Ostafrika. Missionsprokurator. Verlag der St. Benedikts-Missionsgenossenschaft, St. Ottilien 1904.

Die Dienstzeit der 79 Benediktiner, welche in den letzten 15 Jahren im Dienste der Mission in Deutsch-Ostafrika tätig waren, betrug durchschnittlich 3 Jahre und ¹/₂ Monat. Es starben von 79 Missionaren 24 (30%). Die Todesursache war meist Malaria und Schwarzwasserfieber. Die gefährlichste Zeit sind für den Ankömmling die ersten 18 Monate, in welchen nicht nur 40%, aller Rückreisen, sondern auch über 60% aller Todesfälle vorkamen. In den darauffolgenden Monaten bezw. Jahren sind die Aussichten auf Erhaltung der Gesundheit sehr viel günstiger. Verf. ist deshalb der Ansicht, daß der den Beamten der Schutzgebiete prinzipiell zustehende Urlaub nach 2 Jahren keine Notwendigkeit bildet. Die Urlaubsreisen an sich hatten eine sehr günstige Wirkung.

Verf. hält ein Leben nach den strengsten Forderungen der christlichen Sittlichkeit zur Erhaltung der Gesundheit für durchaus notwendig. Er wendet sich gegen die Exzesse in Bacho et Venere und vertritt mit voller Überzeugung den Satz, daß die Keuschheit und sexuelle Enthaltsamkeit nicht nur unschädlich, sondern auch vom ärztlichen Standpunkt aus durchaus empfehlenswert ist. (Dieser Satz, welcher nach Angabe des Autors den katholischen Christen schon seit fast 2000 Jahren als Tatsache bekannt ist, hat wohl auf die vorliegenden Verhältnisse angewandt seine Berechtigung. Ob er dabei in verallgemeinerter Form auf alle Verhältnisse anwendbar ist, wie es der Autor von seinem Standpunkt als Benediktiner tut, muß dahingestellt bleiben. Ich verweise auf Erb, der gerade unter den katholischen Geistlichen als „Opfer des Cölibats" viele gefunden haben will, die sich schweren Schaden durch die dauernde Abstinenz zugezogen haben. (Zeitschr. f. Bekämpfung der Geschlechtskrankheiten. 1903. Bd. 2. 1. Ref.)

Im zweiten Teil gibt Verf. eine ähnliche Zusammenstellung über die Tätigkeit der Missionsschwestern. Die durchschnittliche Dienstzeit derselben betrug 8 Jahre und 5½ Monate. Auch bei den Schwestern war die Sterblichkeit in den ersten 18 Monaten am höchsten (75°/₀ aller Todesfälle). Für die Gewährung von Urlaub war ebenso wie bei dem männlichen Personal nicht eine bestimmte Zahl von Dienstjahren, sondern die Erholungsbedürftigkeit des einzelnen von ausschlaggebender Bedeutung. Verf. hält dieses Verfahren mit Rücksicht auf die dadurch erzielten günstigen Resultate und pekuniären Ersparnisse für allgemein sehr empfehlenswert.   Dohrn (Kassel).

Über die sanitären Verhältnisse auf der japanischen Flotte während des Jahres 1901 bringt der Med. Record. 1904, Nr. 8, S. 301, einen Bericht, dem wir folgende Angaben entnehmen.

Die Besatzungsstärke betrug 26468 Mann. Es kamen im ganzen 34954 Krankheitsfälle vor = 942,76 auf 1000 Mann der Besatzungsstärke, im Vergleich zu dem vorhergehenden Jahre zwar ein Rückgang der Erkrankungsziffer, hingegen gegenüber der Durchschnittsziffer der letzten 17 Jahre eine Zunahme. Es waren täglich 1602,37 Menschen = 60,54 : 1000 (im Jahre vorher 2,51°/₀ weniger und in den letzten 17 Jahren 11,40°/₀ mehr) krank. Es genasen 31597 Fälle = 865.47 pr. Mille (die entsprechenden Zahlen für die beiden oben genannten Zeitabschnitte: 57,21°/₀ weniger und 46.89°/₀ mehr). Es starben 136 Kranke = 5,45 pr. Mille (die entsprechenden Zahlen: 0,76 und 6.00), im Verhältnis zu der gesamten Besatzungsstärke 5,14 (resp. 0,55 und 2,93). Von den 136 Gestorbenen endeten 97 (= 3,66 pr. Mille der Besatzung) durch Krankheit, 9 (= 0,34) durch Unfall, 10 (= 0,38) durch Ertrinken und 20 (= 0,76) durch Selbstmord. — Unter den allgemeinen Erkrankungen waren die Affektionen des Respirationstraktus stark vertreten (1928 Fälle = 72,84 pr. Mille); Nervenerkrankungen waren ebenfalls häufig (darunter 14 Fälle von Beri-Beri). An der Spitze standen indessen die venerischen Erkrankungen mit einer Häufigkeit von 5926 Fällen. Nächst ihnen kamen Affektionen der Verdauungsorgane mit 5025 Fällen. —. Unfälle kamen 4392 vor. — Geimpft wurden im ganzen 9157 Mann, davon 41,79 Prozent mit Erfolg.   Buschan (Stettin).

Taylor, J. R. Observaciones sobre los mosquitos de la Habana, Cuba. Revista de medicina tropical, Tomo IV, Nr. 6, 8, 9. Habana 1903.

Verf. charakterisiert zunächst kurz die Culiciden und geht dann auf die trennenden Merkmale der Unterfamilien etwas näher ein. Von den 11 bis jetzt in Habana und Umgebung gefundenen Stechmückenarten gehören zu den Culicinen: Stegomyia fasciata (Theobald), Culex pipiens (L.), Culex nigritulus (Zetterstedt), Culex jamaicensis (Theobald), Culex taeniorhynchus (Wiedemann), Culex confirmatus (Arribalzaga), Culex sollicitans (Walker) und die neue Spezies Psorophora howardii (Coquillett); zu den Anophelinen: Anopheles argyrotarsis albipes (Theobald) und Cyclolepteron grabhamii (Theo-

bald); zu den Aëdeomyinen: Uranotaenia lowii (Theobald). Von den einzelnen Arten werden die Theobald'schen Beschreibungen gegeben, mit Ausnahme von Psorophora howardii, deren Beschreibung dem Canadian Entom.
Sep. 1901, p. 258 entlehnt ist. Am Schlusse seiner Arbeit gibt Taylor interessante Notizen über die ersten Stände, namentlich die Eier, der aufgeführten
Stechmücken.
Eysell.

b) Pathologie und Therapie.

Gelbfieber.

Kermorgant. Note sur une épidémie de fièvre jaune qui a régné à Orizaba (Mexique)
en 1902. Ann. d'hyg. et de médec. colon., 1903, p. 423.

D'Août à Novembre 1902 une épidémie considérée comme fièvre jaune a
régné à Orizaba (Mexique), à une altitude de plus de 1200 mètres; on a
compté environ sept cents cas, donnant une mortalité de plus de 40 %. On a
retrouvé Stegomya fasciata à cette altitude, dans les maisons où sévissait
le fléau.

Vers le même temps on observait à la Vera Cruz une poussée de fièvre
jaune donnant en six mois 318 cas et 158 décès; elle coïncidait avec un re-
froidissement de l'atmosphère dû aux vents du Nord. On sait que Stegomya
fasciata est fréquent dans les terres basses du Mexique; on voit que l'abaissement
de la température et l'altitude ne sont pas des obstacles absolus à l'apparition
de la fièvre jaune si le moustique, véhicule du contage amaryl, est présent.
C. Firket (Liège).

———

Garnier, A. La fièvre jaune à la Guyane avant 1902 et l'épidémie de 1902. Ann.
d'hyg. et de médec. col. 1904, p. 1 à 186.

Ce long travail est surtout intéressant au point de vue de l'histoire des
épidémies de fièvre jaune à la Guyane: l'auteur insiste sur la fréquence des
cas sporadiques, trop souvent méconnus, en dehors des épidémies, dont les
administrations nient le plus longtemps possible l'existence, et sur l'incurie
habituelle à Cayenne dans la tenue des habitations et de la voirie.

Malheureusement l'auteur ne semble pas s'être rendu compte de la portée
des récents travaux sur la propagation de la fièvre jaune, et tout en préconisant
accessoirement la destruction des moustiques, il ne fait pas, dans l'analyse
des conditions étiologiques et dans l'exposé des mesures prophylactiques, une
part suffisante au rôle de Stegomya fasciata. Une note jointe au travail
de M. Garnier par M. Kermorgant signale la fréquence de cet insecte à la
Guyane; M. Laveran ayant examiné un grand nombre d'échantillons de
moustiques envoyés par M. Garnier, a constaté que Stegomya fasciata y
figure en très grand nombre et même, dans une des localités étudiées, dans
la proportion de 100 pour 100.

Il est regrettable que cette circonstance diminue aujourd'hui la valeur
d'un travail très consciencieux dont l'auteur n'a pas épargné ses peines et
s'efforce de secouer l'inertie administrative.
C. Firket (Liège)

Marchoux, Salimbeni et Simond. La fièvre jaune. Rapport de la Mission française. Annales de l'Institut Pasteur. Nov. 1903, p. 665.

A la suite des épidémies de fièvre jaune qui ont sévi au Sénégal, une mission scientifique a été envoyée au Brésil, en 1901, par le Gouvernement français pour y étudier cette maladie: elle comprenait MM. Marchoux, Salimbeni et Simond, bien connus aux lecteurs du l'Archiv für Tropenhygiene.

Le premier fait que ces observateurs signalent dans leur rapport, est la facilité que l'on a, de confondre les cas légers de fièvre jaune avec certains accès paludéens. Ce fait, d'ailleurs bien connu, mais confirmé cette fois par des spécialistes, est gros de conséquences au point de vue de la propagation de la maladie, d'autant plus à craindre que le diagnostic est plus difficile.

Dans un aperçu très sommaire des lésions observées à l'autopsie, les auteurs font jouer un grand rôle au trouble mécanique de la circulation porte, résultant de la compression des capillaires dans le foie par les cellules hépatiques en dégénérescence graisseuse: ils voient, notamment, dans cette compression, « une cause de l'anurie, qui est prénoce quand les lésions sont considérables. » La filiation de ces deux phénomènes ne nous paraît nullement démontrée.

Pas plus que les membres de la mission américaine à Cuba, les observateurs français n'ont réussi à découvrir, ni dans le sang des malades, ni dans le corps des moustiques infectés, l'agent de la contagion, qui leur paraît devoir être cherché dans le groupe des « microbes invisibles. » Si l'on filtre le sérum du sang malade, sans le diluer, le virus traverse la bougie F du filtre Chamberland, mais il ne traverse pas la bougie B.

Toutes les tentatives pour infecter les divers animaux de laboratoire, et notamment cinq espèces de singes, sont demeurées infructueuses. Dans ces conditions, imitant la mission américaine, la mission française a eu recours à des expériences sur l'homme, en s'adressant à des émigrants, nouvellement arrivés au Brésil, éloignés de tout foyer de contagion et mamis avant les expériences à une quarantaine de huit jours en pays salubre. Vingt sept expériences ont été ainsi faites sur l'homme.

Les inoculations d'homme à homme ont confirmé les expériences de Reed, Carroll et Agramonte, et montré que le sérum d'un malade, au troisième jour de la fièvre jaune, est virulent: il suffit d'un dixième de centimètre cube, injecté sous la peau, pour produire l'infection. Mais au quatrième jour de la maladie le sang n'est plus virulent, même si à ce moment la fièvre est encore élevée chez le malade.

Ce fait peut expliquer l'innocuité des déjections, et des vomissements hémorrhagiques, qui ne se produisent ordinairement que le quatrième ou le cinquième jour.

Ajoutons que le sang virulent, simplement déposé sur une écorchure de la peau, faite en enlevant l'épiderme, n'a pas donné la maladie.

Le virus paraît d'ailleurs peu résistant et perd en quarante huit heures son activité quand on le conserve au contact de l'air, à une température de 24° à 30°. Conservé à cette température, mais à l'abri de l'air, le virus garde encore sa force au bout de cinq jours, mais il la perd au bout de huit jours. La virulence disparaît aussi par le chauffage du sérum à 55° pendant 5 minutes. D'autre part l'injection d'un sérum ainsi complètement atténué, soit par la chaleur, soit par la conservation pendant huit jours sous l'huile de vaseline, confère une immunité relative, qui peut devenir complète si l'on fait ultérieurement une injection d'une très faible quantité de virus actif.

Le sérum des convalescents est doué de propriétés nettement préventives, et confère une immunité qui est encore appréciable au bout de vingt-six jours. Ce sérum paraît aussi jouir de propriétés curatives: c'est du moins ce que les auteurs concluent des expériences faites à l'hôpital de Rio de Janeiro, où onze malades ainsi traités ont donné sept guérisons et quatre morts.

Quant à la transmission naturelle, non expérimentale, de la fièvre jaune, les observateurs français admettent entièrement l'opinion de Reed, Carroll, Agramonte et Lazear sur le rôle de Stegomya fasciata comme véhicule du contage amaryl. Dans la région de Rio de Janeiro, comme à Cuba, aucun autre culicide ne concourt à la transmission de cette maladie, et en dehors de la piqûre des Stégomies infectées, le seul moyen connu de produire la maladie est l'injection, dans les tissus d'un individu sensible, du sang provenant d'un malade et recueilli pendant les trois premiers jours de la fièvre. Quant au contact avec un malade, avec ses vêtements ou ses excreta (matières vomies etc.) il est incapable de produire la fièvre jaune.

On saisit toute l'importance pratique d'une conclusion aussi formelle, et si, comme l'admettent MM. Marchoux, Salimbeni et Simond, le sang déposé sur une écorchure de la peau ne donne pas la fièvre jaune, la lutte contre l'infection amaryle se présente dans des conditions bien plus favorables que la lutte contre la peste. La prophylaxie repose tout entière sur les mesures à prendre pour empêcher Stegomya fasciata de piquer l'homme malade et l'homme sain, et la maladie ne peut affecter un caractère contagieux que dans les régions où vit ce moustique.

L'aire de distribution géographique de Stegomya fasciata est très étendue, et si, jusque dans ces dernières années le domaine de la fièvre jaune a paru limité aux régions chaudes de l'Amérique, les conditions favorables à son développement se trouvent dès maintenant réalisées dans bien des pays où une imprudence peut l'importer. L'histoire des récentes épidémies de la Côte d'Afrique est bien faite pour attirer l'attention sur ce danger.

Les membres de la mission française consacrent une notable partie de leur rapport à l'étude des mœurs de Stegomya fasciata.

Un des traits les plus caractéristiques de cette espèce est son extrême sensibilité aux variations de température: son optimum de température est à environ 28°; elle meurt au delà de 88°; au dessous de 15°, elle cesse de s'alimenter; vers 12° elle s'engourdit.

La femelle seule pique l'homme: elle paraît le faire surtout quand elle a été fécondée et l'ingestion de sang est indispensable pour que les œufs arrivent à se développer. Les Stegomya peuvent s'attaquer à différents animaux, mais elles piquent l'homme de préférence et surtout l'homme de race blanche; elles montrent quelque répugnance à piquer le nègre. Elles piquent surtout entre 22° et 80°. Les femelles jeunes qui n'ont pas encore absorbé de sang, piquent aussi bien le jour que la nuit, mais les femelles plus âgées, qui se sont déjà repues de sang et qui peuvent ainsi s'être infectées, ne piquent guère que la nuit. En captivité, la vie des Stégomyes femelles, nourries parfois de sang, mais surtout de miel, peut se prolonger souvent pendant

deux mois; elle a pu exceptionnellement atteindre cent jours: le froid, la
sécheresse lui sont funestes.

Stegomya fasciata est ce qu'on pourrait nommer un moustique domes-
tique: Il habite les maisons et spécialement les chambres les plus chaudes,
cuisines, boulangeries, salles des machines à bord des navires. La femelle
fécondée pond environ quatre vingts œufs, dans les petits réservoirs d'eau non
courante (gouttières, caisses à eau, vases à fleurs, baquets divers); les eaux
renfermant des matières alimentaires grasses ou amylacées conviennent bien
au développement des larves (vieilles boîtes à conserves); l'eau de savon
fraîchement préparée les tue rapidement.

La stégomye s'infecte du virus amaryl en absorbant du sang d'un malade
pendant les trois premiers jours de la fièvre jaune; toutefois le moustique infecté n'est dangereux qu'après un intervalle d'au moins douze jours écoulés
depuis qu'il a ingéré du sang virulent. Une température élevée (17 à 28°)
paraît favoriser ce développement du virus dans le corps du moustique, et
la piqûre est d'autant plus dangereuse que le moustique pique plus tard après
le moment où il s'est infecté. La piqûre de deux moustiques infectés peut
produire une maladie grave.

D'autre part la transmission du virus à l'homme par l'insecte infecté n'est
pas fatale: Il y a des cas où la piqûre ne donne pas la fièvre jaune, mais
dans ce cas elle ne confère pas non plus d'immunité.

La durée de l'incubation, qui chez l'homme est ordinairement de cinq
jours, peut atteindre dix et même treize jours.

Comme conséquence de ces observations, les auteurs préconisent diverses
mesures pour combattre le développement des Stégomyes en écartant des
habitations, comme l'ont fait les Américains à Cuba, les réservoirs d'eaux
inutiles et en protégeant ceux qu'il faut conserver. La protection des habitations exige l'emploi de toiles métalliques à trous très fins (0,™0015 de diamètre) en raison des petites dimensions des stégomyes.

Quant aux mesures à prendre pour prévenir l'extension de la maladie
à des contrées encore indemnes, la première est de bien déterminer si la
Stégomye, agent nécessaire de la transmission, existe dans le pays; si ce
moustique n'y existe pas, il n'y a pas de danger. Les auteurs déclarent nettement
que « l'introduction des marchandises ne présente nul danger, à
aucun moment: c'est le moustique et l'homme qui doivent être visés. »

Il faut en effet prévenir la propagation de l'insecte, condition nécessaire
de l'extension de la maladie: à cet effet les auteurs préconisent l'inspection
des navires venant de ports infectés et arrivant dans un pays où les Stégomyes
n'existent pas. Le navire devrait être tenu au large jusqu'à ce qu'on soit assuré
qu'il est exempt de ces moustiques. Cette mesure serait assurément très
justifiée, mais dans l'état actuel de l'organisation sanitaire, elle nous paraît
bien difficile à réaliser, et la maladie aura beau jeu pendant longtemps, si
l'on ne désinfecte que les bateaux où l'expert médical aurait été reconnaître
la présence des Stégomyes, dont la longueur est de quatre à cinq millimètres.

Il y aurait plus à attendre d'une mise en observation des individus
suspects, dans les pays à stégomyes. Les auteurs, d'ailleurs, se défendent de
vouloir entrer dès maintenant dans le détail des mesures prophylactiques
d'application pratique.

Le rapport se termine par une étude très complète des divers parasites observés chez Stegomya fasciata à Rio de Janeiro, levures, champignons, grégarines, microsporidies, et notamment un sporozoaire, et un Nosema que les auteurs étudient en détail; mais ils concluent de leurs expériences qu'aucun de ces parasites ne peut être considéré comme l'agent de la fièvre jaune. En résumé, le Rapport de la Mission française constitue un document sérieux, d'importance durable, dans l'étude de la fièvre jaune.

C. Firket (Liége).

Tarié. Considérations sur les faits urologiques observés pendant l'épidémie de fièvre jaune de Cayenne en 1902. Ann. d'hyg. et de médec. colon., 1905, p. 582.

L'albuminorie n'a pas été absolument constante: elle a fait défaut dans certains cas graves. D'autre part on a pu constater dans certains cas 7 grammes par litre, et dans deux cas des plus graves, avec ictère intense, on a noté 9 et même 19 grammes. En général, pendant les quatre premiers jours, la recherche de l'albumine par le réactif picrique d'Esbach ne donne qu'un précipité louche, qui ne se dépose pas entièrement par le repos. Vers le quatrième jour, lors de la rémission habituelle des symptômes amaryls, l'albumine est nettement rétractile et forme dans le tube d'Esbach un dépôt aisément mesurable. Toutefois les chiffres obtenus par cette méthode étaient en général trop faibles, et la méthode plus exacte des pesées donnait des chiffres à peu près doubles. Chez certains malades, dont a pu poursuivre l'étude après la guérison, on a retrouvé pendant cinq et six mois des traces d'albumine dans l'urine. L'urée urinaire, augmentée au début, diminue brusquement au troisième jour.

La bile n'a jamais pu être décelée par la réaction de Gmelin, même dans les cas les plus nets d'ictère; il a fallu pour la déceler l'emploi du spectroscope. Jamais on n'a trouvé dans l'urine d'hémoglobine ni de glucose.

L'urine est en général très acide, et cette acidité se maintient pendant longtemps, jusqu'à dix jours, quand on conserve l'urine à l'air libre; il semble que l'urine contienne une substance chimique mettant obstacle au développement de la fermentation ammoniacale. Ce phénomène est surtout marqué vers le cinquième jour, alors que l'albumine atteint son chiffre maximum.

C. Firket (Liége).

—

Tomblesome, James B. The Etiology of Yellow Fever. Lancet, 26. Dezember 1908.

Der Verf. stellt aus seinen Beobachtungen 25 Fälle von gelbem Fieber zusammen, in denen es ihm wiederum geglückt ist, „seinen" Bacillus im Harn zu finden. Die Beschreibung der Fälle läßt an tabellarischer Kürze nichts, die den Bacillus allen zu wünschen übrig.

Mücken, mosquitoes (Welche Art?) hat er Blut von Gelbfieberkranken saugen lassen, und in ihnen, sogar im Rüssel (proboscis, sic!) die Bazillen gefunden. Auch in Organen von Gelbfieberkranken hat er sie nachweisen können.

Die Färbung geschah mittels Karboltoluidinblau.

J. Grober (Jena).

Beri-Beri.

Rost, E. R. The cause of Beri-Beri. Vortrag. Brit. med. Journ. 20. IV. 03.

Bei dem Ausbruch einer Beriberi-Epidemie im Meiktila-Gefängnisse beobachtete Verf. zu gleicher Zeit eine Epidemie unter den dort nistenden Tauben,
die mit Lähmung der Flügel und dem Tod der Tiere endete. Nachdem Vorkehrungen getroffen waren, daß die Tauben in dem Gefängnis nicht mehr
nisten konnten, hörte die Epidemie auf. Später in Rangoon fand er, daß der
Reis die Ursache der Beriberi war. In dem Reischnaps, der aus minder-
wertigem, schimmeligem und gärendem Reis hergestellt wird, und zwischen
den Stärkekörnern von schimmeligem Reis selbst wurde ein sporenbildender
Doppelbacillus gefunden, der erst durch neunstündiges Einwirken einer Temperatur von 105° C. abgetödet werden konnte. Derselbe Organismus wurde
im Blute und in der Cerebro-Spinal-Flüssigkeit einer großen Anzahl von Beri-
beri-Fällen gefunden. Er war sehr beweglich und ähnelte in der Form dem
Tuberkelbacillus. Hühner damit injiziert starben unter denselben Erscheinungen
wie die Tauben. Aber auch durch Verfütterung von gärendem Reis, der aus
den Reischnapsläden stammte, oder von schimmeligem Reis, oder durch intraperitoneale Einspritzung von Reischnaps, oder subkutane und intraperitoneale
Einspritzung von verdünntem Beriberi-Blut wurden bei Hühnern und Tauben
dieselben Erscheinungen hervorrufen: nämlich Verlieren der Federn, Anämie,
Durchfall, Schwäche, Ataxie, Lähmungen, Atemnot. Bei der Sektion fanden
sich im Dünndarm Verdickungen und Blutaustritte. Dieselben Veränderungen
findet man aber auch im Dünndarm von Beriberi-Leichen.

Bemerkenswert ist noch, daß unter 390 Beriberi-Kranken im General-
hospital in Rangoon lauter Männer im Alter von 20—40 Jahren waren, keine
Kinder und Frauen, obgleich die Leute dicht gedrängt zusammen wohnen.
Die Erkrankten hatten alle Reischnaps getrunken. Keiner hatte sich im
Hospital selbst angesteckt.

Sambon, L. W. sagte in der Diskussion, daß ein Zusammenhang zwischen
Reis und Beriberi bestehen muß, und zwar etwa so wie zwischen Pellagra
und Mais. Auch die Art des Reises ist von Bedeutung. So fand z. B. Eijk-
man in seiner Statistik über 280000 Gefangene, daß die Beriberi-Morbidität
der mit weißem (ganz geschälten) Reis Verpflegten 1:39, der mit halbgeschäl-
tem (rotem) Reis Verpflegten aber 1:10000 betrug. Außer Pilzen und Insekten
können als Krankheitsüberträger auch Mäuse und Ratten in Betracht kommen.
Die Infektionswege können sehr verschlungen sein. So lebt z. B. die Larve
eines kleinen Käfers, Ptinus latro, der sich im Winter von Reis nährt, in den
Exkrementen der Ratten. Auch hält S. die multiple Neuritis nicht für eine
einfache Infektionskrankheit. Sie kann es sein. Wahrscheinlich ist sie aber
in Europa ebenso wie im Osten vorwiegend eine Infektionskrankheit. Auch
ist es möglich, daß Gifte, wie Alkohol oder Arsenik, dem Erreger der multiplen
Neuritis nur den Boden vorbereiten und nicht für sich allein die Neuritis erzeugen. Der spezifische Keim der Beriberi lebt im menschlichen Körper und
greift die peripherischen Nerven an. Denn die Nervenfaser wird nie auf
einmal in ihrer ganzen Länge befallen, sondern die Affektion schreitet von
der Peripherie nach dem Zentrum zu fort. Außerdem spricht für Infektio-

alität die lange Dauer der Inkubation — bis 2 Monate — und die häufigen Rückfälle.

Wenn wir auch die eigentliche Ursache der Beriberi nicht kennen, so wissen wir doch, daß nicht nur ihre Verbreitung in den verschiedenen Jahren sehr wechselnd ist, daß hohe Temperatur und reichlicher Regenfall sie begünstigt, und daß sie Männer mehr als Frauen und Kinder befällt. Ergriffen werden am meisten die gewöhnlichen Arbeiter. Eine Rassenimmunität besteht nicht. Das Ergriffenwerden bestimmter Rassen hängt mit den Lebensgewohnheiten zusammen. Wie die Beriberi übertragen wird, wissen wir nicht. Wir wissen nur, daß sie verschleppt werden kann. So wurde sie 1891 durch gefangene Annamiten nach Neu-Kaledonien eingeschleppt und dort unter den Eingeborenen verbreitet. Praktisch ergeben sich aus den angeführten Tatsachen folgende Sätze:

1. Leute, die kürzlich an Beriberi gelitten haben, dürfen nicht in Kuliabteilungen eingestellt werden, weil sie wahrscheinlich Rückfälle bekommen und so zu Infektionsquellen werden.

2. In Beriberi-Ländern sollten Beriberi-Kranke isoliert werden.

3. Alle, die mit Beriberi-Kranken zu tun haben, sollten jede kleine Verletzung an ihrem Körper sorgfältig verbinden.

4. Die Nahrung der Kulis soll stickstoffreich sein, der Reis frisch geschält, von guter Beschaffenheit, gut gewaschen und ordentlich durchgekocht sein.

Buge (Kiel).

Roß, R. Some more instances of the presence of arsenic in the hair of early cases of Beri-Beri. Vortrag. Brit. med. Journ. 20. IV. 03.

R. hat im ganzen 29 Fälle von Beriberi untersucht und dabei in ⅛ derselben Arsenik in den Haaren gefunden, allerdings immer nur in Fällen, die noch keinen Monat alt waren, später nicht mehr. Es scheint als ob das Arsen im Laufe der Krankheit wieder ausgeschieden wurde. Ob das Arsen die multiple Neuritis, Beriberi, hervorruft, ist damit allerdings noch nicht festgestellt. Ruge (Kiel).

_____

In der Diskussion macht Daniels darauf aufmerksam, daß die der Dysenterie folgende periphbrische Neuritis oft als Beriberi angesprochen würde. Cantlie bemerkt, daß die oft citierte Verbesserung der Diät in der japanischen Marine die Beriberi nicht vermindert hätte, sondern die zugleich durchgeführte, erheblich verbesserte Hygiene. So nahm die Beriberi z. B. sowohl in denjenigen Kasernements, in denen die Verpflegung verbessert war, als auch in denjenigen, in denen sie nicht verbessert war, in gleicher Weise ab. Der einzige gleiche Faktor bei beiden war auch hier die Verbesserung der Hygiene. Die Infektiosität von Beriberi wird durch folgende Beobachtung erwiesen. In Hong-kong wurden in einem Raum von 16 Betten, in denen chirurgische und medizinische Fälle durcheinander lagen, 9 Beriberi-Kranke aufgenommen. Im Laufe weniger Wochen wurden Beriberi-Erscheinungen bei 3 anderen Kranken beobachtet, die nicht neben den ersten Beriberi-Kranken gelegen hatten, aber an chronischen Unterschenkelgeschwüren litten. Nach Aussage von C. waren diese letzteren erst im Hospital mit Beriberi angesteckt worden. Prout berichtet, daß 250 beriberi-kranke Neger, die von Panama nach Sierra Leone kamen und sich über die ganze Stadt verbreiteten. keine Beriberi-Epidemie verbreiteten. Er hält daher Mansons Gifttheorie für richtig. Nightingale teilt mit, daß Siam, ein stark Reis produzierendes Land, bis zum Dezember 1900 frei von Beriberi war. Da brach in Bangkok eine Epidemie von Beriberi aus, deren Ursache völlig dunkel blieb. Die Leute lebten von frischem Reis, Fisch und Gemüsen. Ruge (Kiel).

Starrkrampf.

v. Behring, E. Zur antitoxischen Tetanustherapie. Deutsche medizinische Wochenschrift 1903, Nr. 85.

Die Arbeit enthält zunächst theoretische Erörterungen über das Zustandekommen der gegenseitigen Inaktivierung des Tetanustoxins im lebenden Tierkörper und des Antitoxins, sowie ferner die Mitteilung, daß die Produktion der Tetanusheilsera unter des Verfassers besonderer Aufsicht nach Marburg verlegt und der Vertrieb der Marburger Firma Dr. Liebert und Dr. Ziegenbein übergeben ist. Die Heilsera unterliegen der Prüfung im Frankfurter Institut für experimentelle Therapie durch Prof. Ehrlich. Die Tetanusheilsera werden in 2 Abfüllungen zu 100 Antitoxineinheiten (15 Mk.) und zu 20 A.-E. (3 Mk.) abgegeben; erstere Abfüllung repräsentiert die einfache Heildosis, die letztere eine Immunisierungsdosis, welche zu verwenden ist bei allen Verletzungen, die eine Infektion mit Tetanusvirus als möglich erscheinen lassen.

„Wenn die Vorschriften dieser — dem Heilserum beigegebenen — Gebrauchsanweisung gewissenhaft innegehalten werden, wenn insbesondere dafür gesorgt wird, daß das Tetanusheilserum überall in den Apotheken und in den Krankenhäusern vorrätig ist, so daß der unwiederbringliche Zeitverlust durch die Bestellung und Absendung aus der Produktionsstätte vermieden werden kann, dann erst wird die Heilwirkung meines Tetanusmittels richtig ausgenützt werden können."

(Die Berechtigung dieser Forderung v. Behrings wird von jedem erfahrenen Tropenarzt anerkannt werden. Das Tetanusheilserum sollte ebenso wie Chinin und Morphium zum ständigen Inventar der Hausapotheke des Tropenarztes gehören. Ref.) Bassenge (Berlin).

Harloe, H. und Braun, Hugo. Zur Ätiologie des sogenannten rheumatischen Tetanus. Deutsche medizinische Wochenschrift 1903, Nr. 48.

Bei einem ausgesprochenen Tetanusfall gelang es erst vom 5. Tage nach der Einlieferung ins Krankenhaus die Eingangspforte für die Tetanusbazillen zu ermitteln. Der Erkrankte, ein Bergmann, hatte etwa drei Wochen vor der Erkrankung an Ohrenlaufen gelitten und wegen unerträglicher Schmerzen sich mit einem Besenreis, das er von dem Besen abgebrochen hatte, mit dem die durch Pferde betriebene Bahn gefegt wurde, das Ohr gereinigt.

Eine mit dem Blutserum des Kranken geimpfte weiße Maus ging in typischer Weise an Tetanustoxinvergiftung zu Grunde. Es gelang aber auch aus dem dem äußeren rechten Gehörgang entnommenen Material Tetanusbazillen zu züchten. Das Trommelfell zeigte eine stecknadelkopfgroße trockene

Perforation. Nach Lage der Sache wurde angenommen, daß die Infektion durch einen Epidermisdefekt im äußeren Gehörgang oder durch die entzündete Paukenhöhlenschleimhaut erfolgt war. Jedenfalls bot die Auffindung der Eingangspforte außergewöhnliche diagnostische Schwierigkeiten. Verfasser empfiehlt unter Nutzanwendung ihrer Beobachtung, Tetanusfälle, deren Ätiologie nicht aufzuklären ist, als solche kryptogenetischen Ursprungs zu bezeichnen und die Bezeichnung rheumatischen oder idiopathischen Tetanus fallen zu lassen, da man von einem Tetanus ohne Infektion durch Tetanusbazillen nicht sprechen kann. Bassenge (Berlin).

Hitzschlag.

Henderson, E. Heat Apoplexy. Brit. med. Journ. 20. Sept. 1902.

Hitzschlag wird in Shanghai während der heißesten Zeit (Anfang Juli bis Anfang September) in einzelnen Fällen oder kleinen Gruppen von Fällen beobachtet. Es sind nur Europäer betroffen und zwar vorwiegend beschäftigungslose Seeleute oder Bollwerksbrüder, die sich herumtreiben. Die meisten der Erkrankten waren Alkoholisten. Es wurden Temperaturen im rectum bis zu 44° C beobachtet. Die Behandlung bestand in kalten Übergießungen.
  Ruge (Kiel).

Clark, N. F. Heat apoplexy. British medical Journal 1903, S. 250.

In einer kurzen Mitteilung macht Verf. auf die Schwierigkeit der Differentialdiagnose des Komas infolge von Hitzschlag oder von Malaria aufmerksam. Zu Blutuntersuchungen ist dann keine Zeit, es kommt alles auf sofortige Temperaturherabsetzung und Erhaltung der Herzkraft an. Er erzielte in einem schweren Hitzschlagfall mit einer Temperatur von 109,8° F. in der Achselhöhle bei einem Feuerwerker durch ausgiebige Anwendung dieser Therapie vermittelst reichlicher Eisapplikation auf Kopf und Nacken, Verbringen des Kranken nahe der Tür unter eine Punkah und subkutane Strychnin- und Digitalis-Injektionen noch Genesung. Bassenge (Berlin).

Pocken.

Sanfelice, Francesco und Malato, Vitt. Em. Epidemiologische Studien über die Pocken. Hygienische Rundschau 1903, Nr. 1.

Die Provinz Cagliari (Sardinien) ist in den letzten 3 Jahrzehnten häufig von Pockenepidemien heimgesucht worden. Die letzte Epidemie nahm ihren Anfang in der zweiten Hälfte des November 1897 und wurde eingeschleppt durch ein 7jähriges Mädchen, welches sich in Tunis infiziert hatte. Die ärztlich nicht behandelte und daher anfangs nicht erkannte Erkrankung führte naturgemäß zu einer Reihe weiterer Infektionen unter der schlecht durchgeimpften Bevölkerung.

Die infolge des Ausbruchs der Seuche angeordneten Zwangsimpfungen hatten nur einen mäßigen prophylaktischen Erfolg, weil sich zahlreiche Personen den Impfungen entzogen. Es wiederholt sich immer derselbe Vorgang: sobald ein Dorf ergriffen ist, können durch schleunige prophylaktische

Impfungen noch eine Anzahl Personen geschützt werden; für gewöhnlich greift die Seuche schnell um sich, führt zu einer Reihe meist schwerer Erkrankungen unter der ungeimpften Bevölkerung, ergreift aber gelegentlich auch Geimpfte, aber meist nur solche, die entweder ohne Erfolg oder mit Scheinerfolg geimpft sind.

Aus der Zusammenstellung der Erkrankungen in den verschiedenen Altersklassen ergab sich, daß im Alter bis zu 15 Jahren eine größere Prädisposition und eine geringere Widerstandsfähigkeit gegen die Blattern vorhanden ist. Das weibliche Geschlecht hatte einen größeren Anteil an der Erkrankungs- und Sterbeziffer als das männliche.

In 3 Gemeinden mit 8513 Einwohnern hatten alle früher an Pocken Erkrankten, nämlich 1119 Individuen, durch das einmalige Überstehen eine für die in Rede stehende Epidemie dauernde Immunität erworben. Die Verfasser haben die Überzeugung, daß der natürliche Verlauf der letzten Pockenepidemie durch die Vornahme der Impfungen eine Änderung erfahren hat. In 5 infizierten Gemeinden wurden 50000 Personen geimpft und wieder geimpft.   Bassenge (Berlin).

Roger, H. und Garnier, M. in Paris. Neue Untersuchungen über den Zustand der Schilddrüse bei den Pocken. (Mit 4 Textabbildungen.) Virchows Archiv, Bd. 174, Heft 1.

Verf. sind auf Grund von Beobachtungen an gewaltsam Verstorbenen zu dem Ergebnis gekommen, daß die sonst bei der Leichenuntersuchung gefundenen mannigfachen Verschiedenheiten in der Beschaffenheit der Schilddrüse keine individuellen Eigentümlichkeiten innerhalb der Grenzen des Normalen sind, sondern pathologischen Vorgängen entsprechen.

Ganz besonders scheinen bei den Infektionskrankheiten Veränderungen gewöhnlich zu sein. Verf. ziehen die Grenzen des Normalen allerdings sehr eng und bezeichnen z. B. jede Drüse, welche statt des normalen Durchschnittsgewichts von 25 g ein solches von 30 g aufweist, als pathologisch.

Bei den Pocken fanden Verf. eine solche Vergrößerung häufig, setzen sie mit der auch sonst in drüsigen Organen (Leber) bei Infektionskrankheiten beobachteten Anschwellung in Parallele und sprechen sie als einfache Hypertrophie an, welche sich besonders in einer Vermehrung der colloiden Zwischensubstanz zwischen den Bläschen ausdrückt. Die Colloidmassen treten zumlich in die Lymphgefäße über. — Die Bläschen selbst enthalten weniger Colloid. Das Bindegewebe ist durchweg unverändert. Zuweilen kommen Blutungen vor. — Bei Kindern sind die Veränderungen geringer als bei Erwachsenen. Bei Neugeborenen sowie bei dem Fötus pockenkranker Mütter waren sie besonders hochgradig. Die Colloidmassen fehlten fast ganz, und es wurden Hämorrhagien beobachtet.

Verf. betrachten den Prozeß als eine zunächst rein funktionelle Störung, als eine Hypersekretion, die unter Umständen zur Erschöpfung der Drüsentätigkeit führt.   A. Plehn.

1904.

Archiv

No. 6.

für

Schiffs- und Tropen-Hygiene.

Band 8.

I. Originalabhandlungen.

Über die Krankheiten der Hochseefischer.

Von

Dr. J. B. van Leent.

Oberamtsarzt der Königl. Niederl. Marine.

I.

Ein Kapitel der exotischen Pathologie, das bisher in der deutschen Literatur die Aufmerksamkeit nur wenig auf sich gezogen hat, bilden die Gewerbekrankheiten der Fischer. Mit Rücksicht auf die heranwachsende Hochseefischerei der deutschen Küstenländer scheint es mir jedoch nicht ohne Interesse, diese Krankheiten hier kurz zu besprechen, denn das oben Gesagte gilt auch für die holländische medizinische Literatur; beim Wiederaufleben unserer Hochseefischerei ist zwar nach englischem und französischem Muster ein Verein zur Ausrüstung eines sogenannten Spital-Kirchenschiffs entstanden, aber nur in ein paar Artikeln in den Tageszeitungen ist dieser Tatsache Erwähnung getan.

Auch die sehr interessanten Mitteilungen des Herrn Dr. Heuking (holl. Übersetzung von Dr. Redeke) beziehen sich fast ausschließlich auf die sozialen und finanziellen Interessen der deutschen Fischerbevölkerung.

Von den französischen Schriftstellern über Schiffshygiene ist aber schon von Alters her diesen Krankheiten Beachtung geschenkt worden, und Le Dantec widmet ihnen mehrere kleine Kapitel in seinem „Traité des Maladies exotiques".

Es dürfte sich empfehlen, zuerst einen Überblick von den sanitären Verhältnissen der Fischer und von den medizinischen Hilfsmitteln an Bord von Fischerbooten zu geben und eine kurze Auseinandersetzung von den verschiedenen Versuchen voraus zu schicken, die im Laufe der Zeiten gemacht worden sind, um das

Chaos von eklen und mangelhaften Zuständen — die zum größten
Teil noch bestehen — zu beseitigen.

Auch die Geschichtsforschung sollte sich der französischen Literatur zuwenden. Zu einer Zeit, als in anderen Ländern Europas
davon noch nicht die Rede war, hat die französische Regierung
sich für die Gesundheit der Hochseefischer schon interessiert, und mit
Recht, denn die „Inscriptions maritimes" bilden schon seit der Regierung Colberts den Kern der französischen Marinemannschaft.

Im Jahre 1717 ließ der Regent Philipp von Orleans ein Regu-
lativ feststellen, worin verordnet wurde, daß jedes Schiff mit 20
Mann Equipage einen Chirurg haben sollte, namentlich galt dies
für die Hochseefischereifahrzeuge. Für die sogenannte Grönland-
oder Nordlandfischerei auf Spitzbergen schickten die Staaten von
Holland zwar schon Kriegsschiffe aus zum Schutze der Walfangs-
schiffe und der ungefähr 1608 entstandenen „Stadt" Smerenburg,
und vielleicht werden die Schiffschirurgen an Ort und Stelle, wo
es nötig war, auch wohl ärztliche Hilfe geleistet haben, aber
spezielle Gesundheitsmaßregeln im Interesse der Fischer sind von der
Regierung der alten Republik nicht verordnet. Bis zur Hälfte des
vorigen Jahrhunderts hat sich der Zustand für unsere Fischer nicht
viel geändert — eine „Nordische Kompagnie", die einen Schutzes
von bewaffneten Schiffen bedurfte, bestand leider lange Zeit nicht
mehr, und die verfallene Nordseefischerei konnte immer von den
Schulschiffen der Marine Hilfe bekommen, einer Korvette und ein
paar Briggs, die damals regelmäßig die Nordsee besuchten.

In Belgien ist das Schiffsjungenschulschiff, die Ville d'Ostende,
jetzt noch zum Schutz der Fischerei bestimmt; bei der allmählichen
Ausbreitung der holländischen Fischerflotte erwies es sich bald nötig,
drei Fahrzeuge der Königlichen Marine mit der Nordseepolizei zu
betrauen. Die niederländischen Sanitätsoffiziere haben das ihrige
beigetragen, um diese Polizei bald recht populär zu machen, obgleich der internationale Vertrag von Haag, 6. Mai 1882, bloß eine
gesetzliche Anordnung war.

In Frankreich hatte das alte Gesetz im Jahre 1819 eine Erneuerung erfahren: jedes Schiff mit 40 Mann sollte einen Chirurg
haben, die kleineren Fahrzeuge nur eine Medizinkiste. Im Jahre
1869 ist die königliche Verordnung betreffs dieser Medizinkisten
etwas geändert, und im Jahre 1894 hat die Regierung eine sehr
radikale Reformation verordnet, da der Inhalt derselben gänzlich
veraltet war und den Vorschriften schlecht oder gar nicht mehr nach-

gekommen wurde. Jedoch gelang es den Reedern, eine Übergangs-
periode von mehreren Jahren zu erzielen, und von vielen französischen Marineärzten ist denn auch darauf hingewiesen worden, daß
der Willen zur Ausführung diesen Herren völlig entbrach!

Die Choleraepidemie von 1866 hatte die Reeder wohl etwas
vernünftiger gemacht, und speziell die Reeder von Ostende in Belgien
haben damals noch etwas für ihre Leute getan, aber bald ist die
alte Rücksichtslosigkeit wieder zurückgekehrt.

Man kann sagen, daß die ärztliche Versorgung der Fischer bis
zu den letzten Jahrzehnten des 19. Jahrhunderts überhaupt eine
Leidensgeschichte war. Hatten schon nach der Erneuerung des Ge-
setzes von 1819 viele Reeder die Verordnung dadurch zu umgehen
gewußt, daß sie immer 39 statt 40 Mann auf einem Schiffe hatten,
so wurde es noch ärger, als man bemerkte, daß in vielen Fischerhäfen die Kontrolle eine sehr dürftige war, und sie verstanden es,
sich der lästigen Medizinkiste ganz zu entledigen, indem die
alljährliche Inspektion auf dem Bureau des Hafenmeistern von den
gesamten Schiffern mit einem einzigen Exemplare gemacht wurde;
in Wirklichkeit war die Medizin auf den Fischerbooten vertreten wie
zur Ursprungszeit der Neufundlandfischerei — ungefähr 1536!

Indes hat die französische Regierung immer wieder versucht,
diesen Übelständen vorzubeugen, so muß seit 1844 jeder Schiffer, der
ohne Arzt fährt, einige elementare chirurgische und medizinische
Kenntnisse haben. Im Jahre 1852 wurden die Vorschriften von
1819 für die Neufundlandfischerei verschärft, aber unter vielerlei
Vorwänden wußten die Reeder doch wieder daran vorbeizukommen.
Meistens wurde angegeben, daß keine Mediziner sich anböten, und
wirklich gab es schließlich keinen einzigen Arzt mehr, der bereit war,
mit der Fischerflotte mitzugehen, sogar für eine Stelle als Fischerei-
arzt auf der Insel selber gab es sehr wenige Liebhaber, so daß die
Regierung sich im Jahre 1889 entschloß, den Sanitätsdienst bei
der Neufundlandfischerei den Ärzten der Division navale auf-
zutragen.

Für die gute Instandhaltung der Medizinkisten sind von Staats-
wegen und von philantropischen Vereinen Prämien ausgeschrieben
worden, aber zum Teile ist dies fruchtlos gemacht durch Reeder, deren
Geiz es erfand, nur auf den Nichtgebrauch der Kiste Belohnungen
zu setzen!

Haben die französischen Marineärzte Gelegenheit gehabt, einige
wenige günstige Ausnahmen zu konstatieren, desto trauriger war

die Erfahrung, daß es auf mehreren Schiffen nicht einmal nötig war,
den oben genaunten Kniff zu verwenden — denn absolute Unwissenheit
bewirkte, daß viele dieser braven Leute sich vor dem „Gifte" fürch-
teten und höchstens die Verbandstoffe noch einige Anwendung
fanden! Aber gewiß wird auch hier der Fleiß der Kollegen am
Ende den Sieg davon tragen, denn in freiwillige während des Winters
umsonst gegebenen Kursen wurde schon mancher Schiffer für die gute
Sache gewonnen. Auch in den deutschen Fischerhäfen wurden schon
zur Winterszeit solche Kurse gehalten und in der „Anleitung zur
Gesundheitspflege am Bord von Kauffarteischiffen" sind Tabellen zur
Einrichtung von Medizinkisten für Fischereifahrzeuge verschiedener
Größe aufgenommen. Aber auch hier hat man mit Dummheit und
schlechter Gesinnung zu kämpfen. Aus eigener Erfahrung weiß
ich, daß auch deutsche Heringlogger fahren ohne die geringsten
ärztlichen Hilfsmittel.

   „The Fisherman‚s Nautical-Almanac" enthält eine Gebrauchsanweisung für eine bestimmte Medizinkiste, ob diese immer vorhanden ist bei den englischen Fischern, ist sehr fraglich. — Auch
den australischen Perlfischerbooten fehlt absolut alles. —

   Allein die amerikanischen Fischkutter bei Neufundland sollen
diese wünschenswerten Einrichtungen wirklich besitzen.

   Was die holländischen Fischern betrifft, soll man es jedesmal
loben, wenn es überhaupt etwas von Verbandmitteln etc. an Bord
gibt, denn es besteht bei uns absolut keine Vorschrift auf diesem
Gebiete. Auch hier scheitert der gute Willen oft an Dummheit
und Gleichgültigkeit und nicht bloß seitens der Fischer. Meistens
sind es die Apotheker der Fischerdörfer, die jedes Jahr die Medizinkiste ausstatten, aber ohne jemals die Mühe zu nehmen, etwas an
den Inhalt zu ändern oder die Schiffer darüber zu belehren. Einige
berüchtigte Spezialmittel und mehrere sonderbare Sachen aus der
vorantiseptischen Periode nehmen dabei eine Ehrenstelle ein.

   Auf zweierlei Weise hat man in verschiedenen Ländern in
der neueren Zeit versucht den Fischern zu Hilfe zu kommen: erstens
durch Errichtung von Hilfsstationen und Fischerheimen, zweitens durch
Ausrüstung von ausschließlich für den Beistand bei Unglücksfällen
an Bord von Fischerbooten bestimmten Schiffen.

   Bisher war die Teilnahme von Privatpersonen nur eine sehr
geringe gewesen, die Hochseefischer wurden bei der großen Arbeiter-
frage immer vergessen oder in poetischer Weise als freie glück-
liche Seefahrer betrachtet. In den letzten Jahrzehnten beginnt

die neue Epoche der gemischten Staatsorge und des Auftretens
der philantropischen Vereine. Auch hier gebührt der französischen
Regierung wieder die Ehre der Priorität des Gedankens; zwar datiert
die sogenannte „Thames Church mission" von 1844, aber wie der
Namen schon andeutet, war das Ziel allein die Verfolgung der
religiösen Interessen, die Mission ging aus von Londoner Tempe-
renzlern, die Medical Mission ships datieren erst von 1884.

Die französische Fischerflotte wurde schon regelmäßig von einzelnen Kreuzern oder sogar von ganzen Geschwadern der Marine be-
sucht, aber seit 1876 wurde ihr die sogenannte „côtres annexes"
beigegeben, welche sie während der ganzen Campagne nicht mehr verlassen. Diese Kutter, jetzt kleine Dampfer, stehen unter Befehl
eines Lootsenschiffers; im Anfang wurde ein Vorrat einfacher Medikamente und Verbandstoffe mitgegeben, später eine recht hübsch ausgestattete Medizin- und Verbandkiste und ein Unteroffizier vom
Sanitätskorps an Bord detachiert.

Im Jahre 1879 ward schon der Vorschlag gemacht, für die
Islandfischer ein Sammelpunkt anzuweisen und zu einer bestimmten
Zeit eines der vorzüglichen „Navires-Hôpitaux" der Marine dorthin
zu schicken, leider konnte dies aus verschiedenen Gründen nich
geschehen. So kommt es, daß das Publikum nur die Arbeit der
englischen Wohltätigkeits-Vereine, die sich des Loses der Arbeiter
des Meeres annehmen, zu würdigen weiß. Wie schon gesagt, steht
die Temperenzbewegung diesem recht humanen Unternehmen nicht
fern, aber die ärztliche Hilfeleistung ist für diese Kreise, welche
nicht selten der Schulmedizin feindlich gegenüber stehen, gewiß nicht
die Hauptsache gewesen. Im Anfange hatten die „Medical Mission-
ships" sogar keinen Arzt, jedoch hat die Flotille und das Personal
sich schnell vergrößert. Im Jahre 1895 hatte der Verein 3 Schiffe
und im Jahre 1898 schon 5, wovon 3 mit 8 und 2 mit 5 ausschließlich für Kranke bestimmte Kojen. Alle Missionsschiffe sind Dampfer.

Im Auslande, besonders in Frankreich, vielleicht nur um das
wohlhabende Publikum zur Nachfolge anzuregen, hat man der
Arbeit der Mission mehr Lobreden gewidmet, als sie wohl verdient:
nur zur schönen Sommerzeit fahren die Hospitalschiffe mit Clergyman
und Doktor, im Winter sind es ganz gewöhnliche Fischerboote und
fahrende Läden. Das Spital und die Kirche, welche den schönsten
Teil des Schiffes einnimmt und nur in dringender Not mit Kranken
belegt werden darf, sind dann ganz unbenutzt. Auf einem dieser
Boote zeigte der Schiffer mir einige verdorbene Medikamente und

schmutzige Verbandstoffe, die man ihm gelassen hatte, mit der sehr richtigen Bemerkung, daß er sich fürchte davon etwas zu gebrauchen. In Amerika soll es mehrere vorzüglich ausgestattete Missionsschiffe geben.

Merkwürdig und sogleich charakteristisch für die angelsächsische Rasse ist es, wie man es in beiden Ländern verstanden hat, die Millionäre zur Teilnahme zu bewegen: durch Spendung einer besonders großen Summe kann man das Recht erwerben, einem neuen Schiff seinen eigenen Namen zu geben. Ein schönes Vorbild gab die verstorbene Königin Victoria, indem sie die Mittel für Bau eines „Albert" schenkte.

Die französische „Société des Oeuvres de mer" ist zur Zeit der großen Ausbreitung des englischen Vereines entstanden, den sie zwar nicht an der Anzahl der Schiffe, aber gewiß an Tüchtigkeit bald übertroffen hat.

Die in Frankreich zusammengebrachten Gelder waren nur ausreichend, um zwei Segelschiffe — Dreimastschaluppen oder Goëletten in die Fahrt zu bringen. Der große Vorteil ist aber, daß es neue Fahrzeuge waren, speziell zu diesem Zwecke erbaut.

Von der Regierung wurde die Detachierung von Marineärzten und kostenfreie Aufnahme der Schiffe auf den Marinewerften zugesagt.

Im ersten Anfange hatte der französische Verein ein großes Mißgeschick zu bedauern, da das erste Schiff der „Saint Paul" an der Küste von Island verunglückte; die Besatzung wurde vom dänischen Schiffe „Heimdal" gerettet. Im folgenden Jahre wurde aber schon ein Ersatzschiff gebaut.

Das dritte Schiff der Oeuvres de la Mer, im Jahre 1901 von Stapel gelaufen, ist wohl das schönste Fahrzeug, das man sich auf diesem Gebiete denken kann. Der „St. François d'Assise" ist auch ein Dreimastsegelschoner, aber zugleich von einer Hilfsdampfmaschine versehen. Ziemlich viel größer wie die beiden andern Schifflein und wenn möglich noch besser ausgestattet, wird dieses Musterschiff auf der Neufundlandküste recht Schönes leisten können.

Durch die Erbauung dieses dritten Schiffes können der „St. Pierre" und der „St. Paul" fortan ausschließlich für die Nordsee- und Islandfischerei bestimmt werden.

Auch in Holland gibt es seit ein paar Jahren ein „Hospitaalkerkschip" (Spitalkirchenschiff). Leider sind die Fonds zu dieser Einstellung nur unter den größten Schwierigkeiten zusammen gekommen. Namentlich war hier eine Religionsfrage im Spiele, womit man in England und Frankreich nicht zu rechnen brauchte: es gibt bei uns katholische Fischer und Protestanten, diese letzteren sind wieder geteilt in Calvinisten und Leute von mehr moderner Richtung.

Die Calvinisten besaßen schon ein Seemannsheim auf der Insel Lerwick und von katholischer Seite hatte man Bedenken gegen einen protestantischen Geistlichen. So kommt es vor, daß die Fischer es nicht selten vorziehen einen Polizeikreuzer abzuwarten. Nichtsdestoweniger hat der Segelschooner „de Hoop", das niederländische Spitalkirchenschiff, schon recht vieles geleistet. Schade nur, daß auch dieses Schiff im Winter zu Hause bleibt. Unsere Fischer, deren Fahrten sich auch schon bis Island ausstrecken, sind daher meistens auf fremde Hilfe angewiesen. Im Herbst 1901 hat einer von unseren drei Polizeikreuzern ein paar schwerkranke Fischer an Bord nehmen müssen.

Eine andere Art von Versorgung kranker Fischer, ursprünglich meistens ausgehend von privater Initiative, ist die Errichtung von Asylen im Auslande auf einer den Fischgründen nahen Station.

Die französische Kolonie auf Neufundland, der sogenannte „French shore", hat schon von alters her Häuser besessen, wo kranke Fischer aufgenommen wurden; diese Häuser, sogenannte „maisons de santé", waren äußerst unsauber, und die Pflege war der Einrichtung gemäß. Die armen Kranken zahlten ihrem wenig gewissenhaften Wirt 2.50 frs. pro Tag und hatten dazu noch die Kosten für die Medikamente selbst zu tragen. Leider waren die früheren Civilärzte an der Sache interessiert, da sie von den Reedern einen festen Gehalt bekamen. Die Gesamtkosten für das Militärspital waren nur 3 frs., aber nur Sterbende und Schwerkranke wurden nach dem Lazarett geschickt. In den Maisons de santé kamen niemals Todesfälle vor, da die Inhaber sich immer beeilten, Patienten in extremis schleunigst dorthin zu transportieren.

Von einem humanen Arzte, Dr. Sabatier, wurde ein eigenes Maison de santé eröffnet, wo dem kranken Fischer eine gute Behandlung gesichert war.

Von den Missionären von St. Joan de Deo ist später ein Seemannsheim und ein kleines Spital gestiftet.

Durch diese Konkurrenz und vornehmlich, weil die Civilärzte die Kolonie verlassen haben, sind die übeln alten Privatkliniken verschwunden, aber die Gefahr war bestehen geblieben, daß sie wieder eröffnet würden, sobald sich ein neuer Civilarzt niederließ, deswegen

ist beim Erlaß von 1894 für jede Privatklinik die periodische Inspektion durch einen Marinearzt vorgeschrieben.

An der Labradorküste bestehen zwei englische Spitäler. Jedes
hat eine Dampfpinasse zum Abholen von Patienten.

Am interessantesten sind wohl die Einrichtungen auf Island.
An verschiedenen Küstenplätzen gibt es sehr tüchtige dänische Ärzte,
die zum Teil kleine, aber sehr gut eingerichtete Kliniken zur Verfügung haben, wie zu Seydisfjord, Vopnafjord und Akureyri auf
der Nordküste, Isafjord und Patrixfjord auf der Westküste. Die
Südküste, in deren Nähe die im Frühjahre stark besuchten Fisch-
gründe sind, ist ganz von Ärzten entblößt.

Zu Reikjavik und Faskridfjord gibt es Spitäler der geistlichen Schwestern von „St. Joseph de Chambéry" und von der
„Société dunquerquoise", mit Laienpersonal. In einem recht interessanten Artikel sind diese Spitäler von Dr. Fallier der französischen Marine beschrieben worden. Einzelheiten sind im Original nachzulesen. Schon früher wurde von der „Association des
dames françaises" Sorge dafür getragen, daß die kranken französischen Fischer im alten Civilspitale zu Reikjavik Wein bekommen
könnten, da ihnen die fremde Kost, speziell die Milchdiät, außerordentlich zuwider war.

Die norwegische Regierung hat schon lange auf den Lofoten-
inseln Fischereiärzte angestellt.

Das holländische protestantische Seemannsheim auf Lerwick
wurde schon früher erwähnt.

In einer ganz anderen Himmelsgegend, namentlich Australien,
hat das Loos der Hochseefischerei auch die Aufmerksamkeit der
Regierung rege gemacht. Namentlich haben die örtlichen Behörden
von Port Kennedy auf Thursday-Island in der Torresstraße, dem Zentrum der Perlfischerei, den angesiedelten Reedern die Verpflichtung auf-
gelegt, für ihre Mannschaft per Monat und pro Person ein Schilling
an den „Hospitalfonds" zu zahlen. Dafür hat die ganze Schiffsmannschaft freie Verpflegung. Das Spital ist sehr einfach, aber zugleich
sehr modern und für das ozeanisch-tropische Klima besonders zweckmäßig eingerichtet. Jedesmal, daß ein Perlfischerboot im Hafen von
Port Kennedy einkehrt, wird die Schiffsmannschaft inspiziert von
einem Arzte, vornehmlich in Bezug auf Hautkrankheiten, Syphilis,
Beriberi und Skorbut, welche Krankheiten leider nur allzuhäufig sind.

Wie schon früher gesagt wurde, sind die Perlfischer auf ihren
längeren Reisen absolut von aller Hilfe entblößt.

II.

Über die sanitären Verhältnisse an Bord von Fischerbooten
können wir uns sehr kurz fassen, denn es kann als Regel gelten,
daß jede Spur von Schiffshygiene fehlt, ja sogar die meist einfachen
Reinheitsmaßregel weit zu suchen sind. Man spuckt und uriniert
auf dem Oberdeck; Bettzeug wird in den festen Kojen der Fischer
meist nicht gefunden, die Leute legen sich ganz gekleidet, oft mit
den großen Stiefeln zu Bette. Zum Teile werden die nassen Ober-
kleider ausgezogen, aber doch immer im Volkslogis aufgehängt. Die
Wäsche wird während der Campagne nie gewechselt, ausgenommen,
wenn einer zu seinem eigenen Wohl durchnaß wird! Auch die
Nahrung läßt oft viel zu wünschen, am günstigsten soll sich der
deutsche Schiffsmann verhalten, wie mir von Leuten aus Groningen
auf einem Emdener Heringslogger erzählt wurde. Meistens ist die
Quantität wohl genügend, aber die einzige Abwechslung sind die
Reste des Fischfanges, und die Qualität ist oft sehr schlecht. Eine
große Sache ist, daß die holländischen Fischer nie ausgehen ohne
Kartoffeln und Bier, auch die belgischen und Dünkirchener Fischer
fahren nur unter dieser Bedingung. Am schlechtesten sind die Verhältnisse der Fischer aus der Bretagne. Ihre Ernährung ist mangelhaft und die Arbeit äußerst schwer, da die Reeder mehr darauf
achten, ob der Mann ein guter Fischer ist denn ein kluger Seemann.
Unglücksfälle sind denn auch sehr häufig.

Das größte Übel ist jedoch, daß dem Menschen für all dieses
Elend eine Panacee gegeben ist in dem Alkohol, der für den Reeder
auch ein nie versagendes Lockmittel ist, um immer wieder neue
Arbeitskräfte zu bekommen. Sind die Fischer aus anderen Gegenden
eben keine Temperenzler, am ärgsten hat das Laster seine Ver-
heerungen gemacht bei der einfachen Bevölkerung der Küsten der
Bretagne. Es war Sitte, daß der Fischer jede drei oder vier
Stunden einen Schnaps bekam, aber die französische Regierung hat
die Tagesration auf 0,25, später auf 0,20 l zu reduzieren versucht,
kein Islandfischer darf aussegeln mit einem größeren Quantum
alkoholischer Getränke. Wein, Bier und Cider sind frei gelassen
als „boissons hygièniques". — Leider wird der Branntwein immer
von Reedern wie von Matrosen bevorzugt, er nimmt wenig Raum
ein und verdirbt nicht! Die 60 Liter, welche per Mann zu-
gestanden wurden, reichten nur 5—6 Monate aus, so daß man
ohne die Extras bereits zu der enormen Quantität von ½ Liter bis
0,4 Liter von 40—55°/₀igem Alkohol pro Tag kam. Um den Wett-

bewerb mit den großen Reedern anshalten zu können, versprachen die
für eigene Rechnung fahrenden Schiffer am Ende eine unbeschränkten
Branntweinkonsum. Das schrecklichste war, daß schon Frauen und
Kinder in guten Jahren anfingen, sich der Trunksucht hinzugeben
nach dem Vorbilde der als Alkoholiker heimkehrenden Männer, so
daß es Hygieniker gibt, welche behaupten, daß ein schlechtes Jahr
in der Tat ein Segen für die Bretagner Fischerbevölkerung ist.

Für Neufundland hat man sogar den Versuch nicht gemacht,
aber auch für Island und die Nordsee war es äußerst schwierig, die
Maßregeln durchzuführen. Erstens, da die Islandfischer auf der
Insel im „Café Français" immer neue Vorräte von schlechten Whisky
bekommen können und zweitens, weil besonders von den „Jägern"
— Schiffe, welche zu bestimmter Zeit den gefangenen Fisch abholen — ein ausgebreiteter Schmuggelhandel getrieben wurde.

Von den ausschließlich zum Getränkeverkauf in der Nordsee
fahrenden Schiffen sind wohl nur sehr wenige übrig, da seit 1890
die Polizeimaßregeln bedeutend strenger sind; es sollen jedoch immer
noch von einigen einzelnen „Parfümören" gute Geschäfte gemacht
werden, die den Schnaps unter der Etikette von „Kölnischem
Wasser" einschiffen.

Der Alkoholverbrauch auf holländischen Fischerbooten ist nicht
besonders groß. Zwei „oorlams", ungefähr 0,1 Liter, Schnaps pro
Tag ist Regel, jedoch hat der englische Nachbar unseren Leuten
den Vorwurf gemacht, das Laster zum eigenen Nutzen anzubeuten,
und es gilt jeder Schiffer-Schankwirt als ein „Dutch copper". Können
wir uns freuen, daß alles Mögliche getan wird, um dem Alkoholmißbrauch vorzubeugen, ganz verbieten möchten wir den Schnaps doch
nicht, denn die feuchte Kälte macht sehr oft ein Stimulans absolut notwendig, während das Meer meistens nicht erlaubt, ein warmes nicht-
alkoholisches Getränk zu bereiten. Jeder, der das Laboratorium für
einige Zeit mit einem kleinen Segelschiffe vertauscht hat, wird
wohl damit einverstanden sein.

Aber die Wahrnehmung der französischen Marineärzte ist wohl
auch dazu geeignet, als Argument für die alte Idee zu dienen,
daß der Alkohol ein Sparmittel sei; wenigstens beweisen die von
den Reedern an ihrer Schiffsmannschaft gemachten Experimente,
daß die Fischer unter Einfluß von dieser „Peitsche von Fusel" zu
staunenswerten Leistungen von Kraft und Ausdauer im stande sind
bei dürftiger und ungesunder Kost. Aber immer bleibt der Alkohol
ein zweischneidiges Schwert. Bei der Verbreitung der Tuberkulose

spielt er eine große Rolle. Die große Volksseuche ist zwar nicht als eine spezielle Fischerkrankheit zu betrachten, aber gerade in den Fischerdörfern wählt sie viele Opfer (Scheveningen, Huizen in Holland; Norwegische Küstenländer, die Bretagne). Die Inzucht mag auch wohl in Bezug auf die hereditären Momente ihren Anteil haben.

Diese letzte Bemerkung kann auch für die sehr häufigen Carcinomfälle in den holländischen Küsteuplätzen gelten und für die Lepra unter den norwegischen Fischern. Aber die Hauptursache der Leprainfektion ist nach Armauer Hansen der Mangel an Reinlichkeit, und vielleicht ist dies auch wohl ein ätiologisches Moment für die große Zahl von Epitheliomen unter der Bevölkerung Scheveningens.

Akute Pneumonie, Pleuritis und die Krankheiten der oberen Luftwege sind selbstverständlich sehr häufig, eine beträchtliche Anzahl von Fällen kommt in jeder Statistik der Missionsschiffe vor, auch viele nicht weiter definierte Fälle von „Fieber", die meistens aber einen influenzartigen Charakter haben. Weiter sind Gelenk- und Muskelrheumatismus den Fischern nur allzugut bekannt, auch bei jungen Leuten. Ältere Fischer leiden oft an Diabetes, Morbus Brigthii, Ischias und Asthma.

Trotz des bekannten Alkoholgenusses ist Lebercirrhose sehr selten wahrgenommen.

Eine sehr eigenartige Krankheit, von welcher die Fischer auf See oft heimgesucht werden, ist eine akute Gastroenteritis, welche verursacht wird durch die schlechte Verdaulichkeit des allgemein benutzten Zwiebacks, namentlich soll der weiße englische Zwieback besonders leicht diesen „diarrhée du biscuit" geben.

Der Typhus abdominalis tritt bei den Hochseefischern noch oft als Schiffskrankheit auf; daß diese Epinantien nicht viel häufiger und viel ausgedehnter sind, ist nach den französischen Kollegen wohl zu erklären aus der Tatsache, daß die Fischer so äußerst wenig Wasser trinken, aber schlechter Cider oder vergorenes Bier können sehr leicht dem Ebertschen Bacillus zum Vehikel dienen.

Die Cholera hat sich nur im Jahre 1866 mit den Hochseefischern eingeschifft, aber bei den späteren europäischen Epidemien findet man sie zwar wohl als nautische, aber nicht wieder wie Fischerkrankheit erwähnt.

Im Jahre 1871 trat eine Pockenepidemie unter den Islandfischern aus Dünkirchen auf, was bei den jetzigen Bestrebungen

der Gegner der Schutzpockenimpfung in aller Herren Länder wohl
Erwähnung verdient.

Fast endemisch war in den letzten Jahrzehnten der Fleckt yphus
im Fischerdorfe Scheveningens, der Kurort blieb aber immer ganz
frei — ein Beweis für die Zweckmäßigkeit der einfachsten hygienischen Maßregel. Hatten die Fischer doch die Gewohnheit, den
Fischabfall in dem kleinen Hofe bei jedem Hause auf einem Dünger-
haufen zu versammeln, um so eine Brutstätte von Infektionskrankheiten in ihrer nächsten Nähe zu unterhalten. Auch auf den Schiffen
kamen ab und zu einige Fälle vor.

Auf Neufoundland soll die Krankheit auch häufig vorkommen,
was bei den äußerst schlechten sanitären Verhältnissen der tempo-
rären Bevölkerung wohl zu begreifen ist. Die Regierung der Kolonie
hat überhaupt bei den großen Menschentransporten, die jedes Jahr
über den Ozean geführt werden, eine schwere Aufgabe, infektiösen
Krankheiten zuvorzukommen. So war im letzten Jahre beinahe das
Scharlachfieber eingeschleppt worden.

Die Neufoundlandfischerei bildet auch die Brücke, welche unsere
Pathologie der Hochseefischer mit der Tropenpathologie verbindet
und zwar durch Malaria, Skorbut und Beriberi.

Die Malaria wird zwar ebensogut bei den Fischern in Europa
angetroffen, aber eben die schweren Formen machen sie hier merkwürdig, da sie oft zusammen geworfen wird mit atypischen Fällen
von Skorbut und Beriberi, denn was von den Fischern mit den
Namen „Mal de bois" angedeutet wird oder auch wohl „mal de
terre", ist wahrscheinlich ein Komplex dieser Krankheiten. Daß die
Beriberikrankheit dabei im Spiele sei, ist zuerst wieder von Bonain
erhoben worden und von Chastang bestätigt. Die Richtigkeit
dieser Auffassung will mir ganz gut einleuchten, seitdem mir während
eines Aufenthaltes zu Port Kennedy von Herrn Dr. Wassell,
Health officer auf Thursday-island, Patienten gezeigt wurden,
welche an der hydropischen oder an der atrophischen Form der
Beriberi erkrankt waren, aber sogleich deutliche Symptome von
Skorbut zeigten, namentlich das leicht blutende Zahnfleisch und auch
wohl subkutane Blutungen.

Diese Mischformen sollen sehr häufig sein bei den australischen
und japanischen Perlfischern. Von den Scealenten selbst wird meist
nur schlechtweg von „Beriberi" gesprochen, und diese Fehldiagnose
ist sogar von Marineärzten, die solchen Perlfischerbooten auf der
Nordküste von Neu-Guinea begegneten, übernommen. Sogar sind

sie dabei zu dem falschen Schlusse gekommen, daß die „Beriberi"
heilbar sei durch einfachen Zusatz von frischen Vegetabilien zu einer
ungenügenden Kost! Mit einer exakteren Deutung dieses Siechtums
der Fischer, wie sie von den Kollegen auf Neufundland und auf
den Inseln in der Torresstraße gemacht wurde, wird man aber viel eher
geneigt sein, die alte wissenschaftliche Erfahrung zu würdigen,
daß der Skorbutiker frische Pflanzenkost, der Beriberipatient frisches
Fleisch und Fett erhalten müsse!

III.

Die chirurgischen Krankheiten der Fischer sind auch ihre Gewerbekrankheiten, im engeren Sinne Unfallsverletzungen, vor allem
Knochenbrüche gehörten zu den täglichen Gefahren der Walfischerei,
aber auch bei der mehr friedlichen aber so äußerst schweren Arbeit
der Heringsfischer sind sie keine Seltenheiten. Am wichtigsten sind
aber wohl die zur „kleinen Chirurgie" gehörigen Affektionen und
zwar in erster Reihe die ausgedehnten Panaritis — „panaris des
pêcheurs" und „Cheiropompholyx" (Hutchinson), welche auf allen
Fischgründen angetroffen werden.

Speziell die Kabliaufischer sind der Gefahr ausgesetzt, diese oft
riesigen Phlegmonen zu bekommen, da die Behandlung der Fisch-
haken immer kleine Verletzungen und Excoriationen verursacht, dazu
kommt noch, daß bei schwereren Verletzungen die Seeleute oft nicht
einmal so vernünftig sind, die Angel weiter durchzudrücken und
den Widerhaken abzukneifen, sondern roh zurückziehen. Seltener sind
die Panaritien durch abgebrochene Stachel des Rochen, Makrele
oder des Petermännchens, dagegen haben sie meist einen sehr üblen
Charakter. Am gefährlichsten sind die Dornen vom Kopfe und von
dem Bauche des Herings, die wegen ihrer Feinheit tief eindringen
und nicht selten ostale und periostale Panaritis verursachen.

Die Sardellenfischer haben selten von diesen bösartigen und
großen Panaritien zu leiden, eben weil die Fische unbewaffnet sind,
und weil die Zeit zum Faulen zu kurz ist, da die Sardellenfischerei
an der Küste getrieben wird.

Merkwürdig ist aber eine Wahrnehmung von Dubois, St. Sévrin:
ein Konservenfabrikant berichtete ihm, daß unter seinen Fabrik-
arbeitern plötzlich eine Epidemie von Panaritien aufgetreten sei —
obgleich kleine Verletzungen an den Händen beim Verpacken und
Einlöten der Sardellen nicht selten sind, sei so etwas, soweit er
wisse, noch niemals vorgekommen.

250 Dr. J. B. van Leent.

Eine genaue Untersuchung wies aber nach, daß mehrere
Büchsen des jüngsten Vorrats mit verdorbenen Fischen gefüllt
waren.

Der bakteriologische Befund war ein prodigiosus-artiges Bacillus
(„coccobacille rouge de la Sardine").

Von Le Dantec ist später auch gefunden, daß der rote Belag
beim verdorbenen Kabljau von einem Stäbchenbacillus verursacht wird,
dessen nicht pathologischer Charakter ebenso wie für einen kleinen
Mikrococcus in diesem Belage durch mehrere Tierexperimente festgestellt wurde. Veranlassung zur Infektion scheint von anderen Mikroorganismen gegeben zu werden: faulender Fischabfall enthält Proteus
vulgaris und P. mirabilis, mit welchen Mikroben auf diesem Boden
und in Bouillonkultur gezüchtet bei Tieren große Abscesse und
Suppurationen hervorgerufen werden können. Höchstwahrscheinlich
haben wir hierin auch den wirklichen Unterschied vor uns gegenüber
den vulgären Panaritien, wobei Staphylococcus pyogenes albus und
aureus gefunden werden.

Gegen die alte Behauptung von Nielly, daß die Fischerpana-
ritien spontan seien, hatte Saurel schon im Jahre 1862 einge-
wandt, daß die Infektion häufig epidemisch auftritt, nachdem er eine
große Anzahl von Fällen auf Schiffen gesehen hatte, welche die
Reise um Kap Horn schon gemacht hatten. Zweifelsohne sind damals äußerst virulente Bakteriengenerationen im Spiele gewesen.
Eingesalzenes Aas von Pfannhering und Stichling ist auch besonders infektiös.

Eine andere Art von Fischköder verursacht wieder andere in-
fektiöse Prozesse, die weniger gefährlich, aber doch auch äußerst
schmerzhaft sind.

Um 1897 haben die Neufundlandfischer angefangen, sich
einer Art Tintenfisch, Loligo vulgaris (encornet) und einiger
Krustaceenarten wie „bulot" und „bigornean" zu bedienen. Das
Blut dieser Tiere wirkt sehr irritierend auf die Epidermis und
verursacht Ulcerationen in den Händen, welche zuerst gering geschätzt werden, wie schon der Name „punaises" andeutet, aber bei
fortwährender Vernachlässigung den Kranken völlig arbeitsunfähig
machen: am Ende entstehen mit Eiter gefüllte pemphigusähnliche
Blasen, das corpus papillare wird bloßgelegt und blutet stark bei jeder
Berührung, während Kontakt mit dem Meereswasser unleidliche
Schmerzen verursacht. Als prädisponierende Momente kommen
natürlich die schlechte Ernährung und schlechte hygienische Zustände

in Betracht; nach Dubois St. Sévrin sind speziell jugendliche
Individuen von lymphatischem Temperamente und zur Pthise veran-
lagte gefährdet.

Es ist wohl kaum nötig, zu sagen, daß auch der Alkohol eine
causa disponens abgibt, er gilt als internes Universalmittel, aber
mit seinen vorzüglichen Eigenschaften als äußerliches Medikament
zu Verbänden sind die Fischer absolut unbekannt; der verdünnte
„Liquor van Swieten" hat auch, als feuchtwarme Umschläge appli-
ziert, auf die Panaritien einen besonders günstigen Einfluß, eine
breite und tiefe Incision und Eröffnung der Blasen sind bei beiden
Krankheiten meistens erforderlich, aber wann kommt der Schiffer
dazu, einmal einen Verband anzulegen! Zur „Operation" ent-
schließt man sich an Bord wohl nie.

Eine ähnliche Krankheit wie auf Neufundland kommt vor bei
den Heringsfischern in der Nordsee und bei den Islandfischern,
woher. sie auch den Namen „Fleurs d'Islande" oder „Ulcères des
saleurs" haben. Nicht allein der mit Fischblut gemischte Pökel,
aber schon das unter den ledernen Schutzärmeln der Matrosen eindringende Meerwasser kann bereits die Epidermis so sehr macerieren,
daß die Geschwüre auftreten.

Nach Nielly sollen bei schweren Infektionen eine Art anthra-
koïder Furunkel vorkommen.

Eine ulcerative Keratitis, die häufig unter den Fischern vorkommt, ist auch mit den Ulcerationen der Einsalzer in Zusammenhang gebracht worden.

Frühjahrskatarrhe sind ziemlich häufig bei den Fischern.

Am Ende soll noch erwähnt werden, daß Verletzungen des
Auges manchmal vorkommen durch das rohe Ausziehen des Kabliau-
haken und weiterer Vernachlässigung mit allen ihren üblen Folgen.

Nicht direkte Folgen, aber doch mit dem Fischerberufe eng
verknüpft, sind die Erfrierungen und Verbrennungen. Erstere sind
im Winter und im Frühjahre bei den Fischern im Norden häufig.
Auf Neufundland sollen sie das ganze Jahr vorkommen, weil die
Fischerei oft mit kleinen Schaluppen ausgeübt wird.

Verbrennungen werden oft veranlaßt durch den Gebrauch von
alten Flinten zu Signalschüssen und recht häufig sind Unfälle
auf den gewöhnlichen Fischkuttern, wo die Fischer selbst bei der
Dampfwinde als Heizer fungieren, da gewandte Maschinisten sehr
leicht eine Stelle auf den „Trawlers" oder Fischdampfern bekommen
können.

Hautkrankheiten sind nicht so häufig wie man meinen sollte bei der allgemein herrschenden Gewohnheit des Nichtwaschens. Pedikulose und Skabies sind aber keine Seltenheiten.

Was Geschlechtskrankheiten betrifft, so ist zu bemerken, daß Syphilis häufig vorkommt; zwar sind die Zeiten der lustigen holländischen Kolonie auf Spitzbergen — Smerenborg — längst vorüber und sind sogar die „Bateaux de femmes" lange vor dem „internationalen Krieg gegen die Dutch copper" verschwunden, aber von mehreren praktizierenden Ärzten einiger unserer größten Fischerdörfern wurde viel auf das häufige Vorkommen der Syphilis verwiesen. Der Arzt der Missionsschiffe und der Polizeikreuzer wird selten konsultiert, aber er muß ja auch hier den Söhnen des freien Meeres gegenüber ebensogut stets auf der Hut sein wie der Kollege in der Universitätspoliklinik oder im eleganten Sprechzimmer der Großstadt.

So mögen denn die sanitären Maßregeln der örtlichen Behörden in der Heimat und die Bestrebungen von den schönen philantropischen Vereinen zusammen wirken, um diese Seuche so gut wie den Alkoholismus und die großen inneren wie schweren chirurgischen Krankheiten allmählich zum Verschwinden zu bringen oder möglichst zu beschränken, denn sie alle sind, wie Fonssagrives einst dichterlich die Panaritien nannte „le fléau des grandes pêches" — eine wahre Geißel der Hochseefischerei!

Literaturverzeichnis.

A. Hoogendyk, de Grootvischery.
O. Wislicenus, Deutschlands Seemacht.
Drs. Jan, Valence,
Dobois St. Sévrin,
Cassan, Bonnafy,   } Archives de médecine navale.   1890—1903.
Lisco, Chastang,
Fallior,
Dr. A. Plumert, Archiv für Schiffs- und Tropenhygiene 1900.
Dubois St. Sévrin, Revue maritime et coloniale 1892.
Bonnafy, Nouvelle Revue 1896.
Saurel, Chirurgie navale.
Fonssagrives, Traité d'hygiène navale. Ed. I u. II.
Rochard et Bodet, Traité d'hygiène et de chirurgie navales.
Auvray, Essay sur les panaris. 1865.
Le Dantec, Traité des maladies exotiques.

Ventilation moderner Kriegs-Schiffe.

Von
Dr. Arthur Plumert, k. u. k. Marine-Stabsarzt.

(Fortsetzung.)

Zur Illustration des in vorhergehender Studie über Ventilation Gebrachten will ich nun, soweit sie mir zugänglich waren, die Besprechung der Ventilations-Anlagen einiger moderner Schlachtschiffe beifügen, zunächst die S. M. Schiffe „Monarch", „Wien" und „Budapest", die unter dem Namen Küstenverteidiger in der k. u. k. Flottenliste fungieren, drei Schwesterschiffe von 93 m Länge, 17 m Breite, 6.4 m Tiefgang und 5600 t Deplacement, die 1895 bis 1901 von Stapel gelaufen sind. Sie besitzen ein die ganze Länge einnehmendes Ober- und Mitteldeck, durch zahlreiche Luken Stückpforten und Seitenlichtpforten gelüftet. Achter des Maschinenraumes und vor dem vorderen Kesselraume ist je ein wasserdichtes Zwischendeck, achter des hinteren Munitionsdepots und vor dem vorderen Munitionsdepot ist ein Plattformdeck. Das Zwischendeck achter der Panzerwand ist ebenfalls gepanzert. Vorne und achter ist ein bis zum wasserdichten Zwischendeck reichender Hauptquerschott. der Länge nach finden sich sieben bis zum Mitteldeck reichende Querschotte. Maschinen- und Mitteldeck sind durch eine bis zum Mitteldeck reichende wasserdichte Längsschotte unterteilt.

Alle Depots und Raumschotte unter dem Mitteldeck sind wasserdicht hergestellt. Die Kabinen und Wohnräume für Stab und Mannschaft sind über dem Mitteldeck. Unter demselben sind achter und vorne Depots, Dynamoräume, Destillierräume, Munitionsdepots, die Verbandplätze u. s. f. Mittelschiffs sind der Maschinen- und Kesselkomplex und die Kohlendepots. Zwischen Maschinen und achteren Kesselräumen sind bis zur Zwischendeckhöhe noch Munitionsdepots (Wagner). Unter dem gepanzerten Mitteldeck gibt es

254 Dr. Arthur Plumert.

142 wasserdichte Zellen und Räume. Seite 191 dieser Arbeit erwähnte ich der großen Menge CO_2, die sich angeblich in den Bodenzellen und zwischen den Schotträumen, unter dem Einfluß der Eisenwände, sammelt und die Luft in denselben irrespirabel macht. Nun muß ich dies aber im Sinne des Vortrages Bellia am XI. Brüsseler Kongreß: Alteration de l'air dans les doubles fonds des navires (siehe Seite 132 dieses Bandes) dahin richtig stellen, daß diese Irrespirabilität nicht durch CO_2-Ansammlung, sondern durch O-Mangel bedingt ist, indem der neuelle Miniumölanstrich dieser Zellen den hier vorhandenen Sauerstoff bis auf $3^3{}_4$% absorbiert.

Die Abteilungsschotte dieser Räume dürfen, um ihren Zweck zu erfüllen, möglichst wenig durchbrochen sein, woraus sich die bedeutenden Schwierigkeiten für die Ventilations-Anlage ergeben. Während die Engländer das Hauptgewicht auf die Panzerdecke legen, halten die französischen und österreichischen Schiffsbauer an dem Prinzipe fest, die wasserdichten Schotte möglichst intakt zu halten, was auch betreff unserer Küstenverteidiger festgehalten wurde. Bei diesen haben alle jene Räume, welche einen ausgiebigen Luftwechsel brauchen, künstliche, alle übrigen Räume eine natürliche Ventilation.

Jede der erwähnten wasserdichten Abteilungen ist mit zwei über das Manöverdeck reichenden Ventilationsröhren versehen, je zum Eintritt der frischen und zum Ausströmen der verbrauchten Luft.

Die Maschinenräume sind nach dem Plenum-Prinzipe ventiliert. Die Luft wird vom Deck aus durch ein System horizontal angelegter Ventilationsröhren, welche sich verzweigen, in das Zwischendeck getrieben, von wo sie in den Maschinenraum gelangt. Das Ausströmen der warmen verbrauchten Luft erfolgt mittschiffs durch einen großen Luftschacht und wird durch eine elektrisch angetriebenen Exhauster unterstützt. Die Kesselräume haben 8 Luftschächte mit Windhauben, davon 4 mit Ventilatoren für die frische Luft, während die erwärmte Luft durch die Kamine, Niedergang. Luken und mehrere eigene Abströmrohre aufsteigt. Zum Entfernen eventueller Kohlengase sind die Kohlendepots mit Luftkanälen, in die Kaminmäntel und Militärmaste mündend, versehen. Alle übrigen Räume werden durch eine große Anzahl elektrisch angetriebener Gleichstrom-Ventilatoren der Firma Ganz & Comp. in Budapest besorgt, welche nach dem Plenum-Prinzip arbeiten.

Bei den Arresten erfolgt die Luftzufuhr aus den dieselben passierenden Druckkanälen der Munitions-Ventilation her, während die verbrauchte Luft durch die Luftlöcher der Arresttüren entweicht.

Der vordere Verbandplatz hat eine, der hintere zwei Ventilationsröhren mit Windhauben. Die Abfuhr erfolgt durch die Spantenräume und eigene Luftkanäle. Die Stabs-Kabinen sind mit Rücksicht auf die günstige Lage, direkte Verbindung mit der äußeren Luft, nicht durch eine eigene Ventilationsanlage versorgt, und erfolgt dabei deren Ventilation nur meist im Wege des Durchblasens, Perflation (Plumert, Gesundheitspflege auf Kriegs-Schiffen, Seite 35).

S. M. Turmschiff Kronprinz „Erzherzog Rudolf", Länge 90 m, Breite 19 m, Tiefgang 7.4 m, Displacement 6900 L. Gürtelpanzer 305 mm, Turmpanzer 203 mm, Querpanzer 254 mm, Deckpanzer 69 mm. Beide Ventilations-Systeme, ausgiebig durchgeführt, um raschen Luftwechsel herbeizuführen, und die Temperatur erträglich zu erhalten.

Es hat sechs Ventilatoren, davon zwei größere mit einem Lieferquantum von 5 m³ per Sekunde für den Maschinenkomplex, und 4 kleinere mit einem Lieferquantum von 1.5 m³ für die Kesselabteilung und die Räume vor und hinter den Maschinen. Die kleinen Ventilatoren sind in entsprechende Windleitungen derart eingefügt, daß sie abgestellt werden können, wobei die Luft durch natürliche Ventilation aus den Saugrohren direkt in die Verteilungsrohre gelangt.

Künstliche Ventilation haben auch alle von Stab und Mannschaft bewohnten Räume über dem Mitteldeck, ebenso wie die Messen, das Spital und Aborte, da dies im Fall schlechten Wetters am Wege der Luken und Scheillichter nur unvollkommen erfolgen kann. Alle anderen Räume des Mitteldecks haben natürlichen Zug durch Ventilationshauben.

Alle Ventilatoren saugen aus der äußeren Atmosphäre und drücken die Luft durch sich teilende Leitungen und Anströmkästen, mit 0.5 m Anströmgeschwindigkeit, an den Ort ihrer Bestimmung. (Plumert, Gesundheitspflege auf Kriegschiffen, Seite 33.)

Das italienische Schlachtschiff II. Kl. „Varese", 104.85 m lang, 18.2 m breit, Tiefgang 7.30 m, Displacement 7350 t. Die Ventilationsöffnungen ergeben bei „Varese" auf Deck eine Fläche von 121.58 m², in den Batterien 22.76 m² und im Zwischendeck 65.2 m², also für die natürliche Ventilation eine Gesamtfläche von 201.95 m².

Die Motoren der künstlichen Ventilation werden auf „Varese" mit Dampf und Elektrizität betrieben. Der Dampf treibt zunächst die 12 Pulsoren der Hauptmaschinenräume.

Im Kesselraume sind die Pulsoren, an den Windfängen, auch randständig, so daß die Windfänge für natürliche und künstliche Ventilation eingerichtet sind. Ruht der Ventilator, funktioniert die natürliche Ventilation, ist die Ventilation im Gange, schließt sich die untere Öffnung des Windfanges automatisch durch zwei Scharniertürchen und die Luft wird am Wege des Ventilationsgehäuses ausgetrieben.

Jeder dieser Ventilatoren hat eine Stundenleistung von 5 bis 8000 m³, was schließlich unter günstigen Umständen auch von der natürlichen Ventilation geleistet werden kann.

Die Ventilatoren im Innern der Maschinenräume sind zweiflügelig und liefern bei einer Arbeitskraft von 5 Pferdekräften und 3—4000 Umdrehungen 4—6000 m³ per Stunde.

Die elektrische Ventilation besteht aus 6 mit einem Strom von 105 Volt und 32 Ampères per Stunde getriebenen Pulsoren, System Fabrik „Savigliano". Ferner einen Exhauster neuen Typs, Firma „Monti", dessen theoretische Leistung 12000 m³ per Stunde verspricht, aber nur 10000 m³ leistet. Die mittlere Schnelligkeit des Luftstromes ist 23 m. Die Ausströmungsöffnung hat 0.129 m², die Aspirationsöffnung 8.18 m² Fläche.

Der Exhauster ist in der elektrischen Maschinenanlage situiert und sein Mündungsrohr auf Deck ist mit einer drehbaren Haube versehen.

Betreffs der übrigen größeren Schiffsräume gilt folgendes. In die Batterie (Redoute) dringt die Luft durch die Stückpforten ein und entweicht durch die Decklaken, auch werden die Bettinge zur Lüftung benützt. Sind die Stückpforten und Scheillichter geschlossen, so wirken nur die Laken und Windfänge als Ventilatoren gegenseitig für das Ab- und Zuströmen der Luft. Die Lüftung des Banjerdecks erfolgt durch die Lanzierpforten des Torpedoraumes, durch welche die Luft eindringt und durch Türen und Luken entweicht. Sind die Türen und Lanzierpforten geschlossen, erfolgt die Lüftung nur durch die Luken. Das Banjer- und Batteriedeck, welche die Kabine des Stabes und einen Teil der Quartiere der Mannschaft enthalten, hat im allgemeinen nur natürliche Ventilation (Stückpforten, Luken, u. s. f.) profitiert aber doch an der künstlichen, indem die darunter liegenden Saugventilatoren die Luft in den Dynamoraum und Steuerraum saugen und dadurch die Luft in das Vakuum der beiden oberen Decks eindringt. Doch finden sich oft bei geschlossenen Seitenlichtern 1—1.5 % CO_2 in der Atemluft.

Bei Ausrüstung mit der gesamten Mannschaft, hat man per Kopf gewöhnlich 40 m³, manchmal mehr Atemluft, wobei das Verhältnis der CO_2 geringer als 0.50 % ist. Bei ungünstigen Ventilationsverhältnissen (schwerer See, äußerst kalten Nächten, in Verfaunngen bei geschlossenen Stückpforten) ist die geringste Quantität der Luft 21 m³, wobei die Kontrolle des CO_2 ein Maximum von 0.94 % aufweist. Vom hygienischen Standpunkte aus ist also der Ventilation in den genannten Lokalen entsprochen.

Die engen und beschränkten Räume, wie die Spitäler, die Messen, die Kabinen, stehen ebenfalls, sei es nun in Häfen oder ruhiger Fahrt, in direkter Verbindung mit der äußeren Luft, wobei ein entsprechender Luftwechsel vor sich geht. Hierbei ist die mittlere Luft- und CO_2-Menge der oben citierten ziemlich gleich. Bei Nacht und bei bewegtem Seegange, auch bei Tage, wenn die Ventilation von Außenbord versagt, beschränkt sich die Luftzufuhr auf die Jalousieen und kleinen Ventilationsöffnungen („hublots" und „vasistas"), die in Türen und Schotten angebracht sind.

Unter diesen Bedingungen ist die Lufterneuerung dem Anemometer geradezu unfühlbar, und findet sich die Kohlensäure in einer durchschnittlichen Menge von 1.35 % vor.

Noch einmal auf die Kessel- und Betriebsmaschinen-Anlagen zurückkommend, sei bemerkt, daß die in Fahrt stetige zentrale Erwärmung ein konstantes Zuströmen der Luft von oben in diese Räume zufolge hat, während die erwärmte Luft durch Ventilationsröhren anströmt.

Das französische Escadre-Panzerschiff „Hoche", dasselbe ist 102 m lang, 20 m breit, taucht 8.7 m und hat 10997 t Deplacement. Sein Gürtelpanzer hat 450 mm, sein Turmpanzer 350 mm und sein Deckpanzer 80 mm. Schon von außen ist auf „Hoche" eine Eigentümlichkeit, die sich auf die Ventilation bezieht, sichtbar, indem es kein Windsegel zeigt, da die gesamte Luft durch 8 in Summa 42 m² im Gevierte, durch alle Decks bis zum Panzerdeck durchbrechende Luken zugeführt wird, wobei auf diesem Wege die Luft frei in den passierten Decks circulieren kann.

Diese Öffnungen sind die Öffnungen der Rauchbhäuten und die Munitionsaufzüge der 4 Türme, welche auch als Luken betrachtet werden können. Vom Panzerdeck binab führen noch weitere große Luken, welche wie Luftschächte zwischen Ober- und Panzerdeck installiert sind.

Im ganzen hat „Hoche" für jede Schiffssektion, wenn man so

sagen kann, einen Windfang, nur die letzten Sektionen haben eine
gemeinsame Luke, welche den Dampfsteuerraum und den Destillier-
raum besorgt. Jeder Heizraum wird durch einen eigenen Windfang
gelüftet, dessen Öffnungen je 7 m² betragen.

Die Ausfallröhren sind sehr günstig angebracht und gewähr-
leisten dem Ausströmen der schlechten Luft ihre volle Wirkung.
Die 3 vorderen Sektionen, welche meist zu Vorratskammern verwendet werden, werden nur durch eine runde Öffnung, die für die
ein- und ausströmende Luft berechnet ist, ventiliert. Auch der
Steuermaschinenraum hat nur eine Luke.

Ansonst treffen wir für die Ventilation unter dem Panzerdeck
eine große Menge Abzugsröhren für schlechte Luft, die vom Panzerdeck bis zum Spardeck ziehen. Diese sind:

I. Die vorderen Gefechtsmaste zum Abzug der Luft aus dem
vorderen Turme, dem Verbandplatz und vorderen Wasserdepot.

II. Die Kaminmäntel als Abzugsrohr für die 4 Heizräume.

III. Das Schutzgehäuse des Gefechtsturmes zum Abströmen der
Luft aus den Räumen zwischen Maschinen- und Heizraum.

IV. Den großen Mittelschacht für die Luft aus den Maschinenräumen, deren Auspumpen ein großer Ventilator besorgt, und die
Luft aus den mittleren Trinkwasserdepots, den Munitions- und Proviantkammern.

V. Findet sich ein isoliertes Abzugsrohr für die achteren Muni-
tionskammern und endlich

VI. fungiert der achtere Gefechtsmast als Abzugsrohr für die
unter IV und V angeführten Räume.

Zu erwähnen sei hier noch eine weitere Eigentümlichkeit
auf „Huche".

Unterhalb der Deckbalken des Panzerdeckes ist eine zweite
Blecheindeckung angebracht, so daß die Deckbalkenfelder Kanäle
bilden, in welchen die heiße Luft durch über die ganze Decke ver-
teilten Öffnungen einströmt. Diese Kanäle vereinigen sich, längs
dem wasserdichten Mittelschott der Maschinenräume, zu längsschiffs
laufenden Sammelkanälen, welche je mit einem Saugventilator versehen sind, der die heiße Luft durch einen das Panzerdeck per-
forierenden vertikalen Kamin nach außen befördert. Die Zuführung
der frischen Luft in den Maschinenraum erfolgt durch die Niedergangsluken, durch Ventilationsrohre in die Tunnels und durch ein
in die Mitte des Abzugkanales eingebautes Rohr, das seitlich des
oberen Endes der für die abströmende heiße Luft ausmündet und

nach abwärts bis zu den Flurplatten des Maschinenraumes reicht (nach Rochard und Bodet, Wagner).

Die englischen Schiffe „Glatten" und „Devastation", beides ältere Schiffe, 1871 von Stapel gelaufen, „Devastation" 1892 umgebaut.

Ersteres Schiff ist ein Turmschiff für Küstenverteidigung, ist 75 m lang, 16 m breit, taucht 5.8 m und hat 3560 Tonnen.

Das Turmschiff „Devastation" ist 87 m lang, 19 m breit, taucht 8.5 m und hat 9330 Tonnen. Beider Ventilation beruht bereits auf der 1870 in England eingeführten Plenummethode. Sie besitzen einen rechtwinkeligen Luftversorgungsschacht, der 5½ Fuß lang, fast 4 Zoll breit ist und 32 Fuß über dem Oberdeck beginnt, um bis zum Boden des Manöverdecks zu reichen. Am Boden dieses Schachtes befinden sich 4 Ventilatoren, die mit 2 Quertrunks in Verbindung stehen, von denen der obere 16 Zoll lang und 12 Zoll breit ist und der untere 15 Zoll im Quadrat hat.

Die mit Dampf betriebenen Ventilatoren entnehmen die frische Luft dem Schachte und drücken sie in die Trunks, von wo sie durch ein kleinkalibriges Rohrsystem in alle Kabinen und Räume befördert wird, woselbst sie wenige Zoll unter der Decke aus schwanenhalsförmigen Windröhren ausströmt. Diese Ventilatoren sind mit einer Anzahl voneinander unabhängiger Motoren verbunden, von denen der eine für den anderen arbeiten kann. Wenn auf „Devastation" ein oder zwei Schächte außer Aktion kommen, kann ein dritter Schacht für die zwei ausgeschalteten eintreten (Henry Beyer, Naval Hygiene).

Die beiden Schlachtschiffe I. Klasse „Kearsage" und „Kentucky" der Vereinigten Staaten von Nordamerika.

„Kearsage" und „Kentucky" sind Schwesterschiffe, 112 m lang, 22 m breit, haben 7.8 m Tiefgang, sowie 11540 t Displacement. Nur die Zahl der indizierten Pferdekräfte differiert unwesentlich, indem „Kearsage" 11954, „Kentucky" 12318 indizierte Pferdekräfte besitzt. Der Gürtel und Seitenpanzer hat 419 mm, der Deckpanzer 126 mm. Beide Schiffe sind 1898 von Stapel gelaufen. Henry G. Beyer, dessen vorzüglicher, in Reference Handbook of the Medical sciences erschienenen, Naval Hygiene diese Daten entnommen sind, nennt diese beiden Schlachtschiffe die am besten ventilierten der nordamerikanischen Flotte. „Kearsage" hat ein Ober-, Batterie-, Zwischen-, Splitter- und Panzerdeck, einen Kielraum und Doppelboden. Es hat 10 elektrisch angetriebene 50zöllige Ventilatoren von je 10 Pferdekräften und 60 Umdrehungen per Minute mit einem Aufwand von 160 Volt. Mit jedem Ventilator ist eine unabhängige Luftversorgungsanlage für einen gewissen Schiffsteil, welche zunächst dem Ventilator installiert, verbunden. Die zur Beschickung dieses Systems nötige Luft wird aus dem Spardeck gezogen und unter das Manöverdeck getrieben, von wo sie mittels eines verzweigten Rohrsystems in die verschiedenen Abteilungen weiter geleitet wird.

All die Abzweigungen sind mit automatischen Klappen, Schiebern und Windhauben versehen.

Die Ventilations-Anlagen verteilen sich wie folgt:

I. 2 Ventilations-Anlagen für das Vorschiff, die Bläser sind symmetrisch mittschiffs auf den Ventilationsraum im Splitterdeck und unterhalb des vorderen Gefechtsturmes verteilt.

II. 2 Ventilations-Anlagen für die Dynamo-Räume, die Munitionspassagen im Splinterdeck, die Bläser symmetrisch auf jeder Seite im Kabinendeck. Sie erhalten die Luft von zwei zwischen den Rauchkammern und zwei außerbords das Kabinendeck versorgenden Ventilatoren.

III. 2 Ventilations-Anlagen, welche die Mittschiffsabteilungen am Splitterdeck, die Gänge und den oberen und unteren Dynamoraum einbegriffen. Die Bläser, welche ihre Luft von den 2 Ventilatoren, welche zwischen den Rauchkammern aufgestellt sind innenbords von den, den Dynamoraum versehenden Ventilatoren erhalten, stehen mittschiffs im oberen Dynamoraum.

IV. 2 Ventilations-Anlagen, welche die Maschinenräume versorgen. Die Bläser befinden sich in der Luke des Maschinenraumes am Manöverdeck und erhalten ihre frische Luft durch 2 hinter dem achteren Rauchkasten und in der Luke des Maschinenraumes aufgestellten Ventilatoren.

V. 2 Ventilations-Anlagen für das gesamte Achterschiff; die Bläser symmetrisch beiderseits mittschiffs und in den Ventilationsräumen des Spardecks hinter dem Großmast situiert. Die zugeführte frische Luft entweicht, nachdem sie ihren Weg gemacht hat, durch die verschiedenen Luken und den Kaminmantel.

Außerdem funktionieren noch 2 dreipferdekräftige Exhaustoren für den Steuermaschinenraum, die Waschräume und die Wasserklosetts der Offiziere, Unteroffiziere und der Mannschaft. Die Abzugsrohre der Maschinen- und Heizräume sind möglichst hoch, um entsprechenden Zug für das Absaugen der heißen Luft und Ab-

strömen außerhalb des Bereiches der bewohnten Schiffräume zu
bekommen. Für den forcierten Zug der 8 Heizräume gibt es folgende Anlagen:

Unter dem Ventilationsschacht des Heizraumes befinden sich
8 Dampfventilatoren, die durch einen vom Oberdeck eigens herabgeführten Luftschacht, der mit einer verstellbaren Kappe versehen ist,
versorgt werden. Soll mit forciertem Zug gefahren werden, so wird
der eben in Tätigkeit befindliche Heizraum geschlossen, wodurch die
ganze eingetriebene Luft ihren Weg durch die Kesselfeuer und den
Kamin findet. Natürlich profitieren von der einströmenden Luft
auch die Maschinisten, Heizer und Kohlenmänner, welche sonst nur
auf die natürliche Ventilation durch Temperaturdifferenz angewiesen sind.

Die Kohlendepots haben nur natürliche Ventilation durch Einströmungsröhren von Deck und Abführungsschächte in die Rauchkammern. Die Gesamtleistung der Ventilation der „Kearsage" ist
noch nicht genau festgestellt, doch weiß man z. B., daß der Luftkubus der Offiziersmesse, der 5376 Kubikfuß beträgt, und jede 3.8 Minuten, also 15.6 mal per Stunde erneuert werden kann. Die Berechnung beruht auf der Annahme, daß ein Bläser per Pferdekraft
1 Kubikfuß Luft in der Minute liefert.

Das Schlachtschiff I. Kl. „Illinois" der Vereinigten
Staaten Nordamerikas.

Dem Deplacement nach ist es nur ca. 25 t größer als „Kearsage" und „Kentucky", hat aber bei 10000 indizierte Pferdekräfte
gegen 2000 Pferdekräfte weniger als die beiden früher genannten
Schlachtschiffe, auch der Deckpanzer ist um 25 mm geringer.

Die Ventilation der „Illinois" basiert auf dem Plenumsystem.
Sie hat 8 quadratförmige Windfänge zum Einlassen der frischen Luft
vom Oberdeck.

4 dieser Windfänge sind an die vordere Seite des vorderen
Turmes verteilt und versorgen die zwei Mannschaftsquartiere (steuer-
und backbords), den Steuerraum, die Proviantkammern, die unter dem
Panzerdeck gelegenen Depots und die Räume vor dem gepanzerten
vorderen Querschotte.

Die 4 achteren Windfänge sind ebenso wie die vorderen um
den achteren Panzerturm verteilt und versorgen die über dem Panzerdeck gelegenen Kabinen und die Depots unter demselben mit Luft.
Ferner erhalten alle von der Querschotte nach Achter, über dem
Panzerdeck, gelegenen Räume durch diese Ventilatoren ihre Luft.

Mit Ausnahme der 2 Ventilatoren im Dynamoraum, die elektrisch angetrieben werden, haben alle genannten Ventilatoren Dampfbetrieb. Die schlechte Luft tritt:

I. Durch 2 aus den Maschinenräumen hoch über das Spardeck geführten großen Schächte aus.

II. Durch die Grätinge im Panzer- und Splinterdeck.

III. Durch die hohlen Gefechtsmasten.

Exhauster hat das Ventilationssystem der „Illinois" hier keine, scheint sie auch nicht zu brauchen. In die mittschiffs gelegenen Maschinen- und Heizräume münden beiderseits 4 große Luftschächte, die die Luft vom Spardeck beziehen, und welche Luft dann mittels starker Dampfventilatoren durch den Maschinen- und Dampfraum getrieben wird. Die schlechte Luft entweicht durch Grätinge, die Kamine und die Kesselfeuer. Der Dampfsteuerraum besitzt Druck-Ventilatoren und Exhauster.

Die Klosetts, die Exhaustoren besitzen, sind schlecht ventiliert und stinken. Schließlich müssen noch 2 mit Dampfventilatoren versehene Luftschächte erwähnt werden, welche die Wohnräume über dem Panzerdeck und die Räume zwischen Querpanzerschott und Achter mit frischer Luft beschicken (Henry G. Beyer).

Berichtigung.

Seite 193 Zeile 5 von unten und folgende soll es heißen: „die Luft aus dem Freien mit 0.5°/₀₀ Kohlensäure zuströmend angenommen, beträgt das stündliche Ventilationsbedürfnis pro Kopf bei einem zulässigen Kohlensäure-Gehalt der Atemluft von 0.6°/₀₀ Kohlensäure·226 m³" u. s. w.

II. Besprechungen und Literaturangaben.

a) Hygiene, Biologie, Physiologie, medizinische Geographie und Statistik.

Jennings, E. Resisting powers of the larvae of Culicidae to dessication. Indian Med. Gaz. 1901, p. 5.

Nach den Beobachtungen von Giles vertragen allein die Nymphen des Culex eine kurze Zeit der Austrocknung. Sie entwickeln sich, auch wenn sie auf trocknen Sand gebracht werden, in wenigen Tagen zu geflügelten Insekten, während die Larven bei 20° C. getrocknet schon nach 2 Tagen zu Grunde gehen.

Verf. fand nun, daß zwar Culex-Eier, die 24 oder 36 Stunden sich außerhalb des Wassers befanden, zu Grunde gaben, daß aber Larven, die 2—3 Tage alt sind, ruhig eintrocknen und sich bis zu 3 Monaten lebensfähig halten, während Eier und Nymphen zu Grunde gehen. Verf. ließ den aus Schlamm und Blättern bestehenden Bodensatz eines wasserhaltigen Gefäßes, in dem sich zahlreiche 2—3 Tage alte Larven befanden, eintrocknen und brachte Teile dieser trocknen Masse nach verschiedenen Zeiträumen in destilliertes Wasser. Nach 3—6 Stunden, je nach der Temperatur des Wassers, fanden sich lebende Larven im Wasser, die zu rasch und zu groß waren, als daß sie eben aus Eiern hätten ausgeschlüpft sein können.

Verf. ist der Ansicht, daß sich die Mücken auf diese Art über die 3 trockenen Monate: April, Mai, Juni, in denen es in Bareilly keine Nahrung für die Mücken gäbe, und in welcher Zeit er nie Mücken beobachtet hätte, hinweg erhielten. (Die Spezies, mit welcher Verf. seine Versuche anstellte, wird nicht genannt.) Ruge (Kiel).

———

Nach der soeben erschienenen Sanitätsstatistik der französischen Marine für 1900, welche sich ausschließlich auf die Fahrzeuge, die Flottenstammdivisionen und das Füsilier-Lehrbataillon erstreckt, hat der jährliche Verlust der Flotte durch Todesfälle, Invalidität und Dienstunbrauchbarkeit infolge von Tuberkulose 12°/₀₀ betragen. Der Bericht beschuldigt mangelhafte Auswahl beim Musterungs- und Ersatzgeschäft, sowie die Ansteckung an Bord als Ursachen der hohen Tuberkulosesterblichkeit in der Marine. (La préservation antituberculeuse, 1903 Sept.) M.

———

Goldschmidt, J., Paris. Ackerbaukolonien und Sanatorien für Tuberkulöse auf Madeira. Deutsche medizinische Wochenschrift 1903. Nr. 40.

Verfasser hält es für ausgeschlossen, Ackerbaukolonien für Phthisiker in irgend einem noch so günstig gelegenen Lande zu errichten, da der Landbau auch im besten Klima für Lungentuberkulöse nicht zuträglich sein kann. Er verweist daher den Vorschlag, leichte Phthisisfälle ins Ausland zu schaffen, in das Bereich der Utopien.

Auch Höhensanatorien in Madeira, deren Errichtung geplant ist, hält er nach Lage der örtlichen Verhältnisse schon aus bautechnischen Gründen für unmöglich. Selbst Sanatorien in mittlerer Höhenlage erfordern in Madeira eine richtige Orientation der Baulichkeiten und besondere Rücksichtnahme auf die lokalen Verhältnisse. — Leichter wäre eine Platzfrage für ein Winter-sanatorium in der Nähe von Funchal an der Südküste zu entscheiden; dort würde der Kranke „die besten Bedingungen zur Wiederherstellung seiner Ge-sundheit finden, vorausgesetzt, daß er mindestens 4 Monate in einem höher-gelegenen Sanatorium verbrachte." Hasse nge (Berlin).

Mesnard. Tuberculose en Nouvelle Calédonie. Ann. d'hyg. et de médec. colon., 1903, p. 597.

Depuis quarante ans, la tuberculose s'est considérablement répandue dans la population indigène de la Nouvelle Calédonie; l'auteur estime qu'un cinquième des Canaques en est atteint. La maladie évolue rapidement, sans réaction, et aboutit à la consomption. L'auteur accuse l'alcoolisme d'être le principal facteur de cette déchéance de la race: le Canaque ne travaille pendant la semaine que pour avoir de quoi s'enivrer le dimanche, et les commerçants européens spéculent sur ce vice qu'ils encouragent.

Il y a bien des colonies auxquelles on pourrait appliquer les paroles de M. Mesnard. C. Pirket (Liége).

Le Moine. La tuberculose dans les établissements français de l'Océanie. Ann. d'hyg. et de médec. colon., 1903, p. 593.

L'auteur signale les ravages de la tuberculose à Tahiti et accuse l'in-fluence de l'alcool, dont l'administration coloniale aurait d'ailleurs prohibé l'importation dans cette île. C. P.

Gros. L'infirmerie indigène de Reberval.

Die Anstalt, welche mit einem erheblichen Zuschuß des Gouvernements in Reberval (Algier) gegründet ist, wurde am 1. 6. 03. eröffnet. Sie hat den Zweck, der Bevölkerung in jeder Beziehung ärztliche Hilfe zu teil werden zu lassen. Die Anstalt zerfällt in 2 Teile, welche man nach unseren Begriffen am besten als Klinik und Poliklinik bezeichnen würde. In die Klinik werden ohne Bewilligung freier Verköstigung alle schwer Erkrankten aufgenommen. Jedoch erfreut sich dieselbe nur einer geringen Beliebtheit, da die Bevölke-rung gegen jede Beschränkung der Freiheit, die mit der Aufnahme in die Klinik unzertrennbar verbunden ist, sehr empfindlich ist.

Eine große Frequenz hatte dagegen die Poliklinik zu verzeichnen, in der jeder freie Behandlung und Arznei erhält. Nachdem das anfängliche Miß-trauen der Bevölkerung allmählich geschwunden war, nahm die Besucherzahl von Tag zu Tag zu. In der ausführlichen statistischen Zusammenstellung der behandelten Fälle nehmen die Augenkrankheiten einen besonders breiten Raum ein. Die Beschreibung der Räumlichkeiten und der Verwaltung, welche ein-gehend wiedergegeben ist, muß im Original eingesehen werden.

Der Anstalt, welche trotz ihres kurzen Bestehens schon so viel Gutes geleistet hat, kann auch für die Zukunft eine segensreiche Tätigkeit voraus-gesagt werden. Dobrn (Cassel).

Kermorgant. Maladies épidémiques et contagieuses qui ont régné dans les colonies françaises en 1902. Ann. d'hyg. et de médec. colon. 1903, p. 605.

Ce travail important de géographie médicale continue la série des publications faites sur ce sujet par M. Kermorgant[1].

L'auteur s'occupe d'abord de diverses maladies fréquentes en Europe, qui manifestent une tendance croissante à s'implanter dans les colonies.

La grippe, les oreillons, la coqueluche, la rougeole ont fourni diverses épidémies dans les colonies françaises.

La variole, devenue plutôt rare dans l'Indo-Chine, à la suite des vaccinations effectuées dans ces dernières années par le corps médical français, reste encore fréquente et meurtrière à Madagascar et dans les colonies africaines. Là, dès qu'on s'écarte de la côte, le vaccin venu d'Europe et confié au portage toujours lent, perd vite son activité.

M. Kermorgant signale les bons effets obtenus au Congo français par l'emploi des tubes de vaccin préparés à l'Institut vaccinogène de l'Etat du Congo, à Boma. Ces tubes, utilisés immédiatement à Brazzaville, où ils peuvent être transportés rapidement par chemin de fer et par steamer, donnent une proportion de succès très élevée.

Plusieurs épidémies de varicelle sont signalées à la côte d'Ivoire, dans l'Inde et à Madagascar.

La scarlatine, toujours rare dans les pays chauds, est portée sur les listes de statistique pour trois cas observés au Tonkin, dont deux chez des Européens.

La diphtérie a sévi notamment à Madagascar.

La fièvre typhoïde est signalée dans un grand nombre de localités; elle a une tendance à s'implanter dans beaucoup de points à mesure que les établissements européens s'y multiplient: elle n'épargne d'ailleurs pas les indigènes, et à mesure qu'on observe mieux elle remplace de plus en plus, sur les tableaux statistiques, la fièvre typho-malarienne.

La tuberculose fait l'objet d'une étude très documentée dont les éléments sont en partie empruntés à divers travaux déjà analysés ici (Archiv f. Tropenhygiene 1904, p. 41). Elle est signalée non seulement dans les vieilles colonies (Martinique, Guadeloupe, Réunion, Guyane), mais dans les établissements nouveaux de l'Afrique française et les populations indigènes lui fournissent un grand nombre de victimes, même parmi des races fortement constituées. M. Kermorgant s'est attaché à mettre en relief le rôle de l'alcool dans la diminution de résistance de ces races indigènes, et dans la préparation du terrain à la tuberculose. Beaucoup de ces peuplades avaient déjà, bien avant la colonisation européenne, le goût des boissons alcooliques, qu'elles préparaient par l'un ou l'autre procédé: le commerce européen leur fournit aujourd'hui un alcool plus concentré, plus toxique, et il est difficile d'obtenir des administrations coloniales des mesures sérieuses contre la vente d'un produit qui leur assure un revenu notable. Au Dahomey, par exemple, les recettes perçues sur l'alcool forment les deux tiers ou les trois quarts du produit des impôts indirects. Même les sages pratiques du Coran, qui interdisent l'usage de l'alcool, sont vite oubliées par les Musulmans vivant au contact des Européens; ou bien

---

[1] cf. dieses Archiv, Band VII, 1903, S. 94.

ils tournent ingénieusement la défense en consommant non pas du rhum ou du gin, mais de l'eau de Cologne, de l'essence de menthe et des liqueurs déguisées sous les noms les plus variés.

Dans les établissements français de l'Inde et de l'Océanie, alcool et tuberculose marchent également de pair.

Quant aux maladies plus spéciales aux pays chauds, signalons d'abord la fièvre jaune, qui s'est montrée à l'état sporadique au Sénégal: ces cas sont peu nombreux sans doute, mais ils suffisent à démontrer l'implantation définitive de cette maladie redoutable dans la région sénégalaise. Nous avons déjà insisté dans ces Archives sur les dangers que cette situation crée pour les diverses colonies de la côte occidentale d'Afrique.[1]

La dengue a été observée en Océanie et à la Nouvelle Calédonie, avec des exanthèmes très polymorphes.

Le Choléra a sévi dans l'Inde et au Laos.

La peste a fourni plusieurs épidémies, analysées dans ce recueil.

Le Beriberi a fait relativement peu de victimes: le plus souvent les épidémies ont été arrêtées par l'amélioration du logement et de la nourriture.

Enfin la lèpre manifeste une tendance redoutable à s'étendre.

C. Firket (Liége).

─────────

Vivie. Région Nord Ouest de Madagascar. Ann. d'hyg. et de médec. colon., 1903, p. 367.

Ce travail contient des renseignements intéressants sur le climat et l'ethnographie.

Quant à la pathologie des blancs, le paludisme domine; l'auteur ne l'étudie d'ailleurs qu'au point de vue des symptomes: les accès pernicieux sont rares; la fièvre bilieuse hémoglobinurique est fréquente, mais de gravité très variable. Le coup de chaleur se montre particulièrement grave chez les alcooliques. La dysenterie est ordinairement bénigne, les abcès du foie sont rares.

Chez les indigènes, on trouve toutes les formes de la «fièvre» et surtout le paludisme chronique. L'auteur paraît d'ailleurs rapporter au paludisme toutes les fièvres qu'il observe.

La lèpre est fréquente, surtout la forme nerveuse mutilante.   C. F.

─── ─ ────

Buisson. Les Iles Marquises et les Marquisiens. Ann. d'hyg. et de médec. colon., 1903, p. 533.

Le groupe des Marquises, qui compte huit îles, d'origine volcanique, à climat doux, très agréable, voit sa population diminuer rapidement. Déjà, il y a une quarantaine d'années, la variole a fait dans certaines îles des ravages considérables, mais depuis cette époque, en l'absence d'épidémies varioliques, la population n'a pas cessé de diminuer. Vers 1860 on comptait 15 à 20000 Marquisiens; aujourd'hui il n'y en a pas 4000.

Ce désastre est dû pour une part à l'action de trois maladies principales, à tuberculose, la syphilis et la lèpre, qui font d'incessants progrès. La

─────────

[1] Cf. Archiv f. Schiffs- u. Tropenhygiene, Bd. VI, S. 247. M. Laveran a signalé la fréquence au Sénégal de Stegomya fasciata considéré comme l'agent de transmission de la fièvre jaune.   F.

tuberculose notamment se répand d'une manière effroyable et a déjà dépeuplé, an sens rigoureux du mot, un grand nombre de vallées. La lèpre paraît avoir existé de toute antiquité dans l'Archipel, mais seulement sous sa forme anesthésique: les Indigènes attribuent aux Chinois l'introduction de la lèpre tuberculeuse. Aucune précaution, cependant, n'est prise pour l'isolement des malades.

Mais, de plus, le dérèglement des mœurs, la fréquence des maladies vénériennes entraînent la stérilité d'un grand nombre de femmes, et le nombre des naissances est de beaucoup inférieur à celui des décès. Le sentiment de la famille, tel que nous le comprenons, n'existe d'ailleurs pas chez les Marquisiens: il est extrêmement rare de voir un père ou une mère garder leurs enfants auprès d'eux: dès les premiers jours, plus souvent au cours de la première ou de la deuxième semaine, l'enfant est donné à des étrangers, et non pas même à des voisins, mais parfois à des gens habitant une autre île que les parents; ceux-ci d'autre part, pourront plus tard adopter de la même manière un enfant d'origine étrangère.

Pour prévenir l'extension totale de la population, qui, dans les conditions actuelles, est inévitable, l'auteur propose de faire évacuer une des îles, d'en détruire les habitations et d'y installer une colonie nouvelle, où l'on concentrerait des enfants sains, qui plus tard pourraient fonder des familles fécondes. Il faudrait qu'une surveillance sévère isolât cette île du reste de l'Archipel, jusqu'à l'extinction prochaine de la population, qui ouvrirait successivement les diverses îles à cette colonisation sanitaire.

Cette idée mériterait d'être appliquée; mais trouverait-on des administrateurs assez éclairés et assez énergiques pour tenter sérieusement cette œuvre de régénération?   C. Firket (Liége).

_____

Mellin. **Fonctionnement de l'Institut Pasteur de Saigon.** Ann. d'hyg. et de médec. colon., 1903, p. 645.

Ce rapport contient des indications pratiques précises sur le procédé adopté à Saigon pour la préparation du vaccin: nous y renvoyons le lecteur que ce sujet spécial intéresse.

Notons que sous le climat humide et chaud de Saigon, on a pu utiliser pratiquement le lapin comme réactif, pour éprouver la virulence du vaccin, suivant le procédé préconisé par Calmette: on enduit simplement de vaccin la peau du lapin préalablement rasé.

Des chapitres particuliers sont consacrés à la marche des différents services (vaccination antirabique, préparation des sérums antivenimeux et antipesteux désinfection, analyses et recherches diverses).   C. Firket (Liége).

_____

Calmette, A. **Note sur l'absorption de l'antitoxine tétanique par les plaies. Action immunisante du sérum antitétanique sec employé au pansement des plaies tétanigènes.** Ann. d'hyg. et de médec. colon., 1903, p. 559.

La fréquence du tétanos dans les pays chauds, où notamment l'infection de la plaie ombilicale est une cause si fréquente de tétanos des nouveaux nés, donne à la communication de M. Calmette un intérêt particulier.

A la suite d'expériences faites par MM. Rivas et Mac Farland à l'Institut Pasteur de Lille, que dirige M. Calmette, il a été établi que chez le Cobaye l'infection tétanique, qui se produit aisément par l'inoculation intra-dermique de spores du bacille de Nicolaier, peut être prévenue si l'on saupoudre la plaie de quelques milligrammes de sérum antitétanique desséché et pulvérisé. Si cette poudre est appliquée plus de 7 heures après l'infection les résultats sont inconstants. Après douze heures le pansement au sérum s'est toujours montré inefficace chez le cobaye.

M. Calmette propose d'appliquer ces résultats expérimentaux au traitement des plaies que l'on suppose infectées de bacilles tétaniques.

Le sérum antitétanique à l'état sec conserve indéfiniment son activité préventive. Son emploi pour le pansement des plaies ne présente, s'il est bien préparé, aucun inconvénient d'aucune sorte et n'exige aucune instrumentation spéciale; il peut être mis dans les mains les plus inexpérimentées.

C. Firket (Liège).

Fischer, Emil. Synthesen in der Purin- und Zuckergruppe. Braunschweig, Vieweg u. Sohn 1903.

In populärer und leicht verständlichster Form versuchte der berühmte Chemiker in diesem Vortrag vor der schwedischen Akademie der Wissenschaften, die teilweise von ihm selbst, teilweise von seinen Schülern ausgeführten Synthesen in den genannten Gruppen von organischen Stoffen einem nicht fachmännischen Publikum zu erklären und in ihrer großen Bedeutung zu kennzeichnen. Sein Versuch ist in selten glücklicher Weise gelungen. Die Darstellung der nicht unkomplizierten Verhältnisse, vor allem die der Strukturformeln und der stereochemischen Begriffe, ist klar und einleuchtend, Beziehungen auf das gemeine Leben fehlen nicht, und den ganzen Vortrag beherrscht eine schöne, einfache Diktion. Die Lektüre ist jedem Gebildeten dringend zu empfehlen.

J. Grober (Jena).

Nicole, A., und Wagener, O. Zur Untersuchungstechnik von Eiern und Larven des Anchylostomum duodenale. Hygienische Rundschau 1904, Nr. 2.

Der zu untersuchende Kot wird durch Zusatz reinen Brunnenwassers bis zu einem dünnflüssigen Brei verrührt und mit einem Pinsel auf Agarplatten übertragen. Zur Herstellung der Platten benutzt man einen 1 prozentigen, durch ein Leintuch filtrierten Agar ohne weitere Zusätze. Die Platten werden bei Zimmertemperatur oder bei 25° in feuchter Kammer zugedeckt aufbewahrt, bis sich aus den Eiern die Larven entwickelt haben, was bis zum dritten Tage für gewöhnlich der Fall ist. Die Untersuchung der Platten mit einem Suchermikroskop gestattet nach dieser Vorbehandlung nicht nur eine sehr leichte qualitative, sondern auch eine quantitative Untersuchung des Kotes auf Anchylostomumlarven.

Bassenge (Berlin).

b) Pathologie und Therapie.

Malaria.

Waters, Ernest, E. Malaria: as seen in the Andaman penal settlement. Indian Med. Gaz. 1903, p. 419, 444; 1904, p. 7.

Malaria ist die verbreitetste Krankheit. 1902 gingen 14000 Fälle mit 0,4% Mortalität an. Sie verursachten durch Arbeitsausfall rund einen Schaden von 49000 Rupien, Pflege und ärztliche Behandlung nicht mit eingerechnet. Im Februar bis Juni stieg die Morbiditätskurve an, um im Juli, August und September wieder abzunehmen. Dabei ist der April der trockenste und heißeste Monat, sind August und September die regenreichsten Monate. Es wurden 37 Individuen des Nachts unter Moskitonetze gebracht, ein zweiter Teil erhielt an zwei aufeinanderfolgenden Tagen je 1,2 Chinin, ein dritter Teil blieb ohne jeden Schutz. Von der ersten Sorte erkrankten 1,007%, von der zweiten 2,421°/m, von der dritten 4,177°/m an Malaria. Rückfälle traten namentlich in der Zeit vom November bis März hin auf, zu der Zeit, in der der auffallend kalte NO.-Monsun weht.

Schutzmaßregeln gegen Malaria. 1. Obgleich die Moskitobrigaden nach Roß'schem Muster mit so gutem Erfolg arbeiteten, daß die Anzahl der Mücken so erheblich vermindert wurde, daß die Leute ohne Moskitonetz schlafen konnten, so blieb doch in den Monaten Dezember bis März die Malariamorbidität so hoch, daß Verf. der Ansicht ist, die Malaria kann nicht allein durch den Anopheles übertragen werden. Späterhin sagt er allerdings, daß trotzdem, einige kleine Zonen ausgenommen, in denen enthusiastische Europäer die Aufsicht führten, die Mückenpest weiter bestände und die Infektionen mit Malaria vermittelte. (Bemerkenswert ist, daß viel Mückenlarven aller Art in den zum Feuerlöschen bestimmten hölzernen Eimern gefunden wurden.) Die häufigste Mücke war Culex fatigans, aber auch die Stegomyia fasciata wurde beobachtet sowie der Anopheles Rossii.

2. Moskitonetze sind gut, und diejenigen, die sie gebrauchen, stellen nur ⅓ so viel Malariakranke als diejenigen, die ohne Netz schlafen. Aber die Hitze unter den Netzen wird zu groß.

3. Chininprophylaxe ist bei der über ein großes Gebiet zerstreut lebenden Bevölkerung sehr schwierig durchzuführen. Aber sie hat entschieden Nutzen, wenn auch nicht den, den man theoretisch erwarten sollte. (Verf. schiebt das darauf, daß der dem Chinin viel Widerstand leistende Tropenfieberparasit hauptsächlich vorkommt. Nach Ansicht des Ref. dürfte der geringe Erfolg damit zusammenhängen, daß das Chinin nicht unter den nötigen Vorsichtsmaßregeln verabreicht wurde.

4. Um Rückfälle zu vermeiden, muß man die Leute vor Erkältungen schützen.

Um die Malaria mit Erfolg bekämpfen zu können, verlangt Verf. 1. ständige Moskito-Brigaden, 2. allgemeinen prophylaktischen Chiningebrauch für die ganze Niederlassung, 3. Errichtung von Zweigapotheken mit Chinin und einfachen Medikamenten in besonders ungesunden und entlegenen Gegenden, 4. Errichtung von Räumen, in denen die Sträflinge, wenn sie naß von der Arbeit kommen, ihre Kleider wechseln und trocknen können, 5. Beschränkung der besonders ungesunden Arbeiten, wie Arbeiten in Sümpfen etc. auf das

Notwendigste, 6. Erweckung des öffentlichen Interesses für die Gesundheit der Sträflinge.

Von 4804 untersuchten Fällen wiesen 2366 Malariaparasiten auf. Bei 158 Kindern wurden in 56 Fällen (16 Fälle fieberfrei) Malariaparasiten gefunden. Ferner wurden bei 66 gesund erscheinenden Eingeborenen in 11 Fällen Malariaparasiten gefunden.) Leider erfahren wir nichts über das Verhältnis der verschiedenen Parasitenarten zueinander (Ref.) Die Vermehrung der großen mononukleären Leukozyten bei Malaria wurde bestätigt.

Kuge (Kiel).

───────

Forel. Zur Malariafrage. Münch. Med. Wochenschr. v. 29. III. 1904. Nr. 13.

F. nimmt Bezug auf die in Nr. VI des Archivs referierte Arbeit von Mansfeld, in welcher der Autor über Einreibungen des Körpers mit riechenden Substanzen zur Fernhaltung der Moskitos spricht.

F. selbst hatte auf einer Tropenreise in Kolumbien unter den Stichen der Moskitos viel zu leiden. Er rieb sich Gesicht und Hände mit Pernbalsam ein; jedoch gelang es nicht, die Moskitos dadurch dauernd fern zu halten. Derartige Versuche sollten aber fortgesetzt werden, und daher macht F. folgenden Vorschlag:

„Es sollte ein Arzt, der mit chemischen und pflanzlichen Mitteln sehr bekannt und reichlich versehen wäre, systematische Versuche machen, indem er sich in eine europäische oder außereuropäische schlimme Moskitogegend begeben würde. Es braucht deshalb keine Malariagegend zu sein . . . Er sollte dann z. B. einen seiner Arme als Versuchsobjekt benutzen, demselben abwechselnd mit den denkbar verschiedensten Mitteln anstreichen und den Moskitos als Köder vorlegen . . . Vielleicht würde es so gelingen, eine Substanz zu finden, die für die Moskitos derartig giftig oder abschreckend wird, daß sie dieselben nicht nur vom Stechen, sondern sogar von der Annäherung an den betreffenden Menschen abhalten würde." Dohrn (Cassel).

Chaudoye e Billet. La malaria a Tougourt nel 1902, o descralsione delle manuse di Tougourt. Giornale Medico del Regio esercito. 1903. Fasc. 12.

Tougourt, welches südlich von Biskra liegt, hat im Frühjahr und Herbst infolge mangelhafter Verdunstung des mit organischen Stoffen reich beladenen Wassers sehr ungünstige Gesundheitsverhältnisse. Malaria kommt dementsprechend dort im Mai und Juni und im September und November am häufigsten vor. Von der in allen Formen auftretenden Krankheit wurden vorzugsweise die schwächlichen Leute der Garnison (besonders Franzosen) befallen.

Verf. konnte zugleich mit dem gehäuften Auftreten der Erkrankung das Erscheinen zahlreicher Anopheles feststellen. Durch Chiningaben gelang es, die Erkrankungsziffer bedeutend herabzudrücken und den Verlauf leichter zu gestalten. Nach Ansicht des Verf. bilden Chininprophylaxe, Vernichtung der Larven mit Petroleum und Ableitung stehender Gewässer die geeignetsten Maßnahmen; mechanische Schutzmaßregeln gegen die Anopheles hält er wegen Behinderung der frischen Luftzufuhr bei der dort herrschenden Hitze für nicht durchführbar.

Die gefundene Anophelesart hat große Ähnlichkeit mit dem A. superpictus.

Dohrn (Cassel).

Korteweg, C. P., Wormerveer. Prophylaxis einer Malariaepidemie mittels Chinintherapie. Deutsche med. Wochenschrift 1903, Nr. 46/47.

Die Arbeit beschreibt die allmähliche, von Jahr zu Jahr zunehmende
Ausbreitung einer Malariaepidemie in der Gegend von Wormerveer, drei
Stunden nordwestlich von Amsterdam. Die Entstehung der Epidemie läßt sich
bis auf das Jahr 1897 zurückverfolgen, ihren Höhepunkt erreichte sie im Jahre
1902. Verf. und ein anderer ortsansässiger Arzt haben eine unendliche Geduld und Sorgfalt in der Untersuchung und fortlaufenden Kontrolle der
einzelnen im Bereich ihrer Praxis ergriffenen Fälle angewandt. Besondere
Schwierigkeiten, die Malaria mittels Chininprophylaxe auszutilgen, wurde darin
gefunden, daß die Patienten vielfach erst nach mehreren Anfällen in Behandlung kamen, nachdem sich an ihnen bereits eine größere Zahl Mücken
infiziert hatte, und daß ferner die Kranken auch noch während der Chininkur infektionsfähig für Mücken waren. Es wurden eine Anzahl Malariarezidive
trotz sorgfältig durchgeführter Chininprophylaxe (jeden 8. und 9. Tag je 1 g
Chinin) beobachtet, auch wurden Malariaparasiten während der Chininprophylaxe
noch an den Chinintagen wiederholt nachgewiesen. Bassenge (Berlin).

Pest.

Munson, E. L. The movement of plague in the Philippine Islands. Medical Record
1904, Vol. 65, Jan. 30.

Seit dem ersten Auftreten der Pest in Manila, d. h. seit dem 1. Jan.
1900 bis 1. Sept. 1903 wurden im ganzen 970 Personen von ihr befallen; es
starben davon 612 = 63.6 %. Im besonderen wurden in den letzten acht
Monaten des vergangenen Jahres (1. Jan.—1. Sept.) 198 Fälle mit 166 Todesfällen = 83,8 % beobachtet, das ist ein etwas geringerer Prozentsatz als in
dem gleichen Zeitraum in Hongkong (87,6 %). Die Stadt Manila scheint zur
Zeit der einzige Platz auf der Inselgruppe zu sein, wo die Pest festen Fuß
gefaßt hat; die wenigen Fälle, die außerhalb vorgekommen sind, betreffen
sämtlich Personen, die sich die Krankheit in der Stadt geholt hatten. Eine
Verbreitung durch diese Kranken scheint nicht erfolgt zu sein.

Eine Tabelle, welche die Verteilung der vorgekommenen Fälle auf die
einzelnen Bezirke der Stadt darlegt, läßt deutlich erkennen, daß bestimmte
Stadtviertel besonders heimgesucht werden. Und zwar sind es diejenigen in
erster Linie, wo die chinesische Bevölkerung sehr stark vertreten ist, sowie
dort, wo die Ärmsten und weniger intelligenten Leute leben und die größte
Anhäufung von Menschen herrscht. Die Krankheit ist auch besonders stark
längs der Wasserseite verbreitet, wo sich das geschäftliche Leben zumeist ab-
spielt und es noch viele Gebäude von altspanischer Konstruktion gibt, die
schlecht beleuchtet, mangelhaft ventiliert und auch sonst ungesund sind, und
in denen daher die Ratten reichlich Unterschlupf finden können. — Was die
Nationalitäten betrifft (die amerikanischen Soldaten sind von der Statistik
nicht berücksichtigt worden), so wurden von der chinesischen Bevölkerung
31,2, von den Filipinos 2,0, von Europäern 1,6, von Amerikanern 1,3 und von
Vertretern sonstiger Nationen 1,1 auf 1000 von der Pest befallen. Die Chinesen
stellen somit das höchste Kontingent, was übrigens auch für andere Orte, wie
San Francisco und Hongkong, festgestellt worden ist. Die Mortalität verteilte

sich unter den Angehörigen der verschiedensten Nationen folgendermaßen: es starben von den erkrankten Europäern 100 %, von Chinesen 88,7 %, Filipinos 75,8 %, Amerikanern 66,6 %, und Angehörigen sonstiger Nationen 100 %. Hier fällt hingegen die relative Resistenz der gelben Nation auf, die sich auch wieder gelegentlich anderer Epidemien, z. B. in Hongkong, gezeigt hat. — Das Alter der von der Pest Betroffenen konnte nur für das letzte Jahr festgestellt werden. Hiernach scheint die Krankheit vorzugsweise eine solche des frühen und mittleren erwachsenen Alters zu sein. Indessen ist diese Statistik nicht einwandsfrei, weil ja zumeist Chinesen von der Pest befallen werden, und diese nur im erwachsenen besten Mannesalter in Manila leben. Aus demselben Grunde besitzt die Statistik über das Verhältnis der Geschlechter wenig Wert; nach dieser werden 6mal soviel Männer als weibliche Wesen befallen. Dies Überwiegen des männlichen Teiles der Bevölkerung mag auch damit zusammenhängen, daß die männlichen Chinesen durchweg barfuß gehen und daher leichter Gelegenheit finden, sich zu infizieren.

Von den 970 von der Pest Befallenen wurden 577 noch am Leben, 393 aber bereits tot vom Arzte vorgefunden; es rührt dieser Umstand von verschiedenen Faktoren her, vor allem von der Indolenz der Eingeborenen, einen Arzt zu holen, von fatalistischen Ideen, Unkenntnis, Fehlen eines die chinesische Sprache beherrschenden wirklichen Arztes im Chinesenviertel u. s. w. — Direkte Übertragung von Kranken auf Gesunde scheint selten gewesen zu sein. Bemerkenswert ist ein Fall von Ansteckung durch eine Pestleiche auf einen Sektionsdiener gelegentlich der Obduktion, der eine durch Karbolsäureätzung hervorgerufene Wunde am Handgelenk hatte; zwei Tage nach der Sektion bekam er hobes Fieber und nach weiteren fünf Tagen war er unter deutlichen Pesterscheinungen gestorben.

Die Regierung hatte folgende Vorkehrungen getroffen. Sobald ein Fall von Pest bekannt geworden war, wurde das betreffende Haus von der Polizei abgesperrt; keiner durfte ein noch aus. Wer mit dem Kranken in Berührung gekommen war, wurde in das San Lazaro Hospital überführt und hier einer Impfung mit Antipesterum unterworfen, gebadet, er selbst und seine Kleider desinfiziert und darauf wieder entlassen. Inzwischen war das infizierte Haus von den Rattenflögern abgesucht, alle Tiere, die aufgefunden wurden, getötet und der Inhalt des Gebäudes desinfiziert worden. Auch wurden den Zurückgekehrten Vorschriften erteilt, um das Haus nach militärer Hinsicht hin wieder auszubessern. Wenn die Häuser in einer so schlechten Verfassung sich befanden, daß eine Wiederherstellung sich nicht lohnte, wurden sie abtaxiert, den Leuten das Geld dafür gegeben und das Haus selbst geschlossen und niedergerissen. Natürlich blieben die aus dem Krankenhaus Zurückgekehrten noch einige Zeit (Inkubationsdauer) von der Gesundheitsbehörde überwacht.

Besondere Aufmerksamkeit wurde dem Kampfe gegen die Ratten gewidmet. Das Gesundheitsamt organisierte ein besonderes Korps, das der Rattenfänger; außerdem wurden öffentliche Prämien für eingefangene Ratten angewiesen. Der Erfolg war ein großartiger: innerhalb 6 Monate des vergangenen Jahres wurden allein 75639 Ratten durch die Sanitätsbehörde vernichtet. Die meisten Ratten wurden in den Bezirken gefangen, die am stärksten von der Pest ergriffen waren. Außerdem erhielt die chinesische Handelskammer noch 500 Fallen zur Verteilung an ihre Angehörigen geliehen. Die Ratten scheuten sich oft die Drahtfallen zu betreten; auch das Legen von Gift hatte keinen sonderlichen Erfolg zu verzeichnen, wenigstens lohnte es nicht die darauf verwandte Mühe. Ein ausgezeichneter Erfolg hingegen wurde durch die Rattenfänger entwickelt, die die Ratten in ihren Schlupfwinkeln aufstöberten und mit ihren Händen oder Stöcken vernichteten oder während der Regenperiode ihren Aufenthalt unter Wasser setzten. Viele Rattenfänger griffen die herumstürzenden Ratten, unbeschadet ihres Bisses, mit den Händen auf. Die Anstellung von Frettchen verlohnte sich nicht. An einer oder zwei Stationen kamen noch transportable Öfen zur Anwendung, um die Ratten mit Schwefeldämpfen aus ihren Schlupfwinkeln herauszuräuchern. Von den 75639 eingelieferten Ratten waren 35191 mittels Fallen, 36956 von den Rattenfängern mittels der Hand und Stöcke, 3072 mittels Gift eingefangen und 420 durch Kauf erworben worden.

Die Ratten wurden, sofern sie noch nicht in Fäulnis übergegangen waren, mit einem Zeichen versehen, das Straße und Hausnummer enthielt, und sodann an das Laboratorium zur Untersuchung abgeliefert. Hier wurden sie untersucht. 1,169 % wurde als pestkrank dabei ermittelt. Bemerkenswert ist, daß in dem gleichen Maße, als die Pest unter den Menschen abnahm, auch die Zahl der pestkranken Ratten sich verringerte.

Ihre wichtigste Prophylaxe bestand in der präventiven Impfung. Im Jahre 1901 begann man damit: einige 25000 Impfungen wurden ausgeführt. Der Erfolg trat sehr deutlich zu Tage, insofern, als sich bald zeigte, daß die Chinesen, die vordem einen besonders hohen Prozentsatz an Krankheitsfällen gestellt hatten, sobald sie geimpft worden waren, ein immer geringer werdendes Kontingent gegenüber den nicht geimpften Filipinos stellten und schließlich nicht nur relativ, sondern auch absolut seltener erkrankten, als diese. Freilich gewährt einmalige Impfung nicht einen ganz sicheren Schutz gegen die Pest, wie mehrere Fälle zeigten; aber bei zweimaliger Impfung ist keine einzige Erkrankung zu verzeichnen gewesen.

Außer den angeführten Vorsichtsmaßregeln innerhalb der Stadt Manila wurden entsprechende Vorkehrungen auch im Verkehr mit außen getroffen. Die Schiffe, die Manila anliefen und aus pestverdächtigen Häfen kamen, wurden mittels Schwefel ausgeräuchert. Chinesische Ankömmlinge wurden festgehalten, bis an ihnen die Präventivimpfung vollzogen war.

Zum Schluß zieht Verf. einen Vergleich mit anderen Pestorten Asiens, im besonderen mit Bombay und Hongkong, wo die Pest im vergangenen Jahre besonders stark wütete. Manila wurde im Vergleich hierzu nur wenig ergriffen, was Verf. den energisch durchgeführten Maßregeln zuschreibt. Er hofft bei weiterer Befolgung derselben noch eine weitere Besserung der sanitären Verhältnisse. Buschan (Stettin).

—

Kasrikadamoff, St. Petersburg. Auszug aus dem Bericht über die Kommandierung zur Pestbekämpfung nach dem Gouvernement Astrachan. Hygien. Rundschau 1903, Heft 21.

Die Arbeit schildert die Ausdehnung und den Verlauf einer Pestepidemie in Karakuga (Gouvernement Astrachan) während der Zeit vom Dezember 1900 bis Januar 1901. Die Abwehrmaßregeln erstreckten sich auf Absperrung der verseuchten Gegend, Schutzimpfungen, Isolierung der Verdächtigen, allgemeine

Untersuchungen und Desinfektionen. Die Schutzimpfungen mit Haffkine'scher Lymphe stießen nicht auf Widerstand, wurden sogar teilweise verlangt. Es wurden 170 Personen geimpft. Es gelang trotz örtlicher Schwierigkeiten, der Pest, welche in der pneumonischen Form aufgetreten war, binnen kurzer Zeit Herr zu werden.   Bassenge (Berlin).

Buchanan, W. J. and Howarh, W. C. Cases illustrating difficulties in plague diagnosis. Ind. med. Gaz. 1903, July.

Die Verf. machen auf die großen Schwierigkeiten aufmerksam, die bei der Pestdiagnose manchmal entstehen können. In dem Gefängnis von Alipore gingen nämlich 2 Fälle von Lungen- und 3 Fälle von Bubonenpest zu. Zu gleicher Zeit kamen aber auch 2 Fälle von Lungenentzündung, eine akut und tödlich verlaufende Cerebro-spinal-Meningitis, 1 Fall von Malaria mit Delirien, 1 Fall von Leistendrüsenentzündung mit hohem Fieber und 7 Fälle von Mumps in Zugang, so daß die Differentialdiagnosen zum Teil recht schwer zu stellen waren.   Ruge (Kiel).

Gelbfieber.

Bandi, Ivo. S. Paulo (Brasilien). Gelbfieber und Moskitos. Eine kritische Studie. Zentralblatt für Bakteriologie, Band 35, Nr. 8.

Nach den Beobachtungen der meisten Forscher soll die Stegomyia fasciata, der eine so wichtige Rolle bei der Übertragung des Gelbfiebers zugeschrieben wird, eine Tagmücke sein. Dem würde aber die epidemiologische Tatsache widersprechen, daß die Bewohner von Petropolis, welche sich tagsüber in Rio de Janeiro aufzuhalten pflegen, an Gelbfieber nicht erkranken.

Verf. hält die Stegomyia fasciata für eine Nachtmücke, die aber ihre Fähigkeit, auch am Tage zu stechen, weder in der Gefangenschaft noch in der Freiheit einbüßt. Das Stechen am Tage würde nach ihm nur eine seltene Ausnahme von der allgemeinen Regel sein.   Bassenge (Berlin).

Otto, M. Über das Gelbfieber, sein Wesen und seine Ursachen, sowie die Schutzmaßregeln gegen seine Einschleppung. Aus dem Hamburger Seemannskrankenhause und Institut für Schiff- und Tropenkrankheiten. Vierteljahrschr. f. ger. Med. und öffentl. Sanitätswesen. 1904. B. 27. Suppl.

Der Inhalt der im wesentlichen schon Mitte 1902 abgeschlossenen Arbeit wird von dem Verf. in folgenden Sätzen zusammengefaßt:

1. Das Gelbfieber ist eine in gewissen tropischen Ländern Afrikas und Amerikas endemische und von dort aus verschleppbare akute Infektionskrankheit.

2. Die Entstehung einer Epidemie nach erfolgter Einschleppung des Erregers setzt gewisse Bedingungen voraus. Von diesen ist durchaus erforderlich eine Temperaturhöhe von durchschnittlich 20° C.

3. Das Gelbfieber ist eine hämorrhagische Septikämie von besonders rapidem Verlauf.

4. Der pathologisch-anatomische Befund zeigt außer der fast durchgehends fehlenden Milzschwellung keine spezifischen Merkmale.

5. Der Erreger des Gelbfiebers ist bislang nicht entdeckt; insbesondere ist der Sanarelli'sche Bacillus nicht als Erreger anzusehen.

6. Neuere Untersuchungen haben die Anwesenheit des Erregers im Blute der Kranken während der ersten Krankheitstage nachgewiesen. Sie machen es wahrscheinlich, daß derselbe vermöge seiner Kleinheit optisch nicht mehr erkannt werden kann.

7. Übertragung von Mensch zu Mensch durch Stiche von Moskitos, welche an Gelbfieberkranken während der ersten Krankheitstage gesogen haben, ist sicher gestellt.

Ob dies die einzige Übertragungsform ist, kann noch nicht als festgestellt gelten.

8. Die Schutzmaßregeln gegen die Einschleppung des Gelbfiebers haben zwei Aufgaben zu erfüllen:

a) Die Verseuchung in Gelbfieberhäfen verkehrenden Schiffe nach Möglichkeit hintan zu halten.

Zu diesem Zwecke ist die Unterbringung der Schiffsmannschaft außerhalb des verseuchten Hafens erforderlich. Im Behinderungsfall sind die Schiffe durch beamtete Ärzte, welche den Konsulaten beizuordnen wären, über die nötigen Maßnahmen zu belehren und zur Ausführung derselben anzuhalten.

b) Die Verschleppung des Krankheitserregers aus verseuchten Schiffen ans Land zu verhindern, falls die Temperaturverhältnisse die Verbreitung der Seuche möglich erscheinen lassen. In diesem Fall hat die Beobachtung sämtlicher Personen unter Verkehrbeschränkung einzutreten und die Desinfektion des Schiffes stattzufinden.   Dr. Dohrn (Cassel).

Ruhr.

Rosenthal, L. Das Dysenterietoxin (auf natürlichem Wege gewonnen). Deutsche med. Wochenschrift 1904, Nr. 7.

Nach den Versuchen des Verf. bildet sich das Dysenterietoxin am reichlichsten in Kulturen in schwach alkalischer Martin'scher Bouillon bei drei Wochen langer Aufbewahrung im Brutschrank (36—37 ° C). Das durch Chamberlandkerzen bakterienfrei gewonnene Filtrat wirkt in Dosen von 0,1 ccm auf Kaninchen tödlich. Mit diesem Toxin immunisierte Tiere liefern ein Serum das vor Bazilleninfektion schützt; umgekehrt schützt das Serum die mit Dysenteriebazillen immunisierten Tiere gegen die tödliche Toxindosis. (Ob auch das Serum die mit Toxin immunisierten Tiere gegen die tödliche Toxindosis schützt, wird nicht mitgeteilt. Ref.)   Bassenge (Berlin).

Hautkrankheiten.

Jeanselme, E. Cours de dermatologie exotique. Recueilli et rédigé par M. Trémolières, interne des hopitaux. Avec 5 cartes et 108 figures dans le texte.

Das 403 Seiten starke Buch ist — wie schon der Titel vermuten läßt — zur Information des Praktikers bestimmt, des jungen Kolonial- oder Marinearztes, welchem es seither besonders erschwert war, sich ausreichende persönliche Kenntnisse auf dem behandelten Gebiet zu verschaffen, um das, was er während seiner fremdländischen Tätigkeit draußen zu sehen bekommt, richtig zu deuten.

Dieser Zweck ist der Grund dafür, daß weniger neue Forschungsergebnisse oder subjektive Eindrücke des Verfassers in dem Werk zum Ausdruck gelangen, als daß es vielmehr eine klare kritische Darlegung des seither sicher Erwiesenen bringt, zugepaßt auf das Verständnisvermögen des angehenden Arztes, aber doch lebendig gestaltet durch die ausgedehnte eigene Erfahrung des Autors in fast allen Punkten, welche er in den Bereich seiner Betrachtungen zieht.

Das tritt schon bei der Behandlung der Lepra hervor, welcher fast der dritte Teil des Werkes gewidmet ist. Hier wird der Leser besonders durch die kritische Beleuchtung der Frage nach der Infektionsweise angenehm berührt, welche Verf. dann führt, die eigentliche Quelle der Krankheit ausschließlich in der Kontagion zu suchen und dabei der „Familienkontagion" eine wesentliche Bedeutung beizumessen; andererseits aber auch eine Familiendisposition und implicite eine gewisse örtliche Disposition insoweit anzuerkennen, als ihn die Erfahrung gelehrt hat, daß eine Übertragung von Person zu Person viel leichter an den endemischen Krankheitsherden zu stande kommt, als außerhalb derselben in unverseuchten Gegenden.

Aus der Auffassungsweise der Krankheitsverbreitung ergeben sich die prophylaktischen Maßnahmen. Hier zeigt sich Verf. jedem schablonenhaften Vorgehen abhold und empfiehlt genaue Berücksichtigung der Situation in jedem einzelnen Falle. Er glaubt z. B. den an Nervenlepra Leidenden, als weit weniger gefährlich für seine Umgebung, anders behandeln zu dürfen, als den mit ulcerierenden Knoten Bedeckten. Wiederholt weist er (sehr mit Recht! Ref.) darauf hin, daß bei gesetzgeberischen Maßregeln zur Bekämpfung der Seuche nicht nur den gegenwärtigen Zeit- und Kulturverhältnissen im allgemeinen, sondern auch den Sitten, Gebräuchen, Neigungen — und selbst Vorurteilen der einzelnen Völkerschaften ausgiebig Rechnung getragen werden muß, wenn man wirklichen Erfolg sehen will.

Sehr bemerkenswert, weil in manchen Punkten abweichend von der seitherigen Lehre, sind die Ausführungen über die Syphilis. Verf. schildert die Syphilis Ostasiens — auch soweit sie die malayische Rasse betrifft — auf Grund seiner eigenen Beobachtungen als besonders schwer. Sonst als „tertiär" betrachtete Erscheinungen treten schon wenige Wochen nach der Infektion auf und führen zu ausgedehnten Zerstörungen von Weichteilen (bes. der äußeren Haut) und Knochen, oft mit Beteiligung der Gelenke. Dagegen sind Augenaffektionen ebenso selten, wie Erkrankungen der Schleimhäute — auch der des Mundes, Gaumens etc. — Eingeweidesyphilis kommt kaum vor, und die sogenannten parasyphilitischen Erscheinungen von seiten des Nervensystems, Tabes und progressive Paralyse fehlen ganz.

Den Negern wird eine gewisse relative Immunität eingeräumt, infolge deren nur leichte Krankheitsäußerungen bei ihnen zu beobachten sind. An eine vollkommene Immunität irgend eines Stammes glaubt Verf. nicht.

Eingehend, wie die Syphilis der Tropen, wird das „Pian" behandelt, die Frambösia. Die Tatsache, daß es gesondert besprochen wird, zeigt schon, daß Verf. es von der Syphilis glaubt scheiden zu müssen; aber er verschließt sich nicht einer Anerkenntnis der großen Schwierigkeiten, die Beziehungen beider Krankheiten zueinander zu beurteilen. Demjenigen, welcher seine Darlegungen über die Eigentümlichkeiten im Verlauf der tropischen Syphilis genau verfolgte, müssen diese Schwierigkeiten noch größer erscheinen. —

Dennoch muß die absolute Verschiedenheit beider Affektionen nach den Experimenten von Paulet und Charlouis anerkannt werden, wie der Autor es selbst tat.

Aus den Schilderungen geht ferner hervor, daß die Frambösie in Süd- und Ostasien bei Malayen und Mongolen sehr viel schwerer verläuft, wie z. B. beim Neger des tropischen Westafrika, wo sie in der Tat nur eine unschuldige Kinderkrankheit darstellt.

Die genaue Untersuchung der Frambösieeruptionen läßt den Verf. bestimmte Unterschiede von Syphilomen erkennen — wenigstens in typischen Fällen.

Es folgt Besprechung der Verruga peruviana; besonders wertvoll ist die ausführliche Wiedergabe der Histologie ihrer eigenartigen Efflorescenzen. Weiter werden „Orientbeule", Phagedänismus, Paul-gao eingehend behandelt. Vom tropischen Phagedänismus, den Verf. anscheinend mit gutem Recht mit dem Hospitalbrand identifiziert, ohne doch auf die erstgenannte, irreführende Bezeichnung zu verzichten, trennt er das ulcerierende Granulom der Genitalien ab, welches jenen ersten Namen wohl mehr verdiente.

Weiter kommen die Pilzkrankheiten der Haut — der Ringwurm, die Tinea imbricata, das „Pinta", das Mycetoma an die Reihe; das Bekannte ist hier und übersichtlich zusammengestellt und mehrfach Neues hinzugefügt, besonders was die Histologie der Krankheitsprodukte anlangt.

Die siebzehnte Vorlesung ist den Hautläsionen durch höher organisierte Tiere gewidmet. Außer der Filaria loa und Medinensis, dem Pulex penetrans, den Landblutegeln und Fliegenlarven, werden die Hautverletzungen durch stechende Insekten, von der Mücke bis zum Tausendfuß und Skorpion, kurz besprochen. Auch die eigenartige Wirkung gewisser Tropenblüten auf die Haut disponierter Individuen wird berührt.

Es folgen Filariosis und Elephantiasis; dann — in besonderem Kapitel — eine Besprechung der Wirkungen des „Klima" an sich; Erythema solare und „Miliaria sudoralis"; endlich — als Ernährungsstörungen aufgefaßt — das Ainhum und die Keloidosis.

Den Schluß bildet eine ausführliche Darlegung der dermatologischen Technik. — Die zahlreichen Abbildungen sind — wenigstens von denen histologischer Schnitte abgesehen — ausgezeichnet.

Man kann dieses erste Unternehmen, die fremdländische Dermato-Pathologie erschöpfend zu behandeln, als durchaus gelungen bezeichnen, und man darf erwarten, daß das Buch Jeanselmes bald über die Grenzen der Heimat des Verfassers hinaus Verbreitung finden wird. Albert Plehn.

Wehmer, C. Der Aspergillus des Tokelau. Zentralblatt für Bakteriologie, Band 85. Nr. 2.

Schon von jeher galten trichophytonartige Mycelpilze als Erreger der Tinea imbricata, des Schuppenringwurms. (Tokelau ist die samoanische Bezeichnung, während der deutsche Name vom Verf. nicht genannt wird.) Der Pilz ist, wie Blase, Sterigmen und Konidienketten zeigen, ein echter Aspergillus. Von demselben wird eine genaue Beschreibung der Einzelheiten gegeben, die noch durch Figuren erläutert sind. Ob die Krankheitserscheinungen

278   II. Besprechungen und Literaturangaben.

der Tinea imbricata allein dem Pilz zu verdanken sind, oder ob hier eine
Symbiose vorliegt, wurde durch die Untersuchungen des Verfassers nicht festgestellt.   Bassenge (Berlin).

Seekrankheit.

Blaz, Karl. Über das Entstehen der Seekrankheit. Zentralbl. f. innere Medizin.
1904, Nr. 11.

Schon vor 1 Jahre hatte B. auf Grund von Beobachtungen am Menschen
den Gedanken ausgesprochen und formuliert, daß die Seekrankheit ihre Entstehung in einer Anämie des Gehirns finde. Er führt jetzt zur Bestätigung
dafür an, daß L. Kramer bei Seekranken eine deutliche Verengerung der
Netzhautgefäße konstatieren konnte, der auch Fischl beipflichtet.

Mit dem Onychographen, einem von Kreidl konstruierten Apparat, der
die Blutfülle des Nagelgliedes zu beurteilen gestattet, hatte Pflanz auf Deck
Versuche angestellt, aus denen hervorzugehen schien, daß die Bewegungen
des Schiffes eine abwechselnde Blutfülle und Blutleere in den einzelnen
Körperteilen verursachten; aus der Reaktion auf diesen ungewohnten Wechsel
erklärt er die Seekrankheit. B. hat nun diese Versuche modifiziert und gezeigt,
daß bei solchen wiederholten schwankenden Bewegungen eine deutliche Anämie
zu stande kommt und verwertet dieses Versuchsergebnis für seine Theorie,
für die er auch anderweitig einem ungenannten Kritiker gegenüber Belege
beibringt.

Weitere Untersuchungen in dieser Richtung, die freilich eine genaue
Kenntnis physiologischer Methoden zur Voraussetzung haben, sind äußerst
zu erwünschen und versprechen therapeutische Erfolge.
                                                          J. Grober (Jena).

Schlep, Leopold. Anästhesin bei Seekrankheit. Deutsche med. Wochenschrift
1904, Nr. 10.

Verf. hat bei prophylaktischer Verwendung des Anästhesins gegen Seekrankheit gute Erfolge gesehen. Wichtig ist schon im Anfang kleine Dosen,
0,5 g 3 bis 4mal täglich, in Oblaten- oder Tablettenform zu geben.
                                                          Bassenge (Berlin).

Trypanosen und Schlafkrankheit.

Mc Neal, Ward, J. und Novy, Frederick, G. (Michigan). On the cultivation
of Trypanosoma lewisi. Contributions to Medical Research (Festschrift) de-
dicated to Victor Clarence Vaughan Michigan, June 1903. S. 549—577.

Novy, Frederick, G. und Mc Neal, Ward, J. The cultivation of Trypanosoma
brucei. (Vorläufige Mitteilung.) Sonderabdruck aus: Journal of the American
Medical Association, Nov. 21., 1903. Chicago. 8 Seiten.

Novy, Frederick, G. und Mc Neal, Ward, J. On the cultivation of Trypanosoma
brucei. The Journal of Infectious diseases I. 1. Jan. 2., 1904. Chicago.
S. 1—80.

Mc Neal und Novy geben in der ersten Arbeit die Resultate ihrer Versuche, Trypanosoma lewisi auf künstlichem Nährboden zu züchten. Sie gingen

dabei von den Züchtungsversuchen mit anderen Protozoen aus; namentlich
waren die Resultate Calkins' für sie wegweisend, der durch Zusatz von
Chemikalien oder durch Schütteln die bereits einsetzende Lebensschwäche von
Amöbenkulturen wieder beheben konnte. Die Verfasser wählten Tr. lewisi
zu ihren Ausgangsversuchen, weil es leichter erhältlich war und ein positives
Resultat bei ihm auch den Weg für Züchtung der schwerkrank machenden
Säugetiertrypanosomen weisen mußte.

Nach einer Reihe von Vorversuchen fanden sie, daß sich Tr. lewisi mehrere
Monate am Leben erhalten lasse, wenn dem von Ratten entnommenen Trypanosomenblut Blut von Meerschweinchen oder Kaninchen zugesetzt — wenn
dieses damit „verdünnt" würde, wie sie sagen — und gleichzeitig für ungehin-
derten und reichlichen Zutritt von Sauerstoff Sorge getragen würde. Sie setzten
danach steriles defibriniertes Blut gewöhnlichem Nähragar (von verschiedener
Reaktion) zu, in der Regel 1 Teil Blut zu 3 Teilen Agar, wenn der ge-
schmolzene Agar auf 50° abgekühlt war, und ließen dann die Röhrchen schräg
erstarren. Sie halten es für wichtig, daß auf diese Weise das Hämoglobin
unversehrt bleibt, weil ihnen Röhrchen, bei denen die Verfärbung des Nährbodens Zersetzung des Hämoglobins anzeigte, schlechte Resultate ergaben.

Das Blut entnahmen sie dazu mit sterilisierter Pipette direkt aus der
Carotis und defibrinierten es durch einen durch den Wattepfropf der Pipette
hindurchgeführten und mit ihr zusammen sterilisierten Glasstab. Das Trypanosomenblut wurde mit Pasteur'scher Pipette unmittelbar aus dem Herzen
der Ratte aufgesaugt.

Die Impfung geschah in das Kondenswasser der inzwischen aufgerich-
teten Röhrchen.

Um Austrocknung der Röhrchen zu vermeiden, wurden die bei Zimmertemperatur gehaltenen mit Siegellack (später mit starken Gummikappen) verschlossen; die in den Brutschrank gestellten kamen in einen Exsiccator oder
Novy'sche Anaerobenschalen, aus denen durch Einlegen von Wattebäuschen,
die mit Sublimatlösung getränkt waren, eine feuchte Kammer hergestellt
wurde. Die Wattepfropfen dieser Röhrchen wurden abgebrannt.

Bei Zimmertemperatur hielten sich in solchen Röhrchen die Trypanosomen bis 806 Tage am Leben. Im Brutschrank war die Entwicklung rascher,
aber die Lebensdauer kürzer: nach 8—12 Tagen hatte die Entwicklung ihren
Höhepunkt erreicht, nach 3 Wochen war die Kultur gewöhnlich schon abgestorben. Die Verfasser sehen den Grund dafür „unzweifelhaft" in schnellerer
Zersetzung des Hämoglobins bei höherer Temperatur. Das Tr. lewisi findet
sich in diesen Kulturen nur selten in Einzeltieren, überwiegend in Riesenrosetten. Gegenüber den aus höchstens 50 Einzeltieren gebildeten Rosettchen
im lebenden Rattenblut kommen hier so große vor, daß sie ein Gesichtsfeld
von Objektiv Nr. 7 Leitz vollständig erfüllen. Ihre Bildung beginnt mit der
Agglutination einiger weniger Einzeltiere und wird durch deren fortgesetzte
Längsteilung fortgeführt. Die im Zentrum gelegenen Trypanosomen degenerieren
dabei zu „runden Körpern", die in Körner zerfallen können. Die peripher
gelegenen Zellen bleiben am längsten beweglich.

Die Abimpfungen von solchen „Originalkulturen" nennen die Verfasser
nach der bakteriologischen Terminologie „Generationen" und haben bei
Zimmertemperatur durch 11 Generationen hindurch die Züchtung über ein Jahr

lang, vom 21. Mai 1902 bis 24. Mai 1903, fortgeführt. Im Brutschrank (35°) konnten sie mit 24 Generationen die Kultur vom 26. September 1902 bis 23. Mai 1903 am Leben halten, doch wurde durch ein zufälliges, mehrere Stunden anhaltendes Steigen der Temperatur auf 40° einmal die Entwicklung unterbrochen: von 11 Kulturen blieben nur 3 am Leben, und von diesen entwickelten sich nur die bei Zimmertemperatur gehaltenen Abimpfungen.

Nach der Überimpfung vergingen stets mehrere Tage, ehe die Vermehrung der Trypanosomen einsetzte. Deren Anzahl wurde gleich nach Überimpfung jedesmal festgestellt. Abimpfungen von Zimmertemperaturröhrchen gelangen noch nach 113 und 144 Tagen, auch auf die Ratte.

Nach diesen Erfolgen gingen die Verfasser an die Züchtung von Trypanosoma brucei, die sie in den beiden anderen Arbeiten beschreiben. Das Ausgangsmaterial stammte von den von Dr. Waghorn 1896 von Zululand nach England gebrachten naganakranken Tieren, mit dem auch die andern englischen und französischen Forscher ihre Untersuchungen angestellt haben. Hier gelang ihnen aber die direkte Züchtung nur in 4 von 50 Fällen; doch war öfters eine verlängerte Lebensdauer der Trypanosomen auf diesem Nährboden, 9—18 Tage gegenüber den gewöhnlichen 5—7, zu beobachten. Die Abimpfung von den Originalkulturen bot dagegen keine Schwierigkeiten. Der Nährboden für das Tr. brucei muß aber mindestens die Hälfte Blut enthalten; noch besser ist 2 oder gar 3 Teile Blut auf 1 Teil Agar. Von den vier Originalkulturen ergaben die erste 7, die dritte 2 Generationen; 2 und 4 scheinen bald abgestorben zu sein, da von 2 die zweite Generation, von 4 das Original sich nach kurzem nicht mehr weiter züchten ließ. Die auf den Blutagar übergeimpften Trypanosomen gehen fast alle im Verlauf von einigen Tagen zu Grunde; dann beginnt jedoch von einigen „widerstandsfähigen" Individuen aus die Vermehrung. Auch hier werden Rosetten gebildet, doch erheblich kleinere als bei Tr. lewisi. Wie bei diesem ist Entwicklung und Lebensdauer der Kultur abhängig von der Temperatur: je höher diese, um so schneller setzt die Entwicklung ein, um so kürzer ist die Lebensdauer und umgekehrt. Bei Zimmertemperatur gezüchtet waren einzelne Kulturen noch am 45. Tage lebendig; bei 25° trat das Wachstum am 7. bis 10. Tage ein und hielt Wochen an; bei 31° war der ganze Prozeß schon innerhalb einer Woche abgelaufen.

Junge Kulturen sind mindestens ebenso virulent, wie frisches Naganablut; je älter sie werden, desto mehr nimmt ihre Virulenz ab; zum Schluß sind sie wohl noch am Leben, doch nicht mehr infektionstüchtig.

Ihre Infektionsversuche scheinen den Verfassern darauf hinzudeuten, daß sich durch die schwach virulenten Kulturen auch eine Schutzimpfung erzielen lasse. Sie geben aber selbst zu, daß ihre beiden darauf bezüglichen Versuchsreihen ihnen keinen bestimmten Anspruch erlauben. In der ersten sind von 4 Mäusen — 2 vorbehandelten, 2 Kontrollieren — je 1 vorbehandelte und je 1 Kontrolltier gestorben, je 1 von beiden am Leben geblieben, so daß die Verfasser an eine Verwechslung denken; in dem Blut der überlebenden Kontrollmaus soll sich an einem Tage ein Trypanosoma gefunden haben (Sind neue Deckgläschen verwendet worden oder nicht? D. Ref.). Im zweiten Falle zeigten die vorbehandelten Mäuse eine geringfügige Verzögerung des Todes: 8, 8', und 9', Tage gegen 7 und 7', der Kontrolltiere.

Das Tr. brucei zeigt in den Kulturen zwei große, stark lichtbrechende Kügelchen im Vorderrande, gelegentlich ein drittes kleineres in der Nähe des Hinterrandes. Diese Körnchen nehmen an Zahl und Größe zu, wenn ein bei Zimmertemperatur oder bei 25° gehaltenes Röhrchen für einige Tage in den Brutschrank von 31° gebracht wird. Es können dann die Körnchen 0,8—1 μ im Durchmesser erreichen und 5 bis 6 davon im einzelnen Trypanosoma, neben vielen sehr kleinen Körnchen, auftreten. Mit ihrem Auftreten nimmt die Virulenz schnell ab.

Während die Tr. lewisi der Kultur sehr verschiedene Größe haben, von 1—2 μ zu 50—60 μ (ohne Geißel), ist die Größe der Tr. brucei gleichmäßiger, 15—17 μ. Ihre Geißel ist sehr viel kürzer und weniger deutlich als die von Tr. lewisi.

Tr. lewisi bewegt sich schnell und geradeaus, Tr. brucei sehr langsam und windend, sich scheinbar spiralig um seine Achse drehend.

Bei Tr. lewisi finden sich kleinere bis Riesenrosetten aus lebhaft beweglichen Einzeltieren, deren Geißelende nach dem Zentrum gerichtet ist. Ihr Zentrosom liegt nahe dem vorderen Ende des Kerns. Tr. brucei findet sich dagegen häufig in den Konjugationsformen Plimmer und Bradfords: zwei an den hinteren Enden vereinigt gebliebene Einzeltiere. Die Rosetten bestehen aus 10—20 schmalen und stark gewundenen Einzeltieren und machen den Eindruck eines Medusenhauptes. Ihre Geißeln scheinen nach auswärts gerichtet zu sein.

Die Fortpflanzungsweise wollen die Verfasser in einer späteren Arbeit besprechen.

Auf diese dürfen wir wohl mit Recht gespannt sein. Denn nach Schaudinns Arbeit „Über den Generations- und Wirtswechsel bei Trypanosoma und Spirochaete" ist anzunehmen, daß es sich hier bei den „Züchtungen" um ähnliche Vorgänge gehandelt hat, wie sie bei Übertragung des infizierten Blutes in den Darm der Mücke und aus der Mücke in das Blut der Warmblüter stattfinden, also Schwärmperioden der Flagellaten, abwechselnd mit Ruheperioden. Die „Überimpfung" der Tochtergeneration würde dann den Anreiz zum Übergang aus dem Stadium der Ruhe in das der Bewegung darstellen, während mit der allmählichen Erschöpfung des Nährbodens ein neues Ruhestadium einträte. Werden nun bei solcher künstlichen Züchtung auch vollreife Geschlechtsformen gebildet, oder handelt es sich nur um indifferente oder weibliche Ookineten, die durch Längsteilung oder Parthogenese die Tochtergeneration entstehen lassen? Hier wie bei Schaudinns Untersuchungen begünstigt niedere Temperatur die Dauer der Vermehrungsvorgänge und die des Bestehens der einzelnen Flagellaten; nach beiden Beobachtungen erhöht die höhere Temperatur zwar die Lebensvorgänge, setzt aber die Lebensdauer des einzelnen, auch des mit Reservestoffen ausgerüsteten Einzeltieres herunter. In beiden Fällen bilden sich bei Eintritt schlechter Ernährungsverhältnisse Rosetten aus agglutinierenden Einzelindividuen, deren Lebensfähigkeit damit schnell erlischt. Und daß bei Tr. lewisi die Einzeltiere mit dem vorderen, dem Geißelende agglutinieren, bei Tr. brucei dagegen mit dem geißellosen, dem Hinterende, entspricht wieder dem Verhalten der Spirochaete bezw. dem des Trypanosoma in Sch.'s Untersuchungen, würde also auf eine verschiedene Gattungszugehörigkeit der beiden Säugetiertrypanosomen hinweisen, wie ja auch die Art ihrer Bewegung voneinander verschieden ist.   Dr. Sander.

282   II. Besprechungen und Literaturangaben.

Broden, A. Les infections à Trypanosomes au Congo chez l'homme et chez les animaux. Brüssel, Imprimerie nouvelle. Februar 1904.

1. Infections à Trypanosomes chez l'homme.

Der Leiter des von der Société d'études coloniales in Leopoldville unterhaltenen bakteriologischen Laboratoriums hat den schon früher (cf. Band VII, Heft 11, S. 538 d. A.) veröffentlichten Fall von Menschentrypanose weiter verfolgt und eine neue Erkrankung zu Gesicht bekommen.

In dem ersten schon seit September 1900 erkrankten Falle, einer europäischen Dame, sind Jahre lang unregelmäßig auftretende, später häufig in Pausen von drei Wochen, zuletzt von 10 Tagen wiederkehrende Fieberanfälle beobachtet worden. Eine Schwangerschaft und Entbindung verlief Mai 1901 während eines Erholungsaufenthalts in England normal, das Kind war gesund. Schwäche in den Beinen war beständig vorhanden, einmal trat Iritis auf, mehrere Male ein Erythem auf Brust und Wangen, welches anfänglich auf das gänzlich wirkungslos bleibende Chinin zurückgeführt wurde. Ödeme fehlten. Diese Kranke bekam nun im Januar bis März verschiedene Fieberanfälle, welche auf Chinin nicht reagierten. Im Blute wurden nur ganz vereinzelte, meistens aber gar keine Malariaparasiten gefunden. Da schon beim zweiten Anfall einige Trypanosomen im Fingerblut vorkamen, so wandte B. enbutane Injektionen von Liquor arsenical. Fowleri an. Nach zwei Injektionen waren die Trypanosomen nicht mehr nachweisbar. Letzte Injektion 8. Februar. 17. Februar wieder Fieberanfall, einige Tr. im Blut, ebenso 9. März. Von 10. März bis 12. März Injektionen, dann innerlich dasselbe Medikament. 18. März noch leichter Fieberanfall ohne Trypanosomen. Jann Befinden und Blutbefund normal. Ernährungszustand vortrefflich.

Der zweite Kranke, ein Flußdampfer-Kapitän, welcher schon drei Jahre am Kongo verbracht und nur an leichten Fieberanfällen gelitten hatte, erkrankte während eines Urlaubs in Europa, Mai 1903, an einem Fieber mit heftigen Kopfschmerzen ohne Schüttelfrost, welches 5—6 Tage anhielt. Gleichzeitig traten erythematöse Flecken auf den Beinen auf. Therapie: Chinin 1,0 pro die. Nach dem Kongo zurückgekehrt hatte Patient mehrere leichte Fieberanfälle, welche mit Chinin behandelt wurden, bis B. bei einer Blutuntersuchung die Malariaplasmodien vermißte und von dem früheren Auftreten von Erythem erfuhr.

Wiederholte Untersuchung des Blutes führte nun zum leichten Nachweis zahlreicher Trypanosomen. Unter Arsenikbehandlung, anfangs die zwei Tage durch Injektion, dann innerlich verabreicht, verschwanden die Tr., das Fieber kehrte jedoch wieder, ohne den Kranken stark anzugreifen. Herz stark erregt. Puls selten unter 100, sonst keine Veränderungen. Seit Anfang September blieb dann das Fieber aus bis zum 3. Dezember, drei Wochen, nachdem P. aufgehört hatte, Arsenik zu nehmen. Von dem Tage an traten wieder leichte Fieberanfälle auf, einzelne Trypanosomen erschienen im Blut, es trat Schwäche in den Beinen auf. Beschreibung des ferneren Verlaufs ist in einem weiteren Berichte zu erwarten.

Gemeinsam ist beiden Krankengeschichten: 1. Leichtes Fieber von ein bis sechs-, meistens dreitägiger Dauer, nach acht- bis zehntägiger fieberfreier Zeit von einem neuen Anfalle gefolgt.

2. Fehlen des einleitenden Schüttelfrostes, unbedeutende Schweißabsonderung.

3. Keine erkennbaren organischen Veränderungen, Milz nicht oder nur wenig geschwollen.

4. Gutes Allgemeinbefinden, nur große Schwäche in den Beinen.

5. Häufig Auftreten von Erythemen gleichzeitig mit dem Fieberanfall.

6. Als wichtigstes Symptom gesteigerte Herztätigkeit, Puls selten unter 100, oft 140.

Besonders die letzte Erscheinung konnte B. auch bei den schon von Brampt beobachteten Kranken feststellen.

Beobachtungen über die Trypanosomen bei Schwarzen sind noch im Gange.

M.

———

Everett Dutton, E. and Todd, J. L. Human Trypanosomiasis on the Congo. Brit. med. Journ. 23. Januar 1904.

Weder in den Hospitälern von Boma noch in den von der Schlafkrankheit heimgesuchten Dörfern am unteren Kongo fanden die von der Liverpool school of Tropical medicine auf Wunsch des Königs der Belgier entsandten Verfasser bei der Mehrzahl der angeblich Kranken die deutlichen Symptome der Schlafkrankheit; offenbar werden die verschiedensten chronischen Affektionen mit der Schlafkrankheit verwechselt und die Kranken dementsprechend von den ängstlichen Eingeborenen unter schlechter Ernährung und Pflege isoliert. Vereinzelte, durch große Schwäche, Kopfschmerzen, Drüsenschwellungen und trockne, rauhe, abschilfernde Haut charakterisierte Kranke wurden überall vorgefunden und ließen vielfach bei einer Untersuchung des peripheren Blutes in einem frischen Ausstrichpräparat Trypanosomen nachweisen. Allerdings gelang die Auffindung dieser Parasiten auch bei anscheinend ganz gesunden Eingeborenen und bei Kranken ohne die typischen Symptome der Schlafkrankheit. Von Schlafkrankheit und von Trypanose (Trypanosomiasis, Maladie de Dutton) wird je ein typischer Fall näher beschrieben und durch eine dreißig Tage umfassende Temperaturkurve erläutert. Letztere zeigen bei Schlafkrankheit ein remittierendes, nur wenig über 39,5° C. ansteigendes unregelmäßiges Fieber, während bei Trypanose die Temperatur bei ebenfalls unregelmäßigem Fieberverlaufe selten 39° erreicht und tiefere Remissionen und Intermissionen zeigt. Die Pulsfrequenz bewegt sich bei beiden Krankheiten um 100 und steigt manchmal auf 120, bei Schlafkrankheit auf 140. Trypanosomen und Filarien wurden in beiden Fällen im peripheren Blute wiederholt gefunden, ohne daß Zahl oder Auftreten eine unmittelbare Beziehung zur Temperaturkurve erkennen ließ. Wichtig ist der verschiedene Befund der durch Lendenstich entnommene Cerebrospinalflüssigkeit. Bei Schlafkrankheit war dieselbe, zentrifugiert, leicht wolkig getrübt, bei Trypanose ganz klar, bei ersterer enthielt sie keine roten Blutkörperchen, zahlreiche Trypanosomen, große mononukleäre Zellen und zahlreiche polynukleäre Leukozyten, bei Trypanose waren in dem geringen Niederschlag nur einzelne rote und noch weniger kleine weiße mononukleäre Blutkörperchen, keine Trypanosomen.

Unterscheidende morphologische Merkmale konnten bei den verschiedenen Trypanosomen nicht gefunden werden, auch Überimpfung auf Mäuse und Ratten ergab keinen Unterschied.

M.

Nambea, Louis, W. Sleeping sickness in the light of recent knowledge. London.
1903. John Bale, Sons & Danielsson.

Nambea, Louis, W. The elucidation of sleeping sickness. Vortrag Journ. of
trop. Medic. 1904, Nr. 4 u. 5.

In den beiden Veröffentlichungen gibt S. einen Überblick über die Entwicklung unserer Kenntnisse von der afrikanischen Schlafkrankheit und eine
Darlegung des heutigen Standes nach den Arbeiten von Castellani und den
übrigen Mitgliedern der englischen Expedition in Uganda. Gegen die Beweis-
kraft der in Heft 5, 1904, S. 136 d. A. besprochenen Experimente erhebt S.
verschiedene Einwände.

Zunächst bezweifelt S., daß glossina palpalis die Trypanosomen einfach
überimpft, d. h. mit ihrem Stechrüssel verschleppt, denn dann müßten ja
auch zahlreiche andere blutsaugende Insekten in der Lage sein, die Übertragung auszuführen. Ferner hielt S. die Versuche der Infektion von Affen
durch Tsetse-Fliegen, welche Blut von schlafkranken Negern gesogen hatten,
nicht für unanfechtbar, denn die Fliegen sind nicht im Laboratorium durch
mehrere Generationen hindurch gezüchtet, sondern frisch eingefangen, können
also die Trypanosomen anderswo geholt haben, zumal die Artbestimmung
dieser Parasiten noch nicht gelungen ist. Auch können die Affen, wenigstens
die einheimischen unter den Versuchstieren, schon früher infiziert worden sein.
Letzteres erscheint sogar wahrscheinlich, weil im Blute der Hautdecken der
Kranken Trypanosomen nur sehr spärlich gefunden werden. Auch zeigten
Affen nach dem Stiche von Fliegen, welche vor dem Versuche nicht das Blut
Schlafkranker gesogen hatten, Trypanosomen schon drei Wochen im Blute,
während nach dem Stiche von mit krankem Blute genährten Fliegen erst
nach acht Wochen bei den Affen Tr. nachweisbar wurden. Ferner betont
S. die diagnostische Wichtigkeit der Polyadenitis, welche er für pathogno-
misch bei Schlafkrankheit ansieht.   M.

Verschiedenes.

Fontoynont et Jourdran. Glossite et stomatite à streptocoques observées à Madagascar. Presse médicale Nr. 74, 1903.

Verfasser beobachteten auf Madagaskar eine endemische, oft in epidemischen Schüben sich häufende Erkrankung der Zunge und Mundschleimhaut,
welche sich durch schmerzhafte, vielfach von Fieber und Drüsenschwellung begleitete Ablösung und Verdickung des Epithels kundgibt, derart, daß an
einigen bogenförmig begrenzten Stellen die des Epithels beraubte Schleimhaut
glänzend rot, wie gefirnißt erscheint, an anderen Stellen aber um so dickeren
Belag zeigt. Auf der Warzen- und Lippenschleimhaut gleicht die Affektion
der gewöhnlichen plaques muqueuses. Die Krankheit hat einen akuten, etwa
achttägigen Verlauf, ist bei Europäern selten und wurde mit antiseptischen
Mundwässern behandelt. Der abgeschabte Belag zeigte unter dem Mikroskop
geradezu Reinkulturen von Streptokokken. (Durch den akuten Verlauf unterscheidet sich das geschilderte Leiden deutlich von der Lingua geographica und
Glossitis marginata dissecans. Es wäre wünschenswert, den Rhodankalium-
Gehalt des Speichels bei den Kranken zu prüfen. Ref.)   M

1904.

Archiv

für

Schiffs- und Tropen-Hygiene.

Band 8.

I. Originalabhandlungen.

Über Filaria perstans im Bezirk Bukoba.

Von

Dr. Feldmann, Stabsarzt in der Kaiserlichen Schutztruppe für
Deutsch-Ostafrika.

Bevor die Untersuchungen von Castellani und Bruce ein
neues Licht über die Ätiologie der Schlafkrankheit verbreiteten,
gehörte die Erforschung der Filaria perstans, die von Manson als
Erreger jener Seuche angesprochen wurde, mit in den Arbeitsplan
der nach Uganda entsandten englischen Kommission.

Da sich nun im Verlauf dieser Untersuchungen herausstellte,
daß die Filaria perstans bei den Eingeborenen des benachbarten
Uganda sehr verbreitet ist, so ergab sich für mich die Aufgabe,
entsprechende Untersuchungen im Bezirk Bukoba vorzunehmen, dessen
schwarze Bevölkerung zum größten Teil in gleichen Verhältnissen
lebt, wie die Waganda des englischen Protektorates.

Vom Kaiserlichen Gouvernement mit diesen Untersuchungen
beauftragt, habe ich 6000 Eingeborene jeden Alters und Geschlechts
aus allen Landschaften des Bezirks auf die Anwesenheit von Filaria
perstans untersucht und außerdem Beobachtungen über den anatomischen Bau der Embryonen und Muttertiere, sowie über die Art
der Übertragung des Parasiten angestellt.

Die systematischen Untersuchungen wurden an gefärbten Trockenpräparaten gemacht. Letztere wurden so angefertigt, daß stets eine
reichliche Menge peripheren Blutes auf den Objektträgern ange-
strichen, lufttrocken gemacht und, nach Auswaschung des Blutfarbstoffes in Wasser, in Alkohol fixiert und sodann in einer stark
verdünnten alkoholischen Fuchsinlösung langsam gefärbt wurde. Von
jedem Eingeborenen wurde je eine Blutprobe auf diese Weise entnommen.

Die Durchsuchung der Präparate ergab das Resultat, daß die
Filaria perstans bei den Eingeborenen des Bezirks Bukoba außerordentlich verbreitet ist.

Die Embryonen wurden nicht nur in den zu den verschiedensten Tageszeiten, sondern auch in den mehrfach des Nachts entnommenen Blutproben gefunden, was die bekannte Tatsache bestätigt, daß die Filaria perstans einer Periodizität nicht unterworfen ist.

Das männliche Geschlecht zeigte sich etwas häufiger mit Filaria perstans behaftet, als das weibliche. Bei kleinen Kindern
wurden nur ganz selten Embryonen gefunden; überhaupt beherbergten Erwachsene sehr viel häufiger die Filarien, wobei Leute in
vorgeschrittenerem Alter, in den Jahren zwischen 30 und 50 am
meisten infiziert gefunden worden.

Die Zahl der in den einzelnen Landschaften untersuchten Eingeborenen und das Prozentverhältnis der mit Filaria perstans behafteten zu ersterer Zahl veranschaulicht folgende Zusammenstellung:

Landschaft	Zahl der untersuchten Eingeborenen	Zahl der mit Filaria perstans behafteten Eingeborenen	Prozent-verhältnis (abgerundet)
Kiziba . . .	700	508	72° ₀
Bugabo . . .	300	192	70° ₀
Kyamtwara . . .	600	409	68° ₀
Kyanja	1100	773	70° ₀
Jhangiro	800	592	74° ₀
Kimosni	400	341	86° ₀
Ussuwi	400	98	24° ₀
Mpororo	—	—	—
1. Kimelewombo . .	100	34	34° ₀
2. Keireia	100	—	—
3. Nyawingi . . .	100	—	—
Karagwe	1400	500	36° ₀

Außer der Untersuchung von Blutproben des peripheren Blutes
habe ich von 7 Leichen Ausstrichpräparate aus den inneren Organen,
aus geschwollenen Nackendrüsen und von der Flüssigkeit der Seitenventrikel des Gehirns auf Embryonen der Filaria perstans untersucht mit dem Resultat, daß die Embryonen in Herz und Aorta
relativ zahlreich vorhanden waren, während jedesmal von Leber und
Milz eine ganze Anzahl Präparate durchsucht werden mußte, um hier
und da vereinzelt einen Parasiten zu finden. Leider ist eine so
exakte Auszählung der Embryonen, wie Low sie bei seinen Unter-

suchungen vorgenommen (Journal of Trop. Med. No. 11), unterblieben. In den Nackendrüsen und in der Gehirnflüssigkeit konnten Embryonen nicht nachgewiesen werden.

Zur Untersuchung des anatomischen Baues der Embryonen der Filaria perstans wurden letztere teils in physiologischer Kochsalzlösung, in der sich dieselben lange Zeit lebend erhalten, teils in gefärbten Präparaten beobachtet.

Die Embryonen sind ungefähr 0,3 mm lang und etwas dünner als ein rotes Blutkörperchen. Sie zeigen sehr lebhafte Orts- und Eigenbewegung, wobei sie die mannigfachsten Schlangenwindungen ausführen und auch ihren Leib zu verlängern und zu verkürzen vermögen. Der Kopf schießt ruckweise nach allen Seiten, und indem er zuweilen eine Zeitlang festzuhaften scheint, peitscht der Schwanz die Blutkörperchen hin und her.

Die Embryonen haben keine Scheide; sie endigen, sich nach hinten verjüngend, mit einem abgestumpften Schwanz.

In frischen Präparaten erscheint eine Körnung des zarten Leibes nicht sichtbar; erst beim Absterben der Embryonen erkennt man eine feine Körnung; diese läßt sich auch durch Zusatz von etwas Essigsäure sichtbar machen, wobei dann ein längliches Stück Eingeweide, daß wohl dem von Manson bei der Filaria nocturna beschriebenen „rians" entspricht, im Vorderteil der hinteren Hälfte des Leibes hervortritt.

Der konische Kopf wird ein wenig überragt von einem feinen, glatten, durchsichtigen Lippensaume, über den sich die von Manson beschriebene feine Gräte vorschnellt.

In gefärbten Präparaten kann man bei stärkster Vergrößerung an den Embryonen eine äußere Deckschicht und eine innere Schicht unterscheiden, die eine Struktur nicht erkennen läßt.

Ein kleines Stück hinter dem Kopfende befindel sich ein v-förmiger heller Fleck, der der optische Ausdruck einer mit einer feinen Öffnung nach außen mündenden sackartigen Höhlung zu sein scheint.

Vor diesem Fleck sieht man die innere Schicht gespalten („Break" von Low).

Dicht vor dem Schwanzende ist in gefärbten Präparaten noch ein kleiner heller Fleck zu bemerken, der dem bei der Filaria nocturna beschriebenen Schwanzfleck entspricht.

Die geschlechtsreifen Formen der Filaria perstans fand ich in 2 von 7 daraufhin untersuchten Leichen im Bindegewebe hinter

der Aorta abdominalis; und zwar in dem einen Falle 1 Männchen
und 1 Weibchen ineinander verschlungen, in dem andern Falle nur
1 Weibchen.

Die Aufsuchung der Tiere ist eine mühsame und zeitraubende
Arbeit und geschieht am besten mit Hilfe einer großen Lupe.

Daß ich in den übrigen Fällen die Muttertiere nicht gefunden
habe, setze ich auf Rechnung ungünstiger äußerer Verhältnisse, die
eine exakte Arbeit auf Expedition erschweren.

Die Muttertiere der Filaria perstans sind zarte, hell durchschim-
mernde, fadenförmige Würmer; das Weibchen ist länger und dicker
als das Männchen.

Die gefundenen Tiere maßen in ganzer Länge und größter
Dicke (Mitte des Leibes):

Muttertiere	Länge	Dicke
1 Weibchen	65 mm	0,14 mm
1 Männchen	42 „	0,08 „
2 Weibchen	58 „	0,11 „

Der Kopf ist durch eine leichte Halseinschnürung vom übrigen Körper abgesetzt, sein vorderes Ende ist wie ein Kegelkopf
abgerundet. In der abgerundeten Vorderfläche liegt die runde Mundöffnung, die keinerlei besondere Werkzeuge trägt. Von der Halseinschnürung ab wird der Leib dicker, um von der Leibesmitte
ab nach dem wie ein Haken umgebogenen Schwanzende zu wieder
allmählich an Dicke abzunehmen.

Die Tiere sind von einer homogenen Deckschicht umkleidet,
die der eigentlichen, die Leibesform bildenden und die Organe ein-
schließenden Muskelschicht anliegt.

Die Deckschicht überragt ein wenig das abgerundete Schwanzende und bildet an letzterem, in dem sie sich einstülpt, 2 kleine
Anhängsel.

Ein Verdauungsschlauch durchzieht den Leib von der Mundöffnung bis zur Kloake, die bei beiden Geschlechtern an der inneren
Fläche des eingebogenen Schwanzendes liegt.

Um die männliche Kloake zeigt die Deckschicht eine Anzahl
außerordentlich kleiner Unebenheiten (Papillen); doch kann ich in
meinem Falle die von Low angegebene regelmäßige Anordnung
der Papillen in 4 Paar präanale und 1 Paar postanale nicht erkennen; ebensowenig kann ich mit Sicherheit sagen, ob 2 ungleiche
Spicula vorhanden sind oder nicht.

Die weibliche Kloake öffnet sich in einer feinen Ausbuchtung (Papille) der Deckschicht.

Die Eierstöcke sind große, ausgedehnte Schläuche, die eine Unmenge von Eiern in den verschiedensten Entwicklungsstadien enthalten.

Die Vaginalöffnung liegt in der Nähe des Kopfendes.

Die Häufigkeit der Filaria perstans in den einzelnen Landschaften des Bezirks ist augenscheinlich abhängig von der Beschaffenheit des Landes und seiner Bewachsung, als auch von den Lebensgewohnheiten seiner Bewohner.

Am häufigsten fand sich Filaria perstans in den Landschaften Kiziba, Bugabu, Kyamtwara, Kyanja, Kangiro und Kimoani, die mit ihren versumpften Flußtälern und zahlreichen Urwaldparzellen den sehr feuchten Küstenstrich des Bezirks bilden.

Auch von Low (Journ. of Trop. Med. No. 11) sind sumpfige und mit Wald bestandene heiße Tropengegenden als die Prädilektionsstellen für das Vorkommen der Filaria perstans gefunden worden.

Die vorstehende Tabelle zeigt außerdem, daß die Häufigkeit der Filaria perstans im Bezirk Bukoba direkt proportional ist dem Vorkommen und Gedeihen der Banane.

In den genannten Ländern leben die Eingeborenen in der Hauptsache von Bananen und wohnen ausschließlich in Bananenhainen, die die Feuchtigkeit lange Zeit festhalten und voll sind von vermodernden Überresten abgestorbener Bananenpflanzen.

In dem kälteren Hochlande Karagwe, das weniger feucht ist und weniger Bananen hat, ist die Filaria perstans schon seltener, doch muß bemerkt werden, daß in den an das versumpfte Kageratal grenzenden Gegenden Filaria perstans relativ häufiger angetroffen wird, als im Süden Karagwes, was in obiger Tabelle nicht zum Ausdruck kommt.

Im plateauartigen Usuwi, das schon mehr ostafrikanische Flora hat, wo auch die Banane nur schwer ihr Fortkommen findet, konnte Filaria perstans nur in 24 % gefunden werden.

Am charakteristischsten zeigt Ostmpororo, wie sehr die Häufigkeit der Filaria perstans im Bezirk mit dem Vorkommen der Banane zusammenstimmt.

In Ostmpororo, einem welligen Grasland fast ganz ohne Bewachsung, gibt es nur im Sultanat des Kisselewombo Bananenhaine mit nur kümmerlich gedeihenden Bananen. Nur in diesem

Sultanat fanden sich die Eingeborenen (in 34 %) mit Filaria perstans
infiziert, während die nur durch ein in der Regenzeit versumpftes,
in der Trockenzeit trockenes Flußbett von ersterem getrennten Sulta-
nate des Katreia und der Nyawingi, wo es keine Bananen gibt,
völlig frei von Filaria perstans waren.

Diese Verhältnisse mögen sich durch die Tatsache erklären,
daß Bananenhaine in gleichem Maße wie Sumpf- und Waldgegenden
die Lieblingsaufenthaltsorte für blutsaugende Insekten sind.

Daß blutsaugende Insekten die Zwischenwirte der Filaria perstans sind, dafür sprechen auch die von Manson und Baucroft
in Culices nachgewiesenen Entwicklungsformen der Filaria nocturna; doch könnten bei der Filaria perstans auch Stechfliegen
die Übertragung vermitteln, da erstere ja einer Periodizität nicht
unterliegt und daher zu ihrer Weiterentwickelung nicht unbedingt
auf nur Nachts schwärmende Insekten angewiesen ist.

Für letztere Annahme spricht auch die Tatsache, daß Filaria
perstans im Bezirk Bukoba sich besonders häufig bei in Bananenhainen wohnenden und von Bananen lebenden Eingeborenen findet.

Die Banane dürfte dabei möglicherweise eine vermittelnde Rolle
spielen, indem die Embryonen vielleicht auf die in Bananen abge-
legten Larven der betreffenden blutsaugenden Insekten übergehen
und so mit den Bananen oder dem Bananensaft in den Magen der
Leute gelangen.

Die Bananen selbst werden allerdings hier zu Lande fast ausschließlich gekocht genossen; jedoch ist Bananensaft, der aus einer
bestimmten Sorte von reifen, häufig angefaulten und mit Insekten
und Insektenlarven aller Art behafteten Bananen ausgepreßt und
stets frisch getrunken wird, das allgemein verbreitete, gewohnheits-
mäßig tägliche Getränk der hiesigen Bevölkerung.

Mit Berücksichtigung dieser Verhältnisse habe ich alle hier
vorkommenden Insekten, deren ich habhaft werden konnte, Stechmücken und Stechfliegen, die an mit Filaria perstans behafteten
Eingeborenen gesogen hatten, auf Entwicklungsformen, die eventuell den von Manson beschriebenen Entwicklungsformen der Filaria noctorna in Culices entsprechen könnten, untersucht, jedoch
mit negativem Resultat.

Die gleiche Untersuchung von in den erwähnten Bananen vorgefundenen Insekten und Larven verlief ebenfalls resultatlos.

Zum Schluß bleibt noch die Frage zu erörtern, ob die Filaria
perstans im Menschen pathologische Erscheinungen hervorruft.

Von der Annahme, daß die Embryonen im stande seien Haut-
krankkeiten, wie die Craw-Craw, zu verursachen, ist man wohl längst
zurückgekommen.

Die von mir untersuchte Bevölkerung befand sich teils in einem
durch die Eigenart und Einseitigkeit ihrer Lebensweise bedingten
Gesundheitszustande, worüber ich demnächst, wenn ich über die
Pathologie der Eingeborenen des Bezirks berichtet, Näheres mitteilen werde, teils war sie völlig gesund; jedenfalls wurden keine
Krankheitserscheinungen angetroffen, die man mit einigem Recht
auf die Filaria perstans hätte zurückführen können.

Dennoch halte ich es für verfrüht, die Filaria perstans als
einen ganz harmlosen Parasiten des Menschen zu bezeichnen.

Über diese letztere Frage sowie über den Zwischenwirt der
Filaria perstans werde ich meine Untersuchungen fortsetzen.

Reisebericht über einen Besuch der tropenmedizinischen Schulen in England.

Von

Dr. Fülleborn, Stabsarzt à la suite der Kaiserlichen Schutztruppe für Deutsch-Ostafrika und Assistent am Institut für Schiffs- und Tropenkrankheiten, Hamburg.

Im Juli v. J. hatte ich Gelegenheit, in Vertretung des Direktors des Institutes für Schiffs- und Tropenkrankheiten als Assistent dieser Anstalt den Kongreß des Royal Institute of Hygiene zu Liverpool zu besuchen — und — da mich natürlich ganz besonders die englischen Tropenschulen interessierten, so benutzte ich die Gelegenheit, um die „London School of Tropical Medicine" und die „Liverpool School of Tropical Diseases" kennen zu lernen. Ich möchte über diese Anstalten an dieser Stelle einiges mitteilen, indem ich einen seinerzeit abgefaßten Reisebericht auszugsweise wiedergebe:

Da meine Zeit sehr kurz bemessen war, suchte ich gleich nach der Ankunft in London das an den Albert Docks gelegene „Seaman's Hospital Society's Branch Hospital" und die damit verbundene Tropenschule auf. Ich hatte durch einen glücklichen Zufall einen jener beiden Wochentage getroffen, an denen Sir Patrick Manson die Anstalt zu besuchen pflegt. Bis zu seiner Ankunft nahm mich Dr. Low, der „Medical Tutor and Superintendent of the School" in liebenswürdigster Weise auf und zeigte mir die Einrichtungen des Instituts; später begleitete ich Sir Patrick Manson auf seiner Visite durch das Hospital. Sir Patrick Manson hatte auch die große Freundlichkeit, mir einige sehr schöne Präparate von Filarien und menschlichen Trypanosomen zu überlassen — und — als ich ihn bei meiner Rückreise in London wieder aufsuchen durfte, schenkte er mir auch eine Anzahl sehr kostbarer Präparate der „Filarienentwickelung in der Mücke" aus seiner Privatsammlung für unser

Institut. Sir Patrick sprach gleichzeitig die Hoffnung aus, daß die Hamburger und Londoner Tropenschulen in Zukunft in regem wissenschaftlichem Verkehr miteinander bleiben möchten.

In dem Londoner Institut ist man gegenwärtig mit Neubauten beschäftigt, um die Tropenschule zu vergrößern und Wirtschaftsräume für das Krankenhaus anzulegen; auch soll die Zahl der Zimmer, in denen Studierende im Institut selbst wohnen können, vermehrt werden. Bisher waren nur etwa vier solcher Wohnzimmer vorhanden; doch ist die Entfernung des in der ungastlichen Hafenvorstadt gelegenen Instituts von dem eigentlichen London so groß, daß es wünschenswert erschien, für mehr Herren Platz zu schaffen. Bei der vorzüglichen Lage unserer Hamburger Anstalt liegt ja kein derartiges Bedürfnis vor. Der Platz für die Baulichkeiten des Londoner Institutes ist ein recht beschränkter, und alles muß daher sehr zusammengedrängt werden. Ein Tennisplatz ist auf dem Hofe vorhanden, aber ein Garten fehlt völlig: Wir sind in dieser Beziehung in Hamburg besser daran. Auch ist unser Hamburger Seemannskrankenhaus moderner und schöner als die Räumlichkeiten des mit der Londoner Tropenschule verbundenen Hospitals; die Bettenanzahl ist die gleiche (ca. 60).

Was das Krankenmaterial anbelangt, so kommen zwar infolge der weltumfassenden überseeischen Verbindung Londons hin und wieder interessante Tropenfälle daselbst zur Aufnahme, die wir in Hamburg bisher nicht zu sehen bekommen haben; ich glaube aber, daß im allgemeinen in Hamburg reichlich so gute Gelegenheit vorhanden ist, Tropenkrankheiten, besonders die Malaria, zu studieren wie in der Londoner Tropenschule, da einerseits offenbar die meisten Tropenkranken Londons in anderen Hospitälern (besonders Dreadnought Hospital) liegen, und anderseits das Krankenhaus der Tropenschule auch Verletzungen und allerlei gewöhnliche Fälle aus dem Hafen zu behandeln hat: es nimmt also nicht nur ein ausgesuchtes Material auf, wie dies der Vorteil des Hamburger Seemannskrankenhauses ist. Der Dienst im Krankenhause wird von einer größeren Anzahl ordinierender Ärzte versehen, von denen die einzelnen meistens zweimal wöchentlich Visite machen; außerdem wohnen natürlich auch noch Ärzte dauernd im Hospital.

Die Laboratorien der Tropenschule sind zwei zur ebenen Erde gelegene Räume: ein Assistentenzimmer und ein ziemlich geräumiger Arbeitssaal mit großen Fenstern und trefflichem Licht. Augenscheinlich leidet man zur Zeit sehr an Platzmangel, doch soll

dorch die begonnenen Neubauten der Arbeitsaal um das Doppelte
vergrößert werden. Auch ein Auditorium, eine Bibliothek und ein
Mückenzimmer sind geplant. Die Mikroskope sind englischen Modells,
doch benutzt man auch Leitzsche Linsen. Das Dienerpersonal schien
trefflich geschult zu sein: wenigstens wußte einer der Laboratoriums-
diener mit den mikroskopischen Präparaten der Sammlung sehr
gut Bescheid und konnte sie selbständig einstellen.

Die mikroskopische und parasitologische Sammlung der Londoner Tropenschule ist nach dem, was ich in mehrstündiger Demon-
stration gesehen habe, trotz der verhältnismäßig kurzen Zeit des Bestehens der Anstalt eine ganz vorzügliche. Fast alle Tropenparasiten, auch die ganz seltenen, die man sonst nirgends zu sehen bekommt, waren in sehr schönen und trefflich montierten Exemplaren
vertreten: Man hat offenbar sehr gute Beziehungen zu den in den
Tropen wirkenden Ärzten. Lebendes Infektionsmaterial (Proteo-
somen, Halteridien, Pyroplasmen u. s. w.), auf das wir in Hamburg
einen so hohen Wert legen, schien man dagegen in London wenig
weiter zu züchten.

Demonstrationstafeln und Projektionsvorrichtungen sah ich in
London nicht.

Das Lehrpersonal der Londoner Tropenschule besteht außer
dem Medical Tutor and Superintendent of the School, der die praktischen Kurse leitet, aus einer ganzen Anzahl erfahrener Tropenärzte, die jeder in ihrem Spezialgebiet Vorlesungen halten. Am
Ende der Kurse haben die Praktikanten sich einer schriftlichen und
mündlichen Prüfung zu unterziehen und erhalten nach deren Bestehen ein Zeugnis.

Am Tage nach dem Besuch der Tropenschule begab ich mich
nach dem South Kensington Museum, um die dortigen Dipteren-
sammlungen, soweit sie den Tropenarzt interessieren, kennen zu
lernen. Herr Theobald, der bekannte Verfasser der großen Culi-
cidenmonographie, zeigte mir in freundlichster Weise seine Mücken-
sammlung, zweifellos die vollständigste, die zur Zeit existiert. An-
gesichts der erdrückenden Fülle von Mückenarten wurde es mir so
recht klar, daß man ohne eingehendes Spezialstudium absolut keine
Mücken bestimmen kann, und ferner, daß kein Platz für ein solches
Studium geeigneter ist, als das Kensington Museum, wo das Material
aus aller Welt zusammenströmt, und wo vor allem auch die für
die Systematik so wichtigen „Typen" vorhanden sind. Eine genaueste Kenntnis der Mücken ist ja aber für den, welcher in den

Tropen mit Erfolg Malaria-, Filaria-, Gelbfieber- u. a. w. Übertragung erforschen will, ganz absolut notwendig, zumal seitdem es festzustehen scheint, daß nicht alle, sondern nur ganz bestimmte Anophelesarten bei der Malariaübertragung eine Rolle spielen.[1] Entsprechendes gilt ja offenbar auch für die die Trypanosomen übertragenden Insekten.

Die bisher beschriebene Tsetsefliege und einige neue von ihm beschriebene Glossinaarten zeigte mir in demselben Museum Herr Austen. Herr Austen hat in einem voluminösen, hervorragend illustrierten Bande das bisher über die Morphologie und Biologie der Tsetsefliege Bekannte zusammengefaßt, und wer in der Trypanosomenfrage arbeiten will, wird nicht umhin können, auch dieses Buch gründlich zu studieren. Um das Verständnis des großen Publikums für die Tropenkrankheiten zu fördern, hat das Kensington Museum große und vollendet schöne Modelle von Culex, Anopheles und Glossina morsitans fertigen lassen und ebenso einige Glasmodelle von Malariaparasiten und Trypanosomen. Die Modelle kosten zusammen wohl mehr als 2000 Mk.

Leider blieb mir nur sehr wenig Zeit, auch die übrigen Schätze des Kensington Museums so, wie ich es gewünscht hätte, kennen zu lernen. Weder in Europa noch in Nordamerika habe ich ein zoologisches Museum gesehen, das sich mit ihm messen könnte; die Fülle des Gebotenen ist ganz gewaltig, wirkt aber durch eine sorgfältige Auswahl der Objekte und die mustergiltige Aufstellung trotzdem nicht erdrückend.

Am folgenden Tage mußte ich zum Kongreß nach Liverpool abreisen. Auf das allerlebhafteste bedauerte man hier, daß Dr. Nocht nicht persönlich der Einladung zum Kongreß gefolgt war und nahm mich als Assistenten des Institutes in liebenswürdigster Weise auf. Vor allem bin ich Herrn Dr. Grünbaum, „Direktor der Abteilung für Krebsforschung und experimentelle Medizin der Johnston Laboratorien", an den ich persönliche Empfehlungen mitbrachte, zu besonderem Dank verpflichtet, da er sich mir in geradezu aufopfernder Weise widmete, und gleich ihm suchten auch andere Herren, zumal Professor Major Roß und Professor Sherrington mir den Aufent-

---

[1] Noch wichtiger allerdings ist es für die Erforschung tropischer Krankheiten, sich mit dem ganzen Rüstzeug der zoologisch-histologischen Untersuchungstechnik vertraut zu machen. Wie die bahnbrechenden Arbeiten eines Schaudinn beweisen, kann die Protozoenforschung solcher Hilfsmittel heutzutage nicht entbehren.

halt in England in jeder Weise angenehm zu machen. Ich werde
stets in dankbarer Erinnerung an Liverpool und an die dort ge-
nossene Gastfreundschaft zurückdenken.

Da die Abteilung für Tropenhygiene nur an einem Kongreß-
tage zusammentrat, hatte ich reichlich Gelegenheit, mir die Liverpooler Tropenschule genauer anzusehen. Durch Professor Roß,
den Leiter derselben, lernte ich eine ganze Anzahl bekannter
Tropenforscher kennen, unter ihnen Colonel Crombie, Medizinal-
referenten des britischen Kolonialamtes, die Herren Todd und
Dutton, die sich, erst kürzlich von einer im Auftrage der Tropenschule unternommenen Forschungsreise aus Gambia zurückgekehrt,
schon wieder zu einer neuen Trypanosomenexpedition nach dem
Kongo rüsteten, Dr. Christy, der soeben aus Uganda heimgekehrt
war, wo er die Schlafkrankheit studiert hatte, und den durch seine
wichtigen Malariauntersuchungen bekannten Dr. Stephens. Von
allen diesen Herren, zumal von Herrn Professor Roß und Colonel
Crombie, mit denen ich das Glück hatte, recht oft zusammen zu
sein, lernte ich gar viel des Interessanten; sehr lehrreich war mir
vor allem das, was ich über die von Roß vertretene Malaria-
assanierung durch die Bekämpfung der Anophelesbrut und die so erzielten Erfolge erfuhr. Von den Herren Todd und Dutton, mit
denen ich mich gründlich über die uns ganz besonders interessanten
Trypanosomenfragen aussprechen konnte, erhielt ich einige sehr
wertvolle Präparate menschlicher Trypanosomen (darunter den
„Typus" des Trypanosoma Gambiense) und auch damit infizierte
lebende Ratten für unser Institut geschenkt. Herr Christy war
voll des Lobes über die freundliche Aufnahme und die Unterstützung
seiner wissenschaftlichen Bestrebungen, die er bei Stabsarzt Dr. Feldmann im deutschen Bukobagebiete gefunden hatte.

Ungemein interessant war es für mich, daß ich auch Gelegenheit hatte, einer Konferenz beizuwohnen, auf der Ronald Roß
mit gewohnter Energie dafür eintrat, daß der staatliche Sanitätsdienst in Westafrika nach dem Muster des vortrefflichen indischen
reformiert werde. Es betonte, daß auf derartiges verwendete
Summen nicht verloren seien und wies dabei ausdrücklich auf die
vielen Millionen hin, die Frankreich jüngst seinen westafrikanischen
Besitzungen für sanitäre Zwecke bewilligt habe. Auch die Liverpooler Großkaufmannschaft war auf dieser Konferenz durch ein-
flußreiche Persönlichkeiten vertreten, wie ja überhaupt gerade
Liverpool ein leuchtendes Beispiel dafür ist, welches Verständnis

die weitschauende englische Kaufmannschaft den Fragen der Tropenhygiene entgegenbringt. In England und in den Vereinigten Staaten
hält man es ja auch für eine nationale Pflicht reicher Privatleute,
die Wissenschaft zu fördern und überläßt nicht nur wie bei uns
alles dem Staate. Sind doch gerade an der jungen Universität
Liverpool die prachtvollen neuen Laboratorien, deren eines die
Tropenschule bildet, Schenkungen hochherziger Privatleute, und
die von Großkaufleuten zur Verfügung gestellten Mittel ermöglichen
es Roß, stets neue und epochemachende Expeditionen in die
Tropen zu entsenden. Solche Expeditionen, die ja für die Fort-
entwicklung der Tropenhygiene unumgänglich nötig sind, und
durch die vor allem auch ein Stab praktisch und wissenschaftlich
geschulter Tropenhygieniker für die Kolonien herangebildet wird,
haben der Schule bereits einen solchen Ruf eingebracht, daß der
Kongostaat behufs Erforschung der Trypanosomenfragen um Herren
von dort gebeten hat.

Die Einrichtung der „Thompson Yates und Johnston Laboratorien" ist geradezu mustergültig. Ich beschränke mich jedoch
nur auf eine Schilderung der dazugehörigen Tropenschule, des
„Laboratory of Tropical Medicine and Parasitology" Es sind 16
trefflich mit allem Laboratoriumskomfort ausgestattete Arbeitsplätze
vorhanden und außerdem 3 Räume für die Assistenten und ein
Arbeitszimmer für Professor Roß. Einen Mangel hat aber das
Liverpooler Institut im Vergleich mit dem Londoner und Hamburger, und das ist die weite Entfernung (ca. 15 Minuten) von dem
Royal Southern-Hospital, wo die Praktikanten in einer hierzu
reservierten Abteilung mit 14 Betten Gelegenheit finden, tropische
Krankheiten am Krankenbett zu studieren, und wo sich auch ein
kleines Laboratorium für klinische und mikroskopische Untersuchungen befindet. Das tropische Krankenmaterial zerstreut sich
aber in Liverpool ebenso wie in London auf eine ganze Anzahl
von Krankenhäusern und ist nicht, wie in Hamburg, auf das mit
der Tropenschule verbundene Hospital konzentriert.

Der Tropenschule stehen außer ihrem eigenen im Entstehen
begriffenen Museum — es sind besonders zwei sehr instruktive
Modelle über die Lage der Anopheles- und Culexbrutstätten im
Terrain hervorzuheben — auch noch die reichhaltigen Sammlungen
des pathologischen Museums und die übrigen Einrichtungen der
Thompson Yates und Johnston Laboratorien zur Verfügung; die
Anstalt besitzt auch eine gute Bibliothek. In dem Lehrplan der

Tropenschule spielt die tropische Parasitologie (Entomologie, Helminthologie und Protozoenkunde), die von einem Zoologie-Professor der Universität gelehrt wird, entsprechend ihrer grundlegenden Bedeutung für die Tropenhygiene, eine sehr bedeutende Rolle, und von der Tropenschule wird daher außer dem Zeugnis über eine erfolgreiche Ausbildung in der Tropenmedizin auch noch unabhängig hiervon ein entsprechendes Zeugnis bezüglich der Tropenparasitologie ausgestellt.

Neben der eigentlichen Unterrichtstätigkeit legt die Liverpooler Tropenschule aber ein ganz besonderes Gewicht auf die Entsendung von Expeditionen und die eigentliche wissenschaftliche Forschung. Zu wissenschaftlichen Untersuchungen ist das Liverpooler Institut aber auch hervorragend geeignet: hier finden sich die weit gereisten Assistenten des Instituts zusammen und können ihre reichen Erfahrungen gegenseitig austauschen; in den Thompson Yates und Johnston Laboratorien stehen jederzeit die kostbarsten und modernsten Apparate zur Verfügung, und die Tierställe bergen eine Fülle von Versuchstieren, darunter zur Zeit nicht weniger als vier Schimpansen, die allein ein Kapital von Tausenden repräsentieren.

Wenn ich am Schlosse meines Berichts mir ein Urteil erlauben darf, so glaube ich, daß das Hamburger Institut als Lehranstalt einen Vergleich mit den englischen Tropenschulen nicht zu scheuen braucht. Wir haben außerdem den Vorteil, das wir die einzige derartige Anstalt in Deutschland sind und daher naturgemäß dazu berufen erscheinen, auch die Zentrale für alle tropen- und schiffshygienischen Bestrebungen des Reiches zu werden. Durch die Personalunion der Hamburger Hafenarztstelle mit der Leitung des Instituts für Schiffs- und Tropenkrankheiten ist diesem auch ein steter und lebendiger Konnex mit dem größten Hafen Deutschlands gesichert, und die schiffshygienischen Arbeiten des Institutes werden daher nie die Fühlung mit den praktischen Bedürfnissen verlieren. Ungemein wertvoll für unser Institut ist es auch, daß wir im eigenen Hause ein von einem Fachmann geleitetes chemisches Laboratorium besitzen, wodurch alle hygienischen und physiologischen Arbeiten ungemein gefördert werden; ich möchte diesen Vorzug unserer Anstalt ganz besonders betonen. Einen großen Vorteil aber hat die Liverpooler Tropenschule vor uns voraus, nämlich den, daß sie durch die Munifizenz der englischen Kaufmannschaft über genügende Geldmittel verfügt, um eine

größere Anzahl von Assistenten anzustellen und dieselben auf
tropische Expeditionen zu entsenden.[1]

Die große Anzahl ihrer wissenschaftlichen Mitarbeiter ermöglicht es der Liverpooler Tropenschule auch, das heute gerade in
überwältigender Fülle zuströmende wissenschaftliche Material zu
verarbeiten und so ihrem Institut zu stetig steigendem Weltrufe
zu verhelfen, während das Hamburger Institut bisher allzusehr
von seiner Lehrtätigkeit absorbiert war und aus Mangel an
Assistenten gar viel von seinem wertvollen und publikationsreifen
Beobachtungsmaterial bisher nicht veröffentlichen konnte.

[1] Es ist ungemein erfreulich, daß jetzt auch die Hamburger Kaufmannschaft Interesse für tropenhygienische Bestrebungen zu zeigen beginnt
und kürzlich dem Institut für Schiffs- und Tropenkrankheiten die Mittel für
eine Gelbfieber-Expedition zur Verfügung gestellt hat. (Siehe dieses Archiv
1904, Seite 118.) Möge diese Expedition bald recht zahlreiche Nachfolgerinnen
haben, damit die deutsche Anstalt die englische in dieser Beziehung nicht
mehr zu beneiden braucht!

Über Fang, Aufbewahrung und Versand von Stechmücken.

Von

Dr. Adolf Eysell.

Um Stechmücken mit Erfolg zu sammeln, ist es von hoher Bedeutung, die abzusuchenden Örtlichkeiten richtig auszuwählen und der Jahres- und Tageszeit entsprechend die zweckmäßigsten Fangarten anzuwenden.

Die Culiciden gehören zu den verbreitetsten Zweiflüglern. Vom Äquator bis über den 70. Breitengrad der nördlichen und den 50. Breitengrad der südlichen Halbkugel treffen wir sie in allen Weltteilen und das ganze Jahr hindurch an. Die Zahl der Gattungen und Arten nimmt gegen die Polarkreise zwar stetig ab, die Individuenzahl aber kann in den höchsten Breiten noch eine ganz ungeheure sein.

Wegen ihres geringen Flugvermögens sind die Tiere mehr oder weniger an ihre Brutstätten gebunden. In ausgedehnten Wüstengebieten, auf vegetationslosen, trocknen und windigen Höhen wird die Stechmücke niemals angetroffen werden. Sie bevorzugt feuchte, windgeschützte, mit Wald und Buschwerk bestandene Täler, welche zahlreiche Brutplätze für ihre ersten Stände bergen. In ausgedehnten Bergwäldern jedoch kann sie sogar in unseren Breiten nicht selten noch in ganz beträchtlichen Höhen vorkommen (bis zu 1000 m und darüber).

Die Larven und Puppen (Fig. 1, 2 u. 3) der Culiciden entwickeln sich nur in stehenden Gewässern. Wir treffen sie in kleineren Seen, Teichen, Tümpeln, Regentonnen, Dachtraufen, weggeworfenen Konservenbüchsen, in den Blattachseln der Palmen,

Bromeliaceen [1]), den Schläuchen der Sarazenien, den Nepenthes-kannen und allen nur denkbaren Behältern, soweit sie geeignet sind, Regen- oder Überschwemmungswasser zurückzuhalten und in diesem die zur Ernährung der Larven nötige Pflanzen- und Tierwelt entstehen zu lassen. Schwache Salzlösungen (Sole bis zu 4%) und Brackwasser ermöglichen gewissen Arten eine rasche und normale Entwicklung, während reines Meerwasser eine solche immer ausschließt.

Ob eine Wasseransammlung Culicidenlarven enthält, gewahrt ein geübtes Auge sofort an der leichten Einsenkung (s. Fig. 1) des Wasserspiegels, die jedesmal da entsteht, wo das Tier sich mit seinem Atmungsfortsatze an der Oberfläche anhängt.[2]) Die Larven selbst

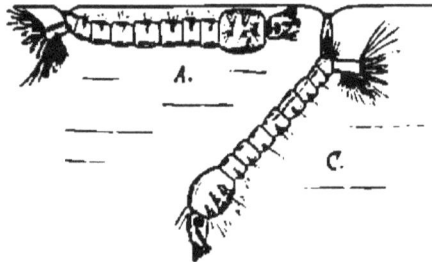

Fig. 1.
Larve von Anopheles (A.) und Culex (C.). Normalhaltung im Ruhestande. 4/1.

sind gewöhnlich nur dann zu sehen, wenn sie sich von hellen am Grunde liegenden Gegenständen abheben. Bin ich im Zweifel, so versenke ich ein quadratisches Stück weißen Löschkartons von 10 cm Seitenlänge. Die geflohenen Larven und Puppen kehren, von Lufthunger getrieben, bald an die Oberfläche zurück und sind nun über der 100 qcm großen Papierfläche sehr leicht zu erkennen und zu zählen. Wir können auf diese Weise die Menge der überhaupt vorhandenen Tiere abschätzen und damit zugleich annäherungsweise die Größe der zu erwartenden Beute bestimmen.

---

[1]) Auf ähnliches Vorkommen machte, soweit mir bekannt, zuerst Dr. Fritz Müller, Arzt zu Blumenau im Staate Santa Catharina, Brasilien, aufmerksam (Zeitschr. f. wissenschaftl. Zoologie 1881). Gerade Anophelinen scheinen derartige Brutstätten mit Vorliebe zu benutzen.

[2]) Handelt es sich um gut besetzte Tümpel, so ruft das stetige Untersinken und Auftauchen der Tiere genau den Eindruck am Wasserspiegel hervor, als ob feine Regentropfen ihn berührten.

Die geflügelten Culiciden sind lichtscheue Dämmerungstiere;
wir werden sie daher am Tage nicht wie ihre Verwandten im
Sonnenscheine spielend antreffen, sondern ausruhend im Wald-
schatten unter Blättern verborgen, in Höhlen, in dunklen Ecken
von Ställen und menschlichen Wohnräumen und vor allem am
sichersten in frostfreien[1]) Kellern während der Wintermonate.

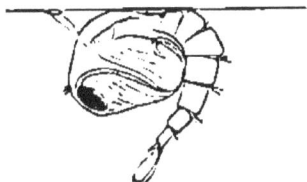

Fig. 1.
Männleppuppe einer Culicide. Normalhaltung
im Ruhestande. ⁵/₁.

Wenn es sich nur darum
handelte, vollkommen ausgebildete weibliche Culiciden
(äußere Geschlechtsunterschiede
s. d. Arch. B. 4, S. 355 und
B. 6, S. 334 u. 340) zu er-
beuten, so wäre die gestellte
Aufgabe ja verhältnismäßig
leicht zu lösen; uns muß es aber
auch darauf ankommen, männliche Tiere und womöglich
Eier (s. d. Arch. B. 6, S. 341), Larven und Puppen der gleichen Art
zu erhalten. Nur so ist ein vollkommener Überblick über den Entwicklungsgang der Art zu gewinnen und die Möglichkeit gegeben,
die notwendigen, systematischen und biologischen Tatsachen klar
zu stellen.

Die einfachste Art, Stechmücken zu fangen, besteht darin,
daß man die tagsüber traumverloren an den Wänden sitzenden (Kör-

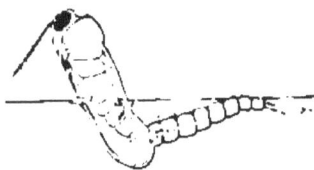

Fig. 3.
Ausschlüpfende Culicide. ⁶/₁.

perhaltung der Stechmücken
während des Sitzens an senkrechter Wand s. d. Arch. B. 4.
S. 355 und B. 6, S. 343) oder
in Kellern u. dergl. ihren Win-
terschlaf haltenden weiblichen
Tiere — wenn nötig bei künstlicher Beleuchtung — mit einem
ziemlich weiten (2 cm im Durchmesser) Reagenzglase über-
deckt. Die von dem Glase berührte Mücke erwacht, fliegt auf und
sucht, überall gegen die Glaswände anstoßend, den vermeintlichen Ausgang am Boden des Röhrchens. Schnell entfernt man jetzt das Reagens-
glas von der Wand und schließt die Mündung mit dem Daumen der

----

[1]) Winterschlafende Tiere überleben Temperaturen bis zu — 8° C. mehrere
Tage ohne Schaden zu nehmen.

das Glas haltenden Hand. Eine Wattenkugel, gerade groß genug,
die Mündung sicher zu verstopfen, wird nun neben der wenig gelüfteten Daumenbeere vorbei in das Röhrchen eingeführt. Hierbei
kommt es nicht selten vor, daß die Mücke wieder entwischt oder
zwischen Glaswand und Wattebausch eingeklemmt und zerquetscht
wird; um dies unliebsame Ereignis zu vermeiden, empfiehlt es sich,
das Reagenzglas senkrecht, den Boden nach oben gekehrt, zu
halten.

An Fensterscheiben sitzende Stechmücken sind —
wenigstens bei Tageslicht — nicht zu bewegen, in
das Innere des Reagenzglases zurückzufliegen; man
muß in diesem Falle ein Kartenblatt zwischen Scheibe
und Reagenzglas schieben und so dessen Mündung vorläufig bis zum Verstöpseln mit dem Wattebausche
schließen.

Ist dies geschehen, so kann man die Mücke in aller
Ruhe beobachten; handelt es sich um eine ungewünschte
und allzu häufig angetroffene Art, so gibt man dem
Tiere sofort die Freiheit zurück, um den vorhandenen
Raum nicht unnötig anzufüllen. Bei einiger Geschick-
lichkeit und Übung lassen sich nacheinander 3—4 Stechmücken auf diese Art lebend und unbeschädigt in demselben Glase fangen. Da aber unter diesen Verhältnissen die Tiere später sich leicht gegenseitig verletzen,
verfährt man sicherer und schonender in folgender
Weise. Die zuerst gefangene Mücke wird mittels einer
Wattekugel gegen den Boden des Reagenzglases gedrängt und ihr hier gerade noch so viel Raum gelassen,
daß sie sich frei bewegen kann. Nun folgt ihr ebenso

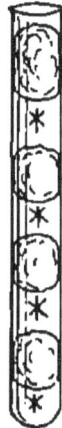

Fig. 4.
Reagenzglas mit
gefangenen
Stechmücken (*),
die durch Watte-
kugeln getrennt
sind.

die zweite, dritte u. s. w. bis das Proberöhrchen gefüllt ist (s. Fig. 4).
Ein halbes Dutzend und mehr Tiere lassen sich bei diesem Vorgehen in einem einzigen Röhrchen fangen und getrennt voneinander unbeschädigt und lebend nach Hause bringen, wo sie
dann durch Herausziehen der tiefer eingestoßenen Wattesepten mittels
einer Häkelnadel sofort befreit und in ein größeres Gefäß eingesetzt
werden müssen. Die nötigen Wattekugeln trägt man in einem
Säckchen oder einer Blechdose in der linken unteren äußeren
Rocktasche.

Die Reagenzgläser — sechs bis acht an der Zahl — so viele,
als in einfacher Schicht gerade hineingehen — werden am besten

21 *

in der rechten oberen inneren Seitentasche des Rockes mitgeführt. Ein jedes muß mit einem Stück Papier von solcher Breite umwickelt sein, daß die Papierschicht mindestens dreimal um den Glascylinder herumläuft; die am Boden und an der Mündung des Glases überstehenden Enden werden eingeschlagen oder zusammengedreht. Wir wählen zu diesem Zwecke verschieden gefärbte oder mit fortlaufenden Zahlen versehene Blätter, um jederzeit genau zu wissen, welche Gläser gefüllt, welche noch leer sind. Die Umwicklung schützt die Proberöhren gegen Bruch und gestattet, die notwendigen Vermerke mit einem mittelharten Bleistifte sofort an Ort und Stelle niederzuschreiben. Es ist bei Fängen wichtig die Angabe des Ortes (im Walde, in der Nähe von Wohnungen etc.), seiner geologischen und klimatischen Verhältnisse (Temperatur, Luftfeuchtigkeit, Wetter), der Jahres- und Tageszeit, der Häufigkeit und des Gebahrens der Mücken, des Namens des Sammlers.

In den letzten Jahren habe ich auch häufig „Glasreusen" benutzt, um sitzende Tiere zu überdecken. Ich stelle mir dieselben (s. Fig. 5) aus einem Glascylinder von 2,5—3 cm Durchmesser und 15 cm Länge her, indem ich das eine Ende des Glasrohres über einem Bunsenbrenner erweiche und dann trichterförmig in das Lumen hineinschiebe. Der Trichter wird durch einen gewöhnlichen Kork (a) verstöpselt, während das andere Ende durch eine im Mittelpunkt durchbohrte Korkscheibe (b) abgeschlossen wird. Ein Entweichen der Insekten verhindert ein rundes Mullläppchen (c), das man zwischen Glaswand und Korkscheibe einklemmt. In dieser Glasreuse lassen sich eine große Zahl Stechmücken nacheinander fangen und lebend nach Hause bringen. So schön und unbeschädigt als im abgeteilten Reagenzglase bleiben aber die Tiere nicht; auch gelingt es natürlich bei fortgesetztem Gebrauche einigen der schon eingeschlossenen Mücken, wieder zu entkommen.

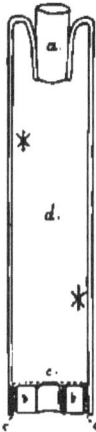

Fig. 5.
Glasreuse. a Korkstöpsel, b. durchbohrte Korkscheibe, c. Mullläppchen. Im Innenraume (d.) befinden sich zwei gefangene Mücken (*).

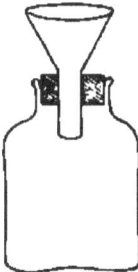

Fig. 4.
Flexible Fanggläser.

Auf ähnlichem Prinzipe beruht auch das Ficalbische Fangglas, dessen Konstruktion durch nebenstehende Umrißzeichnung veranschaulicht wird (s. Fig. 6).

Es handelt sich bei dieser Fangart meistens um die Erbentung von weiblichen Individuen, denn nur diese pflegen sich nach der Begattung, um Blut zu saugen, in Schlaf- und Wohnräume einzuschleichen und in der Dämmerung oder auch Tags über im Waldesdunkel auf Menschen und Haustieren niederzulassen, wo sie dann leicht in gleicher Weise erbeutet werden. Doch muß man auf Ausnahmen gefaßt sein. So fing ich im Juli 1903 auf Rügen täglich an den Wänden desselben Abortes zahlreiche Anopheles maculipennis-Männchen, ohne dort jemals weibliche Tiere anzutreffen — die saßen in unseren Schlafräumen.

Zur Ausübung der Jagd im Freien oder zur Nachtzeit bedient man sich des Netzes. Das Netz muß von solcher Größe und so gebaut sein, daß es gebrauchsfertig, bequem und unauffällig in der

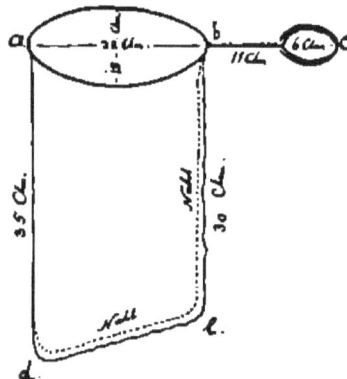

Fig. 7.
Netz: a b Netzrahmen, b c Stiel und Handgriff, a b d e Netzbeutel.

linken inneren unteren Seitentasche des Rockes untergebracht werden kann. Bei einer Breite der Tasche von 20 und einer Tiefe von 25 cm beträgt die Gesamtlänge des Netzrahmens mit Stiel und Handgriff 38—40, seine Breite 17—18 cm. (Die Maße der einzelnen Teile sind aus Fig. 7 zu ersehen.)

Netzrahmen, Stiel und Handgriff bestehen aus einem Stücke verzinkten[1] Eisendrahtes von mindestens 2 mm Dicke. Wir geben dem Netzrahmen die aus Fig. 7 ersichtliche ovale Form, bilden den Stiel durch spiraliges Zusammendrehen der beiden Drahtenden und biegen diese ringförmig zusammen, so zwar, daß der Handgriff

---

[1] Messingdraht ist leichter als solcher der Oxydation ausgesetzt, ungeschützter Eisendraht wegen des schnellen Rostens ganz unbrauchbar.

schließlich aus zwei hart aneinander liegenden Ringen besteht,
d. h. durch einen Doppelring gebildet wird; die Ringe und Spiralen
werden dann durch darüber fließendes Zinn fest miteinander verlötet.

Für den Netzbeutel ist dünner, durchscheinender Stoff von
weißer Farbe (Mull, Seidengaze etc.) das geeignete Material; er
muß geschlossen Zahl und Sitz der Tiere zu sehen gestatten und
geöffnet auf hellem Grunde die Mücken leicht und rasch erkennen
lassen. Der Netzbeutel, aus einem Stücke des angegebenen Gewebes hergestellt, soll im Profil (abde) niemals rechteckig
erscheinen, sondern, wie ans Figur 7 zu ersehen, ein unregelmäßiges Viereck (Paralleltrapez) darstellen; seine distale Seite
(ad) mißt 35, seine proximale (be) 30 cm; damit wird der untere
distale Winkel kleiner, der proximale größer als ein Rechter. Die
distale Ecke (d) darf nicht in einen spitzen Zipfel auslaufen, sondern
muß leicht abgerundet werden. Die durch die Naht freige-
lassenen Ränder des Netzes müssen stets nach außen gewandt
sein, um die im Innenraume eingeschlossenen Insekten nicht aufzuhalten und zu verdecken. Bei so gestaltetem Netzbeutel werden
wir die Gefangenen stets in dem Zipfel d antreffen und durch
Drehung des Netzes um die Längsachse des Rahmens von der Außenwelt abschließen können. Ist dies geschehen, so legen wir das Netz auf
eine möglichst ebene Fläche und haben nun Zeit, ein Reagenzglas zur
Aufnahme des Fanges herzurichten. Sollten sich inzwischen die Mücken
von der äußersten Zipfelecke entfernt haben, so genügt derselbe
Netzschlag, den wir beim Fangen in Anwendung bringen, um sie
wieder an die gewünschte Stelle zurückzuführen. Nun heben wir
das ganze Netz mit dem Daumen und Mittelfinger der linken Hand
an dem Zipfel d in die Höhe und können, da die Tiere das Bestreben haben, stets nach oben — lichtwärts — zu kriechen, es
unbesorgt offen herabhängen lassen. Die Rechte führt alsdann das
unverschlossene Reagenzglas — Mündung nach oben — in den
Netzbeutel ein, den durch den dünnen Stoff leicht sichtbaren Mücken
entgegen, bis es an den Netzboden anstößt und die Tiere in den
Glascylinder hineinfallen. Mit dem Zeigefinger der Linken wird
nun der Netzstoff gegen die Mündung des Reagenzglases gedrückt
und dieses dann so weit umgekehrt, daß sein Boden gerade nach
oben sieht. Der zurückgeschlagene (links gemachte) Netzbeutel
gestattet jetzt, die Beute genau zu betrachten und weiter zu behandeln, wie dies beim einfachen Überdecken mit dem Glascylinder
(S. 302 und 303) angegeben wurde.

Da die Zucht der Culiciden eine verhältnismäßig einfache ist und wir auf keine andere Weise so leicht schöne und vollkommen unverletzte — namentlich auch männliche — Tiere erlangen können, müssen wir uns, wenn es irgend angängig, in den Besitz von Puppen, Larven und Eiern zu setzen suchen. Je

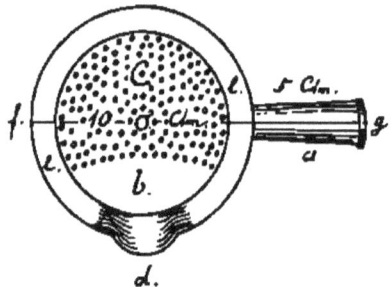

Fig. 8.
Weißblechsieb zum Fangen der Culicidenlarven und Puppen, von oben.
f bis g 15 cm. Durchmesser des Siebbodens (rot) 8 cm.

weiter diese Vorstufen des ausgebildeten Insektes in der Entwicklung vorgeschritten sind, um so müheloser und rascher werden wir bei der Zucht zum Ziele gelangen.

Das von mir in den letzten Jahren ausschließlich angewandte Fanggerät für Culicidenlarven und -puppen[1] ist ein Weißblech-

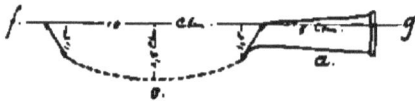

Fig. 9.
Weißblechsieb, Vertikalschnitt in der Ebene fog der Fig. 8

sieb von 10 cm Durchmesser, welches nach den Figuren 8 und 9 von jedem Klempner hergestellt werden kann (Preis etwa 2 Mark). Der rohrförmige, leicht konische Handgriff ist durch den mit der Spitze fest eingestoßenen Spazierstock, wenn nötig, zu verlängern.

<hr>

[1] Für Mitteleuropa ist die beste Zeit zum Larven- und Puppenfange der Waldculiciden April und Mai. Anopheles maculipennis-Larven werden am häufigsten im Juli und August, die von Culex pipiens vom Juni bis zum Oktober angetroffen.

Es gelang mir nicht selten, mit diesem einfachen Apparat aus reich besetzten Tümpeln weit über hundert Puppen und Larven auf einen Zug herauszufischen.

Hat man den Fang aus dem Wasser gehoben und oberflächlich gemustert, so taucht man den Siebboden wieder ein, läßt durch leichtes Neigen die Tiere mit einer geringen Menge des wiedereingedrungenen Wassers auf dem undurchlässigen Teile (Fig. 8b) zusammenkommen und gießt sie nun in das bereit gehaltene Transportgefäß ein.

Es ist dies am besten ein starkwandiges Glas, welches nur halb mit Wasser gefüllt werden, dann aber fest verkorkt werden darf. Die von mir verwendeten viereckigen Gläser fassen bei einer Höhe von 10, einer Breite von 3,5 und einer Mundweite von 2 cm 50 g Wasser; in den hineingegebenen 25 Kubikcentimetern Wassers habe ich, ohne den Kork zu lüften, stundenlang mehrere Hundert Culicidenlarven und -puppen selbst bei hoher Lufttemperatur mit mir geführt und alle lebend nach Hause gebracht (vergl. d. Arch. Bd. 6, S. 342).

Das Sieb ist bequem in der linken unteren äußeren Seitentasche des Rockes zu tragen; während das Glas mit den gefangenen Larven und Puppen, durch das Taschentuch in aufrechter Stellung gehalten, in der linken oberen Seitentasche seinen Platz findet, da es an dieser Stelle durch die Bewegungen des Körpers beim Gehen u. s. w. am wenigsten erschüttert wird.

Es läßt sich zum Larven- und Puppenfange natürlich auch ein feinmaschiges Tüllnetz verwenden; ebenso ist der von Schmidt-Schwedt[1]) angegebene Apparat, dessen flacher Beutel aus einem Gewebe von weißen Pferdehaaren besteht, recht brauchbar.

Culicideneier sind schon viel schwieriger zu erlangen; verhältnißmäßig leicht gelingt es noch, die Eierkähnchen von z. B. Culex pipiens und Culex annulatus aufzufinden, welche als mausekotähnliche Gebilde auf der Wasseroberfläche von Regentonnen oder kleineren Tümpeln in der Nähe von menschlichen Wohnungen umherschwimmen (s. Fig. 10b). Die einzeln gelegten Eier von Waldculicinen, von Anopheles, Stegomyia, Aëdes etc. dürften für gewöhnlich nur von gefangenen, wohlerhaltenen und blutgenährten weiblichen Tieren im Zuchtglase zu erhalten sein.

---

[1]) Dr. E. Schmidt-Schwedt, Kerfe und Kerflarven des süßen Wassers in dem Sammelwerk „Die Tier- und Pflanzenwelt des Süßwassers" von Dr. O. Zacharias, Bd. 2, S. 53, Leipzig, J. J. Weber 1891.

Die Stechmücken, welche lebend beobachtet, infiziert oder zur Zucht verwendet werden sollen, bringen wir in ein kleines oben mit Mull verschlossenes Vivarium oder einfach in ein gewöhnliches weißes Cylinderglas, wie es unsere Hausfrauen zum Einmachen von Früchten verwenden; es brauchen diese Gläser nicht höher als 15 und breiter als 10 cm zu sein. Der Boden des Gefäßes (Fig. 10) ist mit einer 3 cm hohen Schicht feinen Kieses (a) belegt, welche ein tiefes, etwa 6 cm im Durchmesser haltendes Uhrglas (b) aufnimmt, das zur Hälfte mit gekochtem (sterilem) Wasser gefüllt sein muß.[1] Die Weibchen benötigen dieser Glasschale, um ihre Eier abzulegen, welche dann später in ein größeres Aquarium überführt werden müssen. Die Mündung des Glases verschließt eine Mullscheibe (c), in deren Mitte sich ein 2—3 cm großes Loch befindet, das für gewöhnlich durch einen Wattepfropf (d) verschlossen gehalten wird. Es gestattet diese Öffnung, die Mücken sicher in die Gläser einzubringen, ihnen Nahrung zuzuführen und sie auch leicht mittels eines Reagenzglases wieder herauszufangen.

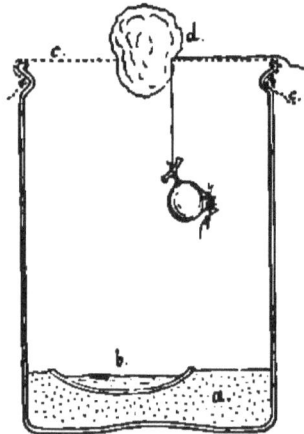

Fig. 10.
Erklärung im Texte nachzulesen.

Puppen, Larven und Eier bringen wir in ein kleines, allseitig verschlossenes, mit Algen und sonstigen Wasserpflanzen[2] spärlich besetztes Aquarium, das gute Gelegenheit bietet, die Entwicklung der Tiere zu beobachten und sie heranreifen zu lassen. Alle Gefäße, welche geflügelte Stechmücken oder deren Brut enthalten, dürfen niemals dem direkten Sonnenlichte ausgesetzt werden.

---

[1] Noch einfacher ist es, die Sandschicht ganz wegzulassen und auf den Boden des Glases einen 2—3 mm hohen Wasserring zu gießen, der die Bodenmitte inselartig frei läßt.

[2] Pflanzen, welche sich an der Oberfläche ausbreiten, z. B. Wasserlinsen, Froschbiß (Hydrocharis) etc., dürfen nicht verwendet werden, da sie die Tiere am Atmen hindern.

Die getöteten Stechmücken können wir in getrockneten Zustande oder in Flüssigkeiten[1]) aufbewahren; jede der beiden Konservierungsmethoden hat ihre Vorteile und ihre Mängel.

Beim Eintrocknen schrumpfen die Leiber und Gliedmaßen der Tiere beträchtlich und nehmen ein unnatürliches, verkrüppeltes Aussehen an; nur die Flügel, Borsten, Haare, Schuppen etc. bewahren ihre normale Größe und Form. Intakt aber bleiben vor allem in vollkommener Treue die Pigment- und sogar die Schiller- (Interferenz-) Farben und in ihnen die wichtigsten diagnostischen Merkmale der Arten.

Die feuchte Aufbewahrung dagegen erhält die Form und Haltung der Culiciden in tadelloser Weise. Sie erhält auch die in ihren Leibern wohnenden Parasiten und ermöglicht ein späteres Einbringen in Canadabalsam oder das Einbetten in Celloïdin resp. Paraffin zwecks Herstellung von Schnittserien.

Die zu konservierenden Tiere müssen möglichst bald nach der Heimkehr getötet werden. Hierzu verwendet man die bekannten Tötungsgläser, an deren Boden eine Cyankaliumstange liegt, die durch leicht erhärtenden Gipsbrei dort umschlossen und festgehalten wird. Über der Gipsschicht befindet sich eine mehrfache Lage von Filtrierpapier, welches gewechselt werden muß, sobald es feucht geworden und vergilbt ist.

Noch einfacher ist es, die Tiere mittels äther- oder benzingetränkter Kartonstreifen, die man zwischen Wattepfropf und Glaswand in die Proberöhrchen einschiebt, zu töten.

Sollen die Mücken genadelt werden, so hat dies sofort nach dem Ableben zu geschehen, da auch die geringste Mazeration oder Eintrocknung das Nadeln erheblich erschwert.

Ich verwende ausschließlich geschwärzte, 40 mm lange und 0,15 mm dicke Minutiennadeln[2]) aus bestem Stahl, die an beiden Enden feinste Spitzen tragen (Bezugsquelle: Martin Wallach Nachf. Cassel). Das auf einer Sonnenblumen- (Helianthemum-) Markscheibe (s. a Fig. 11) auf dem Rücken liegende Tier b wird zwischen den Hüften der beiden letzten Beinpaare angestochen und die Nadel c parallel der Medianebene durch den Thorax geschoben, bis sie den Rücken-

---

[1]) Eier, Larven und Puppen lassen sich überhaupt nur in Flüssigkeiten oder in Canadabalsam eingeschlossen aufhalten.

[2]) Bei der Zartheit unserer Objekte empfiehlt es sich, die Nadel vor dem Gebrauche mehrmals durch die Finger zu ziehen, um etwaige Rauhigkeiten zu entdecken und zu entfernen.

schild um 1,5 cm überragt. Jetzt wird die Nadel an dem zunächst noch nach oben sehenden Fußende mit einer starken Pincette oder einer gebogenen Steckzange d Fig. 11 (Bezugsquelle: Böttcher, Berlin C 2, Brüderstr. 16; Ortner, Wien XVIII, Dittesgasse 11) gefaßt und umgekehrt durch ein mit den nötigen Vermerken versehenes Papierstreifchen (a. e Fig. 12) gestoßen und schließlich in den mit Kork, Torfplatten oder Wollfilz (Ortner, Wien) belegten Boden f des luft- und lichtdicht verschließbaren Sammelkastens (Ortner's Mitteilungen, Wien, Nr. 1, Okt. 1903, S. 31) eingesenkt. In eine Ecke dieses Kastens stelle ich eine Porzellan- oder Glasschale mit ebener Bodenfläche (Bezugsquelle: Paul Altmann, Berlin NW, Luisenstr. 47), die mit in Fließpapier eingewickelten Chlor-

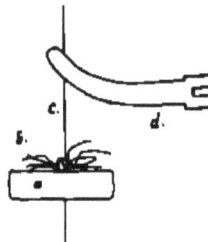

Fig. 11.
Nadeln der Stechmücken. (In dieser Stellung werden die Tiere vor dem Einbringen in die Sammelkästen getrocknet. Die durch Biegen oder mit einer Präpariernadel zu möglichst senkrechter Haltung gebrachten Körperteile bewahren so am besten die gewünschte Lage.)

calciumstückchen oder geglühtem Kupfervitriol beschickt wurde; in ihrer Umgebung eingestoßene starke Nadeln verhindern ein Herumwandern der Schale. Sobald das Chlorcalcium anfängt zu zerfließen, muß die Schale angewechselt werden. Nur so ist es in der feuchtwarmen Tropenluft möglich, die Stücke vor dem Verschimmeln zu bewahren, welches sie andernfalls in kürzester Frist bis zur Unkenntlichkeit entstellt. Gegen tierische Parasiten empfiehlt es sich, ein Stöckchen Naphthalin oder einen allwöchentlich zu wechselnden benzingetränkten Wattebausch mit einer Nadel am Kastenboden zu befestigen.

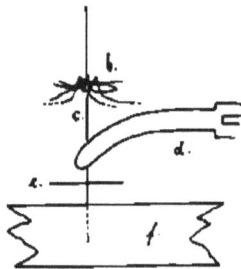

Fig. 12.
Übertragen der genadelten Stechmücken in den Sammel- oder Versandkasten.

Sollen die Tiere ungenadelt getrocknet werden, so wird man in den Tropen in folgender Weise vorgehen:

Auf Filtrierpapier, nicht zu dicht gelagert, werden die Mücken in einem Brütschranke bei etwa 75° C. getrocknet und dann mit den nötigen Vermerken versehen in Blechdosen ebenfalls in dem oben beschriebenen Sammelkasten aufbewahrt. Auf einer mit Papier belegten Blechscheibe läßt sich durch vorsichtiges Erwärmen über einer Spiritusflamme zur Not dasselbe erreichen.

Bei Sonnenschein kommt man leicht zum Ziele, wenn man die Tiere in einer größeren Blechdose, deren Deckel schief und klaffend aufgesetzt ist, den direkten Sonnenstrahlen derart aussetzt, daß diese am Eindringen ins Innere der Dose gehindert werden, aber ein Luftaustausch jederzeit möglich ist.

Wenn auch in der letzten Zeit von verschiedenen Seiten empfohlen wurde, 4°/₀ Formalinlösung (12 ccm der käuflichen Lösung auf 88 ccm Wasser) oder Glycerin zur feuchten Konservierung der Insekten zu verwenden, bin ich dem 75°/₀ Alkohol bis heute treu geblieben, er ist und bleibt die für unsere Zwecke am besten geeignete Flüssigkeit. Formalinlösung und Alkohol absolutus machen die Mücken zu hart und brüchig und deshalb für den Versand ungeeignet. Warum Glycerin der 75°/₀ Alkohollösung vorzuziehen sei, ist mir unerfindlich. Es ist wichtig, bei einer größeren Anzahl von Tieren die Konservierungsflüssigkeit in den ersten 4 Wochen 2—3 mal zu wechseln. Jedes Glas muß die notwendigen Sammelvermerke tragen.

Die haltbarsten Präparate gewinnen wir durch Einschluß der Mücken in Canadabalsam. Sie werden zu diesem Zwecke nach mindestens zweiwöchentlichem Liegen in 75°/₀ Alkohollösung auf 24 Stunden in Alkohol absolutus und dann für die gleiche Zeit in Xylol gebracht. Jetzt sind sie geeignet, von dem im Hohlschliff des Objektträgers (Bezugsquelle: Altmann, Berlin; Böttcher, Berlin; Ortner, Wien) befindlichen Tropfen Balsam aufgenommen zu werden; ein aufgelegtes Deckglas, an dessen unterer Fläche ein Tropfen Balsam hängt, bildet dann den besten Schutz für das eingeschlossene Insekt.

Es mögen nun noch ein paar Vorschriften folgen, die auf das Verpacken und den Versand der konservierten Stücke Bezug haben.

Ich stelle hier zunächst die Grundsätze für die Tropen- und Seetransporte auf; in unserem oder ähnlichen Klimaten wird man beim Verschicken von getrockneten Culiciden in viel einfacherer Weise vorgehen können.

Die wohl getrockneten Stechmücken werden lose, möglichst nach Arten und Fängen getreut, in runde absolut trockne, auf etwa 75—100° C. erwärmte Blechdosen (Fig. 13) von 3—5 cm Deckeldurchmesser und 1—1,5 cm Unterteilhöhe (Bezugsquelle:

O. F. Schäfer Nachf., A. G., Berlin W 35, Lützowstr. 107/108;
Anton Reiche, Dresden-Plauen, Blechemballagenfabriken, Preis der
Dose 0,75—1,6 Pfg. bei Bezug von mindestens 500 Stück) gelegt;
dann überdeckt man den Unterteil (U) zunächst mit einem Blatte feinsten Seidenpapieres (S), auf welches die nötigen Sammelvermerke
zu schreiben sind. Das Papier soll den Rand der Dose um mindestens 1 cm überragen und beim Schließen derselben zwischen
Deckel (D) und Unterteil eingeklemmt werden (Fig. 13). Die am
unteren Deckelrande herausehenden Teile des Papiers werden durch
einen kräftigen Messerzug abgetrennt und mit einer Pincette vollständig entfernt. Die Berührungsstelle von Deckel und Unterteil
wird hierauf mit einem 1 cm breiten Streifen von Kautschukheft-
pflaster (H), dessen Enden übereinander greifen müssen, ringförmig
umgangen, und so ein sicherer Schutzwall gegen eindringende Luftfeuchtigkeit geschaffen. Es läßt
sich eine vollkommen genügende
Dichtung auch durch einen Paraf-
finring erzielen, den man mittels
einer brennenden Paraffinkerze
um die Dose herumzieht. Ringe
von Canadabalsam oder Asphalt-
lack geben ebenfalls vorzügliche
Resultate. Dann wird jede Dose

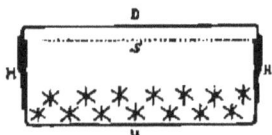

Fig. 13.
Blechdose mit Stechmücken (°) für den
Tropen- und Seeversand hergerichtet.

in Seidenpapier eingeschlagen und mit gleich großen fest und unbe-
weglich in passende Kästen eingesetzt, die am besten mit verlöt-
barer Zinkeinlage versehen sind.

Im Notfalle lassen sich auch runde Pappschachteln mit glatter
Innenfläche verwenden; diese aber müssen in verlöteten Kästen
versandt werden. Statt des Zinkeinsatzes ist auch Öltuch (Bezugsquelle: Fr. Ziegelmeyer, Stuttgart) oder „Exportpergament"
(Bezugsquelle: Heinrich Jeunig, Mügeln bei Dresden) zum Aus-
füttern der Holzkästen empfohlen worden, das natürlich an den
freien Rändern mit einer Haralösung und dergl. zu verkleben
wäre. Trockne und erwärmte, wohlverkorkte und an der Mündung
paraffinierte Hohlgläser sind ebenfalls verwendbar. Genadelte Insekten werden fest in den weichgefütterten (Korkplatten etc.)
Boden kleiner Kästen eingesteckt. Die Höhe des Kastens ist so
zu wählen, daß eine etwa gelockerte Nadel sich nicht vollständig
befreien und im Innern herumwandern kann. Auch diese Kästen

werden schließlich in größeren gegen Feuchtigkeit geschützten Kistchen vereinigt.

Spiritusmücken versende ich seit Jahren nur noch in cylindrischen Glasröhren (starken Reagenzgläsern etc.). Sie leiden auf dem Transporte hauptsächlich durch die Erschütterung und vor allem durch die in der Flüssigkeit herumspielenden Luftblasen. Um letztere unschädlich zu machen, schieben wir eine den Wänden fest anliegende Wattekugel in die Flüssigkeit des

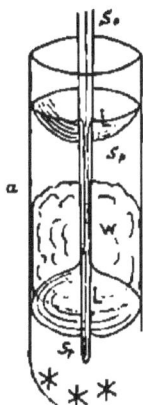

Fig. 14.

Herausgelassen der unter der Wattekugel (w) befindlichen Luftblase (L) mittelst einer hart an der Glaswand herzuführten Hohlsonde (H₀), welche gleichzeitig die Watte bodenwärts weiterschiebt. Nach dem Herausziehen der Sonde ist die in der Wattekugel zurückbleibende Blase mit der Sondenspitze auszuholen.

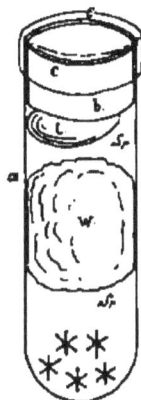

Fig. 15.

Versandfertiges Glasrohr (o) mit Stechmücken (*). Np. 75% Alkohol w. Wattekugel, L. Luftblase, b. Korkstöpsel, c. Paraffinkappe.

mit Spiritusmücken beschickten Reagenzglases so (s. Fig. 14) hinein, daß die ganze Luftmenge zwischen Glaswand und Wattekugel entweicht und die Tiere von der Watte beinahe berührt werden[1]. Nun wird der Glascylinder zu etwa ⅚ mit 75% Alkohol aufgefüllt, fest verkorkt und an der Mündung in geschmolzenes Paraffin eingetaucht (s. Fig. 15). Eine kleine Luftblase muß zwischen Stöpsel und letzteingeführter Wattekugel zurückbleiben, da andernfalls

[1] Es können natürlich in demselben Gefäße auch mehrere Arten und Fänge, durch weitere Wattekugeln getrennt, untergebracht werden.

bei Wärmezunahme das Glas gesprengt oder mindestens sein Verschluß gelockert werden würde; sie kann ja auch keinen Schaden anrichten, da in diesem Teile des Glases sich nur Alkohol befindet. Mit Sammelvermerken versehen und einer Wattelage wohl umwickelt werden die Gläser dann in entsprechenden Kistchen fest verpackt.

Eine einzelne Röhre findet den passendsten Schutz in den balkenförmigen, hohlcylindrisch ausgedrehten, hölzernen „Versandhülsen", in welchen Heilsera, flüssige Medikamente u. dergl. verschickt werden; in jeder Apotheke sind solche leicht erhältlich.

Widerstandsfähige Arten, z. B. Stegomyia, überstehen ganz gut weite Reisen und sind in watteverstöpselten Gläsern, deren Innenluft durch getränktes Fließpapier feucht gehalten wurde, mehrfach lebend nach Europa gekommen.

II. Besprechungen und Literaturangaben.

a) Hygiene, Biologie, Physiologie, medizinische Geographie und Statistik.

Aus dem letzterschienenen Sanitätsberichte der Kaiserlich japanischen Marine für das Jahr 1901 sind folgende Punkte von Interesse:

Die Kopfstärke betrug 26469 Mann, 3172 mehr als im Vorjahre.

In Zugang kamen 24954 Kranke (942,76⁰/₀₀), 36,65⁰/₀ weniger als im Jahre 1900.

Die Summe der Behandlungstage belief sich auf 584865, gegen 536115 im Vorjahre.

Die durchschnittliche Behandlungsdauer stellte sich auf 23,44 Tage, der durchschnittliche tägliche Krankenstand auf 60,54⁰/₀.

Erstere hat im Vergleich zum Vorjahre um 0,06 Tage, letzterer um 2,51⁰/₀ abgenommen.

Von den Behandelten wurden 21597 (865,47⁰/₀₀) wieder dienstfähig, 1531 (61,89⁰/₀) blieben im Bestande.

Es starben 136 Mann = 5,14⁰/₀ d. i. 0,55⁰/₀ mehr als im Jahre 1900. und zwar erfolgte der Tod 97 mal infolge von Krankheiten und 9 mal durch Verletzungen. 10 Mann ertrankten und 20 verübten Selbstmord.

435 Mann, 0,85⁰/₀ mehr als im Jahre 1900 wurden als Invalide entlassen. Die Invalidität war 371 mal durch Krankheit und 64 mal durch Verletzung bezw. Verwundung bedingt.

An allgemeinen Krankheiten litten 1609 Mann = 60,79⁰/₀, d. i.; 45 Leute starben und 15 Mann wurden durch diese Erkrankungen invalide

Influenza kam 269 mal in Zugang, davon 209 mal an Bord. Die meisten Krankheitsfälle wurden auf „Naniwa" (60) beobachtet. Der höchste Zugang fiel in die Monate Januar und März.

Malaria hatten 200 Mann erworben; es handelte sich um 192 Neuerkrankungen und 8 Rückfälle. 129 mal kam die Krankheit an Bord und 64 mal bei den Marineteilen am Lande vor. Die Erkrankungen auf den Schiffen stammten zumeist aus chinesischen Häfen oder aus Formosa.

Typhus wurde bei 188 Zugängen behandelt. 156 Fälle traten an Bord, 32 bei den Landtruppen auf. Den höchsten Zugang von den Schiffen hatte die „Akashi" (29).

Die Ansteckungen waren zumeist durch den Verkehr am Lande erfolgt. nur wenige Fälle, welche bei dem Pflegepersonal vorkamen, waren auf direkte Ansteckung zurückzuführen.

Die an Bord des „Akashi" beobachteten Fälle gingen in der Zeit von Mitte bis Ende Juli zu und waren auf den Aufenthalt in Shanghai (Trinken von Flußwasser) zurückzuführen.

Ruhr war in 18 Fällen (1 Rückfall und 17 Neuerkrankungen) Gegenstand der Behandlung. 7 Fälle traten an Bord auf, die übrigen 10 entfielen auf die Marineteile am Lande. Ansteckungsorte waren Newchang, Chefoo, Shanghai, Yokoaska u. a. m.

Ein Scharlachfall trat im März an Bord der „Shikishima" auf. Die Ansteckungsquelle blieb unbekannt.

Die Zahl der vorgekommenen Beriberi-Erkrankungen betrug 14; 9
kamen bei den Landtruppen, 5 an Bord der Schiffe vor („Shikishima" und
„Fuji").

Einige Fälle wurden auf den Genuß schlechten Trinkwassers und auf
mangelhafte Ernährung mit Reis zurückgeführt.

An Krankheiten der Respirationsorgane litten 1928 Mann (72,84° ⁄ₒₒ
d. K.). Es starben bei dieser Gruppe 26 Mann (0,98°⁄ₒₒ) und 226 Mann
(8,54° ⁄ₒₒ) wurden invalide.

198 Mann litten an Lungentuberkulose (7,48⁰⁄ₒₒ). Von diesen starben
6 (0,30⁰⁄ₒₒ) und 157 Mann (5.95° ⁄ₒₒ) mußten als invalide entlassen werden.

Mit Geschlechtskrankheiten kamen 5926 Mann = 226,88°⁄ₒₒ in
Zugang, d. i. 5,76°⁄ₒₒ weniger als im Jahre 1900. 13 Fälle führten zur In-
validisierung.

Diese Erkrankungen waren am häufigsten und betrugen 23,75% aller
vorgekommenen Krankheiten überhaupt. 1918 Fälle betrafen Tripper,
1587 Schanker, 1316 Bubo, 80 Syphilis und 305 harten Schanker.

Mechanische Verletzungen erlitten 4392 Mann. 9 Fälle endeten
tödlich, 64 führten zur Invalidität.

Geimpft wurden 9157 Personen und zwar 41.79°⁄ₒ mit und 58,21°⁄ₒ
ohne Erfolg. Schlick.

Kyes, Preston et Sachs, Hans. Zur Kenntnis der Cobragift aktivierenden Substanzen. Berl. klin. Woch. 1903, nos. 2, 3 et 4.

Les travaux antérieurs de Kyes avaient déjà montré que plusieurs substances sont capables d'activer le venin de cobra, c'est-à-dire de rendre ce
venin susceptible d'hémolyser les globules rouges. Parmi ces substances,
les principales sont le sérum de cheval, le sérum de cobaye et le sérum
humain frais ou chauffé à 58° et la lécithine.

Les auteurs montrent que l'action de ces corps sur le venin est analogue
sinon identique à celle de l'alexine (cytase ou complément) sur les ambocepteurs.

Le phénomène de la réactivation est dû à la lécithine qui existe en quantité plus ou moins grande dans les divers sérums activants et aussi dans les
stromas des globules rouges. A. Calmette (Lille).

Kyes, P. Über die Isolierung von Schlangengift-Lecithiden. Berl. klin. Wochenschrift 1903, nos. 42 et 43.

Le venin de cobra se combine à la lécithine pour former une lécithide,
composé cristallin qu'on peut obtenir à l'état pur. On prépare cette lécithide
en agitant une solution de venin de cobra à 1 p. 100 avec du chloroforme
tenant en dissolution de la lécithine. On décante le chloroforme et on le
traite par un excès d'éther qui précipite les lécithides, la lécithine non combinée restant dans le chloroforme.

Les lécithides de venin sont solubles dans l'eau et dans l'alcool à froid.

Les lécithides de venin n'ont aucune propriété neurotoxique mais
elles dissolvent les globules rouges avec une grande énergie.

La propriété hémolytique des venins résulte de la combinaison de ces
substances avec la lécithine. A. Calmette.

Lamb, G. et Hanna, Wm. Some observations on the poison of Russell's Viper (Daboia). Scientific memoirs by officers of the medical and sanitary departments of the Government of India. 1903, no. 3.

Le venin de Daboia doit la plus grande partie de sa toxicité à son action coagulante sur le sang. Chauffé à 75° pendant une demi-heure, il perd son activité. Le sérum antivénimeux de Calmette, qui neutralise parfaitement la substance neurotoxique du venin de cobra reste sans action sur la substance coagulante du venin de Daboia. A. Calmette.

Flexner, Nimes et Hideyo Noguchi. The constitution of snake venom and anti sera. Journ. of Path. and Bacter. 1903. May. T. VIII.

Les venins ne possèdent pas de propriétés hémolysantes propres, lorsqu'ils ne sont pas activés par des sérums normaux, comme l'a montré Calmette, ou par de la lécithine, comme l'a montré P. Kyes, les auteurs ont étudié l'action des compléments des divers sérums de serpents sur les hématies sensibilisées par les ambocepteurs d'un venin.

Pour obtenir ces compléments, ils centrifugent des mélanges de sérum d'ophidien et d'hématies de cobaye qui dépouillent le sérum de ses ambocepteurs. On établit ainsi que les hématies du chien et du cobaye ne sont pas altérées par les compléments d'un sérum de crotalus; mais dès qu'elles sont mises en présence d'un ambocepteur-venin, elles se dissolvent immédiatement.

Le sérum d'ophidien chauffé à 58° perd ses propriétés hémolytiques.

Flexner et Noguchi montrent que des hématies sensibilisées par les ambocepteurs d'un sérum d'ophidien sont devenues incapables de fixer les compléments du venin du même serpent, et qu'un sérum préparé avec le venin de crotale, par exemple, empêche l'hémolyse par ce même venin.

Ils admettent que les sérums d'ophidiens doivent leur toxicité à leurs principes hémolytiques, tandis que le venin de cobra agit surtout par sa neurotoxine et celui de crotale par son hémorrhagine. A. Calmette.

Flexner, S. et Noguchi, H. On the plurality of cytolysins in snake venom. Bull. Univ. Pensylv. 1903, July-August.

Les auteurs ont étudié l'action des venins de cobra, de mocassin, de crotale, de Daboia et de Trimeresurus du Japon sur les émulsions de différents organes des animaux à sang chaud.

Tous ces venins ont manifesté une action nettement cytolytique. Celui de Daboia est le plus actif à cet égard. Un venin déterminé, mis en contact avec l'émulsion d'un organe, à la température de 0°, perd son pouvoir cytolytique vis à vis des éléments cellulaires correspondants, mais le conserve pour les cellules d'autres organes. On peut, par ce procédé, débarrasser successivement un venin des cytolysines qu'il contient pour les différents éléments cellulaires d'une même espèce animale.

Flexner et Noguchi ont constaté que le venin de cobra, même à dose faible, empêche ou arrête la segmentation d'œufs fécondés.

L'action cytolytique des venins ne s'exerce plus sur les extraits d'organes chauffés à 58°, mais l'addition de sérum frais à l'extrait chauffé détermine de nouveau la cytolyse. Les auteurs concluent que la cytolyse par les venins résulte de l'action combinée de leurs ambocepteurs sur les compléments fournis par les éléments cellulaires sur lesquels on porte leur action.

A. Calmette.

Lamb, G. On the action of the venom of the Cobra and of the Daboia on the red blood corpuscles and the blood plasma. Scientif. Memoirs Sanit. dept. of India 1903, No. 4.

Le venin de Cobra ne produit jamais de coagulation intravasculaire, contrairement à ce qu'on observe toujours avec le venin de Daboia.

In vitro, le venin de Cobra empêche l'action coagulante des sels de chaux sur le sang ou le plasma citraté et sur le plasma oxalaté. Le venin de Daboia augmente au contraire la coagulabilité du sang citraté et celle du plasma citraté ou oxalaté. **A. Calmette.**

Blanchard, R. Expériences sur l'action du sérum d'anguille et du venin de Cobra sur la marmotte en hibernation. C. R. Soc. de Biologie. Paris, 13 juin 1903.

Lorsqu'on fait varier expérimentalement la température du corps des animaux, on modifie leur sensibilité à l'égard d'un grand nombre d'agents infectieux. Les animaux qui subissent, comme la marmotte, des variations physiologiques de leur température, ne présentent pas une sensibilité plus grande à l'égard des venins lorsqu'ils sont à l'état d'hibernation qu'à l'état de veille. **A. Calmette.**

Phisalix, C. Recherches sur l'immunité naturelle des vipères et des couleuvres. C. R. Soc. de Biologie. Paris, 28 juillet 1903.

La dose de venin nécessaire pour tuer une vipère ou une couleuvre, soit par inoculation intrapéritonéale, soit par inoculation sous-cutanée, est environ 800 fois plus grande que celle qui suffit à tuer un cobaye. Mais si on porte directement le venin dans le cerveau des serpents, on trouve que la dose mortelle n'est plus que 28 à 30 fois supérieure à celle qui tue le cobaye. **A. Calmette.**

Rogers, L. On the physiological action of the poison of the Hydrophidæ. Proc. roy. Society 1903, 25 May.

L'auteur a pu capturer sur les côtes de l'Inde un grand nombre de serpents de mer et étudier leur venin. L'espèce qu'il a surtout utilisée est l'Enhydrina Bengalensis. Les symptomes d'intoxication produits par ces venins sont à peu près identiques à ceux que produit le venin de cobra, avec cette différence qu'il est beaucoup moins hémolytique et qu'il ne possède aucun pouvoir coagulant in vitro.

Les poissons sont beaucoup plus sensibles à ce venin qu'à celui de cobra, ce qui n'a rien de surprenant puisqu'ils servent de nourriture exclusive aux serpents de mer.

Le venin d'Enhydrina est environ 20 fois plus toxique que le venin de cobra pour le lapin et pour les animaux à sang chaud en général.

Les accidents mortels causés chez l'homme par les Hydrophidæ sont rares. On en a cependant observé quelques-uns, surtout chez les pêcheurs d'huitres. **A. Calmette.**

Briot, A. Etudes sur le venin de la Vive. Journ. de phys. et de path. génér. 1903, 18 mars.

En traitant par la glycérine les glandes venimeuses de la Vive (Trachinus draco), on obtient une solution glycérinée de venin facile à conserver pour l'expérimentation.

Ce venin, injecté sous la peau des divers animaux, provoque la paralysie immédiate et un œdème nécrosant. Injecté dans les veines il provoque la mort par paralysie des centres respiratoires.

Le sérum antivenimeox de Calmette ne le neutralise pas. Il est beaucoup moins hémolytique que le venin des serpents. Briot a réussi à immuniser des lapins contre des doses plusieurs fois mortelles, mais le sérum des animaux vaccinés n'empêche pas les accidents locaux produits par le venin.

A. Calmette.

Briot, A. Différence d'action venimeuse des épines dorsales et des épines operculaires de la Vive. C. R. Soc. de Biologie. Paris, 1903, 16 Mai.

Les épinoches et les grenouilles succombent rapidement lorsqu'on les pique avec les épines operculaires de la Vive, tandis qu'elles survivent généralement à la piqûre des épines dorsales.

Les extraits glycérinés de venin des épines operculaires sont également beaucoup plus toxiques pour le lapin que ceux obtenus avec le venin des épines dorsales.

Ces faits expliquent les différences de gravité que l'on observe dans les cas de piqûres de Vive chez les pêcheurs.   A. Calmette.

—

b) Pathologie und Therapie.

Typhus und Typhoid.

Meyer. Über das Ficker'sche Typhusdiagnostikum. Berl. klin. Wchschr. 1904. Nr. 7.

Ficker hat unter Benutzung der Tatsache, daß auch tote Typhusbazillen von dem Serum Typhuskranker agglutiniert werden, von der Firma Merck in Darmstadt eine tote Typhosbazillen enthaltende Flüssigkeit herstellen lassen, mit der die serodiagnostische Untersuchung für jeden praktischen Arzt leicht durchführbar ist.

Verf. hat das Ficker'sche Verfahren der Nachprüfung unterzogen, und festgestellt, daß dasselbe in diagnostischer Hinsicht der alten Methode völlig gleichwertig ist.

Wenn auch das Agglutinationsphänomen für die Diagnose Typhus nicht ausschlaggebend sein darf, selbst wenn mit starken Verdünnungen gearbeitet wird (was im Gegensatz zu der Ansicht des Verf. hervorgehoben sein soll, Ref.), so ist es doch eines der besten Hilfsmittel zur Sicherstellung der Diagnose. Von diesem Gesichtspunkt aus ist das von Ficker angegebene bequemere und auch ungefährlichere Verfahren, welches die umständlichere Widal'sche Reaktion zu ersetzen berufen erscheint, mit Freuden zu begrüßen.

Dohrn (Cassel).

Herbert. Über das Vorkommen der Typhusbazillen in den Fäces und dem Urin von Typhusrekonvaleszenten. Münch. Med. Wchschr. 1904. Nr. 11.

Von den 98 Typhusrekonvaleszenten gelangte der Urin 228 mal, der Stuhl 216 mal zur Untersuchung. Bei 15°, der Patienten wurden im Urin Typhusbazillen nachgewiesen; im Stuhl dagegen nur bei 3 Patienten. Im zweiten

Monat der Rekonvaleszenz waren mit einer einzigen Ausnahme die Entleerungen sämtlicher Patienten bazillenfrei.

Die Häufigkeit des Bazillenbefundes im Urin weist von neuem auf die Notwendigkeit einer gründlichen Desinfektion desselben hin. (Daß der Urin sehr lange Zeit Typhusbazillen enthalten kann, ist aus dem Referat über die Arbeit von Büsing in Heft 4 des Archivs ersichtlich. Ref.)

Dohrn (Cassel).

Leberabscess.

Balfour, A. A case of multiple liver abscess. The Lancet 1905. 21. November.

Ein ägyptischer Militärarzt, der nie an Dysenterie gelitten hat, erkrankt an einem akuten Leiden, das sich allmählich als Leberabsceß herausstellt. Eine in Narkose vorgenommene Punktion des linken Lappens bestätigt den Verdacht. Die Amöbe wird im Eiter nachgewiesen. Nach der Narkose tritt 2mal Kollaps ein, dem zweiten Anfall erliegt der Kranke, der als Arzt außerordentlich ängstlich und um seinen Zustand besorgt gewesen war. Der Verdacht, daß durch die Punktion des Abscesses eine Blutung oder eine eitrige Peritonitie hervorgerufen worden wäre, bestätigte sich bei der Sektion nicht. Mehrere Abscesse waren gut abgekapselt; andere Veränderungen fanden sich nicht. Der Verf. spricht von einer besonderen „ärztlichen Chok-Wirkung".

J. Grober (Jena).

Martin, G. Note sur les abcès du foie au Cambodge. Ann. d'hyg. et de médec. colon., 1905, p. 420.

Les abcès du foie sont assez fréquents à l'hôpital de Phnom Penh (Cambodge), beaucoup plus chez les Européens que chez les indigènes. Ils évoluent souvent sournoisement, sans grande réaction fébrile, et alors ne se manifestent par des symptômes bien accusés qu'à la suite de fatigues exagérées.

C. F.

Koch, A. Über tropische Leberabscesse. (Klinik Soerabaia. Java.) Mitteil. aus den Grenzgebieten d. Med. u. Chir. 1904. B. 13. Nr. 1.

Eine große Zahl der holländischen Landsleute des Verf. geht jährlich an Leberabscessen zu Grunde. Meist hätte die nicht gefährliche Operation das Leben retten können, wenn zeitiger die richtige Diagnose gestellt worden wäre. Sehr häufig wird jedoch die Krankheit nicht richtig erkannt, und das unregelmäßig auftretende Fieber mit Malaria verwechselt.

Bei den sechzehn Patienten des Verf. war dem Auftreten des Leberabscesses Amöbendysenterie vorausgegangen. Ein Einfluß unmäßiger Lebensweise auf die Entstehung der Abscesse konnte er nicht feststellen. In der ausführlich angegebenen Symptomatologie hebt der Verf. besonders das unregelmäßig auftretende Fieber, auffällige Abmagerung, Leberschwellung, gelbe Hautfarbe und den vorsichtigen Gang der an Leberabscessen Leidenden hervor. Zur Sicherung der Diagnose empfiehlt er die Probepunktion. Von den sechzehn Operierten, deren Krankengeschichten ausführlich wiedergegeben werden, genasen vierzehn. Zwei Kranke kamen erst so spät in Behandlung, daß an eine Heilung von vornherein nicht zu denken war. Dohrn (Cassel).

England. Du traitement chirurgical des collections purulentes dans le foie droit du foie. Revue de gyn. et de chir. 1903. Nr. 6.

Aus der Arbeit, die sonst lediglich chirurgisch-technische Angaben enthält, verdient ein allgemeines Interesse nur die Mahnung des erfahrenen Autors, dahin gehend, daß die Tropenärzte bei der Behandlung unregelmäßig Fiebernder mehr Wert auf die Untersuchung der Leber legen, anstatt die Kranken ohne weiteres mit Chinin voll zu pfropfen. Allen, die an Leberabscessen gelitten haben, ist die Rückkehr in die Tropen zu verbieten. Der Aufenthalt in Europa hat nach der Operation meist günstige Wirkung.

Dohrn (Cassel).

Beri-Beri.

van der Burg, C. L. Prophylaxie du béri-béri. Janus IX. 1904. 5. S. 230.

In dem im September v. J. auf dem Congrès international d'Hygiène et de Démographie in Brüssel erstatteten Referate läßt van der Burg die verschiedenen Ansichten, welche über die Ätiologie der Beriberi ausgesprochen worden sind, Revue passieren. Da von denselben keine absolut feststeht, muß sich die Prophylaxe dieser Krankheit zur Zeit auf Maßnahmen beschränken, durch welche einfach die deren Entwicklung begünstigenden Umstände beseitigt werden, also auf banale hygienische Vorschriften, wie sie gegen alle epidemischen Krankheiten gegeben werden, nämlich:

1. eine rationell zusammengesetzte Nahrung,
2. Abwechslung in der Nahrung,
3. Zementierung des Fußbodens der Wohnungen,
4. weite, gut ventilierte und gut beleuchtete Wohnungen, in die in genügendem Maße das Sonnenlicht eindringen kann,
5. Anbringung der Aborte in großer Entfernung von den Wohnungen,
6. Vermeidung von Überfüllung in den Anstalten, wie Kasernen, Gefängnissen u. s. w.,
7. regelmäßige Körperübungen in freier Luft,
8. Vermeidung von Exzessen in Baccho et Venere,
9. Betrachtung der Beriberi als Infektionskrankheit, daher
   a) Isolierung der Kranken,
   b) Evakuierung der Kranken in hochgelegene Gegenden, in die Berge,
   c) Verbrennung oder energische Desinfektion ihrer Wohnungen und Sachen,
   d) Verbot für die kranken Mütter, ihre Kinder zu stillen,
   e) Errichtung der Häuser für die Europäer in großer Entfernung von denen der Eingeborenen. Scheube.

Gilmore, Ellis W. The etiology of beri-beri. British medical Journal 1903. Nov. 14. S. 1268.

Verfasser hält nach seinen Erfahrungen, die er als leitender Arzt der Regierungsirrenanstalt in Singapore gemacht hat, die Beriberi für eine Pleurkrankheit, gegen die Desinfektion sich von entschiedener Wirkung erweist, während der Nahrung, insbesondere dem siamesischen Reise, keine ätiologische Bedeutung zukommt. Scheube.

Malaria.

Grassi, B. Documenti riguardanti la storia della scoperta del modo di trasmissione della malaria umana. Milano 1903.

In dieser mehr als 100 Seiten umfassenden Schrift hat Grassi an der Hand von in originali wiedergegebenen Publikationen, welche die historische Entwicklung der neuen Malarialehre vor die Augen führen, nochmals klar zu legen versucht, daß Roß nur den Entwicklungscyklus eines Malariaparasiten des Vogels entdeckt habe, ihm (Grassi) selbst aber die Ehre der Entdeckung des exogenen Malariaparasiten des Menschen gebühre.

Es soll nicht der Zweck dieser Besprechung, welche ich auf Wunsch der Redaktion übernommen habe, sein, hier nochmals den Inhalt der zahlreichen reproduzierten Publikationen durchzugehen, welche damals zur Zeit ihres Erscheinens bereits größtenteils in diesem Archiv besprochen worden sind, sondern ich möchte mich darauf beschränken, ein auf die kritische Durchsicht der Schriften gestütztes Urteil in dieser Prioritätsfrage abzugeben und auf die Berührung derjenigen Arbeiten verzichten, welche dazu dienen sollten, um den Anteil Grassi's an der weiteren Entwicklung der neuen Lehre hervorzuheben. Dies hier zu wiederholen wäre wohl überflüssig. Die unsterblichen Verdienste des großen italienischen Gelehrten auf diesem Gebiete sind ja bekannt genug.

Ich fange damit an, daran zu erinnern, daß Roß im Jahre 1897 bei seinen Versuchen, den exogenen Entwicklungscyklus des menschlichen Malariaparasiten zu finden, zwei lange Jahre rastlos mit einer bestimmten Art „brindled and grey mosquitoes" experimentierte, ohne daß es ihm jemals gelang, positive Resultate zu gewinnen. Sobald er aber seine Untersuchungen über eine andere Moskitoart ausdehnte, welche sich u. a. kenntzeichnete durch die Anwesenheit von vier Flecken auf den Flügeln, fand er in zwei von den acht mit Halbmonde enthaltendem Blut gefütterten Exemplaren pigmentierte Zellen am Magen, welche in dem am vierten Tag nach der Fütterung getöteten Insekt 12—16 μ Durchmesser hatten, in dem einen Tag später sezierten Exemplar jedoch ± 20 μ. Im Februar 1898 publizierte Roß weitere positive Erfolge mit einer kleineren Art von „dapple-winged" Moskitos. Eins von den zwei mit Halbmonde enthaltendem Blut gefütterten Exemplaren zeigte 10 Stunden später zahlreiche pigmentierte Zellen am Magen, jetzt kleiner als früher, u. l. 7 μ im Durchmesser, indem einige Dutzende, welche nicht oder mit Blut gemischt genährt waren, keine derartigen Zellen zeigten. In ungefähr 100 an anderen Moskitoarten angestellten Experimenten wurden nur einmal pigmentierte Zellen nachgewiesen, jetzt aber von verschiedener Größe, (7—25 μ), indem die in dapple-winged Moskitos gefundenen alle die gleiche Größe hatten.

Bekanntlich haben diese Entdeckungen Roß veranlaßt, seine Untersuchungen auf dem Gebiete der Vogelmalaria auszudehnen, wobei es ihm aufs glänzendste gelungen ist, den Nachweis zu liefern, daß der Malariaparasit des Vogels im Leibe einer Moskitoart einen bestimmten Entwicklungscyklus durchläuft, der endet mit der Anhäufung zahlreicher Sichelkeime in der Giftdrüse; es gelang ihm, zahlreiche Vögel mittels Stiche des infizierten Insekts mit Malaria zu infizieren.

Als nun spätere, von der italienischen Schule angestellte Untersuchungen zum Resultate geführt hatten, daß es wirklich eine Moskitoart, Anopheles, ist (deren Species sich in der Mehrzahl u. a. gerade durch die Anwesenheit von vier Flecken auf den Flügeln von den meisten Culexarten unterscheiden), der dem menschlichen Malariaparasiten zur weiteren Entwicklung außer dem menschlichen Körper dient, würde man meinen, daß Jeder darum den Schluß ziehen würde, Roß habe damals mit an Sicherheit grenzender Wahrscheinlichkeit als Erster ein Stadium jenes exogenen Entwicklungscyklus beobachtet.

Nicht also aber Grassi, der auf die Möglichkeit hinweist, daß die infizierten Moskitos keine Anophelen gewesen sind, sondern Exemplare einer Culexart, welche sich zufällig vorher mit Vogelmalaria infiziert hatten.

Wenn wir aber an den Tatsachen festhalten, daß gegenüber einer relativ großen Zahl positiver Erfolge mit gefleckiflügeligen Moskitos, welche Halbmonde in sich aufgenommen hatten, eine überaus große Zahl negative verzeichnet wurden, solange nur mit einer anderen Art experimentiert wurde und weiter, daß der englische Forscher selbst so sehr von der Tragweite einer Entdeckung überzeugt war, daß er auf Grund derselben Veranlassung fand, mit zielbewußtem Streben systematische Untersuchungen über die Vogelmalaria anzustellen, welche denn auch mit den schönsten Resultaten bekrönt wurden, so glaube ich nicht, daß es einen unbevorurteilten Leser gebe, der ihm die Ehre der Entdeckung eines Stadiums des Entwicklungscyklus des menschlichen Malariaparasiten im Moskitoleibe nicht anerkennen werde, es sei denn, daß der direkte Nachweis geliefert werde, daß die „dapple-winged" Moskitos keine Anophelen gewesen sein können.

Den hier vorgeführten Tatsachen gegenüber dürfte m. E. eben diese Beweislast auf die Schultern der anfallenden Gegenpartei geladen werden. Bis jetzt ist letzterer jedoch dieser Beweis nicht gelungen, und hat sie deshalb den Glauben in die große Entdeckung des englischen Forschers nicht erschüttern können.   A. van der Scheer.

Celli, A. Prophylaxie de la malaria. Referat an die 7. Sektion des internationalen Kolonialkongresses in Brüssel. Sonderabdruck.

Der Vortragende kommt zu der Schlußfolgerung, daß die prophylaktischen Schutzmittel gegen die Malaria folgende sind:

1. Künstliche Immunität durch Chininsalze, in Dosen von täglich 20 bis 40 Centigramm bei Erwachsenen, der Hälfte bei Kindern, oder wöchentlich 1 Gramm Samstag und Sonntag Abend, Kinder die Hälfte. Die tägliche Verabreichung ist vorzuziehen.

2. Desinfektion des Blutes der Kranken durch Chinin.

3. Mechanischer Schutz der Wohnungen und der unbekleideten Körperteile vor den Mücken, aus äußeren Gründen oft schwer durchführbar, Isolierung der Kranken.

4. Vernichtung der Anopheles-Mücken, im großen ebenfalls schwer durchführbar.

5. Sanierung des Bodens durch Wasserbau und Landwirtschaft, um den Mücken ihre Lebensbedingungen zu verschlechtern.

An einigen räumlich beschränkten Örtlichkeiten kann man mit dem einen oder anderen der vorgeschlagenen Mittel auskommen, um ganze Gegenden zu befreien, muß man mit allen arbeiten, wie es in Italien durch billige

staatlichen Chininverkauf bezw. kostenlose Verabreichung, Errichtung von
mückensicheren Arbeiterwohnungen, Belohnung für Einrichtung ähnlicher
Unternehmer, Entwässerungsarbeiten, Beförderung der Ansiedlung von Klein-
bauern und Aufklärung der Bevölkerung geschieht. Die Ausführungen des
verdienstvollen Forschers dürften des allgemeinen Beifalls sicher sein.　　M.

Argutinski, P. Über Malaria im europäischen Rußland (ohne Finnland). Eine Skizze
(mit 1 Karte). Archiv für Hygiene 1903, Bd. XLVII, Heft 4.

Verf. untersuchte die Häufigkeit der Malaria im europäischen Rußland,
indem er ihr prozentuales Verhältnis zu den sonst ärztlicherseits gemeldeten
Erkrankungen berechnete, um die nach der Zahl der Ärzte in den verschiedenen
Distrikten verschiedene Höhe der angegebenen Gesamtziffern tunlichst auszu-
gleichen. Dabei ergab sich, daß die Malariahäufigkeit nicht nur von Süd nach
Nord, sondern auch von Ost nach West im großen und ganzen gleichmäßig
abnimmt. Verf. sucht das in durchaus plausibler Weise mit der von Ost nach
West sinkenden absoluten Sommerwärme zu erklären: das ausgesprochene
Kontinentalklima im Südosten bewirkt die höchsten Sommertemperaturen; im
Nordwesten sind sie unter dem Einfluß der Ostsee am niedrigsten.

Die lokale Beschaffenheit des Bodens, speziell die Höhe über dem Meeres-
spiegel, blieb ohne Einfluß auf diese Verteilung der Malaria im allgemeinen;
innerhalb der einzelnen Distrikte ließ sich allerdings beobachten, daß z. B.
die hohe Uferseite von Flüssen, wie Wolga oder Dnieper, weit weniger
heimgesucht war, als das sumpfige Flachufer gegenüber. Die schwersten
Malariaformen fanden sich in Transkaukasien; am seltensten ist die Krankheit
an den Grenzen der kalten Zone.　　A. Plehn.

Watson, M. The effect of drainage and other measures on the malaria of Klang,
Federated Malay States. The Journ. of Trop. Med. 1903, p. 368.

Verf. berichtet, daß in Klang und Port Swettenham 1901 (?) der Boden
in ausgiebiger Weise mit einem Kostenaufwand von 40000 $ (Mexican.) drai-
niert wurde. Die Folge davon war, daß 1902 die Malariamorbidität in beiden
Städten um 67,36°, fiel, während sie außerhalb um 8,58°/₀ stieg. Aber nicht
nur die Malariamorbidität und -Mortalität sank, sondern auch die allgemeine
Mortalität, weil die alle Kranken schwächende Malaria eingeschränkt worden
war. Bemerkenswert ist noch die Angabe, daß Verf. in 3 Fällen, die klinisch
als akute Dysenterie auftraten, Malariaparasiten fand und mit Chinin Heilung
erzielte, während sie bis dahin einer antidysenterischen Behandlung getrotzt
hatten. In dem sehr malariareichen Lande war der Quartanparasit selten.
　　Ruge (Kiel).

Schilling, Claus. Ein Malariarezidiv nach ungewöhnlich langer Latenzperiode. D. med.
Woch. Nr. 10, 1903.

Kurze kasuistische Mitteilung über einen Rückfall einer in den Tropen
acquirierten Tertiana, der 6½ Monate nach dem Verlassen von Ostafrika,
2½ Jahre nach dem letzten in Afrika beobachteten Fieberanfall auftrat. Der
Rückfall schien durch eine bei schlechtem Wetter in Norddeutschland mit-
gemachte Jagd ausgelöst zu sein.　　Bassenge (Berlin).

Moore, John T. (Galveston). **Postoperative Malaria with a report of two cases.** Medical Record. 1903. Vol. 63, S. 291.

Beide Patientinnen, die früher an Malaria gelitten hatten — bei der einen waren 3, bei der anderen 2 Monate seit dem letzten Anfalle verstrichen — bekamen im unmittelbaren Anschluß an eine Operation (Curettement des Uterus und Dammnat bei der einen, Abtragung einer vereiterten Tube und einer Eierstockes bei der andern), die im übrigen prompt verlief, einen neuen Anfall, bei dem Malariaplasmodien im Blute festgestellt wurden. Auf große Dosen Chinin hin verschwanden sofort und wieder dauernd alle Erscheinungen. — Verfasser erinnert daran, daß u. a. Russel (Johns Hopkins Hosp. Ball. 1896, Nov.—Dez.), Thayer (Lectures on Malarial fevers, S. 207) und Bell und Stewart (Journ. of tropical medicine 1901, Sept. 2) neuerdings ähnliche Fälle von postoperativer Malaria veröffentlicht haben.   Buschan.

Trypanosen und Tierseuchen.

Guthrie, J. A. Investigation of Rinderpest. Med. Record. 1903, Vol. LXIV, Nr. 19, S. 730—731.

In Schanghai befindet sich die Immunisations-Stätte für die nach den Philippinen zu sendenden Rinder. Die Tiere befinden sich in besonderen Hürden derartig verteilt, daß Tiere der gleichen Krankheit-, bzw. Immunisationsstadiums zusammen untergebracht sind. Von welcher Ausdehnung dieser Betrieb ist, geht daraus hervor, daß allein 500 Rinder, die besonders schwer von der Pest ergriffen worden sind, isoliert in besonderen Räumen Unterkunft finden können. Ganz besondere Ansicht wird in diesen, sowie auch in den übrigen Abteilungen der peinlichsten Desinfektion gewidmet. 10—15% der Tiere gehen darauf. Diejenigen, welche die Inokulation erfolgreich überstanden haben, werden, sobald sie wieder Nahrung zu sich nehmen und Fett ansetzen, auf die Schiffe nach den Philippinen verladen. — Das Verfahren der Injektion ist einfach. Es werden 10 ccm des virulenten Blutes eines andern Tieres, das im vorgerückteren Stadium der Krankheit sich befindet, mit 50 ccm des präparierten Serums von einem immunen Tiere subkutan injiziert; bereits nach 10½ Minuten macht sich der Kampf der beiden Agentien geltend. Nach ungefähr 5 Tagen wird die gleiche Injektion erneuert; gelegentlich sind noch 2 oder 3 Sonderinjektionen erforderlich. Ist die Temperatur besonders hoch, dann wird bei der zweiten Prozedur nur Serum eingeführt.

Bemerkenswert ist, daß, während in Südafrika Tausende von Schafen der Rinderpest zum Opfer fallen, in China bisher kein einziges Tier von ihr ergriffen worden ist; auch wiederholte Injektionen von virulentem Blut üben nicht die geringste Wirkung aus. Hingegen sind chinesische Ziegen nicht immun; Inokulation von Gift ruft bei ihnen die charakteristischen Erscheinungen der Rinderpest hervor. Auch bei Pferden ist bisher noch kein Fall dort beobachtet worden.   Buschan (Stettin).

Ehrlich und Shiga. Farbentherapeutische Versuche bei Trypanosomenerkrankung. Berl. klin. Wochenschr. Nr. 13—14, den 28. 3. 1904.

Die Verf. gingen bei ihren Versuchen, Heilstoffe gegen die Trypanosomen zu finden, von der Tatsache aus, daß höher organisierte Protozoen der Einwirkung chemischer Agentien mehr ausgesetzt sind, als die niederen Formen. Die Versuche wurden u. a. mit einem der Benzopurpurinreihe angehörigen Farbstoffe, Trypanrot genannt, angestellt. Als Versuchsobjekte dienten hauptsächlich Mäuse.

Mäuse, die mit Mal de Caderas-Trypanosoma infiziert waren, blieben am Leben, selbst wenn sie erst nach ein bis drei Tagen nach der Infektion mit 0,3 ccm der 1 prozentigen Trypanrotlösung behandelt worden. Die Parasiten waren nach der Behandlung im Blute nicht mehr nachweisbar.

Ein Teil Mäuse blieb rezidivfrei. Bei andern traten Rezidive, wenn auch mehr spät auf. Durch erneute Trypanrotinjektionen wären diese voraussichtlich auch geheilt worden. Auch bei Einverleibung per os zeigte sich eine Heilwirkung des Farbstoffes. Weniger günstig verliefen die Versuche bei Ratten, Meerschweinchen und Hunden.

Auch bei Nagana wurden Versuche mit Mäusen angestellt, doch war das Resultat weniger günstig als mit Mal de Caderas.

Die Schutzwirkung des Trypanrot, das vor der Trypanosomeninfektion eingespritzt war, erstreckte sich nur auf wenige Tage. Diejenigen Tiere, deren Infektion mit Trypanrot geheilt waren, ließen eine 20—90 Tage andauernde Immunität erkennen.   Dohrn (Cassel.)

Lingard, M. D. The giant Trypanosoma discovered in the blood of bovines. Zentralblatt für Bakteriologie, Band 35, Nr. 3.

Während langjähriger Untersuchungen mit Trypanosomen-Übertragungen auf Rinder fand Verf. zweimal als interkurrenten Befund ein Riesentrypanosoma, welches eine Länge von dem 14 bis 22 fachen Durchmesser des roten Blutkörperchens hatte. Auf die in Rede stehenden Rinder war eine kleine Trypanosomenart aus Rattenblut, welche eine Pferde- bezw. Eselpassage durchgemacht hatten, übertragen worden. Niemals wurden diese Riesentrypanosomen bei anderen Rindern, auch nicht in dem zur Infektion verwendeten Pferde- oder Eselblut aufgefunden.   Bassenge (Berlin).

Petrie, G. F. A note on the occurrence of a Trypanosome in the rabbit. Zentralblatt für Bakteriologie, Band 35, Nr. 4.

Ein zufälliger Trypanosomenbefund bei einem Kaninchen veranlaßte eine Reihe von Blutuntersuchungen; es fanden sich indessen unter 70 untersuchten Tieren nur 2 weitere mit Trypanosomen, welche morphologisch denen der Ratten glichen, infiziert. Der Wurf eines infizierten Tieres war frei von Parasiten. Zahlreiche auf verschiedene Weise angestellte Infektionsversuche bei Kaninchen mit Trypanosomenblut blieben fast sämtlich ergebnislos. Verf. nimmt bei diesen Trypanosomen ein außerhalb des Kaninchenkörpers stattfindendes Entwicklungsstadium an.   Bassenge (Berlin).

Marchand, F. (Leipzig) und Ledingham, N. C. G. (Aberdeen). Zur Frage der Trypanosoma-Infektion beim Menschen. Zentralblatt für Bakteriologie 1904, Band 35, S. 593.

Ein im Chinafeldzug aktiv gewesener Mann hatte während desselben einen Fliegenstich am Bein erlitten, infolgedessen dasselbe stark anschwoll. Kurz nach seiner Rückkehr erkrankte er an einem chronischen intermittieren-

den Fieber mit erheblichem Milztumor. Malariaparasiten wurden im Blute
nicht nachgewiesen. Nach seinem infolge von Lungentuberkulose erfolgten
Tode fanden sich in der enorm vergrößerten Milz sowie im Knochenmark
amöbenähnliche Zellen, welche außer Keimen zahlreiche ringförmige Körperchen
enthielten. Im Anschluß an die Beobachtungen Leishmans wurden diese
Körperchen als Degenerationsformen von Trypanosomen angesprochen, eine
Annahme, die durch die erst nachträglich bekannt gewordene Vorgeschichte
gestützt wurde.   Bassenge (Berlin).

Djatschenko, E. Zur Frage über den Erreger der infektiösen Hämoglobinurie bei
dem Vieh in Kuban (Rußland). Zentralblatt für Bakteriologie, Band 35, S. 727.
     Verf. hat in einem Fall von Rinderhämoglobinurie in Kertsch aus Leber
und Milz ein Spirillum gezüchtet, welches in 3 verschiedenen Formen, in Fäden,
Bazillen und kokkenartigen Zellen auftritt und von ihm trotz mißlungener
Infektionsversuche als Erreger der Hämoglobinurie der Rinder im kubanschen
Bezirk angesprochen wird.   Bassenge (Berlin).

Darbunakowsky, E. und Luka, J. Die Piroplasmosen der Rinder. Vorläufige Mitteilung. Zentralblatt für Bakteriologie 1904, Band 35, S. 486.
     Die Verfasser unterscheiden eine Piroplasmose des nördlichen Rußlands,
eine Ciskaukasiens und eine Transkaukasiens. Die nachfolgenden klinischen
und bakteriologischen Unterscheidungsmerkmale lassen diese Dreiteilung nicht
gerechtfertigt erscheinen, da die sogenannte ciskaukasische Form sich anscheinend als eine Mischinfektion der beiden anderen Formen darstellt.
     Ätiologisch wird die Piroplasmose des nördlichen Rußlands durch das
bekannte Piroplasma bigeminum hervorgerufen. Dagegen ist die transkauka-
sische von den Forschern auch tropische genannte Form ähnlich der tropischen
Menschenmalaria. Die Parasiten der tropischen Form erscheinen in 3 Entwicklungsstadien im Blut als Bazillen-, Ring- und Punktformen.
     Immunisierungen und Infektionen mit parasitenhaltigem Blut und mit
einer Emulsion von Zecken und Larven, welche kranken Tieren abgenommen
wurden, haben zu keinem positiven Ergebnis geführt.
                                                      Bassenge (Berlin).

Verschiedenes.

     Geheimrat Prof. Robert Koch ist vor einigen Tagen im besten Wohl-
befinden nach anderthalbjähriger Abwesenheit aus Südafrika zurückgekehrt.
Die wissenschaftlichen Ergebnisse seiner Arbeiten, welche demnächst bekannt
gegeben werden, betreffen besonders die afrikanischen Viehseuchen, an erster
Stelle das sogenannte Küstenfieber der Rinder und die Pferdesterbe. Gegen beide
verheerenden Tierseuchen hat Koch neue Schutzverfahren gefunden. M.

     Die Petroleumfunde in Kamerun dürften auch der Tropenmedizin
erwünscht kommen. Nachdem durch die Chininprophylaxe, über deren Einführung und Erfolge in dem Schutzgebiete unser nächstes Heft eine eingehende
Mitteilung bringen wird, schon eine erhebliche Besserung der Gesundheitsverhältnisse erzielt worden ist, gibt das an Ort und Stelle entdeckte Petroleum
ein billiges und bequemes Mittel zur Mückenvertilgung an die Hand.
     Hoffentlich wird der Fund auch in dieser Richtung gründlich und
systematisch ausgenutzt!   M.

1904.

Archiv

für

Schiffs- und Tropen-Hygiene.

Band 8.

No. 8.

I. Originalabhandlungen.

Über Chininprophylaxe in Kamerun.

Von

Regierungsarzt Dr. Hans Ziemann, Marine-Stabsarzt.

Amtlicher Bericht.

Dem Kaiserlichen Gouvernement übersende ich in der Anlage gehorsamst eine Anzahl von Fragebogen, betreffend prophylaktischen Chiningebrauch, welche 164 Personen umfassen. Von diesen waren nur 20 nicht in der Behandlung des Unterzeichneten.

Ganz ähnliche Fragebogen, wie die vorliegenden, waren vom Unterzeichneten mit einigen Zusätzen bereits ausgearbeitet worden behufs Versendung und Gewinnung von weiterem Material in dieser Frage. Da eine größere Anzahl von Patienten Rezidive hatten, deren Zahl nicht immer angegeben werden konnte, deckt sich natürlich die Zahl der Fiebererkrankungen nicht mit der Zahl 164, ist aber bedeutend höher.

Es hätten, wenn ich meine sämtlichen bisherigen Patienten hätte mit aufnehmen wollen, die Zahl noch sehr vermehrt werden können. Indeß wurden mit Absicht hauptsächlich solche Patienten gewählt, die schon längere Zeit in den Tropen waren, bei denen also längere Beobachtungszeiträume vorlagen. Vor allem wurden auch solche Patienten berücksichtigt, bei denen Komplikationen der Malaria durch Schwarzwasserfieber aufgetreten war, um den Einfluß der Prophylaxe und Nichtprophylaxe feststellen zu können. Aus diesen Gründen, und um ein möglichst homogenes Menschenmaterial, welches stets dieselben Lebensbedingungen hatte, zu berücksichtigen, schied ich auch das zahlreiche Material aus, welches sich mir 1894/95 in einem der schlimmsten Fieberjahre Westafrikas während des Dienstes an Bord S. M. S. „Hyäne" in Kamerun ergab.

Es ist klar, daß die Infektionsbedingungen für die Bewohner des tropischen Festlandes andere sind und sein werden, wie für den

Matrosen eines Kriegsschiffes, welches immerhin durch gelegentliche
Fahrten und dadurch bedingte Luftveränderung bessere Heilungs-
bedingungen schafft.

Die Verlockung war im übrigen um so größer, als damals an
der ganzen Westküste Afrikas noch ausgesprochene Scheu gegen
Chininprophylaxe herrschte, und ich direkt wegen der konsequenten
scharfen Chininprophylaxis an Bord S. M. S. „Hyäne" und wegen
meiner Agitation für Prophylaxiseinführung an Land von Laien
verspottet wurde. Nun, die Erfolge zeigten glänzend die Notwendigkeit einer solchen Prophylaxe. In einem Jahre, in welchem
an der ganzen Westküste eine Art von Malaria-Pandemie herrschte,
in welchem der Tod reichste Ernte fand, hatten wir nur 23,5%, Morbidität, an Neuerkrankungen, 8,14% an Rezidiven, in früheren
Jahren bis 360% und keinen einzigen Todesfall, keinen Fall von
vorzeitiger Heimsendung[1]. Im Gegenteil, alle sahen bei der Rückkehr blühend und gesund aus. Dies, obgleich Offiziere und Mannschaften dienstlich und außerdienstlich sehr viel unter schwierigsten
Verhältnissen an Land waren, obgleich Verpflegungs- und Unterkunftsverhältnisse an Bord so unglaublich klägliche waren, daß
die Erinnerung uns nur mit Galgenhumor daran zurückdenken läßt.
Es wurde damals durchschnittlich alle 4 Tage 1 g Chinin gegeben,
bei mehrtägigem Landbesuch hintereinander sogar jeden 3. Tag,
und nach Ablauf eines event. Fiebers eine temporär sehr
verschärfte Prophylaxe schon damals eingeschlagen. Rezidive gehörten zu den Ausnahmen. Seit 1896—97 etwa begann
dann auch die allmähliche Einführung der Prophylaxe in Duala
durch den so verdienstvollen Dr. A. Plehn. Die vorliegenden Angaben wurden überwiegend durch persönliches Befragen der Beteiligten gewonnen, um nach Möglichkeit Fehlerquellen infolge von
mangelhafter Beantwortung der Fragen auszuschalten, und zum
kleineren Teil durch Ausziehen aus Krankengeschichten. Gerade
das Hineinziehen einer Anzahl von Patienten an Land aus meiner
früheren Dienstperiode als Reg.-Arzt in Duala 1899—1900 dürfte
die gegebenen Resultate ganz besonders trefflich illustrieren helfen.

In jenen Jahren hatte die allgemeine Chininprophylaxe, speziell
unter Kaufleuten, noch nicht entfernt solche Verbreitung wie jetzt
gefunden. Der kolossale Unterschied bezüglich Erkrankungs- und
Sterblichkeitsziffer geht aus den Listen deutlich hervor. Cf. im

[1] H. Ziemann: Über Blutparasiten bei heimischer und tropischer Malaria.
Zentralblatt für Bakteriologie. 1898. Bd. XX. S. 871.

allgemeinen Nummern von 122—166 gegenüber Nr. 1—122. Bekanntlich ist jede Statistik in mancher Beziehung dehnbar wie ein Gummiband. Es heißt da, die Zahlen so gruppieren, daß sie eine objektiv wahre sprechende Bedeutung gewinnen. Jedenfalls wurde das Material nicht etwa besonders ausgewichtet, sondern so gewählt, wie es sich gerade ergab. Es umfaßt insbesondere fast alle jetzt in Duala seit länger als 6 Monate ansässigen Beamten.

Zum Verständnis der beifolgenden Listen sei noch angeführt:

1. Rotes Kreuz in Spalte 10 bedeutet „Tod".

2. Blauer wagerechter Doppelstrich in Spalte 9 bedeutet, daß der Betreffende bei der von ihm geübten regelmäßigen Prophylaxe entweder überhaupt kein Fieber oder nur ein ganz leichtes gehabt hat, was ohne besonderes Befragen kaum angegeben wäre, bezw. bei dem es gar nicht sicher feststeht, ob es sich überhaupt um einen Malaria-Fall handelte. Es kam dann nur zu einer kurz andauernden Temperatursteigerung ohne Beeinträchtigung des Allgemeinbefindens. Bekanntlich verlaufen sonst die Erstlings-Tropenfieber im allgemeinen ziemlich schwer.

3. Roter wagerechter Strich in Spalte 5 und 9 bedeutet einen Patienten mit Schwarzwasserfieber.

4. Blauer wagerechter Strich in Spalte 5 hebt einen Patienten hervor, welcher die von mir empfohlene Prophylaxe befolgt, Chinin zu nehmen jeden 4. Tag, bezw. 5. Tag, die Chinintage mitgerechnet, so daß 3 chininfreie Tage zwischen den Chinintagen liegen, also Montag und Freitag, Dienstag und Sonnabend u. s. w. Über die Einzelheiten dieser Methode weiter unten.

5. Ein 3faches Fragezeichen in Spalte 6 bedeutet, der Betreffende hätte nach sicherer Überzeugung des Unterzeichneten bezw. von anderen Zeugen das Chinin unregelmäßig genommen, obgleich er selber in den Fragebogen das Gegenteil angibt.

Bemerkt sei schon hier, daß auch unter den dann noch verbleibenden sogen. regelmäßigen Prophylaktikern mindestens 30%—40% absolut nicht ganz regelmäßig das Chinin genommen haben dürften. Jeder, der das eigenartige Leben in den Tropen kennt, wird das begreiflich und entschuldbar finden. Wir wollen im folgenden getrennt besprechen:

I. Die Resultate der Prophylaxe oder Nichtprophylaxe bezüglich der Häufigkeit der Erkrankungen an Malaria überhaupt.

II. Die Resultate der Prophylaxe oder Nichtprophylaxe bezüg-

lich der Häufigkeit a) der Erkrankungen an Schwarzwasserfieber,
b) der Todesfälle an Schwarzwasserfieber.

III. Im Schlußwort die allgemeinen sich daraus ergebenden
Lehren betrachten.

Zur besseren Übersichtlichkeit teile ich sämtliche 166 Personen ein:

A. in solche, die überhaupt nie Chininprophylaxe geübt haben;

B. in solche, welche es unregelmäßig genommen haben.
Ich zähle dazu: 1. solche, die entweder von vornherein Chininprophylaxe, aber unregelmäßig, übten, 2. die anfangs kein Chinin
nahmen, sich später aber doch dazu bequemten, 3. die es anfangs
regelmäßig nahmen, aber es angeblich später nicht mehr vertrugen;

C. solche, die stets Chinin in irgend einer Dosis, sei
es welche es sei, regelmäßig genommen haben, gleichviel
ob sie also alle 8 Tage 0,5 g oder alle 4 Tage 1 g etc. nahmen.

Nicht vereinfacht wird die Betrachtung dadurch, daß,
wie aus den Listen hervorgeht, bei der letzten Dienstübernahme hier eine außerordentliche Mannigfaltigkeit
in der Art der Prophylaxe herrschte, entsprechend den wechselnden Anschauungen der häufig wechselnden vertretenden Regierungs-Ärzte. Der eine Patient nahm 0,5 g Chinin alle 5 Tage
entsprechend A. Plehns Rat. Ich hielt es für töricht, solchen, die
sich an diese Prophylaxe gewöhnt, ihren Nutzen gesehen und somit
den Vorteil einer Prophylaxe überhaupt kennen gelernt, eine andere
Prophylaxe anzuraten.

Andere nahmen entsprechend meinem Rat alle 4 Tage 1 g,
falls sie es vertragen konnten, sonst ½ g. Wieder andere nahmen
jeden 9. und 10. Tag oder 8. und 9. oder 7. und 8. Tag je 1 g
bezw. ½ g. Andere Mittwochs und Sonnabends je 0,5, andere
jeden 5. Tag 1 g, d. h. jeden 1., 5., 10., andere wieder so, daß
4 chininfreie Tage dazwischen liegen. Wenn ich noch hinzufüge,
daß einige jeden 5. und 6. Tag je 0,5 g Chinin nahmen, dürfte
die Zahl der am meisten hier vertreten gewesenen Methoden einigermaßen erschöpft sein. Mit diesen Methoden wurde außerdem
noch oft wieder gewechselt, und habe ich mich bemüht, das
in den Listen deutlich hervorzuheben. So kommt es, daß auch
Leute, die an und für sich ihre jeweilige Prophylaxe angeblich
regelmäßig durchführten, manchmal eine neue Methode anfingen,
um auch diese dann regelmäßig fortzuführen. Auch diese Leute

habe ich den regelmäßigen Prophylaktikern zugezählt. Es wurde bei den ständig vor Beamten und Kaufleuten wiederholten öffentlichen Gesundheitsbelehrungen auf das Schädliche einer zu großen Zersplitterung der verschiedenen Methoden aufmerksam gemacht. Daß die Methode, jeden 1., 5. und 10. Tag etc. Chinin zu nehmen, beliebt wurde, liegt daran, daß man die Chinintage nicht so leicht vergißt. Indeß liegen dann zwischen dem 1. und 5. 3 chininfreie Tage, zwischen 5. und 10., 10.—15. etc. 4. Das ergibt keine völlige Regelmäßigkeit. In den Monaten mit 31 Tagen nahmen die Betreffenden, um eine fernere Unregelmäßigkeit zu umgehen, z. T. sowohl am 30. wie am 31. Chinin. Die Methode, jeden 8. und 9. bezw. 9. und 10., bezw. 7. und 8. Tag je 1 g zu nehmen, hat hier nicht viele Anhänger gefunden, da in der Mehrzahl der Fälle nach längerem Aufenthalt hier wohl noch 1 g Chinin an einem Tage vertragen, aber nur äußerst ungern am 2. Tage nochmal genommen wird. Wirkt man zu sehr auf solche Leute ein, doch trotz beginnenden Widerwillens 2 Tage hintereinander Chinin zu nehmen, so muß man mit Auftreten einer Chininschen rechnen, die zu beseitigen durchaus nicht immer leicht ist. Bezüglich Häufigkeit der Anwendung kommen jetzt in erster Linie nur noch in Frage, die Methode Chinin zu nehmen

1. alle 5 Tage — 0,5 g (A. Plehn),
2. alle 5 Tage — 1,0 g,

entweder derart, daß 4 chininfreie Tage dazwischen liegen oder am 1., 5., 10., 15. etc.,

3. alle 4 Tage 0,5 g zu nehmen (bezw. bei Empfindlichen 0,5 g Euchinin)[1],
4. alle 4 Tage 1,0 g bezw. 1,0 g Euchinin oder mit Bromkali zusammen, um das Ohrensausen und Händezittern zu coupieren. Die Methode 3 und 4 (Ziemann) entsprang folgender Erwägung.

Es ist anzunehmen, daß nach jedem Tropica-Fieberanfalle einige Fieberkeime im Körper zurückbleiben, die nach 2×24 Stunden zur Reifung kommen und damit einen neuen Fieberanfall bedingen[2]. Gesetzt, der Fieberabfall fand am Montag Nach-

---

[1] In der Dienstperiode 1899/1900 von mir fast ausschließlich geübt. Cf. indeß R. Ziemann- Zweiter über Malaria und Moskitos an der afrikanischen Westküste Vortrag im Institut Pasteur. Pariser med. Kongreß 1900. D. med. Woch. 1900, Nr. 47.

[2] Von den durch die Makrogameten bedingten Rezidiven sehen wir hier also ab.

mittag statt, so würde am Mittwoch Nachmittag, also nach 2×24 Stunden, der 2. Abfall stattfinden, am Freitag nach weiteren 2×24 Stunden der 3. Die Zahl der jetzt entwickelten Keime ist noch nicht zahlreich genug, einen regulären Fieberanfall auszulösen. Nach weiteren 2×24 Stunden, also 6 Tage nach dem ersten Fieberabfalle aber dürfte es, wie die Listen zeigen, schon nicht immer mehr möglich sein, die Entwicklung der Malaria-Parasiten durch Chinin zu hemmen. Jedenfalls dürfen wir nach noch weiteren 2×24 Stunden schon mit einiger Wahrscheinlichkeit auf ein Rezidiv rechnen, wenn wir nicht sofort nach dem 1. Fieberabfalle mit einer Prophylaxe beginnen würden.

Da nun nicht für immer alle 2×24 Stunden nach dem Fieberabfalle Chinin gegeben werden kann, da ferner nach $2\times2\times2\times24$ Stunden nach Fieberabfall trotz Chiningabe die Gefahr eines Rezidivs immer näher rückt, und da ferner auch Chinin sowohl am 7. und 8. wie 8. und 9. bezw. 9. und 10. Tage prophylaktisch gegeben, nicht vor Malaria sicher zu schützen vermag, begnügte ich mich damit, $2\times2\times24$ Stunden nach Fieber Chinin zu geben. Da nun aus disziplinaren Gründen dieselbe Prophylaxe, welche Rezidive verhüten soll, auch am besten gleichzeitig diejenige ist, welche Neuerkrankungen verhüten soll, wurde die 4tägige Prophylaxe, bezw. 5tägige, die Chinintage eingerechnet, eingeführt. Es kommt noch hinzu, daß im Falle einer wirklichen Erkrankung an Malaria, um Rezidive zu verhüten, 3 Tage hintereinander nach dem Fieberabfall je 1 g gegeben wurde, dann noch 14 Tage hintereinander 1 Tag um den andern 1 g. Es war das die verschärfte Prophylaxe, an welche sich dann meine gewöhnliche Prophylaxe erst anschloß. Gerade dieser meiner verschärften Prophylaxe, die ich ähnlich bereits 1894 einführte, und die bei allen Patienten aus den Jahren 1899/1900 [1]) und 1902—1904 in Kamerun nach Möglichkeit durchgeführt wurde, schreibe ich mit der im Anschluß an jene durchgeführten 4tägigen gewöhnlichen Prophylaxe die relative Seltenheit von Rezidiven bei meinen Patienten zu.

Die große Mehrzahl der Fieberkranken nahm an der Westküste Afrikas nach einem Fieber, wenn es hoch kam 1—2 g, allerhöchstens 3 g Chinin, um dann wieder mit der gewohnten Prophylaxe fortzufahren. Ich mache auf das obige Moment aufmerksam, um die günstigen Resultate zu beleuchten bei Personen, welche

---

[1]) Cf. darüber des Näheren l. c. D. med. Woch. 1900, Nr. 47.

früher trotz regelmäßiger Prophylaxe öfter Fieber hatten, aber nach
Verordnung der verschärften Prophylaxe und dann erst anschließender
gewöhnlicher Prophylaxe fieberfrei blieben. Cf. Listen.

Insbesondere die Patienten der letzten 14 Monate haben zu
50 %, nach Hospitalbehandlung die verschärfte Prophylaxe zu Hause
mehr oder weniger konsequent durchgeführt. Der weiteren Besprechung seien noch einige Notizen vorausgeschickt
bezügl. 1. der Form und 2. der Zeit der Chinindosen.

Ad 1. Hier werden fast nur die äußerst löslichen Chinintabletten à 0,5 g der Kadeschen Firma in Berlin, Elisabeth-Ufer,
gegeben. Wem diese zu groß sind, was selten ist, nimmt die
Kapseln von Zimmerer, Frankfurt a. M., à 0,2 g.

Chinin in Lösung geben zu wollen ist und bleibt für praktische Zwecke wegen des schlechten Geschmackes durchaus undurchführbar.

Chinin in Pulver in Oblaten mit reichlich Wasser zu geben,
wie ich es selbst stets bereits 1894 in Westafrika an Bord gegeben,
und wie es zweifellos an sich äußerst rationell ist, wird unter schwierigen
Verhältnissen, bei Expeditionen pp. nicht immer durchführbar sein.
Die Oblaten verkleben und verderben bei Öffnen der tins auch
schnell. Chinin in Gelatinekapseln löst sich nicht immer leicht
(Ausnahme die Zimmerschen kleinen Gelatinekapseln), wenn man
nicht die Pole der Kapseln mit einer Schere abschneidet, um das
Chinin besser zur Lösung zu bringen. Die Kadeschen Tabletten
lösen sich wie gesagt leicht im Wasser auf. Stets wurde Wert
darauf gelegt, daß das Chinin mit möglichst viel Flüssigkeit
(Wasser oder Tee) und etwa $1\frac{1}{2}$—2 Stunden nach Nahrungsaufnahme,
möglichst mit verdünnter Salzsäuremischung, 1 Tropfen Salzsäure
auf 1 Weinglas voll Wasser, genommen wurde. Jeder kann sich
von den erwähnten Lösungsverhältnissen der Chinintabletten und
-Kapseln durch ein einfaches Experiment im Wasserglase selber
überzeugen. In den Gesundheitsbelehrungen wurde, wie schon 1894,
immer wieder der z. T. geübte Brauch bekämpft, Chinin mit dem
Essen zusammen zu nehmen, da dann die Garantie nicht gegeben
ist, daß es zur Resorption kommt. Die beste Zeit ist $1\frac{1}{2}$—2
Stunden nach dem Essen, wenn die Salzsäureproduktion des Magens
noch anhält.[1]) Bei Diarrhöe muß jeder sofort zum Arzt kommen,
damit die Resorptionsfähigkeit des Darmes wieder hergestellt wird.

[1]) Auch der nüchterne, aber gesunde Magen dürfte Chinin in durchaus
genügendem Maße resorbieren, vorausgesetzt, daß es mit genügend Salzsäure
und Flüssigkeit genommen wird. l. c. D. med. Woch. 1900, Nr. 48.

Ad 2. Nach den ausgezeichneten Untersuchungen des früheren
Marine-Generalarztes Dr. Wenzel bei den heimischen Marschfiebern
ist der Anbruch des Fiebers durchschnittlich in die Zeit zwischen
9 am und 5 pm, entsprechend dem höchsten Stande der Außentemperatur, zu erwarten. Der Unterzeichnete kann das bezgl.
des tropischen Fiebers durchschnittlich durchaus bestätigen. Es ist ferner eine durch viele Untersucher bestätigte
Tatsache, daß Chinin am allerbesten und stärksten wirkt, gegeben
5—6 Stunden vor Eintritt eines Fieberanfalles, also vor Reifung
der neuen Parasiten-Generation, welche in die Blutbahn ausgestreut
wird. Hiernach wäre es theoretisch, wie wir durch Kombination
der Untersuchungen Wenzels und Golgis wissen, am besten, das
Chinin Morgens 1½ Stunden nach dem Frühstück zu nehmen.
Ich habe das auch stets jedem empfohlen, falls er es vertragen
kann. De facto gibt es nur ziemlich wenig Personen, welche
morgens 1 g Chinin nehmen und dabei geistig arbeitsfähig bleiben.
Ohrensausen und Zittern sind manchmal doch so heftig, daß auch
die körperliche Leistungsfähigkeit beeinträchtigt wird. Drückt man
auf solche zu sehr, doch 1 g weiter zu nehmen, tritt meist die
schon erwähnte verderbliche Chininscheu ein. ½ g Chinin wird
von diesen Leuten manchmal noch am Morgen vertragen. Andere,
und das sind in erster Linie oft die sogen. „Kopfarbeiter", empfinden
auch bereits ½ g Chinin, Morgens genommen, nicht selten unangenehm. In solchen Fällen muß es eben Abends, 1½—2 Stunden
nach Tisch, gegeben werden, wohlverstanden mit reichlich Flüssigkeit und wenn irgend möglich mit 1 Tropfen Salzsäure. Indes
ist auch bei Einnehmen vor dem Schlafengehen die Wirkung von
1 g oft doch noch recht unangenehm am anderen Tage bemerkbar.
Man muß dann eben zur ½ g Prophylaxe übergehen.

Eine Prophylaxe an Bord eines Kriegsschiffes z. B., wo das
Chinin 1 g Morgens gegeben wird, ist direkt ein Unding. Als
Kommandant würde ich mir eine solche Prophylaxe, welche die
Hälfte der Mannschaft zeitlich halb oder ganz dienstunbrauchbar
macht, aufs energischste verbieten. Das Rationelle wird sofort klar
bei folgender Erwägung:

1. Chinin wirkt auf die Malariaparasiten tötend im allgemeinen,
wenn 1 g 5—6 Stunden vor dem zu erwartenden Fieberanfalle gegeben und wenn diese Dosis konsequent vor jedem neuen Fieberanfalle wiederholt wird. Das trifft aber mit ziemlicher Sicherheit
nur zu für nicht eingewurzelte frische Fälle.

Patienten, die wochenlang schon gefiebert haben, erfordern zuweilen die doppelte Dosis, bezw. muß das Chinin als Chniu himoriat. bei ihnen in die Muskulatur eingespritzt werden, um zur Resorption zu kommen, da der Magen das nicht mehr besorgen kann. Jeder ältere Afrikaner wird sich solcher Fälle erinnern. Indes, ebenso wie sich die Grenze in der Höhe der heilkräftigen Dosis nach oben verschieben kann, kann sie sich auch nach unten verschieben. Schwächliche Leute mit geringer Blutmasse werden eo ipso nicht dasselbe Chininquantum gebrauchen wie starke vollblütige. Sodann ist auch die Lebenskräftigkeit der Parasiten selber durchaus nicht immer dieselbe. Ich kenne viele Afrikaner, die ihre Fieber sehr wohl mit einem einzigen halben Gramm Chinin für lange Zeit zu bekämpfen vermögen. Doch dieses ist nur möglich, wenn dieses halbe Gramm Chinin eine heilende, d. h. für die momentan im Blutkreislaufe befindlichen Parasiten tödliche Wirkung ausübte.

2. Aber nicht nur kleinere Dosen als 1 g Chinin vermögen, 5—6 Stunden vor dem Fieberanfalle, also vor Reifung der Malariaparasiten gegeben, schädigend, ja zuweilen tödlich auf die Malariaparasiten zu wirken. Auch in früheren Entwicklungsstadien der Parasiten vermag das Chinin mindestens schädigend auf jenen zu wirken. Ich habe in vielen hunderten von Präparaten das mikroskopisch durch Färbung der Parasiten im Blutpräparate nachweisen können, besonders schön bei dem Parasiten der gewöhnlichen Tertiana, wie er auch in Deutschland sich findet. Cf. Abbildungen in meinem Buche „Über Malaria und andere Blutparasiten", Tafel I. Dort sieht man, wie der sonst blau sich färbende Protoplasmaleib eines halbentwickelten gewöhnlichen Tertianparasiten bei einem Patienten, der 6 Stunden vorher 1 g Chinin genommen hatte, in verschiedene Sprengstücke zerrissen ist; die Stücke liegen in dem Blutkörper zerstreut und zeigen statt der sonstigen Färbung einen schmutzig graublauen Farbenton. Einen ähnlichen, wenn auch wegen der kompakteren Bauart des Tropenparasiten äußerlich weniger sichtbaren Effekt erzielt nun auch 1 g Chinin bei dem halbentwickelten Tropicaparasiten.

Es bedarf zahlreicher, geduldiger Untersuchungen, um die oft sehr feinen, durch das Chinin bedingten Strukturveränderungen an den zierlichen Ring- und Siegelringformen des Tropicaparasiten zu sehen. Der sonst glatte Rand desselben erscheint dann etwas gefranst und aufgefasert. Seltener sah ich explosive Wirkungen wie

beim Tertian-Parasiten. Auch die Kernsubstanz (Chromatin) des
Parasiten wird in Mitleidenschaft gezogen (verkümmert). Da es
mir nun gelungen, bei halberwachsenen gewöhnlichen Tertianparasiten auch durch ¹/₂ g Chinin, 5—6 Stunden vorher gegeben, gewisse, wenn auch schon viel schwerer zu sehende, im Verhältnis zu
oben weniger ausgesprochene Degenerationserscheinungen in der
Struktur der Parasiten zu finden, liegt der Schluß nahe, daß ¹/₂ g
Chinin auch auf den halberwachsenen Tropicaparasiten schädigend
einwirkt. Zwar gelang es mir, trotz sehr oft daraufhin wiederholter Untersuchungen nicht, auch nach ¹/₂ g Chininverabreichung
bei den halb erwachsenen Tropicaparasiten eine Auffaserung des
Protoplasmaleibes mit Sicherheit zu entdecken. Indes können doch
nicht selten allein durch konsequent durchgeführte Verabfolgung
von ¹/₂ g Chinin auch die kleinen Tropicaparasiten allmählich zum
Schwinden gebracht werden und damit auch die Malariaanfälle.

Oft genug war ich genötigt, bei mit Schwarzwasser kompli-
zierter Malaria hier, nachdem wohl das Schwarzwasserfieber vorbei,
aber nicht die Malaria, beginnend mit 0,1 Chinin und steigend bis
0,5 allmählich das Blut von den Malariakeimen zu befreien. (Fraktio-
nierte Sterilisation des Blutes.) Damit soll nur gesagt sein, daß
man unter bestimmten Voraussetzungen und unter Zuhilfenahme längerer Zeiträume auch mit kleineren Chinindosen therapeutische Erfolge erzielen kann. Was aber für
die Therapie Wert hat, muß es auch für die Prophylaxe haben
können. Damit ist ausgedrückt, daß ich die Wirkung des prophylaktisch genommenen Chinins im Prinzip nicht trenne von
der des Chinins, welches während der Fieberpausen genommen
wird, sondern nur quantitative Unterschiede in der Wirkung an-
erkenne. Ich kenne verschiedene ältere Afrikaner, die 24—28
Stunden, nachdem sie mit Chininnehmen einmal ausgesetzt, mit
ziemlicher Sicherheit auf ein Fieber rechnen dürfen. Bei ihnen
wirkte also das sonst regelmäßig genommene Chinin schädigend
auf die vorhandenen Malariakeime ein, so daß es nicht zur Reifung
derselben und damit zum Fieberausbruch kam. Im übrigen wird
jeder verständige Tropenarzt ein Tropenfieber, vor allem ein Erst-
lingsfieber, im allgemeinen so energisch wie irgend möglich
und mit mindestens 1 g Chinin in den Fieberanfällen behandeln, da nur so die Gefahr hartnäckiger Rezidive vermindert wird.

Es sollte nur dargetan werden, daß nicht nur 1 g, sondern
auch ¹/₂ g auf die Malariaparasiten schädigend einwirken kann.

nicht nur bei Einnahme des Vormittags, wo das Chinin eher die
Chance hat, zur Reifung gelaugende Parasiten zu treffen (cf.
Wenzels Beobachtungen oben), sondern auch Abends genommen,
wenn die Parasiten noch weit entfernt sind von der Reifung.

Man komme mir nicht mit dem Einwurfe: ja, bei den
alten Afrikanern, die die $^{1}/_{5}$ g Prophylaxe mit Nutzen
angenommen, nachdem sie früher ungezählte Fieber gehabt, ist eben der Prozeß der allmählich eintretenden
Immunisierung zu berücksichtigen. Fast alle Afrikaner, die
nicht zur Prophylaxe übergegangen, deckt jetzt afrikanische Erde.

Für mich hat daher die ausgezeichnete Wirkung der A. Plehn-
schen 5tägigen Prophylaxe in Fall No. 159 und No. 165 durchaus nichts Überraschendes.

Doch kehren wir zurück zu meiner oben erwähnten 4tägigen
Prophylaxe.

Die verschiedenen anderen Methoden tragen meines Erachtens der in den Tropen doppelt notwendigen Individualisierung in der Behandlung des Einzelnen nicht genügend Rechnung.[1]) Es heißt da, entweder du nimmst jeden
5. Tag 0,5 g, oder jeden 9. und 10. Tag 1 g. Später rückten
bezeichnenderweise auch bei den Vertretern der letzteren Methode
die Zeiträume zwischen den Chinintagen immer näher zusammen,
indem sie jeden 7. und 8. Tag Morgens 1 g Chinin zu nehmen
empfehlen. Indes frage ich, soll der Mann, der, nachdem 0,5 g Chinin
alle 5 Tage mit Nutzen lange Zeit genommen, plötzlich bei Versetzen in eine andere besonders malariaverseuchte Gegend schwere
Fieber bekommt, bei dieser milden Prophylaxe bleiben? Ich glaube,
auch A. Plehn würde dann dem Betreffenden Modifikationen gestatten.

Gewiß, es ist möglich, daß man mit Geduld auch diesen Fiebern
bei der gewohnten Prophylaxe allmählich Herr wird. Indes event.
auf Kosten der Blutkonstitution, was man sicher bei Steigerung
der Chinindosen hätte vermeiden können.

Oder soll ein Mann, nachdem er event. mit Erfolg, aber vielleicht
mit größtem Widerwillen in malariaverseuchter Gegend jeden 7.
und 8. Tag 1 g Chinin genommen, nun das beibehalten, wenn er
an einen etwas günstigeren Platz kommt, wenn er selber merkt,
daß die Malariainfektion in allmähligem Schwinden? Die Mehrzahl

---

[1]) Die Notwendigkeit einer Individualisierung der Chininprophylaxe
wurde von mir bereits 1900 in Paris aufs schärfste betont. l. c. D. med.
Woch. 1900. N. 47, S. 789.

dürfte in den Malariagegenden der Tropen ein zwar subjektives,
aber doch ziemlich sicheres Empfinden von einer etwa noch bestehenden latenten Malariainfektion haben.

Würde ein solcher Mann in der neuen Umgebung sich zwingen,
weiter jeden 7. und 8. Tag 1 g Chinin zu nehmen, so kann bald
Chininscheu und völlige Aufgabe der Prophylaxe auftreten, und
dann kann leicht das Rezidiv oder eine Neuinfektion wieder da
sein. Oder aber, soll ein nervöser, überarbeiteter Bureauarbeiter,
der vielleicht noch gar kein Fieber gehabt, sich zwingen, jeden
7. und 8. Tag je 1 g Chinin trotz größten Widerwillens weiter zu
nehmen? Das hieße, den noch garnicht vorhandenen Teufel durch
Beelzebub austreiben wollen. Die Zahl der Möglichkeiten, weshalb
eine bisher geübte Methode der Prophylaxe geändert werden
könnte infolge Änderung der körperlichen und geistigen Lebensbedingungen des Betreffenden, könnte noch vermehrt werden. In
der Tat zeigen nun meine Listen, daß eine ganze Anzahl
von Personen ganz von selbst, ohne ärztliche Einwirkung,
ihre Prophylaxe änderten, aus einer instinktiven Verfolgung des obigen Gedankenganges heraus, indem sie z. T.
die Prophylaxe verstärkten, zeitweise verminderten.

Erleichtert wird das sehr durch die Notwendigkeit für den
Laien, in den Tropen oft selber auf sich angewiesen und selber
sein eigener Arzt zu sein, nicht zuletzt auch durch die Wahrnehmung, daß noch nicht jeder den Laien behandelnde Arzt in
den Tropen auch ein Tropenarzt ist.

Warum also nicht das instinktive Gefühl des Laien
hinsichtlich Notwendigkeit einer Individualisierung der
Prophylaxe in richtige gemäßigte Bahnen lenken! Darum
fort mit dem Schema. Darum eine Prophylaxe, welche unbe-
dingte Regelmäßigkeit hinsichtlich der Zeit der Chinin-
doren fordert, aber dem Laien selber eine Individualisierung gestattet
hinsichtlich des Chininquantum. Darum eine Prophylaxe, welche im
Bedarfsfalle von selber verstärkt und modifiziert werden kann, welche
deshalb wirksam ist, keine Belästigungen und damit Widerwillen
schafft, und bei der doch Chinin in genau abgemessenen Zeiträumen,
aber event. in wechselndem Quantum im Körper zirzuliert. Wie die
Listen zeigen, haben verschiedene, die bei 0,5 g alle 5 Tage regelmäßig
genommen, doch Fieber bekamen, aus eigenem Antriebe später 1,0 g
Chinin alle 4—5 Tage mit Nutzen genommen. Ich verordne daher
zunächst

1. 1 g Chinin alle 4 Tage, so daß 3 chininfreie Tage dazwischen liegen, 1½ Stunden nach dem Frühstück zusammen mit 1 Tasse Tee oder Wasser und 1 Tropfen Salzsäure auf ein Weinglas voll Wasser. Tritt stärkeres Ohrensausen und Zittern ein, so zusammen mit 1 g Bromkali. Dieses coupiert nach meinen Untersuchungen oft die Chininwirkung[1]).

2. 1 g Euchinin, wenn die Wirkung von 1 g Chinin zu stark, ebenfalls mit etwas Salzsäure und wieder mit 1 g Bromkali; wenn auch nach 1 g Euchinin allein starke Chininwirkung auftritt.

3. ½ g Chinin, ganz wie ad 1 mit Salzsäure;

4. ½ g Euchinin, wenn auch ½ g Chinin nicht vertragen wird, sonst wie ad 3 und bei besonders empfindlichen Personen mit Bromkali.

Wird die Prophylaxe Morgens nicht vertragen, wird das Chinin Abends 1½—2 Stunden nach Tisch genommen, sonst ganz wie oben geschildert.

Nur soll man dann nach Möglichkeit bei dem einmal eingeschlagenen Modus hinsichtlich Zeiträume und Quantum bleiben, am nur im Notfall hinsichtlich des Quantums hinunter und im späteren Bedarfsfalle wieder heraufzugehen. Wie man sieht, gestattet diese Methode einem jeden bei zeitlicher Regelmäßigkeit eine unter Umständen weitgehende selbständige Individualisierung hinsichtlich des zu nehmenden Chininquantums. Die ungemeine Wichtigkeit gerade der Regelmäßigkeit der Prophylaxe, sei es welche es sei, werden wir noch unten beleuchten. Ich verspreche nie, jemanden durch diese Prophylaxe vor Malaria mit Sicherheit schützen zu wollen, das ist bei einer jeden, ohne Schaden für den Körper überhaupt durchführbaren Chininprophylaxe kaum möglich.

Wohl aber kann man bei strikter Befolgung schwerere Fieber verhüten, und wenn meine erwähnte verschärfte Prophylaxe, gefolgt von der gewöhnlichen 4 tägigen, die Rezidive allermindestens sehr reduzieren und vor allem mit ziemlich großer Sicherheit vor Schwarzwasserfieber schützen. Die Prophylaxe beginnt bei der ersten Ausfahrt am besten schon bei den Canarischen Inseln, da es Tatsache ist, daß bereits auf den zuweilen der Küste sehr naheliegenden Dampfern die Infektion erfolgen kann. Jedenfalls fand ich bereits öfter

[1]) Ich möchte diese Modifikation dringend allen Tropenärzten zur Nachprüfung empfehlen.

A. I. Liste der Nichtprophylaktiker im ganzen.

Lfd. Nr.	Nr. der Liste	Malaria-anfälle, Ja?	Malaria-anfälle, nein?	noch gesund?	Gestorben an Schwarzwasserfieber oder anderen tropischen Folge-krankheiten	Krankheitshalber heimgesandt?	Bemerkungen
1	42	Ja 2	—	gesund		—	soll aber sehr elend aussehen, lebt in Boppo, 800 m hoch im Gebirge.
2	55	?	0 (?)	—		—	
3	90	ja 5	—	gesund		—	soll jetzt noch zur Prophylaxe übergegangen sein.
4	93	Ja 2	—	gesund		—	
5	100	Ja 3 (?)	—	—	—	—	Nr. 100 fast nie Chinin.-Schwarzwasser gehabt. Jetzige Schichtsal anbetraut.
6	110	Ja mehr viele	—	—	gestorben an Schwarzwasserfieber	krankheitshalber wegen Schwarzwasserfieber gesandt	
7	127	Ja mehr viele	—	—	—		
8	128	Ja viele	—	—	gestorben an Schwarzwasserfieber		
9	135	ja mehrere	—	—	gestorben an Schwarzwasserfieber		
10	126	Ja viele	—	—	gestorben an Schwarzwasserfieber	tropendienstunfähig in die Heimat	
11	128	Ja viele	—	—	gestorben an Schwarzwasserfieber		
12	183	Ja 4—5	—	—	gestorben an ...		

13	139	ja mehrere	—	—	gestorben an Leberentzündung und Hernschwäche	—	hat nur eine Zeitlang Chinin in homöopathischen Dosen genommen.
14	137	ja viele	—	—	—	—	weileren Schicksal nicht genau bekannt, hatte Schwarzwasserfieber, von dem er gebrüht ist. hatte Schwarzwasserfieber.
15	140	ja mehrere	—	?	—	wegen vieler Rezidive in die Heimat	
16	141	ja viele	—	—	—		
17	142	ja öfter	—	—	gestorben an Malaria und Nephritis	—	of. 85.
18	145	ja 1	—	—	—	wegen Verfolgungswahnsinn beiden Anfällen in die Heimat	
19	149	ja sehr viele	—	—	—	Äußerst entkräftet	
20	152	ja mhr viele	—	—	—	38°/, Kg in die Heimat	spätens Schicksal unbekannt.
21	158	ja viele	—	—	—	wegen Fieber heimgesandt	
22	160	ja viele	—	—	—	wegen tolonnäer Neigung zu Schwarzwasserfieber heimgesandt	
23	161	ja viele	—	—	—	wegen Schwarzwasserfieber Heimreise	
24	162	ja viele	—	—	gestorben an Schwarzwasserfieber	—	
25	163	ja viele	—	—	gestorben an Schwarzwasserfieber	—	

S.: 25 | ja viel bei 24 | angeblich nicht bei 1 (?) |

Anopheles an Bord der westafrikanischen Dampfer. Die Prophylaxe ist
fortzusetzen während der Heimreise und noch 2—3 Monate in der
Heimat; bei denen, die nur auf den gewöhnlichen 4 monatlichen
Urlaub gehen, während des ganzen Urlaubs.

Schwarzwasserfieberkranke nehmen, sowie die Hämoglobinurie
und Albuminurie geschwunden, 1 Decigramm Chinin bezw. Euchinin,
wenn Chinin schlecht vertragen wurde, und steigen bei sorgfältiger
Kontrolle des Urins täglich um 1 Decigramm, bis die früher ge-
wöhnte Dosis ohne Schaden vertragen wird. Diese Dosis wird dann
3 Tage hintereinander gegeben, 14 Tage jeden 2. Tag und dann
erst die gewohnte Prophylaxe begonnen. Es wird also verfahren
wie nach einem Malariafieber. Wenn Albuminurie oder dunklere
Färbung des Urins eintritt, wird sofort mit Chinin pausiert, bis
diese Erscheinungen verschwunden sind. Darauf wird wieder mit
0,1 Chinin begonnen und wie oben verfahren. Wer, wie ich er-
lebt, daß bereits nach 4 Milligramm Chinin Albuminurie eintrat,
nach 5 Milligramm bezw. 1 Centigramm Schwarzwasserfieber, wird
dieses vorsichtige Vorgehen begreiflich finden. Eine weitere Erörterung
und Begründung gehörte dem Kapitel Schwarzwasserfieber an [1].

Kleinen Kindern gebe ich prophylaktisch kein Chinin bis zu
1 Jahre. Bis dahin muß nach Möglichkeit durch Moskitoschutz
die Malariainfektion verhütet werden, was sich bei großer Aufmerksamkeit erreichen läßt. — Allgemeine Sanierung der Umgebung.
Chininprophylaxe der farbigen Hausgenossen etc. Kinder von
1—2 Jahren bekommen 0,1 Euchinin bezw. Chinin in Schokolade-
tabletten, von 2—3 Jahren 0,2; daß diese Dosen nicht zu hoch,
beweist das blühende Aussehen von Kindern der Baseler Missions-
familien. Ältere Kinder kommen praktisch gar nicht in Frage, da
kaum eine Familie viel länger als 3 Jahre in Westafrika bleibt
und die Kinder dann in Deutschland zurückgelassen werden.

Die obigen, in den Gesundheitsbelehrungen vorgetragenen
Gründe haben bewirkt, daß jene Methode namentlich unter den
im letzten Jahre Angekommenen, die z. T. noch gar nicht in den
Listen sind, Anhänger gefunden hat.

Betrachten wir nun an Hand der Listen

---

[1] Cf. H. Ziemann: Über das Schwarzwasserfieber. Vortrag auf dem
intern. med. Kongreß. Paris 1900. D. med. Woch. 1900, Nr. 40.

I. Die Resultate der Prophylaxe oder Nichtprophylaxe hinsichtlich der Häufigkeit der Malariaerkrankungen überhaupt.

Von einer Erörterung der Todesfälle infolge von Malaria kann hier eigentlich abgesehen werden. Ein moderner Tropenarzt darf bei rechtzeitigem und richtigem Eingreifen der Therapie mit Mortalität durch Malaria allein nicht mehr rechnen. Cf. die bereits 1894,95 von mir erzielten Resultate. l. c.

Der Unterzeichnete erlebte nur 3 Todesfälle durch Malaria tropica. Im 1. Falle war der Betreffende bei Ankunft des Arztes bereits gestorben an Malaria apoplectica. In dem 2. Falle war der Betreffende bei Ankunft bereits moribundus durch Malaria apoplectica, im 3. Falle dito infolge von komplizierender Nephritis bei einem älteren, schwächlichen Manne, der bezeichnenderweise nie Chininprophylaxe geübt hatte. Wie nicht genug betont werden kann, verlaufen aber die Malariaanfälle bei Leuten, die nie, selten oder unregelmäßig Chinin nehmen, ganz unverhältnismäßig schwerer als bei regelmäßigen Prophylaktikern. Wenn dann Komplikationen, wie Schwarzwasserfieber, eintreten, erliegen die Patienten viel eher der interkurrenten Krankheit als regelmäßige Prophylaktiker, bezw. müssen eher nach Hause gesandt werden.

A. Resultate bei Leuten, die nie Chininprophylaxe geübt haben. Summa derselben = 25.

Man findet unter diesen auch solche, die aus Prinzip überhaupt nicht Chinin nehmen, auch nicht bei eintretendem Fieber. Cf. Nr. 117, zeitweise auch Nr. 85. Nach Rob. Koch müßte bei solchen Immunität eingetreten sein. In Wirklichkeit handelte es sich um hochgradig anämische Männer mit stärkerem Milztumor und abendlichen Fiebersteigerungen. Bei No. 117 löste anfangs das vorsichtigst gegebene Chinin Schwarzwasserfieber aus, zu welchem es einmal auch ohne Chinin kam. Nur durch minutiöseste Behandlung mit steigenden Chinindosen gelang es allmählich, eine erhebliche Besserung bis zur Heimsendung zu erzielen. Auch No. 85, bei der es zu Verfolgungswahnsinn gelegentlich der Malariaanfälle kam, mußte beimgesandt werden.

Von 25 Nichtprophylaktikern hatten 24 = d. h. 93 %, meist sehr oft und meist schwere Fieber. (Cf. Listen.)

1 hat angeblich kein Fieber, sieht aber jämmerlich aus und hat zweifellos nach den Angaben der eigenen Missionsbrüder latentes Fieber.

B. I. Liste der unregelmäßigen

Fortlfde. Nr.	Nr. der Liste	Malaria-anfälle im ganzen ohne Schwarz-wasser-fieber	Malaria nicht	Gesund	Fieber ganz aufgehört nach Einfüh-rung regel-mäßiger oder verschärfter Prophylaxe	Fieber nachge-lassen nach ein-geführter regel-mäßiger bezw. verschärfter Prophylaxe	Verschlechtert nach Aufgabe der Prophylaxe bezw. nachdem nicht ganz regelmäßig durchgeführt
1	1	früher sehr viele	—	ja	—	ja, jetzt nur 4 leichte	
2	3	4	—	ja	—	ja nur noch 1 Fieber	
3	4	4	—	ja	ja		
4	6	1	—	ja	ja		
5	7	8	—	ja	ja		
6	10	2	—	ja	ja		
7	11	9	—	ja, etwas anämisch nach Schwarz-wasser	—	?	
8	17	7	—	—	—	ja, nur 1	—
9	18	1	—	gesund	ja	—	—
10	28	3	—	gesund	ja		
11	32	2	—	gesund	ja		
12	33	8	—	gesund	ja		
13	34	11	—	gesund	—	ja, nur 1 leich-tes Fieber	
14	37	5	—	ja	ja		
15	39	0	nein	ja			
16	41	sehr viele	—	ja	—	ja, 2 leichte Fieber letzthin	
17	46	sehr viele	—	ja	ja		
18	49	9	—	ja	—	ja, nur 6 leichte	
19	50	1	—	—	ja		
20	56	4	—	gesund	ja		
21	57	sehr viele	—	—	—	—	—
22	59	4	—	gesund	ja		
23	61	9	—	gesund	—	ja, nur noch 6 sehr leichte Fieber	
24	69	3	—	gesund	—	ja, nur 1 Fieber	
25	72	5	—	gesund	—	ja	
26	74	2	—	gesund	—	ja	
27	76	viele	—	?	—	ja	—
28	81	sehr viel	—	ja	—	ja, nur 1	

Prophylaktiker im ganzen.

Gestorben an Schwarzwasserfieber oder sonstigen interkurrenten Krankheiten	Krankheitshalber heimgesandt	Ferneres Schicksal unbekannt	Bemerkungen
—	—	—	später Selbstmord (Tuberkulose, Leberabszeß).
—	—	—	nur in den ersten Tagen keine Prophylaxe.
—	Ja	—	anfangs kein Chinin, dann sehr viel Fieber, die trotz angeblich reichlich Chinin nicht nachließen.
—	—	Schicksal unbekannt	

Portfldo Nr.	Nr. der Liste	Malaria-unfälle im ganzen ohne Schwarz-wasser-fieber	Malaria nicht	Gesund	Fieber ganz aufgehört nach Einführung regelmäßiger oder verschärfter Prophylaxe	Fieber nachgelassen nach eingeführter regelmäßiger bezw. verschärfter Prophylaxe	Verschlechtert nach Aufgabe der Prophylaxe bezw. nachdem nicht ganz regelmäßig durchgeführt
29	65	4	—	ja	—	ja, nur 2 leichte	
30	87	sehr viel	—	ja	—	ja 1	—
31	88	5	—	—	—	—	—
32	91	4	—	ja gesund	—	ja 2	—
33	96	mehrere	—	—	—	—	—
34	97	mehrere	—	—	—	—	—
35	98	mehrere	—	—	—	—	—
36	99	mehrere	—	blaß	—	?	—
37	100	selten ?	—	gesund	—	cf. Bemerkung	—
38	102	zuweilen	—	gesund	ja		—
39	103	ziemlich viele	—	—	—	—	Ja, als nicht mehr so regelmäßig
40	106	ziemlich	—	gesund	ja		
41	107	sehr viele	—	etwas blaß	—	ja	
42	108	sehr viele	—	gesund	ja		
43	109	sehr viele	—	stets etwas schwäch-lich	ja		
44	111	2	—	—	—	—	—
45	112	sehr viele	—	gesund	ja		
46	114	sehr viele	—	—	—	ja	
47	115	4	—	—	—	—	—
48	118	sehr viele	—	gesund	ja		
49	119	sehr viele	—	—	—	—	—
50	122	nur 1 (?)	—	—	—	—	—

Gestorben an Schwarzwasserfieber oder sonstigen interkurrenten Krankheiten	Krankheitshalber heimgesandt	Ferneres Schicksal unbekannt	Bemerkungen
—	—	—	später wegen hepatitis in die Heimat gesandt.
—	ja wegen Anämie nach Schwarzwasserfieber	—	angeblich ??? immer Prophylaxe. Lebt unter schwierigen Verhältnissen auf einer einsamen Station.
—	—	—	Nr. 21 entfloh aus der Kolonie.
gestorben an Schwarzwasserfieber nach vorausgegangenem Abort	—	—	
—	ja wegen ständigen Fiebers und Neigung zu Schwarzwasserfieber	—	anfangs kein Chinin genommen.
gestorben an Schwarzwasserfieber und Nierenverstopfung	—	—	die Prophylaxe war während meiner Abwesenheit durch Methylenblautherapie unterbrochen worden.
—	—	—	wegen Neigung zu Schwarzwasserfieber nach der Gebirgsstation Buea.
—	—	—	späteres Schicksal unbekannt, 4 mal Schwarzwasserfieber.
—	—	—	nur 26 %, Hg, wegen Schwäche noch nicht transportfähig.
—	—	späteres Schicksal nicht bekannt	
gestorben an Schwarzwasserfieber und Nierenverstopfung	—	—	
gestorben an Schwarzwasserfieber	—	—	Chinin unregelmäßig genommen.
—	ja wegen Neigung zu Schwarzwasserfieber	—	in den letzten Jahren wegen Neigung zu Schwarzwasserfieber überhaupt kein Chinin.
gestorben an Schwarzwasserfieber	—	—	anfangs überhaupt keine Prophylaxe.

Fortlfde. Nr.	Nr. der Liste	Malaria-anfälle im ganzen ohne Schwarz-wasser-fieber	Malaria nicht	Gesund	Fieber ganz aufgehört nach Einführung regelmäßiger oder verschärfter Prophylaxe	Fieber nachgelassen nach eingeführter regelmäßiger bezw. verschärfter Prophylaxe	Verschlechtert nach Angabe der Prophylaxe bezw. nachdem nicht ganz regelmäßig durchgeführt
51	124	viele	—	—	—	—	ja nach Aufgabe der Prophylaxe
52	130	viele	—	—	—	—	ja nach Aufgabe der Prophylaxe
53	131	sehr viele	—	ja ?	ja	—	
54	134	viele	—	gesund	—	—	—
55	135	mehrere	—	—	—	ja, anfangs sehr gebessert	—
56	138	viele	—	gesund	—	ja	—
57	139	8	—	gesund	—	—	—
58	144	8	—	blaß	—	—	ja nach Aufhören der Prophylaxe
59	145	1	—	gesund	ja		
60	146	viele	—	gesund	—	—	—
61	147	9	—	gesund	ja		
62	150	sehr viele	—	gesund	ja		
63	151	8	—	gesund	—	—	ja 8 Fieber, vorher kein Fieber
64	158	sehr viel	—	—	—	—	ja, ohne Prophylaxe viele, dann mit Prophylaxe keine Fieber als Prophylaxe unregelmäßig wieder viel Fieber
65	154	viele	—	gesund	ja (zeitweise)		ja 1 Fieber als Prophylaxe wieder unregelmäßig
66	155	mehrere	—	gesund	ja		
67	156	sehr viele	—	gesund	ja		ja zeitweise als Prophylaxe 6 Monate ausgesetzt
68	159	ungezählte und schwere	—	gesund	—	ja, nur selten und leichte	—
69	164	viele	—	—	—	—	—
70	165	ungezählte	—	ja	—	ja, nur wenige und leichte	—
S. 70		viele	1	47	26	21	8

Gestorben an Schwarzwasserfieber oder sonstigen interkurrenten Krankheiten	Krankheits-halber heim-gesandt	Ferneres Schicksal unbekannt	Bemerkungen
—	ja	—	anfangs Prophylaxe.
—	—	späterer Ausgang unbekannt	
—	—	späterer Verbleib unbekannt	
—	—	—	trotz der, wenn auch zu schwachen, Prophylaxe viel Fieber.
gestorben durch Schwarzwasserfieber und Nieren-verstopfung	—	—	anfangs keine Prophylaxe.
—	—	—	zur Erholung nach Schwarz-wasserfieber nach Suellaba.
—	—	—	stets unregelmäßig Chinin 1 Schwarzwasserfieber.
—	—	—	unregelmäßig Chinin, aus dem Dienst ausgeschieden.
—	—	—	anfangs kein Chinin, später alle 5 Tage 0,5 Chinin.
—	ja wegen Schwarzwasser-fieber heim-gesandt	—	Chinin unregelmäßig und in kleinen Dosen.
—	—	—	anfangs kein Chinin, später alle 5 Tage 0,5 Chinin.
6	6		

352   Regierungsarzt Dr. Ziemann.

9 starben . . . . = 36%
8 heimgesandt krankheitshalber = 32%
$\overline{S.} = 68\%$ vorzeitig in Abgang gekommen.

3 nur, die aber wenigstens ihre Fieber mit Chinin behandeln, sind gesund = 12%.

Diesen Zahlen habe ich nichts hinzuzufügen. Sie beweisen, daß ohne Prophylaxe 100% der Weißen größte Chance hat, in Kamerun an Malaria zu erkranken.

B. Resultate bei unregelmäßigen Prophylaktikern.
Summa derselben = 70.

Wie schon früher erwähnt, sind hier alle die zusammengefaßt, welche entweder von vornherein unregelmäßig Chinin genommen haben, oder anfangs keins und später regel- bezw. unregelmäßig, oder schließlich anfangs regelmäßig bezw. unregelmäßig und später keins mehr.

Resultate:

1. Von 70 unregelmäßigen Prophylaktikern sind
47 gesund = 67,14%, von Nichtprophylaktikern nur = 12%
1 = 1,43% blieb malariafrei.

Bei 26 = 37,14% haben nach Einführung einer regelmäßigen bezw. verschärften Prophylaxe die Fieber gänzlich aufgehört.

„ 21 = 30,00% dito erheblich nachgelassen.

Also bei 47 = 67,14%. Besserung oder relative Heilung nach Einführung der regelmäßigen Prophylaxe.

Bei 8 = 11,43% Fieber zugenommen und Verschlechterung des Befindens nach Aufgabe der Prophylaxe.

6 8,57% (bei Nichtprophylaktikern = 37%) sind gestorben an Schwarzwasserfieber pp., nachdem anfangs keine bezw. immer nur unregelmäßige Prophylaxe.

6 = 8,57% (bei Nichtprophylaktikern = 32%) krankheitshalber heimgesandt wegen Schwarzwasserfieber oder chronischer Malaria.

Also 20 = 28,57%. Verschlechtert bezw. vorzeitig in Abgang gekommen, bei Nichtprophylaktikern = 68%.

Vielleicht sind diese Resultate noch instruktiver als bei den regelmäßigen Prophylaktikern bezw. bei denen, die überhaupt nicht

Chinin nahmen, da das Aufhören mit der Prophylaxe fast stets von vermehrten Fiebern und z. T. Komplikationen, wie Schwarzwasserfieber, begleitet ist, das Beginnen der verschärften oder regelmäßigen Prophylaxe von meist auffälligem Nachlassen der Fieber.

Nur in ganz wenigen Fällen, nachdem entweder überhaupt unregelmäßig oder nur zeitweise Chinin genommen war, verschwinden die sehr eingewurzelten Malariafieber nicht trotz eingeführter regelmäßiger, bezw. verschärfter Prophylaxe, cf. No. 57 (88), 97, 103, 124, 130, 144, 151, 153, 156.

An dem Verschwinden bezw. Nachlassen der Fieber nach Einführung der regelmäßigen Prophylaxe bei vorher unregelmäßigen Prophylaktikern sind die einzelnen Methoden in 32 Fällen mit Nutzen angewandt.

$$
\begin{array}{llllll}
0,5 & \text{Chinin alle 5 Tage} & 7 \times \\
0,6 & \text{,,} & \text{,,} & \text{,,} & \text{,,} & 1 \times \\
1,0 & \text{,,} & \text{,,} & \text{,,} & \text{,,} & 3 \times \\
0,5 & \text{Chinin alle 4 Tage} & 6 \times \\
1,0 & \text{,,} & \text{,,} & \text{,,} & \text{,,} & 4 \times \\
0,75 & \text{,,} & \text{,,} & \text{,,} & \text{,,} & 1 \times \\
0,8 & \text{,,} & \text{,,} & \text{,,} & \text{,,} & 1 \times \\
0,6 & \text{,,} & \text{,,} & \text{,,} & \text{,,} & 1 \times \\
0,3 & \text{Chinin alle 3 Tage} & 1 \times \\
0,75 & \text{,,} & \text{alle Mittwoch und Sonnabend} & 1 \times \\
0,5 & \text{desgleichen} & \text{,,} & \text{,,} & \text{,,} & 1 \times \\
1,0 & \text{alle 10 Tage} & 1 \times \\
\end{array}
$$

kleine Dosen von 0,1—0,4 täglich steigend und wieder zurück 1 ×

In 2 Fällen, No. 3 und No. 154, wurde sowohl jeden 7. und 8. bezw. 8. und 9. Tag als auch jeden 5. bezw. 4. bezw. 3. Tag 0,5 Chinin mit Vorteil genommen. Im Fall No. 10 kam es bei 0,5 Chinin, sowohl an jedem 5. wie jedem 4. Tag genommen, nicht mehr zu einem Fieber.

Die obigen Zahlen sprechen also durchaus noch nicht gegen die Berechtigung, unter Umständen auch kleine Dosen wie 0,5 Chinin zur Prophylaxe zu verwenden. Cf. auch Resultate unter C. I. Wir kommen darauf zurück bei Besprechung der Chininprophylaxe und des Schwarzwasserfiebers.

Laufende Nr.	Nr. der Liste	Form der Prophylaxe	Zahl der Malariaanfälle	Gesund und tropendienstfähig
1	2	1,0 jeden 9. u. 10. Tag	0	gesund
2	5	0,5 jeden 4. Tag	1 leichter	gesund
3	8	0,5 jeden 5. bezw. 4. Tag	0	gesund
4	9	0,5 jeden 5. Tag später / 1,0 jeden 5. Tag	3	gesund
5	12	1,0 jeden 5. Tag	0	gesund
6	13	0,5 jeden 5. Tag	3	gesund, doch etwas blaß
7	14	0,5 jeden 5. Tag / dann 0,5 jeden 4. Tag	2 / 0	gesund
8	15	0,5 jeden 5. Tag / dann 1,0 jeden 4. u. 5. Tag	1 / 0	gesund
9	16	1,0 jeden 7. u. 8. Tag / dann 1,0 jeden 5. Tag	2 / 0	gesund
10	19	0,5 jeden 5. Tag	1	gesund
11	20	1,0 alle 4 Tage	0	gesund
12	21	0,5 Euchinin alle 4 Tage	0	gesund
13	22	0,5 alle 5 Tage / dann 1,0 alle 5 Tage	einige	gesund
14	24	0,5 alle 5 Tage / i. d. Dienstzeit 0,5 alle 5 Tage	8 / 1	gesund
15	25	1,0 alle 4 Tage	3 leichte	gesund
16	26	1,0 jeden 9. u. 10. Tag / dann 1,0 jeden 5. Tag	2 / 0	gesund
17	27	0,5 jeden 5. u. 6. Tag / dann 1,0 jeden 4. Tag / 0,5 jeden 4. Tag	2 / 0 / 0	gesund
18	28	0,5 jeden 4. Tag	0	gesund
19	29	0,1 jeden 4. Tag	0	gesund
20	30	1,0 jeden 9. u. 10. Tag / dann 1,0 jeden 5. Tag / 0,5 jeden 5. Tag / 1,0 jeden 5. Tag	1 / 0 / 4 / 0	gesund
21	31	0,5 jeden 5. Tag / 0,5 jeden 4. Tag	4 / 0	gesund
22	35	0,5 jeden 5. Tag / dann 0,5 jeden 7. u. 8. Tag	1 / 0	gesund
23	36	0,5 jeden 4. Tag	1 sehr leicht	gesund
24	38	0,5 Dienstag u. Samstag / dann 0,5 Mittwoch u. Samstag	8 / 0	gesund
25	40	0,5 alle 5 Tage	1	gesund
26	43	0,5 alle 5 Tage / dann 1,0 alle 4 Tage	2 / 0	gesund
27	44	0,5 jeden Sonntag	2	gesund
28	45	0,5 jeden 8. u. 9. Tag / dann 1,0 jeden 4. Tag	2 / 1 sehr leicht	gesund

mäßigen Prophylaktiker.

Gebessert bei Verschärfung od. Änderung der Prophy-laxe	Ver-schlechtert	Gestorben	Krankheits-halber heim-gesandt	Bemerkungen
ja				
?				
ja				
ja				
ja				
ja				
a				
ja				
ja				
ja				
ja				
ja				
ja				
ja				

Laufende Nr.	Nr. der Liste	Form der Prophylaxe	Zahl der Malariaanfälle	Gesund und tropendienstfähig
29	47	0,6 jeden 5. Tag dann 1,0 jeden 4. Tag	{ 1, 0 }	gesund
30	48	0,5 jeden 5. Tag dann 1,0 jeden 4. Tag	{ einige, 0 }	gesund
31	51	0,5 jeden 5. Tag dann 1,0 jeden 6. Tag	{ 8, 0 }	gesund
32	52	0,5 jeden 5. Tag dann 0,8 jeden 4. Tag	{ 5, 0 }	gesund
33	53	0,5 jeden 5. Tag, dann 0,5 Euchinin jeden 4. Tag	{ 1, 0 }	gesund
34	54	0,5 jeden 5. Tag, dann 1,0 Euchinin jeden 5. Tag	{ 8, 1 }	gesund
35	58	1,0 alle 4 Tage	0	gesund
36	62	0,5 jeden 5. Tag	2	gesund
37	63	0,5 jeden 5. Tag dann 0,75 jeden 5. Tag	{ 5, 8 }	gesund
38	64	1,0 jeden 8. u. 9. Tag	8	gesund
39	65	0,5 jeden 5. Tag	viele	gesund
40	66	0,5 jeden 5. Tag dann 0,5 jeden 6. Tag	{ 1, 0 }	gesund
41	67	1,0 jeden 5. Tag	1	gesund
42	68	0,5 jeden 5. Tag	viele	gesund
43	70	0,5 jeden 5. Tag	1	gesund
44	71	0,5 jeden 5. Tag	1 (sehr leicht)	gesund
45	73	1,0 jeden 8. u. 9. Tag, dann 1,0 Euchinin jeden 4. Tag	{ 5 schwere, 0 }	gesund
46	75	0,5 jeden 4. Tag	1 (leicht)	gesund
47	77	0,5 jeden 8. Tag	1	gesund
48	78	1,0, dann 0,5, dann 1,0 alle 5 Tge.	0	gesund
49	79	1,0 jeden 8. Tag	2	gesund
50	80	0,5 jeden 5. Tag, dann 0,5—1,0 jeden 7. u. 8. Tag	{ 6, 1 }	gesund
51	82	0,5 alle 5 Tage	viele	blaß
52	83	1,0 jeden 10. Tag	1	gesund
53	84	1,0 jeden 5. Tag	1	gesund
54	86	0,5—1,0 jeden 5. u. 6. Tag dann 0,5 jeden 8. Tag	{ 2, 0 }	gesund
55	89	1,0 jeden 8. u. 9. Tag dann 0,5 jeden 4. Tag	{ 8, 0 }	gesund
56	90	1,0 jeden 5. Tag dann 0,5 jeden 5. Tag	7?	—

Gebessert bei Verschärfung od. Änderung der Prophy- laxe	Ver- schlechtert	Gestorben	Krankheits- halber heim- gesandt	Bemerkungen
ja	—	—	—	Auf Urlaub bei Aus- setzen der Prophy- laxe in Deutsch- land Schwarzwas- serfieber.
ja				
ja				
ja				
ja				
ja				
ja				
ja				
ja				
ja				
—	—	—	—	lebte z. T. unter schwierigen Ver- hältnissen.
ja				
ja				
—	ja	—	—	ging n. Beendigung seiner Dienstpe- riode heim, nach- dem er viel auf Expeditionen ge- kränkelt, an hart- näckiger Malaria.

Laufende Nr.	Nr. der Liste	Form der Prophylaxe	Zahl der Malaria-Anfälle	Gesund und tropendienst-fähig
57	92	0,5 alle 5 Tage	8	—
58	94	0,5 bis 1,0 alle 5 Tage	8	gesund
59	95	{ 0,5 alle 5 Tage / 0,5 alle 4 Tage }	0	gesund
60	101	0,5 jeden Mittwoch und Sonnabend	6	gesund
61	105	1,0 jeden 7. Tag	0	gesund
62	113	{ 1,0 jeden 9. u. 10. Tag / dann 1,0 jeden 4. u. 5. Tag }	{ einige / 0 }	—
63	116	0,5 alle 5 Tage	5	
64	120	{ 0,5 alle 5 Tage / dann 1,0 alle 5 Tage }	öfter	—
65	121	{ 0,5 alle 5 Tage / dann 0,5 alle 7 u. 8 Tage }	{ mehrere / 0 }	gesund
66	133	0,5 alle 5 Tage	4	gesund
67	157	0,5 alle 5 Tage	8	gesund bis zur letzten Erkrankung
68	162	0,5 alle 5 Tage	viele Fieber	—
69	166	1,0 alle 4 Tage	0	gesund
S. 69				62

C. Resultate bei regelmäßigen Prophylaktikern, gleichviel, welche Prophylaxe jezeitig gerade geübt würde.
Summa derselben = 69.

Von 69 regelmäßigen Prophylaktikern erkrankten gar nicht
11 = 16,0 % (bei den 70 unregelmäßigen Prophylaktikern nur 1
nicht = 1,43 %), bei 15 Nichtprophylaktikern erkrankten alle.

16 = 23,2 % der regelmäßigen Prophylaktiker erkrankten nur
an leichten Fiebern,

17 = 24,64 % verloren die Fieber gänzlich nach Einführung
einer noch schärferen dito regelmäßigen Prophylaye, schärfer entweder hinsichtlich der zwischen den Chinintagen liegenden Zeiträume oder hinsichtlich der Chinindosen.

5 = 7,25 % bekamen nach Einführung einer noch schärferen
regelmäßigen Prophylaxe viel weniger Fieber wie vorher,

Gebessert bei Verschärfung od. Änderung der Prophylaxe	Verschlechtert	Gestorben	Krankheitshalber heimgesandt	Bemerkungen
—	ja	—	ja	sehr nervös u. überarbeitet; Milztumor.
—	—	gestorben an Schwarzwasserfieber		
—	—	gestorben an Schwarzwasserfieber		
—	—	—	ja wegen häufigen Schwarzwasserfieber	
—	—	—	—	1 mal Schwarzwasserfieber.
—	—	—	—	1 mal Schwarzwasserfieber.
—	—	gestorben an Schwarzwasserfieber		
25	2	3	2	

62 = 89,87 % blieben gesund und tropendienstfähig (bei 70 unregelmäßigen Prophylaktikern nur 67,14 %) (bei 25 Nichtprophylaktikern nur 12 %),

3 = 4,35 % sind gestorben an Schwarzwasser pp. (bei unregelmäßigen Prophylaktikern 8,57 %, bei Nichtprophylaktikern 36,0 %).

2 = 2,89 % sind krankheitshalber heimgesandt wegen Schwarzwasser pp. (bei unregelmäßigen Prophylaktikern 8,57 %, bei Nichtprophylaktikern 32,0 %).

2 = 2,89 % sehen blaß und angegriffen aus.

Von Leuten, die gar kein oder nur leichtes Fieber hatten, nahmen regelmäßig prophylaktisch:

0,5 alle 5 Tage 5 mal,
1,0 „ „ „ 3 mal,
0,5 bezw. 1,0 alle 5 Tage 1 mal,

A. II. Liste von Schwarzwasserfieberkranken. Nichtprophylaktiker.

Laufde. Nr.	Nr. der Liste	Form der Prophylaxe	Zahl der Malaria-Erkrankungen	Zahl der Schwarz-wasser-fieber	Gesamtzahl überst.	Ob kränklich	Ob gestorben an Schwarzwasser-fieber etc.	Ob krank heitshalber nach Hause	Bemerkungen
1	110	—	sehr viele	1	—	—	gestorben	—	Nr. 110 Franzose, kam mit 11°,₅H₂, moribundus aus dem Busch, litt wie ein Neger. Starker Alkoholiker.
2	117	—	ungezählte viele	7	—	—	—	ja	bei Entlassung sehr blutarm.
3	123	—	viele	1	—	—	gestorben	—	starb an fortdauernder Blutzersetzung, nachdem Schwarzwasserfieber schon behoben.
4	125	—	mehrere leichte und schwere	2	—	—	gestorben	—	
5	126	—	viele	1	—	—	—	ja	bei Entlassung ziemlich hergestellt, indem als tropendienstuntauglich erklärt.
6	128	—	viele schwere Fieber	1	—	—	gestorben	ja	
7	129	—	viele schwere	2	—	—	—	—	später noch einmal wieder nach Kamerun.
8	132	—	4—5	2	—	—	gestorben an Leberabsceß	—	
9	136	—	viele	2	—	—	gestorben an Leberentzündung	—	
10	137	—	viele	1	—	—	—	—	späteres Schicksal unbekannt
11	140	—	mehrere	2	—	—	—	—	dito
12	160	—	viele	5	—	—	—	ja	
13	151	—	viele	1	—	—	—	ja	
14	155	—	viele	3	—	—	gestorben	—	
15	100	—	nur einige?	4	—	—	—	—	späteres Schicksal unbekannt
B. 15		—	sehr viele	45	—	—	—	—	

0,6 alle 5 Tage 1 mal,
0,5 alle 4 Tage 4 mal,
  (darunter 2 Euchinin à 0,5),
1,0 alle 4 Tage 4 mal,
0,8 alle 4 Tage 1 mal,
{ 0,5 anfangs alle 5, dann
  alle 4 Tage 3 mal,
{ 0,5 jeden 5.,
  1,0 später jeden 4. Tag 1 mal,
{ 0,6 jeden 5. Tag,
  1,0 später jeden 4. Tag 1 mal,
  1,0 jeden 9. und 10. Tag 1 mal,
{ 0,5 jeden 5. Tag,
  0,5 später 7. und 8. Tag 1 mal,
  1,0 jeden 7. Tag 1 mal,
  1,0 „ 10. Tag 1 mal,
  0,5 „   8. Tag 1 mal.

Bei den 3 letzten eingeklammerten Zahlenangaben war es bei 5 tägiger Prophylaxe zu 1 wenn auch leichtem Fieber gekommen, was nach Einführung der 4 tägigen nicht wiederkehrte. Übrigens darf man nicht vergessen, daß nicht bloß durch Verschärfung der Prophylaxe, sondern zuweilen ganz von selbst bei Beibehaltung derselben milden regelmäßigen Prophylaxe ein Nachlassen der Fieber eintreten kann. Cf. Listen.

Anmerkung: 2 Personen sind doppelt gezählt, so daß nicht 166 Personen, sondern 164 bei addieren von Liste A, B und C herauskommen.

II. Resultate der Prophylaxe oder Nichtprophylaxe bei Schwarzwasserfieber.

Erwähnt sei, daß 10 Personen, die wegen Schwarzwasserfieber in Behandlung kamen, leider nicht mit erwähnt werden konnten, da die betreffenden Krankengeschichten bei einem Umzuge verloren gingen. Das Material wäre sonst noch umfassender geworden. Indes dürften doch auch schon meine 62 Fälle ein selten reiches Material umfassen.

Liste B. II. von Schwarzwasserfieberkranken.

Laufde. Nr.	Nr. der Liste	Form der Prophylaxe	Zahl der Malaria-erkrankungen	Zahl der Schwarz-wasserfieber
1	11	Mai 01—Okt. 01, 0,5 jed. 5. Tg. Okt. 01—Novbr. 02, 1,0 jed. 8. u. 9. Tg.	{ 2 / 4	—
		Mai 03—Dzb. 0,5]. 7. u. 8. Tg. unregelmäßig.		1
2	17	1,0 jeden 5. Tag erst unregelmäßig	7	1
3	87	dann { 0,5 2mal in d. Woche / 0,8 jeden 4. Tag	5	1*
4	46	dann { 0,5 jeden 5. Tag / 1,0 jeden 8. Tag	{ anfangs sehr viele, nach Prophylaxe 4	1*
5	56	1 g jeden 8. u. 9. Tag / 1 g jeden 7. Tag / 0,5 jeden 5. Tag unregelmäßig	{ 0 / 3 kl. / 1	1
6	74	0,5 jeden 5. Tag unregelmäßig	2 schwer	2
7	87	anfangs kein Chinin dann 0,5 jeden 5. Tag sehr unregelmäßig	{ sehr viele / 1	{ 0 / 1
8	88	0,5 jeden 5. Tag unregelmäßig	5	1
9	96	0,6 jeden 3. Tag unregelmäßig	mehrere	2
10	97	anfangs kein Chinin dann 1,0 jeden 5. Tag	viele	2
11	98	0,5 jeden 6. Tag dann jeden 4. Tag unregelmäßig	mehrere	2
12	99	meist 1,0 jeden 5. Tag dann 5 Monate 0,5 jeden 5. Tag	mehrere	2 (leichte)
13	102	{ 0,5 jeden 5. bezw. 5. u. 6. Tag / dann seitlang kein Chinin dann / 0,5 Mittwoch u. Sonnabend	{ 0 / mehrere / 0	{ 0 / 2 / 0
14	104	anfangs keine Prophylaxe / dann 0,5—1,0 unregelmäßig / dann 0,5 jeden 5 Tag / dann 0,5 jeden 4. Tag	{ 1 / sehr viele / 2 / 0	{ 0 / 2 / 0 / 0
15	106	1,0 am 7. oder 8. Tag unregelmäßig / 0,5 2mal wöchentlich	{ sehr viele / 0	{ 1 / 0
16	107	erst unregelm. 0,5 alle 5 Tage / 0,5 2mal in der Woche / 0,5 alle 5 Tage / 0,5 2mal wöchentlich	{ sehr viele / 2 / 4 / 0	{ 1 / 0 / 0 / 0

Unregelmäßige Prophylaktiker.

Ist nicht gesund v. Unregelmäßigkeit	ob kränklich	Ob gestorben an Schwarzwasserfieber etc.	Ob krankheitshalber nach Hause	Bemerkungen
ja	—	—	—	Baubeamter, hatte vor Beginn der Prophylaxe bereits mindestens 3 mal Malaria.
—	—	—	—	gestorben durch Selbstmord. (Tuberkulose und Leberabsceß).
ja	—	—	—	*das Schwarzwasserfieber war vor Einführung der Prophylaxe.
ja	—	—	—	*das Schwarzwasser auf Urlaub entstanden nach Aussetzen der Prophylaxe.
ja	—			das Schwarzwasser im Anschluss an eine Malaria nachdem er mehrere Tage hintereinander Chinin genommen, vorher aber 2 Monate keinChinin genommen.
ja	—	—	—	ist Kupferschmied.
ja	—	—	—	später wegen hepatitis heimgesandt.
—	—	—	ja	Nr. 88 lebte auf einsamen Posten ohne Komfort.
—	—	gestorben	—	Äußerst schwächliche Frau. Abort und 2 Schwarzwasser, kompliziert durch Malaria.
—	—		ja	Nr. 97 zeigte außerordentliche Neigung zu Schwarzwasserfieber u. ständg. Malaria m. Nephritis.
—	—	gestorben (Anurie)		Lehrerin der Mission mit Myocarditis.
—	etwas blaß	—	—	jetzt in Buea, im Kamerun-Gebirge.
ja				
ja				
ja	—	—	—	hatte vor Beginn der Prophylaxe bereits sehr viel Malaria.
ja				

Laufde. Nr.	Nr. der Liste	Form der Prophylaxe	Zahl der Malaria-erkrankungen	Zahl der Schwarz-wasserfieber
17	108	0,5 alle 8 Tage sehr unregel-mäßig dann 0,5 alle 5 Tage	sehr viel / 0	1 / 0
18	109	anfangs kein Chinin 0,5 alle 5 Tage 0,5 alle 4 Tage	häufig / 2 / 0	0 / 1 / 0
19	111	1,0 alle 7 Tage dann 0,5 alle 7 Tage	1? / 1	1 / 0
20	112	anfangs kein Chinin 0,5 jeden 5. Tag	sehr viele / häufige	0 / 2
21	114	früher nie regelmäßig Chinin 1,0 jeden 5. Tag	sehr viele / 1	0 / 1
22	115	sehr unregelmäßig 0,5 alle 5 Tage	4	1
23	116	anfangs kein Chinin dann 1,0 jeden 8. u. 9. Tag unregelmäßig dann 0,5 jeden 4. Tag	sehr viele / 1 / 0	0 / 1 / 0
24	119	Chinin zeitweise 0,5 bezw. 1,0 stets unregel-mäßig	sehr viele	4
25	122	anfangs keine Prophylaxe dann 0,5 Euchinin alle 5 Tage	1 (?)	2
26	124	anfangs Chinin 0,5 alle 5 Tage, dann ausgesetzt	0 / 5	0 / 1°
27	130	anfangs Chinin prophylaktisch dann ausgesetzt	1 / viele	0 / 5
28	131	anfangs kein Chinin zuletzt 0,5 alle 5 Tage	viele / 0	5 / 0
29	134	unregelmäßig. Anfangs 0,5 alle 5 Tage dann 1,0 alle 7 Tage	sehr viele	1
30	135	anfgs. keine Prophylaxe dann 1,0 jeden 9. u. 10. Tag dann wechselnd 0,1—0,4 ggf. bezw. Euchinin 1,0 g. 1. 3. 5. etc.	1 schweres Fieber / 2	0 / 1 / 1
31	138	anfangs lange Chinin sehr un-regelmäßig 0,5 alle 4 Tage	sehr viele / 2 leichte	0 / 1
32	139	0,5 alle 5 Tage zuletzt 1,0 alle 5 Tage	5	0 / 1
33	159	anfangs kein Chinin dann 0,5 alle 5 Tage	ungezählte wenige leichte	mindesten 12 / 00
34	164	Chinin unregelmäßig und in kleinen Dosen	viele	4
35	165	anfangs kein Chinin davon 0,5 alle 5 Tage	sehr viele einige	16 / einge kurze (?)

ob nicht ganz tropendiensttfähig	ob kränklich	Ob gestorben an Schwarzwasserfieber etc.	Ob krankheitshalber nach Hause	Bemerkungen
ja				
—	—	—	—	macht einen nicht gerade kränklichen, aber schwächlichen Eindruck.
ja				
ja				
—	—	gestorben (mit Anurie)		
—	—	gestorben		
ja				
—	—	—	ja	
—	—	gestorben	—	war viel zu alt für die Tropen.
ja	—	—	—	*Schwarzwasserfieber erst nach Aussetzen der Prophylaxe.
—	—	—	ja	
ja				
—	—	gestorben		
ja				
ja				
—	—	—	ja	
ja				
19		6	5	

A. II. Resultate bei Nichtprophylaktikern unter Schwarzwasserfieberkranken.

1. Von 15 Schwarzwasserfieberkranken, die nicht Chinin prophylaktisch nahmen, hatten sämtliche vor den Schwarzwasserfiebern Malaria, mit Ausnahme von Nr. 100 mehr oft.

2. Diese 15 erkrankten 35 mal, mithin 1 im Durchschnitt 2,33 mal.

3. 7 = 46,66 % starben.

4. 5 = 33,33 % krankheitshalber beimgesandt. Von 3 ferneren Schicksal nicht bekannt.

Von den 7 verstorbenen sind 2 nicht direkt an Schwarzwasserfieber gestorben, sondern an später aufgetretener Leberentzündung bezw. an Leberabsceß.

B. II. Resultate bei unregelmäßigen Prophylaktikern unter Schwarzwasserfieberkranken.

1. Von 35 Schwarzwasserfieberkranken, die unregelmäßig Chinin nahmen, hatten sämtliche vor dem ersten Schwarzwasserfieber mehr oder weniger viele Malariaanfälle gehabt.

2. Diese 35 Mann erkrankten 83 mal, mithin im Durchschnitt jeder 2,37 mal. Diese Zahl deckt sich also fast ganz mit der Zahl 2,33 bei den Nichtprophylaktikern. Indeß ist bei der Zahl 2,37 zu berücksichtigen, daß Nr. 159 und 165 als sehr alte Afrikaner, die sehr häufigen Schwarzwasserfieber-Attacken zu einer Zeit durchmachten, als sie überhaupt noch keine regelmäßige Prophylaxe durchgeführt hatten.

3. 19 = 54,3 % sind gesund und tropendienstfähig; unter den Nichtprophylaktikern fast alle krank bezw. tot.

4. 6 = 17,14 % starben an Schwarzwasserfieber (bei Nichtprophylaktikern 46,66 %).

5. 5 = 14,29 % wurden krankheitshalber beimgesandt.

6. Die Halbgrammprophylaxe hatte auf das Zustandekommen der Schwarzwasserfieber bei den Patienten dieser Liste keinen deutlich ersichtlichen Einfluß gehabt. Zunächst hatten eben alle das Chinin unregelmäßig genommen, entweder von Anfang an unregelmäßig, oder anfangs nicht und dann regelmäßig oder umgekehrt. Sodann war nur in 16 Fällen 0,5 bezw. 0,6 Chinin etwa jeden 4., 5. und 6., 7. bis 8. Tag und unregelmäßig genommen. In anderen Fällen war bald 0,5, bald 0,8 bezw. 1,0 alle 5 Tage gegeben oder an noch späteren Terminen.

In Nr. 135 kam es z. B. zu Schwarzwasserfieber in einer Periode, als gerade jeden 9. und 10. Tag 1.0 genommen wurde.

In Nr. 37 kam es zu Schwarzwasser noch vor Einführung der Prophylaxe überhaupt, in Nr. 46 auf Urlaub nach Aussetzen der Prophylaxe, in Nr. 124 desgleichen.

In 1 Falle, Nr. 74, war es bei 0,5 jeden 5. Tag unregelmäßig genommen, zu Schwarzwasserfieber gekommen, handelte es sich um einen Kupferschmied. Es ist erwähnenswert in diesem Zusammenhange, daß die Kupferschmiede hier mehrfach eine besondere Neigung zu Schwarzwasserfieber zu zeigen schienen, jedenfalls zu besonders schweren und hartnäckigen Fiebern.

Nr. 88, ebenfalls 0,5 alle 5 Tage nehmend — unregelmäßig — lebte auf einem ganz isolierten Posten, bar jeden Komforts.

Nr. 96, 0,5 alle 3 Tage nehmend, war eine so ungemein schwächliche, ja zwergenhafte Person, die niemals hätte in die Tropen gehen dürfen (gleichzeitig abortus).

Nr. 122, 0,5 Euchinin alle 5 Tage nehmend, war ein gebrechlicher, für die Tropen viel zu alter Mann.

Also die vorstehenden Zahlenreihen lassen sich keineswegs verwerten, um ein Verdammungsurteil über die Halbgrammprophylaxe auszusprechen.

C. II. Resultate bei regelmäßigen Prophylaktikern unter Schwarzwasserfieberkranken.

1. Von 12 Schwarzwasserfieberkranken, die regelmäßig Chinin nahmen, hatten sämtliche vor dem ersten Schwarzwasser bereits mehr oder weniger oft Malaria.

Diese 12 erkrankten 19mal, also im Durchschnitt 1,5mal, (bei den Nichtprophylaktikern 2,33mal, bei den unregelmäßigen Prophylaktikern 2,37mal). Die Erkrankung war außerdem bei 2, welche 0,5 alle 5 Tage nahmen, nur eine äußerst leichte und einmalige. Cf. Nr. 127 und Nr. 133.

2. 8 = 66,66% waren zuletzt gesund und tropendienstfähig (bei den unregelmäßigen Prophylaktikern nur 54,3%, bei den Nichtprophylaktikern mit Sicherheit keiner, pag. 360 und 361.

3. 3 = 25,0% starben (bei den unregelmäßigen Prophylaktikern 17,14%, bei den Nichtprophylaktikern 46,66%).

Liste C. II. von Schwarzwasserfieberkranken.

Laufde. Nr.	Nr. der Liste	Form der Prophylaxe	Zahl der Malaria-fieber	Zahl der Schwarz-wasserfieber	Ob zuletzt gesund und tropen-dienstfähig.
1	9	{0,5 jeden 5. Tag / 1,0 jeden 5. Tag}	{8 / 0}	{1 / 0}	ja
2	22	0,5 alle 5 Tage	selten?	2	ja
3	47	{0,5 alle 5 Tage / 1,0 alle 4 Tage}	{1? / 2 (mehr krank?)}	{1° / 0}	ja
4	68	0,5 jeden 5. Tag	8	1°	ja
5	101	0,5 jeden Mittwoch und Sonnabend	6	1°	ja (noch etwas blaß)
6	113	{1,0 jeden 9. u. 10. Tag / 1,0 jeden 4. u. 5. Tag}	{einige / 0?}	{0 / 1}	—
7	115	0,5 jeden 5. Tag	5	4	—
8	120	{0,5 jeden 5. Tag / 1,0 jeden 5. Tag}	öfter	4°	—
9	121	{anfangs 0,5 jed. 5. Tag, dann 0,5 jeden 7. und 8. Tag}	einige	{0 / 1}	ja
10	127	0,5 jeden 5. Tag	mehrere	1 (mehr leicht)	ja
11	133	0,5 alle 5 Tage	4	1 leicht	ja
12	162	0,5 alle 5 Tage	viele	1°	—
S. 12			viele	19	8 (66,66°/₀)

4. 1 = 8,33 % wurde heimgesandt (bei den unregelmäßigen Prophylaktikern 14,29 %, bei den Nichtprophylaktikern 33,33 %).

5. Auch diese Liste gibt keinen rechten Anhaltspunkt, die Halbgrammprophylaxe zu verurteilen. Von den 12 regelmäßigen Prophylaktikern hatten 6 angeblich regelmäßig alle 5 Tage 0,5 Chinin genommen. 3 eine Zeitlang alle 5 Tage 0,5, eine Zeitlang 1,0. 1 hatte 0,5 jeden Mittwoch und Sonnabend, 1 jeden 7. und 8. Tag genommen, nachdem er vorher jeden 5. Tag 0,5 genommen.

1 hatte äußerst regelmäßig sogar 1,0 g anfangs jeden 9. und 10. Tag, dann jeden 4. und 5. Tag genommen. Auch bei Nr. 120 kam es während der 1 g-Prophylaxe zu Schwarzwasserfieber. Nr. 47 bekam Schwarzwasserfieber überhaupt erst, als er auf Urlaub seine bis dahin regelmäßige Prophylaxe unterbrochen

Regelmäßige Prophylaktiker.

Ob kranklich	Ob gestorben an Schwarzwasserfieber etc.	Ob krankheitshalber nach Hause gesandt	Bemerkungen
—	—	—	Während der 1. Dienstperiode in dem ungewöhnlich ungesunden Ossidingue am Crossflusse.
—	—	—	*das Schwarzwasserfieber auf Urlaub, als er mit Prophylaxe ausgesetzt hatte.
—	—	—	*Schwarzwasserfieber während anstrengender Expeditionen.
—	—	—	*Pat. lebte in dem als besonders ungesund berüchtigten Ossidingue.
—	gestorben	—	hatte Spitzenkatarrh und hatte ganze 8 Monate vor seinem Tode ständig auf Expedition im Busch sein müssen.
—	gestorben nach 9tägiger Anurie	—	Pat. war Kupferschmied. Die Kupferschmiede stellen hier immer einen relativ hohen Prozentsatz und lebte P. in äußerst schlechter Wohnung.
—	—	ja	die Schwarzwasserfieber kamen auch bei Prophylaxe 1,0 jeden 5. Tag. P. ein Feldwebel der Schutztruppe war sehr viel auf anstrengenden Expeditionen.
—	—	—	später in Togo an Dysenterie gestorben.
—	gestorben *	—	*Pat. lebte als Pflanzer unter geradezu trostlosen äußeren Verhältnissen, was Komfort anbelangt.
	8 (25,0%)	1 (8,88%)	

hatte. Im ganzen kam es bei 8 zu Schwarzwasserfieber während einer Zeit, als gerade 0,5 alle 5 Tage genommen wurde.

6. Die Zahlen ad 2, 3 und 4 sind, wie wir schon sehen, wieder günstiger wie bei den unregelmäßigen Prophylaktikern.

Sie wären noch unendlich viel günstiger, wenn nicht zufälligerweise gerade unter den regelmäßigen Prophylaktikern eine Anzahl gewesen wäre, die unter abnormen schwierigen Verhältnissen leben mußten.

So z. B. lebte Nr. 9 und 10 1. in dem als äußerst ungesund verrufenen Ossidingue an den Sümpfen des Croß-Flusses an der Nordwestgrenze Kameruns, wo jeder Europäer unter häufigsten und schwersten Fiebern zu leiden hat. Nr. 68 hatte anstrengende Expeditionen ins Innere zu unternehmen.

Die 3 Todesfälle betrafen a) einen Kupferschmied, Nr. 116, der in einer geradezu jammervollen Wohnung zu leben gezwungen war. Die event. Einwirkung der Kupferdämpfe auf das Zustandekommen einer Disposition zu Schwarzwasserfiebern haben wir schon oben gestreift. Es kam bei ihm zu einer 9tägigen Anurie.

b) Nr. 113 betraf einen Mann, bei dem ein Spitzenkatarrh gleichzeitig vorlag, und der ein ganzes halbes Jahr vorher ständig auf Expedition gewesen war, oft in Negerhütten übernachtend, wodurch die Gefahr ständig erneuter Infektion gegeben war.

c) Nr. 162 einen Pflanzer, der ohne geringsten Komfort allein von Präserven lebte, später während der Erkrankung bar jeder richtigen Pflege und Wartung. Die Gelegenheit zum Zustandekommen einer Disposition für Schwarzwasserfieber durch schwächende Einflüsse war also gerade in diesen Fällen überreichlich gegeben.

III. Schlußwort und Zusammenfassung.

Bei Zusammenfassung der Listen A I, B I, C I und A II, B II, C II erhalten wir folgende allgemeine Übersicht:

	1	2	3	4	5	6	7	8
Beobachtete Fälle im ganzen	Zahl	Malariafrei blieben davon		Tropendiarrhöig blieben davon		Es starben besonders an Schwarzwasserfieber und auch zu Folgekrankheiten		Krankheitshalber heimgesandt davon		Es erkrankten an Schwarzwasserfieber davon		Es starben an Schwarzwasserfieber allein
		absolut	%	absolut	%	absolut	%	absolut	%	absolut	%	absolut	%
Nichtprophylaktiker	25	0 [1]	0,0	3 [2]	12	9	36	8	52	15	60	7	28
Unregelmäßige Prophylaktiker	70	1 [3]	1,45	47	67,14	6	8,57	6	8,57	35	50	6	8,57
Regelmäßige Prophylaktiker	69	11 [4]	16	62	89,8	3	4,35	2	2,89	12	17,4	3	4,35
Summa:	164	12	7,32	112	68,3	18	10,97	17	10,36	62	37,8	16	9,76

[1]) cf. frühere Bemerkung.
Der eine, welcher selbst angab, gesund geblieben zu sein, ohne Prophylaxe, hat, wie schon erwähnt, nach Angabe seiner sämtlichen Kollegen ganz zweifellos latente Malaria.

[2]) Diese 3 behandelten wenigstens ihre Fieber mit Chinin.

[3]) Cf. die betreffende Liste B I, ferner pag. 359, woraus hervorgeht, daß in 67,14 % bei den unregelmäßigen Prophylaktikern die Fieber durch Einführung der regelmäßigen Prophylaxe aufhörten, in 30 % erheblich nachließen.

[4]) Indes erkrankten noch weitere 16 = 23 % der regelmäßigen Prophylaktiker nur an 1 noch dazu leichten Fieber und 17 = 24,64 % verloren die

Spezielle Übersicht über die Schwarzwasserfieberkranken allein.

1	2	3	4	5	6	7	8
Natur der Schwarzwasser-fieberkranken	Zahl	Zahl der zu einem Fieber- anfall nicht verschont Gebliebenen	Zahl der schwarz-wasserfieber überhaupt	Tropen-dienst-fähig blieben	Es starben an Schwarz-wasserfieber allein	Krankheits-halber heim-gesandt da-von	Das ferner Schicksal durch unbe-kannt
			anzahl %	anzahl pro K.g.z.	anzahl %	anzahl %	anzahl %	anzahl %
Nichtprophylak-tiker	15	viele —	35	2,33	0(?)	0(?)	7	46,66	5(?)	33,33	3	20
Unregelmässige Prophylaktiker	35	viele —	83	2,37	19	54,3	6	17,14	5	14,29	5	14,28
Regelmässige Prophylaktiker	12	fast keine	19	1,5	8	66,66	3	25,0	1	8,33	—	—
Summe	62	—	—	137	2,2	27	11,93	16	25,8	11	17,74	9	12,9

Beide Tabellen bedürfen keines weiteren Kommen-
tars, besonders auch hinsichtlich des Schwarzwasserfiebers. Es gelang zweifellos, durch regelmäßige Prophylaxe, um nur einige
der erzielten Resultate aus den Übersichten nochmal besonders zu
betonen, zu erzielen:

1. daß in einem Bruchteil der Fälle (bei 16% der regelmäßigen
Prophylaktiker der Ausbruch eines Fiebers überhaupt verhütet
wurde, cf. Spalte 3 der allgemeinen Übersicht u. pag. 353), während
von den Nichtprophylaktikern niemand = 0,0%, von den unregelmäßigen Prophylaktikern nur 1 = 1,43% verschont blieb;

2. daß in 23,2 weiteren Prozent bei regelmäßigen Prophylaktikern es nur zu einem einmaligen sehr leichten Fieberanfalle kam,
in noch weiteren 24,64% der regelmäßigen Prophylaktiker die Fieber
gänzlich schwanden nach Einführung einer verschärften Prophylaxe.
Cf. weiteres pag. 353;

3. daß die überwiegende Mehrzahl = 89,87% der sämtlichen
regelmäßigen Prophylaktiker tropendienstfähig blieben, Spalte 4 der

---

Fieber nach Einführung einer schärferen Prophylaxe gänzlich, und 5 = 7,35%,
der regelmäßigen Prophylaktiker bekamen nach Einführung einer noch schärferen regelmäßigen Prophylaxe viel weniger Fieber wie vorher pag. 353.

[1]) Es ist oben bereits die im Verhältnis zu den unregelmäßigen Prophylaktikern auffällig hohe Mortalitätsziffer unter den regelmäßigen Prophylaktikern
der Schwarzwasserfieberkranken ausführlich erklärt, als durch ganz besondere
Umstände begründet.

allgemeinen Übersicht, von den unregelmäßigen Prophylaktikern
nur 67,14, von den Nichtprophylaktikern nur 12 %;

4. daß die Fieber bei den regelmäßigen Prophylaktikern überhaupt leichter und schneller verliefen;

5. daß die regelmäßigen Prophylaktiker unendlich viel günstiger
dastanden hinsichtlich Morbidität und Mortalität cf. Spalte 5, 6, 7
und 8 der allgemeinen Übersicht.

Auch diese Resultate werden zweifellos noch viel
günstiger werden, wenn die so dringend empfohlene verschärfte Prophylaxe sich immer mehr Eingang verschafft
haben wird. Ein absolut sicherer Schutz durch Chinin allein
dürfte indeß ausgeschlossen sein.

Wenn Verfasser bei seinen experimentellen Arbeiten in Victoria
1900 durch künstlich infizierte Anopheles oft genug gestochen ist,
damals malariafrei blieb bei sehr strenger regelmäßiger Prophylaxis
alle 4 Tage 1 g, zuweilen noch öfter nach Arbeiten in malaria-
berüchtigten Sümpfen, so ist das absolut noch kein Beweis für die
absolute Wirksamkeit der Chininprophylaxe.

Freuen wir uns trotzdem dieses unschätzbaren Hilfsmittels im
Kampfe gegen die Malaria, dessen Wirksamkeit an einem der
schlimmsten Malariaherde der Erde sich in so vielen Fällen und
so glänzend bewiesen. Die ideale Forderung ist und bleibt,
der Malaria zu begegnen durch Kombination aller Hilfsmittel,
die die moderne Tropenhygiene ergibt.[1]) Die detaillierte Erörterung
würde über unser eigentliches Thema hinausgehen. Die Malaria
in der fluktuierenden Bevölkerung Westafrikas durch Chininisierung
allein bekämpfen zu wollen ist ganz unmöglich. Durch immer
und immer wiederholte öffentliche Belehrungen über das Wesen,
Behandlung und Verhütung der Malaria vor sämtlichen Weißen
und den intelligenteren Schwarzen (auch den Schülern der oberen
Klassen), durch Belehrung über Hygiene der Wohnung und Kleidung,
des Essens und Trinkens, durch Freilegung von Sümpfen, durch
Schaffung einer Sanitätskolonne, welche mit Saprol alle Tümpel
begießt, und manches andere, hat Verfasser hier den Kampf auf
der ganzen Linie eröffnet. Die gute Zeit der alten Afrikaner,
welche ihre oft so törichten Ratschläge dem Neuling aufdrängten,
ist für immer vorbei.

---

[1]) Cf. H. Ziemann: 2. Bericht über Malaria und Moskitos D. med.
Wochenschr. 1900. Vortrag im Institut Pasteur. Pariser med. Kongreß.

Die Lehrer der Farbigen, welche auf meine Veranlassung den Vorträgen beiwohnen, sorgen dafür, daß der Vortrag den Farbigen in Fleisch und Blut übergeht durch Anfätze über diese Themata. Immer mehr und mehr erstehen saubere neue Eingeborenen-Häuser mit Fenstern, welche Licht und Luft hereinlassen und dadurch die Anopheles verscheuchen helfen. Wo nur irgend angängig, wird die Eitelkeit der Neger, es den Weißen gleich tun zu wollen, zu ihrem eigenen Besten ausgenutzt. Kurz, wir dürfen mit einiger Genugtuung auf das in relativ kurzer Zeit und trotz denkbar geringster Mittel Erzielte zurückblicken. Der Erfolg wäre noch viel segensreicher bei reicheren Mitteln. Vergessen wir nicht, der Kampf gegen die Malaria ist unter anderem auch eine Geldfrage.

Sache unermüdlicher Geduld wird es sein, die Malaria trotzdem noch immer mehr zurückzudrängen, wie es schon jetzt mit dem Alkoholismus, einem der schlimmsten Feinde des Europäers in den Tropen, hier in Doala der Fall ist.

II. Besprechungen und Literaturangaben.

a) Hygiene, Biologie, Physiologie, medizinische Geographie und Statistik.

Amigues. Variole et vaccine à Anjouan pendant les années 1901 et 1902. Ann. d'hyg. et de méd. colon., 1903, p. 490.

Dans l'île d'Anjouan, située à l'Ouest de Madagascar, on a eu quelques difficultés à faire accepter la vaccination en raison de l'influence des Arabes, hostiles à cette opération. C. F.

Parasitäre und Hautkrankheiten.

Balfour, A. Eosinophilie bei der Bilharziakrankheit und beim Guineawurm. Lancet, 12. Dez. 1903.

Frühere Beobachter hatten gesehen, daß die Zahl der eosinophilen Leukozyten bei der Bilharzia erheblich (bis zu 20%) vermehrt war. Dies bestätigt B. an drei Fällen aus Omdurman. Beim Guineawurm hat B. ebenfalls Untersuchungen nach dieser Richtung hin angestellt, die zum Teil noch höhere Werte für die Eosinophilen ergeben haben (bis zu 86%). B. hält es nicht für unmöglich, daß diese Untersuchungen Anhaltspunkte für eine erfolgreiche Therapie (Herausziehen des Wurms) abgeben können. Weitere Untersuchungen sind sehr erwünscht. J. Grober, Jena.

Brun. Pied de Madura à grains noirs. Ann. d'hyg. et de médec. colon., 1903, p. 502.

L'apparition des lésions, chez le malade qui fait le sujet de cette observation, a succédé à une piqûre par tige de roseau. L'auteur a cultivé le champignon sur des bananes, et à une température à peu près constante de 30°; il a obtenu une culture très noire et très confluente. C. F.

Tourdran. Sur la résistance des Malgaches aux brûlures électriques et particulièrement à l'érythème provenant des rayons Röntgen. Ann. d'hyg. et de médec. col., 1903, p. 523.

A l'hôpital de Tananarive des centaines de malades indigènes ont été depuis trois ans, soumis à l'action des rayons Röntgen, sans que l'on ait jamais observé aucun des accidents que l'on a signalés en Europe. C. F.

Pest.

Miller, J. W. Einige Beobachtungen über mehr als 5000 Impfungen gegen Pest. Lancet, 12. Dez. 1903.

Diese Mitteilungen beschäftigen sich mit der Technik und der Symptomatologie der Impfung. Man benutzte das Haffkine'sche prophylaktische Serum in Dosen von 5—7½ ccm. Die Sterilisation der Spritze wurde dadurch bewerkstelligt, daß heißes Öl in ihr aufgezogen wurde, ebenso befanden sich die Nadeln in heißem Öl. Geimpft wurde nach Reinigung der Haut am linken Arm, je nach Lebensalter, Geschlecht und Konstitution in verschiedener Dosierung. Bei Schwangeren ist Vorsicht geboten. Nach kurzer Zeit stellt sich an der Impfstelle Entzündung und Erythem ein, dann nicht unbeträchtliches Fieber, das manchmal von Übelbefinden und Kopfschmerz begleitet ist. Die meisten Geimpften brauchten jedoch ihre Arbeit nicht zu unterbrechen. Die Reaktion dauert 3—6 Tage. Unter 6000 Impfungen wurde nur 1 Abszeß beobachtet. Die Impfungen wurden vorgenommen an Eingeborenen des Panjab. _____ J. Grober (Jena).

Forsyth, C. Inoculation with Haffkine's Plague Prophylactic. Lancet, 12. Dez. 1903.

Von 80000 geimpften Fällen erkrankten 829, von denen 50 starben. In einem umgrenzten Bezirk, der von der Pest befallen war, erkrankten von den Nichtgeimpften 4½% (von denen 45% starben), von den Geimpften erkrankten 1,3% (von denen nur 16,9% starben). Damit wird die Wichtigkeit der prophylaktischen Pestimpfung mit dem Haffkine'schen Serum deutlich illustriert. Die indische Regierung hat sie deshalb auf alle von der Krankheit befallenen Gegenden ausgedehnt. J. Grober (Jena).

Ruhr.

Pel. Über tardive Leberabscesse nach tropischer Dysenterie. Berl. kl. Wochenschr., den 4. 4. 01. Nr. 14.

Bei dem 52 jähr. Kranken, der im 80. Lebensjahr in Indien an Dysenterie gelitten hatte, traten 21 Jahre nach dem Beginn seiner Dysenterieerkrankung (20 Jahre nach seiner Rückkehr aus Indien) Anzeichen eines Leberabscesses auf. Durch Operation wurde der Abszeßeiter, in welchem keine Mikroorganismen nachweisbar waren, entleert. Es erfolgte glatte Heilung. Verf. nimmt an, daß der Patient wahrscheinlich schon während seiner Dysenterieerkrankung in Indien an Hepatitis mit Abszeßbildung gelitten habe. Der Fall ist insofern praktisch wichtig, als er zeigt, daß Personen, nach einmal überstandener tropischer Dysenterie in die Heimat zurückgekehrt, noch nach langen Jahren an Leberabscessen erkranken können. Dohrn (Cassel).

Köhler. Eine neue Therapie bei Dysenterie. Münch. Med. Wochenschr., den 12. 4. 04. Nr. 15.

Verf. berichtet über die günstigen Wirkungen des von ihm als Mittel gegen Dysenterie warm empfohlenen „Antidysentericum", welches aus Granat, Simaruba und Campeche besteht. Am Krankenbett und experimentell hat er dessen günstige Wirkung erproben können. Rotwein darf nach Angabe des Verf. nie bei Dysenterie gegeben werden. Dohrn (Cassel).

Finglend, W. The successful treatment of sporadic dysentery by Aptopappas Baglahum. Lancet, 15. August 1901.

Der in der Überschrift wiedergegebene Name gehört einer südamerikanischen Pflanze aus der Familie der Balsamicae an; dieselbe wird von den Eingeborenen Hyaleronica benannt und als Spezifikum gegen Dysenterie bekannt. Ein Fluidextrakt — anscheinend der ganzen Gewächses — hergestellt von Parke, Davis & Co., diente dem Verf. zu Versuchen an 3 von Dysenterie befallenen Kranken (2 mal englische, 1 mal westindische Dysenterie). Die Kranken genasen von ihren chronischen Beschwerden in verhältnismäßig kurzer Zeit sämtlich und der Verf. empfiehlt deshalb, weitere Versuche mit dem Mittel anzustellen. J. Grober (Jena).

Verschiedenes.

Bierens de Haan, J. C. J. Über eine Stomacaceepidemie während des südafrikanischen Krieges. Deutsche medizinische Wochenschrift 1903, Nr. 7.

Verf. hatte Gelegenheit, als Leiter der Ambulanz des Niederländischen Roten Kreuzes im sogenannten „Hohen Feld" mehrere 100 Fälle einer skorbösen Stomatitis zu beobachten, deren Entstehung mit Ausgeben des Salzvorrats zusammenfiel, und die mit Aufhören des Salzmangels ihr Ende erreichte. Die Geschwüre hatten mit Vorliebe ihren Sitz an den Gaumenbögen, dem harten und weichen Gaumen, seltener an den Kieferrändern und der Wangenschleimhaut. Der Pharynx war meist geschwollen und gerötet, bisweilen bildeten sich auch Geschwüre auf den Tonsillen. Nie war das Zahnfleisch ergriffen, auch ging die Affektion nie von den Zähnen aus. Für Skorbut lagen keine Anhaltspunkte vor. Offenbar war das Leiden kontagiöser Natur und wurde verbreitet durch gemeinsame Benutzung derselben Schüssel mit der „Adamsgabel" infolge mangelnden Eßgeräts und Benutzung derselben Tabakspfeife. Verbot des Rauchens und geeignete Mundpflege, adstringierende Mundwässer beseitigten das Leiden gewöhnlich schnell.   B a s s e n g e (Berlin).

Vayne. Épidémie de diphtérie survenue à Tananarive de Juin à Décembre 1901. Ann. d'hyg. et de médec. colon., 1903, p. 269.

D'après les indigènes, une épidémie présentant les caractères de la diftérie aurait sévi à Tananarive, capitale de Madagascar, en 1886, et fait beaucoup de victimes.

Récemment la maladie s'est montrée de nouveau, mais l'épidémie a pu être circonscrite grâce a la nouvelle organisation sanitaire: on n'a observé que 63 cas seulement parmi les indigènes, et 12 décès.   C. F.

Harrison, W. N. Note on a case of Spurious hydrophobia. Lancet, 18. Juli 1903.

Ein indischer Student erkrankte ohne Vorerscheinungen 8 Tage nach dem Biß eines tollwütigen Hundes an einer anscheinend typischen Hydrophobie. Die Entstehung der Symptome, die kurze Inkubation bei Ausschluß früheren Bisses, schließlich der günstige Verlauf unter Behandlung mit Chloralhydrat beweisen, daß es sich um falsche Hydrophobie, vermutlich wohl Hysterie gehandelt hat.   J. G r a b e r (Jena).

1904.

Archiv

No. 9.

für

Schiffs- und Tropen-Hygiene.

Band 8.

I. Originalabhandlungen.

Über Chininprophylaxe in Südwest-Afrika.

Von

Dr. Berg, Stabsarzt.

Amtlicher Bericht.

Eine allgemeine Chininprophylaxe ist in Windhuk bisher weder bei den Truppen- und Gouvernementsangehörigen, noch in der Civilbevölkerung durchgeführt worden. Windhuk ist kein eigentlicher Fieberort, da die hier aufgetretenen Fieberfälle immerhin mehr als sporadisch zu bezeichnen sind. Bei den zur Beobachtung gelangten Fällen unter den Truppen- und Gouvernementsangehörigen wurde stets nach überstandener Krankheit die Chininkur nach Koch'scher Methode mindestens 2 Monate lang durchgeführt. Die beiliegende Liste gibt Aufschluß hierüber; doch ist dabei zu bemerken, daß von den Schutztruppenangehörigen nicht alle sich ihre Malaria hier an Ort und Stelle zugezogen haben, sondern eine ganze Anzahl von außerhalb (Pferdeposten, Impfposten pp. und andere Stationen) in Zugang kamen. Die Prophylaxe wurde so gehandhabt, daß zunächst jeden 8. und 9. Tag Morgens früh 1,0 g Chinin in pulverisiertem Zustande mit einer schwachen Salzsäurelösung gegeben wurde. Als sich diese Art der Verabreichung nicht wirksam genug erwies, indem doch hin und wieder Rückfälle auftraten, wurde jeden 7. und 8. Tag die gleiche Dosis gegeben, und scheint hiermit ein recht befriedigendes Resultat erzielt zu sein. Auch pflege ich jetzt das Chinin in der Nacht zu geben, da dann die unangenehmen Chininnebenwirkungen meist verschlafen werden. Vom Bromkali habe ich die Nebenwirkungen in einzelnen Fällen günstig beeinflußt gesehen, aber nicht immer. Die Plehnsche Methode kam nicht zur Anwendung, da sich dieselbe nach meinen früheren Beobachtungen und Erfahrungen als nicht zuverlässig genug erwiesen hat.

Nachweisung über prophy-

Laufende Nr.	Name	Schutzgebiet und Station	Dauer des		Chinin wurde prophylaktisch genommen				Wurde die Prophylaxe ganz regelmäßig durchgeführt?
			Tropenaufenthaltes überhaupt	letzten Tropenaufenthaltes von — bis	von	bis	in welcher Dosis?	in welchem Zeitraum?	
1	Reiter B.	D.-Sw.-Afrika Windhuk	1 Jahr 10 Mon.	22 Mon. 16.7.01-25.5.03	Mai 03	Sept. 03	1,0	jeden 8. u. 9. Tag	ja
2	Gefreiter K.	„	9 Mon.	9 Mon. 26.8.02-25.5.03	„			„	„
3	Gefreiter D.	„	„	„	„	„	„	„
4	Gefreiter P.	„	„		„	„	„	„
5	San.-Unteroffizier W.	„	1 Jahr 3 Mon.	14 Mon. 24.3.02-1.6.03	Juni 03	Okt. 03	„	„	„
6	Gefreiter R.	„	4 Jahre	52 Mon. 24.1.99-6.6.03	„	¹)	„	später jeden 7. u. 8. Tag	„
7	Unteroffizier B.	„	9 Mon.	9 Mon. 26.8.02-8.6.03	„	Okt. 03	„	jeden 8. u. 9. Tag	„
8	Gefreiter G.	„	1 Jahr 10 Mon.	22 Mon. 16.7.01-9.6.03	„	„	„		„
9	Gefreiter L.	„	9 Mon.	9 Mon. 26.8.02-17.6.03	„	„	„	„	ja, nur nach Fieber höhere Dosen
10	Gefreiter K.	„	„	9 Mon. 26.8.02-21.6.03	„	„	„		ja
11	Gefreiter H.	„	1 Jahr 11 Mon.	23 Mon. 16.7.01-21.6.03	„	Nov. 03	„	„	ja, nur nach Fieber höhere Dosen

laktischen Chiningebrauch.

Hat das Chinin in der angewendeten Form Beschwerden verursacht? welche?	Hat die Prophylaxe auf die Schwere der Fieberanfälle einen Einfluß gehabt?	Zahl der überstandenen Erkrankungen						Jetziger Zustand		Bemerkungen
		während		vor		nach				
		der Prophylaxe								
		Mal.	Sch.W.	Mal.	Sch.W.	Mal.	Sch.W.	Datum	Urteil	
ja, Kopfschmerzen, jedoch erträglich	—	0	0	1	0	0	0	25. 9. 03	gesund	—
„	—	0	0	2	0	0	0	25. 9. 03	„	—
nein	—	0	0	1	0	0	0	25. 9. 03	„	—
ja, Kopfschmerzen, jedoch erträglich	—	0	0	1	0	0	0	26. 9. 03	„	—
„	—	0	0	2	0	0	0	1. 10. 03	„	—
„	—	0	0	2	0	1[2] 7 td	0	—	—	[1] Ende Juni auf Urlaub nach Deutschland. [2] Nimmt 4 Monate weiter jeden 7. u. 8. Tag je 1,0 g.
ja, Ohrensausen, jedoch erträglich	—	0	0	1	0	0	0	8. 10. 03	gesund	—
nein	—	0	0	1	0	0	0	9. 10. 03	„	—
ja, Kopfschmerzen, jedoch erträglich	—	1[1]	0	1	0	0	0	14. 2. 03	„	[1] Bis Februar jeden 7. u. 8. Tag 1,0 g.
„	—	0	0	1	0	0	0	21. 10. 03	„	—
„	—	1[1]	0	4	0	0	0	—	—	[1] Nach Deutschland zur Invalidisierung eingegeben.

Laufende Nr.	Name	Schutzgebiet und Station	Dauer des		Chinin wurde prophylaktisch genommen				Wurde die Prophylaxe ganz regelmässig durchgeführt?
			Tropenaufenthalts überhaupt	letzten Tropenaufenthaltes von — bis	von	bis	in welcher Dosis?	in welchem Zeitraum?	
12	Unteroffizier B.	D.-Sw.-Afrika Windhuk	1 Jahr 11 Mon.	23 Mon. 16. 7. 01– 23. 6. 03	Juni 03	Okt. 03	1,0	jeden 8. u. 9. Tag	ja
13	Reiter W.	,,		23 Mon. 16. 7. 01–, 9. 7. 03	Juli 03	Nov. 03	,,	,,	,,
14	Reiter H.	,,	1 Jahr 6 Mon.	18 Mon. 24. 1. 02– 12. 8. 03	Aug. 03	Desbr. 03	,,	jeden 7. u. 8. Tag	,,
15	Reiter J.	,,	2 Jahre	24 Mon. 16. 7. 01– 12. 8. 03	,,	,,	,,		
16	Unteroffizier W.	,,	4 Jahre 4 Mon.	52 Mon. 21. 4. 99– 23. 8. 03	,,	,,	,,		
17	Unteroffizier B.	,,	8 Jahre (1 Urlaub)	6 Mon. 28. 2. 03– 25. 8. 03	,,	,,	,,		
18	Reiter K.	,,	2 Jahre 1 Mon.	25 Mon. 16. 7. 01– 25. 8. 03	,,	,,			
19	Unteroffizier F.	,,	4 Jahre (1 Urlaub)	6 Mon. 28. 2. 03– 25. 8. 03	,,				,,
20	Gefreiter B.	,,	1 Jahr	12 Mon. 26. 8. 02– 15. 9. 03	Sept. 03	Jan. 03	,,	,,	,,
21	Unteroffizier D.	,,	3 Jahre 5 Mon.	41 Mon. 24. 8. 00– 17. 9. 03	,,	,,	,,	,,	,,
22	Reiter R.	,,	1 Jahr 1 Mon.	13 Mon. 26. 8. 02– 5. 10. 03	Oktbr. 03	Febr. 03	,,	,,	,,)
23	Gefreiter W.	,,	,,	13 Mon. 26. 8. 02– 17. 10. 03	,,	,,	,,		,,

Hat das Chinin in der angewendeten Form Beschwerden verursacht, welche?	Hat die Prophylaxe auf die Schwere der Fieber einen Einfluss gehabt?	Zahl der überstandenen Erkrankungen						Jetziger Zustand		Bemerkungen
		während		vor		nach				
		der Prophylaxe								
		Mal.	Schw. W.	Mal.	Schw. W.	Mal.	Schw. W.	Datum	Urteil	
ja, Kopfschmerzen, jedoch erträglich	—	0	0	1	0	0	0	28. 10. 03	gesund	—
ja, Kopfschmerzen und Ohrensausen, jedoch erträglich	—	0	0	1	0	0	0	8. 11. 03	"	—
ja, Kopfschmerzen, jedoch erträglich	—	0	0	1	0	0	0	—	—	Ende Oktober auf Expedition nach dem Süden.
"	—	0	0	5	0	0	0	12. 12. 03	gesund	—
"	—	0	0	3	0	0	0	—	—	Ende Oktbr. auf Urlaub nach Deutschland.
	—	0	0	3	0	0	0	—	—	Anfang Novbr. auf Expedition nach dem Süden.
"	—	0	0	1	0	0	0	—	—	"
"	—	0	0	1	0	0	0	25. 12. 03	gesund	—
ja, Ohrensausen u. Kopfschmerzen, jedoch erträglich	—	0	0	1	0	0	0	15. 1. 04	—	—
"	—	0	0	1	0	0	0	17. 1. 04	—	—
"	—	0	0	3	0	0	0	—	—	') Ende Decbr. 03 auf Expedition nach dem Süden.
"	—	0	0	1	0	0	0	—	—	"

Laufende Nr.	Name	Schutz-gebiet und Station	Dauer des Tropen-aufent-haltes überhaupt	letzten Tropen-aufent-haltes von — bis	von	bis	In welcher Dosis?	In welchem Zeitraum?	Wurde der Prophylaxe guter regel-mäßig durch geführt?
24	Reiter H.	D.-Sw.-Afrika Windhuk	1 Jahr 1 Mon.	13 Mon. 26. 8. 02- 21. 10. 03	Oktbr. 03	Febr. 03	1,0	Jeden 7. u. 8. Tag	ja[1]
25	Unter-offizier S.	„	4 Jahre (1 Ur-laub)	1 Mon. 28. 9. 03- 5. 11. 03	Nov. 03	März 03	„	„	„
26	Reiter P.	„	1 Jahr 10 Mon.	20 Mon. 1. 1. 02- 5. 11. 03	„	Dezbr. 03	„	„	„
27	Reiter D.	„	2 Jahre 3 Mon.	27 Mon. 16. 7. 01- 7. 11. 03	„	Febr. 03	„	„	„
28	Reiter J.	„	1 Jahr 2 Mon.	14 Mon. 26. 8. 02- 9. 11. 03	„	„	„	„	„
29	Reiter S.	„	„	14 Mon. 26. 8. 02- 9. 11. 03	„	„	„	„	„
30	Feldwebel K.	„	9 Jahre (1 Ur-laub)	82 Mon. 28. 2. 02- 25. 11. 03	„	„	„	„	—
31	Reiter D.	„	1 Jahr 9 Mon.	15 Mon. 26. 8. 02- 17. 12. 03	Dembr. 03	„	„		—
32	San.-Sergeant F.	„	2 Jahre (1 Ur-laub)[1]	5 Mon. 27. 7. 03- 31. 12. 03	„	„	„		ja
33	Schreiber H.	„	4 Jahre 10 Mon.	58 Mon. 24. 1. 99- 7. 12. 03	„	„	„		
34	Frau B.	„	1 Jahr 4 Mon.	16 Mon. 28. 7. 02- 14. 12. 03	„	„	„	„	„
35	Frau G.	„	2 Jahre 10 Mon.	34 Mon. 28. 8. 00- 29. 6. 03	Juni 03	Oktbr. 03	„	„	
36	Assessor G.	„	4 Mon.	4 Mon. 28. 8. 00- 15. 1. 04	Jan. 03	—	„		
37	Herr R.	„	4 Jahre 1 Mon.	19 Mon. 21. 4. 99- 18. 8. 03	Juni 03	Oktbr. 03	„	„	

Hat das Chinin in der angewende- ten Form Beschwer- den verur- sacht? welche?	Hat die Prophy- laxe auf die Schwere der Fieber einen Ein- fluß gehabt?	Zahl der überstandenen Erkrankungen						Jetziger Zustand		Bemerkungen
		während		vor		nach				
		der Prophylaxe								
		Mal	Sch. W.	Mal	Sch. W.	Mal	Sch. W.	Dauer	Urteil	
ja, Ohren- sausen u. Kopf- schmer- zen, je- doch er- träglich	—	0	0	1	0	0	0	—	—	¹) Ende Dzmbr. 03 auf Expedition nach dem Süden.
„	—	0	0	1	0	0	0	.	—	Anfang Januar auf Exped. mit Haupt- mann Franke.
„	—	0	0	1	0	0	0	—	—	Ende Dzmbr. nach Deutschland.
„	—	0	0	1	0	0	0	—	—	Auf Expedition im Hereroland.
	—	0	0	1	0	0	0		—	
„	—	0	0	1	0	0	0	—	—	
„	—	0	0	3	0	0	0	—	—	Mitte Januar im He- reroaufstand ge- fallen.
„	—	0	0	1	0	0	0	—	—	Auf Expedition im Hereroland.
„	—	0	0	8	0	0	0	—	—	²) Vor dem Urlaub in d. Schutztruppe f. Kamerun.
„	—	0	0	1	0	0	0	—	gesund	—
„	—	0	0	1	0	0	0	—	„	
	—	0	0	1	0	0	0	29. 10. 03	„	—
„	—	0	0	1	0	0	0	—	—	—
„	—	0	0	1	0	0	0	19. 10. 03	gesund	—

Laufende Nr.	Name	Schutzgebiet und Station	Dauer des		Chinin wurde prophylaktisch genommen				Wurde die Prophylaxe ganz regelmäßig durchgeführt?
			Tropenaufenthaltes überhaupt	letzten Tropenaufenthaltes von — bis	von	bis	in welcher Dose?	in welchem Zeitraum?	
38	Fräulein D.	D.-Sw.-Afrika Windhuk	1 Jahr 4 Mon.	18 Mon. 24.2.02- 11.7.03	Juli 03	Nov. 03	1,0	Jeden 7. u. 8. Tag	ja
39	Kind K.		10 Mon.	10 Mon. 2.9.02-¹) 9.7.03	„	Dezbr. 03	0,25	„	„
40	Zolldirektor S.		9 Jahre (2 Urlaub)	3 Mon. 25.2.03- 4.6.03	Juni 03	Oktbr. 03	1,0	„	„

Bericht über die Chininprophylaxe nach R. Koch.
Von Dr. Blümchen, Stabsarzt.

Die Erfahrungen über die Chininprophylaxe erstrecken sich auf die Zeit vom Februar bis einschließlich Juli 1903. Sie wurden gewonnen in Okahandya, einem wasser- und sumpffreien Platz, ca. 60 km nordwestlich Windhuk. Früher nur von Eingeborenen — 1500 Hereros — bewohnt, haben seit einigen Jahren sich mehrere Weiße dort niedergelassen. Während der letzten Fieberzeit waren 44 erwachsene private Männer, 10 Frauen, 5 Kinder, 68 Soldaten, 600 Eingeborene am Ort. Das Fieber beginnt, wie überall im Lande, Mitte September mit der warmen Zeit. Die Neuinfektionen hören Anfang Mai auf. Rezidive herrschen bei Leuten, die sich nicht mit Chinin behandeln lassen wollen oder können, natürlich das ganze Jahr.

Bat das Chinin in der angewandten Form benah vor den verursacht? welche?	Hat die Prophylaxe auf die Schwere des Fieber einen Einfluß gehabt?	Zahl der überstandenen Erkrankungen						Jetziger Zustand		Bemerkungen
		während		vor		noch				
				der Prophylaxe						
		Mal.	Herb. W.	Mal.	Sch. W.	Mal.	Hoh. W.	Da-tum	Urteil	
ja, Ohrensausen u. Kopfschmerzen, jedoch erträglich	--	0	0	1	0	0	0	11. 11. 03	gesund	—
„	—	2 [1])	0	1	0	0	0	—	—	[1]) In der Kolonie geboren. [2]) Vom 2. — 24. 8. 03 und vom 10. 11. — 10. 12. 08. Reagierte sehr bald nicht mehr auf Chinin. Wurde deswegen am 10. 12.03 nach Swakopmund überführt, wo das Leiden sofort von selbst aufhörte. Ist jetzt in Deutschland.
ja, Ohrensausen, jedoch erträglich	—	0	0	[1])	0	0	0	4. 10. 03	gesund	[1]) Früher in Ostafrika und auch hier im Schutzgebiet Fieber überstanden.

Allgemeine Verhältnisse.

Okahandya gehört zu den heißesten und schwülsten Orten des Schutzgebietes. Von 9 Uhr Vormittag tritt während der Monate November bis April körperliche Erschlaffung ein. Die Schwüle hält bis in die Nacht an, erfrischend sind nur die Morgenstunden von 2—6 Uhr. Der Ort hat stets viel Malaria gehabt; Weiße wie Eingeborene sterben jährlich. Tertiana kommt vor, doch habe ich die sechs Monate meines Aufenthaltes nur Tropica zur Behandlung bekommen.

Die Batterie wurde Ende Januar wegen der in Okahandya grassierenden „Pferdesterbe" auf einen „Sterbeposten" 80 km östlich gelegt. Das Hochplateau war frei von Malaria, so daß die Neuinfektionen 4 Monate ausblieben.

Als ich die Leute im Februar das erste Mal sah, war ihr

blasses, schlechtes Aussehen auffällig, trotzdem sie größtenteils erst seit 5 Monaten in der Kolonie waren. Sie hatten sich eben bereits alle Malariainfektionen zugezogen. Mein Dienst — häufiges Hin- und Herreiten zwischen Okahandya, wo ein Rest der Batterie und die Distriktsmannschaft lag, sowie dem Gros auf dem Posten — brachte es mit sich, daß ich nicht durchweg mikroskopisch arbeiten konnte. Auf dem Posten war es wegen der anfänglich täglichen Regen und später wegen der heftigen Stürme mit ihren Staub- wolken überhaupt unmöglich, ein Instrument zu benutzen. Ich stellte die erfolgte Malariainfektion daher vornehmlich durch Nachweis der Milzvergrößerung fest.

Die folgenden Tabellen geben die Übersicht, wie die Leute

Ia. Leute der Batterie, die in Okahandya zurückblieben.

Lfd. Nr.	Dienst- grad	Name	\multicolumn{7}{c}{Milz-Befunde}	Bemerkungen
			10. II. Rippe	20. II. Rippe	23. II. Rippe	5. III. Rippe	14. III. Rippe	31. III. Rippe	6. IV. Rippe	
1	Wachtmstr.	B.	8.			9				
2	Sergeant	A.	8.	8.	8.	8	8.	9.	8.—9.	
3	Unteroffiz.	P.	8.	8.—9.	8.—9.	5.	8.	8.	9.	
4	Gefreiter	M.	5.	8.	8.	8.	8.	8.	7.—8.	Gärtner
5	„	B.	9.	6.	8—9.	5.	8.—9.	8.—9.	8.—9.	
6	„	F.	9.					8.	9.	
7	„	S.	9.	8.	7.	9.	8.	8.	8—9.	am 23. II. 4 Tage Chinin
8	„	S.		8.	8.—9.					
9	Reiter	L.	7.—8.	8.	8.—9.	8.	8.		9.	
10	„	W.		7.—8.	8—9	8.	8	8.—9.	8.—9.	
11	„	H.	7.—8	9.	9.	9.	8.—9.		9.	
12	Gefreiter	H.	9.	9.	8.	8.	8.	7.	8.	8.
13	Reiter	A.	9.							
14	„	W.	9.	8	9.	8.	9.	9.		
15	„	A.				8. -9				
16	Gefreiter	S.					8.—9.		9.	
17	„	R.						9	9.	
18	Unteroffiz.	W.						9.	9	
19	„	O.						8	8.	

Ib. Leute des Distrikts Okahandya.

1	Sergeant	G.		8.—9.	9.	8.	8.	9.	9.	
2	Unteroffiz.	W.		9.	8.—9.	8.—9.	8.	8.—9.	9.	
3	„	L.	9.	8.	8.—9.	8—9	8—9.	9.		
4	Gefreiter	F.	8.	7.—8	8.	8.	8.	7.	8.—9.	Am 20. II u 21. III je 4mal Chinin
5	„	S.		8.	9.		8.—9.	8.—9.	9.	
6	„	S.						8.	8.	
7	Reiter	B.	8.—9.	9.	9	9.				

II. Die auf den „Sterbeposten" verlegten Mannschaften.

Lfd. Nr.	Dienstgrad	Name	14. II. Rippe	27. II. Rippe	18. III. Rippe	10. IV. Rippe	28. IV. Rippe	Bemerkungen
1	Sergeant	B.	8.	9.	9.	8.	9.	
2	„	G.	7.	9.	9.	9.	9.	
3	Unteroffizier	W.	8.	9.				
4	„	B.	8.	9.	9.	9.	9.	
5	„	O.	7.	9.	8.—9.	9.		(Tabelle I = Nr. 19)
6	„	B.	8.	9.	8.—9.	9.	9.	
7	„	O.	9.	9.	9.	9.	9.	
8	„	B.	8.	8.—9.	8.—9.	9.		
9	Wachtmeister	H.		8.—8.	9.	9.	9.	(Tabelle I Nr. 1)
10	Sergeant	F.					9.	(Tabelle I Nr. 2)
11	Reiter	M.	8.	9.	8.	9.	9.	
12	Gefreiter	O.	9.	8.	9.	8.	8.	
13	„	R.	8.	8.—9.				(Tabelle I = Nr.17)
14	„	K.	8.	9.	8.—9.	9.		
15	Reiter	D.	8.—9.	8.—9.			9.	
16	„	K.	8.	9.	8.	8.	8.	
17	„	K.	9.	9.	9.	9.	9.	
18	Gefreiter	S.	8.—9	8.	8.		9.	(Tabelle I = Nr. 8)
19	Reiter	B	8.	8.	8.—9.	9.	9.	
20	„	A.	9.		9.	9.	9.	(Tabelle I Nr. 15)
21	„	D.	9.	9.	9.	8.	9.	
22	„	V.	9.	9.		8.		
23	Gefreiter	W.	8.	8.	8.—9.	9.	8.	
24	Reiter	K.	8.	9.	8.—9.	9.	9.	
25	Gefreiter	S.	8.—9.	8.	8.	9.		
26	„	M.	8.—9.	8.	9.	9.	9.	
27	Reiter	G.	9.		9.	9.		
28	„	D.	8.—9.	9.		9.		
29	„	H.	9.	9.	8—9.	8.		
30	„	W.	8.		8.	8.	9.	
31	Gefreiter	K.	8.	9.		9.		
32	Reiter	B.	9.	9.	8.	8.	8.	
33	„	W.	9.	8.	8.	8.—9.	8.	
34	„	W.	8.	9.	9.	9.	9.	
35	Gefreiter	M.	9.	9.	9.	9.	9.	
36	Reiter	H.	9.	9.	9.	9.	9.—9.	
37	Gefreiter	S.	8.	8.			8.—9.	(Tabelle I → Nr. 16)
38	„	H.	8.	8.—9.	8.—9.	9.	9.	
39	Reiter	K.	8.—9.	8.—9	8.	8.		
40	„	M.	7.	8.	8.—9.	8.—9.	9.	
41	„	S.	8.—9.	9.	9.	9.	9.	
42	Gefreiter	M.	8.	8.	9.	8.	9.	
43	„	W.		8.—9.	9.	9.		
44	Reiter	A.		9.	8.	8.—9.		(Tabelle I = Nr. 13)
45	„	M.		9.	9.	8.—9.	9.	
46	„	F.			9.	9.	9.	(Tabelle I = Nr. 7)
47	„	W.				9.		
48	„	L.					9.	(Tabelle I = Nr. 9)
49	Gefreiter	M.					8.	(Tabelle I = Nr. 4)
50	„	K.					9.	
51	„	H.					9.	(Tabelle I = Nr. 12)

Nr. der Tab. I u. II. Lfd. Nr.	Dienst- grad	Name	Datum der Erkrankung	Wie oft erkrankt	Bemerkungen
II, 1.	Sergeant	B.	28. 5.	1 mal	Erkrankte während des Marsches vom Posten nach Okahandya.
I b, 3.	Unteroffiz.	L.	2. 3.	1 mal	Sehr blaß; Tripper und Blasenkatarrh, Batteriesoldat, erst kürzlich abkommandiert.
II, 25.	Gefreiter	S.	17. 1.	1 mal	Blaß, Schneider; an sich solide, hatte Osterfest „gefeiert".
II, 31.	Gefreiter	K.	17. 4.	1 mal	Osterfest.
I a, 9. II, 18.	Reiter	L.	20. 3.—17. 4. 27. 5.	3 mal	Osterfest, Blaß, 2 mal Tripper und Bodenentzündung.
I a, 13. II, 44.	Reiter	A.	24. 4.	1 mal	Schwere Rückenmarksquetschung durch Hufschlag.
II, 42.	Gefreiter	M.	20. 6.	1 mal	Tripper.
II, 12.	Gefreiter	G.	6. 7.	1 mal	Blaß, Sattler.
I a, 17. II, 18.	Gefreiter	R.	4. 7.	1 mal	Syphilis.
II, 17.	Reiter	K.	21. 5.	1 mal	Auf dem Marsch vom Posten nach Okahandya erkrankt.
II, 14.	Gefreiter	K.	27. 4.	1 mal	Tripper, immer blaß.
I a, 15. II, 20.	Reiter	A.	11. 5.	1 mal	Hysterisch, als tropendienstuntauglich entlassen.
I a, 10.	Reiter	W.	27. 3.—27. 5. 20. 6.	3 mal	Syphilis. Entlassen als tropendienstuntauglich.
II, 30.	Reiter	W.	26. 2.	2 mal	Stets sehr blaß, schon auf der Seereise. Schmächtig.
I a, 12. II, 51.	Gefreiter	H.	19. 4. 8. 5.	2 mal	Syphilis.
II, 22.	Reiter	V.	28. 2.	1 mal	Hat Chinin eingestandenermaßen im Beginn der Prophylaxe ausgespieen, später genommen.
I a, 16.	Gefreiter	S.	27. 3.	Zum 2. Male	War bereits vor zwei Monaten erkrankt.
I a, 16.	Gefreiter	S.	im Mai	Zum 3. Male	Tripper und Nierenentzündung.
I a, 3.	Unteroffiz.	P.	im Mai	1 mal	Bekam Nachts vorübergehend niedriges Fieber.

fast ausnahmslos bereits an offenbarer Infektion litten, und wie unter den späteren periodischen Chiningaben die Malaria-Morbidität verlief.

Das Chinin wurde einigemal Abends, sonst Morgens zwischen 5 und 6 Uhr gegeben; jeden 8. und 9. Tag 1,0.

Die Eingeborenen erhielten es vielfach in Lösung; die Weißen als Pulver.

Drei Offiziere, die Prophylaxe getrieben hatten, blieben vom

Fieber verschont. Desgleichen ein Beamter, der im vorhergehenden Jahr monatelang an nicht hinreichend behandelter Malaria laboriert hatte.

Die Milzuntersuchungen werden kleine gelegentliche Ungenauigkeiten enthalten (z. B. durch mitklingenden Magenschall), zeigen aber sonst klar den Verlauf der Infektion bei den einzelnen.

Es folgt nun die Zusammenstellung der Leute, die mit Fieberanfällen in Behandlung kamen; es sind 18; von diesen war fast niemand an reiner Malaria erkrankt, sondern wie die Bemerkungen erkennen lassen, lagen Gelegenheitsursachen gleichzeitig vor in Exzessen, Traumen, anderen Krankheiten.

Die Chininprophylaxe hat also bei den bereits monatelang infizierten Leuten, während des halben Februar bis Mitte April durchgeführt, Unerwartetes gewirkt: 1. Die Temperaturkurven zeigen nur niedrige und kurze Fieberanfälle, mit denen auch die Sanitätsmannschaften leicht fertig wurden. 2. Es erkrankten fast ausschließlich Leute, die schon durch langes Krankenlager aus anderen Ursachen stark geschwächt waren.

Nun ist aber ein Prophylaxe vor jeder Ansteckungsmöglichkeit gar nicht geübt worden, die Infektion hatte bereits 4 Monate gedauert; wie günstige Resultate wird also eine rechtzeitige Prophylaxe, begonnen von einem Arzt, im September haben?

Vergleichend sei erwähnt, daß aus der Civilbevölkerung 28 Männer (von 44), 5 Frauen (von 10), 3 Kinder (von 5) mit Malaria tropica in Behandlung kamen. Die Leute hatten sich geweigert, prophylaktisch Chinin zu nehmen. Auch wollten sie die Ansteckungsgefahr von den Eingeborenen (Hausgesinde, Arbeiter) nicht mal durch das zur Verfügung gestellte Chinin bekämpfen.

Glänzend sind die Resultate bei den in Regierungsdiensten befindlichen Eingeborenen.

I. Batterie; hat zwischen 40 und 45 Soldaten, Wächter etc.; niemand erkrankte an Malaria.

II. Distrikt; hat zwischen 30 und 40 Polizisten, Treiber etc. Ein Treiber und 1 Polizist erkrankten leicht auf einer Reise. 15 bis 20 Gefangene; einer erkrankte leicht.

Nachweisung über prophy·

Laufende Nr.	Name	Schutz-gebiet und Station	Dauer des		Chinin wurde prophylaktisch genommen				Wurde die Prophylaxe ganz regelmäßig durchgeführt?
			Tropen-aufent-halten überhaupt	letzten Tropen-aufent-halten von — bis	von	bis	In welcher Dosis?	In welchem Zeitraum?	
1	Feldwebel G.	D.-Sw.-Afrika Omaruru	7½ Jahr (1 Ur-laub)	11 Mon. — 1. 03- 20. 12. 03	Sept. 03	Dezbr. 03	1,0	jeden 7. und 8. Tag	ja
2	Sergeant K.	„	„	6 Mon. — 6. 02- 20. 12. 03	„	„	„	„	„
3	San.-Sergeant B.	„		14 Mon. —10. 02- 20. 12. 03	„	„	0,5	„	„
4	Sergeant M.	„	„	9 Mon. — 5. 03- 20. 12. 03	„	„	„	„	„
5	Unter-offizier K.	„	„	7 Mon. — 5. 03- 20. 12. 03	„	„	„	„	„
6	Unter-offizier R.	„	„	18 Mon. —11. 02- 20. 12. 03	„	„	„	„	„
7	Unter-offizier K.	„	4 Jahre 8 Mon.	4 Jahre 8 Mon. 14. 4. 99- 20. 12. 03	„	„	1,0	„	„
8	Gefreiter K.	„	„	„	„	„	„	„	
9	Gefreiter A.	„	„	„	„	„	0,5	„	
10	Gefreiter M.	„	„	„	„	„	1,0	„	
11	Gefreiter K.	„	„	„	„	„	0,5	„	
12	Gefreiter B.	„	2 Jahre 5 Mon.	2 Jahre 5 Mon. 16. 7. 01- 20. 12. 03	„	„	1,0	„	
13	Gefreiter C.	„	„	„	„	„	„	„	„

laktischen Chiningebrauch.

Hat das Chinin in der angewendeten Form Beschwerden verursacht? welche?	Hat die Prophylaxe auf die Schwere der Fieberanfälle einen Einfluß gehabt?	Zahl der überstandenen Erkrankungen						Jetziger Zustand		Bemerkungen. Tageszeit des prophyl. Chininnehmens
		während		vor		nach				
		der Prophylaxe								
		Mal.	Sch. W.	Mal.	Sch. W.	Mal.	Sch. W.	Datum	Urteil	
ja, Kopfschmerzen, Ohrensausen, jedoch erträglich	—	0	—	—	—	—	—	—		5 Uhr morgens
„	—	0						—		
ja, Kopfschmerzen, jedoch erträglich	—	0	—	3	—	—	—	—		„
„	—	0	—	1	—	—	—	—		„
„	—	0	—	3	—	—	—	—		„
„	—	0	—	1	—	—	—	—		„
„	—	0	—	1	—	—	—	—		„
„	—	0	—	0	—	—	—	—		„
„	—	0	—	3	—	—	—	—		„
„	—	0	—	8	—	—	—	—		„
„	—	0	—	0	—	—	—	—		„
ja, Kopfschmerzen, Ohrensausen, jedoch erträglich	—	0	—	0	—	—	—	—		„
„	—	0	—	0	—	—	—	—		„

Laufende Nr.	Name	Heimats-gebildet und Station	Dauer des Tropenaufenthaltes überhaupt	letzten Tropenaufenthalten von – bis	Chinin wurde prophylaktisch genommen				Wurde die Prophylaxe gegen regelmäßig durchgeführt?
					von	bis	in welcher Dosis?	in welchem Zeitraum?	
14	Reiter J.	D.-Sw.-Afrika Omaruru	2 Jahre 5 Mon.	2 Jahre 3 Mon. 16. 7. 01– 20. 12. 03	Sept. 03	Dezbr. 03	1,0	jeden 7. und 8. Tag	ja
15	Gefreiter I.	"	"	"	"	"	"	"	"
16	Gefreiter L.	"	"	"	"	"	"	"	
17	Gefreiter M.	"	"	"	"	"	"	"	"
18	Gefreiter R.	"	"	"	"	"	"	"	"
19	Gefreiter S.	"	"	"	"	"	"	"	"
20	Reiter S.	"	"	"	"	"	"	"	"
21	Reiter W.	"	"	"	"	"	"	"	"
22	Gefreiter B.	"	"	"	"	"	0,5	"	"
23	Reiter M.	"	"	"	"	"	"	"	"
24	Gefreiter S.	"	"	"	"	"	"	"	"
25	Gefreiter S.	"	"	"	"	"	"	"	"
26	Gefreiter C.	"	1 Jahr 4 Mon.	1 Jahr 4 Mon. 26. 8. 02– 20. 12. 03	"	"	1,0	"	"
27	Reiter H.	"	"	"	"	"	"	"	"
28	Gefreiter U.	"	"	"	"	"	"	"	"
29	Reiter P.	"	"	"	"	"	"	"	"
30	Gefreiter V.	"	"	"	"	"	"	"	"
31	Gefreiter U.	"	"	"	"	"	0,5	"	"
32	Gefreiter K.	"	"	"	"	"	"	"	

Hat das Chinin in der angewendeten Form Beschwerden verursacht! welche?	Hat die Prophylaxe auf die Schwere der Fieber einen Einfluß gehabt?	Zahl der überstandenen Erkrankungen						Jetziger Zustand		Bemerkungen. Tageszeit der prophyl. Chininnahme
		während		vor		nach				
		der Prophylaxe								
		Mal.	sch. W.	Mal.	sch. W.	Mal.	sch. W.	Datum	Urteil	
ja, Kopfschmerzen, Ohrensausen, jedoch erträglich	—	0	—	0	—	—	—	—	—	5 Uhr morgens
„	—	0	—	0	—	—	—	—	—	„
„	—	0	—	2	—	—	—	—	—	„
„	—	0	—	0	—	—	—	—	—	„
„	—	0	—	2	—	—	—	—	—	„
„	—	0	—	1	—	—	—	—	—	„
„	—	0	—	0	—	—	—	—	—	„
„	—	0	—	1	—	—	—	—	—	„
„	—	0	—	0	—	—	—	—	—	„
„	—	0	—	2	—	—	—	—	—	„
„	—	0	—	2	—	—	—	—	—	„
„	—	0	—	1	—	—	—	—	—	„
„	—	0	—	0	—	—	—	—	—	„
„	—	0	—	1	—	—	—	—	—	„
„	—	0	—	1	—	—	—	—	—	„
„	—	0	—	0	—	—	—	—	—	„
—	—	0	—	0	—	—	—	—	—	„
—	—	0	—	0	—	—	—	—	—	„
—	—	0	—	0	—	—	—	—	—	„

Laufende Nr.	Name	Hoheitsgebiet und Station	Dauer des Tropenaufenthaltes überhaupt	letzten Tropenaufenthaltes von — bis	Chinin wurde prophylaktisch genommen von	bis	in welcher Dosis?	in welchem Zeitraum?	Wurde die Prophylaxe ganz regelmäßig durchgeführt?
33	Gefreiter L.	D.-Sw.-Afrika Omaruru	1 Jahr 4 Mon.	1 Jahr 4 Mon. 26. 8. 02- 20. 12. 03	Sept. 03	Dezbr. 03	0,5	jeden 7. und 8. Tag	ja
34	Reiter W.	,,	,,	,,	,,	,,	,,	,,	
35	Oberarzt K.	D.-Sw.-Afrika Outjo	Seit 17. August 01 ohne Unterbrechung bis jetzt	—	1. März 1902	31. Mai 1902	1,0	jeden 8. und 9. Tag	

Bericht über die Chininprophylaxe in Okahandya und Versuche mit Bromkali.
Von Dr. Maaß, Oberarzt.

In Okahandya habe ich infolge der schlechten Erfahrungen, die ich in Gobabis mit der Plehn schen Prophylaxe gemacht hatte, das Chinin nach R. Koch verahfolgt. Die Versuche, auch die Civilbevölkerungen und die im Dienst dieser Personen stehenden Eingeborenen möglichst zahlreich zur regelmäßigen Chininnahme heranzuziehen, scheiterten leider vollkommen, da zu den Chinintagen nur die Kaiserliche Postverwaltung ihr Personal entsandte. Ein von mir verfaßtes Rundschreiben und schon vorher ein öffentlicher Vortrag des Stabsarztes Dr. Blümchen hatte die Bevölkerung von Okahandya genügend über die Schädigungen des menschlichen Körpers durch Malaria und den Wert der Chininprophylaxe aufgeklärt.

Die Kaiserliche Gebirgsbatterie mit ihren ungefähr 60 Eingeborenen beteiligte sich regelmäßig an der Chininprophylaxe, so daß im ganzen beinahe 130 Personen jeden 8. und 9. Tag Chinin bekamen. Das Chinin wurde Morgens auf nüchternen Magen verabfolgt, hatte aber zu dieser Tageszeit und dieser Menge (je 1,0 g) genommen derartige hochgradige lästige Nebenwirkungen wie Ohrensausen, Augenflimmern, Kopfschmerzen, so daß ein großer Teil der Mannschaften am nächsten Tage ihren Dienst ver-

Hat das Chinin in der angewendeten Form Beschwerden verursacht, welche?	Hat die Prophylaxe auf die schwere der Feber einen Einfluß gehabt?	Zahl der überstandenen Krankheiten			Jetziger Zustand	Bemerkungen Sexuaatt des prophyl. Chininverfahren.
		während	vor	nach		
		der Prophylaxe				
		Mal.	Seb. W.	Mal.	Seb. W.	Mal.	Seb. W.	Da- nai	Urteil		
jn, Kopf- schmer- zen, Ohren- sausen, jedoch erträglich		0	—	0	—	—	—	—	—	5 Uhr morgens
,,		0	—	0	—	—	—	—	
Ohren- sausen u. leichte nervöse Beschwer- den, (Zit- tern in d. Händen)	—	0	0	0	0	0	0	16 12. 03	gesund	Morgens 6 Uhr nüchtern

sehen konnte. Namentlich machten sich die genannten Nebenwirkungen des Chinins beim Schießdienst übel bemerkbar. Als darauf
von nun an die Chiningabe Abends erfolgte, verstummten sofort
alle Klagen. Die hypnotische Eigenschaft des Chinins bewirkte,
daß alle lästigen Nebenwirkungen gewissermaßen verschlafen wurden,
und die Mannschaften am Tage darauf in voller Frische ihren
Dienst versehen konnten. Der Versuch, durch Bromkali dies schon
zu erreichen, scheiterte leider. Außer von lästigen Wirkungen auf
den Magen, wie Druckgefühl, Übelkeit, Reiz zum Erbrechen, habe
ich von Bromkali keine Wirkungen gesehen, vor allen Dingen blieb
die erhoffte Beseitigung des Ohrensausens aus, so daß bald die
Versuche mit diesem Mittel überhaupt aufgegeben wurden.

Am Sonntag, dem 1. November verließ nun die Gebirgsbatterie
mit ihrem sämtlichen Personal Okahandya, um am Feldzuge gegen
die Bondelswarts teilzunehmen, während ich selbst nach Karibib
versetzt wurde, so daß die Prophylaxe unter meiner Leitung nur
2 Monate gewährt hatte. Diese kurze Beobachtungsfrist genügt
aber nicht, um über den Wert der Prophylaxe irgendwelche Erfahrung zu sammeln, zumal die eigentliche Fieberzeit noch vor
der Türe steht. Die Chiningabe wird auch während des Feldzuges,
so gut es geht, durchgesetzt werden, und die Fiebermonate werden
lehren, ob mit oder ohne Erfolg.

27 *

Nachweisung über prophylaktischen Chiningebrauch

Laufende Nr.	Name	Schutzgebiet und Station	Dauer des Tropenaufenthaltes überhaupt	letzter Tropenaufenthalt von — bis	Chinin wurde prophylaktisch genommen von	bis	in welcher Dose?	in welchem Zeitraum?	Wurde die Prophylaxe ganz regelmäßig durchgeführt?
1	Oberleutnant v. W.	D.-Sw.-Afrika Gobabis	5 Jahre	—	12. 2. 03	13. 4. 03	0,5	jeden 5. Tag	ja
2	Oberleutnant B.	„	4 Jahre	1¹⁄₁₂ J. 28. 8. 02–30. 11. 03	27. 2. 03	13. 5. 03	„		„
3	Assistenzarzt Dr. M.		1⁶⁄₁₂ Jahre	1³⁄₁₂ J. 1. 8. 02–30. 11. 03	12. 2. 03	12. 6. 03	„		„
4	Feldwebel R.		7³⁄₁₂ Jahre	2⁴⁄₁₂ J. 22. 8. 01–30. 11. 03	„		„		
5	San.-Unteroffizier W.	„	3¹⁰⁄₁₂ Jahre	2¹⁰⁄₁₂ J. 1. 2. 01–31. 7. 03	„	13. 4. 03	„		ja, nur bei Fieber häufigere Dosen
6	Unteroffizier H.	„	8⁷⁄₁₂ Jahre	3⁷⁄₁₂ J. 24. 4. 99–30. 11. 03	„	12. 6. 03	„		ja
7	Unteroffizier K.	„	6¹¹⁄₁₂ Jahre	1⁸⁄₁₂ J. 28. 8. 02–31. 7. 03	„	„	„		ja, nur bei Fieber häufigere Dosen
8	Unteroffizier K.		5⁹⁄₁₂ Jahre	3⁸⁄₁₂ J. 24. 4. 99–31. 10. 03	„				ja
9	Unteroffizier G.		3⁷⁄₁₂ Jahre	3⁷⁄₁₂ J. 24. 4. 99–30. 11. 03	4. 3. 03	„			
10	Gefreiter M.		2⁴⁄₁₂ Jahre	2⁴⁄₁₂ J. 16. 7. 01–30. 11. 03	12. 2. 03	„	—		ja, nur bei Fieber häufigere Dosen
11	Gefreiter J.	„			„	„			„
12	Gefreiter R.				„	„	—		

des Lazaretts Gobabis 1903. A. Weiße.

Hat das Chinin in der angewendeten Form Beschwerden verursacht? welche?	Hat die Prophylaxe auf die Höhe oder die Fieber einen Einfluß gehabt?	Zahl der überstandenen Erkrankungen						Jetziger Zustand		Bemerkungen
		während		vor		nach				
		der Prophylaxe								
		Mal.	Sch. W.	Mal.	Sch. W.	Mal.	Sch. W.	Datum	Urteil	
nein	erkrankte nicht	0	0	—	—	—	—		gesund	Mitte April nach Windhuk gezogen
		0	0	2	0	1	0	—		Anfang März von Windhuk gekommen
		0	0	0	0	—			—	
		0	0	2	0	0	0	—	„	
		1	0	0	0	—	—	—	„	Mitte April nach Windhuk gezogen
	erkrankte nicht	0	0	1	0	0	0	—		
		2	0	1	0	0	0	—	Als Invalide wegen nervöser Herzschwäche nach Deutschland gegangen.	
	erkrankte nicht	0	0	4	0	0	0	—	gesund	Ende Oktbr. auf Urlaub nach Deutschland
„		0	0	0	0	0	0	—		Anfang März von Windhuk gekommen
„		1	0	1	0	0	0	—		
„		—	1	0	1	0	0	0	—	
		—	2	0	0	0	1	0	—	

Laufende Nr.	Name	Schutzgebiet und Station	Dauer des		Chinin wurde prophylaktisch genommen				Wurde die Prophylaxe ganz regelmäßig durchgeführt?
			Tropenaufenthaltes überhaupt	letzten Tropenaufenthaltes von — bis	von	bis	in welcher Dosis?	in welchem Zeitraum?	
13	Reiter K.	D.-Sw.-Afrika Gobabis	2⁴/₁₂ Jahre	2⁴/₁₂ J. 16.7.01-30.11.03	12. 2. 03	8. 4. 03	0,5	jeden 5. Tag	ja
14	Reiter H.	„	„	„	„	12. 6. 03	„	„	ja, nur bei Fieber bösartige Dosen
15	Reiter D.	„			„	„	„	„	
16	Reiter D.		„	„	„	„	„	„	„
17	Gefreiter K.	„		„	„	13. 4. 03	„	„	„
18	Reiter S.			„	„	12. 6. 03	„	„	
19	Gefreiter P.	„	„	„		„	„		„
20	Reiter J.	„		„	„	„	18. 4. 03	„	„
21	San.-Gefreiter J.		1⁵/₁₂ Jahre	1⁵/₁₂ J. 26. 6. 02-30.11.03	22. 2. 03	12. 6. 03	„	„	„
22	Gefreiter K.	D.-Sw.-Afrika Ons	2⁴/₁₂ Jahre	2⁴/₁₂ J. 16. 7. 01-30. 11. 03	24. 3. 03	„	„		
23	Reiter R.	„	„	„	14. 3. 03	„	„	„	ja
24	Gefreiter A.	D.-Sw.-Afrika Witdley	„	„	18. 4. 03.	—	„		„

Ist das Chinin in der angewendeten Form Beschwerden verursachend welche?	Hat die Prophylaxe auf die Schwere des Fieber eines Einfluß gehabt?	Zahl der überwundenen Erkrankungen						Jetziger Zustand		Bemerkungen
		während		vor		nach				
		der Prophylaxe								
		Mal.	Sch. W.	Mal.	Sch. W.	Mal.	Sch. W.	Datum	Urteil	
nein	erkrankte nicht	0	0	1	0	0	0	—	gesund	Mitte April n. Windhuk verzogen
	ist im anliegenden Sanitätsbericht näher erörtert	1	0	0	0	0	0	—	Wegen hochgradiger Blutarmut u. Herzschwäche nach Windhuk versetzt	—
—		1	0	0	0	0	0	—	etwas blutarm	—
		3	0	0	0	1	0	—	gesund	—
		1	0	1	0	2	0	—	„	Mitte April zur Grenz-Kommission kommandiert
		2	0	1	0	0	0		„	
		1	0	0	0	0	0	—		—
		1	0	1	0	0	0	—	Wegen hochgradiger Blutarmut n. Windhuk versetzt	—
		2	0	0	0	0	0	—	gesund	Anfang März von Windhuk gekommen
—		1	0	1	0	0	0	—		Auf Außenstation wurde mit der Prophylaxe später begonnen
	erkrankte nicht	0	0	1	0	0	0	—		
	„	0	0	0	0	0	0	—		

laufende Nr	Name	Gebiets- gebiet und Station	Dauer des Tropen- aufent- haltes überhaupt	letzten Tropen- aufent- haltes von — bis	Chinin wurde prophylaktisch genommen				Wurde die Prophylaxe ganz regel- mäßig durch- geführt?
					von	bis	in welcher Dosis?	in welchem Zeitraum?	
25	Reiter T.	D.-Sw.- Afrika Gobabis	2 Jahre	2 J. 16. 7. 01- 81. 7. 03.	8. 5. 03.	12. 6. 08.	0,5	jeden 5. Tag	ja
26	Schmiede- meister K.		9°. 12 Jahre	9½/12 J. 16. 7. 94- 30 11. 03.	12. 2. 03.	1. 7. 03.	1,0	jeden 3. u. 9. Tag	ja, nur bei Fieber häufigere Dosen
27	Farmer H.	D.-Sw.- Afrika Farm Wil- helmshöh	9¹¹/12 Jahre	9¹¹/12 J. 1. 7. 93- 30. 5. 03	22. 2. 03.	20. 5. 03.	0,5	jeden 5. Tag	ja
									B. Ein-
1	Arbeiter B.	D.-Sw.- Afrika Gobabis	immer	immer	12. 2. 03.	12. 6. 03.	0,5	jeden 5. Tag	nein, hat 5 mal ge- fehlt
2	Polizist R.	„	„	„	„	„	„	„	nein, hat 8 mal ge- fehlt
3	Arbeiter D.	„	„	„	„	„	„	„	nein, hat 3 mal ge- fehlt
4	Arbeiter D.	„		„	„	„	„	„	nein, hat 9 mal ge- fehlt
5	Bambuse F.	„		„	„	„	„	„	nein, hat 3 mal ge- fehlt
6	Bambuse M.	„	„	„	„	„	„	„	nein, hat 4 mal ge- fehlt
7	Pferde- wächter B.	„	„	„	„	16. 5. 03.		„	nein, hat 10 mal ge- fehlt
8	Viehwäch- ter L.	„	„	„	„	12. 6. 03		„	nein, hat 10 mal gefehlt
9	Arbeiter H.	„	„	„	„		„	„	nein, hat 11 mal gefehlt
10	Bambuse B.	„	„	„	„	„	„		ja

Hat das Chinin in der angewendeten Form Beschwerden verursacht, welche?	Hat die Prophylaxe auf die Schwere des Fiebers einen Einfluß gehabt?	Zahl der überstandenen Erkrankungen						Jetziger Zustand		Bemerkungen
		während		vor		nach				
		der Prophylaxe								
		Mal	Sch. W.	Mal	Sch. W.	Mal	Sch. W.	Da-tum	Urteil	
nein	erkrankte nicht	0	0	0	0	0	0	—	Ende Juli tropen-dienstun-fähig nach Deutsch-land ge-fahren	Anfang Mai v. Wind-huk gekommen
—	—	1	0	15	0	0	0	—	gesund	—
	erkrankte nicht	0	0	13	0	0	0	—		Ende Mai n. Deutsch-land gefahren
geborene.										
nein	—	1	0	0	0	0	0	—	gesund	Bezüglich der Er-krankungen von Eingeborenen vor der Prophylaxe wird bemerkt, daß die hiesigen Kran-kenbücher über Eingeborene erst vom 1. 2. 1902 ab geführt sind
„	erkrankte nicht	0	0	0	0	0	0	—	„	
„	„	0	0	0	0	0	0	—	„	
„	—	1	0	0	0	0	0	—	„	
„	erkrankte nicht	0	0	1	0	0	0	—	„	—
„	„	0	0	0	0	0	0	—	„	
„	—	1	0	0	0	—	—	—	—	Am 22. 5. 03 an Lun-genentzündung gestorben
„	—	1	0	0	0	0	0	—	—	
„	—	1	0	1	0	0	0	—		
„	erkrankte nicht	0	0	0	0	0	0	—	„	—

Laufende Nr.	Name	Schutzgebiet und Station	Dauer des		Chinin wurde prophylaktisch genommen				Wurde die Prophylaxe ganz regelmäßig durchgeführt?
			Tropen-aufenthaltes überhaupt	letzten Tropenaufenthaltes von bis	von	bis	in welcher Dosis?	in welchem Zeitraum?	
11	Bambuse H.	D.-Sw.-Afrika Gobabis	Immer	Immer	13. 2. 03	12. 6. 03	0,5	jeden 5. Tag	ja
12	Arbeiter A.	„	„	„	„	„	„	„	nein, hat 10 mal gefehlt
13	Arbeiter B.	„	„	„	„	„	„	„	nein, hat 4 mal gefehlt
14	Arbeiter C.	„	„	„	„	„	„	„	nein, hat 7 mal gefehlt
15	Arbeiter N.	„	„	„	„	„	„	„	nein, hat 12 mal gefehlt
16	Bambuse D.	„	„	„	„	„	„	„	ja
17	Postkaffer K.	„	„	„	„	„	„	„	nein, hat 6 mal gefehlt
18	Arbeiter H.		„	„			„		nein, hat 5 mal gefehlt
19	Arbeiter K.	„	„	„	„	„	„	„	nein, hat 12 mal gefehlt
20	Bambuse S.	„	„	„	„	6. 4. 03	„	„	ja
21	Arbeiter A.	„	„	„	„	12. 6. 03	„	„	nein, hat 3 mal gefehlt
22	Arbeiter J.		„	„	„	„	„	„	nein, hat 15 mal gefehlt
23	Pferde-wächter V.	„	„	„	„	„	„	„	nein, hat 15 mal gefehlt
24	Polizist F.	„	„	„	„	24. 3. 03	„	„	ja
25	Polizist H.	„	„	„	„	12. 6. 03	„	„	nein, hat 3 mal gefehlt
26	Bambuse J.				„	13. 4. 03	„	„	nein, hat 2 mal gefehlt
27	Bambuse F.	„	„	„	„	12. 6. 03	„	„	ja

Hat das Chinin in der angewendeten Form Beschwerden verursacht? welche?	Hat die Prophylaxe auf die Schwere der Fieber einen Einfluß gehabt?	Zahl der überstandenen Fieberanfälle							Jetziger Zustand		Bemerkungen
		während		vor		nach					
		der Prophylaxe									
		Mal.	Schw. W.	Mal.	Schw. W.	Mal.	Schw. W.	Unbekannt	Urteil		
nein	erkrankte nicht	0	0	0	0	0	0	0	—	gesund	—
"		0	0	2	0	0	0	—	"		—
"		0	0	0	0	0	0	—			—
		0	0	0	0	1	0	—			—
"		0	0	1	0	0	0	—			
"		0	0	1	0	1	0	—			
		0	0	0	0	0	0	—			—
"		0	0	0	0	0	0	—			—
		0	0	2	0	0	0	—			—
"		0	0	0	0	0	0	—			Mitte April nach Kaitzaub gezogen
"		0	0	2	0	0	0	—			—
		0	0	1	0	1	0	—			—
		0	0	1	0	0	0	—			
"		0	0	0	0	0	0	—			Ende März entlaufen
—		2	0	0	0	0	0	—			
"	erkrankte nicht	0	0	0	0	0	0	—			Mitte April nach Windhuk gezogen
		0	0	0	0	0	0	—			—

Laufende Nr.	Name	Schutzgebiet und Station	Dauer des Tropenaufenthaltes überhaupt	letzten Tropenaufenthaltes von — bis	von	bis	Tagesdosis	in welchen Zeiträumen	Wurde die Prophylaxe ganz regelmäßig durchgeführt?
28	Bambuse K.	D.-Sw.-Afrika Gobabis	Immer	Immer	12. 2. 03	12. 6. 03	0,5	jeden 5. Tag	ja
29	Küchenarbeiter W.	„	„	„	„	„	„	„	nein, hat 2 mal gefehlt
30	Pontokaffer P.	„	„	„	„	„	„	„	nein, hat 13 mal gefehlt
31	Arbeiter D.	„	„	„	„	„	„		nein, hat 2 mal gefehlt
32	Arbeiter S.	„	„	„	„	„	„	„	nein, hat 5 mal gefehlt
33	Arbeiter J.	„	„	„	„	„	„	„	nein, hat 8 mal gefehlt
34	Arbeiter J.	„	„	„	„	„	„	„	nein, hat 12 mal gefehlt
35	Bambuse T.	„	„	„	4. 3. 03	„	„	„	nein, hat 9 mal gefehlt
36	Arbeiter A.	„	„	„	3. 5. 03	„	„	„	nein, hat 8 mal gefehlt
37	Arbeiter H.	„	„	„	8. 5. 03	„	„	„	nein, hat 4 mal gefehlt
38	Bambuse M.	„	„	„	„	„	„	„	ja
39	Arbeiter J.	„	„	„	„	„	„	„	nein, hat 6 mal gefehlt
40	Arbeiter J.	„	„	„	28. 5. 03	„	„	„	nein, hat 2 mal gefehlt
41	Arbeiter A.	„	„	„	15. 4. 03	„	„	„	nein, hat 11 mal gefehlt
42	Arbeiter F.	„	„	„	3. 4. 03	„		„	ja
43	Arbeiter J.	„	„	„	28. 5. 03	„	„	„	„
44	Arbeiter G.	„	„	„	„	„	„	„	„

Hat das Chinin in der angewendeten Form Beschwerden verursacht, welche?	Hat die Prophylaxe auf die Schwere der Fieberanfälle einen Einfluss gehabt?	Zahl der überstandenen Erkrankungen						Jetziger Zustand		Bemerkungen
		während		vor		nach				
		der Prophylaxe								
		Mal.	Sch. W.	Mal.	Sch. W.	Mal.	Sch. W.	Datum	Urteil	
nein	erkrankte nicht	0	0	0	0	0	0	—	gesund	—
"	"	0	0	0	0	1	0	—	"	—
"	"	0	0	1	0	0	0	—		—
"	"	0	0	0	0	1	0	—	"	—
"	"	0	0	2	0	0	0	—	"	—
"	"	0	0	0	0	0	0	—	"	—
"	"	0	0	1	0	0	0	—		—
"		0	0	0	0	0	0	—		Anfang März von Windhuk gekommen
		0	0	0	0	0	0	—	"	Anfang Mai aus dem Felde gekommen
"		0	0	1	0	0	0	—	"	"
		0	0	0	0	0	0	—	"	Anfang Mai v. Windhuk gekommen
		0	0	0	0	0	0	—	"	Anfang Mai aus dem Felde gekommen
"		0	0	0	0	1	0	—	"	Ende Mai aus dem Felde gekommen
		0	0	0	0	0	0	—		Anfang April aus d. Felde gekommen
"	"	0	0	0	0	0	0		"	"
"	"	0	0	0	0	0	0	—	"	Ende Mai aus dem Felde gekommen
"	"	0	0	0	0	0	0	—	"	"

Laufende Nr.	Name	Schutzgebiet und Station	Dauer des		Chinin wurde prophylaktisch genommen				Wurde d. Prophylaxe ganz regelmäßig durchgeführt?
			Tropenaufenthalt überhaupt	letzten Tropenaufenthalts von — bis	von	bis	in welcher Dosis	in welchem Zeitraum?	
45	Arbeiter L.	D.-Sw.-Afrika Gobabis	Immer	Immer	28.5.03	12.8.08	0,5	jeden 5. Tag	ja
46	Arbeiter K.	„	„	„	„	„			
47	Arbeiter V.	„	„	„	„	„			
48	Arbeiter A.	„	„	„	„				„
49	Arbeiter J.	D.-Sw.-Afrika Farm Wilhelmshöh	„	„	12.2.03	„			„
50	Arbeiter A.	„	„	„					
51	Arbeiter E	„	„	„			„		
52	Arbeiter D.	„	„	„					
53	Arbeiter F.	„	„	„			„		

Sanitätsbericht über die Chininprophylaxe in Gobabis.

Gobabis, das ungefähr 220 km östlich von Windhuk gelegen ist, war von jeher unter Weißen und Eingeborenen wegen seiner endemischen Malaria übel berüchtigt. Schon der für den kleinen Platz viel zu große Kirchhof legt beredtes Zeugnis ab für den Jahr für Jahr wiederkehrenden Todeszug dieser Seuche.

Der eigentliche Malariaherd ist mit aller Wahrscheinlichkeit im schwarzen Hosob zu suchen, in dessen unmittelbarer Nähe Gobabis selbst, als auch viele Farmen des Distrikts liegen. Das Flußbett enthält nur während eines kleinen Teils der Regenzeit fließendes Wasser, doch während des ganzen Jahres kleine Tümpel und Wasserlöcher, die, umgeben von Schilf und bewachsen mit Sumpfpflanzen, den Moskitos willkommene Brutstätten liefern.

Fast ausschließlich herrscht in der Gegend dieses Flußbettes die tropische Malaria, sowohl von meinem Vorgänger, Herrn Stabs-

Hat das Chinin in der angewendeten Form Einfl. verursacht? welche?	Hat die Prophylaxe auf die Schwere der Fieber einen Einfluß gehabt?	Zahl der überstandenen Erkrankungen						Jetziger Zustand		Bemerkungen
		während		vor		nach				
		der Prophylaxe								
		Mal.	Sch. W.	Mal.	Sch. W.	Mal.	Sch. W.	Datum	Urteil	
nein	erkrankte nicht	0	0	0	0	0	0	—	gesund	Ende Mai aus dem Felde gekommen
		0	0	0	0	0	0			
		0	0	0	0	0	0	—		
		0	0	0	0	0	0			
		0	0	2	0	0	0	—		—
	—	1	0	1	0	0	0	—		—
		1	0	1	0	0	0	—		
	erkrankte nicht	0	0	3	0	1	0	—		
	—	1	0	4	0	1	0	—		—

arzt Dr. Blümchen, und auch von mir konnten nur ganz vereinzelte Fälle von Malaria tertiana, niemals quartana konstatiert werden.

Als ich am 23. Januar dieses Jahres in Gobabis ankam, waren schon einige Malariafälle unter der Civil- und Militärbevölkerung vorgekommen. Eine vom Distriktschef mir befohlene Dienstreise nach Epukiro hinderte mich an der sofortigen Inangriffnahme der Chininprophylaxe. Erst nach meiner Rückkehr wurde damit begonnen und zwar am 12. Februar. Das Chinin wurde nach A. Plehn jeden 5. Tag 0,5 Chin. mur. mit Salzsäurelösung verabfolgt. Zuerst gab ich das Chinin in Tablettenform, wie es von der Kadeschen Apotheke für die Lazarette des Schutzgebietes geliefert wird. Eine Notiz in irgend einer tropenhygienischen Zeitschrift, daß das Chinin in dieser Form ungelöst den Körper wieder verlasse, veranlaßte auch mich, diesbezügliche Versuche anzustellen. Es stellte sich bald heraus, daß die Tabletten fast in demselben Zustande, jedenfalls vollkommen ungelöst, den Körper mit dem Kot wieder verließen. Von uns an wurden die Tabletten pulverisiert — pulverisiertes Chinin war nicht vorhanden. — Auch die Eingeborenen hatten anfangs Tabletten bekommen. Bei ihnen veranlaßte mich ein andrer Grund schon vorher, eine andere Form des Chinins zu wählen. Es fanden sich nämlich zufällig nach der Chiningabe an die Eingeborenen zahlreiche Tabletten, die augenscheinlich längere Zeit im Munde behalten waren, auf dem Stationshofe und vor der Feste. Die Eingeborenen hatten sie augenscheinlich trotz der nachher verabfolgten Salzsäurelösung im Munde festzuhalten verstanden und nachher ausgespuckt. Von nun an bekamen sie ihr Chinin flüssig, wobei der bittere Geschmack durch ein nachher verabfolgtes Stück Zucker coupiert wurde.

Es beteiligten sich nun an der Prophylaxe 27 Weiße und 53 Eingeborene, das heißt sämtliche Weiße mit Ausnahme von zweien am Platze Gobabis selbst. Die Eingeborenen möchte ich bei der Beurteilung des Wertes der Prophylaxe von vornherein ausschließen. Schon ein Blick auf die Bemerkungen in Spalte 4: „Wurde das Chinin ganz regelmäßig genommen?" zeigt, daß die Eingeborenen nur ganz unregelmäßig das Chinin bekommen konnten. Ihr unstätes Leben, das sie oft tage- ja wochenlang von der Station fernhielt, machte eine regelmäßige Durchführung der Prophylaxe zur Unmöglichkeit. Hierzu kommt noch die Tatsache, daß die Eingeborenen kleinere, nur wenige Tage anhaltende Fieberanfälle in ihren Hütten selbst zu behandeln pflegen, so daß es auch in dieser Beziehung jeder Kontrolle ermangelte.

So bleiben nur noch die 27 Weißen für die Beurteilung des Wertes der Prophylaxe übrig. Sie haben alle ohne Ausnahme regelmäßig ihr Chinin genommen, auch wenn sie zeitweilig von Gobabis entfernt waren. Es erkrankten von ihnen 15 an Malaria = 52,3 %, darunter mehrere mit Rückfällen. Das Chinin wurde nach Kochscher Vorschrift frühmorgens auf nüchternen Magen verabfolgt, und zwar so frühzeitig, daß das lästige Ohrensausen noch „verschlafen" werden konnte. Obwohl die einzelnen Fieberkurven den Einfluß des vorhergenommenen Chinins nicht verkennen ließen, so läßt doch der hohe Prozentsatz der Erkrankten und das häufiger beobachtete Eintreten von Rückfällen den Schluß zu, daß die „Prophylaxe" ihren Wert als solche nicht erfüllt hat. Der Grund hierfür liegt wohl darin, daß die Halbgrammmenge nicht genügt, um sämtliche ins Blut gelangten Parasiten an ihrem Entwicklungsgange zu hemmen oder abzutöten.

Nach dem Gesagten kann man folgende Schlüsse ziehen:

1. Das Chinin in Tablettenform ist unwirksam. Es soll nur das pulverisierte Chinin verwendet werden.

2. Eingeborenen ist es am besten, um sich vor Täuschungen zu schützen, in flüssiger Form zu verabfolgen. Ein nachher genommenes Stück Zucker genügt, um den bitteren Geschmack zu vertreiben.

3. Die A. Plehnsche Prophylaxe erfüllt den Wert einer Prophylaxe in Bezug auf die tropische Malaria nicht, ebensowenig ist sie geeignet, Rückfälle zu verhüten.

Die prophylaktische Behandlung des Gelbfiebers.

Eine Reiseskizze.

Von

Dr. W. Havelburg.

Die Niederschrift dieser Zeilen geschieht mit ganz besonderem, innerem Behagen. Wer Jahre hindurch im praktischen Leben der Bekämpfung des gelben Fiebers gegenübergestanden und ungemein häufig sich bekennen mußte, wie gering unser ärztliches therapeutisches Rüstzeng ist und daß auch die Erteilung unserer Ratschläge zur Vermeidung der Krankheit, sei es für größere Gruppen von Menschen oder für das Einzelindividuum, von wenig begründeten Gesichtspunkten aus erfolgte, der muß die neue Phase mit großer Zufriedenheit begrüßen. In der spezifischen Behandlung des gelben Fiebers ist zwar kein Fortschritt erfolgt, aber die prophylaktischen Maßnahmen gegen dasselbe wurden derart gesichert und vervollkommnet, daß nicht nur auf Grund derselben ein in dieser Hinsicht wesentlich verbesserter hygienischer Zustand geschaffen ist, sondern mit Sicherheit zu erwarten steht, daß in absehbarer Zeit die epidemische Verbreitung des gelben Fiebers, ja selbst Einzelerkrankungen unterdrückt werden können.

Der Ausgangspunkt war die bekannte schöne Entdeckung der amerikanischen Kommission, bestehend aus Reed, Carroll, Agramonte und Lazear, daß der Übertrager des zur Zeit noch unbekannten Krankheitsstoffes die Stegomyia fasciata ist. Danach haben Ribas und Lutz[1]) die Wiederholung der Experimente an Menschen, an sich und an andern, unternommen. An 3 Personen wurden durch den Stich infizierter Moskiten ein charakteristisches Gelbfieber erzeugt in einer Zeit, in welcher am Orte (São Paulo) selbst kein sonstiger Erkrankungsfall vorkam.

[1]) Revista medica de São Paulo. VI. Nr. 4. 1903.

Parker, Beyer und Pothier[1]) haben während ihres Aufenthaltes in Veracruz in gleichem Sinne einen kleinen Beitrag geliefert. Schließlich haben Marchoux, Salimbeni und Simond[2]) in Rio de Janeiro die früheren Beobachtungen nachgeprüft und die Forschungen durch sorgfältige Studien wesentlich vertieft; es ist darüber in dieser Zeitschrift berichtet worden.

Auf Grundlage dieser neuen Anschauungen wurden in Havana von Dr. Gorgas das Gelbfieber in energischer Weise in einem Zeitraum vom 27. März 1901 bis zum Oktober desselben Jahres mit einem derartigen Resultat bekämpft, daß seit jener Epoche sich kein Fall mehr ereignete. Es war demgemäß auch eine Pflicht, daß gleiche Bestrebungen sich in dem von Gelbfieber durchseuchten Rio de Janeiro geltend machten, zumal die Moskitendoktrin eine festere Begründung erlangt hatte. Dem derzeitigen Chef des Sanitätswesens, Dr. Oswaldo Cruz, gelang es mit Unterstützung der Regierungsorgane nach Überwindung mancher politischer, sozialer und finanzieller Schwierigkeiten ebenfalls zur Bekämpfung des endemischen gelben Fiebers Maßnahmen in größerem Stile in Szene zu setzen, die im Wesentlichen dem cubanischen Muster nachgebildet sind.

Die am 8. März 1904 sanktionierte umfassende neue Sanitätsordnung[3]) für die Republik der Vereinigten Staaten von Brasilien enthält als Anhang Spezialbestimmungen gegen das Gelbfieber, die für drei Jahre Gesetzeskraft haben. Es ist danach die Organisation einer „Brigade gegen die Moskiten" beschlossen, welcher eine vielseitige Aufgabe gestellt ist: die Beaufsichtigung von Gelbfieberkranken, die sich in Privathäusern pflegen lassen, die Überführung von Kranken in das Gelbfieberhospital; die Vernichtung der Moskiten an allen nur denkbaren Stellen, die als Brutplätze dienen könnten; die sanitätspolizeiliche Aufsicht von Herden, wo Gelbfieber vorgekommen ist und von verdächtigen Zonen, ferner die Inspektion der einzelnen Häuser und Örtlichkeiten und öffentlicher Plätze; schließlich eine allgemeine ärztliche Überwachung.

Hierfür sind gesetzlich angestellt 1 Inspektor, 10 Ärzte, 70 ärztliche Gehilfen und weitere 266 Personen, die nach Bedarf vermehrt werden können.

Bei der Isolierung von Patienten ist darauf zu achten, daß die

[1]) Yellow fever Institute, Bulletin 13, März 1903.
[2]) Annales de l'Institut Pasteur, November 1903 und Bulletin de l'Institut Pasteur, Bd. II.
[3]) Diario official, 10. März 1904. Rio de Janeiro.

zwungenermaßen auf die ins Werk gesetzten Verhinderungsmaßregeln
setzen. Gewiß wird man gut tun, sich eine gewisse Reserve zu
bewahren und abzuwarten, wie der weitere Verlauf der Verhältnisse
sein wird; es hieße aber wohl die Kritik zu weit treiben, wenn man
die aufgewendeten Bemühungen nicht in direkte Beziehungen zu
den tatsächlichen Erscheinungen setzen wollte.

Besonders erwähnenswert ist, daß kein einziger sogenannter
sekundärer Gelbfieberinfektionsfall beobachtet wurde. Es ist sonst
gewöhnlich, daß nach dem Anftreten eines Falles 10 bis 14 Tage
verstreichen, bis sich neue Erkrankungen zeigen: es hängt dies mit
der Zeitdauer der Entwicklung des Gelbfieberkeims in der Moskito,
der Stichgelegenheit und der Inkubationsperiode der Krankheit zusammen. Im übrigen empfand jeder Rio-Bewohner am eigenen
Körper, daß viel weniger stechende Insekten in diesem Jahre vorhanden waren als früher. Es sei hier übrigens bemerkt, daß man
wohl nicht die Moskiten wird ausrotten können, aber darauf
kommt es ja auch gar nicht an. Die Gefahr repräsentieren infizierte
Stegomyiae und sporadische Erkrankungen, an denen sich Moskiten infizieren können.

Dieser hygienische Kampf gegen die in Rede stehende Infektionskrankheit stellt es in sehr wahrscheinliche Aussicht, daß Rio de
Janeiro vom gelben Fieber befreit werden wird, zumal die allgemeinen
sanitären Bedingungen durch bereits augefangene Hafenregulierungs-
arbeiten, Quaianlagen, Beseitigung enger, schmutziger Straßen, durch
Niederreißen alter Häuserkomplexe und Anlegung von schönen breiten
Straßen und dergleichen mehr eine gewaltige Umgestaltung erfahren.
Damit wird auch die Pest, die sich noch immer sporadisch zeigt,
aber ebenfalls in spezifischer Weise bekämpft wird, hoffentlich ein
Ende finden.

An andern Orten Brasiliens wurde in diesem Jahre Gelbfieber
nicht beobachtet; man sprach von Paranagua, indes ist es sehr
fraglich, ob es sich wirklich um diese Krankheit handelte. Santos
ist bereits seit einigen Jahren frei von Gelbfieber; es scheint, als
ob dort die infizierten Moskiten ausgestorben sind und ein frischer,
importierter Fall hat sich glücklicherweise nicht ereignet, vielleicht
haben die gebesserten hygienischen Zustände und die zum Zwecke
der Ausrottung der Pest unternommenen Maßnahmen das ihrige
dazu beigetragen.

Wird auf diese Weise für das Allgemeinwohl gesorgt, so er-
übrigt eine besondere individuelle Prophylaxe. Immerhin wird man

bentzutage einem Neuankömmling für eine Gelbfiebergegend ganz
bestimmte vorteilhafte Ratschläge, wie sich solche aus den modernen
Anschauungen ergeben, erteilen können. Die Infektion erfolgt
sicherlich nicht mittels Nahrungsmittel oder Getränke, auch nicht
durch Kontakt, sondern wahrscheinlich nur durch Mückenstiche.
Auch für die Quarantäne ergeben sich gegen früher ganz andre
Gesichtspunkte: es kommt auf Vermeidung von Einschleppung
kranker Personen oder infizierter Stegomyia-Arten an — alle andern
Quarantänevorschriften bezüglich des gelben Fiebers bedeuten eine
unnötige Belästigung des Handels und des Verkehrs.

Im Staate São Paulo wurde angeordnet, daß Exemplare von
Stegomyia fasciata und deren Larven öffentlich ausgestellt werden
sollen, damit das Publikum diese gefährlichen Überträger des gelben
Fiebers kennen lernen möge. Es wäre das sehr nachahmenswert
und nützlich auch für andre Orte und besonders an Bord von Schiffen
zur Belehrung von Mannschaft und Reisende, die sich nach Gelb-
fiebergegenden begeben.

Theobald hatte in seinem Handbuch als den geographischen Ver-
breitungsbezirk der Stegomyia fasciata die Zone zwischen dem 38°
nördlicher und südlicher Breite bezeichnet; nach einer neueren
Publikation[1] ist diese Mückenart noch mehr verbreitet und zwar
zwischen dem 43° nördlicher und südlicher Breite. Auch Howard[2]
hat sich um Exemplare von möglichst vielen Ortschaften der Welt
bemüht; von Europa erhielt er kein Muster; ein interessanter Herd
ist Ismaïlia (Ägypten). Bezüglich der Vereinigten Staaten von
Nordamerika sagt er, daß die Stegomyia in allen südlichen Staaten
lebe, die den atlantischen Ozean und den Golf von Mexiko ein-
schließen, mit Ausnahme einiger Teile von Virginia, Nord- und Süd-
carolina, Georgia und Alabama, welche die Vorgebirge der Alle-
ghauykette bilden; sicherlich würde man bei weiterem Suchen die
Stegomyia fasciata auch noch in andern Teilen dieses großen
Gebietes antreffen, wo das Klima nicht zu trocken ist, wenn auch
bisherige Funde ermangeln. Außerdem müsse man auch noch
geographisch mit manchen Gebieten rechnen, welche alle Bedingungen
besitzen, daß die Stegomyia fasciata, einmal dort eingeführt, sich
weiter entwickeln könnte, so z. B. dem Westen von Texas, dem Süden
von Neu-Mexiko, dem Süden von Arizona, Süd-Kalifornien und Süd-
Nevada, obwohl das Klima daselbst wesentlich trocken ist.

[1] Journal of tropical medicine, August 1903.
[2] Supplement Public Health Reports Vol. XVIII, November.

Es ist eine alte Erfahrung, daß auf das Entstehen und die
Verbreitung des gelben Fiebers Desinfektionsmaßnahmen nach den
allgemeinen hygienischen Regeln ohne Einfluß waren. Die Frage:
hat die Begründung der Desinfektionsanstalt und die Einrichtung
eines regelmäßigen Desinfektionsdienstes in Rio de Janeiro irgendwie
zur Verminderung einer epidemischen Ausbreitung des gelben Fiebers
beigetragen, sucht Bulhoës Carvalho[1]) auf statistischem Wege zu
entscheiden. Die gegebenen Diagramme beweisen, daß sowohl während
13 Jahre vor, wie 13 Jahre nach Einrichtung der Desinfektionsanstalt (1890) Gelbfieber als Epidemie sich entwickelte und daß
sogar in den Jahren 1891, 1892 und ganz besonders 1894 die
Krankheit zahlreichere Opfer forderte als vordem. Des weiteren
zeigt der Autor, daß sich innerhalb eines großen Zeitraumes verfolgen läßt, daß die Ausdehnung der Epidemie unter dem Einflusse
der Einwanderung und von meteorologischen Verhältnissen stand.
Waren letztere günstig, so besaß eine erhebliche Zunahme von
Einwanderern nicht dieselbe Schädlichkeit wie zu Zeiten, wo die
atmosphärischen Zustände die Entwicklung der Krankheit be-
günstigten. Innerhalb der Jahre 1882 bis 1887 schwankte die
Einwanderung zwischen 25846 und 31310 Personen, die Todeszahl
durch gelbes Fieber zwischen 89 und 1608. In den Jahren 1888
und 1889 stieg die Zahl der Einwanderer erheblich — 55863 und
47760 — und sofort steigert sich die Epidemie, welche 1889 bis
2000 Opfer forderte. Einer ferneren Zunahme von Einwanderern
während 1890 und 1891 (191151 Personen) folgt eine größere
Intensität der epidemischen Verbreitung, die bis 1892 andauert und
8768 Todesfälle verursachte. Die besondere Statistik des staatlichen
Gelbfieberhospitals illustriert dieselben Tatsachen — fand eine er-
heblichere Einwanderung statt, so erfolgte auch die Aufnahme einer
größeren Zahl von Erkrankten und umgekehrt. Aus den Tabellen
geht auch deutlich hervor, daß bekanntermaßen an der Todesziffer
von Gelbfieber die Ausländer stärker beteiligt sind als die Brasilianer.
Indessen in den letzten Jahren (1901, 1902 und 1903) haben auch
die Brasilianer einen erheblicheren Prozentsatz unter den Todesfällen.

---

[1]) Contribuição para o estudo epidemiologico da febre amarella. 1903.

Es starben nämlich in Rio de Janeiro

in dem Jahre	Brasilianer	Fremde	Brasilianer	Fremde
1898	110	955	10,20 %	88,58 %
1899	86	639	11,76 %	87,41 %
1900	39	303	11,32 %	88,08 %
1901	79	220	26,42 %	73,59 %
1902	201	770	20,42 %	78,96 %
1903	187	379	32,92 %	66,25 %
(bis Ende August)				

Diese Veränderung zu Ungunsten der Brasilianer ist bedingt durch einen größeren Zuzug von den Staaten nach der Bundeshauptstadt infolge bestehender landwirtschaftlicher Notlagen. Auch die gefärbten Rassen, welche eine erhebliche Immunität gegen Gelbfieber besitzen, haben mehr als früher zur Zahl der Erkrankten beigesteuert. Schließlich beweist eine tabellarische Zusammenstellung der Temperaturen und des Verlaufes der Epidemie innerhalb 25 Jahren, daß Zunahme und Abnahme der Epidemie zusammenfallen mit den Maxima und Minima der Temperaturen. Mit einem Temperaturabfall auf 13° erlischt die Ausbreitungsfähigkeit der Krankheit, deren epidemische Entwicklung nur bei Temperaturen über 20° möglich ist.

Es sei schließlich noch eine kleine Broschüre von Dr. Ferrari [1]), Arzt am Gelbfieberhospital in Rio de Janeiro, erwähnt, in welcher der Anwendung des Strychnin als stimulierenden Mittels in breitester Anwendung bei der Behandlung das Wort geredet wird; nur bei Anurie sei es kontraindiziert.

---

[1]) Brasil-Medico 1903.

418

II. Besprechungen und Literaturangaben.

a) Hygiene, Biologie, Physiologie, medizinische Geographie und Statistik.

Verordnung betreffend die Einwanderung und Einführung von Chinesen in das Schutzgebiet Deutsch-Neu-Guinea, mit Ausnahme des Inselgebiets der Karolinen, Palau und Marianen. Deutsches Kolonialblatt 15. IV. 1904.

Aus der am 1. Februar 1904 erlassenen Verordnung ist hervorzuheben, daß die Einwanderung und Einführung der Chinesen nur über die dem Auslandsverkehr geöffneten Hafenplätze erfolgen darf, wozu noch die schriftliche Genehmigung der Meldebehörde einzuholen ist, welche die besonderen Bedingungen festsetzt. Jeder einwandernde Chinese ist verpflichtet, sich binnen acht Tagen unter Angabe seiner Personalien vorzustellen. Die Behörde kann die ärztliche Untersuchung anordnen. Bei in festem Vertragsverhältnis stehenden Chinesen hat der Unternehmer die Kosten der Aufnahme von Hilfsbedürftigen oder Kranken in eine Anstalt zu tragen. M.

Bassenge, R. Über eine einfache Methode zur Prüfung der Zweckmäßigkeit tropischer Unterkleidungen. Deutsch. med. Wochenschrift Nr. 17, 1904.

Um das Verhalten einer Versuchsperson zu prüfen, welche mit einem zum Gebrauche in den Tropen bestimmten Hemde bekleidet war, und so die Zweckmäßigkeit verschiedener Gewebe festzustellen, wählte Verfasser das Schwitzkastenbad in Form des Lichtbades. Die Versuche wurden mit zwei Hemden angestellt.

Hemd 1 hatte ein hochgradig poröses Gewebe, lockerer baumwollener Trikotstoff, welches reichlichen Lufteintritt zur Haut ermöglichte, es verhinderte die Ansammlung des Schweißes auf der Haut und beugte der Überwärmung des Körpers vor. In ihm verlor der Körper während des 20 Minuten dauernden Versuches 500 g, das Kleidungsstück selbst hatte 60 g im Gewicht zugenommen. Die Pulsfrequenz der Versuchsperson war beim Beginn des Versuches 72, nachher 128.

Hemd 2 schwerer, dichtgewebter geköperter Seidenstoff, hatte ein viel dichteres Gewebe, war weniger durchgängig für die Luft, so daß trotz geringerer Wärmeeinwirkung während des Bades wegen kurzer Vorwärmung desselben subjektiv stärkeres Unbehagen und stärkerer Schweißausbruch eintrat, und die Pulsfrequenz von 89 auf 140 stieg. Der Körper verlor durch Schweiß während des Versuches 700 g, wovon 84 g als Gewichtszunahme des Hemdes nachweisbar waren. (Die geringe Zunahme des Seidenhemdes an Gewicht hängt wohl mit der rapiden Verdunstung von der Seide zusammen. Wünschenswert wäre auch die Angabe der Fadenzahl pro Kubikcentimeter Stoff bei diesen interessanten Versuchen gewesen. Ref.) M.

Powell, Arthur. The blood examination of three thousand four hundred cases of febrile disease in Bombay. The Indian Medical Gazette 1904, Nr. 2 3.

Bei 3400 Fällen febriler Krankheiten im Police-Hospital zu Bombay konnte in 2652 die Diagnose allein durch die mikroskopische Blutunter-

suchung gestellt werden. Unter diesen fanden sich naturgemäß der Hauptsache nach Malariafälle, nämlich 2542, während die übrigen sich auf Rekurrens (94 Fälle), Pest (15 Fälle) und Filaria nocturna (1 Fall) verteilen.
Von den übrigen wurde die Diagnose in 551 Fällen durch klinische Untersuchung festgestellt, der Rest (210 Fälle), wahrscheinlich meist Malaria, blieb
ätiologisch ungewiß.

An diese Tatsachen anknüpfend wird ausgeführt, daß bei allen febrilen
malariaverdächtigen Erkrankungen die Blutuntersuchung nicht unterlassen
werden darf. Aus den beigefügten Übersichten über die monatsweisen Er-
krankungsziffern geht hervor, daß Quartana außerordentlich selten vorkommt
und daß die Erkrankungsziffer für Tertiana und Tropica ziemlich die gleiche
ist. Letztere wird als malignes Tertianfieber bezeichnet und ausgeführt, daß
die italienische Bezeichnung Aestivo-autumnal-Fieber für Bombay unzutreffend
ist, da die Zunahme dieser Fieberart hauptsächlich in die Monate Dezember
bis April fällt.

Unter 29 Blutuntersuchungen Typhuskranker ergab die Widal'sche
Probe 21 mal ein positives Resultat.

Leukozyten-Zählungen wurden vielfach vorgenommen bei Tuberkulose,
Lepra, Windpocken und Leberabsceß. Bei Guineawurm wurde Zunahme
der eosinophilen Blutzellen beobachtet.

Fälle von Simulation kommen unter dem Polizeipersonal von Bombay
bisweilen vor. Die Angabe, einen Fieberanfall überstanden zu haben, sichert
den sich krank meldenden eine 2—3 tägige Ruhe im Krankenbaus. Verfasser
empfiehlt nach 2—3 maliger negativer Blutuntersuchung solche Männer wieder
in den Dienst zu schicken. Öfters ließen sich auch Sepoys unter der Angabe
einer Malariaerkrankung aufnehmen, während tatsächlich eine Geschlechts-
krankheit, Gonorrhöe, Bubo u. s. w. sie dem Hospital zuführt.

Ferner gaben häufig febrile Zustände bei Krankheiten wie Lungenentzündung, Lungentuberkulose, Influenza, Brustfellentzündung, Bronchitis, Darm-
katarrh, Leberabsceß, Lepra Veranlassung zu Blutuntersuchungen.

Maltafieber kam im Police-Hospital nicht zur Beobachtung, obwohl bei
vorliegendem Verdacht wiederholt Agglutinationsproben mit Micrococcus
melitensis angestellt wurden.

Den Schluß der interessanten Arbeit bildet eine genaue Beschreibung
der Methodik der Blutuntersuchungen und der Merkmale für eine Differential-
Diagnose der verschiedenen Malariaformen im Jugendstadium.

Bassenge (Berlin).

Dieudonné, A. Hygienische Maßregeln bei ansteckenden Krankheiten. Würzburger
Abhandlungen, Heft 18, Bd. IV. Würzburg 1904. A. Stuber's Verlag.

In der Abhandlung, welche wie die übrigen Hefte der ärztlichen Fort-
bildung dienen will, bespricht Verf. an erster Stelle die chemischen, physikalischen und mechanischen Desinfektionsmittel unter klarer Auseinandersetzung der Ausführung der Desinfektion während und nach der Krankheit.
Bei Besprechung der einzelnen Infektionskrankheiten sind Typhus, Cholera,
Ruhr wegen ihrer Verbreitung durch die Dejektionen der Kranken zuerst besprochen. Dann folgt die Gruppe der exanthematischen Krankheiten, Masern,
Scharlach, Pocken, bei denen die Verbreitung der Infektion von der ganzen

Körperoberfläche aus erfolgt. Hieran schließt sich die Gruppe Diphtherie, Tuberkulose, epidemische Genickstarre, Keuchhusten und Influenza, deren Übertragung durch die Ausscheidungen aus den Atmungswegen stattfindet. Eine tabellarische Zusammenstellung der Inkubationszeit, der Infektionswege und der Desinfektionsmaßnahmen, sowie eine Wiedergabe der Breslauer Dienstanweisung für Desinfektoren schließt das empfehlenswerte Werk.   M.

b) Pathologie und Therapie.

Malaria.

Marchiafava, E. u. Bignami, A. L'infezione Malarica. Manuale per Medici e Studenti. Milano, Casa Vallardi. 1903.

Aus äußeren Gründen erlitt das Referat über das vorliegende Werk der beiden um die Malariaforschung so hoch verdienten Autoren eine Verzögerung, die hiermit nachgeholt sei. In einem 636 Seiten starken, mit 7 Tafeln versehenen Bande geben E. Marchiafava und A. Bignami eine außerordentlich erschöpfende Darstellung der Lehre von der Malaria, soweit die Ergebnisse bis zum Mai 1902 verwendet werden konnten. In überwiegendem Maße fanden die Resultate der italienischen, besonders der römischen Schule und der Autoren selbst, Berücksichtigung. Die Italiener haben nach Laverans Entdeckung zweifellos in allererster Linie die Lehre von der Malaria ausbauen helfen und auch nach Roß' Entdeckung mit fieberhaftem Eifer immer neue Bausteine zu dem heutigen stolzen Bau beigetragen. Die Autoren standen dabei mit in der vordersten Reihe. Dies zur Erklärung für denjenigen Leser, welcher die außeritalienische Literatur stellenweise durchaus nicht immer in dem erwarteten Maße berücksichtigt findet. In den letzten Jahren sind eben auch die anderen Nationen in den schönen friedlichen Wettkampf eingetreten, und müssen die Italiener sich schon daran gewöhnen, den Ruhm mit anderen zu teilen. Wir haben jedenfalls eine Arbeit aus einem Gusse vor uns, mit der die Romanen meist ganz besonders eigenen klaren Sprache.

Überall spricht der denkende Arzt und Forscher, welcher aus einer Fülle von Erfahrung aus das Thema durchaus beherrscht. Wiederholungen sind im allgemeinen durchaus vermieden.

Nach einer ausführlichen historischen Betrachtung wird auf die Malaria-Parasiten im allgemeinen eingegangen, wobei die Autoren den Übergang der Parasiten von dem Anopheles auf dessen Eier p. p. nach dem bisherigen Stande der Kenntnisse negieren. (Cfr. dagegen Schaudinn.) Auch den langen mit großer Dialektik geführten Prioritätskampfen mit Laveran betr. die jungen unpigmentierten Malaria-Parasiten wird gedacht, welche von Marchiafava und Celli zweifellos anfangs nicht als Parasiten gedeutet wurden. Ein interessantes Schlaglicht auf die Wirrnisse der achtziger Jahre in dem heißen Kampf um die Malaria-Parasiten wirft das Citieren eines betr. Ausspruch Grassis, welcher noch 1887 in Pavia den Malaria-Parasiten una stella cadente nannte. Bei Beschreibung der Färbung der Parasiten scheinen die Autoren nur das Buch des Ref. berücksichtigt zu haben, nicht auch die im Jahre 1898 Heft 2 im Zentralbl. f. Bakteriologie erschienenen Arbeit „Über eine Methode der

Doppelfärbung" pp., ferner nicht die wichtige Arbeit Nochts, Zentralbl.
f. B. 1898.

Seitdem hat die von Homanowsky in nur 6 Tertianfällen angewandte
und für praktische Zwecke ursprünglich ganz unbrauchbare Methode eine jedes
Jahr größere Verbreitung gefunden.

Eingeteilt werden die Parasiten von den Autoren, welche strenge Uni-
tarier sind, in

1. Parasiti estivo-autumnali,
2. Parasiti della terzana,
3. Parasiti della quartana.

Bei den Parasiti estivo-autumnali unterscheiden sie 2 einander sehr
nahestehende Varietäten, von denen die eine die Quotidiana vera, die andere
die febris estivo-autumnalis oder tertiana maligna bedingt. Sie geben auch die
Möglichkeit zu von Parasiten, die, zu dieser Gruppe gehörend, ohne Pigmentbildung
zur Sporulation kommen, haben aber noch keinen Fall, wo die unpigmentierten
Parasiten den einzigen Befund dargestellt hätten, gesehen. Die Zahl der
jungen Parasiten in einem unpigmentierten Sporulationskörper betrage 8—10.
Ref. bemerkt dazu, daß er auch in Kamerun solche unpigmentiert gebliebenen Parasiten sah. Bei Besprechung der Geschlechtsformen der estivo-
autumnalen Parasiten-Formen, die früher Bignami selbst als steril, d. h.
als im Menschen nicht weiter fortpflanzungsfähig bezeichnet, citieren die
Autoren den Ref. in etwas schiefem Sinne. Ich sagte nicht: daß die Halbmonde pp. im allgemeinen kein Chromatin besäßen, sondern daß dieselben
allmählich ihr Chromatin verlören. Und das trifft auch zu bis auf einen
Teil der Makrogameten, welche durch Teilung die Rezidive veranlassen.
M. und B. wollen aber bis jetzt von einer Teilung der Halbmonde nichts
wissen, erklären daher auch die Rezidive als verursacht durch junge Parasiten,
welche in weißen Blutkörpern eingebettet und mit vermehrter Resistenz be-
gabt, den Parasiten zerstörenden Einflüssen entgangen wären.

Die Besprechung der Morphologie ist bei der Fülle des Materials unmöglich. Im allgemeinen kommen M. und B. zu einer Bestätigung der bekannten Tatsachen. Bei den Quartanparasiten wird nicht das gelegentliche
Vorkommen von Ringformen erwähnt, welches wichtig ist wegen der Differentialdiagnose gegenüber anderen Malaria-Parasiten-Ringen, dito auch nicht die
vom Ref. beschriebene, für den $^1/_6—^1/_2$ erwachsenen Quartanparasiten oft so
überaus charakteristische Bandform. Die Entwicklung der Parasiten in den
Anopheles nach den Arbeiten Bignamis, Technik der Untersuchung und
Stellung der Parasiten im zoologischen System ist schon in früheren Referaten
geschildert. Roß kommt dabei etwas kurz fort. Bei Erwähnung der Blutbefunde Dionisis bei Fledermäusen bemerkt Ref. den Autoren gegenüber,
daß er schon viel früher als Dionisi bei den den Fledermäusen nahestehenden
fliegenden Hunden Parasiten fand, die den jungen Parasiten der tertiana
maligna gleichen, ferner bei Hunden und Affen.

Ausgezeichnet sind die Abschnitte über Inkubation, Immunität und
klimatische und tellurische Bedingungen der Malaria. Wenn M. und B. sagen,
citierend F. Plehn, daß die Neger der Kamerunküste selten an Malaria erkranken, so trifft das nicht zu. An der Westküste Afrikas erkranken Kinder
sehr oft, und häufig genug auch noch Erwachsene, ohne je durch Chininnehmen

das eventuelle Zustandekommen einer natürlichen Immunität gestört zu haben. Eine relative Immunität kommt aber den Bewohnern aller Malarialänder zu, auch unserer Marschen. M. und B. erzählen einen äußerst interessanten Fall von „immunitas familigiare congenita", wo Vater, Sohn und Großsohn vollkommene Immunität zeigten.

Das Zustandekommen der relativen erworbenen Immunität erklären M. und B. durch das Entstehen immunisierender Stoffe im Körper des Infizierten, nicht etwa durch das Milderwerden der Parasiten-Wirkung.

Indes ist bei der Erklärung des Mechanismus auch das allmählich immer häufiger auftretende Vorkommen der relativ unschädlich sexualen Form mit heranzuziehen, wie auch bei anderen Sporozoen bei Erschöpfung des Nährbodens die Entwicklung der sexualen Formen einsetzt. Auf das relativ häufige Vorkommen der sexualen Formen bei den Rezidiven dürfte meines Erachtens auch der Umstand zurückzuführen sein, daß bei den Rezidiven die blutzerstörende Eigenschaft der Parasiten viel weniger hervortritt als bei den Neuerkrankungen. M. und B. widmen dem beim Abschnitt „akute und chronische Anämie" der Malariker eine längere Besprechung.

Bei Erwähnung der Veränderungen der roten Blutkörper müßten künftig auch die Befunde von A. Plehn und Grawitz, Maurer und Ruge etc. nicht fehlen. Höchst ansiehend liest sich der Abschnitt „l'accesso febrile", in welchem auch der Mechanismus des Fieber besprochen wird. Wenn aber hier M. und B. sagen, daß die Quartanae triplicatae oder duplicatae, bezw. Tertianae duplicatae gerade die Erstinfektionen darstellen, bedingt durch Stiche von Anopheles, welche denselben Patienten an mehreren Abenden hintereinander stachen, und so ein regelmäßig intermittierendes Fieber bedingten, so kann dem Ref. nach seinen Beobachtungen bei Lehe in Norddeutschland durchaus nicht beipflichten. Dort hatten gerade die Rezidive der Tertiana communis die angesprochene Neigung, zu einer duplicata zu werden, während die Ersterkrankung als Tertiana simpl. verlief. Da es sich um Soldaten handelte, die nie vorher an Malaria erkrankt waren, und ihre Infektion in einem ganz bestimmten Fort erwarben, auch ständig unter ärztlicher Aufsicht waren, ist dieses Material ganz besonders beweisend.

Mit Recht machen M. und B. auch auf irreguläre Tertianen und Quartanen aufmerksam, erwähnen auch das zuweilen vorkommende sogenannte febris postmalarica, von dessen richtigem Vorkommen Ref. sich noch nicht überzeugte; dasselbe trifft zu bezüglich des febris postmalarica durch Chinin nach F. Plehn.

Der Stoffwechsel der Malariker erfährt eine sehr ausführliche Behandlung, wie sie so noch nirgends gegeben ist, ebenso die pathologische Anatomie. Nur bei James Ewing (Journal of experiment. Medicine 1901) finde ich ebensolche Ausführlichkeit.

Die einzelnen Fiebertypen werden durch eine Reihe instruktiver Krankengeschichten belegt.

Die Fieber der Tropenländer finden ebenfalls eine, wenn auch nur recht kurze Besprechung. Die Quartana ist in den Tropen nicht so selten, wie angegeben wird. Gewiß sind die kleinen Parasiten der Malaria tropica einzureihen in dieselbe Gruppe, welche die estivo-autumnalis oder tertiana maligna bedingen. Indes dürften zweifellos kleine Unterschiede bestehen zwischen den relativ großen Parasiten der echten tertiana maligna der Italiener und den relativ kleinen Parasiten der Westafrikanischen Malaria tropica. Morphologische und klinische Gründe drängen uns, in dieser Gruppe von Parasiten das Vorhandensein einander äußerst nahestehender Varietäten anzunehmen. Wenn M. und B. im Kapitel über Hämoglobinurie der Malariker sagen, „quasi tutti, per non dire tutti gli Autori pungono la febbre emoglobinurica tra le perniciose", so trifft das absolut, wenigstens für deutsche Ärzte, nicht zu.

Die Autoren unterscheiden:

1. Emoglobinuria con infezione malarica in atto,
2. Emoglobinuria post malarica,
3. Emoglobinuria da chinino.

B. stellt nun im Lichte der neuen Ehrlich schen Hypothesen betr. Hämolysine und Bacteriolysine die These auf, daß sich im Blut von Leuten, die lange dem Einfluß von Malaria unterworfen worden, ein Stoff herausbildet, welcher unter bestimmten Bedingungen die spezifisch veränderten roten Blutkörper zur Auflösung bringt. Diese Substanz könnte allein nicht hämolytisch wirken, wohl aber bei Zutritt des sogenannten „Addiments" Ehrlichs. Dieses Addiment könnte sich bilden entweder infolge einer neuen Parasiten-Invasion ins Blut, oder noch viel häufiger infolge von Chininwirkung. Demnach wären sowohl Parasiten wie Chinin nicht causa, sondern occasio der Hämoglobinurie. In anderen Fällen (emoglobinuria spontanea postmalarica) wäre auch die occasio unbekannt, wenn man nicht ein vorher eingenommenes Mahl als occasio betrachten wolle.

In ähnlichem Sinne hat Ref. sich schon früher ausgesprochen[1]) und gegen die Annahme, daß die Hämoglobinurie der Malariker als einfache Chininvergiftung aufzufassen wäre. Die Hauptbedingung für das Zustandekommen der Hämoglobinurie der Malariker ist nach B. die spezifische Alteration der roten Blutkörper.

Eine scharfe Gegenüberstellung von Malaria chronica und Malaria-Kachexie wie bei Mannaberg fanden wir nicht bei M. und B., dafür erfahren die Folgekrankheiten und Komplikationen der Malaria eine ausführliche lichtvolle Behandlung, ebenso die Diagnose, Prognose, Prophylaxe und besonders die Therapie. Bei Diagnose sind auch die bekannten serumdiagnostischen Untersuchungen Monacos und Panichis erwähnt, aber in durchaus skeptischem Sinne hinsichtlich ihres diagnostischen Wertes.

Bei Besprechung der Chinininjektionen hätte Ref. gern die intramuskulären Chininjektionen von Chin. bimuriat. im Verhältnis von 1:3 bezw. :4 in die Glutäen ausführlicher erwähnt gesehen. Diese besitzen gegenüber den subkutanen Injektionen, welche leicht zur Hautnekrose führen, große praktische Vorteile, welche gerade dem Tropenarzte dieselben unentbehrlich machen dürften.

Nur einiges konnte aus der Fülle des Inhalts hier zur Besprechung herangezogen werden. Das Werk wird trotz der genialen Arbeiten Schaudinns seinen Wert behalten, und ist die Anschaffung auch dem Tropenarzt neben den Werken Mannabergs und Ruges zu empfehlen. H. Ziemann.

---

[1]) H. Ziemann: Über das Schwarzwasserfieber. Vortrag im Institut Pasteur. Pariser Kongreß 1900. Deutsch. med. Woch. 1900, Nr. 40.

Miramer, A. und Wolf, H. Über **Malariarezidive.** Blätter für klinische Hydrotherapie 1904, Nr. 3.

Verfasser benutzten die den Tropenärzten schon geläufige Erfahrung, daß Kältereize latente Malaria zu Rezidiven veranlassen, zum Hervorrufen solcher Rezidive, um die latente Malaria wirksam mit Chinin bekämpfen zu können. Die in der anfallsfreien Zeit in der Milz sich aufhaltenden Parasiten können durch hydrotherapeutische Prozeduren in den Körperkreislauf getrieben und im peripheren Blut leicht nachgewiesen werden. Abgesehen von dieser Wirkung der Hydrotherapie üben aber auch gewisse hydrotherapeutische Maßnahmen, z. B. lokale Fächerduschen auf einen bestehenden Milztumor einen heilenden Einfluß aus. 	Bassenge (Berlin).

Trypanosen und Schlafkrankheit.

Low, Georg, C. and Mott, Walker, F. The examination of the tissues of the case of sleeping sickness in a European. Brit. med. Journ. 30. IV. 1904.

Der unseren Lesern schon aus einer früheren Besprechung (vgl. Archiv Bd. VIII, Heft 6, S. 252) bekannte Fall von Schlafkrankheit bei einer Europäerin gelangte in Bristol durch Neill zur Obduktion. Über den Befund machen L. und M. Mitteilung, woraus das wichtigste hervorgehoben sei.

Die Inspektion ergab leichte Gelbfärbung der Haut und Conjunctiva. Kein auffallendes Ödem, nur über dem Schienbein bleibt Fingereindruck stehen. Decubitus über Kreuzbein, Crista iliaca und Trochanteren.

Gehirn: Calvarium unverändert. Dura normal. Bei Herausnahme des Hirns fließt etwas Blut und Cerebro-spinalflüssigkeit ab, das Infundibulum war auffällig eröffnet worden. Pia fein injiziert, Venen erweitert. Durch Fingerdruck ist die Injektion schwer zu entfernen, am deutlichsten ist sie über den Occipitallappen. Hirnwindungen scharf abgerundet, Furchen weiter als gewöhnlich, besonders rechts. Die größeren Sulci sind mit klarer Flüssigkeit gefüllt, die Hirnhaut über ihnen leicht getrübt. Circulus Willisii normal, kein Atherom. Basis im allgemeinen normal, nur die basale Lymphzisterne sehr stark gefüllt mit Injektionen über pons und medulla, keine Adhäsionen. Corpus callosum und fornix fest. Seitenventrikel erweitert und prall gefüllt. Ependym injiziert, Hirnsubstanz nicht erweicht. Makroskopisch sonst nichts Abnormes, ebensowenig am oberen Ende des Rückenmarks. Rückenmarkskanal wurde nicht eröffnet.

Thorax. Kleine Thymusreste, ein Paar dunkelrote kleine Lymphdrüsen hinter dem manubrium sterni. Die Lungen zeigen ältere Verwachsungen und Spuren einer frischen Pleuritis, im rechten Unterlappen sind die feineren Bronchien hyperämisch, Lungengewebe blaurot, fest, luftleer, nicht krepitierend, körnig auf dem Durchschnitt. Pericardium adhärierend, aber leicht ablösbar mit Ausnahme der Stelle über dem Ursprung der großen Blutgefäße. Die Herzklappen zeigen chronische fibröse Verdickungen, Herzhöhlen leicht erweitert, sonst nichts Besonderes.

Abdomen. In der Bauchhöhle keine Flüssigkeit. Am Bauchfell selbst nur leichte entzündliche Erscheinungen. Die Milz nimmt den oberen linken Quadranten der Bauchhöhle ein, überschreitet die Mittellinie um einen Finger breit und reicht nach unten bis einen Zoll oberhalb der Nabelhöhe. Vorderer Rand nur vom Omentum bedeckt. Die Milzschwellung ist eine gleichmäßige, die Ränder sind abgerundet, die Grube am hilus ist ausgefüllt. Milzkapsel etwas verdickt. Perisplenitis jedoch nur am oberen Ende sichtbar, wo das Organ durch ein Stroma Band von der Dicke eines kleinen Fingers aufgehängt ist. Auf dem Durchschnitt erscheint die Nierensubstanz etwas fest.

Die Oberfläche ist blaß, nadorchsichtig, die Trabekeln sind verdickt, Malpigbische Körperchen deutlich erkennbar, spärlich.

Die Leber ist vergrößert, fester als normal, Ränder abgerundet, Oberfläche glatt, läßt jedoch bei schärferem Zusehen feinkörnige Zeichnung erkennen. Substanz beim Einschneiden fest, Farbe dunkler als normal, Cirrhosis.

Nieren. Zäher und kleiner als normal. Rinden- und Marksubstanz von gleicher Farbe, Kapsel ziemlich schwer abziehbar, Oberfläche gekörnt.

Die Lumbarlymphdrüsen sind vergrößert und dunkelrot.

Knochenmark des linken Humerus blaßrot, leicht verfettet, im Schaft dunkelrot, leicht zerfließlich, kein gelbes Fett sichtbar.

Leider wurde die Rückenmarksflüssigkeit nicht auf Trypanosomen untersucht. Eine Woche vor dem Tode angefertigte und andere bei der Obduktion mit Herz- und Milzblut gemachte Blutpräparate zeigen keine Trypanosomen, die roten Blutkörperchen zeigen stark veränderte Form, einzelne lassen Kerne erkennen, relative Zunahme der großen mononuclearen Leukosyten. Sehr auffallend ist in allen Präparaten die große Zahl von Diplokokken, im Herzblute noch mehr als im Milzblute.

Mikroskopische Untersuchung der Gewebe. Zentralnervensystem. Pia-Arachnoidea sind mit großen und kleinen mononuclearen infiltriert, am deutlichsten dort, wo reichlich Cerebrospinalflüssigkeit vorhanden ist, im Kleinhirn und verlängerten Mark, weniger in der Rinde. Die kleinen Blutgefäße der Hirnrinde, besonders die Kapillaren sind an einzelnen Stellen erweitert, die Endothelkerne vermehrt. Das Blut in denselben zeigt fast überall einen Überschuß von mononuclearen Leukosyten, an einer Stelle sind Gruppen von polynukleären Zellen zu sehen. In der Umgebung der Gefäße ist die von Mott zuerst beschriebene mononucleare Infiltration sichtbar, welche als pathognomisch anzusehen ist und an einzelnen Stellen der Hirnrinde, sowie im Kleinhirn und der medulla oblongata sehr deutlich, wie eine Abbildung zeigt. Die Blutgefäße im verlängerten Mark und Rückenmark sind erweitert, zahlreiche frische kapillare Hämorrhagien sichtbar. Die Ganglienzellen in der Hirnrinde und medulla obl., weniger im Rückenmark, zeigen akute Veränderungen, welche wahrscheinlich als Koagulationsnekrose anzufassen sind, jedoch nicht alle und nicht in gleichem Grade. Deutliche Chromatolyse, die Nißlschen Körnchen sind entweder unsichtbar oder undeutlich und in ein staubförmiges Pulver verwandelt, wobei die Körnchen an den Verzweigungen fehlen, welche abgebrochen sind oder nicht die normale Form besitzen. Die Veränderungen werden als frische angesehen und wie die Kapillarhämorrhagien auf die toxische Beschaffenheit des Blutes und der Cerebrospinalflüssigkeit infolge der Diplokokkeninvasion zurückgeführt. Die Neurogliazellen sind aktiv gewuchert. Trypanosomen werden trotz sorgfältiger Durchsicht zahlreicher Schnitte weder in den Blutgefäßen noch in den perivaskulären Zwischenräumen des Zentralnervensystems gefunden. Einzelne der Leukosytenherde in den obersächlichen Schichten der Hirnrinde enthielten keine Diplokokken, sondern körnige Gebilde von verschiedener Größe, welche anscheinend die Ursache der entzündlichen Reaktion und möglicherweise degenerierte Trypanosomen sind. Ähnliche Gebilde waren in den perivaskulären Räumen der medulla obl. und Cerebellum erkennbar. Bei 500facher Vergrößerung sind diese rundlichen kleinen Körperchen nur undeutlich zu sehen, stärkere läßt jedoch auch keinerlei Differenzierung oder Struktur erkennen. Überall im Zentralnervensystem, sowie in den Organen und Geweben (Lymphdrüsen, Knochenmark, Lungen, Leber, Milz, Herz, nicht in den Nieren) waren nach Gram gefärbte Diplokokken sichtbar. Färbung nach Marchi ließ in Gehirn und Rückenmark zahlreiche frisch degenerierte Fasern erkennen. Der mikroskopische Befund des Nervensystems zeigt somit ähnliche Veränderungen, wie bei den an Schlafkrankheit gestorbenen Negern. Leber und Milz zeigten kein Malariapigment, die tubuli uriniferi der Nieren beginnende Koagulationsnekrose des Epithels, das Herz frische hämorrhagische Myocarditis infektiöser Natur mit zahlreichen Diplokokken und einem als totes Trypanosoma angesprochenen Gebilde, Perikarditis mit deutlicher mononuclearer Infiltration in der Umgebung der Blutgefäße. Die Verfasser beschränken sich auf die Mitteilung dieses Befundes ohne weitere kritische Beleuchtung und schließen mit der Frage: „Welche Rolle spielen die Diplokokken? haben sie ätiologische Bedeutung oder ist ihr Auftreten nur das Zeichen einer terminalen Infektion?"   M.

Hrempt et Wurtz. *Maladie du Sommeil expérimentale.* Mitt. an die Soc. de Biologie 28. III. 1904.

Auf Grund ihrer Übertragungsversuche von Trypanosomen auf Mäuse, Ratten, Meerschweinchen, Kaninchen, Hunde und Affen kommen die Verfasser in Übereinstimmung mit Dutton, Todd, Bruce und Nabarro zu der Überzeugung, daß die Trypanosomen der fieberhaften Trypanose und der Schlafkrankheit identisch seien. Die Schlafkrankheit bei den Tieren scheine einfache Septicämie mit Bildung eines Toxins zu sein, welches bei den geimpften Tieren Hypothermie, Milzschwellung u. s. w. hervorruft. Der Schlaf sei eine Folge der Hypothermie.   M.

Maxwell, Adams, Alex. *Trypanosomiasis and morbus dormitivus.* Brit. med. J. 16. IV. 1904.

Verf. macht darauf aufmerksam, daß er schon am 28. III. 1904 in derselben Zeitschrift die Hypothese aufgestellt habe, daß zwischen Schlafkrankheit und menschlicher Trypanose ein inniger Zusammenhang bestände, also vor Bekanntwerden der Beobachtungen von Castellani, Bruce u. a. w. Dazu habe er darauf hingewiesen, daß bei beiden Krankheiten 1. Schwellung im Gesicht, besonders der unteren Augenlider, flüchtig und einseitig aufträten, 2. Heiserkeit und Apathie beständen, 3. eine charakteristische Heiserkeit beobachtet werde. Letztere, von anderen Beobachtern nicht beschriebene, wahrscheinlich auf Ödem im Larynx zurückzuführende Erscheinung soll in früheren Stadium durch das veränderte Timbre der Stimme sich bemerkbar machen. Ferner soll nach M. der kranke Europäer wohl apathisch, aber nicht so schlafsüchtig werden wie der Neger. Letzterer soll dagegen weniger unter den anfänglichen Fieberanfällen leiden als ersterer.

Am Gambia kommt die Schlafkrankheit vor, die Tsetse scheint aber ganz zu fehlen, wofür auch der vorzügliche Gesundheitszustand der dortigen Pferde spricht. Es muß also noch an andere Fliegen als Krankheitsvermittler gedacht werden, auch Rattenbiß kommt in Frage.

Nabarro et Muratet. Vitalité du Trypanosome de l'anguille dans des sérosités humaines et animales. Soc. de Biol. Paris 20. II. 1904.

Die Vortragenden wiesen nach, daß Trypanosoma des Aales bei einer Temperatur von 36°—36,5° C. in menschlicher seröser Flüssigkeit zwei Tage am Leben erhalten werden kann, ferner daß Wasser die Trypanosomen des Aales und der Ratte tötet. M.

Kopke, Ayres. Bacteriologia e parasitologia tropical. A medicina contemporanea 15. V. 1904.

Aus dem Berichte über die im Studienjahre 1903—1904 an der Schule für Tropenmedizin in Lissabon ausgeführten Arbeiten verdienen besonders die Beobachtungen über die Schlafkrankheit Beachtung. Bei vier in Behandlung befindlichen Kranken wurden sorgfältige Untersuchungen über die im Blute bezw. in der Cerebrospinalflüssigkeit nachweisbaren Trypanosomen und Streptokokken angestellt und durch Übertragung auf Affen der Anteil zu ermitteln versucht, den erstere oder letztere an der Entstehung und dem Verlaufe der Krankheit haben.

Ein Cercopithecus sabaeus wurde am 5. XII. 1903 mit 15 ccm Cerebrospinalflüssigkeit eines Kranken, welcher am folgenden Tage starb, subkutan injiziert. Die Flüssigkeit enthielt Trypanosomen. Streptokokken waren in ihr weder mikroskopisch noch durch Kulturen nachzuweisen. Erst am 4. I. 1904 erschienen bei den Affen die ersten Trypanosomen im peripheren Blute und wurden zuletzt am 1. III. 1904 gesehen. Das Tier zeigt keinerlei Änderung seines Wohlbefindens. (War der Affe vor dem Experiment sicher frei von Trypanosomen? Ref.)

Ein zweiter Affe, ein Cercopithecus callitrichus weiblichen Geschlechts, wurde am 31. XII. 1903 subkutan mit 2 ccm Blut eines an Trypanose leidenden, noch lebenden Kranken geimpft. Am 15. I. 1904 konnten die ersten Trypanosomen im peripheren Blute gefunden werden und blieben bis 1. III., wo die letzte Untersuchung stattfand, vorhanden. Das Tier ist scheinbar etwas weniger aufgeweckt als früher, sonst normal.

Das dritte Versuchstier, wieder ein weiblicher Cercopithecus callitrichus, erhielt am 2. I. 1904 15 ccm Cerebrospinalflüssigkeit desselben Kranken subkutan injiziert. Am Tage der Infektion konnten keine Trypanosomen gefunden werden, sondern erst am 22. II. Im Blute des Affen jedoch, welche vorher negativen Befund ergeben hatten, traten Trypanosomen am 23. II. auf, ein Beweis, daß trotz der Unmöglichkeit, Trypanosomen in der Cerebrospinalflüssigkeit zu finden, der Versuch erfolgreich gewesen war. Der Affe zeigte keine Krankheitserscheinungen, seine Cerebrospinalflüssigkeit blieb frei von Trypanosomen. Der Zustand des Kranken selbst war stationär, abgesehen von Erregungszuständen, welche die Anlegung der Zwangsjacke nötig machten.

Im bakteriologischen Institute befindet sich ferner eine schon in dem

Berichte der portugiesischen Kommission erwähnte Kranke, welche, abgesehen
von Drüsenschwellung, geheilt zu sein schien, aber noch Trypanosomen im
Blute hatte. Bei dieser traten im Februar 1903 wieder die alten Erschei-
nungen auf gleichzeitig mit Trypanosomen in der Cerebospinalflüssigkeit.
Nach Einimpfung von Blut dieser Kranken auf einen Affen erschienen im
Blute des Versuchstieres keine Trypanosomen, dagegen Malariaparasiten. Der
Zustand der Kranken blieb schwankend, bis Ende Februar 1904 eine schwere
Verschlimmerung eintrat, welche am 10. III. den Tod herbeiführte. Im Blute
der Kranken konnten in den letzten Lebenstagen keine Trypanosomen mehr
entdeckt werden, wohl aber in der zentrifugierten Cerebrospinalflüssigkeit.
Die Obduktion ergab die bereits wiederholt beschriebenen Veränderungen.

Die Versuche zur Isolierung von Streptokokken aus den Säften der
Kranken und Gestorbenen ergaben kein befriedigendes Ergebnis.

Aus den Mitteilungen über den Unterricht im Institut gewinnt der Leser
das Bild einer vortrefflich geleiteten Anstalt.   M.

Pest.

Mitford Etkinson, J. The treatment of Plague by large doses of carbolic acid
    given internally. Lancet 1903, 12. September.

Der Verf. teilt aus Hongkong 6 Fälle von Pest mit, bei denen er durch
größere Dosen von ac. carbolic. (12 grains alle 3—4 Stunden) eine Besserung
nicht nur der Symptome, sondern auch der Krankheit erreicht haben will.
Neben der Karbolsäure wurden aber bei den einzelnen Kranken eine so große
Anzahl von andern Mitteln angewendet (Strychnin, Belladonna, Chinin, Digi-
talin u. a.), daß bei dieser Polypragmasie kaum jemand dem ac. carbolicum
die vom Verf. gerühmten Erfolge zuzugeben vermag. Über schädliche Folgen
der Karbolgaben wird nichts berichtet; von Nierenreizung und Exanthemen
fehlt jede Notiz.   J. Grober (Jena).

Thomson, Theodor. Über die Rolle der Ratten bei der Pest an Bord von Schiffen.
    Revue d'hygiène Tome XXVI, No. 2, 1904.

Die meisten derer, die in den letzten Jahren über diesen Punkt berichtet haben, sind heute darin einig, daß die Ratte das hauptsächlichste
Agens ist bei der Übertragung der Pest auf den Menschen, wenn nicht die
einzige Infektionsquelle, ausgenommen die Fälle pneumonischer oder septi-
kämischer Form.

Verf. beschäftigt sich nur mit der Pest an Bord und während der Jahre
1898 bis 1901. Seine Quellen sind offizielle Rapporte und die Berichte medizinischer und hygienischer Zeitschriften; jedoch sind sie meist nur unvollständig
und die Diagnose der Krankheit bei den Ratten nicht stets unzweifelhaft. Er
berichtet über 95 Schiffe, an Bord von welchen Pest allein beim Menschen
oder auch zugleich bei der Ratte sicher oder mit größter Wahrscheinlichkeit
aufgetreten ist.

1. Gefahr der Übertragung von Land an Bord durch pest-
kranke Ratten. Von 95 hatten 58 nur Menschenpest, 28 Ratten- und
Menschenpest, 9 nur Rattenpest (37 hatten also Rattenpest). Es scheint also

mehr der Mensch als die Ratte die Pest an übertragen. Von 1898—1901 verließen Bombay 3048 Schiffe, bei 16 fand man Menschenpest, bei 8 Ratten- und Menschenpest, bei 1 nur Rattenpest. In Bombay wird in Bezug auf sanitäre Maßregeln bei der Abfahrt der Schiffe der Rattenpest gar keine Aufmerksamkeit angewendet. Die Diagnose der Rattenpest ist andere oft unsicher. Meist handelt es sich nur um eine auffallende Sterblichkeit, häufig nur um eine mikroskopische Untersuchung, selten ist die Diagnose durch das Experiment bestätigt. Die abnorme Sterblichkeit kann aber auch andere Ursachen haben.

2. Gefahr der Übertragung an Bord von Ratte zu Mensch. In den 86 Fällen von Menschenpest ist nur 87mal eine bestimmte Angabe über den Gesundheitszustand der Ratten gemacht, und auch die vermehrte Aufmerksamkeit der letzten Jahre hat hierauf nicht viel Einfluß gehabt. Bei den 28 Fällen von Ratten- und Menschenpest ist eine positive bakteriologische Untersuchung nur in 7 Fällen vorhanden, bei den 9 Fällen von Rattenpest allein, in 6; zweimal fand nur mikroskopische Untersuchung statt. Man hat nun nie die Tatsache in Erwägung gezogen, daß ebensogut der Mensch die Ratte anstecken kann, und man hat aus der Existenz von ein oder zwei toten Ratten sofort den Schluß gezogen, daß an Bord Rattenpest gewesen und diese die Ursache der Menschenpest gewesen sei. Verfasser erörtert die Fälle des l'elbo (Marseille, 4. XII. 1901), Simla (Southampton, 13. III. 1901), Hiroshima-Maru (Yokohama, 8. VIII. 1901), Polis-Mitylene (Triest, 27. VIII. 1899), Carlisle-City (Diego-Suarez, 22. VI. 01), Patra (Pers. Golf, 26. III. 1898).

In den 56 Fällen von Menschen- und Rattenpest hatten 13 nur 1 Fall, 3 nur 2, 5 hatten 4, auf den 7 übrigen waren 5, 6, 7, 8, 9, 17, 23. Von den 13 mit 1 Fall hatten 6 eine Reisedauer von 20, 21, 23, 32, 35 und 40 Tagen. Die Highland-Mary hatte bei einer Reisedauer von 32 Tagen nur 1 Pestfall und eine ganz enorme Rattensterblichkeit. Ähnlich die Marienburg (40 Tage, 1 Matrose 2 Tage nach Ankunft krank an Pest, während der Reise und bereits in Buenos-Ayres Rattensterblichkeit). Verf. gibt dann noch eine Beschreibung der 9 Fälle von Rattenpest allein. Die Reisedauer war gewöhnlich sehr lange, und doch kam kein Fall von Menschenpest vor.

Die Gefahr der Übertragung ist demnach keine sehr große.

3. Gefahr der Übertragung von Bord an Land. Von den 28 Schiffen mit Menschen- und Rattenpest soll 4mal das Land infiziert worden sein (hiervon fallen 2 weg, wo dies sicher nicht der Fall war), wo Ascension durch den Centaure und Lourenço-Marques durch die Gironde, allein dies ist nicht sicher, und es bleiben noch andere Übertragungsmöglichkeiten.

Von den 9 Schiffen mit Rattenpest allein soll 1mal Land infiziert worden sein. Jedoch ist hier Rattenpest nicht sicher nachgewiesen. In der Mehrzahl hatte man die Ratten bei der Ankunft vernichtet, jedoch existieren auch Fälle, wo die Ladung ohne jede Vorsichtsmaßregel weiter befördert worden war.

Zudem wurde in Marseille gefunden, daß 5 % der Schiffe bei ihrer Ankunft Rattenpest an Bord hatten, jedoch nie einen Fall von Menschenpest; auch bevor man der Frage Aufmerksamkeit zuwandte, war nie Pest in Marseille weder bei Menschen noch bei Ratten (nur einmal eine leichte Rattenepidemie).

In England, das gar keine Maßregel gegen Rattenpest ergreift, war nur 4mal Pest (2mal Glasgow, 1mal Liverpool, 1mal Cardiff). Nur in Cardiff wurde Rattenpest konstatiert mit nur 1 Fall am Menschen.

Die Rolle, welche die Ratte bei der Pestübertragung spielt, ist demnach übertrieben, und diese Übertreibung könnte dadurch verhängnisvoll werden, daß sie uns veranlassen läßt, die anderen Übertragungsmodi zu studieren.

Vay (Bpen).

Bell, J. Eine neue Methode, Pestbazillen im Blute nachzuweisen. The british medical journal, 2258, 1904.

Verf. hat zahlreiche Pestfälle, meist am ersten oder zweiten Krankheitstage, untersucht, und stets Pestbazillen gefunden mit der von Ruß für die Malaria angegebenen Methode. Man muß nur die Blutschicht dünner und ausgedehnter machen als bei Malaria.

Vay (Bpen).

Ashburton Thompson. On the Etiology of bubonic plague; an epidemiological contribution. Lancet 1903, 17. Oktober.

Der Verf. sah in Neu-Südwales 2 Pestepidemien und glaubt auf Grund der dabei gemachten Beobachtungen, die er im einzelnen nicht beschreibt, die Infektion von Mensch zu Mensch durch Kontakt ausschließen zu können. Er hat darnach die seuchenpolizeilichen Maßnahmen und die Unterbringung der Pestkranken wesentlich leichter durchführen können, ohne Nachteil davon zu sehen. Dagegen ist er auf Grund seiner Erfahrungen der Meinung, daß zwischen der Pestsepticaemie der Ratten und der Menschenpest eine sehr nahe Beziehung besteht; die Bekämpfung der ersteren und die Fernhaltung der Tiere vom Menschen ist die Hauptaufgabe der Pestprophylaxe.

Die Übertragung der Pestbazillen von der Ratte auf den Menschen geschieht nach dem Verf. wahrscheinlich durch Flöhe, welche Hypothese vor einigen Jahren bereits von Simonds aufgestellt worden ist.

J. Gruber (Jena).

Verschiedenes.

Am 25. August fand in Köln eine von Goldmann-Brennberg einberufene Ankylostomum-Konferenz statt, welcher noch Tenholt-Bochum, Loos-Kairo, Wollering-Herzogenbusch, Lambinet-Lüttich, Herman-Mons und Belger-New-Castle-on Tyne beiwohnten.

Das Ergebnis dieses Austausches von Erfahrungen über die Verhütung und Bekämpfung der Wurmkrankheit ist zunächst nicht für die Öffentlichkeit bestimmt.

M.

1904.   **Archiv**   No. 10.

für

Schiffs- und Tropen-Hygiene.

Band 8.

I. Originalabhandlungen.

—

Über Chininprophylaxe in Neuguinea.

Von

Regierungsarzt Dr. **Wendland**, Herbertshöhe.

Amtlicher Bericht.

Zusammenfassung der aus Beantwortung der Fragebogen, betreffend prophylaktischen Chiningebrauch, sich ergebenden Resultate.

Von den weißen Bewohnern der Gazelle-Halbinsel in Neu-Pommern haben 41 die Fragen der ihnen eingehändigten Fragebogen, betreffend prophylaktischen Chiningebrauch, beantwortet. Von diesen 41 Personen gehören 3 dem Gouvernement, 3 der Neu-Guinea-Kompagnie und 35 der katholischen Mission an (25 Patres bezw. Laienbrüder, 10 Schwestern). Da von den letzteren 35 Personen ein großer Teil auf entfernten Stationen tätig ist, konnte Unterzeichneter nicht durch persönliche Rücksprache die gemachten Angaben kontrollieren oder ergänzen.

Bei Durchsicht der eingegangenen Antworten zeigt sich, daß die verschiedensten Arten prophylaktischen Chiningebrauchs angewandt sind. Nr. 17 und Nr. 33 kommen von vornherein nicht in Betracht, da sie Chinin nicht prophylaktisch, sondern nur beim Fieber zur Heilung desselben genommen haben. Nr. 30 hat nur jeden Monat einmal 0,5 g Chinin prophylaktisch genommen. Daß solche Prophylaxe völlig zwecklos ist, liegt auf der Hand.

Nr. 6 und Nr. 7 haben nur alle 14 Tage einmal 0,5 g Chinin genommen. Beide haben angeblich dreimal im letzten Jahre Fieberanfälle gehabt. Daß ein halbes Gramm Chinin, jede 2. Woche einmal genommen, keinen Nutzen haben kann, ist klar. Wenn Nr. 21, der ebenfalls angibt, nur alle 14 Tage einmal 0,5 g Chinin genommen zu haben, fieberfrei geblieben ist, dürfte dieses nicht auf Rechnung dieser Chinindosis zu setzen sein. Er wäre ohne dieselbe wohl auch fieberfrei geblieben, da es hier eine Anzahl von Weißen gibt, die, ohne prophylaktisch Chinin zu nehmen, längere Zeit hindurch vom Fieber verschont geblieben sind, so z. B. der Unterzeichnete 1 Jahr 7 Monate hintereinander; dann hat derselbe nach Überstehen eines mehrtägigen Fiebers, zu dessen Heilung 9,0 g Chinin gebraucht wurden, seit 5 Monaten trotz der jetzt ungesunden Jahreszeit kein Fieber mehr gehabt, ebenfalls ohne daß er prophylaktisch Chinin genommen hätte. Ähnliche Beispiele könnte ich mehrere anführen, besonders von Leuten, die bereits längere Zeit hier oder in Tropengegenden gelebt haben.

Nr. 36 (Bogen X) hat in den letzten 3 Monaten des Jahres 1903 jeden 10. Tag 0,5 g Chinin genommen und nicht weniger als 8 Malaria-Anfälle, teils vor, teils während der Prophylaxe gehabt. Es ist demnach diese Dosis von 0,5 g Chinin an jedem 10. Tage ebenfalls ganz ungenügend zur Verhütung von Malaria-Anfällen.

Das gleiche gilt von Nr. 11 (Bogen III), der jeden 9. Tag einmal 0,5 g Chinin genommen hat und 5 Fieberanfälle während der einjährigen Prophylaxe gehabt hat.

Ebenso unwirksam hat sich zur Verhütung von Fieberanfällen die einmalige Dosis von 1,0 g, in Zwischenräumen von 14 Tagen genommen, bei Nr. 5 (Bogen 1) gezeigt, der während dieser ein Jahr hindurch geübten Prophylaxe 2, angeblich leichtere, Malaria-Attacken gehabt hat.

Eine größere Anzahl von Personen (15) Nr. 1, 2, 3, 4, 8, 16, 19, 20, 28, 29, 31, 35, 39, 40, 41 hat 0,5 g Chinin wöchentlich einmal genommen. Die meisten derselben (Nr. 2, 3, 8, 16, 19, 20, 28, 29, 31, 36) sind der Ansicht, daß die Fieberanfälle nach dieser Dosis leichter verliefen und seltener geworden sind. Außer Nr. 4, 39 und 40 haben alle Fieberanfälle während dieser Prophylaxe gehabt, durchschnittlich 2—3 mal im Jahr; Nr. 41 sogar 4 mal Fieber und 2 mal Schwarzwasserfieber, übrigens der einzige Fall von Schwarzwasserfieber, der bei den 41 Prophylaktikern vorgekommen ist. Nr. 4, der angibt, während der das ganze Jahr hindurch geübten Prophylaxe fieberfrei geblieben zu sein, ebenso wie in 1¹⁄₂ Jahren vorher, hat nach Aussetzen der Prophylaxe im Januar 1904 einen heftigeren Anfall von Malaria (Tropica) gehabt, desgleichen Nr. 2 und Nr. 3. Nach den bei der Mehrzahl gemachten

Erfahrungen kann man nicht behaupten, daß die wöchentlich einmal genommene Dosis von 0,5 g Chinin einen wirksamen Schutz gegen Malaria bietet. Die von F. und A. Plehn empfohlene Prophylaxe, jeden 5. Tag 0,5 g Chinin zu nehmen, haben nur 4 Personen durchgeführt: Nr. 32 ein Jahr lang; Nr. 10 ½ Jahr; Nr. 34 drei Monate; Nr. 14 7 Wochen hindurch. Nr. 10 und Nr. 32 haben angeblich jeder 1 mal Fieber gehabt, auch Nr. 34, der keine genaue Angaben gemacht hat, scheint dergleichen Fieber gehabt zu haben. Nr. 14 ist trotz nur siebenwöchiger Prophylaxe fieberfrei geblieben. Da leider bei allen diesen Angaben fehlen, ob und wie oft Fieber vor dieser Prophylaxe aufgetreten sind, kann man Schlüsse in Bezug auf die Wirksamkeit dieser Methode aus den vorliegenden Angaben nicht machen.

Nr. 13, 15, 18, 25 haben wöchentlich 1,0 g Chinin genommen, Nr. 13 dieses mitunter in Dosen von je 0,5 g an 2 aufeinander folgenden Tagen. Nr. 13 und 15 sind dabei fieberfrei geblieben, obwohl Nr. 15 die Prophylaxe nur unregelmäßig durchgeführt hat. Nr. 18 hat 1 Jahr, Nr. 25 15 Monate regelmäßig in dieser Weise prophylaktisch Chinin genommen und ersterer dabei 4, letzterer 3 Fieber in diesem Zeitraum durchgemacht. Nr. 25, welcher seit 8 Jahren in den Tropen ist, und während eines 5 jährigen Aufenthalts in Ostafrika oft an Malaria gelitten hat, hat in den letzten 10 Monaten seit April 1903 regelmäßig jeden 9. und 10. Tag je 1,0 g Chinin prophylaktisch genommen (vergl. später) und ist seitdem völlig von Malaria-Fieber verschont geblieben. Schon dieser eine Fall — ich werde im folgenden mehrere anführen — beweist, um wieviel sicherer die Dosis von 1,0 g Chinin, an zwei aufeinander folgenden Tagen in größeren Zwischenräumen genommen, gegen Malaria schützt, als 1,0 g einmal und etwas häufiger.

Es sei mir gestattet, hier zu erwähnen, daß ich selbst i. J. 1894 vom Tage meiner Ankunft in Kaiser Wilhelmsland an, 5 Monate hindurch wöchentlich 1,0 g Chinin prophylaktisch ganz regelmäßig und zwar Abends 2—3 Stunden nach der Abendmahlzeit nahm (selbstverständlich beim und nach dem Fieber häufigere Dosen). Trotzdem erkrankte ich (wie damals dort jeder Weiße ausnahmslos) am 21. Tage nach meiner Ankunft zum ersten Male an Malaria-Fieber, 2 Monate später zum zweiten Male. Das beweist ganz klar,

30*

daß diese einmal wöchentlich genommene Dosis von 1,0 g
Chinin vor Malaria-Erkrankung nicht schützt. Wenn Nr. 13
und 15 hier bei dieser 1,0 g Prophylaxe vom Fieber verschont geblieben sind, beruht dieses vielleicht wie bei dem anfangs erwähnten
Nr. 21 auf Zufall. Vielleicht hat diese Prophylaxe — wöchentlich 1,0 g in einmaliger Dosis — bei mir damals den Erfolg gehabt,
daß ich seltener an Malaria erkrankte, als andere, die keine Prophylaxe gebrauchten und ungefähr alle Monat mindestens einmal
Fieber hatten.

Nr. 12 hat 0.75 g Chinin ein Jahr hindurch jeden 5. Tag genommen, hat trotzdem häufig an Malaria gelitten, wie er in der
Rubrik „Bemerkung" angibt, jedoch seltener als vorher.

Nr. 9 hat 0,75 g jeden 5. und 6. Tag „bei größerer Abspannung
oder nach anstrengenden Touren" genommen. Er hat nicht angegeben, ob er diese Prophylaxe regelmäßig durchgeführt hat. Er
hat kein Fieber gehabt.

Nr. 25, 26, 27, 37, 38 haben Chinin je 1,0 g jeden 9. und
10. Tag genommen. Von Nr. 25 erwähnte ich schon oben, daß
er auf diese Weise seit 10 Monaten von Fieber frei geblieben ist,
nachdem er vorher während einer 15 Monate hindurch mit wöchentlich 1,0 g Chinin geübten Prophylaxe dreimal an Malaria erkrankt
gewesen war. Ebenso ist Nr. 38, der in der Zeit vor der Prophylaxe sechs,
angeblich schwere, Fieberanfälle durchgemacht hat, während dieser
allerdings nur 4 Monate durchgeführten Prophylaxe trotz der ungesunden Jahreszeit gesund geblieben. Nr. 26 und 27 erkrankten
jeder angeblich zweimal an Malaria während dieser Prophylaxe,
gaben aber auf Befragen zu, jedesmal dann Fieber bekommen zu
haben, wenn sie die Prophylaxe versuchsweise einmal ausgesetzt
hatten. Daher kann bei diesen beiden von einer regelmäßigen
Durchführung der Prophylaxe nicht die Rede sein. Jedenfalls
haben beide, wie auch aus ihren Angaben hervorgeht, bevor sie
prophylaktisch Chinin nahmen, weit häufiger an Malaria gelitten.
Nr. 27 konnte zeitweise nur kleine Dosen Chinin nehmen, da sich
die Beschwerden der Schwangerschaft geltend machten. Nr. 37
hat angeblich 10 Malaria-Anfälle im Jahre 1903 trotz dieser
Prophylaxe gehabt. Zunächst stellte sich auf Befragen heraus,
daß die Kranke bei den Fieberanfällen stets zu wenig Chinin
genommen hatte, um eine gründliche Heilung der Erkrankung
herbeizuführen, und ferner trat regelmäßig ein neuer Fieberanfall auf, wenn versucht wurde, die Prophylaxe auszusetzen, was

öfter geschah. Daher ist auch hier von einer strengen regelmäßigen Durchführung der Prophylaxe keine Rede, und aus diesen beiden Gründen ist die Häufigkeit der Fieber erklärlich.

Es bleiben noch übrig Nr. 22, 23 und 24. Diese nahmen Chinin je 1,0 g jeden 8. und 9. Tag, Nr. 22 seit 15 Monaten, Nr. 23 seit 2½ Monaten Nr. 24 3¾ Monate hindurch. Nr. 22 litt, wie ich aus eigener Beobachtung weiß, in der Zeit vor der Chininprophylaxe häufiger (binnen 11 Monate sechsmal) an Malaria-Anfällen (meist Tropica), die stets sehr heftig auftraten, mehrere Tage anhielten und den Kranken sehr herunterbrachten. Nachdem er sich endlich entschlossen hatte, prophylaktisch in der erwähnten Weise Chinin zu nehmen, hat er nur einmal in 15 Monaten einen relativ leichten Fieberanfall gehabt und befindet sich zur Zeit in ausgezeichnetem, blühendem Gesundheitszustand.

Nr. 24 hatte im ersten Jahre seines hiesigen Tropenaufenthalts 5 Fieberanfälle. Dann fing er an regelmäßig prophylaktisch jeden 8. und 9. Tag je 1,0 g Chinin zu nehmen. Er blieb daraufhin fast 4 Monate fieberfrei, während er vorher alle 2 Monate mindestens einmal an Malaria erkrankt gewesen war. Sobald er Anfang Januar 1904 die Prophylaxe ausgesetzt hatte, bekam er von neuem Fieber (und zwar Tropica mit Quartana kompliziert). Nr. 23 gibt an, trotz der allerdings erst seit kurzer Zeit (2 Monate) geübten Prophylaxe zweimal an Malaria erkrankt zu sein. Auf Befragen stellte sich heraus, daß auch er (wie Nr. 37) beim Fieber zur Heilung desselben ungenügende Dosen Chinin genommen hatte, so daß die beiden während der Prophylaxe aufgetretenen Fieberanfälle als Rückfälle einer ungeheilten Malaria anzufassen sein dürften. Die Kürze der Beobachtung gestattete in Anbetracht dieses Umstandes keine weiteren Schlüsse auf die Wirksamkeit der Prophylaxe bei diesem Kranken.

Im Anschluß an diese von Europäern in Bezug auf die Chinin-Prophylaxe gemachten Angaben möchte ich hier die Erfahrungen erwähnen, welche ich mit der Chinin-Prophylaxe bei einigen Farbigen gemacht habe. Anfang März 1903 kamen nach längeren Irrfahrten 7 Männer und 2 Frauen im Alter von 20—35 Jahren nach Herbertshöhe, welche von einer kleineren Insel der westlichen Karolinen in der Nähe von Yap stammten und mit ihrem Kanoe verschlagen waren. Die Heimatsinsel dieser Leute war augenscheinlich malariafrei; denn sämtliche ohne Ausnahme erkrankten hier in den nächsten Wochen an Malaria-Fieber. Eine angeborene Immunität gegen

Malaria-Fieber bestand demnach bei diesen Leuten sicher ebensowenig, wie bei den Weißen. Vom Juli 1903 ab wurden alle (vorher waren es nur einzelne gewesen) in regelmäßige dauernde Chinin-Prophylaxe genommen in der Weise, daß sie jeden 9. und 10. Tag nachmittags 5 Uhr etwa eine Stunde vor der Abendmahlzeit je 1,0 g Chinin meist in Tabletten erhielten. Zwei von ihnen erkrankten dann nochmals aber leicht im August an Malariafieber, als die Prophylaxe wegen meiner Erkrankung — ich hatte damals keinen Heilgehilfen zur Unterstützung — einmal ausfiel. Vom Anfang September 1903 bis Anfang Februar 1904, als die Leute in ihre Heimat zurückbefördert wurden, kamen keine weiteren Erkrankungen an Malaria bei ihnen vor, trotzdem sich seit Dezember 1903 die Fieberanfälle bei den Farbigen in Herbertshöhe wieder häuften. Nachteilige Wirkungen des Chinins zeigten sich bei keinem von ihnen.

Gleiche günstige Resultate habe ich bei einer Anzahl chinesischer Zimmerleute hier gehabt, welche bei regelmäßiger Verabreichung von Chinin 1,0 g jeden 9. und 10. Tag während monatelanger Dauer dieser Prophylaxe von Fieber verschont blieben, aber zum Teil früher oder später erkrankten, wenn diese Chininprophylaxe ausgesetzt wurde.

Daß diese Art Prophylaxe nicht bei allen Farbigen des Gouvernements oder mindestens bei allen einmal an Malaria Erkrankten streng durchgeführt wurde, bezw. werden konnte, liegt daran, daß die meisten, oft 2 3 der Gesamtzahl, der zu Herbertshöhe gehörenden Leute auf Expeditionen, Abkommandierungen zum Wegebau, auf Schiffen, zu den Landmessern, auf anderen Stationen, zu Botengängen manchmal wochen- bis monatelang abwesend waren und daher an ihren Chinintagen fehlten. Der ganze Betrieb hätte leiden müssen, wenn auf diese Prophylaktiker Rücksicht genommen wäre. Ferner fanden fast täglich Neueinstellungen von Rekruten bezw. Arbeitern statt, auch wurden ebenso oft Gefangene eingeliefert, die vorher sämtlich auf Malaria mikroskopisch zu untersuchen, die Zeit fehlte, umsomehr, als Monate hindurch weder ein Heilgehilfe beim Gouvernement noch eine Krankenschwester dem Arzt zur Seite standen. Daher kamen häufig neben einzelnen Rückfällen auch Neuinfektionen vor, so daß es unmöglich war, hier diese Krankheit so auszurotten, wie es R. Koch in Stephansort bei einer größeren Anzahl farbiger Arbeiter in einer abgeschlossenen Pflanzung gelang.

Von den verschiedenen Methoden prophylaktischen Chiningebrauchs, welche überhaupt eine Aussicht auf Erfolg bieten, kämen
außer der von Koch empfohlenen, an 2 aufeinander folgenden Tagen
je 1,0 g Chinin zu nehmen, nur noch in Betracht: 0,5 g Chinin
jeden 5. oder jeden 4. Tag; 1,0 g Chinin jede Woche oder 0,5 g
an zwei aufeinander folgenden Tagen binnen einer Woche, eventuell
noch die, täglich 0,1—0,25 g Chinin zu nehmen. Letztere Art
prophylaktischen Chiningebrauchs ist ebenso wie die mit 0,5 g an
jedem 4. Tage hier nicht geübt, und stehen mir auch sonstige persönliche Erfahrungen hierüber nicht zu Gebote. Die außerdem hier
geübten Methoden der Chininprophylaxe mit kleinen, selten genommenen Dosen halte ich für durchaus zwecklos.

Die nur von 4 Personen geübte Prophylaxe nach Plehn (0,5 g
jeden 5. Tag) gestattet uns den sich ergebenden Resultaten keine
sicheren Schlüsse.

Die wöchentliche 1,0 g Prophylaxe schützt nicht vor Fieber,
wie die erwähnten Beispiele zeigen. Nr. 13 ist der einzige, der
bei einer ein Jahr lang durchgeführten Prophylaxe mitunter 0,5 g
Chinin an 2 aufeinander folgenden Tagen pro Woche genommen
hat, mitunter 1,0 g in einmaliger wöchentlicher Dosis. Er ist dabei
fieberfrei geblieben, hat aber nicht angegeben, ob er vor der Prophylaxe Fieber gehabt hat. Daher berechtigt diese eine Beobachtung
nicht zu allgemeinen Schlußfolgerungen. Ob diese Arten prophylaktischen Chiningebrauchs die Fieberanfälle tatsächlich seltener
machen, wie manche behaupten, ist aus den gemachten Angaben
nicht mit Bestimmtheit zu ersehen. Nach meinen persönlichen mit
den erwähnten Schiffbrüchigen und den Chinesen 5—6 Monate
hindurch gemachten Erfahrungen bin ich der Ansicht, daß die von
R. Koch vorgeschlagene Methode, an zwei aufeinander folgenden
Tagen Chinin je 1,0 g zu nehmen, bei weitem die beste und sicherste
ist. Für dieses Land (Neu-Pommern) dürfte die Dosis von 1,0 g,
an jedem 9. und 10. Tage genommen, in den meisten Fällen genügen,
um mit großer Wahrscheinlichkeit Schutz gegen Erkrankungen an
Malaria zu gewähren, was auch durch die ganz zuverlässigen Angaben von Nr. 25 und 38 bestätigt wird. An einigen besonders
ungesunden Plätzen, z. B. Rabaul im Simpsonhafen — Dempwolff
hat nachgewiesen, daß die Verbreitung der Malaria auf der Gazelle-
Halbinsel eine ganz verschiedene ist, daß sie an einzelnen Plätzen
relativ stark herrscht, während andere fast, oder wie Malupi, völlig
malariafrei sind — sind häufigere Dosen etwa an jedem 8. und

Nachweisung über prophy-

Laufende Nr.	Name	Schutzgebiet und Station	Dauer des		Chinin wurde prophylaktisch genommen				Wurde die Prophylaxe ganz regelmäßig durchgeführt?
			Tropenaufenthalt überhaupt	letzten Tropenaufenthalter von — bis	von	bis	in welcher Dosis	in welchem Zeitraum	
1	P. J. D.	D.-Neuguinea Vunapope	8 Jahre kein Urlaub	Ankunft 16. 11. 1895	Jan. 1903	Dez. 1903	0,5	jede Woche nicht immer am selben Tage	ja, nach Fieber od. größerem Anstrengungen etwas häufiger Dosen
2	P. M. B.	D.-Neuguinea Insel Watom	4 Jahre kein Urlaub	25. 7. 1899	„	„	„	jede Woche nicht immer am selben Tage	ja, nach größeren Anstrengungen häufigere Dosen
3	P. G. B.	D.-Neuguinea Insel Matupi	3 Jahre ohne Urlaub	8. 12. 1900	„	„	„	Nach 1 od. 2 Monaten wenn Fieber zu befürchten	nein
4	Br. P. W.	D.-Neuguinea Vunapope	5 Jahre kein Urlaub	Ankunft 7. 2. 1899	„	„	„	jede Woche	Nach dem Fieber größere Dosen
5	Dr. A. H.	„	3 Jahre kein Urlaub	Ankunft 8. 12. 1900	„	„	1	jede 2. Woche	„
6	Dr. J. K.	„	5 Jahre kein Urlaub	Ankunft 7. 2. 1899	„	„	0,5	„	
7	Br. H. M.	„	10 Jahre kein Urlaub	Ankunft 9. 6. 1893					
8	Bischof L. C.		18 Jahre (4 Urlaub)	8. 12. 09-25. 1. 04	0,5 jede Woche seit 18 Jahren, aber nicht immer am selben Tage				ja, mit wenigen Ausnahmen

laktischen Chiningebrauch.

Hat das Chinin in der angewendeten Form Beschwerden verursacht? welche?	Hat die Prophylaxe auf die schwere der Fieber einen Einfluß gehabt?	Zahl der überstandenen Erkrankungen						Jetziger Zustand		Bemerkungen
		während		vor		nach				
		der Prophylaxe								
		Mal. beh. W.	Mal. W.	Mal. beh. W.	Mal. W.	Mal. W.	Datum	Urteil		
nein	die Prophylaxe wurde fast regelmäßig seit 5 Jahren eingehalten. Seit 1898 kein schweres Fieber	3 leichte Anfälle im Jahre 1903					1. 1. 04	gesund		Chinin wurde meistens morgens vor dem Frühstück, zuweilen abends vor dem Abendessen, selten zu anderen Tageszeiten genommen.
ja, Kopfschmerzen jedoch erträglich	Anfälle seit der Prophylaxe leichter und kürzer, vorher mehrere starke Fieber durchgemacht	im Jahre 1901 zweimal heftiges Fieber in Matupi, Monat Juni, November. Im Jahre 1904 starke Tropica vom 6.—11. Januar in Vuna-Pope						im allgemeinen gesund		Chinin wurde meistens morgens vor dem Frühstück oder abends vor dem Essen eingenommen.
ja, Kopfschmerzen	im allgemeinen Fieber ausgeblieben	?			1					Das Chinin wurde genommen, wenn Fieber zu befürchten war, abends vor dem Schlafengehen. — Bei der Tropica erst nach einigen Tagen, morgens 4 Uhr, da die Temperatur immer 39,5 blieb. Sobald 39° erreicht war, wurde stationär genommen. Das Fieber kam aber wieder. Da wurde die ein Gramm Dosis wiederholt.
		zweimal leichtes Fieber, nur vom 15.—20. Januar 1904 Tropica ziemlich stark								
		2	—	—	1	—	—			
ja, Kopfschmerzen aber erträglich	seit 2½ Jahren (von) fieberfrei bis 6. 1. 1904	—		0 Anfall	1	—	—	gesund		Chinin wurde abends vor dem Essen genommen.
„	seit 8 J. mit wenigen Ausnahmen fieberfrei geblieben	2	2	kleine Anfälle						Chinin meistens morgens und bisweilen abends genommen.
ja, Kopfschmerzen jedoch erträglich	die Prophylaxe hat wenig Erleichterung gebracht	8	3	ziemlich starke Fieberanfälle. War in den ersten 8 Jahren fieberfrei				seit 2 Jahren häufig ermüdet		Chinin stets morgens genommen.
ja, wurde nervös	kein schweres Fieber gehabt	8	3	ziemlich starke Fieber. Vom 3.—8 Jahre kein Fieber gehabt						Teils morgens, teils abends Chinin genommen.
nein	in den 8 letzten Jahren 2 leichte Anfälle, in Europa einen schweren Anfall 1890 seither nicht mehr	2 leichte Fieber					25. 1. 04	gesund		Gewöhnlich morgens vor dem Frühstück, selten vor dem Abendessen. 2 jähriger Aufenthalt in Brit.-Neuguinea, 3 leichte Fieberanfälle von 1886—1888. Die Fieberanfälle scheinen einer Unregelmäßigkeit in der Prophylaxe zuzuschreiben zu sein.

Laufende Nr.	Name	Arbeits-gebiet und Station	Dauer des		Chinin wurde prophylaktisch genommen				Wurde die Prophylaxe ganz regel-mäßig durch-geführt?
			Tropen-aufent-halt überhaupt	letzten Tropen-aufent-halts von — bis	vom	bis	in welcher Dosis?	in welchem Zeitraum?	
9	J. E.	D.-Neo-guinea Takabur	6 Jahre kein Urlaub	Ankunft 6. 1. 1898	Jan. 1903	Dez. 1903	0,75	jeden 5. u. 6. Tag bei größerer Abspann-ung oder nach strammen Touren	—
10	J. v. B.	D.-Neu-guinea Korere	9 Jahre kein Urlaub	Ankunft 26. 1. 1902	Juni 1903	„	0,5	jeden 5. Tag	ja, nach Fieber häufigere Dosen
11	P. A. J.	D.-Neu-guinea Vuna-Pope	2 Jahre kein Urlaub	Ankunft Januar 1902	„	„	„	jeden 9. Tag	ja, nach Fieber
12	P. H. N.	D.-Neu-guinea Vuna-vavar früher Vuna-kompabi	6 Jahre kein Urlaub	Ankunft 5. 1. 1898	Jan. 1902	Dez. 1902	0,75	jeden 5. Tag	—
13	J. O.	D.-Neu-guinea Tavui (Birara-spitze)	2 Jahre kein Urlaub	Ankunft 26. 1. 1902	Jan. 1903	Dez. 1903		entweder jede Woche 0,5 0,5 oder 1,0 pro Woche	—
14	Br. Z. K.	Vuna-Pope Neu-	13 Jahre und 6 Monate	—	8. 9. 03	25. 9. 03	0,5	jeden 5. Tag	ja

Hat das Chinin in der angewendeten Form Beschwerden verursacht? welche?	Hat die Prophylaxe auf die Schwere der Fieber einen Einfluß gehabt?	Zahl der überstandenen Erkrankungen						Jetziger Zustand	Bemerkungen.
		während		vor		nach			Tageszeit des prophyl. Chininnehmens
		der Prophylaxe							
		Mal.	Sch. W.	Mal.	Sch. W.	Mal.	Sch. W.	Da- tum	Urteil	
Kopf- schmerzen mäßig	Verhinderung der Fieberanfälle	—	—	—	—	—	—	25. 1. 04	gesund	Meistens spät abends.
nein	Verminderung der Fieber- anfälle	1		kleines Fieber					„	Meistens abends Chinin genommen.
ja, Kopf- schmerzen jedoch er- träglich und allge- meine Er- müdung	Anfälle kürzer	5		Anfälle im Jahre 1903, worunter 2 schwerere					morgens nerven- leidend	Chinin wurde mor- gens vor dem Früh- stück und etliche Male vor dem Schlafengehen ge- nommen.
nein	„			häufige Malaria					gesund	Chinin gewöhnlich morgens genom- men. Bis seit 1903 in Vunavavar (176 m hoch) und habe seitdem sel- ten Fieber und nehme seitdem nur Chinin bei Ermü- dungen.
ja, große Er- müdung	—			Während der Prophylaxis kein Fieber gehabt					„	Chinin immer abends genommen.
ja, Kopf- schmerzen und große Ermüdg. u. Ohren- brausen	seit dem 3. 2. 03 bis 25. 12. 03 keinen Anfall mehr	0	0	0	0	1	0	19. 1. 04	ziemlich gut	Ich habe den Chinin morgens 7½ Uhr od. abends 8½ Uhr vor dem Schlafen- gehen, habe, wenn ich mich etwas kränklich fühlte 0,5 oder 1,0 g Chi- nin genommen.

Laufende Nr.	Name	Rehatagebiet und Station	Dauer des Tropenaufenthalts überhaupt	letzten Tropenaufenthalts von — bis	Chinin wurde prophylaktisch genommen von	bis	in welcher Dosis?	in welchem Zeitraum?	Wurde die Prophylaxe ganz regelmäßig durchgeführt?
15	K.	Neu-Pommern Vuna-Pope	3 Jahre	—	Juli 1901	Jan. 1904	1,0	unregelmäßig, wenn das Fieber nahte und dann je 1,0 3 Wochen lang	nein
16	P. G.	„	3 Jahre	10 Jahre	1868	1904	0,5	jeden 7. Tag	ja
17	A. U.	„	1 Jahr und 2 Monate	—	2. 2. 03	kein Chinin prophylaktisch genommen.	—	—	—
18	Br. G. A.	D.-Neu-guinea Vuna-Pope	2 Jahre kein Urlaub	Ankunft 26. 1. 1902	Jan. 1902	Dez. 1903	1,0	jede Woche	ja, nach dem Fieber höhere Dosen
19	Br. P. B.	„	4½ Jahre kein Urlaub	Ankunft vor 1900	„	„	0,5	„	„
20	Br. G. v. d. M.	„	2 Jahre kein Urlaub	Ankunft 16. 1. 1902	„	„	„	„	„
21	Br. A. T.	„	4 Jahre kein Urlaub	Ankunft 4. 7. 1899	„	„	„	jede 2. Woche	„
22	R. K.	D.-Neu-guinea Herberts-höhe	26 Monate	27. 11. 01- 27. 1. 04	Nov. 1902	Jan. 1904	1,0	jeden 8. u. 9. Tag	—

Hat das Chinin in der angewandten Form Bruch worden verursacht? welche?	Hat die Prophylaxe auf die Schwere der Fieber einen Einfluß gehabt?	Zahl der überstandenen Erkrankungen						Jetziger Zustand		Bemerkungen
		während		vor		nach				
				der Prophylaxe						
		Mal.	Sch. W.	Mal.	Sch. W.	Mal.	Sch. W.	Datum	Urteil	
nein, wenn Chinin mit Citronenwasser genommen, leichtes Ohrenbrausen u. leichte Ermüdung im Kopfe	seit Juli 1901 keinen Anfall mehr	—	0	1	—	0	0	19. 1. 04	ausgezeichnet	Lebe beständig mit 45 Schwarzen in einem Hause, von denen viele fieberkrank waren. Wenn das Fieber nahte, nahm ich gewöhnlich 1,0, ausnahmsweise 2,0, dann je 1,0 während 3 Wochen. Im Nordwest drohte fast alle 4—6 Wochen ein Fieber. Im Südost, ausnahmsweise.
ja, Ohrenbrausen u. Nervenzittern und Ermüdung	Ja, das Fieber wurde gewöhnlich verhindert	1mal Fieber 4 Monate lang		15	—	—	—	21. 1. 04	kläglich, bin schwindsüchtig infolge einer Brustfellentzündung, im J. 1893, 8 Rückfälle	Als ich anfangs im Schutzgebiete weilte, hatte ich 4 Monate Fieber, weil ich kein Chinin nahm. Dann nahm ich nach jedem Fieberanfall 1,0 Chinin, wie gewöhnlich genügte, um das Fieber hintanzuhalten usw. Ich nahm dann beständig jede Woche 0,5, oft auch zweimal 0,5 Chinin. So blieb ich ohne Fieber von 1846—1902. Im Jahre 1901—1903 habe ich einige Fieberanfälle gehabt.
Ohrenbrausen 9. 8. wiederverstärktes Fieber	—	2	—	—	—	—	—		Wenn ich kein Fieber hatte, fühlte ich mich ganz wohl	Ich habe das Chinin 1,0 g stets des morgens genommen.
nein	Abnahme der Fieberanfälle	4		leichte Fieber		—			gesund	Chinin stets morgens genommen.
„	„	2		leichte Fieber		—				
„	„	4		leichte Fieber		—				Chinin abends genommen.
„	„			mit 2 Jahren kein Fieber bis Ende Dezember						
„	fast gänzlich fieberfrei	1	0	6	0	0	0	27. 1. 04		Chinin wurde stets 6 Uhr morgens genommen.

Laufende Nr.	Name	Schutzgebiet und Station	Dauer des		Chinin wurde prophylaktisch genommen				Wurde die Prophylaxe ganz regelmäßig durchgeführt?
			Tropenaufenthalt überhaupt	letzten Tropenaufenthalts von — bis	von	bis	in welcher Dosis?	in welchen Intervallen?	
23	R. K.	O.-Neu-Guinea Herbertshöhe	1½ Jahre 23. 9. 03- 21. 2. 04	6 Monate	Ende Nov. 1903	Febr. 1904	1,0	teilweise jeden 7. u. 8. und jeden 8. u. 9. Tag	ja, nach Fieber häufigere Dosen
24	M. V.		17 Monate	vom 21. 9. 1902	12. 9. 1903	7. 1. 1904	„	jeden 8. u. 9. Tag unregelmäßig	ja
25	E. H.	Neu-Guinea Tobera	8 Jahre (excl. 2 Urlaub)	2 Jahre 26. 1. 02- 31. 1. 04	26. 1. 1902	26. 1. 1904	„	bis April 1903 jede Woche 1,0 später 9. u. 10. Tag	nicht immer, doch meist
26	E. B.	Neu-Guinea H'höhe	2½ Jahre überhaupt (1. Tropen-Aufenthalt)		Juni 1903	Dez. 1903	„	9. u. 10. Tag	ja, häufigere Dosen nach jedem Fieber

Hat das Chinin in der angewendeten Form Beschwerden verursacht? welche?	Hat die Prophylaxe auf die Schwere der Fieber einen Einfluß gehabt?	Zahl der überstandenen Erkrankungen						Jetziger Zustand	Bemerkungen
		während		vor		nach			
				der Prophylaxe				Urteil	
		Mal.	Schw. W.	Mal.	Schw. W.	Mal.	Schw. W.	Da-tum		

die Beschwerden waren erträglich (Taubheit)	bei der Kürze der Zeit läßt sich noch kein Urteil fällen	2	—	—	1	—	0	—	19. 2. 04	—	Chinin wurde stets früh zwischen 6 und 7 Uhr (außer bei Fieber) genommen. Die Fieberanfälle hielten teilweise mehrere Tage an, ohne daß die erreichte Temperatur (mit einer Ausnahme als höher als 89—39,3°) erheblich herunterging.
ja, Taubheit, Zittern in den Gliedern, bis zur Arbeitsunfähigkeit. Bei Gebrauch von Bromkali geringere Wirkungen	anscheinend ja, denn die trotz durchgeführter Prophylaxe am 9.—10. 1. 1904 und am 11.—13. 1904 aufgetretenen Fieber waren heftigerer Natur als alle vorherigen	—	—	5	—	1	—	20. 2. 04	gesund	V. litt vom 8.—13. Januar 1904 an einer Tropica, die mit Quartana kompliziert war. Dr. W.
ja, Kopfschmerzen, Ohrensausen und Gliederzittern	Nach 9. u. 10. Tag Einnahme des Chinins kein Fieber mehr. Die 5 Fieberanfälle traten im Jahre 1902 auf, während wöchentlich nur 1,0 g Chinin genommen wurde	3	0	—	—	—	—	31. 1. 04		Das Chinin wurde um 6 Uhr morgens genommen.
ja, etwas Kopfschmerz	Bei Anfällen nach dem Juni, Temperatur niedriger, Fieberanfälle von längerer Dauer	2	0	0	0	0	0	15. 2. 04	recht gesund	Bei Den.-Anfall 4 Tage gleich hohe Temperatur mit heftigen Gliederschmerzen u. Kopfschmerzen, wohl mit verursacht durch zu vieles Ausgesetztsein in der Sonnenhitze. Chinin wurde stets früh 6 Uhr auf leeren Magen genommen.

während des 2. Jahres seines bisherigen Aufenthaltes darf jede 2 Monate

Laufende Nr.	Name	Schutz- gebiet und Station	Dauer des		Chinin wurde prophylaktisch gegeben				Wurde die Prophylaxe ganz regel- mäßig durch- geführt?
			Tropen- aufent- halts überhaupt	letzten Tropen- aufent- haltes von — bis	von	bis	In welcher Menge?	in welchem Zeitraum?	
27	Frau L. B.	Neu- Guinea H'höhe	2 Jahre (1. Tropen- Aufenthalt)		Aug. 1903	Febr. 1904			im Aug. u. Sept. 1,0 g. Okt., Nov., Dez. in un- regelmäßigen Quanten = 0,5, 0,75 g je nach Befinden, da häufige Er- brechen infolge Schwan- gerschaft! im Aug. u. Sept. regel- mäßig am 9. u. 10. Tag, Okt., Nov., Dez. oft nur alle 14 Tage wegen häu- figer Erbrechen. — Im Jan./Febr. alle 8 Tage = 0,5 g
28	Schw. O. de B.	D.-Neu- Guinea Vuna- Pope	7 Jahre 6 Monate kein Urlaub	27	Nov.	Jan.	0,5	jede Woche	ja, nur nach Fie- ber hän- figere Do- sen
29	Schw. B.	Neupom- mern Vuna- Pope	3 Jahre	—	Febr. Juni	Juni Jan.	„ „	jeden 5. Tag jeden 5. Tag	ja, ausge- nommen nach 2ma- ligen Fie- beranfäl- len in 4 Tagen 4 g
30	Schw. A.	„	5 Jahre	—	Sept.	—	„	jeden Monat	ja, zur bei Fieber häufigere Dosen
31	Schw. L.	„	3 Jahre	—	Jan.	Jan.	„	jede Woche	ja, nur nach Fie- ber hän- figere Do- sen
32	Schw. H.	„	12 Jahre	—	Jan. 1903	Jan. 1901	„	jeden 5. Tag	ja, nach Fieber häufigere Dosen
33	Schw. A.	„	12 Jahre	—	Dez.	Jan.	—	—	nur nach Fieber 0,5
34	Schw. Ph.	„	7 Jahre	—	1. Febr. Mai	1. Mai Juli	0,5 „	jeden 5. Tag jeden 3. Tag	ja, nur nach Fie- ber in 2 Tagen 3 g
35	Schw. K.	„	3 Jahre	—	Febr. Juni	Juni Jan.	„ „	jeden 5. Tag alle 14 Tage	ja, nur nach Fie- ber 8 g in 3 Tagen

Hat das Chinin in der angewendeten Form Beschwerden verursacht welche?	Hat die Prophylaxe auf die Schwere der Fieber einen Einfluß gehabt?	Zahl der überstandenen Erkrankungen						Jetziger Zustand		Bemerkungen
		während		vor		nach				
		der Prophylaxe								
		Mal.	Rch. W.	Mal.	Rch. W.	Mal.	Rch. W.	Datum	Urteil	
zu viel diarrhöeartigen Stuhlgang an den Chinintagen	Anfälle milder und von kürzerer Dauer; Schwächezustand nach dem Fieber nicht so markiert, als bei früheren Anfällen	2	0	7	0	0	0	15. 2. 04	gesund (enceinte)	Großer Appetit, besonders nach Chinintagen. Chinin wurde stets früh 6 Uhr auf leeren Magen genommen.
—	Anfälle seit Beginn der Prophilaxe leichter	6 Tage	—	—	—	—	—	—	gesund	Manchmal morgens, manchmal abends.
ja, leichte Kopfschmerzen	„	1	—	—	—	—	—	22. 1. 04	„	Das Chinin wurde abends genommen.
nein	—	1	—	—	—	—	—	22. 1. 04	„	Abends.
—	—	1	viel	—	—	—	—	22. 1. 04	kein Fieber	Unbestimmte Zeit.
—	Anfälle seit Beginn der Prophylaxe leichter	1	—	—	—	—	—	22. 1. 01	gesund	Abends.
—	—	—	—	—	—	—	—	22 1. 04		Abends.
—	Anfälle seit Beginn der Prophylaxe leichter	?	7 Tage	—	—	0	0	22. 1. 04	gesund	Meistens abends.
—	„	1	—	1	—	—	—	22. 1. 04	kein Fieber	Abends.

Laufende Nr.	Name	Schutz- gebiet und Station	Dauer des		Chinin wurde prophylaktisch genommen				Wurde die Prophylaxe ganz regel- mäßig durch- geführt?
			Tropen- aufent- halte überhaupt	letzten Tropen- aufent- halten von — bis	von	bis	in welcher Dosis?	in welchem Zeitraum?	
36	Schw. E.	D.-Neu- Guinea Vuna- Pope	1 Jahr	Ankunft Nov. 1902	Okt. 1903	Jan. 1904	0,5	jeden 10. Tag	ja, nach Fieber
37	Schw. Cl.	„			2 Monate nach jedem Fieber		1,0	am 9. u. 10. Tag	ja
38	J. E.	Ratogor Neu-Pom- mern	2 Jahre	—	Nov. 1903	Febr. 1904	„	„	„
39	R. S.	Livuan	15 Mo- nate	—	Nahm Chinin nur, wenn ich stark müde war, oder vor Expedition, nur 0,5, und nur abends — im Durchschnitt jede Woche				
40	V. D.	„	8 Jahre	—	Jede Woche 0,5				
41	J. N.	Neu- Mecklen- burg Ulapulur	14 Mo- nate	—	Jan. 1903	Febr. 1904	0,5	jeden 8. Tag	ja

9. Tage nötig, bieten dann aber auch einen fast sicheren Schutz, wofür Nr. 22, auch 24, eklatante Beispiele sind. Nachteilige Folgen habe ich bisher bei keinem diese Methode Ausübenden gesehen.

Hat das Chinin in der angewendeten Form Beschwerden verursacht welche?	Hat die Prophylaxe auf die Schwere der Fieberanfälle einen Einfluß gehabt?	Zahl der überstandenen Erkrankungen			Jetziger Zustand	Bemerkungen
		während	vor	nach		
		der Prophylaxe				
		Mal. Sch.W.	Mal. Sch.W.	Mal. Sch.W. Datum	Urteil	
nein	Anfälle leichter	8 Anfälle im Jahre 1903			gesund	Chinin wurde morgens vor dem Frühstück und etliche Male vor dem Schlafengehen genommen.
ja, Kopfschmerzen	Anfälle seltener und leichter	10 Anfälle im Jahre 1903			Nervenleidend	„
ja, Kopfschmersen, Blasenschmerzen, Schmerzen beim Urinieren	keine Anfälle	0	0	6 schwere — 1. 2. 04	gesund	—
nein	Bekam nie Fieber, nachdem ich Chinin genommen	Die ersten 6 Monate nahm ich nie Chinin und hatte alle 25 Tage starkes Fieber bis 41,7° 1—2 Tage lang. Zahl der Fieber: 7		8. 3. 04	gesund und wohl	Seit ich meine Methode befolge und nur 0,5 Chinin nehme, wenn ich glaube, Fieber bekommen zu können, also seit 7 Monaten ungefähr alle Wochen einmal, habe ich kein Fieber mehr gehabt.
Ohrensausen,	nie	Fieber, jedoch nach dem ersten Jahre schwere Dysenterie, während welcher kein Chinin genommen wurde		8. 2. 04	gesund	—
nein	—	4	2 1	1 —	9. 2. 04	etwas kränklich	Letzte sechs Monate habe ich in Neu-Pommern verbracht. Die Krankheitsfälle fallen in diese Periode.

Voraussetzung ist dabei aber in jedem Falle, daß ein vor Beginn der Prophylaxe etwa durchgemachter Fieberanfall mit genügend großen und mehrere Tage lang genommenen Chinindosen gründlich

ausgeheilt wird, und daß zweitens die Prophylaxe ganz regelmäßig
durchgeführt wird.

Ich empfehle für gewöhnlich Kranken, die von einem Fieberanfalle wieder hergestellt sind, im ersten Monat jeden 8. und 9. Tag,
später jeden 9. und 10. Tag je 1,0 g Chinin prophylaktisch zu
nehmen.

Aber man wird hier auch in jedem Falle individualisieren, auf
die Konstitution, besonders bei Frauen, auf den Wohnsitz und
Wohnung des Kranken, seine Lebensverhältnisse, ob er durch seinen
Beruf Infektionen besonders ausgesetzt ist, ob er oft an Fieber
vorher erkrankt ist und anderes Rücksicht nehmen müssen.

Die Erfahrung hat mich gelehrt, daß zu ganz strenger Durchführung dieser Prophylaxe nach Koch sich hier nur relativ wenige
Europäer entschließen können, weswegen der Erfolg dann öfter
ausbleibt.

Keinen, der dieses Prinzip des Chiningebrauchs 1,0 g an zwei
aufeinander folgenden Tagen, durchgeführt hat, weder von Weißen
noch von Farbigen, habe ich an Schwarzwasserfieber erkranken
gesehen. Wohl aber konnte ich bei sämtlichen 9 Fällen von
Hämoglobinurie, welche ich seit dem 1. Januar 1903 in Behandlung gehabt habe, durch Befragen feststellen, daß die
Betreffenden ihre dem Schwarzwasserfieber vorangegangenen häufigen Malaria-Anfälle stets nur mit zu wenigen und ganz ungenügenden Chinindosen 0,5 g, 0,25 g, einzelne nur mit 0,1 g Chinin
behandelt hatten. Auch schon in früheren Jahren hatte ich dieselbe
Erfahrung gemacht, daß gerade diejenigen, welche angeblich immer
aus Angst vor Schwarzwasserfieber zu kleine Dosen Chinin nahmen,
die nicht genügen ihre Malaria zu heilen, dann meist nach zahlreichen vorangegangenen Fieberanfällen plötzlich an Hämoglobinurie erkranken. Fast immer (8 von obigen 9 Fällen) sind diese
Leute, welche auf weit entfernten Stationen wohnen und den Rat
des Arztes daher nur sehr selten in Anspruch nehmen. Dieses gilt
auch von Nr. 11, dem einzigen von den Prophylaktikern, welcher
angibt, zweimal an Schwarzwasserfieber gelitten zu haben. Seine
ein Jahr hindurch angeblich durchgeführte Prophylaxe von nur
0,5 g Chinin jeden 8. Tag hat ihn nicht vor 2 Anfällen von
Hämoglobinurie geschützt.

Ich bin überzeugt, daß das gefürchtete Schwarzwasserfieber
auch hier verschwinden wird, wie es nach Külz in Kleinpopo
(Togo) (Archiv für Schiffs- und Tropenhygiene, Band VII, 1903)

bereits ein Jahr hindurch geschehen ist, wenn diejenigen, die
häufig an Malaria-Fieber zu erkranken pflegen, die von R. Koch
vorgeschlagene Prophylaxe streng durchführen.

Was die Beschwerden anbetrifft, die das Chinin verursacht hat,
so geben merkwürdigerweise nicht weniger als 10 Personen an, daß ihnen
Chinin schon in einmaliger Dosis von 0,5 g genommen, Kopfschmerz,
meist allerdings nur mäßigen, verursacht hat; einige wollen außerdem
Ermüdung nach 0,5 g spüren, einer auch noch Zittern und Ohrensausen, wobei allerdings in Betracht kommt, daß dieser seit Jahren
an chronischer Lungentuberkulose leidet und überhaupt nach 15 jähri-
gem, fast ununterbrochenem Tropenaufenthalt etwas nervös ist.
Auch die meisten anderen dieser Prophylaktiker dürfte vielleicht
ihr längerer Tropenaufenthalt etwas empfindlich gemacht haben.

5 geben an, nach 0,5 g Chinin keine Beschwerden zu spüren,
einige haben die Frage nicht beantwortet. Auf Dosen von 0,75 g
Chinin reagiert einer mit Kopfschmerzen, einer hat keine Beschwerden.
Nach Dosen von 1,0 g Chinin hat Nr. 22, der seit 15 Monaten
die stärkste Prophylaxe mit 1,0 g an jedem 8. und 9. Tag mit
bestem Erfolg durchgeführt hat, keine Beschwerden, obwohl er das
Chinin um 6 Uhr Morgens nüchtern genommen hat. Dieses beweist,
daß ein junger Mann, der keineswegs übermäßig kräftig ist, ohne
irgend welche Nachteile Chinin in dieser Dosis längere Zeit hindurch vorzüglich vertragen kann. Die anderen (10), welche Chinin
in dieser Dosis von 1,0 g allerdings auch bei leerem Magen genommen
haben, klagen ausnahmslos teils über Kopfschmerz, Ohrensausen bis
zur Taubheit? (Nr. 23), über mehr oder weniger Ermüdung und
Zittern (der Hände) bis zur Arbeitsunfähigkeit (Nr. 24). Nr. 27
hält das Chinin für die Ursache diarrhöeartiger Stuhlgänge, Nr. 38
gibt ihm Schuld an Blasenbeschwerden.

Das von Ziemann gegen die Chinin-Beschwerden empfohlene
Bromkali wurde von einigen mit bestem Erfolg genommen, andere
spürten angeblich Linderung der Beschwerden nach demselben, nur
in einem Falle wurde jede Wirkung desselben bestritten. Es wurde
meist in Lösung (1,0 g auf ein Eßlöffel Wasser) ½ Stunde nach
der Chinineinnahme gegeben. Wiederholt wurde mir von Frauen
angegeben, was in den Fragebogen nicht zum Ausdruck gebracht
ist, daß Chinin in Dosen von 1,0 g zur Zeit der Menstruation genommen, die Blutungen außerordentlich verstärke und längere Zeit
anhalten ließ, so daß viele bei der Periode Chinin nur in kleineren

Dosen nehmen können. Extractum Hydrastis Canadense fluidum zeigte sich hierbei von sehr guter Wirkung.

Die Tagesstunde, um welche Chinin prophylaktisch genommen wurde, war teils die frühe Morgenstunde vor dem Frühstück, teils geschah es Abends vor der Abendmahlzeit oder einige Stunden nach derselben. Ich gab aus äußeren Gründen, besonders in den letzten Monaten, den erwähnten Farbigen das Chinin fast ausnahmslos um 5 Uhr Nachmittags, etwa eine Stunde vor dem Abendessen. Der Erfolg war der gleiche wie bei dem am Morgen um 7 Uhr verabfolgten. Das Wichtigste scheint zu sein, daß Chinin auf leeren Magen genommen wird und nicht, wenn derselbe mit Speisen gefüllt ist, da es dann eine intensivere und schnellere Wirkung entfaltet.

Der eventuellen Einführung einer allgemeinen obligatorischen Chininprophylaxe kann ich für Beamte des Bismarck-Archipels nicht das Wort reden. Einesteils haben wir hier, wie schon erwähnt, Plätze, die fast oder völlig frei von Malaria sind, andererseits gibt es in und bei Herbertshöhe eine ganze Anzahl von Europäern, die wie z. B. auch der Unterzeichnete, so selten und dann auch nur leicht an Malaria erkranken, daß man ihnen eine regelmäßige zwangsweise Chinin-Einnahme nicht gut zumuten kann. Die isolierte Lage einzelner Beamten- (und anderer Europäer-) Wohnungen auf freiliegenden 50—70 m hohen Hügelkuppen trägt viel dazu bei, die Gefahr einer Malariainfektion zu verringern. Man muß hier unter allen Umständen in jedem Falle individualisieren. Für diejenigen, die häufiger, mindestens alle 2—3 Monate einmal an Malaria erkranken und dabei noch mit anderen Weißen in einem Hause zusammenwohnen, wäre allerdings eine regelmäßig durchgeführte Prophylaxe eine notwendige Forderung. Ebenso befürworte ich dieselbe durchaus bei Weißen, die in der notorisch ungesunden Jahreszeit (Dezember bis Mai) neu ins Land kommen. Aber ich glaube, man wird hier, wenn auch vielleicht etwas langsamer als durch Zwang, durch Überredung und mit Hinweis auf solche, die die Prophylaxe mit bestem Erfolge gebrauchen, dahin kommen, auch anfänglich Widerstrebende für den Gebrauch der Prophylaxe zu gewinnen.

Direkte Zwangsvorschriften, deren genaue Ausführung zu kontrollieren manchen Schwierigkeiten begegnen dürfte, würden nach meiner Erfahrung einzelne erbittern und von vornherein zum Widerstand reizen.

Bis jetzt herrscht hier für die Durchführung einer Prophylaxe

bei der Mehrzahl der Europäer allerdings noch wenig Sympathie,
weil eben die meisten nur relativ selten an Malaria erkranken und
es vorziehen, lieber einmal einen Fieberanfall zu riskieren, als sich
den Beschwerden einer Prophylaxe zu unterziehen, trotzdem die
günstige Wirkung des Dromkali in Bezug auf die unangenehmen
Nebenwirkungen des Chinius in der Regel anerkannt wird. Diejenigen aber, welche 1—2 schwere Fieber durchgemacht haben,
unterziehen sich der Prophylaxe nach Koch auf den Rat des
Arztes fast immer ohne Widerstreben, üben dieselbe jedoch oft aus
Lässigkeit unregelmäßig oder nur kurze Zeit (4 Wochen) aus, so
daß mitunter ein eklatanter Erfolg ausbleibt. Hier wäre vielleicht
ein kleiner moralischer Druck seitens des hiesigen Vorgesetzten
der Betreffenden am Platze und auch genügend wirksam zur Erreichung des Zwecks; auch würde sicher sehr viel zur Erleichterung
einer strikteren Durchführung der Prophylaxe beitragen, wenn die
Beamten vor ihrer Aussendung schon in der Heimat eine kurze,
eventuell gedruckte Belehrung über Entstehung und Verhütung
des Malaria-Fiebers erhielten, wie es bereits in der Konferenz über
Einführung einer obligatorischen Chininprophylaxe in Berlin am
18. Juni 1902 geplant ist.

Nach diesen Prinzipien wird es hier meiner Ansicht nach ohne
Zwang allmählich sicher gelingen, die Malaria-Anfälle bei Beamten
auf ein geringes Maß zu beschränken, und vor allem Schwarzwasser-
fieberanfälle, die bei Beamten schon jetzt sehr selten sind, ganz
zu vermeiden. Es wäre nur zu wünschen, daß die Leiter der
hiesigen Plantagen, großen Firmen und der Missionen ebenfalls in
dieser Weise handelten. Wie unglaublich sorglos und fast sträflich
leichtsinnig, besonders von letzterer Seite, mitunter verfahren wird,
zeigt das Beispiel einer in Sydney ansässigen Missionsgesellschaft.
Dieselbe schickte im vergangenen Jahre 2 junge Missionare ohne
irgend welche medizinische Belehrung und geeignete Ausrüstung
nach einer notorisch von Malaria stark heimgesuchten größeren
Insel des Archipels, eine neue Missionsstation dort zu gründen.
Das Wohnhaus wurde am Fuße einiger Hügel mitten zwischen
Sümpfen hingesetzt. Nach 6 Monaten war einer der beiden Missionare gestorben, wie der Überlebende meinte, an einem Magenleiden,
bis ihm, der auch erkrankt war, ein Kapitän eines anlaufenden
Segelschiffes sagte, daß er an Malaria litte und Chinin nehmen
müsse. Der Missionar, der von der Existenz dieser Krankheit
anscheinend zum ersten Male hörte, nahm Chinin in einmaliger

Dosis von 0,1 g natürlich ohne Erfolg, behandelte sich dann weiter mit Senfpflastern nud Magentinkturen, bis ihn nach einigen Wochen ein anderes vorbeifahrendes Segelschiff schwerkrank nach Herbertshöhe mitnahm. Eine ihm unterwegs vom Kapitän gegebene Chinindosis rief Schwarzwasserfieber hervor, und so traf der gleichzeitig an Skorbut schwer leidende Mann hier ein. Es gelang hier, ihn so weit herzustellen, daß er ohne Lebensgefahr mit dem nächsten Postdampfer nach Sydney zurückgeschickt werden konnte. Man sollte meinen, daß nach den Erfahrungen der berüchtigten Marquis de Itay'schen Expedition nach Neu-Mecklenburg Ende der 70er Jahre so etwas jetzt nicht mehr möglich sein sollte.

Was endlich die Art der anzuwendenden Chinin-Prophylaxe betrifft, so bin ich durchaus für eine, bei welcher Chinin an 2 aufeinander folgenden Tagen genommen wird. Ob dieses nun der 8. nud 9. Tag oder der 9. und 10. Tag ist, ob die Dosis je 1,0 g oder 0,75- 0,5 g (bei Frauen) betragen soll, das möge den Umständen nach der ortsansässige Arzt in jedem einzelnen Falle nach den vorliegenden Verhältnissen bestimmen.

Bewiesen ist jedenfalls für mich, was die von Külz in Klein-popo gemachten Erfahrungen bestätigen, daß diese von Koch zuerst vorgeschlagene Methode

1. nicht nur den wirksamsten Schutz gegen Malaria-Erkrankungen bietet,

2. daß sie vielleicht zwar Beschwerden, aber selbst längere Zeit durchgeführt, keine nachteiligen Folgen für einen sonst gesunden Organismus hat,

3. daß sie zur Verminderung, wenn nicht vollständigen Verhütung der mit am meisten gefürchtetsten Krankheit unserer Kolonien, des Schwarzwasserfiebers, viel beitragen dürfte.

Ein Beitrag zum Studium der Ätiologie der Beriberi.

Von

Dr. Francisco Fajardo, Rio de Janeiro.

(Zweiter medizinischer Kongreß, abgehalten von amerikanischen Ärzten
lateinischer Zunge in Buenos Ayres.)

Im April 1898 machte ich in Rio de Janeiro in der dortigen
Medizinischen National-Akademie die Mitteilung, die ich durch Vor-
zeigen von Präparaten bekräftigte, daß ich in einem bestimmten
Hämatozoon die Ursache des Beriberi entdeckt zu haben glaubte.
Meine Arbeit wurde bald darauf im Zentralblatt für Bakteriologie,
Parasitenkunde und Infektionskrankheiten, No. 15 u. 16 unter dem
Titel „Von der Hämatozoarie der Beriberi und deren Pigment" ver-
öffentlicht und endete mit der folgenden Zusammenfassung:

a) Im Blute von Beriberikranken findet sich ein Hämatozoon,
das bis jetzt noch nicht beschrieben worden ist.

b) Der betreffende Parasit findet sich ebenso wohl im Blute,
als in den inneren Organen des Menschen.

c) Der Parasit des Beriberi erzeugt ein Pigment.

d) Die einzelnen Entwicklungsphasen des Parasits ähneln denen
des Hämatozoon der Malaria.

Im Jahre 1900 veröffentlichte ich im Zentralblatt in den
Nummern 7 und 8 unter der Überschrift „Die Hämatozoarie des
Beriberi im Gehirn" das Resultat meiner Untersuchungen, die beweisen, daß der Parasit des Beriberi ebenso wie das von ihm gebildete Pigment sich in den Capillargefäßen des Gehirns finden,
leicht erkennbar an frischen Präparaten, wenn man ein kleines
Stückchen Gehirn zwischen Objektträger und Deckgläschen zerdrückt
und ohne zu färben untersucht.

Am 6. August 1900 hielt ich in Paris, bei Gelegenheit des
XIII. internationalen medizinischen Kongresses, in der Sektion für
Bakteriologie und Parasitologie einen dritten Vortrag: „De l'héma-

tozoaire du Beriberi", in dem ich, ebenfalls auf Grund meiner Präparate, wiederum die Aufmerksamkeit der Kollegen auf den leichten
Nachweis der Haematozoen iu den Capillargefäßen des Gehirns lenkte.

Da das Resultat meiner Studien noch nicht nachgeprüft worden
ist, und da andererseits diese Krankheit eine enorme Bedeutung
für die Tropenländer hat, wo sie mit Vorliebe die Seelente befällt,
schien es mir zweckmäßig, die folgende neue Mitteilung zu veröffentlichen, die zur Aufhellung der bis jetzt so dunkeln Ätiologie
des Beriberi beitrageu mag.

In der Tat, um sich ein Urteil über den augenblicklichen
Stand unserer Kenntnisse, was den Beriberi angeht, zu bilden,
genügt es, die Worte Hamilton Wrights in seiner Arbeit vom
Jahre 1902 zu zitieren: An inquiry into the etiology and patho-
logy of beriberi, wo er sagt: „Probably there is no disease whose
etiology is so much a matter of speculation as that of beriberi.
Certainly there is no disease whose literature when read leaves in
so great a state of mental confusion". Noch am 7. Dezember des
vorigen Jahres sagte der berühmte Patrik Manson in der London
School of Tropical Medizin bezüglich des Beriberi, man dürfe die
Hoffnung noch nicht aufgeten, daß es gelingen werde, Licht in
diese wichtige und geheimnisvolle Krankheit zu bringen, „that most
important and mysterious disease beriberi".

Meine gegenwärtige Arbeit bezieht sich vorzugsweise darauf,
was in den Kapillargefäßen des Gehirns vor sich geht, und ich bin
in der Lage, anschließend an meine früheren Publikationen, noch
einige neue Fälle anzuführen, die geeignet sind, meine früheren
Schlußfolgerungen zu bekräftigen.

Bei der Besichtigung des cortex cerebri fällt nichts besonderes
auf, nur an einigen Stellen scheinen punktförmige Blutungen stattgefunden zu haben. Erweichungsherde sind nicht bemerkbar. Die
graue Substanz erscheint etwas dunkler. Frische Schnittpräparate,
oder zwischen Objektträger und Deckglas zerquetschte Hirnfragmente,
lassen die Gehirnkapillaren sehr gut erkennen und zeigen in typischen
Fällen von Beriberi hier und dort Pigmentkörnchen; die letzteren
finden sich bald isoliert, bald bilden sie kleine Konglomerate, bald
stellen sie sich deutlich in Form von Parasiten dar. Dasselbe läßt
sich, wenn auch schwieriger, in der weißen Substanz nachweisen.
Wie ich in früheren Arbeiten dargetau habe, läßt sich Identisches
in den Schuiten nach ihrer Einschließung und Färbung nach den
bekannten Methoden erkenuen.

Ich habe die feste Überzeugung, daß man die anatomisch pathologische Diagnose des Beriberi sofort durch Untersuchung eines frischen Stückchens Gehirnrinde machen kann. Es ist aber notwendig, bei solchen Studien, daß die Fälle klassische und akute Fälle von Beriberi seien: denn sicherlich gibt es viele dem Beriberi ähnliche Krankheiten, die leicht mit ihm verwechselt werden können, was namentlich in Militärschulen und Gefangenenanstalten u. s. w. vorkommt.

So war es mir leicht, in einem Falle, der von Pará kam, und bei dem Beriberi diagnostiziert worden war, im Hospital „Misericordia" durch das Auffinden von Gameten im Blute, den Irrtum in der Diagnose aufzudecken.

Ich beschäftige mich seit dem Jahre 1893 mit dem Studium des Beriberi und suche möglichst die klimatischen Bedingungen, die die Krankheit begünstigen, kennen zu lernen (Estudo necrographico do beriberi com relação a meteorologia no Rio de Janeiro 1894), ebenso wie seine klinische Diagnose. Wenn ich demnach diesen Worten sechs klinische Beobachtungen folgen lasse, so leitet mich dabei die Absicht, vier Fälle davon anzuführen, bei denen ich den Parasiten und das Pigment im Gehirn nachweisen konnte, ferner einen Fall, wo sich der Parasit in großer Menge im Blute der Milz vorfand, und endlich einen Fall, bei dem es sich um eine Verwechselung von Nephritis mit Beriberi handelte. Stets suchte ich möglichst den Verdacht auf eine paludöse Infektion bei meinen Fällen auszuschließen, und meine Beobachtungen und Untersuchungen beziehen sich auf Kranke, deren Krankengeschichte ich dem Krankenhause von Copacabana entnahm, respektive ihre Militärpapiere, mit den darin enthaltenen Notizen über frühere Krankheiten, benutzte. Schon in früheren Arbeiten ließ ich mich über die mikrochemischen Eigentümlichkeiten des Pigments beim Beriberi aus, und verzichte deshalb an dieser Stelle auf eine Wiederholung, indem ich nur noch betone, daß ich mit größter Sorgfalt Veränderungen, die von paludöser Infektion herrühren konnten, ausschloß. Was die Herkunft dieses Pigments anlangt, das heißt, ob es von einem hämolytischen Prozeß herstammt, sei er akut oder chronisch — wie er bei der tropischen Hämoglobinurie und bei der Ankylostomie vorkommt, — oder ob es durch das Auffressen der roten Blutkörperchen durch den Parasiten des Beriberi entsteht, analog der Entstehung des Melanins, des Pigmentes der Malaria, ist noch nicht sicher festgestellt. Nach meinen Studien muß ich annehmen, daß das

Pigment, wenigstens teilweise von der Verdauung der roten Blutkörperchen durch die genannten Parasiten herrührt, während der
hämolytische Prozeß erst gegen das Ende der Krankheit zu auftritt.
Daß Pigment in der Haut angetroffen wird, ist bekannt. Nach
Kölliker wird es, ohne direkt erkennbare Ursache, in der Milz aufgefunden, und selbst unter bestimmten Umständen in der Leber.
Bei einem akuten Anfall von Melanie findet man das Pigment:
a) in den Parasiten, b) in gewissen Zellen des typischen Bindegewebes der Leber, in den Parenchymzellen der Milz, und gelegentlich in den Kernen der Endothelien der Kapillargefäße an den verschiedensten Stellen des Körpers, wie im Gehirn, der Leber, den Nebennieren u. s. w. nach Daniels (Studies in Laboratory Work 1903).
Abgesehen von den genannten Verhältnissen, fand ich das Pigment,
wie ich es schon beschrieben habe, nur noch bei Beriberi, und zwar
in acht typischen Fällen dieser Krankheit, von denen ich unten fünf
Beobachtungen beschreiben werde. Ich fand hier das Pigment in den
Kapillargefäßen des Gehirns, und zwar in den Endothelien, selten
außerhalb derselben. Niemals gelang es mir Pigmentthromben zu
entdecken (andere Beobachter sprechen von aus Parasiten bestehenden Thromben), die beim Sumpffieber vorkommen.

Ich glaube also, daß, wenn auch der Beriberi zuweilen klinisch
Analogien mit der Malaria aufweist, und wenn auch ätiologisch
Ähnlichkeiten existieren mögen, es sich doch um zwei Krankheiten
handelt, die getrennt werden müssen, und die spezifisch völlig unabhängig voneinander sind.

Die Theorien, die die Ursache der Beriberi zu erklären be-
zwecken, sind zahlreich. Bemerkenswert unter ihnen ist die Theorie
von der Stickstoffentwicklung, die Kollsche Arseniktheorie, die
Miura'sche Theorie, nach der in Fäulnis übergegangene Fische eine
Rolle spielen sollen, die Eykman'sche Reistheorie, die Theorie von
der Vergiftung durch Miasmen, die Theorie von der bazillären
Infektion, die Theorie Voortbuis's und Glogners von der Infektion
durch Plasmodien etc. Wenn ich demnach diese Mitteilung mache,
die sich auf Tatsachen stützt, welche durch Abbildungen illustriert
sind, so bezwecke ich damit die Aufmerksamkeit der Gelehrten zu
erregen, damit eine Nachprüfung dessen stattfände, was ich gefunden und gezeigt zu haben glaube.

Beobachtung I. — Euclides Francisco dos Anjos, brasilianischer
Marinesoldat, Schiffsjunge, 20 Jahre alt, heller Mulatte, von der
brasilianischen Marine, kam in das Lazarett für Beriberi-Kranke

der Marine, das sich in Copacabana befindet, trat daselbst am
23. Dezember 1903 mit der Diagnose Beriberi oedematosus-paralyticus ein, und starb am 2. Januar 1904.

Der Kranke hatte Oedem an den unteren Extremitäten, eine
stark prononcierte Tachycardie und vergrößerte Leber und Milz.
Er hat die Krankheit zum erstenmal und erzählt, daß er vor acht
Tagen erkrankt sei, nachdem er in der Festung Villegnignon auf
Befehl in ein Rohr hineingekrochen sei, um es zu reinigen.

Aus seinen Militärpapieren geht hervor, daß er Schiffsjunge
bei der Marine war, und im Jahre 1899 die Nummer 136 inne
hatte. Am 26. März 1903 wurde er wegen Desertierens nach
Villegnignon gebracht. Am 23. Dezember desselben Jahres erhielt
er die Freiheit zurück, kam aber schon am 30. Dezember wegen
Beriberi nach dem Lazarett, wo er am 2. Januar, wie gesagt, ver-
starb. Dieser Fall ist ein akuter Fall von Beriberi, man könnte
ihn sogar nach Scheubes Einteilung wegen seines rapiden Verlaufs
als pernizlös bezeichnen.

Beobachtung II. — Der brasilianische Seesoldat Manuel Fur-
tado Euzebio, 20 Jahre alt, von weißer Hautfarbe, wurde vom
Marinehospital dem Lazarett für Beriberikranke in Copacabana
überwiesen am 5. Januar 1904 und starb am folgenden Tage an
Beriberi, an einer Mischform (Beriberi oedematosus-paralyticus).
Als Patient ins Lazarett eintrat, war sein Befinden sehr schlecht,
er hatte Erbrechen u. s. w., kurzum, er wies den Symptomenkomplex
auf, den die Japaner mit „shyoshin" bezeichnen, die unteren Extremitäten waren stark ödematös und außerdem bestand sehr prononcierte Tachykardie.   .

Dieser Kranke war im Jahre 1901 Schiffsjunge und hatte die
Nummer 159. Im Juni kam er nach Villegnignon; im November
kam er auf den Kreuzer „Republica", von wo er wegen Kondylome
am 9. November 1903 in das Marinehospital geschickt wurde. Von
hier wurde er am 5. Januar 1904 nach Copacabana gebracht, woselbst seine Krankheit ihren exitus letalis am 6. Januar nahm, wie
schon gesagt. Es handelte sich folglich um einen Fall von akutem
Beriberi nach Hamilton Wright, oder nach Scheube um einen
casus hydro-atrophicus, mit völlig sicherem Ausschluß von Malaria.

Beobachtung III. — Der Soldat Pedro Machado von der Abteilung der Seesoldaten, von schwarzer Hautfarbe, 26 Jahre alt.
Patient war wegen Desertierens bestraft und am 12. Dezember 1903
in einen Kerker geworfen worden, wo er am 9. Januar 1904 er-

krankte. Nachdem er nach Copacabana gebracht worden war,
starb er daselbst am 11. desselben Monats.

Patient sagt aus, daß er die Krankheit zum ersten Male habe.
und daß er ungefähr seit einem Monate krank sei. Er will die
Krankheit im Quartier des Bataillons der Marineinfanterie bekommen haben. Patient kann nur schlecht gehen. Seine Beine
sind stark angeschwollen, der Patellarreflex vermindert, ohne indessen
in den Gastrocnemiis Myalgie zu haben. Der Verdauungsapparat
funktioniert sehr schlecht. Patient hat keinen Appetit und die
Zunge ist belegt. Es besteht Erbrechen und Patient sagt, daß ihn
dies schon seit einigen Tagen quäle. In der Magengegend fühlt
Patient Druck und Beklemmung, selbst wenn er nur flüssige
Nahrung zu sich nimmt. Der Kranke leidet au Stuhlverstopfung.
Es fällt die Tachykardie und die lauten Herzgeräusche auf. Das
Gesicht ist ödematös geschwollen, besonders an den Augenlidern.
Die Untersuchnug des Urins ergibt Eiweißgehalt. Der Kranke ge-
stebt, daß er Mißbrauch mit Alkohol treibe und getrieben habe.
Fieber hat der Patient weder, noch hat er es gehabt.

Der Krankenbericht ergibt als Diagnose: Beriberi oedematosus-
paralyticus und Nephritis. Was die Anwesenheit der Hämatozoae
anlangt, die ich für Beriberi als eventnell anführe, so blieb in diesem
Falle die Untersuchung sowohl des Bluts als der Kapillargefäße des Gehirns erfolglos. Ich glaube deshalb, und auch wegen des Krankheitsverlaufs, daß es sich hier eher um einen Fall von Nephritis handelte.

Beobachtung IV. — Der Soldat Nicolar de Souza Cortez.
Überzähliger Heizer 3. Klasse, am 25. Januar 1903. Er kam am
18. November desselben Jahres auf den Krenzer „Repnblica", von
wo er wegen Beriberi am 21. Januar 1904 nach dem Lazarett in
Copacabana geschickt wurde, um daselbst am 25. desselben Monats
zu sterben.

Der Kranke hatte die Krankheit zum dritten Male. Er sagt.
daß er seit einem Monat krank sei und die Krankbeit auf dem
Krenzer Republica acquiriert habe, von wo er jetzt komme. Er
kann noch ziemlich gut gehen. Auf den Fußspitzen kann er nur
schlecht gehen, auf den Fersen gar nicht. Er klagt über Para-
thesie in den Beinen, die stark ödematös sind. Der Patellarreflex
und die Schmerzempfindung in den Beinen sind aufgehoben. Es
besteht Myalgie in den Gastrocnemiis, jedoch nicht sehr ausgesprochen.
Die Hände sind parenthetisch; der Dynanometer ergibt das folgende
Resultat: Rechte Hand 80—27, linke Hand 70—25. Patient

hat weder Fieber, noch hat er es gehabt. Die Verdauungsorgane funktionieren sehr schlecht; der Patient hat Appetitmangel und seine Zunge ist belegt. Er hat während der Nacht einmal erbrochen, nachdem er ein Abführmittel genommen hatte. Es besteht weder Diarrhöe noch Stuhlverstopfung. Der Kranke beklagt sich über Schmerzen im Epigastrium, die sich bei Druck vermehren. Die Leber ist etwas geschwollen, die Milz ist normal. Es besteht leichte Tachykardie. Die Untersuchung des Harns ergab am 22. Januar geringe Spuren von Albumin.

Beobachtung V. — João Valeasar de Andrade, Heizer 3. Klasse, von weißer Hautfarbe. 18 Jahre alt, kommt vom Kreuzer „Riachuele", war zuerst im Marinehospital und wurde am 21. März 1898 um 7 Uhr nachts in das Krankenhaus in Copacabana gebracht, wo er am 29. desselben Monats um 7 Uhr morgens an Beriberi starb, und zwar an einer Mischform (hydro-atrophicus).

Er gab an, daß er den Beriberi jetzt zum zweiten Male auf seinem Schiffe acquiriert habe. Die unteren Extremitäten sind oedematös. Patient geht mit Anstrengung. Er war während 24 Tagen im Marinehospital in Behandlung, bevor er nach Copacabana kam. Die Leber ist vergrößert. Es bestehen Gastralgie und Erbrechen. Um 2 Uhr nachmittags am 25. März hatte er 38° C. Am 26. um 7 Uhr 30 Minuten morgens hatte er 37° C. und das Erbrechen und die Dyspnoë dauerten fort. Es besteht Stuhlverstopfung. Sein Zustand fährt am 26. um 6 Uhr abends fort, sich zu verschlimmern: Erbrechen, Dyspnoë, Gastralgie, Pulsus filiformis, Kälte der Extremitäten. Es werden zwei Injektionen von Koffein und eine von Morphium gemacht. Patient gibt an, daß er wenig uriniere. 27. März 1898: Das Erbrechen erfolgt in größeren Zwischenräumen, Urin etwas reichlicher, Allgemeinbefinden sehr schlecht. 28. März 1898: hat die Nacht besser verbracht, Erbrochen hat aufgehört, hat etwas geschlafen, die Dyspnoë hat nachgelassen, Harnsekretion vermehrt. Am Abend desselben Tages verschlimmerte sich abermals der Zustand des Kranken, das Erbrechen nahm zu, und der Kranke starb am folgenden Morgen.

Informationen aus den Militärpapieren des Verstorbenen: João Valeasar de Andrade war Heizer und als solcher im Jahre 1895 eingestellt. Am 14. Dezember 1897 meldete er sich auf dem Kreuzer „Audrada" krank und kam mit Beriberi behaftet ins Marinehospital. Er wurde von da nach dem Lazarett in Copacabana gebracht, von wo man ihn am 16. Februar 1898 als geheilt ent-

ließ. Am 26. Februar erkrankte er neuerdings auf dem Kreuzer
„Riachuelo" an Beriberi, wurde nach dem Marinehospital gebracht
und von da nach dem Lazarett in Copacabana, wo selbst er, wie
gesagt, am 29. März starb.

Dieser Beriberifall mit schnellem Verlauf ist sehr instruktiv,
denn bei der Untersuchung des Blutes während der Krankheit fand
sich derselbe Parasit, der dann später bei Gelegenheit der Autopsie
massenhaft im Milzblut gefunden wurde, wie die Abbildung zeigt.
Da ich mich mit dem Sumpffieber seit vielen Jahren in meinem
Vaterlande beschäftige und sogar der erste war, der in Brasilien
das Hämatozoon Laverans demonstriert hat, glaube ich versichern
zu können, daß in den besprochenen Präparaten keine der drei
Hauptformen der Malariaparasiten vorkamen (febris tertiana, quartana et perniciosa). Der gefundene Mikroorganismus war ein neuer.

Beobachtung VI. — José Scabra, Schiffsjunge, 22 Jahre alt,
von gelber Hautfarbe, vom Kreuzer „Barroso", zugeschickt vom
Marinehospital, kam ins Lazarett in Copacabana am 14. April
1896 um 7 Uhr abends und starb am 6. Mai desselben Jahres um
5 Uhr nachmittags. Die Diagnose war Beriberi oedematosu-
paralyticus.

Die unteren Gliedmaßen des Kranken waren stark ödematös.
Das Dynamometer zeigte 60 an. Patient klagte über Schmerzen in den Muskeln der Beine, die enormes Ödem aufwiesen,
das sich auch auf das Gesicht und die oberen Extremitäten
ausbreitete. Es besteht etwas Dyspnoë und der Kranke kann nur
mit Schwierigkeit gehen. Am 24. waren die Ödeme unverändert,
trotz entsprechender Behandlung. Der Kranke beklagt sich über
starke Gastralgie und den „Beribergürtel". Es stellt sich Erbrechen
ein. Am 1. Mai befand sich Patient etwas besser und das Erbrechen war weniger häufig. Am 6. Mai beklagt sich der Kranke
über Schlaflosigkeit, hat Dispnoë und weist Zeichen von Bronchitis
auf. Sein Zustand ist fortgesetzt sehr schlecht und schließlich tritt
der Exitus ein, wie schon gesagt, am 6. Mai. Wegen des fortgesetzten Gebrauchs von Abführmitteln konnte die Menge des ge-
lassenen Harns nicht gemessen werden. Nachdem ich so die
Krankengeschichte des Verstorbenen gegeben habe, führe ich jetzt
noch an, was die Militärpapiere aussagen.

Informationen aus den Militärpapieren Nr. 690 der brasilianischen Marine (ehemals kaiserliche Marine) vom 2. März 1887.
Patient war damals 13 Jahre alt. Am 20. März 1888 kam Patient

auf die Marineschule in Ceará. wurde am 10. Juni krank und
wurde am 19. Juni 1888 gesund aus dem Hospital entlassen, kam
wieder in ärztliche Behandlung wegen verdorbenen Magens am
24. August 1889 und wurde gesund entlassen am 5. September.
Am 26. Mai 1890 wurde Patient auf das Wachtschiff „l'aguagua"
versetzt, kam dann am 2. Juni desselben Jahres auf die Marineschule zurück und von dort wurde er auf dem Transportdampfer
„Madeira" nach Rio de Janeiro geschickt, wo er am 7. August
der brasilianischen Marine einverleibt wurde. Im Juni 1892 reist
er an Bord des euglischen Dampfers „Sorata" nach New-Castle,
wo er sich auf dem Kreuzer „Tiradentes" einschifft, mit welch
letzterem er am 16. November heimreist. Am 7. Juni 1893 desertierte er, wurde gefangen eingebracht am 19. Juli, und kam am
15. November auf die „Parnahyba". Er wurde im Oktober und
Dezember des Jahres 1895 und im Januar 1896 bestraft. Im
ganzen erhielt er 11 Tage Arrest wegen Vergehens gegen die
Disziplin. Am 13. April 1896 kam er wegen Beriberi in das
provisorische Lazarett. Am 1. Mai trat er wiederum in das Lazarett ein, wurde aber am 9. gesund daraus entlassen. Am 11. Mai
erkrankte er wieder, um am 13. Juni 1896 geheilt entlassen zu
werden. Am 20. Juli verließ er mit seiner Division Rio de Janeiro,
wohin er am 23. Juni zurückkehrte. Am 25. November kam er
nach Villegnignon. Am 1. April 1897 wurde er zusammen mit
seiner Division nach Bahia geschickt, wo er am 8. ankam. Am
6. Juni wurde er mit 8 Tagen Arrest wegen Vergehens gegen die
Disziplin bestraft. Im Juli wurde er noch 7 weitere Male bestraft.
Am 1. August 1897 trat er in das Marinehospital in Bahia wegen
Beriberi ein, als gerade diese Krankheit auf dem Kreuzer „15 de
Novembro" herrschte, zu dessen Besatzung er gehörte. Am 10. September wurde er geheilt entlassen und am 14. nach Villegnignon
geschickt. Am 15. trat er in das Lazarett in Copacabana ein, wo
er am 25. entlassen wurde. Am 21. Oktober kam er auf den
Kreuzer „Barroso", um schon am 4. April 1898 im Marinehospital
wegen Beriberi aufgenommen zu werden. Am 6. starb er daselbst. Dieses ist wiederum ein typischer Fall von Beriberi, bei
dem das Sumpffieber absolut keine Rolle gespielt hat.

„Leishman-Donovan bodies" in Ceylon.

By

Dr. Aldo Castellani,

Director of the Bacteriological Institute Colombo (Ceylon).

To my knowledge the Leishman-Donovani bodies have been so far found only in cases with well marked features of Tropical Spleno-megaly. It may be then of some interest the observation of these bodies in a case in which such symptoms were practically absent, the case being probably at the very beginning of the disease.

David Saram, Singhalese — male, age 20 — was for a few days in the General Hospital of Colombo under care of Dr. Sinnatamby. The patient was affected with lobar pneumonia and showed all the usual symptoms of the disease. Died on the 4th May 1904 at 6 a. m. I held the post mortem examination at 11.45 a. m. of the same day. The body is in a fairly good state of nutrition. — No cutaneous eruptions, no bedsores. Rigor Mortis present.

Thoracic Viscera: Parietal pericardium has a normal appearance. Pericardial fluid not increased -- The heart is slightly enlarged — valves normal. — Right lung healthy. — The whole lower lobe of left lung is consolidated, airless, the pleural surface shows a fibrinous exudate, cut surface is dark red and has a granular appearance.

Abdominal Viscera. No effusion in the peritoneal cavity. Liver enlarged, shows signs of fatty degeneration. Spleen somewhat enlarged but not hard — no signs of perisplenitis, cut surface of a vivid red — pulp is soft. Kidneys are both enlarged and congested. Pancreas healthy. — Intestine normal no entozoa.

From the spleen I made two smears as I always do as routine work. The films were stained by me some hours later in the Bacteriological Institute with the Ziemanns modification of Romanowsky

ky's method. — Both films presented a very large number of
Donovan-Leishman bodies. I was surprised as the Post Mortem
examination of the body had not shown the features of a spleno-
megaly. The bodies were well stained and identical to the bodies
I have seen in the preparations of Donovan, Manson and Low.
The free forms were most abundant; some embedded forms were
also present, though as a rule according to some authors the embedded varieties are found generally on the preparations made intra-
vitam. I could not see any intracorpuscular forms as described by
Laveran and Mesnil, though a few parasites could be seen, super-
posed or underlying a red blood corpuscle. What it struck me
was the large number of leucocytes the nuclei of which contained
masses deeply stained resembling closely the Donovan-Leishman
bodies. In fact 15 to 25 % of leucocytes mononuclear as well as
polymorphonuclear presented such masses, deeply red-purplish
stained, in their nuclei.

Ross has already called attention in one of his papers to the
presence of some curious massive nodular deeply staining granules
arranged principally round the periphery of the nucleus of leucocytes.
Ross states that he is not familiar with such granules, but cannot
definitely connect them with Leishman-Donovan bodies.

Ross observed such a peculiar appearance of the leucocytes
nuclei in preparations made during life, my preparations were made
after death, but it is to be noted that the post mortem was held
less than 6 hours after death.

Laveran and Mesnil also state that in some cases they have
had the impression to see the L. D. bodies included in the nuclei
of the leucocytes and that in such cases the nuclei presented always
some alterations.

As the nuclei of the leucocytes at least in the preparations
examined by me show so often masses resembling the Donovan-
Leishman body, could it not be that the parasite in one of its
stages of development is parasite of the nucleus of the leucocytes?

It is remarkable that the leucocytes presenting in their nucleus
Leishman-Donovan bodies or at least formations resembling them
are by far more numerous than the leucocytes which present them
in the protoplasma. It is remarkable also that some nuclei appear
as if they had been damaged and sometimes almost destroyed by
those bodies. All this cannot be explained in my opinion as a
simple fact of phagocytosis.

32*

Be this as it may, it seems to me that as already almost proved by Manson, Ross and Low the Leishmann-Donovan bodies are not piroplasmata. As regards their being degenerated trypanosomata or a stage in the development of the trypanosome there is the fact as pointed out by Leishman that smears from the spleen of rats infected with Tryp. Lewisi present peculiar formations very much like the Leishman-Donovan bodies. In Ceylon, as observed by Dr. W. Willey and myself 20 to 36 % of rats are infected with T. Lewisi. Smears from the spleen of such rats show bodies very much alike the Leishman-Donovan bodies.

In conclusion my case may perhaps be of a little value:

1. In connection with the geographical distribution of the parasite. The Leishman-Donovan body had not yet been observed in Ceylon.

2. The case was not a typical case of tropical splenomegaly; probably it was a case at the very beginning of the disease, while an intercurrent disease (lobar pneumonia) killed the patient.

3. The examination of my preparations confirms the opinion of Manson, Ross, Low etc., that the bodies are not intracorpuscular parasites of the red blood corpuscles. Colombo, 1. VII. 04.

Besondere Seuchen in Formosa.

Von
Stabsarzt Dr. N. Mine in Taihoku (Formosa).
(Aus der Kaiserlichen militärärztlichen Abteilung zu Formosa.)

Auf der Insel kommt die Dysenterie als endemische Krankheit immer vor, und zwar verbreitet sie sich im Sommer und Herbst. Ihr eigentliches Auftreten ist hier nicht so bösartig wie in Japan, aber ihr Verlauf ist außerordentlich hartnäckig, und zuweilen tritt während des Verlaufes ein Rezidiv ein. Bei der mikroskopischen Untersuchung der dysenterischen Fäces und typischen Darmgeschwüre findet man allzeit die Amöben, dagegen kann man die Bazillen von Shiga, Flexner und Kruse nicht finden, obgleich wir eifrig darnach forschten. Darum behaupten wir, daß diese Amöben die ausschließlichen Erreger der tropischen Ruhr sind, welche man wirklich anatomisch und klinisch von der anderen epidemischen Bazillendysenterie unterscheidet. Zwischen Amöben und tropischer Dysenterie ist ein untrennbarer Zusammenhang vorhanden. Bei der tropischen Dysenterie können wir außer Amoeba coli Loesch noch einige Arten der Amöben betrachten, doch ist es noch fraglich, ob die wahren Krankheitserreger entweder diese oder jene sind.

Seit 1899 trat die Ruhr in der japanischen Armee auf, wie folgende Zusammenstellung zeigt:

Jahrgang	Erkrankung	Todesfälle	Sterblichkeit in °/₀
1899	196	41	20,40
1900	191	20	19,05
1901	92	11	11,58
1902	63	5	7,04
1903	34	3	8,11

Darnach die Zahl der Todesfälle durchschnittlich 13,38 Prozent. In den letzten Jahren scheint die Ruhr nach und nach an Ausdehnung und Schwere abzunehmen. Wesentlich dürfen dazu die sanitären Maßnahmen beitragen, die man in Bezug auf Wasser und Boden in allen unter sanitärer Kontrolle stehenden Ortschaften getroffen hat. Die zahlreichsten Erkrankungen pflegen während der Monate Juni bis August, die wenigsten in den Anfangsmonaten des Jahres, Februar bis April, aufzutreten.

Auf unserer Insel trifft man auch fast immer sporadische, dagegen selten epidemische Fälle von Abdominaltyphus an. Seit 1899 verlief diese Seuche in der japanischen Armee wie folgt:

Jahrgang	Erkrankung	Todesfälle	Sterblichkeit in °₀
1899	112	19	16,81
1900	64	23	19,17
1901	154	51	30,72
1902	189	40	18,52
1903	143	31	18,13

Hieraus folgt, daß der Abdominaltyphus nicht wie andere Seuchen eine Neigung zur Abnahme zeigt. Die größte Typhusfrequenz fällt in die Zeit vom Dezember bis Februar. Da man Typhusepidemien ebensogut in den Tropen als in Ländern der gemäßigten Zone begegnet, können wir keine klimatischen Verhältnisse auffinden, die auf das Auftreten dieser Krankheiten Bezug haben.

In Formosa kommt außerdem Denguefieber häufig vor, und zwar war es im Sommer und Herbst des Jahres 1903 über die ganze Insel epidemisch verbreitet. Die Epidemien beschränken sich nicht auf einzelne Personen, sondern breiten sich über die ganzen Familien aus. Die Disposition zum Denguefieber besteht bei den meisten Menschen, und man hat beobachtet, daß alle ohne Rücksicht auf Alter und Geschlecht von der Krankheit ergriffen werden.

Das symptomlose Inkubationsstadium der Krankheit dauert ca. 1—2 Tage. In dem Initialstadium charakterisiert sie sich durch Kopfschmerz, Appetitlosigkeit und allgemeine Mattigkeit. Die Krankheit beginnt gewöhnlich plötzlich mit schnellem hohem Fieber von 39°—40° C. und zuweilen noch höher. Die Temperaturkurve bei Dengue ist meist immer dieselbe. Nach 35—75 Stunden fällt das Fieber nahezu oder ganz kritisch ab. Zu diesen Symptomen gesellen sich immer die heftigen Schmerzen in den Gelenken und den Muskeln, besonders am häufigsten in den Lendenmuskeln. Nach 1—2 tägigem Bestand zeigt sich ein scharlachähnliches Exanthem

erst im Gesichte, dann auf dem Rumpfe und den Extremitäten
und verschwindet erst wieder nach 24—48 Stunden. Häufig können
Anfälle sich noch einmal wiederholen, aber alle Symptome lassen
sehr leicht nach. Der Dengueausschlag tritt nicht nur auf der
äußeren Haut, sondern auch auf den Schleimhäuten unter lebhafter
Entzündung von Conjunctiva, Nase, Mund und Rachen, Kehlkopf,
Trachea und Bronchien auf. Mit dem Abfall des Fiebers schwellen
die cervikalen, axillaren und inguinalen Lymphdrüsen an, und
die übrigen Symptome fangen an zurückzugehen; alsdann verkleinern sich die Drüsenschwellungen nach und nach. Am vierten
oder fünften Tage oder auch noch einige Tage später treten die
Patienten in die Rekonvaleszenz ein. Die Prognose ist bei nicht
kompliziertem Denguefieber sehr günstig, denn die Mortalität bei
diesen Seuchen ist fast gleich Null.

Im Jahre 1903 trat das Denguefieber zuerst in der Kaserne
in Formosa auf, wie folgt:

Monat	Erkrankung	
Juni	16	
Juli	64	
August	48	keine Sterblichkeit.
September	7	
Oktober	15	
November	2	
Summe	152	

Obgleich in diesem Jahre die ganze Insel vom Denguefieber durchseucht war, konnte man doch keine sichere Krankenziffer über die
Fälle festellen.

Durch vernünftige Prophylaxe ist man imstande, der Ansteckung
von Denguefieber wirksam entgegenzutreten. Es ist nötig, daß man
die Kranken gänzlich von den Gesunden trennt und der Verkehr
von außerhalb mit dem Krankenhaus abgeschlossen wird.

Wir haben uns eifrig bestrebt, in bestimmten niederen Organismen den Denguefiebererreger zu entdecken, aber wir konnten nichts
Sicheres finden, außerdem waren Tierversuche und Züchtung gleichfalls vergeblich, wenn auch ein anderer Kollege ein Gebilde fand,
das zu den Protozoen zu gehören scheint.

Professor Dr. Friedrich Plehn †.

Schon wieder hat der Tod einen der hervorragendsten Forscher auf tropenmedizinischem Gebiete hinweggerafft und eine schmerzliche Lücke in die Reihe unserer Mitarbeiter gerissen. Am 30. August verschied in Schotteck bei Bremen Prof. Dr. F. Plehn.

Friedrich Plehn wurde am 15. April 1862 auf dem Rittergut Lubochin in Westpreußen geboren. Nachdem er 1887 in Kiel das medizinische Staatsexamen gemacht und dort auch promoviert hatte, war er als Assistent bei Gärtner in Jena, bei P. Guttmann und bei Sonnenburg in Berlin tätig. Dazwischen machte er als Schiffsarzt Reisen nach Südamerika, nach Holländisch-Indien, nach Japan. Während derselben Zeit begann er seine wissenschaftlichen Arbeiten mit Untersuchungen über den Einfluß des tropischen Klimas auf den menschlichen Organismus und die Funktionsänderungen desselben beim Übergang in die heiße Zone. Schon vorher hatte er als Assistent des Moabiter Krankenhauses zu Berlin — als Erster in Deutschland, kurz vor Quincke — die Entdeckungen Laverans und der italienischen Forscher auf dem Gebiet der Malariaätiologie nachgeprüft, bestätigt und ergänzt (Malariastudien, Berlin 1891, Hirschwald).

Im März 1893 trat F. Plehn als Regierungsarzt für Kamerun in den Reichsdienst. Das praktisch wichtigste Ergebnis seiner dortigen Untersuchungen ist, daß F. Plehn zuerst die wichtige Rolle würdigen lehrte, welche das Chinin in der Ätiologie der hämoglobinurischen Malariafieber (der Schwarzwasserfieber) in tropischen Gegenden spielt, und daß er daraufhin den Chiningebrauch beim Schwarzwasserfieber widerriet, womit die Mortalität an dieser gefährlichsten Komplikation der Malaria bis unter die Hälfte der früheren Höhe sank. („Über das Schwarzwasserfieber an der afrikanischen Westküste". Deutsche med. Wochenschr. 1895, Nr. 25—27.)

Gesundheitsrücksichten zwangen F. Plehn, im September 1894 Kamerun zu verlassen, wo er mit dem Schwarzwasserfieber wiederholt am eigenen Leibe Bekanntschaft gemacht hatte. Nach einem längeren, meist zu wissenschaftlichen Arbeiten verwendeten Urlaub, wurde er nach dem gesünderen Tanga in Ostafrika versetzt, und führte dort seine Untersuchungen fort. Ihre Ergebnisse sind in zusammenfassender Form in einem größeren, „Die Kamerunküste, Berlin 1898" betitelten Werk niedergelegt, das auch die in Ostafrika und Indien gemachten Erfahrungen mit verwertet und in seinem ersten, die Tropenhygiene behandelnden Teil, wohl für alle Zeit als mustergültig bezeichnet werden darf. — Im Jahre 1901 verließ F. Plehn den aktiven Kolonialdienst mit Rücksicht auf seine Gesundheit und wirkte seitdem als Lehrer für Tropenhygiene und Tropenmedizin am Orientalischen Seminar zu Berlin. Seine Vorlesungen dort hat er unter dem Titel „Tropenhygiene" im G. Fischerschen Verlag 1902 veröffentlicht.

Äußere Verhältnisse (die Erkrankung seiner Gattin) zwangen Plehn leider bald, seine Lehrtätigkeit aufzugeben und wieder nach dem Süden überzusiedeln: nunmehr nach Heluan in Ägypten, wo er ein Sanatorium ins Leben rief, das nicht nur Lungen- und Nierenkranke aus Europa aufnehmen, sondern auch den krank aus Süd- und Ostasien heimkehrenden Kolonisten Heilung bringen sollte. — Im Winter 1904 erkrankte F. Plehn selbst im Süden an Maltafieber und kehrte nach Deutschland zurück, wo er der Herzparalyse erlag, welche schon am zweiten Tage einer leichten, das Maltafieber komplizierenden Pneumonie eintrat.

F. Plehns zahlreiche kleineren Veröffentlichungen aus dem Bereich der Tropenmedizin und Tropenhygiene finden sich neben den angeführten größeren Arbeiten in deutschen und fremdländischen Werken vielfach citiert.

M.

II. Besprechungen und Literaturangaben.

a) Hygiene, Biologie, Physiologie, medizinische Geographie und Statistik.

Beyer, Henry Gustav. On the prevention of the spread of infectious disease on board ship. Journal of the Association of Military surgeons Carlisle 1901.

Nach Mitteilung des Autors, der Marinearzt in der U. S. Kriegsmarine und gegenwärtig Chefarzt des Schulschiffes „Prairie" (6530 t Deplacement) ist, wurde letztere in der Zeit vom 30. Dezember 1901 bis 7. November 1902 dreimal von Masernepidemien heimgesucht, die um so gefährlicher schienen, als die Bemannung fast nur aus jungen Leuten unter 20 Jahren bestand. Nachdem das Schiff sehr dicht belegt war und daher ein sehr intimer Kontakt unter der Mannschaft statt hatte, so war Gefahr, daß das Schiff über kurz oder lang zu einem Spitalschiffe umgestaltet werden dürfte. Masern sind neben Scharlach, Blattern, Mumps, Influenza und Diphtheritis die häufigste Infektionskrankheit in der U. S. Kriegsmarine und werden aus allen Teilen der Union mit den Rekruten eingeschleppt. Kommt, speziell auf Schul- und Rekrutenschiffen, ein Fall zur Beobachtung, so ist auch schon gewöhnlich der Grund zu einer Epidemie gelegt. Findet dann eine Überschiffung von einem derart infizierten Schiffe statt, so wird auch der Infektionsstoff mit Kleidern und Hängematten überschifft. So wurden ganze Escadern infiziert und zwar so, daß dieselben bei weiten Reisen, z. B. von S. Francisco nach Manilla, am Bestimmungsort oft schon mit Hunderten von Kranken ankamen. Da wäre es freilich nach Beyers Ansicht gut, wenn man fallweise Schutzimpfungen an den Rekruten vornehmen könnte, doch haben sich ja solche außer gegen Pocken eventuell für kurze Zeit gegen Diphtheritis, noch bei keiner anderen Krankheit bewährt, und sind die diesbezüglichen Schutzimpfungen kaum über die Anfangsstadien hinaus. Bei Einleitung von Schutzmaßregeln müssen solche immer auf Grundlage bakteriologischer Studien geschehen, wenn man auch, wie gerade bei den akuten Exanthemen, über die Keime nur sehr wenig weiß. Letztere alle haben aber die gemeinsame Eigentümlichkeit, daß sie einmal überstanden, den Kranken eine gewisse Immunität gegen Reinfektion gewähren. Die Infektion scheint meist durch Mund und Nase, also die Atmungsorgane zu geschehen und die Ansteckungsgefahr meist im Patienten selbst zu liegen und erst in zweiter Linie in Sachen, die mit ihm in Kontakt kommen.

Im folgenden bespricht Beyer die Inkubationszeit, die Symptomologie der Masern und geht detailliert auf die Geschichte der 3 Epidemien ein. Viel Gewicht legt er auf das Erscheinen der Koplikschen Flecken am weichen und harten Gaumen und auf die Diazo-Reaktion im Harn und die bekannte charakteristische Temperaturkurve. Der nun folgende Teil über Prophylaxe und Behandlung ist der für Schiffsärzte wichtigste und interessanteste.

Klagt ein hoch fiebernder Mann, nachdem schon Fälle von Masern vorgekommen, über ein besonders ausgeprägtes Kältegefühl, so wird er sofort isoliert und bis zum Ausbruch des Exanthems streng beobachtet. Wenn dasselbe bereits aufgetreten ist, sobald er zur Visite erschien, wurde er auf ein reines weißes Leintuch gestellt und total entkleidet. Die Kleider wurden sodann,

außer den Schuhen, eingeschlagen und kamen in die Dampfsterilisation, die
Schuhe in eine Sublimatlösung.　Nun wurde der Mann mit, in Seifen- und
Sublimatlösung getauchten, sterilisierten Bürsten abgerieben und dann in ein
Leintuch, welches in Sublimatlösung getaucht war, eingewickelt und zu Bette
gebracht.　Diese Sublimatwaschung wurde zweimal täglich wiederholt.　Hals
und Mund wurden fleißig mit Salz-Sublimatlösung 1 : 20000 ausgespült, die
Nase ausgepinselt, Urin und alle übrigen Dejekte wurden in Sublimatlösung
aufgefangen und sofort über Bord geschüttet.　Der Patient bekam in Sublimatlösung getauchte Schnupftücher zum Gebrauch, die er beim Husten vor-
zuhalten und in die er den Speichel aufzufangen hatte.　Alle Komplikationen
wurden zweckentsprechend mit behandelt.　So wie die getragenen Kleider
wurden auch der Kleidersack mit Inhalt, die Matratzen und die Hängematten
im Dampfapparat sterilisiert.　In Ermangelung etwas besseren stellte sich Beyer
ein 60 Gallonen Inhalt fassendes Essigfaß, später ein Wassercaisson aus Eisen
als Sterilisierungsapparat her.　Die Krankenwärter und Mitkranken im Bordspital wurden zu äußerster Reinlichkeit angehalten, und mußten sich erstere vor
den Mahlzeiten das Gesicht und die Hände desinfizieren und eventuell mit
einer desinfizierenden Flüssigkeit waschen.

　　In Summa meint Beyer, man müsse sich bei der Abwehr gegen infek-
tiöse Krankheiten verkehrt wie bei der Chirurgie verhalten: Bei Operationen
muß man zu erreichen trachten, daß Ärzte und Wärter nicht den Kranken
infizieren.　Bei Infektionskranken, wie z. B. Masernkranken, muß man darauf
achten, daß diese nicht Ärzte, Wärter, kurz die Umgebung anstecken.

A. Plumert.

Die Cholera-Epidemie in Syrien.　(Vom britischen Delegierten beim türkischen
Gesundheitsrat.)　The Lancet 4160 v. 10. X. 08.

　　In Syrien, mehr im Inneren als an der Küste, herrscht die Cholera noch
in derartiger Ausdehnung, daß eine weitere Verbreitung nach Europa sehr
nahe liegt.

　　Von Ägypten im vorigen Jahre nach Syrien gekommen, brach die Cholera
im November in Damaskus aus, erlosch im Februar, herrschte dort jedoch
von einem Monat später an den ganzen Winter und Frühling über von
neuem.　April und Mai war die Zahl der Fälle gering.　Ende Mai grassierte
Cholera in den Dörfern der Umgebung, im Juli war sie wieder heftig epidemisch in der Stadt selbst.　Die offiziellen Zahlen, die die Wirklichkeit be-
weitem nicht erreichen, waren: in Damaskus vom 18. III.—8. VIII. 257 Fälle
mit 228 Toten.

　　Im Mai erschien die Seuche in Katana (15 Meilen westl. von Dam.), im
Juni in Zebdani (20 Meilen nordwestl.) und Douma (östl.), Ideyde (nordöstl.).

　　Ende Mai und Anfang Juni war von Damaskus als Zentrum aus im
Umkreis von 10—20 Meilen eine Anzahl Dörfer infiziert.　Etwas später begann die Seuche nordwärts zu wandern (Nebik und Kara an der Hauptver-
kehrstraße von Damaskus nach Aleppo) und herrschte besonders in Hama.
Einen Monat später trat sie in Homs (im Süden von Dam.) auf.

　　In der Zwischenzeit blieb Damaskus und Umgebung besonders heimgesucht.　Die Nachrichten sind jedoch spärlich und unregelmäßig, es wurden
nicht alle Fälle gemeldet, besonders nicht die ersten Fälle, und häufig tele-

graphierte man erst, nachdem schon Wochen hindurch eine hohe Sterblichkeit von Cholera existiert hatte.

So z. B. war die erste Nachricht von Beytoria, daß 26 Personen erkrankten und 28 in einer Woche gestorben waren, von Telbab, daß bereits 10 täglich von Cholera starben, eine Meldung von Der-Ali vom 5./VII. besagt, seit 17./VI. seien 51 gestorben, 15 frische Fälle am 4./VII. konstatiert worden; und 45 Beduinen, die bei der Stadt kampierten, gestorben. Von Rehebd war die erste Nachricht, daß 350 Fälle mit 310 Toten vorgekommen seien.

Nach alledem (die befallenen Ortschaften sind meist auch auf gar keiner Karte zu finden) ist zu schließen, daß der Lauf der Krankheit, die Ausdehnung und Intensität an den verschiedenen Orten unmöglich mit einiger Genauigkeit festzustellen ist. Man kann nur sagen, daß ein großer Teil des Inneren Syriens schwer von der Seuche heimgesucht war, besonders der Norden von Damaskus. Die wirkliche Mortalität erreicht aller Wahrscheinlichkeit nach einen sehr hohen Punkt.

Ende Juli erschien die Cholera auch im Vilajet Aleppo, ohne daß diese Stadt jedoch selbst angegriffen worden wäre; die Hafenstadt Tripoli wurde anfangs August infiziert, ebenso Beirut; der erste Fall dort war ein Sanitätswächter, der zweite eine Frau, die an Bord eines Segelschiffes ankam, auf dem auch von den Mitreisenden (270 Passagiere bei 3 Mann Besatzung) einige an Cholera gestorben waren.

Die offiziellen Berichte erwähnen vom 18./III. – 17./VIII. 3182 Krankheiten mit 2631 Todesfällen; jedenfalls zu niedrige Zahlen.

Es ist zu fürchten, daß die Seuche sich nach Armenien und Mesopotamien ausbreiten werde.   Vay (Suez).

b) Pathologie und Therapie.

Aussatz.

Thiroux. Lésions atabiques dans un cas de lèpre authentique. Ann. d'hyg. et de médec. colon., 1903, p. 562.

Id. Contribution à l'étude de la contagion et de la pathogénie de la lèpre. Ibid. p. 561.

L'auteur a étudié la lèpre à Madagascar où elle est fréquente. Il a systématiquement recherché le bacille de Hansen dans le mucus nasal de deux cents lépreux et l'a trouvé dans 79 %, des cas. Les résultats étaient d'ailleurs très différents suivant qu'il s'agissait de lèpre trophonévrotique ou de la forme tuberculeuse ou exsudative. Dans cette dernière on trouvait le bacille dans le mucus nasal dans 90,82 %, des cas, tandis qu'il s'observait seulement dans 15,94 %, des cas de lèpre trophonévrotique. Les bacilles résistaient très bien à l'action décolorante de l'acide nitrique dilué au quart; souvent ils étaient extraordinairement abondants.

L'auteur a aussi recherché le bacille lépreux dans le mucus vaginal de cent femmes lépreuses; il y est sensiblement moins fréquent que dans le mucus nasal, et n'a été trouvé que chez 9 malades, mais ici encore on l'observait surtout chez les malades atteintes de lèpre tuberculeuse (27,27 %), beaucoup plus rarement dans les formes neurotrophiques (3,84 %). Dans deux de ces derniers cas, le bacille a été trouvé dans le mucus vaginal alors qu'il n'existait pas dans le mucus nasal. Une fois le bacille s'est trouvé dans le vagin alors que la malade, âgée de onze ans et atteinte de lèpre tuberculeuse, portait encore son hymen.

Il est à remarquer que l'infection bacillaire du vagin ne s'accompagne pas ordinairement d'exsudation inflammatoire: le plus souvent les organes étaient en bon état et jamais le bacille ne s'est montré chez les femmes atteintes de pertes blanches.

Chez l'homme l'auteur a observé deux cas de lésions lépreuses des organes génitaux, sans qu'il en soit résulté d'infection des femmes mariées à ces malades; ces femmes ne présentaient ni lésions lépreuses ni bacilles dans le mucus vaginal.

D'une manière générale il semble donc que chez les lépreux le mucus nasal constitue une source d'infection plus redoutable que les voies génitales.

L'auteur est disposé à admettre que l'infection n'est pas ordinairement suivie de lésion à la porte d'entrée, mais se cantonne de préférence dans les ganglions lymphatiques, où le bacille peut évoluer lentement, en produisant des toxines qui diffusent dans l'organisme. Dans ces conditions, l'infection peut rester ganglionnaire, la toxémie produisant à distance des lésions non bacillaires; elle peut même guérir à ce stade, par sclérose ou calcification des ganglions; mais elle peut être suivie de localisations microbiennes périphériques. Celles-ci sont préparées par des lésions locales d'origine variable, résultant soit de l'action des toxines lépreuses élaborées dans les ganglions, soit de diverses causes accidentelles et notamment d'irritations traumatiques; il y aurait donc une infection bacillaire secondaire de foyers primitivement non spécifiques, et ce transport des bacilles se ferait notamment par les lymphocytes.

C. Firket (Liége).

_____.

Parasitäre und Hautkrankheiten.

Ashford, Bailey K. Filariasis in Portorico. Med. Record. 1903. Vol. LXIV, Nr. 19, S. 724—729.

Während seines Aufenthaltes in Ponce und auf dem Militärposten Cayey hatte Verfasser reichlich Gelegenheit, sowohl bei der Civilbevölkerung, als auch bei Militärpersonen die Filariasis zu studieren. Im letztgenannten Orte untersuchte er das Blut von 250 eingeborenen Soldaten zur nächtlichen Stunde. Bei 13% dieser die Bergfeste besetzt haltenden Infanteristen gelang ihm der Nachweis von Filaria-Embryonen im Blute. Einen ähnlichen Prozentsatz dürfte die übrige Bevölkerung von Portorico aufweisen. Drei der mit Filaria behafteten Soldaten waren bereits vor ihrem Diensteintritt mit Erscheinungen dieses Leidens behaftet gewesen, bei fünf war das Vorkommen in der Familie nachweisbar; sämtliche Filaria-Kranke waren vor ihrer Infektion Moskitostichen ausgesetzt gewesen. Verf. gibt eine kurze Krankengeschichte der von ihm beobachteten 79 Fälle. Er läßt sich ferner über die Krankheitsbilder im Zusammenhange aus, unter welchen nach seiner vielseitigen Beobachtung die Filariasis aufzutreten pflegt.

Relativ häufig erscheint sie als Elephantiasis, besonders Yabucoa weist viele Fälle auf. Die Prädilektionsstelle ist in erster Linie das Scrotum, sodann die unteren Extremitäten. Penis, weibliche Brust und Oberextremitäten werden selten von der Elephantiasis befallen. Die operative Behandlung zeitigt die besten Erfolge. Von den drei für die Unterextremitäten in Betracht kommenden Operationen, Amputation, Ligatur der Gefäße und Excision von Hautstücken, ist die erstere allerdings die zuverlässigste, die letztere leistet auch noch gute Dienste, hingegen die Ligatur ist unberechtigt und unzuverlässig. Eingehender beschäftigt sich Verf. sodann mit der operativen Behandlung der Elephantiasis des Scrotums, die zumeist in einer Entfernung des erkrankten Gewebes bestehen wird. — Fieberzustände mit Filaria als Ursache ohne irgend eine andere bemerkenswerte Erscheinung sind nicht ungewöhnlich. Ein derartiger Anfall tritt ganz plötzlich mit Schüttelfrost, hohem Temperaturanstieg, Erbrechen, Schmerzen im Rücken, Abdomen, Kopf und in den Gliedern ein, und endet im allgemeinen nach 1—2 Tagen mit einem mehr oder minder profusen Schweißausbruch. Ein solcher Anfall kann unter Umständen Malaria vortäuschen: die Blutuntersuchung, d. i. das Feststellen der Anwesenheit von Filariaembryonen und der Abwesenheit von Malariaplasmodien, sichert allein die Diagnose. — Das Fieber tritt auch mit starker Anschwellung und Schmerzhaftigkeit der Leistendrüsen auf („weas" oder trockener Bubo genannt), die indessen zumeist nicht in Eiterung überzugehen pflegen. Auch hier sichert die Blutuntersuchung wiederum die Diagnose gegenüber einer venerischen Infektion. Der Krankheitsprozeß kann sich auch längs der Innenseite des Oberschenkels ausdehnen und zur Phlebitis, selbst Septikämie führen. Bei lymphöser Anschwellung des Scrotums, Orchitis, Chylurie vermochte Verf. gleichfalls im Blute die Anwesenheit von Filariaembryonen nachzuweisen.

Boschau (Stettin).

Douglas, S. R. Some remarks on 50 cases of Bilharzia Disease, with special reference to the characters of the white corpuscles found in the blood and urine. Lancet 1903, 10. Oktober.

Der Verfasser fand unter 50 Bilharzia-Fällen, die alle an ehemaligen englischen Soldaten aus Südafrika beobachtet wurden, besondere Veränderungen der weißen Blutkörperchen insofern, als die Zahl der grobgekörnten eosinophilen Zellen erheblich gestiegen war, die der polymorphkernigen dagegen gesunken. Manchmal sind auch die großen einkernigen auf Kosten der kleinen Lymphozyten vermehrt.

Im Harn fanden sich ebenfalls besonders viel eosinophile Leukozyten, daneben einige polynukleäre; Lymphozyten waren seltener.

Die Eier des Parasiten wurden in keinem Verhältnis zu Blut und Leukozyten mit dem Harn entleert, bald viel, bald wenig. Der Verf. fürchtet von der weiten Verbreitung ehemaliger südafrikanischer Soldaten über die englischen Kolonien eine Verbreitung der Krankheit auf andere warme, bisher nicht befallene Länder.

J. Groher (Jena).

Taniguchi, N., in Kumamoto, Japan. Über Filaria Bancrofti Cobbold. Zentralblatt für Bakteriologie 1904. Band 35, S. 492.

Die Filariakrankheit ist in Japan stark verbreitet, auf der Insel Amakomba herrscht dieselbe endemisch. Verfasser machte seine Studien über die Art des in Japan verbreiteten Fadenwurms an 4 durch Operation gewonnenen Exemplaren und bestimmte diesen nach seiner Länge, Dicke, nach

Lage und Anordnung der Mund- und Afteröffnungen, sowie der Geschlechtsapparate in Übereinstimmung mit den vorhandenen Beschreibungen als Filaria Bankrofti.

Im 8 der operierten Fälle fand sich der Wurm in Inguinaldrüsentumoren, in dem vierten in dem vor der Operation für Karzinom gehaltenen Mammatumor einer alten Frau. Als gleichzeitige Symptom der Filariakrankheit war bei einem der Fälle Lymphharnen, bei zweien elephantiatische Hautverdickungen und bei einem im nächtlich entnommenen Blut Filariaembryonen nachgewiesen worden. **Bassenge (Berlin).**

Askanazy, M. Die Ätiologie und Pathologie der Katzenegelerkrankung des Menschen. Deutsche medizinische Wochenschrift 1904, Nr. 19.

Durch zufällige Obduktionsbefunde bei einigen an Leberkarzinom Verstorbenen auf eine gleichzeitige Infektion mit Distomum felineum aufmerksam gemacht, untersuchte Verfasser Stuhlproben einer Reihe von Personen aus Ortschaften in der Nähe des Kurischen Haffs (Ostpreußen) auf Distomeneier und fand unter 15 verschiedenen Personen 5 Distomenkranke. Bei den zur Obduktion gelangten Fällen fanden sich in der Leber ungeheure Mengen, bis zu 1000, Distomen und Veränderungen, die einen Kausalnexus zwischen Krebs der Gallenwege und Distomen nicht unwahrscheinlich machen.

Hieran schlossen sich zahlreiche Untersuchungen über die Herkunft des Parasiten und es wurde die interessante Tatsache festgestellt, daß nicht das Zusammenleben mit Katzen für die Infektion des Menschen verantwortlich zu machen ist, sondern der bei den ostpreußischen Küstenbewohnern übliche Genuß roher Fische. Als Quelle der Infektion mit dem Distomum felineum für Menschen und Katzen wurden die Plötzen (Leuciscus rutilus) ermittelt.

Bassenge (Berlin).

Pest.

Tirabochi, G. Gli animali propagatori della peste bubonica. Le peril dei ratti e dei topi e la trasmissione della peste da ratto ad uomo. Il policlinico, supplemento settimanale, 1902, p. 1569 und revue d'hygiène, tome XXV, No. 7, 20. VII. 1903 p. 642.

Die einzigen Flöhe, die Menschen beißen, sind pulex serraticeps und p. irritans. Diese Angabe unterzieht T. einer erneuten experimentellen Untersuchung. Er versah sich mit einer großen Anzahl von Flöhen aus allen Teilen Italiens und besonders von solchen, die auf Mäusen und Ratten leben (Cteropsylla muscoli, Ceratophyllus fasciatus, Hystrichopsylla tripectinata). Er beobachtete in zahlreichen Versuchen, daß die Flöhe von Ratten, Mäusen und selbst von Fledermäusen nur sehr kleine Sprünge machen, zudem beißen sie, selbst nach längerem Fasten, den Menschen niemals; sie sterben, ohne zu versuchen, menschliches Blut zu saugen. Dagegen waren Versuche mit dem Flohe des Igels, Pulex erinacei, von Erfolg begleitet.

Dagegen fand T. den Pulex serraticeps sehr häufig bei Kanalratten (mus decumanus); derselbe beißt auch mit Gier den Menschen, ist sehr beweglich und kann virulente Pestbakterien bis zu 5 Tagen beherbergen. Er könnte also Pest übertragen. T. fand auch gelegentlich den Menschenfloh (pulex irritans) bei Hausratten (mus alexandrinus) und seltener bei mus decumanus.

Ob Pest durch Flohstiche übertragen werden kann, ist noch eine offene
Frage; jedenfalls geschieht das, der oben erwähnten Eigenschaften nicht durch
die spezifischen Ratten- und Mäuseflöhe. Eher wäre das mittels der Menschen-
flöhe durch mehrmaligen Wechsel des Wirtes möglich.   Vay (Sues).

Ruhr.

Hoppe-Seyler. Über Erkrankung des Wurmfortsatzes bei chronischer Amöbenenteritis.
Münch. Med. Wochenschr., den 12. 4. 04. Nr. 15.

Der Proc. vermiformis ist infolge seiner Eigenschaft als Blindsack sowie
wegen seiner reichen Ausstattung mit Follikeln sehr zur Aufnahme von infektiösen Stoffen disponiert. Der Verf. machte es sich zur Aufgabe, festzustellen,
inwieweit der Wurmfortsatz bei der Amöbenenteritis, besonders bei den
chronischen Fällen, mit beteiligt ist.

Ein Marineoffizier, der auf der Taku-Reede Amöbenenteritis durchgemacht
hatte, litt dauernd an Beschwerden, die vom Blinddarm ausgingen und ihn
in der Ausübung seines Berufes sehr beeinträchtigten. Im Stuhl konnten
Amöben nachgewiesen werden. Bei der auf seinen dringenden Wunsch vorgenommenen Operation wurde der verdickte und in der Mitte geknickte
Wurmfortsatz entfernt. In dem Präparat wurden Amöben sowohl frei in dem
Lumeninhalt als auch durch die Schleimhaut bis in die Submucosa vordringend
gefunden. In der Submucosa waren starke Rundzellenanhäufungen, Schwel-
lungen der Follikel und stellenweise ausgedehnter Verfall des Gewebes vorhanden.

Das Vorkommen von Amöben im Wurmfortsatz scheint keineswegs eine
seltene Komplikation der Amöbenenteritis zu sein. Die Ansiedelung der Amöben
im Wurmfortsatz ist deshalb von Wichtigkeit, weil sie dort der Einwirkung
von Medikamenten entzogen sind und fortdauernd Reizerscheinungen und
Reinfektionen oder Verschleppungen (Leberabscesse) verursachen können. Aus
diesen Gründen ist bei Vorhandensein von Reizerscheinungen die chirurgische
Entfernung des Wurmfortsatzes zu befürworten.   Dobrn (Cassel).

Rosenthal, L. Ein neues Dysenterieheilserum und seine Anwendung bei der
Dysenterie. Deutsche medizinische Wochenschrift 1904. Nr. 18.

Mit Hilfe von Dysenterie-Kulturen und -Toxin werden Pferde immunisiert. Das resultierende Serum hatte schützende und heilende Eigenschaften.
Aus der Behandlung von 157 Ruhrkranken mit diesem Serum zieht Verfasser
den Schluß, daß dasselbe die subjektiven und objektiven Krankheitserscheinungen mildert, die Krankheitsdauer abkürzt und die Zahl der Todesfälle
bedeutend verringert.   Basenge (Berlin).

Verschiedenes.

Unser Mitarbeiter, Professor Dr. Hermann Kossel, hat einen Ruf als
Professor der Hygiene an die Universität Gießen erhalten und wird vom
1. November dieses Jahres dorthin übersiedeln.   M.

1904.

Archiv
für
Schiffs- und Tropen-Hygiene.
Band 8.

No. 11.

I. Originalabhandlungen.

Bericht über die Schlafkrankheit in Togo.

Von

Regierungsarzt Dr. Krueger.

Mit einer Karte und einer Kurventafel.

Die ältesten Nachrichten über das Auftreten der Schlafkrankheit der Neger im Togogebiet erhielt ich in Koleno, am Flüßchen
Koli gelegen, wo die Krankheit bereits vor 50 Jahren aufgetreten sein soll. Nur wenige Leute erkrankten und starben. Auch
am Adaklu kam vor etwa 40—50 Jahren ein Todesfall an Schlafkrankheit vor. Vor etwa 35 Jahren sollen zwei Fälle in Burrada,
dem Sitze des Oberhäuptlings von Bueme, beobachtet und gestorben
sein. Vor zehn Jahren starben in Gnaman zwei Leute an dieser
Krankheit. Vor sieben Jahren scheint dann ein stärkeres Anwachsen
der Schlafkrankheit stattgefunden zu haben. Einen genauen Zeitpunkt festzustellen, ist unmöglich. Zwar gibt der Häuptling ein
bestimmtes Jahr an, fragt man ihn aber genauer, so findet man,
daß ein Zeitraum von 1—3 Jahren keine Rolle spielt. Genauere
Angaben lassen sich nur in Worawora erhalten, wo der Baseler
Missionar Clerk (Eingeborener) in der Lage war, die Krankheit
genauer zu verfolgen. Hier soll sie zuerst 1895 aufgetreten sein.
Seitdem kommen durchschnittlich zwei Todesfälle im Jahre vor, bis
1902 die Erkrankungen sich häuften, die 1903 etwa 15 Todesfälle
zur Folge hatten. Eine größere Anzahl von Erkrankungen kam
vor in Apero, wo vor vier Jahren 16, vor zwei Jahren zwei gestorben sind, ferner in Tapa, Akaniem, Amanya, wo seit vier Jahren
84 gestorben sein sollen, jetzt aber die Krankheit erloschen zu sein
scheint. Sonst starben in Kame einer, in Liati sechs, in Fodome
fünf, in Santerokoffi fünf, in Lolobi einer, in Burrada zwei, in Boveri
einer, in Yassekankros einer, am Adaklu einer. Eine Reise nach
dem an der Grenze von Alakpame gelegenen Ele ergab, daß dort

vor vier Jahren drei Eingeborene, die immer im Dorfe gelebt hatten, nach 1 ½ jähriger Krankheitsdauer gestorben sind. Auch in dem nahe gelegenen Sewa sollen vor zwei Jahren zwei Dorfbewohner an Schlafkrankheit gestorben sein, nach einjähriger Dauer der Krankheit. (Vergl. die beigegebene Karte.)

Es starben also im ganzen nach diesen Feststellungen 115 Leute, und zwar ist kein einziger der Erkrankten genesen.

Der Bestand an Kranken war Ende Dezember 1903 in Kame einer, in Liati einer, in Fodome einer, in Worawora vier. Von diesen sieben Kranken starben noch Anfang Januar zwei in Worawora, so daß nur fünf zur näheren Beobachtung verblieben. Ob nicht doch noch Kranke im ersten Stadium in den Dörfern geblieben sind, läßt sich nicht sagen, da man ja nur auf die Angaben der Häuptlinge angewiesen ist. Wenn man sich nämlich bei einem anderen Dorfbewohner nach der Ausbreitung der Krankheit, resp. den Krankheitsfällen erkundigte, erhielt man stets die Antwort: ich weiß nicht, frage den Häuptling.

Nach diesen Angaben darf man wohl annehmen, daß es sich um eine im Togogebiet eudemische Krankheit handelt. Wenn auch nicht deutliche Übergänge zwischen den früheren und jetzigen Erkrankungen zu finden sind, so liegt es wohl hauptsächlich daran, daß die Eingeborenen, gleichgiltig gegen das Bestehen der nur vereinzelt auftretenden Krankheit, die wenigen Fälle vergessen haben oder aus Mißtrauen es Fremden nicht eingestehen.

Das Gebiet der jetzt beobachteten Krankheitsfälle ist ziemlich umschrieben. Die Dörfer Ele, Sewa und der Adaklu, wo die Krankheit früher aufgetreten ist, liegen hiervon getrennt.

Kame und Liati liegen in den Tälern des Gebirges bei der Station Mißhöhe; Fodome weiter nördlich in der Ebene, die vom Dagi mit dem Koli durchflossen wird. Nördlich schließt sich das Bergland Dueme an. Die drei parallelen Gebirgszüge haben die Richtung von Norden nach Süden. Die Täler werden durchflossen von den Nebenflüssen des Dagi, dem Konsu und abgeschlossen im Norden durch den Asuokoko. Das Gebiet ist sehr wasserreich durch die zahlreichen Bäche und kleineren Flüsse. Bestanden ist es mit dichtem Wald oder sogenanntem Elefantengras und hat nur wenig Parklandschaft. Die Dörfer liegen meist in den Tälern, nur wenige, Akpafo, Tapa, Santerokofi, Beyka, auf dem Berge, resp. auf halber Höhe, doch immer so, daß ausreichendes Wasser in der Nähe ist. Die Farmen liegen mitunter ziemlich weit von den Dörfern entfernt. Doch kehren die Bewohner abends regelmäßig in ihre Dörfer zurück. Etwas von diesem eigentlichen Krankheitsgebiete entfernt liegen östlich Sewa und Ele am Fuße des Berglandes, im Südwesten der Berg Adaklu. Auf der beigefügten Karte sind die Weißen der genannten Ortschaften verzeichnet.

Als Ursache der Krankheit wird von den Eingeborenen (in der Ebene) angeschuldigt ein elektrischer Fisch, der in den dortigen Flüssen und Bächen lebt, früher gern gegessen wurde, jetzt aber nach Auftreten der Schlafkrankheit nicht mehr genossen werden darf. Auch glaubt man, wie der Häuptling aus Fodome angab, daß die Krankheit angeboren ist. Andererseits wird ihre Entstehung mit allem möglichen Aberglauben in ein mystisches Dunkel gehüllt. In der Landschaft Bueme namentlich wird den alten Erbfeinden, den Aschantis, die Schuld an der Krankheit zugeschoben, die ein böses Gift im Lande verbreitet hätten. Hierin ist insofern ein wahrer Kern, als die Krankheit bei den Aschantis schon vor dem Auftreten in Bueme endemisch gewesen sein soll.

Eine Übertragung von Ort zu Ort in dem Sinne, daß ein Kranker in ein anderes Dorf gezogen und von diesem Falle die Krankheit sich verbreitete, ließ sich nirgends feststellen. Andererseits wird jedoch von den Kranken, welche im Gebiete der Aschantis (englische Goldküste) gearbeitet hatten, behauptet, sie hätten sich die Krankheit dort erworben. Wenn auch die meisten oft und lange auf Reisen gewesen sind, so sind doch auch Leute erkrankt, die nie aus ihrem Dorfe resp. dessen nächster Umgebung weggekommen sind. Es muß deshalb auch in dem hier in Betracht kommenden Gebiet die Infektionsmöglichkeit vorhanden sein. Soweit man aus der Verbreitung und der Art der Verbreitung der hiesigen Schlafkrankheit schließen kann, muß gegen die veranlassende Ursache eine starke Resistenz bei den Eingeborenen bestehen. Meist sind die Erkrankungs- und Todesfälle nur sehr vereinzelt in den Dörfern. Eine Erkrankung der Hausgenossen ließ sich nur in einem Falle nachweisen, wo erst der Mann, dann dessen Mutter und dessen Tochter erkrankten und starben. —

In Worawora, wo vor zwei Jahren eine größere Anzahl von Erkrankungen vorkam, konnte eine Änderung in den Lebensgewohnheiten nicht festgestellt werden. Doch ist hier vielleicht in Betracht zu ziehen, daß das Dorf früher auf halber Höhe eines Berges lag, später in die Ebene verlegt wurde. Erst hier trat die Krankheit auf.

Als Ursache der Schlafkrankheit sind von einzelnen Autoren Nahrungsmittel angesprochen worden. Da pellagraähnliche Symptome beobachtet werden konnten, so suchte man nach einem Nahrungsmittel im Haushalte der Neger, das eventuell das Leiden zu veranlassen im stande war.

Die Nahrung der Eingeborenen in dem hier in Betracht kommenden Gebiet besteht aus den angebauten Feldfrüchten: Mais, Reis. Bohnen, Erdnüssen, Yams, Kassada, Bananen, Pisang aus den verschiedensten Früchten, die der Busch bietet. Von Fischen gibt es in den Flüssen zehn eßbare Sorten, darunter den Djidji genannten elektrischen Wels, der, gegessen, von einigen Ortschaften als die Ursache der Schlafkrankheit gefürchtet ist. Dann kommen als Nahrung in Betracht die Haustiere (Schafe, Ziegen, Schweine, Hunde, Hühner, Tauben), Wild, Schlangen.

Der Genuß rohen Kassadas, der speziell mit der Schlafkrankheit in Beziehung gebracht wird, ist hier in Ermangelung anderer Nahrung, z. B. bei der Farmarbeit, auf der Reise üblich, doch immer nur in geringen Quantitäten. Auch stellten einige Kranke dessen Genuß in Abrede, während andere gesunde Leute es viele Jahre hindurch ohne Nachteile getan hatten.

Um durch Versuche rohen Kassada als Ursache der Schlafkrankheit auszuschließen, extrahierte ich die rohen Wurzelstöcke der drei hier vorkommenden Kassada-Arten mit Alkohol, Äther und Wasser, indem ich einen Teil fein zerschnittener Wurzeln nach Entfernung der braunen Rinde mit zwei Teilen des betreffenden Extraktionsmittels übergoß, in fest geschlossenem Glase stehen ließ. Nach acht Tagen wurde filtriert, das Filtrat eingetrocknet und in 15 g Wasser gelöst und jeden dritten Tag zwei Gramm der Lösung subkutan grauen Meerkatzen injiziert. Keine von ihnen erkrankte.

Auch dafür, daß andere Nahrungs- und Genußmittel die Schlafkrankheit verursachen, ließen sich nirgends irgendwelche Anhaltspunkte finden. Es müßten doch die Erkrankungen häufiger auftreten, wenn es ein allgemein übliches Nahrungsmittel ist, andererseits müßte sich doch bei genauem Nachfragen ausfindig machen lassen, ob die Kranken besondere Nahrungsmittel oder diese in bestimmter Zubereitung genossen haben. Nichts von alledem ist der Fall.

Auch ließ sich nirgends feststellen, daß seit dem Auftreten der Schlafkrankheit irgendwelche Nahrungsmittel in andauernd schlechter Qualität zum Verbrauch gekommen sind.

Wir sind also gezwungen, wenn wir das epidemische Auftreten in Betracht ziehen, eine parasitäre Ursache anzunehmen.

Eine große Anzahl von Bakterien, Filarien, Darmparasiten sollten die Schlafkrankheit verschulden. Mir ist es nicht gelungen, Bakterien aus der Cerebrospinalflüssigkeit und dem Blute der Kranken zu züchten. Desgleichen wurden bei den fünf genauer untersuchten Fällen weder Filarien noch Darmparasiten gefunden.

Das neuerdings von Castellani bei Schlafkranken in Uganda zuerst gefundene, dann von Bruce in allen Fällen beobachtete Trypanosoma Castellani verdient die ernsteste Beachtung.

Auch ich konnte in den genauer beobachteten fünf Fällen das Trypanosoma in der Cerebrospinalflüssigkeit, in einem Falle auch im Blute feststellen. Da hier die Glossina palpalis sehr verbreitet ist, so wäre auch die Gelegenheit zur Infektion durchaus gegeben. In sehr zahlreichen Blutpräparaten von gesunden Eingeborenen des von der Schlafkrankheit heimgesuchten Gebietes konnte ich keine Trypanosomen und Filarien finden. Ebensowenig gelang es mir, in der von zwei Hingerichteten (durch Erschießen) unmittelbar nach dem Tode und von zwei Gesunden und einem Epileptiker durch Lumbalpunktion gewonnenen Cerebrospinalflüssigkeit Trypanosomen nachzuweisen.

Es mögen nun zunächst hier die Krankengeschichten der näher beobachteten fünf Fälle ihren Platz finden. (Vergleiche Temperaturkurven Tafel III.)

1. Ameko, männlich, 9 Jahre alt. Aufgenommen am 14. Jan. 1904.

Vorgeschichte: Vor sieben Monaten bekam er eine mit allgemeinem Körperausschlag verbundene fieberhafte Erkrankung. Zwei Monate später soll die Schlafkrankheit angefangen haben. Der Kranke war damals nicht zu Hause, sondern in einem anderen Dorfe, so daß die Eltern nichts über die ersten Symptome angeben können. Als er vor drei Monaten zu ihnen kam, zeigte er kein Interesse für die Umgebung, machte immer einen verschlafenen Eindruck, konnte nicht mehr wie früher bei der Feldarbeit helfen. Über Schmerzen hat er nie geklagt.

Z. Z. äußert er auch keine Klagen. Er schläft die ganze Nacht, legt sich von etwa 6—10 Uhr in die Sonne, um dann wieder zu schlafen, bis er zum Essen geweckt wird. — Zum Urinlassen und Stuhlgang wacht er stets auf. Der Appetit ist jetzt nur gering. Er ißt nur von dem, was ihm vorgesetzt wird, äußert nie einen Wunsch. Die Hauptnahrung besteht in Yams, Mais und Reis.

Befund: Stark abgemagerter Körper mit gut entwickeltem Knochenbau, trockener, stark abschilfernder Haut. Der Kranke macht den Eindruck eines geistig gesunden Menschen, der vom Schlafe überwältigt zu werden droht. Auf Fragen gibt er, etwas dadurch ermuntert, die entsprechende Antwort. Sobald man ihm aber ein paar Minuten Ruhe läßt, schläft er auf dem Stuhle sitzend ein.

Die Herzdämpfung liegt in den gewöhnlichen Grenzen. Die Herztöne sind rein. Der Puls ist sehr klein, kaum fühlbar, 96 in der Minute.

Lungen: Der Lungenschall ist in der gewöhnlichen Ausdehnung hörbar, hinten unten beiderseits vereinzeltes Knacken, sonst sehr leises Bläschenatmen. Die Anzahl der Atemzüge in der Minute beträgt 14.

Die Zunge ist schmutzig-weißgrau belegt. Das Zahnfleisch hat an den Schneidezähnen einen 2 mm breiten, tief rotbraunen Rand, der bei Berührung leicht blutet. Die Rachenschleimhaut ist blaß. Die Bauchdecken sind straff gespannt. Leber und Milz sind nicht zu fühlen.

Der Stuhlgang ist dickbreiig, geformt, ohne Parasiten und Parasiteneier. Der Urin ist frei von Eiweiß und Zucker. Das Sediment nach dem Zentrifugieren zeigt nichts Krankhaftes.

Die bei den Negern gewöhnlichen Drüsenschwellungen sind auch hier zu fühlen etwa erbsengroß in der Unterkiefer-, Kubital- und Leistengegend.

Die Untersuchung des Blutes ergibt in einem Kubikmillimeter 3776000 rote, 30000 weiße Blutkörperchen. Der Hämoglobingehalt beträgt 70 % (Gowers). Malariaparasiten, Trypanosomen und andere Blutparasiten sind nicht zu finden.

Nervensystem.

Motilität. Die Augenlidspalte ist eng. Die oberen Lider werden nur sehr wenig gehoben unter gleichzeitigem starken Ziehen der Augenbrauen nach oben. Die Bewegungen des Auges nach oben scheinen beschränkt zu sein. Es besteht grobschlägiges Zittern im Beginne der Untersuchung, verliert sich dann mit Nachlaß der Erregung.

Sonst sind motorische Störungen weder im Bereiche der Hirn- noch dem der Rückenmarksnerven nachzuweisen. Sensibilität ist nirgends gestört, was die Berührung und Schmerzempfindung anbetrifft. Das Beklopfen der Wirbelsäule und des Schädels ist nicht schmerzhaft.

Reflexe. Patellar- und Bauchdeckenreflexe sehr stark; Kremaster-, Konjunktival-, Cornealreflex stark. Die Pupillen reagieren bei Lichteinfall und Konvergenz.

Ataxie ist nicht vorhanden.

Die direkte und indirekte faradische Erregbarkeit der ganzen Körpermuskulatur ist, soweit es sich mit dem kleinen Apparat feststellen läßt, nicht gestört.

16. Januar. Lumbalpunktion zwischen dem 3. und 4. Lumbalwirbel. Es entleeren sich zunächst aus der Kanüle zwei Tropfen klarer, gelblicher, seröser Flüssigkeit, dann stark mit Blut vermischt noch etwa drei ccm. Davon werden zwei einem Hundsaffen intraperitoneal injiciert, vom Rest Trockenpräparate gemacht. Nur in einem Präparate wurde ein Trypanosoma gefunden. Es werden einige Platinösen voll auf Agar-Agar und Bouillon gebracht. Doch bleiben die Nährböden steril (15.2).

Behandlung. Beginn mit Injektionen von 0,5 g einer 2 % Lösung von Sperminum Poehl subkutan.

19. Januar. Temperatursteigerung. Keine Beschwerden außer leichten Kopfschmerzen. Keine Schmerzen in der Wirbelsäule.

25. Januar. Die Injektionen von Spermin haben gar keinen Einfluß auf den Verlauf der Krankheit ausgeübt.

Die Arme und Beine werden in allen Gelenken (Schulter-, Ellenbogen-, Hüft- und Kniegelenken) stark flektiert gehalten. Doch können sie ohne irgendwelche größere Anstrengung aktiv gestreckt werden. Schmerzen bestehen nicht. Der Appetit ist gering. Zum Stuhlgang und Urinlassen wacht der Kranke auf; sonst liegt er meist mit geschlossenen Augen da, die er öffnet, sobald man ihn beim Namen ruft.

28. Januar. Seit 25. hohe Temperaturen am Abend. Beschwerden bestehen nicht. Die Wirbelsäule ist nirgends schmerzhaft. Lungenbefund, bis auf leichte Rasselgeräusche hinten unten, normal. Die Unterleibsorgane bieten nichts Krankhaftes. Im Blute sind keine Parasiten, im Urin Spur Eiweiß.

2. Februar. Die Temperatur ist normal.

4. Februar. Die Temperatur ist subnormal. Es besteht leichtes Ödem der Handrücken und Füße. Die Herztätigkeit ist regelmäßig, die Herztöne rein, der Puls nicht zu fühlen. Der Urin ist frei von Zucker, enthält aber eine Spur Eiweiß, keine Cylinder.

Das Zahnfleisch ist infolge sorgfältiger Mundpflege gesund, doch ist die Mundschleimhaut außerordentlich blaß. Es besteht starker Speichelfluß.

Ellenbogen-, Knie- und Hüftgelenk werden stark flektiert, die Füße plantarflektiert gehalten. Die Wirbelsäule ist stark gekrümmt. Bei passiver Bewegung der Extremitäten hat man ziemlich starken Widerstand zu überwinden; trotzdem kann der Kranke, wenn auch unsicher und mit Unterstützung, gehen. Die Sehnenreflexe sind erhöht.

9. Februar. Das Ödem der Hände und Füße und des Gesichts ist viel stärker geworden. Die regelmäßigen Mahlzeiten werden in geringer Menge eingenommen. Der Urin ist klar, enthält eine Spur Eiweiß, keinen Zucker. Die Herztätigkeit ist regelmäßig, Puls nicht zu fühlen. Die Atmung ist tief und langsam.

Der Kranke schläft fast den ganzen Tag, resp. liegt mit geschlossenen Augen da, reagiert auf Anrufen, spricht aber (bis auf kurze Laute) gar nicht.

17. Februar. Der Kranke liegt und sitzt mit äußerst stark flektierten Extremitäten, kann nicht mehr gehen. Stuhlgang und Urin werden unwillkürlich entleert. Er genießt noch immer etwas bei jeder Mahlzeit. Beim Essen sitzt er zusammengekauert da, den Kopf ganz auf die stark flektierten Knie gebeugt, den Arm möglichst wenig im Ellenbogengelenk bewegend. Die zur Zuführung der breiigen Speisen notwendigen Bewegungen werden nur im Handgelenk ausgeführt.

19. Februar. Nachts ist der Tod eingetreten, nachdem er am Abend vorher noch gegessen hatte.

Bei der in meiner Abwesenheit vom Lazarettgehilfen gemachten Obduktion (wahrscheinlich 7—10 Stunden nach dem Tode) wurden aus verschiedenen Organen (Milz, Leber, Rückenmark, Knochenmark, Hypophyse, Großhirn, Nieren) Ausstrichpräparate gemacht. Nirgends konnte ich Trypanosomen feststellen. Desgleichen fehlten dieselben in den aus dem durch Zentrifugieren gewonnenen Sediment des stark vermehrten Liquor cerebrospinalis hergestellten Trockenpräparaten.

Die mikroskopisch-anatomische Untersuchung der Organe, an denen nach eintägigem Verweilen in Formalinlösung nichts Krankhaftes zu sehen war, steht noch aus.

2. Apelo, männlich, 35 Jahre alt. Aufgenommen am 14. Januar 1904.

Vorgeschichte. Die Krankheit soll vor sieben Monaten mit

Schläfrigkeit, Schmerzen im Kopf und im Rücken und mit Fieber begonnen haben. Er ist die letzten Jahre immer in seinem Dorfe gewesen und führt seine Krankheit darauf zurück, daß er beim Einholen eines geschossenen Leoparden vor 12 Monaten tätig gewesen und vom Fetischpriester nicht gehörig entzaubert worden ist.

Seit Beginn seiner Erkrankung konnte er nicht mehr arbeiten, weil er sich zu schwach fühlte. Auch haben seine Sehfähigkeit und sein Gedächtnis nachgelassen. Krämpfe und Schwindel hatte er nie. Seine Potenz ist gegen früher ungeschwächt.

Der Appetit ist geringer geworden. Abmagerung ist aber nicht eingetreten. Er hat öfters rohen Kassada und die elektrischen Fische gegessen. Er schläft angeblich am Tage viel, kann jedoch nachts nicht schlafen. Zum Essen, Stuhlgang und Urinlassen wacht er stets auf.

Z. Z. klagt er über Schmerzen in der Kreuzbeingegend.

Befund. Großer, magerer, stark gebauter Mann mit trockener Haut.

Er gähnt oft, zieht die Augenbrauen hoch, wie wenn ihm sonst die Augen zufallen würden.

Die Zunge ist belegt, das Zahnfleisch nicht entzündlich gerötet, die Rachenorgane normal.

Herzdämpfung ist nirgends absolut. Die Herztöne sind rein, der Puls 84.

Über den Lungen hört man überall verschärftes, rauhes Exspirium, sonst ganz normales Atmungsgeräusch.

Leber und Milz sind nicht vergrößert. Der Stuhlgang ist dickbreiig, ohne Parasiteneier, enthält Amoeba coli.

Der Urin ist frei von Eiweiß und Zucker. Das Sediment enthält nichts Abnormes. Lymphdrüsenschwellungen (etwa erbsengroß) sind zu fühlen im Nacken, vor und hinter dem Musculus sternocleidomastoideus, am Unterkiefer und der Leistengegend. Dagegen fehlen sie in der Ellenbogengegend und in der Achselhöhle.

Die Untersuchung des Blutes ergibt in einem Kubikmillimeter 4 625 000 rote, 20 000 weiße Blutkörperchen. Der Hämoglobingehalt beträgt 75 % (Gowers).

In den Blutpräparaten sind weder Trypanosomen noch andere Blutparasiten zu finden.

Nervensystem:

Motilität ist außer der schon erwähnten leichten Ptosis nicht gestört. Tremor besteht nicht (auch nicht der Zunge).

Die Sensibilität ist nirgends gestört. Das Beklopfen der Wirbelsäule und des Schädels ist nicht schmerzhaft.

Reflexe. Der Patellarreflex ist sehr stark, Bauchdecken-, Konjunktival-, Kremasterreflex gut auslösbar. Die Pupillen sind eng, reagieren bei Lichteinfall und Konvergenz. Ataxie ist nicht vorhanden. Es besteht kein Schwindel bei Umdrehen mit geschlossenen Augen.

Die direkte und indirekte faradische Erregbarkeit der Körpermuskulatur ist nicht krankhaft verändert. Nur erfordert die Muskulatur der Unterschenkel stärkere Ströme.

18. Januar. Lumbalpunktion zwischen dem zweiten und dritten Lendenwirbel. Aus der Kanüle entleeren sich tropfenweise 75 ccm wasserklarer Flüssigkeit, die erst in dickerer Schicht etwas gelblich erscheint. — Das Sediment nach dem Zentrifugieren ist außerordentlich spärlich, weißgrau. — In demselben lassen sich Trypanosomen und andere Parasiten weder im frischen noch im gefärbten (Azur-Eosin-) Präparate nachweisen. An zelligen Bestandteilen finden sich rote Blutkörperchen (5—6 im Präparat), Zellkerne und sternförmige Zellen.

Tierversuche (1a.) Intraperitoneal erhält:

1. ein Hundsaffe (1) 3 ccm,
2. ein junger Hund (1) 3 ccm,
3. eine Maus (1) 1 ccm. Diese stirbt während der Injektion durch zu starke Kompression des Thorax.

Kulturen: Agar-Agar |
        Bouillon } (steril am 1. 3.).

Am Nachmittage klagt der Kranke über Schmerzen an der Punktionsstelle (die Punktion selbst war nicht schmerzhaft), die druckempfindlich ist. Die Temperatur ist erhöht. Sonst läßt sich nichts Krankhaftes nachweisen.

26. Januar. Die Temperatur ist seit einigen Tagen wieder ganz normal. Kreuzschmerzen bestehen noch wie im Anfange.

Seit seiner Aufnahme schläft der Kranke am Tage fast gar nicht, dagegen die ganze Nacht. Sein Zustand ist unverändert. Leichte Arbeit kann er verrichten.

15. Februar. Blutparasiten wurden in den Präparaten nicht gefunden. Der Augenhintergrund (erst nach Einträufeln von Atropin sichtbar) zeigt keine krankhaften Veränderungen. Die Temperatur ist unter 35 ° gesunken, Puls 80, Atmung wie gewöhnlich.

Die organtherapeutischen Versuche mit Cerebrum siccum, Hypophysis sicca sind ganz unwirksam.

2. März. II. Lumbalpunktion zwischen drittem und viertem Lendenwirbel. Dieselbe ist angeblich schmerzhaft. Es entleeren sich aus der Kanüle tropfenweise 52 ccm wasserklarer Flüssigkeit. In dem spärlichen Sediment nach dem üblichen Zentrifugieren sind außer vereinzelten roten Blutkörperchen und wenigen sonstigen Zellen Trypanosoma Castellani in geringer Anzahl zu finden.

Tierversuche. Einer grauen Meerkatze (6) werden 10 ccm der Cerebrospinalflüssigkeit intraperitoneal injiciert.

Kulturen werden nicht mehr angelegt.

3. Agbeko, männlich, 18 Jahre alt. Aufgenommen am 21. Januar 1904.

Vorgeschichte. Vor sieben Monaten soll die Krankheit begonnen haben mit Mattigkeit ohne Schmerzen im Kopf oder in einem anderen Körperteil. Seit vier Monaten kann er nicht mehr arbeiten, ist störrisch, spricht nur einzelne Worte, wenn er gefragt wird. Das Sehen und Hören ist schwächer geworden. Auch hat das Gedächtnis sehr nachgelassen. Krämpfe sollen nie aufgetreten sein.

Er wohnte immer in seinem Dorfe, seit Beginn der Erkrankung auf der Farm bei seinem leprösen Bruder.

Rohen Kassada hat er nie gegessen, nie schlechten Mais oder Reis. Die elektrischen Fische hat er früher gegessen, seit Beginn der Erkrankung nicht mehr.

Er schläft jetzt fast immer, wacht aber zum Essen, Trinken und Urinlassen auf. Er ißt weniger wie früher, hat aber an Körpergewicht nicht abgenommen. Er klagt über Jucken am ganzen Körper und leichte Kopfschmerzen.

Befund. Mittelgroßer, kräftiger, gut genährter Mann. Er macht den Eindruck eines Dementen, stützt sich auf einen großen Stock, kann aber auch ohne denselben ganz gut gehen. Er ist aufgeregt, blickt bald einen, bald den anderen an, zittert stark am ganzen Körper. Das Zittern wird stärker, wenn man sich ihm nähert oder ihn anspricht. Gleichzeitig kratzt er schnell eine oder die andere Körperstelle.

Beim Sprechen bleibt sein Gesicht unverändert, ohne Ausdruck, die Augen unstät nach unten gerichtet; nur die Lippen bewegen sich. Die notwendigsten Worte werden kurz, abgebrochen, doch anscheinend gut artikuliert ausgestoßen. Wenn er unter seinesgleichen ist, besteht Zittern gar nicht, wenn er sich im psychischen

Gleichgewicht befindet. Doch tritt es sofort auf, sobald dies irgendwie gestört ist. Die sichtbaren Schleimhäute sind blaß, Zunge belegt. Die Haut ist gut gepflegt, ohne Ausschläge.

Herz und Lungen bieten nichts Krankhaftes. Der Puls ist regelmäßig 92 in der Minute. Die Atmung ist etwas unregelmäßig, 20 in der Minute. Das Abdomen ist gut gefüllt. Milz- und Leberrand ist nicht zu fühlen. Der Stuhlgang ist fest, enthält keine Parasiteneier.

Der Urin ist frei von Eiweiß und Zucker. Lymphdrüsenschwellungen (erbsen- bis bohnengroß) sind im Nacken, vor und hinter dem Sternocleidomastoideus, am Unterkiefer, in der Kubital- und Inguinalgegend zu fühlen. Die Untersuchung des Blutes ergibt in einem Kubikmillimeter 4 100 000 rote, 15 600 weiße Blutkörperchen.

Von den letzten sind:
41 % kleine mit einem Kern und breitem Protoplasmasaum,
17 % kleine mit einem Kern und schmalem Protoplasmasaum,
11 % große mit mehreren Kernen,
16 % große mit hufeisenförmigem Kern,
10 % große Schollen (Reste weißer Blutkörperchen),
5 % eosinophile Zellen.

Der Hämoglobingehalt des Blutes beträgt 70 % (Gowers).

Nervensystem:

Motilität. Die Augenlider und Augen sind normal beweglich. Die Augenbrauen sind nicht hochgezogen. Auch sonst bestehen keine Störungen im Bereiche der Hirn- und Rückenmarksnerven. Nur werden die Bewegungen erst nach mehrfacher Aufforderung langsam ausgeführt, meist verbunden mit großschlägigem Zittern.

Sensibilität ist normal für Berührung und Schmerzempfindung. Das Beklopfen der Wirbelsäule ist nicht schmerzhaft. Dagegen wird eine Verstärkung des sonst dumpfen Scheitelschmerzes angegeben.

Reflexe. Die Patellarreflexe sind erhöht, Kremaster- und Bauchdeckenreflexe fehlen. Der Konjunktivalreflex ist vorhanden. Die Pupillen reagieren bei Lichteinfall und Akkomodation.

Ataxie und Schwindel (Kehrtmachen bei geschlossenen Augen) fehlen.

Die direkte und indirekte faradische Erregbarkeit ist unverändert.

23. Januar. Es wird ein Versuch gemacht, die Lumbalpunktion auszuführen. Es gelingt jedoch nicht, weil der Kranke kaum einen

Augenblick still liegt und fortwährend plötzliche unerwartete Bewegungen macht. Da eine Kanüle abbricht, wird von weiteren
Versuchen Abstand genommen. Der abgebrochene Teil der Kanüle
konnte rechtzeitig entfernt werden.

24. Januar. Durch Punktion der Vena mediana werden 5 ccm
Blut entleert unter Zusatz von Natrium citricum. Nachdem durch
langsames Zentrifugieren die roten Blutkörperchen sich abgesetzt
haben, wird die überstehende Flüssigkeit abgegossen und noch einmal schnell zentrifugiert. Von mehreren aus dem Sediment gemachten Präparaten findet sich in einem ein Trypanosoma.

25. Januar. Der Kranke ißt mit gutem Appetit. Urin- und
Faeces werden oft im Schlafe entleert. Wenn er draußen zu den
anderen Kranken gesetzt wird, schläft er nicht ein, sitzt jedoch
ganz teilnahmslos da.

Heute erhält er den Auftrag, Gras zu jäten. Als er an die
Stelle hingeführt wird, setzt er sich nieder, wird unruhig, als
ich näher trete, fängt an zu zittern, faßt nach dem Grase, als ob
er jäten will, zieht dann die Hand wieder zurück, streicht sich über
den Unterleib, zupft seinen Penis, bleibt dann ohne zu arbeiten
ruhig sitzen. Sein Gesichtsausdruck bleibt unverändert stumpf.

Bei der Aufforderung, den Boden von Strauchwerk zu reinigen,
bleibt er mit dem ihm in die Hand gegebenen Buschmesser stehen,
reibt seinen Unterleib, sieht sich verlegen um, als ob er gar nicht
weiß, was er mit dem Werkzeug anfangen soll. Man sieht die
schwachen Kontraktionen der Armmuskulatur, aber es kommt nicht
zur Ausführung der entsprechenden Bewegungen. Erst als er ihm
vorgemacht wird, führt er einige hastige, ungeschickte Hiebe aus
(die Arbeit war ihm früher sehr geläufig) und hört dann ganz auf.
Die Frage, ob er Schmerzen habe, verneint er; die, weshalb er dann
nicht arbeite, beantwortet er gar nicht.

4. Februar. Kot und Urin werden meist aufs Lager entleert.
Auf den Klosettplatz geführt, bleibt er nach der Defäkation lange
Zeit sitzen, ohne zu schlafen, bis er zurückgeholt wird. Dann
steht er auf und geht dahin, wo man ihn hinweist. Der Gang ist
steif, schleudernd. Die faradische Erregbarkeit der Muskulatur
des Unterschenkels hat nachgelassen.

11. Februar. Die Temperatur ist subnormal. Das vom 25. 1.
bis 6. 2. gegebene Methylenblau hat den Krankheitsverlauf nicht
beeinflußt und ist jetzt ganz ausgeschieden.

Der Kranke schläft fast den ganzen Tag, resp. liegt mit ge-

schlossenen Augen auf seinem Lager. Urin und Kot werden unwillkürlich entleert.   Zum Essen muß er geweckt werden.   Hier
treten dieselben Hemmungen auf wie bei der Arbeit: unentschlossenes
Sitzen beim gefüllten Speisenapf, unmerksame Kontraktionen der
Armmuskulatur, ruckweise Entnahme der breiigen Nahrung, langsames Kauen.

25. Februar. Der Kranke spricht nicht mehr, liegt teilnahmslos,
meist schlafend da, Beine und Arme schlaff gestreckt. Es besteht
starker Speichelfluß und dünner, schleimig-wässeriger Anfluß aus
der Nase.   (In beiden Flüssigkeiten sind Trypanosomen nicht nachweisbar.) Puls etwa 80 in der Minute. Die Nahrungsaufnahme
ist sehr gering (kaum nennenswert).

26. Februar. Heute morgens bekam der Kranke plötzlich einen
Krampfanfall: klonische Krämpfe des ganzen Körpers mit be-
schleunigtem Puls und erloschenem Bewußtsein. Die Pupillen sind
ganz eng, erweitern sich etwas bei Beschattung. Patellar- und
Cornealreflexe erloschen. Das Bewußtsein kehrt erst nach einer
Stunde wieder.

II. Lumbalpunktion zwischen drittem und viertem Lendenwirbel. Es entleeren sich tropfenweise 30 ccm Cerebrospinalflüssigkeit, in der ziemlich zahlreiche (im Gesichtsfeld 2—4) Trypanosomen zu finden sind nach dem Zentrifugieren.

Tierversuch. Es werden 5 ccm der Flüssigkeit intraperitoneal
einem Husarenaffen (2) injiciert.

27. Februar. Der Kranke genießt gar nichts mehr. Speisen
und Getränke, die ihm in den Mund gegeben werden, versucht er
gar nicht zu schlucken. Der Stuhlgang ist seit drei Tagen ausge-
fallen. Der Urin wird nach wie vor aufs Lager entleert. Der aus
dem Munde fließende Speichel ist zähschleimig. Beginnender Dekubitus am Kreuzbein.

4. März. Der Kranke hat nichts mehr gegessen, liegt reaktions-
los da auf dem Rücken mit schlaff ausgestreckt liegenden Armen
und Beinen. Patellarreflexe sind nicht auszulösen. Stuhlgang
wurde nicht mehr entleert, Urin sehr selten.

Am 6. März ist der Kranke gestorben, wie mir nachträglich
mitgeteilt wurde.

4. Koffi, männlich, 26 Jahre alt. Aufgenommen am 6. Februar
1904.

Vorgeschichte. Er ist seit 1¹/₂ Jahren krank. Er war nie an
der Goldküste, sondern immer im Dorfe resp. dessen nächster Um-

gebung. Seine Krankheit hat mit Schwächegefühl begonnen, das
sich allmählich steigerte, so daß er vor sechs Monaten seine Arbeit
nicht mehr verrichten konnte. Schmerzen hat er nie gehabt. Seit
einem Monat schläft er fast immer. Seit drei Tagen hat er nichts
mehr gegessen, spricht nicht mehr.

Befund. Großer, stark abgemagerter Mann mit schuppender
Haut.

Wenn man zu ihm spricht, reagiert er gar nicht, erst bei ganz
lautem Anrufen mit seinem Namen öffnet er seine Augen ein wenig,
um sie dann sofort wieder zu schließen. Er liegt da mit schlaff
gestreckten Armen und Beinen. Wird er aufgerichtet, so bleibt
der Hals steif, die Extremitäten schlaff. Ein Versuch zu stehen
wird nicht gemacht. Zum Sprechen ist er nicht zu bewegen.

Die Schleimhäute sind sehr blaß.

Die Atmung ist tief, nicht verlangsamt.

Der Puls etwa 80, weich.

Lungen und Herz bieten nichts Abnormes.

Das Abdomen ist tief eingesunken, läßt fast überall leeren
Schall hören. Leber und Milz sind nicht vergrößert. Urin und
Kot werden aufs Lager entleert.

Erbsengroße Lymphdrüsen sind im Nacken, an den Unter-
kiefern, in der Kubital- und Inguinalgegend zu fühlen.

Die Untersuchung des Blutes ergibt in einem Kubikmillimeter
4300000 rote und 20000 weiße Blutkörperchen, davon sind

39 % klein mit einem Kern und breitem Protoplasmasaum,
13 % klein mit einem Kern und schmalem Protoplasmasaum,
13 % groß mit mehreren Kernen,
15 % groß mit hufeisenförmigem Kern,
 9 % große Schollen,
13 % eosinophile Zellen.

Der Hämoglobingehalt beträgt 65% (Gowers). Blutparasiten
wurden nicht gefunden.

Nervensystem:

Motilität. Aktive Bewegungen werden nur versucht zum Zwecke
der Abwehr. Die Muskulatur wird bei passiven Bewegungen sofort
in entgegengesetztem Sinne gespannt. Bei wiederholten Bewegungen
(z. B. schnell aufeinanderfolgendes Beugen und Strecken des Armes)
erfolgen die Hemmungen schnell (anwachsend und nachlassend).
Zittern besteht nicht.

Sensibilität. Auf stärkere Reize (Stiche, Kneifen) werden die

Augen etwas geöffnet und Abwehrbewegungen gemacht. Das Beklopfen des Schädels und der Wirbelsäule scheint nirgends stärker schmerzhaft zu sein.

Reflexe. Der Patellarreflex ist links nicht auszulösen, rechts erhöht; Kremaster- und Bauchdeckenreflexe sind nicht vorhanden. Die direkte und indirekte faradische Erregbarkeit ist herabgesetzt.

6. Februar. Lumbalpunktion zwischen zweitem und drittem Lendenwirbel. Es entleeren sich tropfenweise zunächst drei Tropfen blutig gefärbte, dann etwa 5 ccm ganz wasserklare Flüssigkeit, die dann wieder blutrot wird. Im ganzen werden 35 ccm entleert.

Trypanosomen konnten in dem nach dem üblichen Zentrifugieren erhaltenen Sediment nicht gefunden werden.

Tierversuche. Es werden intraperitoneal injiziert:

1. einem Hunde (2) 5 ccm,
2. einem Husarenaffen (1) 3 ccm,
3. einer Hauskatze (1) 2 ccm,
4. einer Maus (2) 1 ccm.

Kulturen werden angelegt auf:

1. Agar-Agar,
2. Rinderblutserum-Agar,
3. Eiern,
4. Nährbouillon.

Die Nährböden bleiben bis 1. März steril.

8. Februar. Der Kranke ißt und trinkt wieder etwas, wenn man ihn aufsetzt und ihm das Essen (breiig) und die Getränke löffelweise einflößt.

Die Arme werden im Ellenbogengelenk spitzwinklig gebeugt gehalten, während die Beine schlaff gestreckt liegen.

12. Februar. Zur Nachprüfung der günstigen Beeinflussung der Schlafkrankheit durch subkutane Injektion von Hodenemulsion des Hausschafes, wie sie von portugiesischen Ärzten beschrieben ist, werden die Hoden eines Schafbockes unter Asepsis exstirpiert, in zwei Hälften geteilt und die Hodensubstanz mit dem scharfen Löffel aus den Hüllen herausgenommen, im Mörser zerrieben; durch Gaze filtriert, im Verhältnis von 0,5/100 mit Acidum carbolicum versetzt.

Diese ganz dünnbreiige Masse wird subkutan (mit 2 ccm beginnend) an der Innenfläche des Oberschenkels injiziert. Nach der Injektion wird ein feuchter Verband angelegt.

14. Februar. Seit zwei Tagen nimmt der Kranke keine Nahrung mehr zu sich. Wird ihm flüssige oder leicht breiige Nahrung in den etwas geöffneten Mund gegeben, so sucht er zu kauen, aber ohne Erfolg. Die hinuntergeschluckte Nahrung wird sofort wieder unter mehrfachen Hustenstößen entleert. Auf Anrufen öffnet er die sonst geschlossenen Augen. Streckt man ihm die Hand entgegen, so verzieht sich sein Gesicht zu einem Lächeln. Er versucht seine Hand entgegenzustrecken, doch bleibt es bei einem Spreizen der Finger und leichter Bewegung im Handgelenk. Die Arme lassen sich nur mit Anstrengung strecken, gehen dann aber, sofort nach dem Loslassen, federnd in die Beuge zurück.

18. Februar. Der Kranke hat nichts mehr gegessen. Er liegt da mit halbgeschlossenen Augen, etwas geöffnetem Munde. Das Abdomen ist tief eingesunken, fühlt sich fest und derb an, gibt leeren Schall, wird beim Atmen nicht mehr bewegt. Die Brust erscheint hochgewölbt, wird regelmäßig durch die tiefen Atemzüge ausgedehnt. Die Herztätigkeit ist nicht verlangsamt. Urin und Stuhlgang ist seit mehreren Tagen nicht mehr beobachtet. Die injicierte Hodenemulsion wird selbst in Mengen von 5 ccm in 24 bis 36 Stunden vollkommen resorbiert. Ein Erfolg der Behandlung ist nicht eingetreten.

23. Februar. Der Kranke reagiert nicht mehr auf Anrufen. Die Blutuntersuchung ergibt in einem Kubikmillimeter 5 500 000 rote und 15 000 weiße Blutkörperchen.

26. Februar. Die Konjunktivalreflexe sind erloschen. Die Atmung ist kurz, tief, mit Einziehung der Intercostalräume.

II. Lombalpunktion zwischen zweitem und drittem Lendenwirbel ausgeführt. Es entleeren sich 70 ccm ganz klarer, kaum gelblich gefärbter Flüssigkeit. In dem sehr spärlichen Sediment lassen sich ganz vereinzelt, ziemlich langsam bewegliche Trypanosomen nachweisen.

Tierversuche: Es erhalten intraperitoneal injiciert:

1. ein Hundsaffe (2) 5 ccm,
2. eine graue Meerkatze (3) 5 ccm,
3. eine Hauskatze (4) 3 ccm.

Gegen Abend tritt der Tod ein unter allmählichem Nachlassen der Lebenserscheinungen.

Die Obduktion wird eine Stunde nach dem eingetretenen Tode vorgenommen. Soweit es sich abends bei der unzureichenden Be-

leuchtung feststellen ließ, war nur eine opake Trübung der Pia
mater des Gehirns zu beobachten. Die übrigen Organe boten das
bei Gesunden gewöhnliche Aussehen dar. In den Hirnventrikeln
war noch reichliche Flüssigkeit vorhanden.

Es wurden Ausstrichpräparate gemacht aus verschiedenen Venen
des Schädels und des Abdomens, von Milz, Leber, Nieren, Knochenmark, Lungen, Herz, Hypophysis, vom Boden des dritten und vierten
Hirnventrikels, von der Rindensubstanz des Großhirns, vom Rückenmark, von den Lymphdrüsen des Abdomens, des Nackens.

In keinem einzigen der Präparate ließen sich Trypanosomen
in normaler oder veränderter Form nachweisen.

5. Koako, männlich, 18 Jahre alt. Aufgenommen am
5. Februar 1904.

Vorgeschichte. Er war 2½ Jahre (1900—1903) an der englischen Goldküste, wurde dort vor sieben Monaten krank und kehrte
in die Heimat zurück. Die ersten Symptome bestanden in allgemeinem Schwächegefühl, in Schmerzen in den Beinen und im Kopf.
Gleichzeitig trat Sehschwäche auf. Seit drei Monaten kann er
überhaupt nichts arbeiten. Am Tage schläft er mindestens sieben
Stunden, nachts mit Unterbrechung. Rohen Kassada hat er nicht
gegessen.

Z. Z. bestehen keine besonderen Klagen.

Befund. Mittelgroßer, mäßig kräftig gebauter, gut entwickelter
Mann mit gut gepflegter Haut.

Er macht einen schläfrigen Eindruck. Die Augen können nur
durch Hochziehen der Augenbrauen hochgehalten werden. Die
Sprache ist normal, gut accentuiert. Er bleibt während der Untersuchung anscheinend ohne Anstrengung wach.

Herz und Lungen bieten nichts Krankhaftes. Der Puls ist voll,
etwa 80 in der Minute. Die Atmung ist, was Tiefe und Frequenz
anbetrifft, wie gewöhnlich.

Die Zunge ist etwas belegt. Die Schleimhäute sind blaß. Der
Unterleib ist voll, Milz und Leberrand nicht zu fühlen.

Der Stuhlgang ist fest, wird regelmäßig entleert, enthält keine
Parasiteneier. Der Urin ist klar, frei von Eiweiß und Zucker, enthält keine Parasiten.

Die auch sonst sehr häufigen erbsengroßen Drüsenschwellungen
sind vorhanden im Nacken, vor und hinter dem Musculus sternocleidomastoideus, am Unterkiefer, in der Fossa supraclavicularia, in
der Kubital- und Inguinalgegend.

Die Untersuchung des Blutes ergibt in einem Kubikmillimeter 3150000 rote, 15700 weiße Blutkörperchen. Von diesen sind:

41 % kleine mit einem Kern und breitem Protoplasmasaum,
10 % kleine mit einem Kern und schmalem Protoplasmasaum,
8 % große, mehrkernige,
20 % große mit hufeisenförmigem Kern,
5 % große Schollen,
16 % eosinophile Zellen.

Blutparasiten sind in den Präparaten nicht zu finden.

Nervensystem:

Motilität. Die Augenlidspalte ist eng und kann nur durch gleichzeitiges Hochziehen der Augenbrauen erweitert werden. Die Augenbewegungen sind normal ausgiebig. Sonst ist die Motilität nicht gestört. Auch die Muskulatur der Unterschenkel ist kräftig. Zittern besteht gar nicht.

Die Sensibilität ist nirgends gestört. Das Beklopfen der Wirbelsäule und des Kopfes ist nirgends schmerzhaft.

Reflexe. Der Patellarreflex ist erhöht. Bauchdecken und Kremasterreflex sind nicht auslösbar. Der Pupillarreflex ist bei Lichteinfall und Akkomodation vorhanden. Ataxie ist nicht vorhanden. Schwindel bei Kehrtmachen mit geschlossenen Augen besteht nicht.

Gesicht und Gehör gut. Der Augenhintergrund und die brechenden Medien zeigen nichts Krankhaftes. Die direkte und indirekte faradische Erregbarkeit ist normal.

9. Februar. Lumbalpunktion zwischen dem dritten und vierten Lendenwirbel. Es entleeren sich tropfenweise 15 ccm einer ganz wasserklaren, erst in dickerer Schicht leicht gelblichen Flüssigkeit. Nach dem üblichen Zentrifugieren werden aus dem sehr spärlichen Sediment frische Präparate angefertigt und in einem derselben ein Trypanosoma gefunden, mehrere dann in gefärbten Trockenpräparaten, wenn auch noch äußerst spärlich.

Tierversuche. Es erhalten intraperitoneal injiziert:

1. eine graue Meerkatze (1) 5 ccm.
2. ein Hund (3) 3 ccm,
3. eine Hauskatze (2) 2 ccm,
4. eine Maus (3) 1 ccm,
5. eine Ratte (1) 1 ccm.

Kulturen: Agar-Agar, Rinderblutserum-Agar, Bouillon (am 1. März sind die Nährböden noch steril).

12. Februar. Der Kranke hat nach der Lumbalpunktion keinerlei Beschwerden gehabt. Der Krankheitszustand ist unverändert.

22. Februar. Die Krankheit schreitet langsam vorwärts. Er schläft fast immer, wacht jedoch zur Aufnahme der Nahrung, sowie zur Entleerung von Urin und Kot auf. Wenn man ihn aufsetzt, so sieht er, den Kopf vornübergeneigt, ganz teilnahmlos vor sich hin, ohne aber sofort einzuschlafen. Er spricht nur wenig. Sein Gesicht hat meist denselben stumpfen Ausdruck. Der Gang ist steif, etwas schleudernd, unsicher, nur mit Hilfe eines Stockes möglich.

24. Februar. Acidum arsenicosum ist ganz wirkungslos auf den Krankheitsprozeß.

29. Februar. Die Nahrung wird nur in geringer Menge und sehr langsam aufgenommen. Er muß hierzu stets geweckt werden. Das Schlucken macht ihm anscheinend gar keine Beschwerden. Zum Stuhlgang und Urinlassen wacht er stets auf.

Er liegt meist mit schlaff ausgestreckten Armen und Beinen schlafend da. Ohne doppelseitige Unterstützung kann er gar nicht mehr gehen. Das Schlendern der Beine ist noch stärker ausgeprägt.

Die Muskelkontraktionen auf faradische Reizung sind langsamer und schwerer auszulösen wie früher. Besonders an den Unterschenkeln sind die Kontraktionen sowohl der Beuger wie der Strecker träge.

3. März. II. Lumbalpunktion zwischen dem zweiten und dritten Lendenwirbel. Es werden ca. 30 ccm einer wasserklaren Flüssigkeit tropfenweise entleert.

In dem Sediment der zentrifugierten Flüssigkeit sind Trypanosomen enthalten.

Tierversuche. Es erhalten intraperitoneal injiciert:
1. eine graue Meerkatze (7) 10 ccm,
2. eine graue Meerkatze, der vor drei Wochen die Milz exstirpiert war, 10 ccm.

4. März. Der Zustand ist unverändert. Die subkutanen Injektionen von Hodenemulsion wurden in 24—36 Stunden resorbiert. Einen Einfluß auf den Krankheitsverlauf konnte man nicht sehen.

Wenn auch der Krankheitsverlauf im allgemeinen in allen Fällen der gleiche ist, so zeigen sich doch im besonderen vielfache Abweichungen. Das Alter der Erkrankten schwankt zwischen dem 9. und 35. Lebensjahre. Die Erkrankung beginnt mit Fieber und mehr oder weniger heftigen Schmerzen im Kopf oder anderen Körperteilen. Doch können auch diese Symptome fehlen und sich von vornherein nur eine allmählich zunehmende Müdigkeit einstellen. Im weiteren Verlauf lassen dann die Beschwerden meist ganz nach. Dagegen wird die Müdigkeit unter abnehmender Energie immer größer. Können die Kranken anfangs noch leichte Arbeit verrichten so geben sie es bald ganz auf, obwohl objektiv eine Abnahme der Kräfte sich nicht erkennen läßt. Dann stellt sich meist sehr allmählich ein stärkeres Schlafbedürfnis ein, und zwar scheint dies anfangs am Tage stärker als in der Nacht aufzutreten. Schließlich schläft der Kranke immer, wenn er nicht durch die Befriedigung seiner körperlichen Bedürfnisse resp. durch äußere Einflüsse in Anspruch genommen wird. In diesem Stadium treten meist schon deutliche Gehstörungen auf. Der Gang wird schleppend. Dann gehen die Kranken mit nach vorn gebeugtem Oberkörper, mit weit nach außen gestellten Beinen, während die Bewegungen der Unterschenkel schlendernd und stampfend sind. — Die Sprache ist langsam und verschwommen. Allmählich wird das Gesicht des Kranken schlaff und ausdruckslos und bleibt auch beim Sprechen unverändert.

Später muß der Kranke stets zu den Mahlzeiten geweckt werden. während er noch zur Stuhl- und Urinentleerung aufwacht, bis auch dies nicht mehr der Fall ist, sondern die Entleerungen unwillkürlich aufs Lager erfolgen. Nur in einem Falle war dies bereits ganz ausgesprochen, obwohl der Kranke noch zu den Mahlzeiten erwachte und sogar noch etwas arbeiten konnte.

Im späteren Stadium muß der Kranke während der Mahlzeiten durch Anfassen, Unterhaltung wach erhalten werden. Weiterhin wird das Schlucken durch häufige Hustenanfälle unterbrochen, bis es schließlich trotz ersichtlicher Anstrengung ganz unmöglich wird. In diesem Endstadium liegen die Kranken ganz teilnahmslos da, reagieren auf Anrufen und Reize nicht mehr. Arme und Beine sind extrem gebengt (mit Kontrakturen) oder schlaff ausgestreckt. Die Atmung ist tief und regelmäßig, Puls nicht zu fühlen, die Herztöne rein und regelmäßig, der Unterleib tief eingezogen, Augen und Mund etwas geöffnet, Zunge schmutzig-braun, trocken. Dabei besteht starker Speichelfluß. Trotzdem in der letzten Zeit keine Nahrung aufgenommen werden kann, so leben die Kranken doch noch 10—14 Tage. Während dieser Zeit werden Faeces nicht mehr entleert,

Urin nur äußerst selten in ganz geringer Menge. Daß ein Kranker
bis kurz vor seinem Tode noch ißt und trinkt, scheint selten zu
sein. Wahrscheinlich ist der Tod in diesem Falle beschleunigt durch
die schon länger bestehende hochgradige Herzschwäche und Albuminurie.

Die Dauer der Krankheit der drei in der Beobachtung gestorbenen Fälle betrug sieben, acht Monate und 1 ¹/₂ Jahre. Doch
verlief auch in dem letzten Falle das Stadium, in dem die Krankheitserscheinungen ganz ausgesprochen waren, schnell zum Tode.

Die Temperatur scheint ganz im Beginne in einzelnen Fällen
erhöht zu sein, um sich dann in normalen Grenzen und erst gegen
das Ende in kleinen Schwankungen um 35° zu halten. Die Temperaturerhöhungen am ersten, resp. dritten und vierten Tage nach
der Lumbalpunktion sind wohl auf diese zurückzuführen, obwohl
keine örtlichen Symptome einer Infektion nachzuweisen sind, noch
auch das kaum gestörte Allgemeinbefinden diese wahrscheinlich macht.

Von krankhaften Erscheinungen der Lungen konnte nichts
nachgewiesen werden. Die Herzdämpfung bleibt in den gewöhnlichen Grenzen. Die Herztöne sind rein. Der Puls ist nicht verlangsamt, meist sehr schwach. In einem Falle war er schon im
frühen Stadium nicht mehr fühlbar.

Die Verdauung ist nicht gestört. Leber und Milz sind nicht
vergrößert. Der Stoffwechsel ist in den letzten Wochen außerordentlich herabgesetzt. Obwohl die Kranken mehrere Wochen
lang sehr wenig genießen, in den letzten 10—14 Tagen überhaupt
nichts, so ist die Abmagerung doch nicht sehr hochgradig.

Der Urin ist, wenn keine Komplikationen eintreten, stets normal.

Die Untersuchung des Blutes zeigt eine Verminderung der
roten, dagegen eine Vermehrung der weißen Blutkörperchen. Von
diesen waren die Lymphozyten doppelt soviele, an neutrophilen
Leukozyten halb soviele wie im normalen Blute, während die Anzahl der eosinophilen Leukozyten ungefähr der im normalen Blute
gleichkam. Der Hämoglobingehalt zeigte eine nicht sehr erhebliche
Erniedrigung. Von Blutparasiten wurde nur in einem Falle ein
Trypanosoma gefunden. Sonst war die Blutuntersuchung stets negativ.

Die palpabeln Lymphdrüsen sind nur klein, wie sie fast durchweg auch bei ganz gesunden Negern gefunden werden.

Die Störungen des Nervensystems sind wenig ausgesprochen.
Die Sensibilität ist in allen Fällen normal.

Von den motorischen Reizerscheinungen ist das Zittern zu er-

wähnen, das bei zwei Kranken jedoch nur in der Erregung auftrat,
bei den übrigen fehlte. In einem Falle traten Krämpfe auf: klonische Krämpfe der gesamten Körpermuskulatur bei erloschenem
Bewußtsein, erhaltenem Konjunktival-, aber erloschenem Patellar-
und Kremasterreflex. Von sonstigen motorischen Störungen ist die
Ptosis besonders deutlich ausgesprochen, von der auch in Bueme
die Krankheit ihren Namen erhalten hat (Susuism). Schon erwähnt
sind die Gehstörungen im Endstadium.

Kontrakturen infolge Überwiegen der Beuger traten in zwei
Fällen auf, einmal in den Bein- und Armgelenken, einmal nur in
den Armgelenken, während sonst die Extremitäten schlaff gestreckt
sich der Unterlage anpaßten.

Die Reflexe waren fast immer normal. Nur in zwei Fällen
ließen sich Kremaster- und Bauchdeckenreflexe nicht auslösen. In
einem andern fehlte der linke Patellarreflex.

Die faradische Erregbarkeit war nur in den Endstadien, namentlich an den Unterschenkeln herabgesetzt, sonst normal.

Von psychischen Störungen wurden zweimal Gedächtnisschwäche
angegeben. In einem Falle traten sehr deutlich Hemmungen auf.
Die Sinnesorgane scheinen von der Krankheit nicht ergriffen
zu werden. Objektiv ließ sich in keinem Falle eine Erkrankung
nachweisen.

Die Lumbalpunktion wurde zwischen dem dritten und vierten
oder zweiten und dritten Lumbalwirbel ausgeführt in der gewöhnlichen Weise durch Einführen einer Kanüle, aus der sich dann die
wasserklare, in dickerer Schicht leicht gelbliche Flüssigkeit langsam
tropfenweise entleerte. Die größte Menge der entleerten Flüssigkeit betrug 75 ccm. Sonst konnten 30—50 ccm Flüssigkeit entleert werden. In einem Falle wurden acht Stunden vor dem Tode
70 ccm Flüssigkeit durch Lumbalpunktion entleert, während bei
der Obduktion noch reichlich Liquor cerebrospinalis vorhanden war.

Auch bei sonst gesunden Eingeborenen konnten 30 ccm Cerebrospinalflüssigkeit leicht gewonnen werden.

Unangenehme Störungen des Befindens traten nach der Lumbalpunktion nicht auf. Auf den Krankheitsverlauf war sie ganz
ohne Einfluß. Nicht die geringste Abnahme der Schlafsucht ließ
sich feststellen, keine Änderung in der Puls- und Atmungsfrequenz.
Die Versuche, aus der Cerebrospinalflüssigkeit Bakterien zu züchten,
blieben stets ohne Erfolg.

Dagegen wurden in drei Fällen bei der ersten Lumbalpunktion

das von Castellani entdeckte Trypanosoma Ugandense in dem Sediment des Liquor cerebrospinalis gefunden, in den anderen zwei Fällen bei der zweiten Punktion. Die Behandlung der Krankheit war ganz erfolglos: Acidum arsenicosum, Methylenblau, Chinin.

Die organtherapentischen Versuche (Hoden- und Gehirnpräparate) waren ebenso erfolglos trotz günstiger Angaben anderer Beobachter.

Die Trypanosomen haben eine außerordentliche Ähnlichkeit mit dem Trypanosoma Brucei der Tsetsefliegenkrankheit, doch sind sie etwas kleiner. Das Hinterende des wurmförmigen Körpers ist stumpfkonisch, während das Vorderende allmählich in eine lange Geißel ausläuft. Am Hinterende sieht man ganz an der Spitze die Geißelwurzel (Centrosoma, Mikronukleus) intensiv leuchtend rotbraun gefärbt (Giemsa). Sie ist meist nur punktförmig, an einzelnen Parasiten aber auch stäbchenförmig zu sehen. Hinten an der Grenze des vorderen Drittels liegt der Kern, der sich nicht so intensiv färbt wie die Geißelwurzel. Er besteht meist aus einer Anzahl getrennter chromatophiler Körnchen. Bisweilen ist er so groß, daß an dieser Stelle der Parasitenleib knollig verdickt erscheint.

Das Protoplasma färbt sich fast nie so intensiv, wie bei dem Trypanosoma Brucei, hat regelmäßig eine große oder zwei bis drei kleinere Vakuolen unmittelbar vor der Geißelwurzel. Selten findet man solche hinter dem Kern. Die Geißel entspringt, wie man bei einigen Parasiten sehen kann, direkt von der Geißelwurzel — meist ist dies jedoch nicht deutlich zu erkennen — bildet dann den Rand der undulierenden Membran, um am vorderen Ende frei zu enden.

Die lebenden Parasiten bewegen sich ziemlich lebhaft und zwar mit dem freien Geißelende voran. Nur sehr selten sieht man entgegengesetzte Bewegungen.

Teilungsformen konnte ich, abgesehen von Exemplaren mit doppelter Geißelwurzel und doppeltem Kerne, nicht beobachten. Auch sogenannte amöboide Formen waren in den Präparaten nicht zu finden. In der Cerebrospinalflüssigkeit waren die Parasiten zwar in allen Fällen zu beobachten, doch nur sehr vereinzelt. Wenn das Sediment von 15 ccm untersucht wurde, so fand man höchstens 10—20 in allen Präparaten. Nur in einem Falle waren sie etwas reichlicher vorhanden: fast in jedem Gesichtsfeld ein bis zwei Parasiten.

In dem aus der Fingerkuppe entnommenen Blute konnten bei den Kranken, trotzdem dasselbe jeden zweiten Tag untersucht wurde, nie Trypanosomen nachgewiesen werden. Nur in einem Falle gelang es, in dem durch Punktion der Vena mediana gewonnenen und dann zweimal zentrifugierten Blute ein Trypanosoma zu finden. Da die Kranken einen großen Widerwillen gegen die Venenpunktion zeigten, wurde sie nur in dem einen Falle ausgeführt.

Die umstehenden Abbildungen sind Kopien von Mikrophotogrammen, welche im Berliner Institut für Infektionskrankheiten angefertigt worden sind. Sie betreffen Abstriche der Cerebrospinalflüssigkeit von Fall 3 (Agbeko).

Fig. 1 ist ein einzelner Parasit ohne Teilungsanlage.

Fig. 2 zeigt den Beginn der Teilung.

Fig. 3 weiter fortgeschrittene Teilung, die Geißeln sind bereits weiter getrennt.

(Vgl. auch Hintze, Die Schlafkrankheit in Togo. Deutsch. med. Wochenschrift 1904, Nr. 21 u. 22. Referat auf S. 524.)

Tierversuche.

Es wurden infiziert durch intraperitoneale Injektion von Cerebrospinalflüssigkeit 1. von Schlafkranken:

> Hundsaffen 2 (1. u. 2.),
> Husarenaffen 2 (1. n. 2.),
> Graue Meerkatzen 5 (1. 3. 6. 7. 8),
> Hunde 3 (1. 2. 3.),
> Hauskatzen 3 (1. 2. 4.),
> Mäuse 3 (1. 2. 3.),
> Ratten 1 (1.);

II. von Gesunden:

> Hundsaffe 1 (3.),
> Graue Meerkatzen 3 (2. 4. 5.),
> Hunde 1 (4.),
> Hauskatze 1 (3.),
> Mäuse 2 (4. 6.),
> Schaf, männlich 1 (1.).

Von diesen Tieren sind aus der Versuchsreihe auszuschalten.

1. Die Mäuse, die zusammen mit den gesunden auf der Reise nach der Küste anfangs März eingingen. Sie hatten bis dahin keine Trypanosomen.

2. Das Schaf, welches vier Tage nach der Hodenexstirpation. resp. zwei Tage nach der Injektion von Cerebrospinalflüssigkeit starb.

Von den übrigen Tieren

1. starben drei Hauskatzen (eine injiziert von Gesunden, zwei von Kranken). Sie fraßen sehr wenig nach der Injektion und

blieben im Wachstum zurück. Katze Nr. 3 starb auf der Reise,
Nr. 1 und 4 14 bezw. 20 Tage nach der Infektion. Nr. 3 lebt
noch. Bei keiner ließen sich Trypanosomen resp. Zeichen der Schlafkrankheit feststellen.

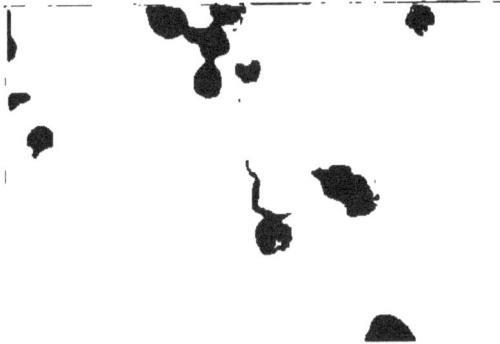

Fig. 1.

2. Der Hund Nr. 2 zeigte 12 Wochen nach der Infektion, drei
Tage vor dem Tode Trypanosomen.

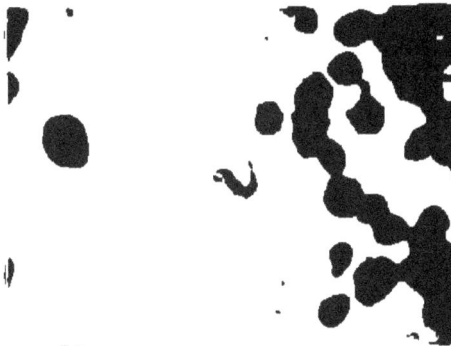

Fig. 2.

Die übrigen Hunde blieben gesund.
3. Hundsaffen. Alle blieben gesund. Bei keinem wurden Trypanosomen gefunden.

4. Hosarenaffen. Nr. 2 wurde von den anderen Affen totgebissen. Nr. 1 zeigte ein Trypanosoma weder im Blute noch in der Cerebrospinalflüssigkeit, aber zehn Wochen nach der Infektion resp. 14 Tage vor dem Tode Symptome von Schlafsucht.

5. Grane Meerkatzen. Nr. 1, 3, 6, 7, 8 enthielten Trypanosomen im Blute, aber immer nur sehr spärlich und zwar

Nr. 1 infiziert 9. 2., Trypanosomen 15. 3., gestorben 2. 4.
Nr. 3 „ 25. 2., „ 30. 3., „ 26. 4.
Nr. 6 „ 2. 3., „ 10. 4., „ 21. 5.
Nr. 7 „ 3. 3., „ 5. 4., „ 24. 5.

Nr. 8 Exstirpation der Milz vom 21. 2., nach vollständiger Heilung infiziert am 3. 3., Trypanosomen 23. 3., gestorben am 10. 4.

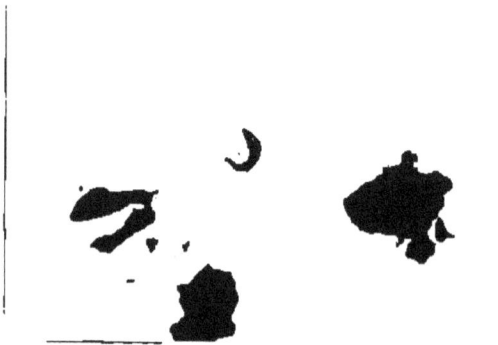

Fig. 3.

Bei Nr. 3 und 7 war neben der sonst auftretenden Abmagerung und Müdigkeit die Schlafsucht stark ausgesprochen.

Alle infizierten Meerkatzen hatten gleichzeitig endoglobuläre Parasiten (Affenmalaria).

Die Inkubationszeit (von der Infektion bis zum ersten Auftreten der Parasiten im Blute) betrug 36, 35, 39, 34, 21 Tage, also durchschnittlich fünf resp. sechs Wochen. Nur im letzten Falle (in dem die Milz exstirpiert war) betrug die Inkubation drei Wochen. — Der Tod trat 54, 55, 81, 83, 39 Tage nach der Infektion ein. Auch hier zeigte der Affe ohne Milz die geringste Widerstandskraft.

Inwieweit die gleichzeitig bestehende Malaria das Resultat beeinflußt hat, ist natürlich schwer zu sagen.

Zwei graue Meerkatzen, welche mit Tsetse-Trypanosomen infiziert waren, zeigten bereits nach acht und zehn Tagen Trypanosomen und starben in der dritten Woche mit außerordentlich zahlreichen Trypanosomen im Blute.

Die Meerkatzen Nr. 2, 4, 5 blieben gesund.

Übertragungsversuche durch Vermittelung der Tsetsefliegen konnten nicht angestellt werden, da es meist schon sehr schwer hielt, sie zum ersten Saugen am Menschen zu bewegen. Niemals gelang es, sie später zur Nahrungsaufnahme beim Affen zu bewegen.

Die Resultate der Beobachtungen sind folgende:

1. Die Schlafkrankheit ist eine chronisch verlaufende Infektionskrankheit.

2. Sie wird verursacht durch ein Trypanosoma (Trypanosoma Ugandense Cast.), das in allen Fällen in der Cerebrospinalflüssigkeit gefunden wurde.

3. Das Trypanosoma konnte in der Leiche (etwa 1½ bis 10 Stunden nach dem Tode) nicht nachgewiesen werden, selbst nicht in dem Sediment der Cerebrospinalflüssigkeit, in der etwa sieben Stunden vor dem Tode noch Trypanosomen vorhanden waren.

4. Auf Tiere übertragen erkrankten tödlich ein Husarenaffe und die grauen Meerkatzen, darunter drei unter den Symptomen der Schlafkrankheit.

5. Für die Auffassung der Schlafkrankheit als Intoxikationskrankheit infolge Genusses irgendwelcher Nahrungsmittel sprach nichts.

Wiederholte Injektionen von Äther-, Alkohol-, Wasserextrakten des Kassada (Maniok) bei Affen hatten keine krankmachende Wirkung.

6. Infektion mit Tsetse-Trypanosomen bei grauen Meerkatzen hatten den Tod bereits in der dritten Krankheitswoche zur Folge. Diese waren stets im Gegensatze zu den Schlafkrankheits-Trypanosomen sehr zahlreich im Blute.

Schnellfärbung und Schnittfärbung nach Romanowski.

Von

A. Plehn.

Seit Ziemann vor 8 Jahren auf die großen Vorzüge der schon früher von Romanowski angegebenen Chromatinfärbung hinwies, welche bei Mischung gewisser Methylenblaupräparate mit Eosin durch einen in statu nascendi wirksamen „neutralen", rotvioletten Farbstoff erzielt wird, haben viele Untersucher über verschiedene Wege berichtet, auf welchen jene eigenartige Färbung sicher erreicht werden soll. Ich nenne nach Ziemann nur Nocht, Renter, L. Michaëlis, Giemsa. Werden außer ihren und anderen einheimischen noch die Angaben fremdländischer Autoren in Betracht gezogen, so dürfte das Dutzend Einzelvorschriften erheblich überschritten werden: an sich schon ein Beweis, daß allen Mängel anhaften. Verf. hat sehr viel Zeit darauf verwandt, durch Nachprüfen der verschiedenen Verfahren zu einer sicheren Methode zu gelangen; aber immer wieder mußte er, wie andere, die Erfahrung machen, daß der Erfolg von zufälligen Eigenschaften des jedesmal verwandten Methylenpräparates abhängt, also ein ganz unsicherer ist.

Die beiden Schwierigkeiten sind: einmal, die spezifische Färbung überhaupt in der nötigen Intensität hervorzurufen; und dann, die massenhaften Niederschläge zu vermeiden oder fortzuschaffen, welche sich gewöhnlich bilden, wenn die Färbung gelingt.

Erst nachdem Giemsa das färberisch wirksame Prinzip der Mischung in einem von ihm als „Azur" bezeichneten Stoff erkannt und diesen isoliert hatte, ließ sich eine gewisse Sicherheit gewinnen. Der Farbstoff ist gegenwärtig bei Grübler in Leipzig zu erhalten und gibt — wenigstens wenn er in kristallinischer Form und nicht in Lösung bezogen wird — bei Mischung mit Eosin in dem von Giemsa angegebenen Verhältnis (1 Teil einer 0,8 % wässerigen

Lösung von „Azur und Methylenblau" — 9 Teile einer 0,05 %
wässerigen Lösung Eosin [Höchst] extralöslich) — ausgezeichnete
Violettfärbung ohne störende Niederschläge. Nur in zwei Richtungen ist diese Methode verbesserungsfähig. Erstens muß — wenigstens nach meinen Erfahrungen — mindestens $^1/_2$ Stunde lang gefärbt werden, um eine genügende Intensität der Rotfärbung zu
erzielen. Dann wird das Zellplasma, z. B. der Malariaparasiten,
welches die Affinität zu dem basischen Methylenblau besitzt, so
schwach blau tingiert, daß sich beim Suchen nur das minimale rote
Chromatinkorn dem Auge aufdrängt; und das nicht einmal immer
sehr lebhaft, da es im eosinrotgefärbten Blutkörperchen liegt.

Beide, wenn auch, wie ich zugebe, geringen Übelstände haften
folgendem Verfahren nicht an: eine 2prozentige, wässerige Lösung
von sicher chlorzinkfreiem Methylenblau medicinale wird mit
5 % Borax versetzt und einige Wochen, im Winter in der Nähe
eines Ofens (aber keinesfalls im Wärmeschrank), reifen gelassen.
Zwei Teile dieser unverdünnten Lösung werden in einem Blockschälchen mit einem Teil einer 1 %, wässerigen Lösung beliebigen Eosins
rasch gemischt. Ich benutze dazu eine gewöhnliche kleine Glaspipette
mit Gummiaufsatz, vermöge deren die Farblösungen aus den Vorrats-
flaschen in das Blockschälchen gebracht werden. Man tut gut, für
jede Lösung eine besondere Pipette zu benutzen oder die Pipette
in Wasser zu spülen, bevor man sie in die andere Farblösung ein-
führt. Das Mischen geschieht mit der Pipette, durch ein- oder
zweimaliges Aufsaugen und Wiederausspritzen. Unmittelbar nachdem die Lösungen gemischt sind, bildet sich ein metallisch schillern-
des Häutchen auf der Oberfläche der Mischung. Nach $^1/_4$ — $^1/_2$ Minute
(nicht später!) entnimmt man mit der inzwischen gespülten Pipette
etwas von dem Farbgemisch, indem man die Spitze der Pipette
unter das Häutchen an den Boden des Blockschälchens führt. Der
Inhalt der Pipette wird dann in ein zweites Blockschälchen gegeben,
welches das in Alkohol oder durch Erhitzen fixierte Präparat mit
der beschickten Seite nach abwärts enthält. Es empfiehlt sich, nur
so viel Farbmischung einzuführen, als nötig ist, um die untere Fläche
des Deckgläschens überall zu benetzen; man vermeidet so Niederschläge auf der Oberseite. Nach 2 Minuten, bei höherem Alter
der Methylenblaulösung nach 1 Minute, ist die Färbung vollendet.
Das Präparat wird mit der Deckglaspinzette gefaßt und in reinem
Wasser (es braucht nicht destilliertes zu sein) eine Minute lang
tüchtig abgespült; darauf wird es für einige Sekunden in

75—93% igen Alkohol getaucht und rasch wieder in Wasser gespült. Trocknen zwischen Fließpapier; Einbetten in Balsam oder Öl. Trocknet man über einer Lampe, nachdem das ausgestrichene Blut vorher in derselben Weise fixiert wurde, was bei einiger Übung ganz gut angeht, so dauert die Fertigstellung des Präparates nach der Blutentnahme kaum 10 Minuten.

Da die Tinctionsfähigkeit der Methylenblanlösung im Laufe der Zeit wächst, so kann man sie später anstatt wie 2 : 1, zu gleichen Teilen mit der Eosinlösung mischen. Noch später kommt dann — bei langem Aufheben der Stammlösungen — eine Zeit, wo die Präparate schon nach einer Minute sich überfärben. Man tut dann gut, die Methylenblaulösung jedesmal vor dem Gebrauch auf die Hälfte mit gewöhnlichem Wasser zu verdünnen, indem man die Pipette zur Hälfte damit füllt, bevor man das Methylenblan aufnimmt. Nach Aufbewahren über Jahresfrist wird die Lösung „überreif", namentlich, wenn sie häufiger Sonnenwirkung ausgesetzt war. Ihre Färbekraft läßt dann nach, und man tut gut, neue Lösung herzustellen.

Die roten Blutkörperchen erscheinen in guten Präparaten blaß-grünlich oder bläulichgrau; das Chromatin der Zellkerne (auch in den Malariaparasiten) tief rotviolett; das Zellplasma der Malaria-parasiten, der Lymphozyten und großen mononukleären Leukozyten ist mehr oder weniger lebhaft blau gefärbt; die karyochromatophilen Körner sind rotviolett. Die feinen neutrophilen Granulationen der Leukozyten zeigen die rotviolette Färbung der Zellkerne; die grobe Körnung der eosinophilen und Mastzellen leuchtet hellrosenrot, bezüglich tief blauviolett. Ganz besonders schön tritt die differente Körnung der Leukozyten z. B. in Knochenmark- und Milzausstrichen hervor. — Das Chromatin der Blutplättchen färbt sich rot, während das Plasma kaum erkennbar blauen Farbton zeigt.

Auch reichlich vorhandene Farbniederschläge werden im Alkohol gelöst und durch das sofortige rasche Spülen in Wasser fortge-schwemmt, bevor der fester an die Zellelemente gebundene Farb-stoff vom Alkohol ausgezogen ist. Die zelligen Elemente entfärben sich bei wiederholtem kurzem Eintauchen in Alkohol und raschem Abspülen in Wasser dann weiter in folgender Reihenfolge: neutro-phile Granulationen der Leukozyten; Mastzellenkörnung; Erythro-zyten (deren graue Farbe dem Eosinton Platz macht); blaues Plasma der großen mononukleären Leukozyten.

Die polymorphen Kerne der Leukozyten behalten die rot-violette Farbe entweder bis zuletzt, oder sie geht in dunkel-

blau über. — Unverändert bleiben alle im Eosinton gefärbten
Zellelemente.

So gefärbte Präparate haben den großen Vorzug, unbegrenzt
haltbar zu sein, selbst wenn sie nicht besonders ängstlich vor Licht
geschützt sind.

Aber so bestechend die auf bezeichnete Weise gewonnenen Bilder
sind — man soll sich hüten, aus den mit der Romanowakischen
Methode gewonnenen Resultaten ohne Kontrollfärbung mit Häma-
toxylin-Eosin, Boraxmethylenblau, Pikrokarmin oder dergl. weitgehende Schlüsse zu ziehen. — Die verbesserten Methoden gestatten
jedes Maß der Überfärbung, und man kann dadurch namentlich
über die Dimensionsverhältnisse der gefärbten Objekte getäuscht
werden.

Mit dem Nachweis, daß es möglich sei, nach Romanowaki
gefärbte Präparate mit Alkohol zu behandeln, was bisher immer
bestritten wurde — schien die Schwierigkeit beseitigt, das Verfahren für die Behandlung von Gewebsschnitten zu benutzen.[1]
In der Tat wird die Färbung von Gewebsschnitten nach Romanowski
nun möglich, aber nur unter Bedingungen, die leider selten gegeben sind.

Schon in Ausstrichpräparaten wird die Färbung oft unvollkommen, wenn man das Material von Leichen 24 bis 36 Stunden
nach dem Tode entnimmt. Schnitte werden meistens erst dann berge-
stellt. — Weiter ist es unbedingt erforderlich, daß die Farbmischung
in direkte Berührung mit der Zelle oder dem Zellteil kommt, zu
welchem sie Affinität besitzt, um ihn zu färben. Der Mischung geht
offenbar das Vermögen ab, die Gewebe unverändert zu durchdringen.

Ich habe z. B. noch in Schnitten von Gewebsteilen aus Kamerun,
die jahrelang aufbewahrt waren, schöne Kernfärbung nach Romanowaki erhalten, wenn das Material wenige Stunden nach dem Tode
gewonnen war, und die Paraffinschnitte zum Zweck des Parasiten-
studiums eine Dicke von nur 3 μ erhielten. Es liegt auf der Hand,
daß dann fast jede Zelle oder selbst jeder Zellkern von der Farbmischung direkt berührt werden muß. Dagegen kann man schon
an gewöhnlichen Blutausstrichpräparaten beobachten, daß die Roma-
nowaki-Färbung mangelhaft wird oder versagt an den Stellen
dicker Schichtung, wo die Zellen mehrfach übereinander liegen.

---

[1] Auch das Giemsasche Verfahren läßt die Alkoholbehandlung zu, wenn
intensiv genug gefärbt wurde; doch bedarf man ihrer für Ausstrichpräparate
gewöhnlich nicht, weil keine Niederschläge zu entstehen pflegen.

Daraus folgt, daß die Färbungsergebnisse bei Schnitten von mehr als 5 μ Dicke, z. B. für die Beurteilung der spezifischen Granulationsfärbung, gar nicht mehr verwertet werden können: alle Zellen, welche bis an oder in die Schnittfläche reichen, werden die spezifische Färbung in ihren bezüglichen Bestandteilen darbieten; die etwas weiter unter der Schnittoberfläche liegenden nicht. Das Urteil über die Häufigkeit von Granulis mit bestimmter mikrochemischer Affinität — oder über das Vorkommen solcher überhaupt — wird dadurch natürlich ganz irregeleitet.

Aber trotz dieses Mangels kann die Romanowskifärbung dünner Schnitte doch warm empfohlen werden, besonders wenn es sich um das Auffinden von Schmarotzern handelt. Zwar bieten sie in ihrem Chromatinteil nicht immer die spezifische rotviolette Färbung; aber sie differenzieren sich so klar und intensiv dunkelblau, wie man es mit anderen Methoden nur selten sieht.

Das Verfahren bei der Schnittbehandlung entspricht dem allgemein üblichen. Nur tut man gut, die auf Objektträger geklebten Paraffinschnitte nach Alkoholentfärben und Spülen in Wasser nur zwischen Fließpapier und dann an der Luft zu trocknen, ehe man sie in Balsam einbettet, und nicht in üblicher Weise mit absolutem Alkohol, Xylol u. s. w. zu behandeln, weil damit zu stark entfärbt wird.

Schon die Notwendigkeit, so vorzugehen, läßt die Methode für feinere Strukturstudien ungeeignet erscheinen.

Man hat auch versucht, die spezifische Färbung der tiefer liegenden Zellkerne etc. dadurch zu erzielen, daß man beide Komponenten der Farbmischung nacheinander einwirken ließ. Unter Umständen sind auf diese Weise brauchbare Resultate erzielt worden. Man färbt zweckmäßig zuerst mit dem azurhaltigen Methylenblau, dann mit Eosin. — Unsicher bleiben die Resultate nach meinen Erfahrungen aber immer.

Über Malariaverbreitung in Neu-Pommern und über Malariaverhütung an Bord eines daselbst stationierten Kriegsschiffes.

Von

Marinestabsarzt Dr. P. Mühlens.

Seit langen Jahren ist S. M. S. „Möwe" in der Südsee als Vermessungsschiff stationiert und war in letzter Zeit mit Vermessungsarbeiten an der Küste von Neu-Pommern und Neu-Mecklenburg beschäftigt. In diesen Gegenden ist die Malaria allenthalben verbreitet und hat unter den Weißen schon manches Opfer gefordert. Auch an Bord der in der Südsee stationierten Kriegsschiffe ist die Krankheit von jeher kein seltener Gast gewesen. Namentlich unter der Besatzung S. M. S. „Möwe" sind stets viele Fieberkrankungen vorgekommen. Es gab Jahre, in denen über die Hälfte der etwa 135 Mann zählenden Besatzung von Malaria befallen wurde.

Am 7. April 1903 traf S. M. S. „Möwe", von Sidney kommend, wieder in Herbertshöhe (Neu-Pommern) ein mit einer zum großen Teil (²/₃) neuen Besatzung. Von den Gegenden, in denen sich alsdann das Schiff während der bis zum 3. Oktober 1903 dauernden Vermessungszeit aufhielt, war nur der Hafen von Matupi als fieberfrei anzusehen, wie bereits 1900 durch Koch und weiterhin auch durch Dempwolff festgestellt ist. [1]

Malariaerkrankungen, deren Entstehung auf Matupi hätte zurückgeführt werden können, habe auch ich nicht gesehen. Da-

---

[1] Siehe Dempwolff: Bericht über eine Malaria-Expedition nach Deutsch-Neu-Guinea, Zeitschrift für Hygiene u. Infektionskrankheiten. Band XLVII, Heft 1, Seite 95, 100 ff.

gegen konnte bei zugereisten Leuten (so aus Nusa, Pondo, Rabaul, Herbertshöhe, Südküste von Neu-Mecklenburg) Malaria wiederholt festgestellt werden. Eine Weiterverbreitung von diesen aus erfolgte aber auf Matupi nicht, offenbar, weil die Überträgerin der Malaria, die Anophelesstechmücke, daselbst nicht vorkommt. Die Luft ist in der Gegend der Insel Matupi fast dauernd infolge der Nähe eines noch rauchenden Vulkans reich an Schwefeldämpfen. Vielleicht vertreiben oder vernichten diese die Anopheles.

Außer Matupi konnte ich keinen malariafreien Ort im Vermessungsgebiet (Nordküste von Neu-Pommern) mehr finden, wie aus den gemachten Blutuntersuchungen hervorging.

Überall, wo Europäer waren, gab es viele Kranke unter denselben. Von den mißtrauischen scheuen Eingeborenen, die in einzelnen Gegenden noch nicht oder nur selten mit Weißen in Berührung gekommen waren, gelang es leider nur an weuigen Plätzen Blutpräparate zu bekommen (so in Tomalili [Gazellehalbinsel] von 10, in dem in der Nähe gelegenen Kolon von 2, in der Missionsstation Ulu [bei Mioko] von 35, an der Nakanaiküste [Nordküste von Neu-Pommern] von 12 und endlich in Pondo [ebendaselbst] von 31 Leuten). In den meisten Präparaten konnte ich Veränderungen an einzelnen roten Blutkörperchen feststellen, wie sie sehr häufig bei bestehender oder nach überstandener Malaria zu finden sind, nämlich basophile Körnung und Polychromatophilie. In 7 Präparaten waren Malariaparasiten, und zwar kamen alle 3 Arten vor (1 mal M. tropica, 1 mal M. quartana und 5 mal tertiana). Von diesen Präparaten mit positivem Befund stammten 6 von Kindern im Alter von 1—5 Jahren, das siebente war von einem 18 jährigen Manne. Die verhältnismäßig geringe Zahl von Erkrankten (7,8%) findet ihre Erklärung darin, daß die meisten der von mir untersuchten Erwachsene waren. Von 12 untersuchten Kindern im Alter von 1—5 Jahren waren 50% krank. Die eingeborenen Erwachsenen sind aber, wie durch die Untersuchungen von Koch u. a. längst bekannt ist, nur selten Parasitenträger.

In sämtlichen angelaufenen Häfen und Küsten außer auf der Insel Matupi kommt die Anopheles-Stechmücke vor; ich sah nur Anopheles maculipennis. Man findet sie am besten von 6 Uhr abends an nach eingetretener Dämmerung. Die Larven der Mücke wurden vorzugsweise in Algen und Wasserlinsen (Lemna) enthaltenden Sümpfen nachgewiesen. Diese Brutstätten der Anopheles hatten fast dasselbe Ansehen wie die unserer einheimischen Anopheles in Nordwestdeutschland. [1])

Aus dem Gesagten geht schon zur Genüge hervor, daß die Malaria an der Nordküste von Neu-Pommern endemisch ist. Auch die Bedingungen für die Übertragung: Anopheles-mücke und hohe Lufttemperatur (selten unter 25° C.) sind vorhanden.

Während der Vermessungsperiode 1903 wurden nun an Bord S. M. S. „Möwe" gegen die Ansteckung mit Wechselfieber folgende Schutzmaßregeln angewendet:

1. Zunächst wurden die an Bord gebliebenen Leute von der früheren Besatzung (etwa 40 Mann) genau auf Malaria untersucht. Mehrere derselben hatten an Malaria gelitten, keiner jedoch zeigte noch Milzschwellung oder Parasitenbefund; die Leute sahen durchweg gut aus und wurden nicht mehr behandelt. Gleichwohl bekam einer derselben anfangs Mai einen leichten Tertianarückfall nach Erkältung, der bald geheilt wurde.

2. Um nach Möglichkeit zu verhindern, daß die Anophelesmücke an Bord käme, wurde der Ankerplatz in den Fiebergegenden stets möglichst von Land entfernt gewählt, meist in einer Entfernung von 800—1500 m auf offener Reede. An Bord konnte nie eine Anopheles gesehen werden, obwohl insbesondere zur Nachtzeit u. a. auch von den mit Mückenfanggläsern ausgerüsteten Wachthabenden eifrig danach gefahndet wurde.

3. Ausschiffungen von Leuten auf längere Zeit, so daß diese nachts an Land bleiben mußten, wurden nach Möglichkeit vermieden. In der Regel gingen die Vermessungsmannschaften zwischen 6 und 7 Uhr morgens an Land oder in die Vermessungsboote und kamen abends gegen 6 Uhr wieder an Bord zurück. Beurlaubungen in den Fieberhäfen fanden für Mannschaften nur am Tage statt. — Nur die Pegelbeobachter in Matupi, Tomalili und Pondo wohnten längere Zeit an Land.

4. Diejenigen von den Offizieren und Mannschaften, die mutmaßlich einer Ansteckungsgefahr ausgesetzt waren, wurden unter Chininprophylaxe genommen. Es waren das die beiden in Pondo und Tomalili ausgeschifften Pegel-

---

[1]) Vergl. Mühlens: Beiträge zur Frage der Verbreitung der Malaria in in Nordwestdeutschland. Deutsch. med. Wochenschrift 1902 Nr. 33 u. 34. Seite 589 u. 606.

beobachter sowie sämtliche Leute, die nach eingetretener Dämmerung in einer Fiebergegend an Land gewesen waren.

a) Die beiden Pegelbeobachter in Tomalili und Pondo erhielten jeden 8. und 9. Tag je 1,0 g Chinin während der ganzen Zeit der Ausschiffung, gleich vom ersten Tage an beginnend. Nach der Rückkehr an Bord blieben sie noch vier bezw. zehn Wochen lang in Chininnachbehandlung.

Der Pegelbeobachter in Tomalili (böse Fiebergegend) blieb bei einmonatlichem Aufenthalt an Land völlig gesund, auch späterhin während der 4 Wochen, in denen er noch jeden 8. und 9. Tag 1,0 g Chinin bekam und nachher.

Der Beobachter in Pondo (ebenfalls bekannte Fiebergegend) war vom 21. V. bis 31. VIII. 1903 ausgeschifft. Der Mann fühlte sich während der ganzen Zeit seiner Ausschiffung völlig wohl; nur an einem Tage hatte er leichte Kopfschmerzen. Er nahm regelmäßig jeden 8. und 9. Tag 1,0 g Chinin. Etwa alle 14 Tage konnte bei ihm das Blut untersucht werden. Am 20. VI., also 4 Wochen nach der Ausschiffung, fanden sich im Präparat einzelne Halbmonde, während bisher der Blutbefund stets negativ gewesen war. Der Mann hatte keinerlei Krankheitsgefühl. Auch später, so am 14. und 26. VIII. wurden wieder einige Halbmonde gefunden. Die Milz war nicht deutlich geschwollen. Durch das Chinin waren also offenbar die Anfälle unterdrückt; dabei kam es jedoch zur Bildung der Gameten. — Seit der Rückkehr an Bord (31. VIII.) erhielt der Genannte weiter Chinin am 7. und 8. IX. sowie am 15. und 16. IX. Der Blutbefund zeigte in dieser Zeit keine Parasiten; vereinzelt wurde basophile Körnung, Polychromatophilie der roten Blutkörperchen gefunden. Am 24. IX. bekam der Mann sodann, als morgens das an diesem Tage fällige Chinin versehentlich nicht gegeben worden war, mittags einen leichten Tropicaanfall, der jedoch die Dienstfähigkeit nicht wesentlich behinderte. Im Blut wurden Ringe gefunden.

Der Pegelbeobachter in Matupi wurde nicht in Prophylaxe genommen, weil der Platz als fieberfrei gilt. Der Ausgeschiffte blieb bei 4monatlichem Landaufenthalte und auch späterhin gesund.

b) Die nach eingetretener Dunkelheit an Land (mitunter bis 12 Uhr nachts) beschäftigt gewesenen Leute erhielten gleich bei der Ankunft an Bord und am folgenden Abend je 1,0 g Chinin. Sodann wurde weiterhin am nächsten 8. und 9. Tage und dem darauffolgenden 8. und 9. Tage je 1,0 g Chinin gegeben. Da sich bei den so behandelten Leuten während dieser Zeit und auch späterhin bei methodisch vorgenommenen Blutuntersuchungen der Blutbefund stets negativ erwies, wurde alsdann mit Chiningeben ausgesetzt. Die Leute erhielten also im ganzen 3mal je 1,0 g Chinin an 2 aufeinanderfolgenden Tagen. Im ganzen unterzogen sich dieser Art der Prophylaxe

6 Offiziere und 31 Mannschaften, darunter viele zu wiederholten Malen. Sie blieben sämtlich gesund. Auch im übrigen kamen außer dem Rückfall (siehe unter 1) und dem unter 3a angeführten Fall keine Malariaerkrankungen vor. Von den nicht mit Prophylaxe behandelten Leuten war keiner nach eingetretener Dunkelheit in einer Fiebergegend an Land gewesen.

Das Chinin wurde abends vor dem Schlafengehen (2 Stunden nach Abendbrot) unter Aufsicht des Schiffsarztes gereicht. Die Gegenwart des letzteren erschien erforderlich zur Sicherheit, daß das Chinin auch wirklich genommen wurde. Die Art der Gabe war: 1,0 g Chininum hydrochloricum in Oblate, hinterher salzsaures Getränk. Die Leute, die durch wiederholte Vorträge über den Zweck der Behandlung belehrt waren, zeigten sich durchweg willig. Von unangenehmen Chininwirkungen wurden in einzelnen Fällen beobachtet: Ohrensausen, nächtlicher Schweiß und unruhiger Schlaf. Die Dienstfähigkeit, auch Nachtwachegehen, war in keinem Fall durch das Chininnehmen behindert. Im Laufe des folgenden Vormittags verloren sich stets die etwa morgens noch vorhandenen Beschwerden. Magenstörungen traten nicht auf.

II. Besprechungen und Literaturangaben.

a) Hygiene, Biologie, Physiologie, medizinische Geographie und Statistik.

Denkschrift betreffend die Entwicklung des Kiautschou-Gebietes in der Zeit vom Oktober 1902 bis Oktober 1903. Berlin, 1904. Reichsdruckerei.

Die Gesundheitsverhältnisse des Schutzgebietes haben im vergangenen Jahre weitere wesentliche Verbesserungen erfahren. Darmtyphus trat nur in vereinzelten Fällen auf. Ruhr und Darmkatarrhe kamen nur in der heißen Jahreszeit häufiger zur Beobachtung; ihr Verlauf war fast in allen Fällen leicht. An Cholera starben 5 daran Erkrankte, darunter 1 Deutscher und 1 Japaner; durch umfangreiche Quarantänevorschriften gelang es, eine weitere Verbreitung der im Sommer 1903 an der ganzen chinesischen Küste auftretenden Seuche zu verhindern. Malaria kam nur ganz vereinzelt zur Behandlung und zwar nur in der 3tägigen Form. An Flecktyphus erkrankte 1 Chinese. Pockenerkrankungen unter den Chinesen machten auch in diesem Jahre eine Impfung der besonders gefährdeten Mannschaften auf den Außenstationen und der bei den Detachements beschäftigten Chinesen notwendig. Die fast regelmäßig im Frühjahr unter den Chinesen auftretende Diphtherie trat auch in diesem Jahre wieder in Kiautschou und Kaumi epidemisch auf, doch vermochten entsprechende Abwehrmaßregeln ein Übergreifen dieser Epidemie auf die Besatzungstruppen zu verhüten. Leprakranke kamen nur ganz vereinzelt in Zugang. 2 Angehörige der Besatzungstruppen starben — gegen 11 Todesfälle im vorigen Berichtsjahre. — Die hygienischen Einrichtungen: Wasserleitung, Müllabfuhr, Straßenbesprengung mit Seewasser haben sich gut bewährt. Für die bisher in Baracken untergebrachte Artillerie wurden die Kasernen fertiggestellt. — Ein Genesungsheim in Lau-schan war im Bau und sollte demnächst eröffnet werden. — In der chinesischen Stadt Kiautschou wurde mit Genehmigung der chinesischen Behörden ein Krankenhaus und eine Poliklinik eingerichtet, welche in den drei ersten Monaten ihres Bestehens von über 500 Chinesen aufgesucht wurden. Auch in anderen Plätzen des Schutzgebietes sollen Krankenhäuser für Chinesen errichtet werden, deren Leitung die Detachementärzte übernehmen werden. Die Hoffnungen, welche von vielen Seiten hinsichtlich einer Entwicklung Tsingtaus als Badeort gehegt wurden, haben sich erfüllt. Die Zahl der zu längerem Aufenthalte dort eingetroffenen Badegäste ist im Sommer 1903 auf 126 gestiegen (gegen 30 im Vorjahre). Da Ruhr, Typhus, Lepra und Malaria in Tsingtau selbst nicht endemisch sind, sondern stets von außerhalb eingeschleppt werden, werden seitens der Marineärzte des Schutzgebietes Reisen in der Provinz Shantung unternommen, um über das Vorkommen und die Ausbreitung dieser Krankheiten, über ihre Entstehungsursachen und Ansteckungsträger an Ort und Stelle die notwendigen Erhebungen anzustellen, eine Maßregel, durch welche die deutsche Verwaltung sich das Vertrauen und die Dankbarkeit der Chinesen erwirbt, gleichzeitig aber auch hygienisch förderliche Erfahrungen über die Gesundheitsverhältnisse der der Kolonie benachbarten Plätze sammelt.

Metzke (Berlin)

Serrão de Azevedo. Relatorio do serviço de saude da provincia de Moçambique. 1902. Amtlicher Bericht, besprochen in Medic. contempor. 27. III. 04.

Das andauernde Auftreten der Pest in dem benachbarten englischen Südafrika bildet eine ernste Gefahr für die portugiesischen Besitzungen in Ostafrika. In dem Pestherde Magude, dessen Entstehung auf während der Epidemie von 1899 verscharrte Leichen und dadurch erfolgte Ratteninfektion zurückgeführt wird, kamen im Berichtsjahre 21 Erkrankungen mit einer Sterblichkeit von 71,4 % vor. Es gelang jedoch eine weitere Verbreitung der Seuche zu verhindern.

Zur Bekämpfung der Pocken verlangt Verf. die Errichtung einer Impfanstalt und mehrere Hospitäler zur Isolierung der Kranken. Durch Verteilung belehrender Schriften wurde die Bevölkerung über die Krankheit aufgeklärt.

Heriberi ist zum ersten Male in der Kolonie aufgetreten. In den acht Hospitälern wurden 7436 Kranke aufgenommen, 6995 entlassen, es starben 434 = 5,71 %. Nur ein Zehntel waren Frauen, von diesen die meisten venerisch und von der Gesundheitsbehörde eingeliefert. Listen über die Prostituierten werden nicht geführt, da fast alle schwarzen Weiber derselben huldigen.

Nach der Rassenangehörigkeit betrug die Sterblichkeit in den Krankenhäusern bei Weißen 2,67 %, bei Gelben 9,06 %, bei Schwarzen 8,2 %. Die Farbigen suchen nur bei schwerer Krankheit die Anstalten auf. Etwa ein Drittel aller Erkrankungen und Todesfälle betrifft die verschiedenen Formen der Malaria.

Außerhalb der Hospitäler, wo eine genaue Statistik nicht möglich war, fordert die Tuberkulose die meisten Opfer, besonders unter den im Lande geborenen Personen, an erster Stelle unter den Mischlingen, wie aus 514 bekannt gewordenen Todesfällen ersehen werden konnte.

Letzteren gehört überhaupt die Zukunft des Landes nicht. Durch fortgesetzte Kreuzung nähern sie sich entweder immer wieder der schwarzen Rasse, um endlich darin zu verschwinden, oder der weißen, um wie diese nach einigen Generationen auszusterben.   M.

Picker. Typhus und Fliegen. Archiv f. Hygiene. D. 46. 1903.

Verf. fütterte Fliegen mit Reinkulturen von Typhusbazillen, um festzustellen, ob und wie lange dieselben im stande sind, Typhusbazillen auf andere Objekte zu übertragen. Er stellte fest, daß die gefütterten Fliegen noch nach 23 Tagen zu Übertragungen fähig waren.

Über das Verhalten der Typhusbazillen in den einzelnen Organen des Fliegenkörpers gelang es dem Verf. infolge der außerordentlichen Schwierigkeiten der Präparationen nicht, einwandsfreie Resultate zu erzielen. — Auch die große Verschiedenheit der Bakterienflora im Darme der Fliegen hatte einen ungünstigen Einfluß auf den Ausfall der Untersuchungen.

Aus den Untersuchungen des Verf. geht hervor, daß der Übertragungsmodus des Typhus durch Fliegen in der Bekämpfung dieser Krankheit eine weitgehende Berücksichtigung verdient. Unter dem zur Vertilgung von Fliegen vom Verf. nachgeprüften Fliegenfängern hat sich der seit kurzem im Handel befindliche „Salonfliegenfänger" der Gesellschaft für Patentverwertung m. b. H. in Leipzig hervorragend bewährt. Verf. hält es für empfehlenswert, diesen Apparat auch bezüglich seiner Wirkung auf Anophelesarten nachzuprüfen.

                                        Dohrn (Cassel).

Hoeppe. Körperübungen und Alkoholismus. Berl. klin. Wchschr. Nr. 19—21. 1903.

Der Rückgang des Alkoholkonsums in Deutschland ist nicht zum mindesten auf das zunehmende Verständnis für Körperübungen zurückzuführen. Wie wenig sich Körperübungen und Alkohol vertragen, bezeugt das Resultat von Rundfragen bei einzelnen Sportarten. Mit überwältigender Mehrheit wurde die Enthaltsamkeit im Alkoholgenuß als nützlich anerkannt. Gottlob finden auch in den Kreisen unserer akademischen Jugend die sportlichen Übungen mehr und mehr Eingang; es bricht sich mehr und mehr die Überzeugung Bahn, daß nicht das Trinken in dumpfen und verrauchten Lokalen, sondern die körperliche, geisteserfrischende Durcharbeitung in frischer Natur dem Vaterlande einen wehr- und leistungsfähigen Nachwuchs schafft.

Es ist eine bekannte Tatsache, daß Männer, die sich hervorragenden Anstrengungen unterziehen wollen, dem Alkoholgenuß wenigstens zeitweise entsagen. Die Polarfahrten von Roß, Bellat, Nansen wurden zum Teil ohne Alkoholkonsum zu Ende geführt. Die Unzweckmäßigkeit des Alkoholgenusses im Tropendienst wird nach Ansicht des Verf. nur von solchen bestritten, die die deutsche „Zwangsaufschulung" durchgemacht haben. — Rubner und Kolb haben darauf hingewiesen, daß das starke Schwitzen des Europäer in den Tropen bei Abstinenz sehr viel erträglicher wird. Die vermehrte Leistungsfähigkeit abstinenter Truppen, ebenso auch ihr selteneres Befallensein von Krankheiten hat sich gelegentlich in der englischen und holländisch-indischen Armee gezeigt. Den Tropenkoller glaubt Verf. ausschließlich auf den Alkoholmißbrauch zurückführen zu müssen. Die traurigen Beispiele, die wir in den deutschen Kolonien dafür gehabt haben, können diese Ansicht nur bestätigen. Mit Recht sollten deshalb die Staaten, die Beamte in verantwortlicher Mission in die Tropen schicken, von diesen völlige Abstinenz verlangen.

Bezüglich des Nährwertes des Alkohols steht Verf. auf dem Standpunkt, daß der Alkohol kein gutes, sondern ein minderwertes Nährmittel ist, und als Sparmittel für Eiweiß hinter den Fetten und Kohlehydraten zurücksteht.

Dobrn (Cassel).

Iboga, neues Ersatzmittel für Kola und Koka. Neue Therapie. Dez. 1903. Nr. 9.

Die Iboga, eine am Kongo wachsende Pflanze, verdankt ihre Eigenschaften einem als Ibogain bezeichneten Alkaloid. Dasselbe besitzt in geringen Dosen eine das Zentralnervensystem erregende Wirkung. Die Einheimischen kauen deshalb die Wurzel, sobald sie besondere Anstrengungen, Märsche oder Nachtarbeiten in Aussicht haben. Hunger und Ermüdungsgefühl werden durch die Ibogainwirkung aufgehalten.

Lokal erzeugt das Ibogain, ebenso wie das Kokain, hochgradige Anästhesie. Seiner Anwendung steht jedoch die Ätzwirkung des Mittels entgegen.

Therapeutisch ist das Ibogain in Pillenform (0,05 pro Pille) mit ähnlichen Wirkungen wie die Kolapräparate angewandt worden.

Dobrn (Cassel).

Braun, Max. Die tierischen Parasiten des Menschen. Würzburg, A. Stubers Verlag. 1903.

Die dritte Auflage des weit verbreiteten Buches hat besonders in Bezug auf die Protozoen eine bedeutende Erweiterung im Text und Abbildungen erfahren. Manche Namen sind geändert worden, so daß dem medizinischen Leser die neue Bezeichnung fremd vorkommt. Der Verfasser äußert aber den berechtigten Wunsch, daß die zoologisch gültigen Benennungen auch von medizinischer Seite angenommen werden möchten.

Zu den Angaben über den Sandfloh, S. 848, sei bemerkt, daß die Bezeichnung jüngeres und älteres Weibchen bei der Abbildung ungenau ist. Es handelt sich um ein Weibchen außerhalb der Haut des Menschen bezw. Tieres und um ein innerhalb der Haut aufgequollenes Weibchen. Wenn die Weibchen nicht in die Haut eindringen Gelegenheit haben, verändern sie auch im höchsten Alter ihre Form nicht.   M.

— — — — —

zur Verth und Schnbmacher. Über Bestimmungen des Hämoglobingehaltes mittels der Tallquistschen Skala. Münch. med. Wochenschr. Jahrg. 51. Nr. 30.

Hundert mittels dieser denkbar einfachsten Methode (Ansaugen eines Tropfens mittels Fließpapier, Vergleichen mit einer vorgedruckten Skala) gewonnene Hämoglobinwerte des Blutes wurden mit nach Fleischl gewonnenen Werten verglichen; es ergaben sich bei 18 Übereinstimmenden Resultaten 42 mal Abweichungen um 5%, 84 mal um 10%, 5 mal um 15%. Die Verfasser empfehlen auf Grund ihrer Erfahrungen die Methode überall, wo absolut genaue Bestimmungen nicht erforderlich sind, insbesondere auch für die Ausrüstung des Schiffs- und Tropenarztes.   Autoreferat.

b) Pathologie und Therapie.

Trypanosen und Tierseuchen.

Laveran, A. Sur deux mémoires de M. Cazalbou, ayant pour titres: „1° Mbori expérimentale et 2° Nota sur la Sousaye." Bulletin de l'Académie de Médecine, Paris, 3me série, tome LI, Nr. 17. 26 avril 1904. pp. 348—356.

Laveran teilt zwei Schriften des Roßarztes bei den Senegalspahis Cazalbou mit über zwei Trypanosen, die C. im französischen Sudan bei Kamelen und Rindern beobachtet hat und für besondere Seuchen hält. Über die erste die Mbori oder maladie de la mouche hat L. bereits im Juni 1903 der Akademie einen Brief C's. mit einer vorläufigen Mitteilung vorgelegt. Jetzt hat C. Blutpräparate und die für die Überträger geltenden Stechfliegen, sowie einen in Ségou (bei Timboktu) mit Mbori geimpften Hund eingesandt, so daß L. im stande war, seinerseits Untersuchungen anzustellen. Die genuine Krankheit scheint nur Kamele zu befallen, äußert sich in unregelmäßigen Fieberanfällen mit Temperaturen bis 40,5° und zunehmender Abmagerung. Gleichzeitig mit den Fieberanfällen treten die Trypanosomen im Blut in größerer Zahl auf (ob diese in den fieberfreien Intervallen völlig verschwinden ist nicht klar ausgesprochen. D. Ref.). Ödeme, Anschwellungen der Gliedmaßen, Bewegungsstörungen fehlen, der Urin bleibt klar. Häufig ist starker Tränenfluß, manchmal besteht Durchfall. Die Krankheit setzt schleichend ein, dauert im Mittel 5—6 Monate und endet meist mit dem Tode, der in Hyperthermie erfolgt. Überstehen der Krankheit verleiht Immunität. Das Trypanosoma der Mbori ist schlanker und spitzer am geißellosen Ende als das der Naguna, der freie Teil seiner Geißel ist ziemlich lang; es ähnelt im ganzen mehr dem Tr. Evansi als

dem Tr. Brucei. In der Struktur und Färbbarkeit gleicht es diesen beiden.
Seine Länge beträgt 20—25 μ, seine größte Breite 1,5 μ. Es vermehrt sich
durch dichotome Längsteilung. Für die Impfung empfänglich sind nach den
Versuchen C's. (in Ségou) und L's. (in Paris) Ratten, Mäuse, Meerschweinchen,
Hunde, Katzen, Kaninchen, Pferde, afrikanisches Schaf und Ziege und einige
nicht bestimmte afrikanische Sänger (rats géants, biches). Im allgemeinen
erwies sich die Mbori für die europäischen Tiere als virulenter. Hervorzuheben
ist, daß bei Hunden das charakteristischste Symptom (neben den obenerwähn-
ten) Schwellung des Kehlgangs und Kehlkopfes (bei der Sektion ödematöse
Infiltration dieser Gegenden und Schwellung der cervicalen Lymphdrüsen) ist;
daß bei Pferden Ödeme an Schlauch und Bodensack, Schwellung der Hoden,
profuse Schweiße, Tränenfluß, Petechien in der Conjunctiva und in der zweiten
Krankheitsperiode ein papulöses Eksem an Kopf, Hals, Rücken und Kreuz das
Krankheitsbild vervollständigen. Bei Ziegen waren niemals Trypanosomen im
Blut nachzuweisen, dieses aber am 70. Tage nach der Impfung noch infektiös
(Casalbou). Der Verlauf ist bei allen Versuchstieren schleppender als bei
anderen Trypanosen.

Die Übertragung soll durch Tabanus spec., die C. sudanensis nennt,
geschehen, eine im westlichen Afrika sehr verbreitete Bremsenart, die feuchte
Örtlichkeiten, wie die Ufer von Sümpfen oder fließenden Gewässern, bevorzugt
und von den Eingeborenen Debab genannt wird. Systematisch bestimmt ist
sie noch nicht, auch fehlt jede Beschreibung dieser Bremse. Übertragungsversuche hat C. nicht angestellt. C. hält die Mbori für eine durchaus selbständige Krankheit. L. glaubt sicher anschließen zu können: Mal de caderas
und die Trypanose der Pferde am Gambia, sowie Dourine. Er denkt am ehesten
noch an einen Zusammenhang mit Surrah, Nagana oder event. mit der von
Buffard und Schneider, Czewczyk und Renner beschriebenen Kamel-
trypanose im äußersten Süden von Oran. (Mir. dem Ref., will zwar die Möglichkeit, es könnte sich um Dourine handeln, doch nicht so ohne weiteres ab-
weisen zu sein wegen des papulösen Eksems, das ja auch bei Dourine so
häufig ist, ich möchte aber, wie L., doch Surrah für das wahrscheinlichste
halten. L. kommt wegen der (hypothetischen?) Übertragung durch Tabaniden,
der morphologischen Ähnlichkeit des Parasiten und des Krankheitsbildes zu
diesem Schluß; das Krankheitsbild und die Beschreibung des Trypanosoma
gleichen nun außerordentlich der chronischen Form im südlichen Deutsch-Ostafrika, die von den Eingeborenen Kidei genannt wird und die ich für Surrah
halte.) Entscheidung der Frage kann nur Impfung von Tieren, die gegen die
andern in Frage kommenden Trypanosen immunisiert sind, bringen. Das wird
ja noch Zeit in Anspruch nehmen, ist aber wohl schon in die Wege geleitet,
da, wie L. hervorhebt, das Institut Pasteur alle diese Trypanosomenstämme
lebend besitzt.

Die zweite Krankheit, Soumaya oder Sonma der Haussaras befällt genau in die
beiden Rinderrassen des Sudan: die Zebus und die buckellosen Rinder und beider
Kreuzungen. C. hält auch sie für eine besondere Seuche. Sie verläuft gleichfalls
sehr schleppend, im Mittel 7—8 Monate (4—12). Die Symptome sind der der Mbori
sehr ähnlich, nur scheint der Durchfall häufiger zum Krankheitsbild zu gehören
(vielleicht ein Einfluß der Tiergattung? d. Ref.), die Abmagerung ist ausgesprochen, — bei der längeren Dauer leicht erklärlich. Die Infektion soll im Novem-

ber nach Aufhören der Regenzeit stattfinden, durch Tabanus spec. (niger Cazal-
hou) übertragen werden, fast drei Monate ziemlich latent verlaufen und im Juni
die meisten Opfer fordern, also nach 7—8 Monaten. Impfungen an Ratten,
Mäusen, Hunden (C.) ergaben chronischeren Verlauf als bei Mbori, mit starker
Abmagerung als einzigem Symptom. Katzen sollen refraktär sein. Der Parasit
soll morphologisch dem der Mbori sehr ähnlich sein (C.). L. hält mit Recht
die mitgeteilten Verschiedenheiten nicht für ausreichend, um beide Seuchen
zu trennen.

Im Anhang wird noch mitgeteilt, daß im Soudan français weit verbreitet
schwere Trypanosen herrschen, die z. B. am Bani, einem rechten Nebenfluß
des Niger, das Halten von Haustieren unmöglich machen. An diesem Fluß
sind auch Tsetsen gefangen worden (45 km von Ségou). C. hat dort 4 Pferde
der natürlichen Infektion ausgesetzt, die sämtlich an angeblich verschiedenen
Trypanosen erkrankten, darunter auch sicherer Nagana.

Das Mitgeteilte berechtigt wohl noch nicht, Mbori und Soumaya als
Krankheiten sui generis anzusprechen. Verdächtig ist von vornherein, daß
sie im genuinen Vorkommen auf je eine Tiergattung beschränkt sein sollen,
und daß C. gleich zwei neue Trypanosen auf einmal findet. Ob sie mit einer
und eventuell mit welcher der bekannten Trypanosen identisch sind, müssen
erst die weiteren Versuche lehren.	Dr. Sander.

– – –

Laveran, A. L'action du sérum humain sur les Trypanosomes du nagana, du caderas
et du surra. Acad. des sciences. 22. II. 04.

Menschliches Serum bringt bei an den obgenannten Trypanosen leidenden Tieren die Trypanosomen bald dauernd, bald nur vorübergehend zum
Verschwinden. Für serotherapeutische Versuche bei menschlicher Trypanose
war durch diese Beobachtung ein wichtiger Wink gegeben. L. hat jedoch
experimentell feststellen können, daß Tr. Gambiense der Menschen durch
Injektion von menschlichem Serum nicht beeinflußt wird, wohl aber ein bei den
Pferden am Gambia vorkommender Tr. Letzteres muß also eine andere Art sein.

Sehr guten Erfolg hatte auf die Trypanosen bei Menschen und Tieren
Acidum arsenicosum in hohen Dosen und lange Zeit verabreicht. Bei der
menschlichen Tr. ist die Behandlung nur vor dem Auftreten von Störungen
im Zentralnervensystem von Erfolg, solange die Parasiten nur im Blute vor-
handen sind.	M.

Breden, A. Les infections à Trypanosomes au Congo chez l'homme et les animaux.
Communic. prélim. Extrait du bulletin de la Société d'Études Coloniales.
Février 1904. Bruxelles. II. Infections ...ches les animaux. S. 17—28.
5 Temp.-Tabellen (VI—IX, XI), 6 Abbildungen (6—11).

Br. hat Trypanose bei Rind, Schaf und Esel beobachtet; die der Rinder
erklärt er für Nagana, obwohl seiner Ansicht nach die Frage noch nicht abgeschlossen sei, ob es sich bei Nagana und Surrah um verschiedenartige Krankheiten handelt oder nicht; die Trypanose des Schafes am Kongo hält er für
eine besondere Krankheit, hervorgerufen durch das Trypanosoma congolense
(n. sp.); die des Esels wurde wahrscheinlich durch das gleiche Trypanosoma
erzeugt. Tsetsen (welche Arten? d. Ref.) gebe es sehr zahlreich am Kongo;

ob auch andere stechende Insekten bei der Übertragung dort eine Rolle spielen, sei noch festzustellen.

Beim Rinde fanden sich als ständige Leichenerscheinungen mehr oder weniger zahlreiche hämorrhagische Flecke in der Serosa des Darmes, namentlich des Dünndarms, hämorrhagische Schwellung der Lymphdrüsen, besonders der Mesenterial- und Mediastinaldrüsen, ein stets mäßiger Erguß in die Bauchhöhle; Ödeme der Gliedmaßen aber fehlen. Das zugehörige Trypanosoma ähnelte durchaus dem Tr. Brucei, seine Länge betrug 23—28 μ (meist 27—28 μ); die Breite 1,7—2,5 μ (im Mittel 2 μ). Bei Impfung auf eine Ziege behielt es seine morphologischen Eigenheiten.

Bei den Schafen (in Galláma, Oktober 1903) äußerte sich Krankheit durch außerordentliche Abmagerung, Verminderung der Freßlust, große Schwäche. Durchfall aber fehlte. Das Blut war sehr blaß, viele rote Blutkörperchen zeigten Polychromatophilie, andere basophile Körnung. Der Leichenbefund bot die gleichen Veränderungen an den Lymphdrüsen wie beim Rind, die übrigen Erscheinungen fehlten, Trypanosomen wurden nur bei 2 Schafen gefunden und auch da nur für kurze Zeit. Sie waren auffallend klein, 10,5—15,5 μ lang (Mittel 12,5 μ), 1,7—2,5 μ breit (Mittel 2 μ); Kern und Nucleolus (dieser sehr nahe dem Hinterende) verhielten sich wie gewöhnlich, die Geißel aber hörte mit dem Vorderende des Körpers auf, besaß also keinen freien Teil, und die Flimmerhaut war ohne ausgebildete Wellen. Beim Überimpfen auf einen Makaken und auf Meerschweinchen nahmen die Parasiten an Größe zu und bekamen einen freien Geißelteil (beim Affen 12—20,5 μ lang [Mittel 16,7 μ], 1,7—2,5 μ breit; beim Meerschweinchen 19—23 μ lang [Mittel 21 μ], 2—8 μ breit). Der Sektionsbefund war wie beim Schaf, doch fand sich etwas Erguß in die Bauchhöhle; eigentliche Krankheitserscheinungen fehlten fast ganz. Die Krankheit verlief bei allen drei Tierklassen ziemlich schnell, in 8—28 Tagen. Mir, dem Referenten, will es nach den morphologischen Veränderungen des „Trypanosoma congolense" bei Überimpfung auf andere Tierarten nicht berechtigt erscheinen, daß Br. eine neue Art daraus macht, besonders da Impfversuche am Rinde fehlen und Br. die beim Affen gefundenen Formen selbst „intermediäre" (d. h. zwischen Tr. Brucei und seinem Tr. congolense) nennt. Er hat Versuche im Gange, um diese Frage der Lösung näher zu bringen.

Langsameren Verlauf hatte die Krankheit eines Eselfüllens bei gleichfalls sehr geringen äußeren, im übrigen ähnlichen, Erscheinungen. Intermittierendes Fieber fand sich auch hier. Das Trypanosoma ist ebenfalls klein: 11—16 μ lang (meist 18 μ), 1,6—2,2 μ breit, ebenfalls ohne freien Geißelteil.

Die beigegebenen Abbildungen des Trypanosoma congolense, seiner Weiterimpfungen und die des Eseltrypanosomas weisen nach Ansicht des Ref. mehr auf Entwicklungs-, Standorts- und Geschlechtsunterschiede dieser Flagellaten hin, als auf eine Artverschiedenheit von Tr. Brucei.   Sander.

Müthelin. Über Stoffwechsel und Energieverbrauch bei Surrakrankheit. Arch. f. Hygiene. Bd. I, Heft 1.

Es handelt sich um genaue Bestimmungen und Berechnungen des Stoffwechsels bei einem mit Surrah (Trypanose) infizierten Terrier während dessen 23 tägiger, teilweise hochfieberhafter Krankheit. Es zeigte sich, daß ein wesentlicher Verbrauch an Körpereiweiß nur an den Tagen mit hoher Temperatur

Plata griff und auch dann nur, wenn das Fieber kontinuierlichen Charakter
hatte. An den Tagen mit ausgesprochenen Temperaturremissionen ließ sich
die Verbrennung von Körpereiweiß nicht feststellen.   A. Plehn.

Hintze, K. Die Schlafkrankheit in Togo. Deutsche medizinische Wochenschrift
1904, Nr. 21 und 22.

In einigen westlichen Distrikten hat die Schlafkrankheit vielleicht schon
früher einmal geherrscht; sicher ist, daß sie seit Mitte der 90er Jahre des
vorigen Jahrhunderts im westlichen Togo in Wora-wora und einigen in der
Nähe befindlichen Orten aufgetreten ist. Der erste Todesfall an dieser Krankheit fällt in das Jahr 1896, seit 1902 häuften sich die Erkrankungen, und es
sind im ganzen 48 Individuen an Schlafkrankheit gestorben. Die Krankheit
scheint eingeschleppt worden zu sein; zwischen den befallenen Gegenden
und der Goldküste, sowie auch anderen angrenzenden Gebieten besteht ein
reger Verkehr.

Die klinischen Erscheinungen sind die bekannten; neues in klinischer
Beziehung wurde nicht beobachtet. Der Verlauf schwankt zwischen 6 Monaten
und 3 Jahren, dementsprechend sind die Erscheinungen auch wechselnd.

Ätiologische Beziehungen der Krankheit zur Nahrung (Reis, Maniok)
wurden nicht beobachtet. Auffallend war das gehäufte Auftreten in einzelnen
Familien, welches für eine direkte Übertragung spricht. Untersuchungen im
Blut und Cerebrospinalflüssigkeit auf Bakterien und Trypanosomen waren
durchweg negativ. Der Schluß der Arbeit gibt eine Kasuistik von 10 selbst
untersuchten Fällen.   Basecange (Berlin).

Lingard, A. und Hennings, E. A preliminary Note on Pyroplasmosis, found in
Bos and in some of the Lower Animals. Indian Medical Gazette, Calcutta, May
1904. S. 161—185. 3 Tafeln.

Die Verfasser geben an, bei Rindern (Niederungs- und Höhenschlägen),
Büffeln, Equiden (Pferden verschiedenster Herkunft und Eseln), Elefanten,
Kamelen, Ziegen und deren Jungen, wenige Wochen alten Lämmern, Schafen,
Hunden (englischen und indischen), Katzen (wilden und zahmen), Affen, ver-
schiedenen Hirscharten, englischen Geflügelstämmen, Eidechsen, Menschen
(Weißen und Indiern) Pyrosoma bigeminum im Bareilly Laboratorium (am
Himalayafuß) während des Jahres 1903 gefunden zu haben und geben eine
Reihe von Tafeln, die diesen Befund wohl in soweit bestätigen, als es sich
um pyrosomenartige Parasiten der roten Blutkörperchen handeln dürfte. Ob
es aber gerade Pyrosoma bigeminum ist, und daß die erheblichen Formver-
schiedenheiten nur durch den verschiedenen Wirt bedingt sein sollen, kann
man billig bezweifeln. Mit der kühnen Schlußfolgerung „weil die Menschen
dem Biß von Zecken so wenig ausgesetzt seien" kommen die Verf. dazu Culexarten und zwar hauptsächlich C. fatigans, deren Schwärmzeit mit dem Auftreten der betreffenden Krankheit beim Menschen zusammenfalle, als Überträger zu beschuldigen. Den Erreger, und zwar Mikro- und Makrogameten,
haben sie angeblich reichlich in Culexmücken, -Larven, -Eiern, in Anopheles-
mücken, in Zecken und deren Eiern, im Schlamm und trüben Wasser von
Tümpeln nach der Regenzeit gefunden. Die Beschreibung des Parasiten und

seiner Entwicklung in der geimpften Eidechse schließt sich diesen „Beobachtungen" würdig an. Die Krankheit beim Menschen gleicht leichten Formen des spotted fever aus den Rocky Mountains. Dem Ref. will scheinen,
daß die Verf. Wahres und Falsches stark durcheinander mischen: Wahres,
insofern sie bei einer ganzen Reihe von Säugern pyroplasmaähnliche Parasiten im Blut gefunden haben; denn die Tafel mit den Blutproben entspricht
zum Teil auch schon anderweitig gesehenen und beschriebenen Bildern (die
Entwicklung in der Eidechse erinnert an Karyolysis). Falsches, insofern sie
sie alles Gesehene für das gleiche erklären und nun gar in getrockneten und
zerriebenen Mücken und zarten und im Schlammwasser die geschlechtlichen
Formen der Zecken und hinfälligen Parasiten in Mengen finden, ja sogar in vitro
die geschlechtliche Vereinigung von Mikrogameten und Makrogameten stundenlang beobachtet haben wollen. Sie behalten sich zum Schluß daher, wohl nur
mit vollem Recht, die Freiheit vor, alles was sie gesehen haben nach weiteren
Forschungen umdeuten, Zusätze und Abstriche machen zu dürfen. Jedenfalls
aber weist die Veröffentlichung darauf hin, daß wir noch allerlei Blutparasiten
bei Mensch und Tieren finden werden, die bisher unbekannt sind, obwohl sie
Krankheitserscheinungen veranlassen.   Sander.

Dupont, H. Contribution à l'étude de la maladie du sommeil. Le Caducée. Nr. 8
  und 9. 1904.

Nach einer Krankheitsdauer von drei und einem halben Monat ist am
3. Mai d. J. ein an der Schlafsucht leidender Europäer in Antwerpen seinem
Leiden erlegen. Der Verlauf entsprach den früher beobachteten Fällen, eine
auffallende Änderung des Charakters ging dem diagnostizierbaren Ausbruche
der Krankheit voraus. Den Exitus leiteten Anfälle von unregelmäßigem mäßigem Fieber, welches sich selten über 39° erhob und nur am Todestage über
40° C. stieg, wiederholtes Auftreten von vesikopapulösen Exanthemen, welches
am Gesäß und an den Fersen in Dekubitus überging, starkem Sinken der In-
telligenz, anhaltende Schlafsucht, Muskelkrämpfe, starke Steigerung der Reflexe
und Tachykardie ein. Die Obduktion wurde leider nicht gestattet, die
Diagnose jedoch nicht nur klinisch, sondern auch durch den mikroskopischen
Nachweis von Trypanosomen im Blute und in der Cerebrospinalflüssigkeit
sichergestellt. Diese waren anfangs nur in letzterer spärlich vorhanden, ihre
Zahl wuchs mit dem Vorschreiten der Krankheit, Form und Größe waren sehr
verschieden, manche konnten nur mittels starker Vergrößerung entdeckt werden.
                                                                        M.

da Silva Garcia, F. Contribuição para o tratamento da doença do sonno. A med.
  contemp. 21./VIII. 04.

Aus dreizehnjähriger ärztlicher Erfahrung im portugiesischen Westafrika
macht Verf. darauf aufmerksam, daß die Schlafkrankheit dort am schlimmsten
wütet, wo getrockneter Fisch von meist schlechter Beschaffenheit die Hauptnahrung der Bevölkerung bildet, frisches Fleisch dagegen fast ganz fehlt, und
nimmt deswegen an, daß fortgesetzter Genuß derselben die Entstehung der
Schlafkrankheit begünstige oder verursache. Der Trypanosomen-Theorie und
Übertragung durch Tsetse-Fliegen steht er zweifelnd gegenüber, hat auch diese
Stechfliegen nie gesehen. Während da Silva in den ersten Jahren seiner Tätig-

keit nie einen therapeutischen Erfolg zu erzielen vermochte, will er vom Oktober
1903 bis Juni 1904 in sechs von neunzehn Fällen Heilung erzielt haben.

Die Fürsorge für die von der Schlafkrankheit ergriffenen Neger in der
Kolonie ist gleich Null, nur selten finden sie ärztliche Pflege. Ein Vorschlag
des Verf., die Kranken in den Hospitälern kostenlos zu behandeln, fand bei
der Verwaltung keinen Anklang.

Das von da 8. empfohlene Medikament besteht aus 2 Centigrammen Jod,
einem Gramm Jodnatrium, Aqua 9,5, Syrup simplex 100, als Tagesdosis, welche
gesteigert werden kann. Daneben Kaltwasserbehandlung und gute Ernährung.

Die Schwellung der Nackendrüsen vermißte Verf. oft.   M.

———

Fleckttyphus.

Gottschlich, E., Sanitätsinspektor von Alexandrien. **Über Protozoa-Befunde (Apio-
soma) im Blute von Fleckttyphuskranken.** Deutsche med. Wochenschrift 1903.
Nr. 19.

Verf. hatte in den letzten Jahren häufig Gelegenheit, unzweifelhafte Fleck-
typhusfälle zu beobachten, mehrfach auch ein epidemisches Auftreten dieser
Krankheit in Gefängnissen. Ausgezeichnet ist die Krankheit durch ihre hochgradige Kontagiosität und durch ihr festes Einnisten in hygienisch vernach-
lässigten Lokalitäten. Innerhalb von 5 Jahren erkrankten 8 Ärzte, mehrere
Krankenwärter und Desinfekteure.

Es gelang, im Blute einer Anzahl typischer Fälle ein Protozoon nachzuweisen, das dem Erreger des Texasfiebers (Pyroplasma bigeminum) am nächsten
steht. Der Parasit erscheint im Inneren der Erytrozyten in birnförmiger Gestalt, der Umriß ist glatt und regelmäßig, im Innern finden sich kleine runde
Körnchen, die bei Romanowsky-Färbung als Chromatinanhäufungen sich erweisen, welche häufig eine bipolare Anordnung zeigen. Im ungefärbten lebenden Präparat zeigt der Parasit eine lebhafte Eigenbewegung und vermag das
befallene Blutkörperchen dadurch in heftige zitternde Bewegung zu versetzen,
so daß es zwischen den normalen Blutkörperchen einen überaus charakteristischen Anblick bietet.

Ferner beobachtete Verf. Cysten, die er als Sporulationsformen auffassen
möchte; in einigen Fällen hat er auch Geißelkörper gesehen, die sich vielleicht
als Gameten ansprechen lassen.

Falls die ätiologische Bedeutung des vom Verf. gefundenen Parasiten für
den Fleckttyphus sich bestätigen sollte, dann müßte man die exogene Entwicklung desselben und Übertragung durch stechende Insekten ähnlich wie bei
Malaria und dem Texasfieber annehmen. Als besonders verdächtig für diese
Art der Verbreitung sieht Verf. die Wanze an. Mit dieser Hypothese würde
die epidemiologische Tatsache gut in Einklang zu bringen sein, daß das Fleck-
fieber in Lokalitäten, die von Wanzen zu wimmeln pflegen (Gefängnissen, Her-
bergen, Pennen), eine besonders große Verbreitung erlangt.

Bassenge (Berlin).

Malaria.

Mühlens, P. Über angebliche Ersatzmittel für Chinin bei der Malariabehandlung. Deutsche medizinische Wochenschrift 1903, Nr. 85.

Verfasser hat im Seemanns-Krankenhaus und Institut für Schiffs-Tropenkrankheiten in Hamburg eine Reihe Ersatzmittel für Chinin geprüft. Es kamen zur Verwendung Salochinin, Neochinin, Aristochin, Euchinin, Einreibungen mit Credé'scher Salbe und mit grauer Salbe, frische Kolanüsse, Extractum Kolae, Kalobion-Limonadenessenz, Simabaextrakt, Arsenik (als Monomethyldinatriumarsenial), Methylenblau, Methylenazur und das Kuhn'sche Serum der Pferdesterbe.

Keines der angeführten Mittel kann als vollwertiger Ersatz für Chinin gelten. Das Kuhn'sche Serum hat auf dem I. Deutschen Kolonialkongreß seine endgültige Abfertigung für Malariabehandlung erhalten. Das beste Mittel zur Behandlung des Wechselfiebers bleibt nach den Erfahrungen des Seemannskrankenhauses das salzsaure Chinin in Oblaten mit salzsaurem Getränk bitterherb gegeben.   Basenge (Berlin).

Gaide. Pseudotuberculose d'origine palustre. Ann. d'hyg. et de méd. colon. 1903, p. 666.

L'auteur a vu une série de malades, atteints d'infection malarienne et présentant des symptômes qui ont fait croire à des poussées tuberculeuses, mais qui se dissipaient rapidement. Il voit dans ces « observations » fondées exclusivement sur un examen clinique, très sommairement rapporté dans ce mémoire, la preuve de poussées congestives d'origine malarienne; il n'a pas pu faire, ne disposant pas même d'un microscope, un seul examen du sang! De sorte que, sans contester la possibilité d'un pneumo-paludisme du sommet on doit reconnaître que ce travail ne fournit aucune preuve solide de l'existence d'une telle affection.   C. Firket (Liége).

--- -- --

Kala-Azar.

Bentley, Chas. A. A short note on the parasite of Kala-Azar. The Indian medical Gazette 1904, Nr. 3.

In Milzausstrichpräparaten von Kala-Azar-Todesfällen wurden Parasiten gefunden, welche Protozoen darstellen und eine gewisse Ähnlichkeit mit den Pyroplasmen der Rinderhämoglobinurie zeigen. Die Parasiten fanden sich massenhaft sowohl in den roten und weißen Blutzellen, als auch frei im Blutplasma. Nach Mitteilungen zuverlässiger Laien soll in einigen von der Krankheit ergriffenen Orten Assams gleichzeitig mit Häufung von Kala-Azar-Fällen auch ein gehäuftes Auftreten der Hämoglobinurie unter den Rindern beobachtet sein. Verfasser nimmt an, daß bei der Übertragung der Parasiten infolge des engen Zusammenlebens der Eingeborenen mit ihrem Vieh blutsaugende Insekten, Läuse, Flöhe, Wanzen eine Rolle spielen.   Basenge (Berlin).

--- -- -- ---

Verschiedenes.

Türk, Wilhelm. Vorlesungen über klinische Hämatologie. 1. Teil. Wien und Leipzig. 1904. Braumüller.

Der steigenden Bedeutung der Blutuntersuchung entsprechend will der Verfasser eine in das Einzelne gehende Darstellung der Technik geben und dem Leser einen klaren Einblick in das Gewirr der ungeklärten Fragen ermöglichen. Die in dem ersten Bande enthaltenen vierzehn Vorlesungen geben eine vortreffliche Anleitung zur Blutentnahme und Hämometrie, Blutkörperchenzählung, Bestimmung von Blutdichte, Wassergehalt und Trockenrückstand, osmotische Verhältnisse des Blutes, Anfertigung und Untersuchung von Präparaten und besonders über die Bildung und Bedeutung der verschiedenen Formen der Blutkörperchen. Hierbei kommen wichtige Streitfragen zur Besprechung. Über die basophile Körnung der Erythrozyten z. B. gibt Verf. nach Mitteilung der wichtigsten Ansichten seine eigene Auffassung dahin ab, daß unter diesem Sammelnamen ganz verschiedene gar nicht miteinander in Zusammenhang stehende Dinge vereinigt werden. Die gröberen Einlagerungen hält T. mit Grawitz u. a. für Reste eines in Zerfall und Resorption befindlichen Kernes. Über Plehns karyochromatophile Körper hält Verf. mit dem Urteil zurück, ohne die von ihrem Autor gegebene Erklärung für wahrscheinlich zutreffend zu halten. Die staubkörnartige Punktierung ist dagegen nach T. ein Produkt des Zytoplasmas ohne Beziehung zur Kerndegeneration. Körnung und Polychromatophilie sind zwar durchaus nicht identisch, aber nahe verwandt.

Dem Tropenarzt ist ein Werk wie das vorliegende gerade jetzt, wo das Suchen nach den Entwicklungsformen der Trypanosomen u. a. w. eine der wichtigsten Aufgaben der Forschung ist, ein willkommener Berater. Der erste Band enthält zur Textabbildungen, Tafeln sollen im zweiten folgen.

M.

Schmidt, Georg. Schrotschuß und Wundstarrkrampf. Deutsche med. Wochenschrift 1904. Nr. 9.

In 2 Fällen von Schrotschuß aus nächster Nähe waren Teile des papiernen Patronenpfropfens in die Wunde eingedrungen. Beide Verletzte erlagen nach anfänglichem reaktionslosen Wundverlauf dem Wundstarrkrampf. Die nach Eintreten der tetanischen Erscheinungen operativ entfernten, in der Wunde zurückgebliebenen Pfropfenteilchen enthielten Tetanuserreger, wie durch die bakteriologische Untersuchung einwandsfrei festgestellt wurde. Verfasser weist mit Recht auf die gerichtsärztliche Bedeutung dieses Befundes hin.

Bassenge (Berlin).

Morphe, M. Validol und Seekrankheit. Ther. Monatshefte, Juni 1904.

Zehn bis fünfzehn Tropfen Validol auf Zucker genommen, sollen, wenn die Patienten sich darauf eine halbe Stunde hinlegen, im Anfangsstadium der Seekrankheit von Nutzen sein. Bei schwerer Erkrankung muß wiederholt V. auf Zucker zerkaut werden. Die günstige Wirkung soll auf Steigerung des Blutdrucks und auf Anregung der Tätigkeit der Magenschleimhaut beruhen.

M.

1904.   **Archiv**   No. 12.

für

Schiffs- und Tropen-Hygiene.

Band 8.

I. Originalabhandlungen.

Bericht
über die Reise nach Brasilien zum Studium des Gelbfiebers

vom 10. Februar bis 4. Juli 1904

im Auftrage des Seemannskrankenhauses und Institutes
für Schiffs- und Tropenkrankheiten zu Hamburg.

Von

Dr. med. M. Otto   und   **Dr. med. et phil. R. O. Neumann**

inst. klin. Assistenten am Seemanns-   Privatdocent an der Universität in
krankenhause und Institut für Schiffs-   Kiel, aggreg. dem Seemannskranken-
und Tropenkrankheiten in Hamburg.   hause und Institut für Schiffs- und
                                            Tropenkrankheiten in Hamburg.

Wir traten unsere Reise am 10. Februar abends 9 Uhr mit
dem der Hamburg-Amerika-Linie gehörigen Dampfer „Prinz Eitel
Friedrich" an, auf welchem auch unser umfangreiches und wertvolles
Reisegepäck, bestehend in Laboratoriumseinrichtung und Ultramikroskop, mitgeführt wurde. Die Fahrt bis Lissabon war keineswegs
angenehm. Schon der stürmische Abend unserer Abfahrt ließ schlech-
tes Wetter voraussehen, welches auch auf offener See am nächsten
Tage eintrat und mit zunehmender Stärke bis Leixoes anhielt. Am
4. und 5. Tage verzeichnete das Schiffspersonal orkanartige Stürme.
Trotz reichlicher Anwendung von Öl konnte man von haushohen
Wellen sprechen, die zu unserer Verwunderung den Gang des höchst
zweckmäßig gebauten Schiffes verhältnismäßig wenig beeinflußten.
Immerhin war bei einem derartigen Seegang an ein Arbeiten mit
Apparaten nicht zu denken. Glücklicherweise waren wir von ernster
Seekrankheit verschont geblieben, wenngleich das schlechte Wetter
seinen Einfluß auf Appetit und Schlaf nicht vermissen ließ.

Den eintägigen Aufenthalt in Lissabon benutzten wir zu einem
Ausfluge nach dem Maurenschloß Cintra; wir mußten nachts an
Land bleiben, da kein Jollenführer den Weg auf den stürmisch be-

wegten Hafen wagen wollte. Im Hotel Central hatten wir am
nächsten Morgen Gelegenheit, eine mit unseren Studien in Zusam-
menhang stehende Beobachtung zu machen. Wir fanden in unserem
Zimmer in der III. Etage, 16 m über dem Erdboden, oberhalb des
Fensterkreuzes an der Windseite lebende Culexmücken, die sich im
Winter in bewohnten und gelüfteten Räumen gehalten hatten.

Im Gegensatz zu den Stürmen in dem Kanal und der Biscaya
war die Fahrt von Lissabon bis Rio von sehr gutem Wetter begünstigt. Wir nahmen sogleich unsere Untersuchungen auf. Sie
bezogen sich zunächst auf Ventilationsbestimmungen in den Kessel-
und Heizräumen, ferner in den Mannschafts- und Stewardslogis.
Zum Vergleich wurden auch die Verhältnisse in den Zwischendecks-
und Passagierräumen herangezogen, daran schlossen sich Kohlen-
säurebestimmungen in den betreffenden Räumen. Die Ergebnisse
werden an anderer Stelle später mitgeteilt werden. Auch das Trinkwasser wurde chemisch und bakteriologisch untersucht. Um auch
über die klimatischen Verhältnisse auf der von uns durchlaufenen
Strecke orientiert zu sein, stellten wir täglich zu bestimmten Stunden Beobachtungen über Luft- und Sonnentemperatur, Feuchtigkeits-
gehalt der Atmosphäre u. s. w. an, die wir des Vergleichs wegen auf
der Rückreise, soweit es möglich war, fortgesetzt haben. Endlich
entnahmen wir auch zur bakteriologischen Untersuchung mit einem
eigens von uns konstruierten Apparate Wasserproben aus größeren
Tiefen (bis ca. 200 m).

Nach 10tägiger Fahrt von Lissabon aus betraten wir zum
ersten Male den brasilianischen Boden in Pornambuco. Während
des 1 1/2 tägigen Aufenthaltes dort hatten wir Gelegenheit, das außerhalb der Stadt liegende Lepra-(Aussatz-)Hospital in Augenschein
zu nehmen. Diese Anstalt beherbergte zur Zeit gegen 80 Kranke
aller Grade, ein Zeichen, wie verbreitet diese bei uns glücklicherweise ganz seltene Krankheit hier zu Lande noch ist. Die Pflege
liegt in der Hand von Nonnen. Die Kranken sind in Sälen ge-
meinschaftlich untergebracht, und, wenn auch von der Außenwelt
für immer abgeschlossen, doch in humanster Weise versorgt. Gelbfieber war nicht vorhanden, sporadische Fälle sollen von Zeit zu
Zeit vorkommen. Von einer Moskitoplage beobachteten wir weder
an Land abends, noch auf dem im inneren Hafen liegenden Dampfer
etwas, trotz der herrschenden großen Hitze und der für die Vermehrung der Mücken günstigen Gelegenheiten. Wir bekamen von
der Stadt den Eindruck, daß bei dem angehäuften Schmutz besonders

in den Negervierteln und der höchst unzweckmäßigen portugiesischen
Bauart der Häuser, auf die wir später noch zurückkommen werden,
Epidemien den günstigsten Boden finden würden, und in der Tat
soll auch die Pest ein häufiger Gast in Pernambuco sein und ihr
Herannahen durch vorhergehendes Rattensterben andeuten. Die
ersten Stunden des nächsten Tages waren dem Besuch von Olinda
gewidmet, dessen verfallende Kirchen und Klöster von dem Glanze
einer längst vergangenen Zeit Zeugnis ablegten; wo früher die Messe
celebriert wurde, sieht man jetzt eine üppige Tropenvegetation.

Nach einer kurzen Fahrt von 5 Tagen langten wir Sonntag,
den 6. März, in früher Morgenstunde bei klarstem Wetter in Rio
an. Die Einfahrt in diesen großartigsten aller Naturhäfen, die herr-
liche Lage der Stadt im hügeligen Gelände, umsäumt von grotesken
Gebirgszügen und gebettet in tropisches Grün, umwölbt vom tief-
blauen Himmel, von dem die Sonne des Südens ihre Lichtfülle aus-
sendet, sind schon vielfach als achtes Weltwunder gepriesen worden.
Unsere Erwartungen wurden aber noch übertroffen. Von der Hitze
bemerkten wir im Hafen bei frischer Seebrise noch wenig, während
sie sich beim Betreten des Landes empfindlich fühlbar machte.

Des freundlichen Empfanges sowohl von seiten der deutschen
Behörden, wie auch der Herren, an die wir Empfehlungen hatten,
werden wir uns gern erinnern. Auch die brasilianischen Behörden
nahmen Kenntnis von unserer Ankunft. Der Direktor des öffentlichen Gesundheitswesens, Dr. Oswaldo Cruz, stellte sich uns an
Bord vor und bot uns seinen Beistand an.

Wenn wir gehofft hatten, schon am Montag mit unserem gesamten Gepäck aus dem Zoll (Alfandega) in die Stadt ziehen zu
können, so sollte sich dies als ein schwerer Irrtum erweisen. Es
war zwar in dankenswerter Weise seitens der deutschen Behörden
schon vor unserer Ankunft alles getan worden, um ein zollfreies
Passieren unseres Gepäcks ohne Eröffnung zu ermöglichen, aber
alle Anstrengungen waren fruchtlos gegenüber dem schleppenden
Geschäftsbetriebe und der Bequemlichkeit der brasilianischen Zoll-
beamten. Es dauerte fast zwei Wochen bis das die Zollfreiheit zu-
sichernde Aktenstück den Instanzenweg gemacht hatte, obgleich
durch Reklamation bei der Behörde verschiedentlich der Gang zu
beschleunigen versucht wurde. Sehr komisch berührte uns, daß wir
für diese doch durch den Geschäftsgang hervorgerufene Verzögerung
noch 60 Mk. Lagergeld bezahlen mußten. Weitere 4 Tage vergingen
mit Antichambrieren, da der vollziehende Beamte offenbar nie Zeit

fand, das Schriftstück endgültig zu unterzeichnen. Bei den vielen
umständlichen Wegen und der mit dem Warten verbundenen Zeitver-
säumnis konnten wir den Gedanken nicht unterdrücken, um wieviel
unangenehmer im Geschäftsleben ein derartiger Zollbetrieb empfun-
den werden muß, wo „paciencia" und „amanhã" wie auch bei vielen
andern Dingen in Brasilien das Losungswort zu bilden scheinen.
Wir nahmen im Hotel International (Besitzer F. Mentges) Wohnung,
welches ca. 400 m hoch in einem der gesündesten und bestgehal-
tensten Stadtviertel Santa Thereza, einer dem Corcovado (778 m)
vorgelagerten Anhöhe, liegt. Hinter dem modernen Hauptgebäude
erhebt sich eine Reihe aneinander gebauter Einzelwohnungen (Chalet-
system), welche ihre Front der Bai zukehren und dem Winde von
der See her ausgesetzt sind. Man genießt so neben der vorzüglichen
Durchlüftung eine prachtvolle Aussicht, vorne auf Stadt und hügel-
umsäumte Bai, hinten auf den Corcovado. Die Verhältnisse im
Hotel, ohne luxuriös zu sein — es herrscht in Brasilien vielfach
eine auffallende Einfachheit in Einrichtung und Ausstattung —
entsprechen durchaus allen berechtigten Anforderungen, auch die
Preise sind mäßig gehalten. Das gleiche gilt auch von „das Pa-
neiras", einem von demselben Wirt geleiteten Hotel dicht unter dem
Corcovadogipfel, welches mit der Zahnradbahn zu erreichen ist.
Hier herrscht schon Höhenklima mit stärkerer abendlicher Abkühlung;
ein Gelbfieberinfektionsherd dürfte nach unserer Meinung sich dort
oben ganz sicher nicht bilden können. Für das Haupthotel liegen
die Verhältnisse nicht ganz so günstig, da die Nachttemperatur in
der heißen Zeit nur selten unter 20° C. sinken dürfte. Es ist
natürlich nicht ausgeschlossen, daß gelegentlich, wie auch in das
anerkannt gelbfieberfreie Petropolis ein Fall von unten aus der Stadt
eingeschleppt wird. Die für die Übertragung des Gelbfiebers in
Betracht kommende Mückenart, Stegomyia fasciata, ist uns bei
eifrigstem Suchen im Hotel und dessen Umgebung nur spärlich
zu Gesicht gekommen. Andere Stechmücken (Culexarten) sind in
geringer Anzahl vorhanden, vor denen man sich nachts unter dem
Netz sicher weiß. Immerhin können wir mit gutem Gewissen jedem
Neuankömmling dieses Hotel als relativ gelbfieberfrei auch zur
Epidemiezeit empfehlen, besonders da alle andern uns bekannten
Hotels wesentlich niedriger gelegen sind. Als absolut gelbfieber-
sicher dürfte nach den bisherigen Erfahrungen nur „das Paineiras",
das oben erwähnte Corcovadohotel, anzusehen sein, welches jedoch
in den Wintermonaten geschlossen ist und durch seine weitere Ent-

fernung für den Vielbeschäftigten einen empfindlichen Zeitverlust
bedeutet. Dies war auch der Grund, weshalb wir selbst auf das
Wohnen dort Verzicht leisten mußten.

Es empfiehlt sich hier im Anschluß an die Erörterung der
Wohnungsverhältnisse in Rio auch den von den meisten wohlhaben-
den Fremden bewohnten Aufenthaltsort Petropolis zu kennzeichnen.
Die vom Kaiser Dom Pedro II. gegründete Gebirgsstadt liegt an
der andern Seite der Bai in einer Höhe von ca. 800 m und ist mit
der Barke und Eisenbahn, deren größere Strecke durch Zahnrad-
betrieb überwunden wird, in $2^1/_4$ Stunden zu erreichen. Der Ort
selbst kann am besten mit einem deutschen Kurorte, etwa Baden-
Baden, verglichen werden. Hier befinden sich sämtliche Gesandt-
schaften, von denen die deutsche in dem vornehmen, ehemaligen
Palais der Kronprinzessin untergebracht ist; ferner wohnen hier die
Großkaufleute von Rio mit ihren Familien, die sie oben in dem Gebirgs-
klima vor dem gelben Fieber sicher wissen. Auch die Mitglieder der
französischen Kommission, die Herren Dr. Marchoux und Dr. Simond,
hatten mit ihren Gemahlinnen während der Dauer ihres mehrjährigen
Aufenthaltes hier Wohnung genommen, weil sie neben der Sicherheit gegen das Gelbfieber in der kühleren Temperatur täglich Er-
holung fanden. Die niedrigen Temperaturverhältnisse in Petropolis
— wir beobachteten selbst Nächte bis 8° C. — sind ohne Frage
auch der einzige Grund, weshalb das Gelbfieber trotz mehrfacher
Einschleppung aus Rio noch nie festen Fuß fassen konnte. Wie
Herr Dr. Marchoux uns mitteilte, werden zwar zuweilen im Eisen-
bahnzuge von Maua (Anfangsstation an der Bai) Stegomyien bis
zur Endstation Petropolis mit hinaufgebracht, diese scheinen sich
aber nicht weiter verbreiten zu können. Es gelang uns ebensowenig
wie ihm in Petropolis und näherer Umgebung Mücken oder deren Larven aufzufinden, obgleich wir andere Spezies von Stechmücken (Anopheles, Culex) sowohl in der Stadt wie weiter außerhalb antrafen.

Mit der Annehmlichkeit des Wohnens außerhalb von Hitze-
und Gelbfieberzone ist aber leider ein großer Zeitverlust verbunden,
der einen Aufenthalt in Rio nur von 10 Uhr morgens bis 4 Uhr
nachmittags gestattet. Wir mußten bei der kurzen Zeit unserer
Anwesenheit in Brasilien auf das Wohnen in Petropolis verzichten,
um so mehr, als der Ort unserer Tätigkeit, das Krankenhaus São
Sebastião, auf dem kürzesten Wege zu Wasser erst in dreiviertel
Stunden zu erreichen war, so daß für Laboratoriumsarbeit nur vier-
einhalb Stunden geblieben wären.

Der Ort unsrer Tätigkeit in Rio war in erster Linie das Haupt-Gelbfieberkrankenhaus S. Sebastião, in welchem wir durch die Empfehlung des Generaldirektors Dr. Oswaldo Cruz ein Laboratorium zur Verfügung gestellt bekamen. Wir hatten bei der ersten Unterhaltung mit letzterem die Überzeugung, daß wir einem Manne von gründlicher wissenschaftlicher Durchbildung, praktischer Überlegung und Organisationstalent gegenüber ständen, Eigenschaften, die gewiß hier nicht häufig anzutreffen und doch gerade an diesem Platz für die Lösung der mit so vielen Schwierigkeiten verknüpften hygienischen Aufgaben unbedingt erforderlich sind, wo das Verständnis für gesundheitliche Verbesserungen noch nicht alle Schichten der Bevölkerung durchdrungen hat.

S. Sebastião befindet sich auf einer in der Bai von Rio gelegenen Halbinsel Ponta da Caju und beherbergt jetzt Pocken- und Gelbfieberkranke, während die letzteren früher in dem an der anderen Seite der Bai in der Nähe von Nictheroy gelegenen Hospital Jura-Juba (jetzt Peststation) untergebracht waren.

Im Krankenhause lernten wir durch Herrn Direktor Dr. Seidl, den Subdirektor des Krankenhauses Dr. Ferrari und Dr. de Aquino, ebenso auch die Herren der französischen Gelbfieberkommission Dr. Marchoux und Simond kennen. Letzteren war, da sie auf mehrere Jahre hinaus sich den Gelbfieberstudien widmeten, ein eigenes Haus zur Verfügung gestellt worden.

Unser eigenes Laboratorium lag im Hauptgebäude nach vorn heraus, von der Apotheke und dem Krankensprechzimmer nur durch eine die halbe Höhe des Zimmers erreichende Holzwand getrennt, ein Umstand, der uns manchmal mit Sorge erfüllte, denn trotz aller Vorsicht entkommende Mücken wären in dem großen, noch dazu mit der Apotheke kommunizierenden Raume nicht wieder einzufangen gewesen, auch hätte eine gründliche Ausräucherung nicht stattfinden können. Glücklicherweise hatten unsere Vorsichtsmaßregeln das gewünschte Resultat, so daß keine unserer infizierten Pfleglinge die Freiheit wieder gewann; ein Entfliehen derselben hätte alle in diesen Räumen arbeitenden Personen, insbesondere die nachts dort schlafenden Angestellten, in höchste Gefahr gebracht und den Fortgang unserer Arbeiten vielleicht unmöglich gemacht.

Der Verkehr mit allen diesen Herren spielte sich in französischer Sprache ab, die hier zu Lande jeder Gebildete versteht, nur höchst selten ist uns die Unkenntnis des Portugiesischen hindernd entgegen

getreten. Übrigens scheint in letzter Zeit die deutsche Sprache
mehr in den Vordergrund zu treten, da verschiedene brasilianische
Ärzte ihre Studien in Deutschland vervollkommnet haben, während
bisher Paris allein bevorzugt war.

Als unsere zahlreichen Kisten nun endlich eingetroffen waren
und wir an die Aufstellung unserer Apparate gingen, ergaben sich
mehr Schwierigkeiten als wir erwartet hatten. Namentlich waren
die Vorbedingungen für den Gebrauch des Ultramikroskopes zunächst
schwer zu erfüllen. Dank der Liebenswürdigkeit des Herrn Direktor
Dr. Seidl kamen wir aber bald über sie hinweg.

Mit Ausnahme weniger Tage, während derer offizielle Besich-
tigungen in der Stadt oder deren Umgebung stattfanden, haben
wir die ganze Zeit unseres Aufenthaltes in Rio im Krankenhause
zugebracht. Der erste Teil des Weges vom Monte Thereza bis
zum Carioca hinunter gehörte durch seine landschaftliche Schönheit zu dem angenehmeren Teile der Fahrt. Dann folgte ein kurzer
Weg zu Fuß durch die Stadt bis zum Largo de San Francisco,
woran sich eine Fahrt mit einem vielfach von Negern überfüllten
Mauleselbond von einstündiger Dauer anschloß; von der Endstation
am Ponta da Caju liegt das Krankenhaus São Sebastião etwa
15 Minuten entfernt. Unser Arbeitsprogramm entwickelte sich
nun nach dem vorhandenen Material an Kranken und Verstorbenen.
Den größten Teil unserer Zeit, soweit nicht Wolken das Sonnenlicht, auf das wir allein angewiesen waren, entzogen, benutzten
wir zu Studien am Ultramikroskop, die übrige Zeit wurde ausgefüllt mit klinischen Beobachtungen, Obduktionen, Protokollen,
Sammlung und Konservierung von Material, Mückenstudien, Zeich-
nen und photographischen Aufnahmen.

Eine kurze Unterbrechung erfuhr unsere alltägliche Tätigkeit
nur durch Einnahme des Frühstückes im Krankenhause, bei welchem wir, ebenso wie die Herren der französischen Kommission,
Gäste des Herrn Direktor Seidl waren. Hier war es uns ein Ver-
gnügen, mit Dr. Marchoux und Simond, ebenso wissenschaftlich
hervorragenden, wie liebenswürdigen Kollegen zusammen zu sein.
Sie nahmen das gleiche Interesse an unseren Arbeiten, wie wir an
den ihrigen.

Wie wir schon eingangs hervorhoben, bestand zur Zeit unserer
Ankunft in Rio wie überhaupt in Brasilien nur wenig Gelbfieber,
von einer Epidemie, die wir zu unsern Studien gewünscht hatten,
konnte keine Rede sein. Es gab überall nur sporadische Fälle.

Dies war um so bedauerlicher, als gerade die Frage nach dem noch unbekannten Erreger nur an einem reichlichen Material ganz frischer Fälle studiert werden kann, da nach den neuesten Erfahrungen am Menschen der Erreger schon am vierten Krankheitstage aus dem Blute der Patienten verschwunden ist.

Wir bekamen im ganzen 24 Fälle zu Gesicht, von denen 16 der Krankheit erlagen, im übrigen kamen in der Stadt während derselben Zeit ungefähr ebensoviele Erkrankungen vor. Die Kranken wurden jedoch nicht in das Hospital São Sebastião überführt, weil eine zwangsweise Behandlung im Krankenhause nur dort angeordnet wird, wo die notwendige Isolierung in der eigenen Wohnung nicht durchgeführt werden kann.

Unter dem Material im Krankenhause befanden sich nur 3 Fälle, bei denen die Krankheit den dritten Tag noch nicht überschritten hatte. Die übrigen 21 wurden erst im späteren Stadium aufgenommen, wie dies fast immer zu geschehen pflegt. Die Gründe dafür sind mannigfacher Natur; als wichtigste seien angeführt: Indolenz der Kranken, welche ihr Leiden verkennen, Furcht vor dem Krankenhause, endlich selbst die für einheimische Ärzte außerordentlich schwierige Frühdiagnose. Wir haben alle diese Fälle unter besonderer Berücksichtigung der drei oben erwähnten auf das genaueste untersucht und werden die Untersuchungen, welche aus verschiedenen Gründen noch nicht völlig abgeschlossen werden konnten, an dem konservierten Material zu Hause fortsetzen. Von den Ergebnissen sei nur erwähnt, daß wir die bisher in früheren Arbeiten niedergelegten Erfahrungen bestätigen konnten. Besonderen Nachdruck möchten wir allerdings auf das fast ausnahmslose Vorkommen von Eiweiß im Harn schon in den allerersten Krankheitstagen legen, da es fast das einzige differential-diagnostische Kriterium gegenüber anderen akuten Infektionskrankheiten (namentlich der Pest, den Pocken und der Malaria, wenn ein Mikroskop nicht zur Verfügung steht) darstellt. Hierher gehört auch als weiteres früh auftretendes Symptom der ungemein charakteristische Geruch, den die Kranken verbreiten. Herr Kollege Dr. Ferrari hat ihn höchst treffend mit dem verglichen, welchen man im Schlachterladen mit frisch geschlachtetem Fleisch bemerkt (Odeur de la boucherie). Die Gliederung des Krankheitsbildes in drei Stadien, wie sie vielfach als typisch hingestellt wird, fanden wir an unsern Fällen durchaus nicht ausgesprochen, vielmehr müssen wir uns der Ansicht von Sodré und Couto, welche nur zwei

Stadien annehmen, anschließen. Schwere Grade von Gelbsucht,
etwa [bräunliche Nuancen, haben wir nie gesehen, die Hautfarbe
muß eher als schmutzig-gelbliche bezeichnet werden. Sie wird, wie
allgemein bekannt ist, nach dem Tode intensiver und gibt im Verein
mit bläulich-roten Flecken, welche bisweilen schon während der
letzten Lebensstunden auftreten, der Leiche ein besonders charakteristisches Ansehen, welches Dr. Neumann in Farben festgehalten
hat, wie dies auch mit anderweiligen spezifischen Obduktionsbe-
funden geschehen ist. Vereinigt sich dies violettgefleckte, gelbe Toten-
kleid mit ausgesprochenster Leberverfettung, welche das Organ
grau-gelblich erscheinen läßt, so kann man in Wirklichkeit, wie
bereits die französische Kommission hervorgehoben hat, aus dem
Leichenbefund die Diagnose der abgelaufenen Krankheit stellen.

Leider ist ein spezifisches Heilmittel für das Gelbfieber bis jetzt
noch nicht bekannt. Die Aussichten auf eine erfolgreiche Behandlung sind daher immer noch recht trübe. Auch der beste
Kräftezustand gewährt keine Garantie für Genesung. Nur so viel
scheint uns sicher zu sein, daß mit Nieren- und Leberleiden Be-
haftete der Seuche fast immer erliegen, so insbesondere dem Alkohol
ergebene Personen. Unser Krankenmaterial bot eine Sterblichkeit
von 60%. Ein recht ungünstiges Zeichen für die Prognose lernten
wir durch Herrn Direktor Seidl kennen, nämlich hochgradige
Druckempfindlichkeit der Blasengegend, dessen Erklärung wir uns
für später vorbehalten müssen. In gleicher Weise werden wir auch
auf eine Reihe weiterer klinischer Erscheinungen andern Ortes noch
zu sprechen kommen.

Selbstverständlich interessierte uns in erster Linie die Frage
nach der Übertragungsweise des Gelbfiebers. Mit Sicherheit ist
durch die Menschenversuche der amerikanischen Kommission (Reed,
Carroll, Agramonte und Lazear) und die Nachprüfungen, welche
Guiteras in Havanna, Dr. Lutz und brasilianische Ärzte in São
Paulo, wie auch Dr. Marchoux, Dr. Salimbeni und Dr. Simond
in Petropolis vorgenommen haben, festgestellt, daß die Krankheit
auf natürlichem Wege nur durch den Stich einer Mücke,
Stegomyia fasciata, übertragen werden kann, welche sich
mindestens 12 Tage zuvor an einem Gelbfieberkranken
innerhalb der ersten 3 Krankheitstage infiziert hat. Nichtsdestoweniger ist diese wissenschaftliche Tatsache noch nicht Gemeingut
aller Ärzte geworden, wovon wir uns auch in Rio überzeugen konnten.
Dies ist um so mehr zu bedauern, als gerade diese Ärzte ihren Einfluß

dazu benutzen, gegen die gewiß kostspieligen, aber höchst segensreich
wirkenden prophylaktischen Maßnahmen der obersten Gesundheitsbehörde zur Ausrottung der Moskitos Propaganda zu machen. Bei
dieser Sachlage überrascht es nicht weiter, wenn man aus Laien-
kreisen die wunderlichsten Ansichten und Erklärungen über die Infektion mit Gelbfieber zu hören bekommt, namentlich spielen da
vermeintliche Erkältungen, Diätfehler und besonders Exzesse in Baccho
und Venere eine Rolle, alles Dinge, die zweifellos die Resistenz
des Körpers herabmindern, aber niemals eine Erkrankung an Gelbfieber bewirken. Wir wurden vielfach über unsere eigene Ansicht
befragt und mußten auch manche wohlgemeinte Belehrung ent-
gegennehmen, speziell von solchen, die ihrer Meinung nach die
Krankheit mehrere Male überstanden hatten. Da aber das einmalige Überstehen des gelben Fiebers mit verschwindenden Ausnahmen dauernde Immunität schafft, so liegt es auf der Hand, daß
diese mehrfachen Anfälle mit der Krankheit nichts zu tun hatten
und daher durch die vermeintlichen harmlosen Mittelchen (Schwitz-
kuren, Abführmittel, Citronensaft, Selterwasser etc.) so schnell geheilt worden.

An dieser Stelle ist es zweckmäßig, einigen andern irrtüm-
lichen Auffassungen, die wir auch auf ärztlicher Seite angetroffen
haben, entgegenzutreten, nämlich der Möglichkeit, einer Übertragung
des Gelbfiebers durch Genuß von Trinkwasser, Nahrungsmitteln,
durch Einatmung der Luft infizierter Stätten, besonders zur Nachtzeit, endlich durch persönliche Berührung der Kranken oder deren
Absonderungen und Kleidungsstücke. Es ist uns trotz aller De-
mühungen nicht gelungen, für die Richtigkeit dieser Anschauungen
irgend welche Anhaltspunkte zu gewinnen. Gegen die Ansteckung
durch tägliches längeres Zusammensein mit Kranken aller Stadien,
bei deren genauer körperlicher Untersuchung oft Absonderungen
auf Hände, Gesicht und Kleider gelangen, scheint uns der Umstand zu sprechen, daß wir selbst, als doch im höchsten Grade dis-
ponierte Personen, vor der Ansteckung bewahrt blieben, sogar zufällige Verletzung bei der Ausführung von Sektionen hatte keine
Folgen. Unsere einzige Vorsichtsmaßregel während des ganzen
Aufenthaltes in Ilio bestand in der sorgfältigen Anwendung des
Moskitonetzes während der Nachtruhe.

Im Krankenhause São Sebastião werden, seitdem man erkannt
hat, daß das Gelbfieber ausschließlich durch Stegomyia-Mücken sich
verbreiten kann, alle verdächtigen Kranken mückensicher unter-

gebracht, und zwar geschieht dies auf zweierlei Weise. Iu der
alten großen Baracke sind geräumige Drahtgazekästen mit Doppel-
türen aufgestellt, in denen bis zwei Betten Platz finden können,
bei der neuen Baracke haben Türen nnd Fenster mückensichere
Einsätze aus dem gleichen Stoff erhalten. Durch einen sinnreichen
Mechanismus ist die Sicherheit gewährleistet, daß stets nur die
vordere oder die hintere Tür geöffnet werden kann, um den Mücken
das Eindringen zu erschweren; werden dennoch solche angetroffen,
so wird dem zuständigen Wärter eine hohe Geldbuße auferlegt.
Immerhin kann es auch bei größter Achtsamkeit vorkommen, daß
beim Defektwerden der Drahtgaze Mücken sich an Kranken infizieren
und dann das Gelbfieber weiter übertragen können.

Einen einschlägigen Fall erlebten wir selbst, wir konnten bei
einem, wegen anderer Krankheit wochenlang behandelten Matrosen,
der als nicht gelbfieberkrank außerhalb der Netzkasten lag, einen
nozweifelhaften Fall von Hausinfektion mit allen klassischen Symptomen beobachten. Somit mußten sich infizierte Stegomyien im
Hospital befinden. Sicherer in unserer Auffassung wurden wir noch,
als wir in einem Nebenraum der Baracke in stehen gebliebenem
Ablaufwasser erwachsene Larven von Stegomyia auffanden.

Bei der Ankunft in das am Ausgang der Tropen gelegene
Rio mit seinem feuchtwarmen Klima und der stagnierenden Luft,
wo seit Jahrzehnten das gelbe Fieber heimisch ist, war unsere Meinung die, daß große Menge von Stegomyien anzutreffen sein müßten.

Zu unserer Enttäuschung war zur Zeit gerade das Gegenteil
der Fall. Weder im Freien, noch in geschlossenen Räumen gelang
es uns zunächst solche aufzufinden, auch anderen Interessenten war
in diesem Jahre die geringe Anzahl der Moskitos aufgefallen. Ihre
Erklärung mag die eigentümliche Erscheinung darin finden, daß
vor unserer Ankunft exzessive Dürre herrschte, welche der Entwicklung der Mücken hinderlich ist, während gleichzeitig seit
Jahresfrist ein unerbittlicher Krieg seitens der obersten Gesund-
heitsbehörda gegen die Moskitoplage geführt wird.

Mit dem spärlichen Material, das uns im Laufe der Zeit zur
Verfügung stand, wurden Versuche nach allen Richtungen hin
unternommen. Die Weiterzüchtung ging anfangs ganz nach Wunsch,
später versagte sie vollkommen, ohne daß wir der Ursache auf die
Spur kommen konnten, auch anderen Untersuchern erging es nicht
besser. Die frisch ausgekrochenen Mücken sind außerordentlich
blutgierig und sogen, sobald wir sie an Menschen ansetzten. Nicht

das gleiche gilt von älteren Exemplaren, obgleich auch sie zum
Stechen zu bringen sind. Jedoch bevorzugen sie die Nachtzeit,
wenn auch gelegentlich die eine oder die andere den Menschen bei
Tage anfällt. Sehr drollig sieht es aus, wenn die kleinen Tiere
immer wieder von neuem, selbst wenn sie beständig verjagt werden,
hartnäckig und anedauernd ihr Opfer verfolgen. So ist es ihnen
denn auch geglückt, uns bei der Arbeit unversehens manchen Stich
beizubringen. Mit dem Studium der Mückenbiologie gingen mikroskopische Untersuchungen infizierter Moskitos einher, die uns jedoch
bislang an dem zu Gebote stehenden kleinen Material auffallende
Befunde nicht ergaben; wir mußten es vorziehen, die konservierten
Präparate einer späteren Verarbeitung in Hamburg vorzubehalten,
da für so feine, viel Zeit beanspruchende Untersuchungen die
Laboratoriumseinrichtung im Krankenhause nicht ausreichte.

Zur mikroskopischen Beobachtung dienten die Körperflüssigkeiten der Gelbfieberkranken und Leichen, indem wir auf diesem
Wege der Frage nach dem noch unbekannten Erreger der gelben
Pest näher zu kommen hofften, um so mehr, als wir ein Instrument
benutzen konnten, welches durch seine große Leistungsfähigkeit,
unter Zuhilfenahme enormer Lichtquellen mehr zu zeigen im stande
war, als alle bisherigen Mikroskope. Wie schon aus früheren Arbeiten bekannt, mußte der Erreger von eminenter Kleinheit sein,
weil er beim Filtrieren infizierten Blutes feinste Tonzellenfilter
passieren kann. Bei den vielen und mühsamen Betrachtungen der
Präparate im Sonnenlicht, wobei wir uns öfter ablösen mußten,
sahen wir zwar eine Reihe interessanter und neuer Körperchen,
die wir aber nach unserer Überzeugung doch nicht als die ge-
suchten Erreger ansprechen konnten. Denn beim Vergleich mit
den Körperflüssigkeiten von Pockenkranken, Gesunden und mit anderen
Leiden Behafteten erhoben wir ähnliche Befunde. Natürlich hatten
wir nicht veranlaßumt, auch in dem andern uns wichtig erscheinenden
Material dem Erreger nachzugeben, und dasselbe, soweit es unsere
Zeit erlaubte, nach den verschiedensten Richtungen hin mit den
bisher bekannten Methoden zu bearbeiten. Wir haben eine ausreichende Menge zu weiteren Studien und Lehrzwecken für das
Seemannskrankenhaus und Institut für Schiffs- und Tropenkrankheiten mitgebracht.

Die Infektionsmöglichkeit in der Stadt Rio und dem auf der
andern Seite der Bai gelegenen Nictheroy ist eine vielseitige. Wenn
auch in den schlechteren, dem Hafen naheliegenden Stadtteilen Rua

da Saude und Misericordia die meisten Infektionsherde sich befinden, so vermochten wir doch schon an den von uns beobachteten Fällen zu erkennen, daß durch die ganze Stadt, bis zur Peripherie und den Höhen hinauf vereinzelt Erkrankungen auftreten. Um wie viel mehr Häuser früher, vor Beginn der prophylaktischen Maßnahmen des Dr. Oswaldo Cruz infiziert waren, bewies ein in der Zentralstelle für Gelbfieberverhütung ausgearbeiteter Stadtplan, auf welchem die Orte jeder Erkrankung durch Punkte markiert waren.

Die Tatsache, daß das Gelbfieber in weitaus der Mehrzahl der Fälle zur Nachtzeit erworben wird, ist durch eine Jahrzehnte lange Erfahrung bestätigt. Unzweifelhaft sind die Kranken in den oben bezeichneten Häusern während dieser Zeit befallen worden, wenn auch eine Infektion am Tage nicht unbedingt als ausgeschlossen gelten darf. Bevorzugt sind dabei Orte, welche dunkel und warm gelegen sind, und in denen eine stärkere Luftzirkulation, die den Mücken sehr verhaßt ist, nicht stattfindet. Wir halten es wohl für möglich, daß z. B. in manchen engen und tiefen Kaufläden der Innenstadt, zu deren hintersten Teil kaum Licht dringt, gelegentlich eine infizierte Mücke den Eintretenden sticht. Das gleiche gilt auch von düsteren Spelunken und Bordellen, die in Rio in sehr großer Zahl vorhanden sind. Als Erklärung für die vorwiegende Infektion in der Nacht hat die französische Kommission angegeben, daß die infizierten älteren Moskitos im Gegensatz zu den nicht infizierten jungen mit Vorliebe in der Nacht wieder stechen, eine Auffassung, der wir uns nach unsern oben erwähnten Laboratoriumsversuchen durchaus anschließen möchten.

Mehrfach haben wir Veranlassung genommen, die Häuser, in denen Gelbfieberfälle vorgekommen waren, genau zu besichtigen. In der Mehrzahl waren es Wohnungen, wo Licht und Luft wenig Zutritt hatten, wie es die portugiesische Bauart, die sich auch bei Neubauten noch fortkultiviert, mit sich bringt. Man hat beim Betreten solch dumpfiger Wohnstätten ohne weiteres den Eindruck, daß sie den Moskitos die günstigsten Schlupfwinkel bieten müssen. War einmal hier das Gelbfieber eingezogen, so vermochten die früher geübten Desinfektionsmethoden (Waschen mit Karbol, Lysol etc.) die Krankheit nicht zu unterdrücken, und so wäre es noch heute, wenn man nicht die Moskitos als alleinige Verbreiter erkannt hätte, deren Vernichtung in Räumen in der Praxis eben nur durch gasförmige Mittel, die überall durchdringen, zu ermöglichen ist.

Die Desinfektion der Häuser vollzieht sich in folgender Weise.
Die staatliche Zentrale für Gelbfieberprophylaxe muß von jeder
Neuerkrankung sofort benachrichtigt werden, worauf ein beamteter
Arzt in Begleitung der Desinfektionskolonne sich in das infizierte
Haus begibt. Der Kranke kommt, wenn es nicht ausdrücklich ver-
weigert wird oder auch die Wohnungsverhältnisse es unbedingt erfordern, ins Krankenhaus. Bleibt er dagegen in der Wohnung, so
wird er sofort mit einer mitgebrachten Netzvorrichtung umgeben
und das sorgfältig abgedichtete Krankenzimmer mit Pyrethrum
(Insektenpulver) ausgeräuchert. Der Kranke bleibt während der
Räucherung im Zimmer. Hierdurch werden die Mücken betäubt.
Sie suchen in ihrer Angst die hellen Fenster zu erreichen und
fallen endlich auf untergelegte weiße Tücher, wo sie dann gesammelt und sofort verbrannt werden. Gleichzeitig werden sämtliche Räume des Hauses, später auch alle andern Häuser der Nachbarschaft in einer Peripherie von 10—20 m durch Verbrennen von
Schwefel ausgeräuchert. Jedesmal werden Testobjekte (d. h. mit-
gebrachte Mücken in Gazekästchen) in der Nähe der Decke befestigt, deren Vernichtung die Wirksamkeit der Methode sicher-
stellt. Nach gründlicher Durchlüftung der von Mücken befreiten
Zimmer wird eines derselben mit Drahtgazefenstern und -türen versehen und der Patient für die Dauer seiner Krankheit dort hineingelegt. Zur Sicherheit wird das frühere Krankenzimmer nochmals
mit schwefliger Säure behandelt.

Einfacher gestaltet sich die Sache, wenn der Kranke dem Hospital überwiesen werden kann. Dann wird einfach das ganze Haus
und die Umgebung mit schwefliger Säure geräuchert. Solchen
Häuserdesinfektionen wohnten wir mehrfach bei. Besonderes Interesse erweckten diese Arbeiten, als außer Gelbfieberhäusern in der
Becco da Moeda eine nächstgelegene kleine Brauerei ebenfalls von
Moskitos gesäubert werden mußte. Hier waren wir Zeugen, wie
meisterhaft, schnell und sorgfältig durch die vorzüglich ausgebildete Kolonne die gewaltige Arbeit verrichtet wurde, welche sich
durch Abdichtung der großen offenen Hallen und Räume ergab.
Es wurden hierbei, um nur ein Beispiel zu erwähnen, mehr als
1000 qm Papier verklebt. Im Flaschenbierlager wimmelte es von
Stegomyien, die an den immer etwas durchfeuchteten Korken ihre
Nahrung fanden; nach beendeter Räucherung war der Fußboden
mit Mückenleichen übersät.

In derselben gründlichen Weise und mit dem gleichen Erfolge

wie die Säuberung der infizierten Häuser vor sich geht, wird auch
die Vertilgung dieser Insekten in der ganzen Stadt systematisch vorgenommen, ein Riesenwerk, welches ein Heer von 2000 Mann beschäftigt. Ihre Hauptaufgabe ist, Brutstätten der Moskitos auf-
zuspüren, wie Wasseransammlungen in Dachrinnen, Abläufen,
Tonnen, Gräben, Konservenbüchsen etc., und die Larven zu vernichten. Dies geschieht zum Beispiel durch Wegschaffen des
Wassers mittels Ausfegens, Übergießen größerer Wasserflächen mit
Petroleum, Aufsammeln weggeworfener Dosen und ähnlicher Wasser-
fänger. Für Luxusgewässer in Gärten ist das Einsetzen einer bestimmten Fischsorte (Barrigudo) vorgeschrieben, die durch ihre un-
gebeure Gefräßigkeit einzig dasteht. Was die Tiere nicht ver-
schlingen, wird totgebissen. Die Wände solcher Wasserbassins
müssen senkrecht zur Oberfläche abfallen, damit die Mückenlarven
von den Fischen überall leicht erreicht werden können.

Außerordentlich große Mengen von Mücken beherbergt das
dicht unter der Straßenoberfläche gelegene, weit verzweigte Kanal-
netz für Meteorwässer. Um diesen auch hier den Garaus zu machen,
ist es in zehn Bezirke eingeteilt, welche voneinander durch fest-
schließende Einsätze getrennt werden können. Die Zuflußöffnungen
von oben, welche für gewöhnlich mit Eisenrosten bedeckt sind,
verschließt man durch untergelegte mückensichere Drahtnetze. Alsdann wird mittels mehrerer Claytonapparate von verschiedenen
Stellen aus schweflige Säure in die Mannlöcher eingeleitet, von
wo das giftige Gas in sämtliche kleineren Abzweigungen hinein-
strömt. Schon nach kürzester Zeit sieht man Schwärme von Mücken,
um sich zu retten, unter den Drahtnetzen zusammenströmen und
verenden. Dieses Verfahren wird in bestimmtem Turnus in jedem
Teile der Stadt mehrmals im Jahre wiederholt. Es dient gleichzeitig einem ebenso wichtigen Zweck: der Vernichtung der zahlreichen Kanalratten. Auch hier wird der Erfolg durch eingebrachte
Testobjekte kontrolliert, nebenher geht die Bestimmung der Konzentration des Gases durch die chemische Analyse. Ermöglicht
wird diese Art der Rattenvernichtung in Rio durch den Umstand,
daß die Leitungen der von den Schmutzwässern getrennten Meteorwässer oberflächlich gelegen sind.

Zur vollständigen Ausrottung des Gelbfiebers ist ein unbedingtes
Erfordernis, daß jeder einzige Fall zur Kenntnis der Behörden
kommt, damit sogleich die erforderlichen Vorsichtsmaßregeln getroffen werden können. Sie bestehen in der Isolierung des Kranken

unter dem Netz, so daß frisch hinzufliegenden Mücken die Möglichkeit genommen ist, sich zu infizieren, andererseits in der Vernichtung der bereits infizierten Mücken. Trotz der bestehenden Anzeigepflicht kann es doch zuweilen vorkommen, daß aus mehreren Gründen die Zentralstelle unbenachrichtigt bleibt. Um solche Vorkommnisse nach Möglichkeit auszuschließen, schlägt man verschiedene Wege ein, z. B. regelmäßige Erkundigungen bei irgendwelchen Verdachtsgründen oder Einsichtnahme der ärztlichen Rezepte in den Apotheken, um aus den bei Gelbfieber ziemlich gleichlautenden Verordnungen auf neue Fälle schließen zu können. Eine große Erleichterung für das Auffinden gewährt die Bestimmung, daß jedes Rezept Straße und Hausnummer des Erkrankten enthalten muß.

Bei den großen Verlusten an Menschenleben, welche das Gelbfieber in den südamerikanischen Häfen der deutschen Seeschiffahrt verursacht hat, haben wir der Möglichkeit einer Infektion der Schiffe unter Berücksichtigung der Moskitotheorie unser besonderes Interesse zugewandt. Wie wir nun durch genaue Besichtigung der Trapiches (Lagerschuppen) für Zucker, Kaffee, Häute, Baumwolle und auch der meist gedeckten Leichter, welche den Warenverkehr mit den großen Fahrzeugen vermitteln, überzeugten, können Mücken gelegentlich an Bord gelangen. Handelt es sich dabei um infizierte, so werden Erkrankungen nicht ausbleiben. Nichtinfizierte würden der Ausbreitung dann dienen können, wenn sich ein Gelbfieberkranker vor Ablauf des dritten Tages an Bord befindet. Auch muß man zugeben, daß durch Windbewegungen Mücken auf Schiffe getragen werden können, besonders wenn der Ankerplatz nahe am Ufer gewählt wird. Daß auch durch Früchte die eine oder andere Stegomyia an Bord gelangen kann, scheint uns ein selbstbeobachteter Fall zu bestätigen, dagegen dürfte Ballast als Übertragungsmittel für Rio außer Betracht bleiben, denn als solcher wird nur Granit verwandt. Es ist nicht zu bezweifeln, daß Stegomyien auch in Laderäumen viele Wochen am Leben bleiben können, haben wir sie doch von Santos bis Hamburg lebend mitgeführt.[1]

Die Einschleppung von Larven, dem Vorstadium der Mücken, ist sehr unwahrscheinlich, da sich dieselben nur in Wasser halten,

---

[1] Es handelte sich um nicht infizierte Exemplare. Die Mitnahme gelbfieberinfizierter Stegomyien haben wir aus leicht begreiflichen Gründen unterlassen. Daß sich letztere in der Gefangenschaft mindestens ebensolange halten wie nicht mit Blut gefütterte Mücken haben wir mehrfach beobachtet.

und, der Austrocknung ausgesetzt, sehr bald zu Grunde gehen. Wir stellten dies experimentell fest und gleichzeitig auch, daß sie in brackigem Bilschwasser mit einem Salzgehalt von ca. 2°/₀ in 4—6 Stunden absterben.

Während die eben besprochenen Möglichkeiten einer Einschleppung des Gelbfiebers durch Moskitos nach unserer Meinung praktisch nicht in die Wagschale fallen, wird es nie mit Sicherheit zu verhindern sein, daß eine infizierte Person, bei der sich die Symptome noch nicht bemerkbar machen, an der sich aber dennoch Stegomyien doch schon infizieren können, auf das Schiff kommt. Sie wird nur dann zur wirklichen Gefahr, wenn Mücken bereits an Bord sind und Gelegenheit finden, an dem Kranken zu saugen. Nach etwa zwei Wochen wären die ersten auf dem Schiffe selbst entstandenen Neuerkrankungen zu erwarten, die zur Schiffsepidemie anschwellen können, falls die Mücken geeignete Orte für ihre Vermehrung gefunden haben. Daraus muß die Notwendigkeit abgeleitet werden, daß mit peinlichster Sorgfalt bei drohender Gelbfiebergefahr unnötige Wasseransammlungen, in welche die Mücken ihre Eier ablegen können, vermieden werden. Ganz besonders kommt dies für Segelschiffe in Betracht, welche meist lange Zeit in den einzelnen Häfen liegen, speziell dann, wenn sie Zuckerladung mit sich führen, die, wie wir oft sahen, für die Mücken eine ausgezeichnete Nahrung darstellt. Leider müssen wir uns versagen, hier auf weitere interessante Einzelheiten einzugehen.

Tritt die Notwendigkeit der Desinfektion eines Gelbfieberschiffes ein, so wird, nachdem die Kranken im Isolierkrankenhaus untergebracht sind, jeder verdächtige Raum mittels schwefliger Säure, die man in Spezial(Clayton)schiffen erzeugt, ausgeräuchert, unter Verzicht auf irgend welche andere Maßregeln. Mit dieser vereinfachten Methode wendet man sich also nur noch gegen die Mücken und die erkrankte Person selbst, während die frühere Annahme einer Kontaktinfektion viel umständlichere und zeitraubendere Desinfektionen aller mit den Kranken in Berührung gekommener Gegenstände zur Folge hatte.

Die gesundheitspolizeiliche Kontrolle der Schiffe in Rio bietet zu Bemerkungen keinen Anlaß. Sie wird jetzt in der bei uns gebräuchlichen Weise ausgeübt nach einem neuen, von Dr. Oswaldo Cruz ausgearbeiteten Regulamento, welches die neuesten Erfahrungen berücksichtigt, einstweilen aber noch auf heftige, hoffentlich vergebliche Opposition gestoßen ist. Soweit wir einen Einblick in die Ausführung der gesundheitspolizeilichen Kontrolle im Hafen gewinnen konnten, schien diese mit der nötigen Sorgfalt vor sich zu gehen.

Bei den Erkundigungen über die Maßnahmen, welche die deutschen Reedereien in Rio zum Schutze ihrer Mannschaften ergreifen, erfuhren wir übereinstimmend, daß den Kapitänen keine besonderen Vorschriften eingehändigt würden, vielmehr die zu treffenden Anordnungen ihrem Ermessen überlassen blieben. Sie werden sich wohl meist darauf beschränken, jeden Urlaub zu versagen. Die Mitnahme von Moskitonetzen ist unseres Wissens bei der Hamburg-Amerika Linie obligatorisch.

Zur Besichtigung der Quarantänestation auf Ilha Grande erhielten wir eine Einladung durch Dr. Oswaldo Cruz. Der Regierungsdampfer „Republica" brachte uns nach achtstündiger Fahrt an diesen paradiesisch gelegenen Ort, der uns für die qualvolle Reise in der enorm starken Küstendünung reichlich entschädigte. Wir entgingen mit knapper Not dem Schicksal der übrigen Herren, welche dem Meeresgotte auch bei der Rückfahrt opfern mußten.

Die Unterkunftshäuser der Station sind so geräumig, daß über 1000 Personen darin Platz finden können. Große Lagerschuppen ermöglichen das Löschen selbst der größten Schiffsladungen. Nebenan ist der riesige Desinfektionsraum gelegen, welcher mit fünf der neuesten Apparate ausgestattet ist. In dem tiefer liegenden Unterkunftshause befinden sich weite Säle für die Zwischendecker, das obere Gebäude enthält Einzelzimmer mit allem Komfort. Erkrankte werden in einem zu Schiff in 15 Minuten erreichbaren Spezialbau verpflegt. Wie wir hörten, ging man bei dem Bau der immensen Anlage von dem Gedanken aus, daß durch italienische Auswandererschiffe vom Mittelmeer her die Cholera in Brasilien eingeschleppt werden könnte. Dann würde eventuell das ganze Schiff mit Inhalt evakuiert und desinfiziert werden müssen.

Bei unserm Abschied am nächsten Tage gab uns der Direktor in liebenswürdigster Weise noch das Geleit bis zu einem der schönsten Punkte der Insel, wo wir die üppige Vegetation Brasiliens in ihrer verschwenderischen Fülle bewundern konnten.

An Bord erkrankte Seeleute werden, falls es sich nicht um Gelbfieber, Pest oder Pocken handelt, in die Santa Casa da Misericordia gebracht. Dieses größte Krankenhaus Rios, welches aus Mittel der Wohltätigkeit unterhalten wird, hat Raum für circa 2000 Betten. Für Schiffsoffiziere sind Einzelzimmer vorhanden, während für die Mannschaften ein gemeinsamer Saal vorgesehen ist. Die Behandlung ist unentgeltlich; dafür wird ein geringer Beitrag in den Hafengebühren mit erhoben. Unser Eindruck bezüglich der Einrichtung und Verpflegung war ein günstiger. Hier wirken als behandelnde Ärzte verschiedene Professoren der Universität, von denen wir die uns als Kapazitäten gerühmten Professor Dr. Ed. Chapot-Prévost und den bekannten Gelbfieberforscher, Professor Dr. M. Conto, kennen lernten. Von den übrigen medizinischen Instituten der Universität hatten wir uns eine andere Vorstellung gemacht.

Als bestes Privatkrankenhaus darf das in Botafogo gelegene, Dr. Bandeira unterstehende, „Stranger's Hospital" nicht übergangen werden, in welchem auch Gelbfieberkranke Aufnahme finden können. Hier üben englische Nurses die Krankenpflege aus, die Leitung ist vorzüglich; allerdings sind die Kosten ziemlich hoch, sie betragen für die erste Klasse 20 Milreis täglich, für die zweite und dritte 15 resp. 10 Milreis. Trotzdem würde dieses Privatkrankenhaus für unsere gelbfieberkranken Seeleute bis zum Bau des projektierten neuen staatlichen Gelbfieberkrankenhauses vorzuziehen sein, denn das Hospital São Sebastião muß auch Pockenkranke beherbergen und entspricht in seiner jetzigen Gestalt nicht mehr ganz den bei uns üblichen Anforderungen.

Nachdem Ende Mai die für uns in Aussicht genommene Zeit abgelaufen war, bereiteten wir unsere Rückreise über São Paulo und Santos vor, die Abreise konnte um so eher erfolgen, als gerade in den letzten Wochen die Gelbfieberfälle immer spärlicher geworden waren, wie es der brasilianische Winter meist mit sich zu bringen pflegt. Wenn wir kurz noch einmal die Eindrücke über die gesundheitlichen Verhältnisse, insbesondere bezüglich des Gelbfiebers, zusammenfassen dürfen, so müssen wir hervorheben, daß die Dinge in Rio günstiger liegen als man gemeinhin annimmt und große Fortschritte hygienischer Natur zu verzeichnen sind. Es liegt uns fern, schon jetzt die im letzten Jahre außerordentlich herabgeminderte Erkrankungsziffer den prophylaktischen Maßnahmen mit Bestimmtheit zuschreiben zu wollen — denn es sind ja auch schon vor der neuen Ära Jahre mit spärlichen Fällen zu verzeichnen gewesen. Aber dennoch sind wir davon überzeugt, daß derartig gründlich durchgeführte Maßnahmen schließlich Erfolge zeitigen werden, wie solche in Havana bereits erreicht sind, namentlich, wenn es sich noch ermöglichen ließe, die Bewohner eines gelbfieberinfizierten

Hausen während der Inkubationszeit einer ärztlichen Überwachung
zu unterstellen. Tägliche Messungen der Körpertemperatur würden
ausreichen, um auch leichteste Fälle sofort zu erkennen. Freilich
bedarf es dazu Männer wie Oswaldo Cruz, dessen Amtstätigkeit
bei den inneren Parteiverhältnissen Brasiliens unverhofft ein Ende
finden kann.

Am 31. Mai reisten wir mit dem Nachtzuge nach S. Paulo
ab und langten morgens gegen 10 Uhr dortselbst an. Wir waren
überrascht durch die niedrige Temperatur, die wir zuerst höchst
unangenehm empfanden. Die Stadt macht in jeder Beziehung
den Eindruck einer modernen europäischen Großstadt und entspricht allen hygienischen Anforderungen. Der gewaltige Unterschied gegen Rio kann niemand verborgen bleiben, er beruht
wohl in der Hauptsache auf den besseren klimatischen Verhältnissen und der weniger gemischten Bevölkerung. Unser Besuch in São Paulo bezweckte, persönliche Beziehungen mit Herrn
Dr. Lutz, dem Direktor des bakteriologischen Staatslaboratoriums,
anzuknüpfen. Er führte uns in das an der Peripherie der Stadt
gelegene Isolierkrankenhaus, einem allen Anforderungen der Neu-
zeit entsprechend eingerichteten Barackenbau. In einem der Hauptgebäude befindet sich das bakteriologische Laboratorium, wo viele
von Dr. Lutz selbst angegebene Einrichtungen unser Interesse erweckten, ebenso gewährte er uns einen Einblick in seine vielseitigen
Studien über Blutschmarotzer. Er vermittelte auch unsere Bekanntschaft mit Herrn Dr. Ribas, dem Direktor des öffentlichen Gesundheitswesens in São Paulo, dem wir eine große Zahl Bilder über das
ihm unterstellte Gebiet verdanken. Von São Paulo aus bot sich
uns Gelegenheit, das noch mehr im Innern gelegene und durch
seine ehemaligen verheerenden Gelbfieberepidemien bekannte Cam-
pinas zu besuchen. Der Ort hat breite, höchst sauber gehaltene,
gut ventilierte Straßen, eine neue Kanalisation und gutes Trinkwasser. Um so mehr ist es zu verwundern, daß — wie uns
Dr. Bolliger mitteilte — noch im vorigen Jahre 40 Fälle von
Gelbfieber vorkamen, ein Beweis für uns, daß selbst in einer so
reinen Stadt die Krankheit auftreten und die Verbreitung gar nicht
anders als durch Moskitos erklärt werden kann, welche sich übrigens
gegen früher durch Schließen zahlreicher Einzelbrunnen vermindert
haben. Herr Direktor Dr. Ribas und Dr. Lutz begleiteten uns
am 3. Juni mit dem Nachmittagszuge nach Santos. Die Bahn führt
zunächst über das Hochplateau der Serra, von wo sie durch Kabel-

betrieb bis zum Meere hinabgeführt wird; die letzte Strecke mit
Ausblicken auf meilenweite Urwälder ist von entzückender Schönheit.

Herr Direktor Ribas hatte die Güte gehabt, die Gesundheitsbehörde in Santos von unserer Ankunft zu benachrichtigen, deren
Chef, Herr Dr. Alvaro, uns am Bahnhof begrüßte. Seiner Aufforderung entsprechend, begaben wir uns mit unsern Begleitern in
das nicht belegte Isolierhospital, wo wir als Gäste der Behörde die
Nacht verbringen mußten. Dasselbe ist ein hölzerner Barackenbau,
welcher in den Zeiten der großen Gelbfieberepidemien zur Unterbringung der Kranken diente. Erst am folgenden Tage konnten
wir auf dem „Asuncion“, dem Dampfer der Hamburg-Südamerikanischen Dampfschiffahrtsgesellschaft, der uns nach Hamburg zurück-
bringen sollte, Wohnung nehmen.

Unser Hauptinteresse in Santos erstreckte sich zunächst auf
die der Hamburg-Südamerikanischen Dampfschiffahrtsgesellschaft
gehörige Insel „Ilha Palma“, welche sich völlig isoliert am Eingang
in die Bucht von Santos befindet und bei vorhandener Gelbfiebergefahr der Schiffsbesatzung, während das Schiff im Hafen liegt,
zur Unterkunft dient. Nach einstündiger Fahrt brachte uns der
Dampfer an das liebliche, der Seebrise ausgesetzte Eiland, auf dem
ein kleineres Wohnhaus für die Schiffsoffiziere und eine größere
Baracke für die Mannschaften nebst den notwendigen Nebengebäuden
errichtet sind. Wir fanden die Einrichtungen vollständig ihrem
Zweck entsprechend; an die frühere häufige Benutzung der Anlage,
welche manchen Seemann vor dem Gelbfieber bewahrt hat, erinnern
viele zum Teil humorvolle Inschriften und Bilder.

Zufällig fand in den Tagen unseres Aufenthaltes in Santos ein
Ausflug der deutschen Kolonie nach Rio Branco, der Erholungs-
station des Norddeutschen Lloyd, statt, wozu wir eine Einladung
durch den deutschen Konsul, Herrn Bormann, erhalten hatten.
Im Gegensatz zu Ilha Palma liegt diese Station am Rio Branco,
drei Stunden flußaufwärts im dichten Walde. Für den Aufenthalt
der Seeleute ist auch hier auf das beste gesorgt.

Bekanntlich ist in Santos das gelbe Fieber seit mehreren Jahren
nicht mehr epidemisch aufgetreten. Diesen erfreulichen Zustand
schreibt man allgemein den neuen Dockanlagen zu, mit deren Fertigstellung die Krankheit wie verschwunden scheint. Eine Erklärung für
diese auffällige Tatsache dürfte sich nur vermutungsweise von uns
geben lassen. Die folgenden beiden Umstände würden vor allem
herangezogen werden müssen. Zunächst war es das Zuströmen zahl-

reicher nicht immuner Arbeiter, welche der Seuche stets neue Nahrung boten, so daß sie nicht erlöschen konnte — gerade während
der Dockbauten waren die Erkrankungen am häufigsten, ihre Zahl
ging aber sofort herunter, als nach Beendigung der Arbeiten die
Immigration nachließ. Weiterhin wurden große Strecken des sumpf-
figen Ufers trocken gelegt und damit den Moskitos die Gelegenheit
zur Vermehrung stark beschränkt, unter ihnen auch der gelbfieber-
übertragenden Stegomyia fasciata. Daß diese in der Tat jetzt selten
vorkommen muß, konnten wir auch aus der geringen Menge an
Larven und Mücken erkennen, die der Chef des öffentlichen Gesundheitswesens, Dr. Alvaro, nach langem Suchen in der Stadt uns
zur Verfügung stellen konnte. In unserer gemeinsamen Kammer
an Bord haben wir keine einzige aufgefunden, trotzdem wir reichlich
eine andere Stechmückenart, Culex fatigans, bei uns beherbergten.
Letztere bildet, wie allgemein bekannt, eine große Plage für die
an Bord in Santos wohnenden Personen.

Es ist nicht anzunehmen, daß die früheren Zeiten, die Santos
so verrufen gemacht haben, wiederkehren. Denn durch die Entdeckung der ausschließlichen Verbreitung des Gelbfiebers durch Moskitos sind ja die Mittel an die Hand gegeben, einer größeren Ausdehnung der Seuche sofort Einhalt zu tun. Freilich wird eine
vermehrte Zufuhr nicht immunen Menschenmaterials, d. h. solcher
Personen, welche die Krankheit noch nicht überstanden haben,
immer eine gewisse Gefahr bieten, denn sie bildet die wichtigste
Hilfsursache zur Entstehung einer Epidemie. Dessen ist man sich
auch in Rio wohl bewußt, wo in nächster Zeit bei Ausbau des
Hafens ein größerer Zufluß europäischer Arbeiter zu erwarten ist.
Man denkt deshalb daran, schon jetzt Vorkehrungen zu treffen.
Nach Dr. Oswaldo Cruz sollen die Arbeiter an geeigneten Orten
in Baracken unter ärztlicher Aufsicht untergebracht werden.

Den Rest unseres Aufenthaltes in Santos widmeten wir der
Besichtigung sanitärer Einrichtungen. Herr Konsul Bormann führte
uns in das schöne, seiner Aufsicht mit unterstehende Krankenhaus
Santa Casa da Misericordia, dessen vornehme und ansprechende
Ausstattung Santos zur Ehre gereicht. Unter anderem fanden wir
die neuesten balneologischen Apparate und Einrichtungen für zahn-
ärztliche Behandlung. Für die Unterkunft unserer Seeleute gelten
die gleichen Bedingungen wie in Rio.

Nach eintägigem Aufenthalt in Rio, wo wir noch einige Angelegenheiten regelten, fuhren wir nach Bahia weiter. Wir trafen

am 14. Juni mittags dort ein, um am gleichen Abend den Hafen
wieder zu verlassen. Auf Veranlassung von Dr. Lutz kam dessen
früherer Schüler Dr. Celestino Bourroul mit einem Kollegen an
Bord, um uns eine Anzahl Stegomyien nebst einigen von Dr. Lutz
ersonnenen höchst praktischen Fang- und Aufbewahrungsapparaten
zu überbringen. Die Herren forderten uns zur Besichtigung des
Krankenhauses Santa Casa da Misericordia, dem die medizinische
Fakultät angegliedert ist, auf. Die auf die Größenverhältnisse entsprechen die Einrichtungen etwa denen in Rio, besondere Erwähnung
verdient das große, hochmoderne Kabinett für Elektrotherapie. Zu
unserm Erstaunen bemerkten wir aber, daß im Garten in den zum
Schutze der Pflanzen gegen Ameisen angebrachten Wasserbehältern
sich massenhafte Stechmückenlarven (so namentlich von Anopheles)
befanden, deren Vernichtung schon allein im Interesse der Kranken
erfolgen müßte. Bezüglich des Gelbfiebers wurde uns mitgeteilt,
daß in den letzten Jahren keine Epidemien, sondern nur sporadische
Erkrankungen aufgetreten wären. Augenblicklich wäre kein Fall
vorhanden.

Auf unserer Fahrt nach Europa mußte „Asuncion" noch einmal
in Teneriffa vor Anker gehen, um sich mit Kohlen und Wasser
zu versorgen. Am 4. Juli trafen wir wohlbehalten in Hamburg
wieder ein.

Für die freundliche Aufnahme in Brasilien auch an dieser
Stelle unser verbindlichster Dank!

Überall haben wir in diesem gastfreien Lande wohlwollendstes
Entgegenkommen gefunden, bei den Behörden wie auch seitens der
Privatpersonen. Ebenso werden wir gern an das Zusammensein
mit den Herren der deutschen Kolonien in Rio und Santos zurückdenken, besonderer Dank gebührt auch dem deutschen Gesandten
in Petropolis, Freiherrn von Treutler, durch dessen hochgeschätzte
Unterstützung uns in Brasilien der Weg geebnet wurde.

Die ausführlichen Veröffentlichungen unserer Untersuchungs-
ergebnisse behalten wir uns für später vor.

La marche de l'endémo-épidémie palustre en Algérie.

Par le

Dr. H. Gros,

médecin de colonisation à Rébeval (Alger).

En jetant un coup d'oeil sur la carte du paludisme en Algérie patiemment dressée par MM les professeurs Moreau et Soulié[1]), on voit tout de suite que dans cette colonie, l'endémie palustre suit très exactement les cours d'eau. Elle y est même presque exclusivement confinée.

Il est bien connu d'autre part que les premiers cas de paludisme apparaissent à la fin de Juin, que leur nombre augmente en Juillet, mais surtout en Août, en Septembre et dans la première quinzaine d'octobre. Dans la deuxième partie de ce mois, le nombre des cas de 1ère invasion commence à décroître. La diminution s'accentue en Novembre, plus encore en Décembre. En Janvier il n'y a plus de nouveaux cas. Cette marche que nous avons toujours observée a été indiquée par MM Kelsch et Kiener[2]). Nous pouvons donc la considerer comme générale pour l'Afrique Septentrionale.

Sous le rapport de la gravité, c'est aussi en Septembre et en Octobre que l'on rencontre les accès les plus sévères.

Enfin, l'Algérie est un pays dont le climat diffère notablement de celui des régions tropicales. Par sa climatologie, elle appartient beaucoup plus à la zône des pays tempérés auxquels la rattachent encore sa faune, sa flore et les caractères ethniques des races humaines qui l'ont habité. La véritable frontière de l'Afrique n'est pas la Méditerrannée, c'est le Sahara. Aussi l'endémie palustre n'y revient-elle pas régulièrement chaque année comme au delà du désert. Le paludisme dans ses manifestations, dans sa fréquence

[1]) L. Moreau et H. Soulié, Essai sur la répartition de Paludisme en Algérie.

[2]) Kelsch et Kiener. Traité des maladies des pays chauds p. 815 et.

se rapproche davantage des fièvres d'Europe que des fièvres tropicales. Les formes régulières et intermittentes sont les plus communes. Les fièvres pernicieuses sont exceptionnelles. Elles ne sont pas plus fréquentes aujourd'hui qu'elles ne l'étaient naguères à Rochefort et à l'embouchure de la Charente par exemple. De plus, la marche de l'endémo-épidémie palustre est très variable suivant les années et, parfois, dans des circonstances que nous chercherons à déterminer, le nombre des cas de nouvelle invasion devient égal à O. D'après nos connaissances actuelles, ces résultats sont nécessairement en rapport avec le développement des anopheles.

De ce qui précède, il faut donc conclure:

1° que les gîtes d'anopheles se trouvent principalement au voisinage ou dans le lit des rivières.

2° que les anopheles ont leur maximum de développement en été et pendant l'automne.

3° que la météorologie exerce la plus grande influence sur la marche de l'endémie palustre.

4° Nous aurons à dire aussi quelques mots sur la manière dont se perpétue l'endémie palustre.

Il serait aussi téméraire d'appliquer au paludisme d'Algérie toutes les données acquises sur le paludisme dans les régions tropicales que de prétendre imposer au paludisme tropical les lois de l'évolution du paludisme dans l'Afrique Septentrionale.

Météorologie.

Les progrès des connaissances bactériologiques ont enlevé, beaucoup de l'importance qu'on y attachait autrefois aux facteurs météorologiques. L'expérimentation a nui à l'observation. Il n'y a cependant pas de doute que les variations des éléments atmosphériques n'exercent partout la plus grande influence sur la marche du paludisme. Leur étude n'a nullement perdu de son ancienne valeur. Mais l'explication de leur rôle a changé.

Deux éléments météorologiques ont dans la répartition du paludisme, une influence capitale: ce sont la thermométrie et la hygrométrie.

Non seulement la chaleur exerce sur l'anopheles une action bien connue en incitant les femelles à absorber du sang humain; mais elle a aussi une action sur la constitution des mares. Quant aux précipitations atmosphériques, elles ont aussi la plus grande importance dans la formation des gîtes d'anopheles.

Indépendamment des modifications apportées au climat par l'altitude, l'Algérie naguères que deux saisons bien tranchées, un été sec et chaud, un hiver pluvieux et relativement frais.

Rien de plus irrégulier d'ailleurs que l'époque d'apparition des premières pluies et celle de la cessation des dernières averses. Ces pluies peuvent être réduites à une quantité très minime. On sait aussi qu'il tombe moins d'eau dans le département d'Oran que dans le département d'Alger, moins dans le département d'Alger que dans celui de Constantine. La proportion peut être approximativement représentée par les chiffres 1, 2 et 3. Aussi le département d'Oran est-il celui où le paludisme est le plus rare; le département de Constantine, celui où il a le plus de fréquence.

Le pluies peuvent être très abondantes à partir de la fin de Septembre. L'abondance de ces pluies d'automne a pour conséquence de faire disparaitre le paludisme. Les colons, encore fermement attachés à la vieille théorie miasmatique, disent que la terre a été assez lavée. Nous dirons maintenant que les gites d'anopheles ont été submergés et les dernières larves entrainées à la mer.

Si au contraire, les pluies sont insuffisantes, le nombre des cas et la gravité du paludisme augmente. Dans ces cas de nouvelles mares se sont formées dans lesquelles les anopheles ont trouvé des gites favorables.

La sécheresse générale de l'année, du printemps en particulier est très défavorable à l'extension du paludisme. Le nombre des gites à anopheles est dans ce cas fort restreint. L'année 1903 a été sèche et très saine (voir le tableau ci-dessous).

Des pluies tardives, abondantes, en Mai et Juin provoquent l'éclosion de nombreux cas de paludisme.

Sous l'influence très exceptionelle de pluies d'été et d'automne, le paludisme peut réapparaitre dans des régions où il était inconnu depuis fort longtemps. Ainsi en 1899, à Lourmel (Oran), village très malubre où pendant quatre ans, je n'avais vu qu'un seul cas du paludisme d'importation, il y eût en mai huit jours de pluies très abondantes. En Juin il y en eût dix. En Juillet, Aout, Septembre, survint toute une série d'orages accompagnés de pluies torrentielles. De nombreux cas de paludisme se montrèrent. — Les mois de Novembre et Décembre furent par contre secs et relativement chauds. Ils furent marqués par nombre de cas de nouvelle invasion.[1]

[1] H. Gros. Le paludisme en Algérie. Arch. de Méd. Nav. 1900.

L'extrême chaleur de l'été est très nuisible à l'évolution du paludisme. Malgré un hiver très pluvieux, marqué par une inondation, il n'y eût en 1902 presque pas de fièvres palustres de première invasion. Ce résultat, comme je le dirai plus loin n'est pas seulement attribuable au dessèchement des mares. Il est dû aussi à certaines particularités de la vie des moustiques.

Dans le tableau ci-joint, j'ai réuni par quinzaine, les températures moyennes minima et maxima, le nombre des jours de pluie, la quantité d'eau recueillie au pluviomètre et le nombre des cas de paludisme observés à Rébeval pendant les quatre dernières années.

Ce nombre est bien faible en raison des cas de maladie qui se sont montrés, surtout dans les années 1900 et 1901. Il ne s'agit que de cas graves ou invétérés, les seuls pour lesquels on nous consulte. Car la plupart du temps européens et indigènes se soignent eux mêmes.

Le nombre des cas de maladie observés pendant l'année 1903 paraîtra à priori beaucoup plus élevé que le nombre des cas observés en 1902. Il n'en est cependant rien. Il faut tenir compte de cette circonstance qu'à partir de Juin 1903 fut ouverte l'infirmerie indigène de Rébeval. Beaucoup de musulmans s'y sont présentés qui ne se fussent pas rendus à nos consultations privées. Cette institution nous permettra de dresser dans l'avenir très exactement le bilan du paludisme dans notre région en même temps qu'elle nous permettra de le combattre efficacement par la prophylaxie quinique. J'ai placé entre parenthèses, le nombre des cas de paludisme observés dans ma clientèle.

La plupart des cas de maladie concernent des Européens. Mais en 1901, le paludisme a été si répandu et si grave dans les tribus indigènes que dans certaines d'entre elles il causé une mortalité de 10 pour cent du nombre des habitants.

Dans le nombre des cas observés sont compris aussi bien ceux de 1re invasion que les formes chroniques. La quarte est la forme que l'on rencontre le plus souvent en hiver chez les indigènes. Dans nombre de cas observés dans mon clientèle, le diagnostic a été fait sur l'examen du sang. A l'infirmerie indigène, je n'ai pas de microscope. Pourtant j'ai recueilli souvent du sang des malades et je l'ai examiné chez moi.

Températures maxima et minima — nombre de jours de pluie
de paludisme observés à Rébeval pendant

	1900					1901				
	tempér maxima	tempér minima	nombre de jours de pluie	quantité d'eau recueillie	nombre de cas de paludisme	tempér maxima	tempér minima	nombre de jours de pluie	quantité d'eau recueillie	nombre de cas de paludisme
janvier	—¹)	—	—	—	—	18,0	8,76	9	81,0	
janvier	—¹)	—	—	—	—	16,46	7,02	4	7,7	4
février	—¹)	—	—	—	—	12,15	5,01	10	54,7	
février	—¹)	—	—	—	—	12,6	7,8	11	69,4	4
mars	16,24	8,14	7	26,5	9	15,98	6,55	8	50	
mars	16,13	8,90	12	116,8		17,93	9,22	8	25,5	7
avril	16,84	8,33	7	112	2	22,56	11,41	2	8,0	
avril	20,56	11,08	2	5,2		14,50	10,54	11	68,6	9
mai	21,82	13,44	3	60		19,04	10,72	7	26,3	
mai	21,54	14,02	1	70,1	2	19,92	13,40	7	88,2	7
juin	24,27	15,11	5	11,7	2	27,9	17,54	1	—	
juin	24,96	18,83	2	0,8		27,61	16,59	3	—	13
juillet	27,97	16,86	3	16,8	12	29,15	18,6	5	1,5	
juillet	29,25	18,68	1	—		30,86	19,58	7	1	40
août	29,87	19,2	1	—	33	29,49	15,24		—	
août	27,54	18,31	3	0,1		29,92	15,88	8	1	58
septembre	24	18,77	7	3,5	16	29,79	14,15	3	53,2	
septembre	25,21	18,80	8	8,9		25,88	15,61	9	53,1	67
octobre	28,30	15,18	3	6,2	49	24,92	14,55	5	42,2	
octobre	22,65	11,69	6	46,4		19,26	15,1	8	92,3	41
novembre	18,20	12,28	11	118,4	24	19,14	10,86	4	33,5	
novembre	16,51	9,88	12	92,7		17,54	9,67	7	49,3	83
décembre	15,45	7,24	4	31,7	10	15,05	7,29	6	24,7	
décembre	15,87	7,87	3	23,9		14,19	7,10	6	89,8	10
—	—	—	102	750,7	174	—	—	140	978,9	296

Les gîtes d'anopheles.

Depuis deux ans j'ai systématiquement recherché dans ma
circonscription les gîtes d'anopheles.

Dans les puits, dans les ruisseaux, dans les fossés, dans les mares
temporaires des prairies et des champs, je n'ai trouvé que diverses
variétés de culex. Du reste, dans les années moyennes, en fin Juin
au moment où se montrent les premiers cas de paludisme de nouvelle
invasion, tous les amas d'eau pluviale ont disparue.

J'ai recueilli des anopheles (maculipennis) dans les sources indigènes à la condition qu'elles soient peu profondes, qu'elles soient
abritées et que leur sol soit tapissé de détritus organiques.

¹) Mois précédant mon installation à Rébeval.

quantité d'eau recueillie au pluviomètre et nombre de cas les années 1900/1901 1901 — 1902 et 1903.

1902					1903				
tempér. maxima	tempér. minima	nombre de jours de pluie	quantité d'eau recueillie	nombre de cas de paludisme	tempér. maxima	tempér. minima	nombre de jours de pluie	quantité d'eau recueillie	nombre de cas de paludisme
14,72	5,34	1	6,5	} 12	16,12	8,8	4	9,5	} 1
14,4	5,01	6	21,8		14,2	6,46	10	53,1	
16,59	8,92	2	4,5	} 2	14,8	5,04	6	25	} 3
14,8	6,87	9	150,8		16,7	5,82	1	8,5	
17,85	8,95	5	56,7	} 12	17,1	7,86	10	29,3	} 4
19,5	6,55	5	12,5		19,6	9,28	6	20,8	
20,87	11,90	5	62,7	} 8	19	8,82	8	10,1	} 4
20,86	11,58	5	5,7		18,5	10,16	7	43,5	
18,47	10,45	6	34,6	} 8	19,6	11,74	1	3,7	} 6
20,85	11,55	7	21		23,4	18,70	6	3,8	
23,56	14,76	4	12	} 1	22,44	13,97	5	40	} 9
26,18	15,72	3	1,1		25,87	14,89	3	5,5	
31,11	20,14	2	21	} 70	28	16,7	2	8,6	} 10 (9)
39,99	19,66	—	—		28,80	17,7	3	—	
?¹)	?	?	?	} ?	29,15	17,82	—	—	} 11 (6)
?¹)	?	?	?		31,48	18,41	1	1,2	
?¹)	?	?	?	} ?	23,78	17,12	3	1	} 35 (15)
?¹)	?	?	?		26,47	15,16	1	1	
24,5	14	5	49	} 14	27,86	15,9	5	8,7	} 66 (14)
19,69	11,24	9	51,5		22,77	13,43	3	77,3	
20,85	12,58	6	58,2	} 5	19,54	10,92	4	47,8	} 18 (6)
17,48	10,84	11	19,5		16,22	9,67	10	115,9	
16,65	9,45	11	118,9	} 2	15,10	8,54	10	57,8	} 19 (2)
14,78	7,02	8	10,5		18,50	7,28	11	97,6	
—	—	107 +?	785 +?	55 +?	—	—	116	702,4	185 (76)

Mais c'est dans la rivière elle-même que j'ai trouvé le plus grand nombre des gîtes d'anophèles.

Tant que les pluies sont abondantes et que la fonte des neiges du Djurdjura alimente le cours d'eau, l'Oued Sebaou est un véritable fleuve. En certains points, sa largeur atteint dans les grandes crues près d'un kilomètre. Dans cet énorme torrent coulent avec rapidité des flots boueux. Mais quand vient la saison sèche, le Sebaou est réduit à un mince filet d'eau, laissant çà et là dans son lit de sable et de limon des flaques d'eau stagnante qui constitueront les gîtes d'anophèles. Du mois de Juin au 1er Novembre

---

¹) En congé de deux mois. Ces deux mois ont été très chauds. Le maximum a fréquemment atteint 40°. pluies assez abondantes à partir de la fin de septembre. Très peu de cas de paludisme.

les unes disparaissent tandisque de nouvelles se forment et donnent lieu à de nouvelles générations d'anopheles. Rien n'est plus variable que ces gites. A quelques jours d'intervalle on peut ne plus en retrouver la trace.

En 1903, j'ai capturé les premieres larves le 26 Juillet. Jusqu'au 23 Octobre j'ai pris des larves et des nymphes autant que j'en ai voulu. Le 29 Octobre, une pluie de 27 minutes à Rébeval, mais plus forte en amont de la rivière, faisait disparaitre définitivement tous les gites.

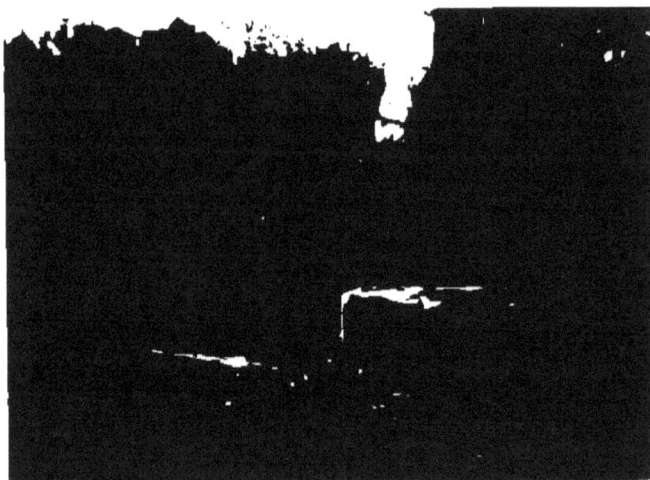

Fig 1. Gite d'anopheles maculipennis sur les bord de l'Oued Sebaou, au voisinage de ronces et de cannes d'Espagne.

En 1904, j'ai reconnu dans les premiers jours de Juin plusieurs gites d'anopheles maculipennis. Le 8 Juin survenait un orage accompagné d'une pluie de 13 mm. à Rébeval, beaucoup plus importante dans le haut. Cela suffisait pour inonder à nouveau la rivière et faire disparaitre provisoirement tous les foyers d'anopheles.

Le 3 et le 8 Juillet, je relevais de nouveaux gites dans lesquels je receuillis des larves d'anopheles algeriensis.

Les gites d'anopheles occupent des emplacements très variables, les uns près des bords de la rivière, dans les endroits abrités par les arbres

(Fig. 1), les autres en plein milieu du lit de la rivière en des points constamment exposés aux rayons du soleil (Fig. 2). Les mares sont en général petites; elles n'ont guères plus de cinquante centimètres de profondeur. Ainsi dans la fig. 2 deux gîtes d'anophèles se trouvent à l'extrémité d'une mare étendue dans laquelle je n'ai pu trouver une seule larve.

Cependant on peut trouver des larves dans le cours même de la rivière, aux endroits tranquilles où le courant est presque nul. C'est de préférence aux gués les plus fréquentés que l'on trouve

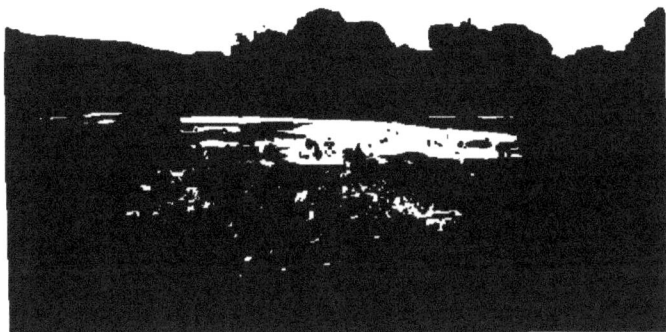

Fig. 1.

ces gîtes. Ils paraissent favorisés par les dépressions produites par les pieds des animaux.

Comme le lit mineur du Sebaou change chaque année de forme, ces mares varient bien entendu, de nombre, de forme et de situation avec le dépôt des alluvions.

Mes photographies ont été prises le 15 Septembre 1903 vers six heures du soir. Sur un espace de cinq cents mètres de longueur j'ai relevé ce jour quatorze gîtes. Quatre se trouvaient près des berges de la rivière. Leurs dimensions variaient de 50 à 20 cent

de diamètre; cinq étaient sur les bords du Sebaou lui-même: trois
autres ont été rencontrés au milieu du lit majeur, constituées par
des flaques semblables à la Fig. 1 deux autres étaient formés par
des filets d'eau abrités sous les arbres. Ces deux derniers gites dont
l'un est représenté par le Fig. 2, contenaient des larves de culex
et des anopheles. Ils étaient constitués par de l'eau assez sale, d'odeur
un peu nauséabonde. Les musulmans créent artificiellement un
certain nombre de ces gites pour leurs ablutions rituelles. Ils font
sourdre l'eau, en creusant dans le sable. D'autres sont formés par
les animaux, particulièrement les porcs, qui fouillent dans le sable.

La flore et la faune de ces mares est assez uniforme et assez
pauvre. On y trouve divers petits insectes aquatiques, des mouches
d'eau, des petit crustacés, des télards de grenouilles. La présence
de ces animaux n'empêche pas les larves d'y prospérer. Comme
végétaux, on rencontre à peu près exclusivement des spirogyres et
des charas.

Le nombre des gites va sans cesse en augmentant à partir de
Juillet, il atteint son maximum vers a fin de Septembre.

Les anopheles.

J'ai constaté l'existence de trois espèces d'anopheles dans la
vallée du Sebaou: anopheles maculipennis, anopheles algeriensis
et pyretophorus Chandoyei.

Je me dispenserai d'indiquer ici les caractères de ces moustiques.[1]
On les trouvera exposés avec détail dans l'ouvrage de MM Sergent
et surtout dans le livre de Giles.[2] Je signalerai seulement les particularités qu'ils présentent au cours de leur existence dans la vallée
du Sebaou.

L'anopheles maculipennis se rencontre toute l'année dans les
habitations. C'est vraisemblablement le propagateur le plus actif
de la malaria. Les gites sont les sources indigènes et les flaques
d'eau croupissante et sale de la rivière abritées par les arbres. Ses
larves rouge brique clair vivent souvent en communauté avec les
culex. Il attaque l'homme encore au mois de Janvier. En hiver[3])

---

[1]) Drs. Ed. et Eb. Sergent. Moustiques et maladies infectious

[2]) Giles, Gnats or mosquitos (3e édition) et a revision of the anophelinae 1904.

[3]) H. Gros. Sur un acarien parasite des anopheles. C. R Soc. Biol.
t. LVI, p. 56—57.

je l'ai trouvé porteur d'un acarien dont les frères Sergent ont aussi
constaté la présence sur les larves et les nymphes [1]).

J'ai rencontré quelques anophèles algeriensis dans les habitations aux mois de Juillet et d'Août; mais je me suis principalement procuré ce moustique de larves et de nymphes. La larve est
petite de couleur vert d'eau pâle avec quelques granulations plus
foncées vers le segment thoracique. La nymphe est petite, blanc
jaunâtre, pâle. Cette espèce m'a paru avoir une existence extréme-
ment transitoire et ne se rencontre qu'en petite quantité. L'espèce
de beaucoup la plus répandue dans le Sebaon est le pyretophorus
Chaudoyei [2]). A partir du mois d'Août c'est par milliers que l'on
peut en capturer les larves et pourtant je n'ai pas réussi à prendre
un seul moustique ailé. Les larves m'ont paru assez exigeantes. Elles
aiment l'eau propre et paraissent affectionner les flaques d'eau où
se trouvent des charas. Je les ai souvent trouvées accolis à des œufs de
cette algue. Etant donnée l'énorme quantité de ces anophèles il
est vraisemblable que cette espèce joue un rôle presque nul dans la
propagation du paludisme. D'ailleurs on n'a pas trouvé de sporo-
zoïtes dans cette espèce [3]).

L'année 1902 ayant été très saine contrairement à toutes les
prévisions des habitants les plus anciens qui redoutaient par ex-
périence les plus funestes conséquences des inondations, je me suis
demandé si l'extrême chaleur de l'été n'avait pas une action nuisible
directe sur les anophèles.

Au mois de Septembre 1903, j'ai soumis à différentes températures dans une étuve de Cogit des anophèles et des culex.

A 39° les anophèles perdent bientôt la vigueur de leurs
mouvements. Après un séjour de deux heures dans l'étuve, ils sont
presque inertes; la mort est survenu en cinq heures.

Un culex mâle très vigoureux capturé à midi et aussitôt porté
dans l'étuve à 39° est mort à deux heures.

Les anophèles ne supportent pas plus de dix à douze heures
une température d'étuve de 37° et à la suite d'une exposition in-
suffisamment longue pour amener la mort, ils demeurent engourdis
comme pendant l'hiver.

Les températures entre lesquelles l'anophèles attaque ordinaire-

[1]) J'ai rencontré ce même parasite sur un anophèles maculipennis capturé
au mois de Septembre demier à Chiry (Oise).
[2]) Giles. A revision of the anophelinae p. 36.
[3]) Billet. Bulletin médical de l'Algérie 1903 et 1904.

ment l'homme oscillent donc dans des limites assez restreintes et
l'élévation de température agit dans le même sens que le refroi-
dissement.

L'indice malarique.

J'ai été amené à rechercher cette année comment se perpétue
le paludisme dans la région, étant donné surtout qu'il y a des années
où il fait presque totalement défaut. Je me suis adressé à deux
catégories d'enfants indigènes. J'ai pris d'abord une dizaine d'enfants
d'une tribu qui a eu il y a trois ans une mortalité de 90 par mille.
Chez aucun de ces enfants, je n'ai trouvé les germes de la malaria.
D'autre part sur tous les enfants qui m'ont été apportés à l'infirmerie indigène et qui présentaient un aspect cachectique, j'ai fait
de parti-pris l'examen du sang. Je n'ai pas davantage reconnu
dans leur sang la présence d'hématozoaires sous une forme quel-
conque. Ceci est, je crois, en rapport avec l'absence presque
complète de cas de nouvelle invasion depuis deux ans.

Soit dit en passant, je n'ai éprouvé aucune difficulté à recueillir
du sang chez les enfants indigènes. Je ne sais pourquoi les musulmans se sont imaginés que la prise du sang avait pour but de
»couper la fièvre« et si par malheur j'ai oublié mon petit nécessaire
hématologique, j'éprouve les plus grands difficultés à expliquer
pourquoi je ne veux pas »couper la fièvre« ce que les parents récla-
ment de moi avec insistance.

Chaque fois que j'ai eu affaire à des impaludés vrais j'ai trouvé
des hématozoaires en plus ou moins grand nombre. Dans ce pays,
les indigènes qui ne prennent que peu ou pas de quinine sont
surtout les propagateurs du paludisme. La quarte, tenace, rebelle,
mais cédant facilement à de petites doses de quinine pour un
moment, est vraisemblablement la forme qui la perpétue indéfiniment. Elle est toujours très mal soignée, précisément pour cette
raison qu'une petite dose de quinine paraît la guérir pour un temps.
Il m'est arrivé maintes fois de constater la transformation d'une
fièvre intermittente en fièvre quotidienne sous l'influence de la
chaleur. Ainsi le 8 Juillet deux enfants, frère et sœur, les numéros 2139
et 2140 de mon cahier de visites pour cette année, m'ont été
amenés. Depuis longtemps ils avaient des accès tierces. Mais
depuis huit jours ils avaient des accès quotidiens. Cependant dans
leur sang j'ai trouvé non les petits parasites de la fièvre quotidienne, mais le parasite de la tierce.

Plus souvent on voit au contraire une tierce ou une quarte
succéder à une quotidienne.

En résumé, le nombre des cas de paludisme dans les pays de
l'Afrique Septentrionale qui jouissent d'une climatologie semblable
à celle de l'Algérie est bien en rapport avec le nombre des gîtes
d'anopheles. Le nombre des cas de fièvre non traités est la cause
la plus habituelle de transmission indéfinie du paludisme. Le traitement méthodique des indigènes est la plus sure méthode prophy-
lactique. En Algérie ce sera un des résultats les plus féconds et
les plus certains de l'institution des infirmeries et des consultations
indigènes, œuvre à laquelle M. le Gouverneur Général Jonnart a
attaché une si grande importance dès son entrée en fonctions.

Zur Statistik über die Chininprophylaxe in Kamerun.

„In der Arbeit des Herrn Marine-Oberstabsarzt Dr. Ziemann über
Chininprophylaxe in Kamerun sind die ausführlichen Listen, auf
denen die statistischen Angaben jener Arbeit beruhen, infolge eines
Mißverständnisses nicht gebracht worden. Da dieselben einen außerordentlich großen Raum in Anspruch nehmen, und der unmittelbare räumliche Zusammenhang mit der Arbeit nicht mehr herzustellen ist, hat sich Herr Oberstabsarzt Dr. Ziemann auf unser
Ersuchen bereit erklärt, von dem nachträglichen Druck dieser Listen
abzusehen, läßt aber mitteilen, daß er diese Listen Interessenten
jeder Zeit zur Verfügung stellen wird."   M.

Zur Behandlung der Lepra.

Von

Stabsarzt **Dr. Diesing** in Duala.

Seit 1897 habe ich mich in Neu-Guinea, Deutsch-Ostafrika und zuletzt in Kamerun mit der Behandlung von Leprakranken befaßt. Während meiner Tätigkeit als Regierungsarzt im Bezirk Jaunde der letztgenannten Kolonie vom Juni 1903 bis Januar 1904 hatte ich 16 solcher Patienten in Behandlung. Bei allen konnten Leprabazillen zu Beginn der Behandlung entweder im Nasensekret, in den Absonderungen von Geschwüren oder in Hautschnitten nachgewiesen werden. Alle Stadien und Formen der Krankheit fanden sich bei diesen Kranken: Hautflecke, Knoten und Geschwüre. Nach Angabe der Leute hatte die Krankheit stets mit der Bildung von Flecken auf der Haut begonnen und war erst nach Jahren in das Stadium der Knotenbildung und des geschwürigen Zerfalls getreten. Die jüngsten Kranken waren zwei Mädchen im Alter von zehn bis elf Jahren, von da an aufwärts waren alle Lebensalter vertreten.

Die von mir geübte Behandlung bestand in Einspritzungen einer 20prozentigen Jodoform-Olivenöl-Emulsion unter die Haut und Pinselung der Hautflecken mit Jodtinktur. Die Emulsion wurde jeden Tag frisch bereitet, indem die entsprechende Menge Öl gekocht und das Jodoform dem noch siedenden Öle zugesetzt wurde. Die Emulsion erwies sich um so wirksamer, je weniger das Jodoform in Lösung übergegangen war. Ich spritzte täglich 2 ccm der Emulsion in die Umgebung der erkrankten Hautpartien ein. Die Behandlung erfordert große Geduld von seiten des Kranken als auch des Arztes, da erst nach längerer Anwendung die günstige Wirkung des Jodoforms zu Tage tritt.

Die ersten Anzeigen von Besserung erscheinen im seelischen Verhalten der Patienten. Sie verlieren den apathischen oder mür-

rischen Gesichtsausdruck, welcher den Leprösen eigentümlich ist,
werden gesprächig und erzählen uns eigenem Antriebe, daß das
früher schwer auf ihnen lastende Krankheitsgefühl gewichen sei
und sie wieder an den Arbeiten und Vergnügungen ihrer Dorf-
gemeinde teilnehmen können. Nach ungefähr dreiwöchiger Behandlung beginnt auch die Besserung der objektiven Krankheitserscheinungen. Die pigmentarmen und glanzlosen Hautflecke erlangen vom Zentrum aus beginnend ihren ursprünglichen Glanz und
die normale Pigmentierung wieder. Die Knoten verkleinern sich.
Die Geschwüre beginnen sich zu reinigen und zu granulieren. Leider
begnügte sich die Mehrzahl meiner Patienten mit einem Teilerfolge
und entzog sich aus Mangel an Einsicht oder Geduld zu früh der
Behandlung. Nur zwei Frauen besaßen die nötige Ausdauer, sich
der Behandlung bis zum völligen Schwund aller Krankheitserscheinungen zu unterziehen. Die eine litt an der Fleckenform und wurde
2½ Monate lang behandelt, die andere hatte Flecke, Knoten und
Geschwüre — die Endglieder der Finger und Zehen waren bei ihr
fast ganz zerstört — und stand drei Monate in Behandlung. Ich
konnte beide im Dezember 1903 als geheilt entlassen. Bei der
Entlassung konnte ich Leprabazillen bei ihnen nicht nachweisen.
Als ich im Juni 1904 — also fünf Monate nach Abschluß der
Behandlung — gelegentlich meines Rückmarsches zur Küste die
beiden Frauen in Jaunde nachuntersuchte, machten sie den Eindruck
völlig gesunder Menschen. Bei der zweiten verrieten nur der teilweise Mangel der Finger- und Zehenendglieder und die unpigmentiert gebliebenen Narben der geheilten Geschwüre die überstandene
Krankheit.

Selbst wenn die Heilung bei diesen beiden Frauen nicht von
längerer Dauer sein sollte, so ist doch das Resultat ein so bemer-
kenswertes, daß eine Nachprüfung meiner Behandlungsmethode als
berechtigt erscheint. Bemerken möchte ich noch, daß trotz der
hohen Dosierung und lange fortgesetzten Darreichung bei keinem
meiner Patienten je irgend welche Anzeigen von Jodoformvergiftung
auftraten.

A. Plumert †.

Wir haben abermals den Verlust eines eifrigen Mitarbeiters und treuen Freundes unserer Zeitschrift zu beklagen. Dr. Arthur Plumert, k. und k. Marine-Stabsarzt der österr.-ungar. Kriegsmarine, ist am 9. August d. J. in seinem Geburtsorte Prag, kaum 53 Jahre alt, einem chronischen Nierenleiden erlegen. Sohn eines vor wenigen Jahren im ehrwürdigsten Patriarchenalter verstorbenen Arztes, genoß Plumert im Elternhause die sorgfältigste Erziehung. Seine Mutter, eine hochgebildete und hochsinnige Frau, weckte und pflegte in ihrem Sohne den Sinn für alles Gute, Edle und Schöne. Seine liebenswürdigen Umgangsformen, seine Herzensgüte, seine stets opferwillige Hilfsbereitschaft waren an ihm seit jeher allgemein geschätzt, und der große Kreis seiner Freunde und Klienten empfindet schmerzlich den Verlust des wackeren Mannes und seelensguten Menschen.

Plumert oblag seinen medizinischen Studien an den Universitäten in Wien und Prag und sah sich auch auf einigen Universitäten des deutschen Reiches um, ohne jedoch dort längere Zeit Fuß zu fassen. Als junger Doktor wandte er sich bald der Dermatologie zu und wurde später Assistent an der dermatologischen Universitätsklinik des Professors Pick in Prag. Dem gewählten Fache bewahrte Plumert fortdauernd treue Zuneigung, auch als er einen neuen Lebensweg betreten hatte und Marinearzt geworden war. Zahllose kleine und größere dermatologische Arbeiten, die zumeist in spezialistischen Fachzeitschriften erschienen, sind rühmliche Zeugen seiner praktischen und wissenschaftlichen Tätigkeit auf diesem Gebiete.

Im Jahre 1881 war Plumert in das marineärztliche Offizierskorps der österr.-ungar. Kriegsmarine eingetreten und seine Hoffnungen, die weite Welt zu sehen, erfüllten sich im reichsten Maße. Sein Beruf führte ihn in alle Zonen der Erde und bot ihm vollauf

Gelegenheit, Material zu sammeln für seine Hauptarbeit „Gesundheitspflege auf Kriegsschiffen", die im Jahre 1900 in zweiter Auflage erschienen ist. In der deutschen Fachliteratur gibt es unseres
Wissens keine analoge Arbeit, die sich an Reichhaltigkeit und
gründlicher Behandlung des Stoffes mit Plumerts Buch messen
könnte. Namentlich für junge Marineärzte, denen Kriegsschiffe
vorerst noch eine neue Welt sind, wird Plumerts Werk noch
lange Zeit ein vertrauenswürdiger Führer und Berater bleiben, wenn
auch die eiligen Schrittes vorwärts strebende Hygiene auf Kriegs-
schiffen manches im Plumert schon teilweise veraltet, überholt
oder gar nicht abgehandelt finden mag. Das große Verdienst
Plumerts, im fremdsprachigen Auslande vielleicht mehr gewürdigt
und anerkannt, als bei den Berufsgenossen deutscher Zunge, bleibt
trotzdem ungeschmälert bestehen.

Unsere freundlichen Leser sind Plumert in diesen Blättern
oft begegnet. Klar und verständlich waren seine Besprechungen,
interessant und wertvoll seine Eigenarbeiten. Ein letztes Referat,
durch die schwere Erkrankung verzögert, befindet sich in diesem
Hefte.

Aufrichtig betrauern wir seinen frühzeitigen Hingang. Ehre
seinem Andenken!

II. Besprechungen und Literaturangaben.

a) Hygiene, Biologie, Physiologie, medizinische Geographie und Statistik.

Lenz, Otto. Die Assanierung der Seefestung Pola. Wiener klinische Wochenschrift 1904, Nr. 1.

Lenz arbeitete im Sinne der Koch schen Prinzipien, die in folgenden Thesen festgestellt sind: die jeden Sommer auftretende Malariaepidemie ist durch das Überdauern der Malariaparasiten im Blute Malariakranker bedingt, an denen sich die Anophelen des kommenden Jahres immer frisch infizieren. Die Diagnose Malaria ist durch die Blutuntersuchung sicher zu stellen, und die aufgefundenen Malariaparasiten lassen sich durch Chinin leicht und sicher vernichten. Daher Ausheilung der chronisch Malariakranken in der anophelenfreien Zeit Jänner bis März mit großen Chinindosen und dadurch Verhütung von Neuinfektionen in der Malariasaison. Es gelang Lenz nicht, die Methode in ihrer vollen Schärfe durchzuführen, und so entschloß er sich in Übereinstimmung mit Krumpholz, soweit als möglich die Trias der modernen Kampfmethode gegen Malaria: 1. Chininbehandlung, 2. Anophelenbekämpfung und 3. Mückenschutz des Menschen, auszuwerten. Auch Prof. Frosch, Koch s Schüler und Vertreter, erreichte auf Brioni erst dann seine unleugenbaren Erfolge, als er die Koch schen Grundsätze modifizierte, so gut wie Lenz erst durch Anlehnung an das Celli-Groß sche Verfahren, welches hauptsächlich durch den Präses der staatlichen Assanierung-Kommission, Landessanitätsinspektor Dr. Celebrini, propagiert wurde, für die schwer verseuchten Gebiete von Barbariga außerordentliche Resultate erzielte.

Außer der als saniert anzusehenden Kolonie Brioni grande umfaßt Lenz' Arbeitsgebiet die militärischen Werke an der Südspitze von Brioni grande mit 112 Personen, die nördlich von Brioni grande gelegenen Werke der Insel Brioni minor, mit 108 Personen, und die 3 Seemeilen schräg abgelegenen Werke von Barbariga mit dem auf 3 Kilometer im Umkreis herumliegenden Zivilgebiete in Summa 287 Personen, wozu noch eine fluktuierende Arbeitsbevölkerung von 140 Personen kommt. Zunächst begann Lenz nach Koch s Angaben die Sache nach Parasitenwirten durch Abnahme der Deckglasblutproben und Färbung derselben nach Manson. Das Resultat mit Ende März war ein äußerst spärliches, und namentlich bei Barbariga war es ihm im vorhinein klar, daß diese Zahlen unmöglich sämtliche Parasitenwirte bedeuten konnten, nachdem ja im Vorjahre die 2 älteren Jahrgänge der Festungsartillerie alle an Malaria erkrankt waren und die Zivilbevölkerung 50% Milztumoren zeigte. Die sodann nur bei Fiebernden vorgenommene Blutabnahme und Untersuchung ergab bei 29 Fieberfällen 26 mal Parasiten durch mikroskopischen Befund. In der fieberfreien Zwischenzeit der einzelnen Rezidive gelang es also nur mit Schwierigkeit, Parasiten zu konstatieren, weshalb es sich als einzige richtige Regel ergibt, um Parasitenwirte während der präepidemischen Periode zu konstatieren, daß man derart verdächtige Leute nur während der Fieberfälle sorgfältig beobachtete, eine Methode, die beim Militär sehr leicht gelang, da ja der Mann nie mit der Erkrankung hinter dem Berge

hält, um dadurch Erleichterungen im Dienst zu erlangen, während die Zivilbevölkerung, wenn sie sich krank meldet, nur ihren Taglohn gegen einen spärlichen Krankenlohn eintauscht, wozu noch die Abneigung gegen das Chinin und
die Furcht vor dem Chininrausch kommt. Lenz sah bald ein, daß vielleicht
beim Militär nach monatelangen Blutuntersuchungen während der Rezidive
die Parasitenwirte herauszubekommen sein würden, bei der Zivilbevölkerung
aber schon die erste Grundbedingung zur Ausführung des Koch'schen Verfahrens nicht erreicht werden könnte, und unter beiden Bevölkerungsgruppen,
wenn man die Blutuntersuchung als einzige Richtschnur zur Behandlung nimmt,
genügend Parasitenwirte zurückbleiben würden, um die Anopheles des nächsten
Sommers zu infizieren. Immerhin aber kam Lenz zu dem Resultate, daß man
aus den Frühjahrsrezidiven der Tertiana auf den Grad der Infektion einer
Gegend schließen könnte, wobei er die Werke Pontepuceda und Urioni minor
als malariafrei fand, auf Barbariga aber 33% Rezidive konstatierte. Nunmehr
bespricht Lenz seine Erfahrung betreffs des 2. Koch'schen Faktors: der Chininbehandlung. Nach Koch's Angaben vernichte er Lenz zuvörderst mit einer
10% salzsauren Chininlösung. Es wurden bei erkrankten Parasitenwirten
durch 3 Tage, manchmal 5 Tage, 1 bis 1½ g Chinin, später dieselbe Menge jeden
9. und 10. Tage verabreicht. Bei der streng disziplinierten militärischen Besatzung gelang es trotz Chininrausch und Bettlägrigkeit. Die Zivilbevölkerung
war sofort wieder renitent. Nach einigen Konferenzen mit Marine-Oberstabsarzt
Dr. Krompholz substituierte Lenz das flüssige Chinin durch halbgrammige
Chininkapseln, worauf die Chininresorptionserscheinungen seltener wurden und
nunmehr nebst den Soldaten auch die Zivilarbeiter der Geniedirektion das
Chinin nahmen.¹ Die Zivilbevölkerung blieb in der Majorität renitent. Aber auch
bei vielen von denen, die das Chinin 3 Monate lang an den vorgeschriebenen
Tagen genommen hatten, blieb der Erfolg aus, und der eigene Diener von
Lenz erkrankte, sozusagen unter seinen eigenen Augen, nach Abschluß der
dreimonatlichen Chininkur an Tertiana mit promptem positivem Parasiten-
befunde. Auch hier kam Lenz schließlich zu der Endüberzeugung, daß er
vielleicht bei seinen militärischen Kranken, nie aber bei der Zivilbevölkerung
der Rezidive Herr geworden wäre. Und so verlor er denn auch dann das
Zutrauen zur ausschließlichen Koch'schen Chininbehandlung, und er be-
schloß, selbe immer mit intensiver Terrainregulierung und Mückenbekämpfung
zu kombinieren. Natürlich richtete sich, betreff der Mückenvernichtung, Lenz'
gesamte Tätigkeit auf intensive Larvenbekämpfung in den Meteorwassertümpeln,
Brunnen und noch aus der Römerzeit stammenden Cisternen, wobei er sowohl
das Larvicid, einen Anilinfarbstoff, als auch Petroleum verwendete. Bei dem
Larvicid kam er zu dem Resultate, daß es nur bei vollständig pflanzenfreien
Ansammlungen zu gebrauchen sei, da dasselbe, wie man aus dem Farbver-
luste schließen kann, der bei Gegenwart reichlichen Pflanzenwuchses einzutreten pflegt, chemisch verändert wird. Im Gegensatze zum Larvicid ergab
ihm das Petroleum prompte Wirkung. Selbst eine Petroleumschicht wie die
feinsten Häutchen Newton'scher Ringe zerstörten sämtliche Larven in wenigen
Stunden. Alle 8 Tage zu petrolisieren genügt vollkommen. Sowohl in Brioni
minor als in Barbariga sind die ausgezeichneten Erfolge der Petroleumbe-
handlung nicht ausgeblieben. Barbariga, das am stärksten von Stechmücken
belästigte Werk, ist heuer praktisch mückenfrei geblieben, und es wurden nach

fleißigem Suchen nur zwei reife Anopheles gefunden. In Brioni minor gar
keine. Im letzteren Werke traten Culexformen, die meist Seewasserbrutplätze
haben, gegen Ende August häufig auf. In Brioni grande, wo heuer wie im
Vorjahre von Dr. Rivas energisch petrolisiert wurde, gelang es Lenz weder
Anopheleslarven noch Imagines zu finden, und ist er im Gegensatze zu Prof.
Frosch der Ansicht, daß die Mückenbekämpfung des Dr. Rivas auf Brioni
grande wohl den allergrößten Wert hatte. Was nun die eventuelle schädliche
Wirkung des Petroleums anbelangt, so hat Lenz dieselbe weder bei Menschen
noch Tieren je beobachtet, abgesehen davon, daß der üble Geschmack nach
2—3 Tagen verschwunden ist. Versuche mit unraffiniertem Petroleum fielen
sehr schlecht aus, da das sogenannte Gasöl statt dünnen Häutchen nur große
Fettaugen bildet und ob des abscheulichen Geruches und Geschmackes das behandelte Wasser für Mensch und Tiere ungenießbar wird. Mit Ende Juni 1902
begannen die gemeinsamen Assanierungsarbeiten mit den Zivilbehörden in
unmittelbarer Nachbarschaft, deren Plan in einigen gemeinsamen Sitzungen
der Militär- und Zivilbehörden auf Vorschlag des Landessanitätsinspektors
Dr. Celebrini nach einer modifizierten Grassi-Cellischen Methode festgesetzt wurde. Von einer allgemeinen Blutuntersuchung sollte nach den gemachten Erfahrungen abgesehen werden und das Blut nur in Fieberanfällen
untersucht werden. Chinin sollte nach Grassi mit kleinsten Arsenmengen
verbunden während der ganzen Malariasaison, vom halben Juni bis Ende
Oktober gegeben werden und zwar täglich am Abende in kleine Dosen und
in Form von Zucker- oder Schokoladepastillen. Jeder chronischer Malariaver-
dächtige machte zunächst eine Intensivkur (1 g reines Chinin oder 0,6 Chinin
hydrochlor. mit 0,002% Natr. arsenic.) durch. Auch sollten Benidivielen und
Gesunde eines zu assanierenden Ortes an täglich 0,9 g Chinin oder 0,3 g Chinin
+ 0,0006 Natr. arsenic. behandelt werden. Kleinere Dosen wurden gegeben,
da das Chinin nach kaum 24 Stunden den Organismus verläßt, aber andrerseits
schon kleinste Dosen Chinin genügen, um die Parasiten in peripherem Blute
zu vernichten, und auch die Infektion durch Milzblutparasiten von chronischen
Malariakranken vermieden wird, da dasselbe beim Passieren des desinfizierten
peripheren Bluts desinfiziert wird und eine Neuinfektion der Anopheles verhindert wird. Die kleinen Dosen, am Abend verabreicht, bewirkten noch, daß
die Chininintoxikationserscheinungen einerseits nicht so zum Bewußtsein kommen,
und andererseits aber eben gerade zur Nachtzeit, in die das Blutsaugen der
Anopheles hauptsächlich fällt, das Maximum der Chininmenge in peripherem
Blut zirkuliert. Die Kombination mit Arsen bewirkt nach Grassi bessere
Erfolge bezüglich Kachexievermeidung und Milztumoren. Die Chininverabreichung hat nur in Gegenwart der Ärzte und deren Vertrauenspersonen zu
erfolgen. Die Zivilaktion erstreckte sich auf die folgenden Ortschaften: anschließend an Barbariga, Peroi harana, Stignano an der Westküste von
Istrien, Lavarigo, Montecchio bei Pola, Belvedere bei Aquileja und 7 Dörfer
auf der Insel Veglia mit insgesamt 4000 Personen.

Nachdem das Militärarar früher mit unzureichendem Erfolge das Kochsche
Verfahren durchgeführt hatte, lag nichts näher als sich nochmals der Zivil-
assanierung, wenn auch modifiziert anzuschließen, was von Krumphols energisch
befürwortet wurde. Zunächst wurde auf dessen Veranlassung Zivil-Barbariga
als für die nächsten militärischen Objekte gefährlichster Infektionsherd in den

Zivilassanierungsbezirk aufgenommen, um unschädlich gemacht zu werden, und Dr. Lens zum Assanierungsarzt bestellt, welcher die Aktion daselbst nach den Plänen Celebrinis durchzuführen hatte. Von der Bevölkerung der noch teilweise im Bau begriffenen Objekte wurden alle Zivilarbeiter der Geniedirektion (weil verdächtig und schwer kontrollierbar), von der Kompagnie Artillerie nur die Rezidivisten behandelt. Alle diese mußten die Intensivkur und dann die entsprechende Nachkur mit Chininarsen (0,1 g Chinin + 0,0002 Natr. arsenic.) durchmachen. Dasselbe sollte auch auf Punta peneda und auf Brioni minor geschehen. Am Schluß des ersten Monats konnte Lens das vollständige Sistieren der Anfälle bei allen militärischen Rezidivisten, auch jener Leute, die unter Kochs Behandlung immer wieder rezidivierten, konstatieren, wobei weder Arbeitsstockungen noch sonstige krankhafte Erscheinungen, etwa durch Arsen, vorkamen. Nach diesem Monate (August) traten Rezidive nur ganz vereinzelt, meist nach Unterbrechen der Kur, auf. In zwei dieser Fälle wurden die Pillen auch am Tage der Rezidive genommen. Bei solchen, auch in der Zivilaktion vorkommenden Fällen, soll es sich nach Celebrini und Cozolo (Fusana) um besonders schwere Fälle handeln, bei denen die in der Milz lebhaft sporulierenden Parasiten den Chininwall des peripherischen Bluts förmlich durchbrechen.

Unter den Zivilarbeitern der Geniedirektion, wie in Zivil-Barbariga, fand Lens keinen Fieberfall mit positivem Blutbefund. Er hat in der Fiebersaison statt einer aufsteigenden eine vom Mai jäh abfallende Kurve zu verzeichnen. Dasselbe war auf der Insel Brioni minor der Fall, und auf Punta peneda kam nur ein einziger als positiv konstatierter Fall vor, der zu den beiden hartnäckigsten aller behandelten Fälle gehörte. In der assanierten Kolonie Brioni grande wurden alle, die das erste Jahr hier waren, vom 31. Juli ab behandelt. Während Lens früher 3 mikroskopisch konstatierte eingeschleppte Rezidive hatte, gab es dann gar keine Fieberanfälle mehr. Neuerkrankungen wurden nur zwei in Barbariga, davon ein zweifelhafter, und zwar erst am 21. Oktober bei einem Offizier beobachtet, der auf der Jagd das Assanierungsgebiet weit überschritten hatte. Der zweifelhafte zweite Fall betraf einen Mann, der im Vorjahre in der schwersten Zeit nicht erkrankte und diesmal als einziger und zu einer Zeit, zu der noch niemand erkrankt war, einen Malariaanfall hatte. Wahrscheinlich war es doch ein Rezidiv einer im Vorjahr ohne subjektive Beschwerden verlaufenen Malaria. Alle Rezidive außer 3 waren mikroskopisch konstatierte Fälle reiner Tertiana. Die 3 anderen waren 1 Tropica mit Halbmonden bei einem 3jährigen Kinde eines Unteroffiziers, 1 Tertiana mit Tropica und 1 Rezidive einer Tertiana als Quartana.

Zur Beurteilung des Resultates der Malariabekämpfung 1903 legt nun Lens eine Morbiditätskurve vom 24. Juli bis 1. Oktober 1902 der Artillerie-Kompagnie von Barbariga vor, die am 27. August mit 42% erkrankter Mannschaft ihre Acme erreichte, der er die Morbiditätskurve mit positivem Befunde sämtlicher Werke vom März bis Oktober 1903 entgegenstellt. Nach Lens seiner Ansicht ist nicht zu bezweifeln, daß diese Erfolge nur durch die Kochsche Behandlung der Rezidive in der präepidemischen Periode erreicht wurden, wobei man aber weder die Anophelenbekämpfung, noch den wesentlichen Einfluß der Grossi-Cellschen Behandlung nach Muster der Zivilaktion in der epidemischen Zeit zurückstellen darf. Daß das Jahr 1903 ein trockenes und daher keine Malaria war, ist wohl als ein unterstützender Faktor anzusehen, der aber das Wesen der Aktion nicht treffen kann, wie man aus dem Vergleiche der kachektischen Bevölkerung der verseuchten nicht assanierten Orte mit der Bevölkerung der assanierten gesunden Orte sehen kann. Nunmehr erörtert Lenz die Frage, wie es den Koch schen Schülern, Prof. Frosch und Dr. Elsner, gelingen konnte, die Kolonie Brioni vollständig malariafrei zu machen, wenn erwiesenermaßen Kochs Methode allein nicht ausreicht, einen Ort in kurzer Zeit erfolgreich zu assanieren, und ob sich die Koch sche Schule hier nicht, unter Abweichen von Koch schen Grundprinzipien, gewisse Modifikationen erlaubte und daß bei tertianen Rezidiven trotz Behandlung nicht unterblieben, ja hier in Istrien speziell über 2 Jahre hinziehen. Dr. Gosio sieht gerade die Behandlung in der epidemischen Periode als das Wesen der Assanierungsarbeiten an, und scheint ihm die Wahl der alleinigen interepidemischen Periode zur Zerstörung des Ansteckungsherdes nicht das Zweckmäßigste, da es viel leichter ist, die primitiven Infektionen als die eingewurzelten Rezidiven zu heilen. Schließlich zeigt nun Lenz, daß sich die Koch schen Schüler auch nicht immer strikt nach Kochs Behandlungsvorschrift gerichtet haben und auch Frosch in zahlreichen Fällen Chininbehandlung ohne Blutuntersuchung eingeleitet hat. Der Hauptfaktor, durch welchen es Koch und seinen Schülern bei intensiver und energischer Aktion gelang, Brioni zu assanieren, war, daß sie aller Rezidive habhaft zu werden trachteten, ohne sich einfach auf systematische Blutuntersuchung zu beschränken, was durch Meldung jedes Unwohlseins, nicht bloß jedes Fieberfalles, gelang. Dann erhielt man lauter positive Blutbefunde und gelangte zur Kenntnis der Malariawirte, während die Blutuntersuchung in der Zwischenzeit negativ war. Trotzdem traten noch 1901 siebzehn Neuerkrankungen auf, die sofort behandelt worden. Weiter wurden Malariakranke, die sich nicht behandeln lassen wollten, von Brioni einfach entlassen und wurden nur Arbeiter von fieberfreier Gegend neu angestellt. Die Chininverabreichung nach Koch war ein schweres Stück Arbeit und hat schwere Chininintoxikationen zufolge, während die staatlichen Chininpastillen leicht, auch von Kindern, gern genommen wurden. Wenn auch nicht im ersten Jahre durch die Coll sche Methode alle alten Tertianen geheilt wurden, so wurden sie doch latent. Die Parasiten schwanden aus dem peripheren Blute, es kamen keine Neuerkrankungen zu stande. Lenz hält für die Hauptursachen, die sich der Koch schen Methode entgegengestellten: die Hartnäckigkeit der istrianischen Tertianen an und für sich und die Latenz der Parasiten im Knochenmarke und Milz, woselbst das Chinin überhaupt nicht anzugreifen scheint. Ganz anders stehen nach seiner Ansicht die Sachen in den Tropen, woselbst der wirkliche Wert der Koch schen Methode voll zur Wirkung kommt und es durch die vorkommenden Halbmonde viel sicherer ist, in der fieberfreien Zeit Malaria zu diagnostizieren. An eine Anophelenbekämpfung wird man in den Tropen, im Gegensatz zu den dafür günstigeren Verhältnissen in Istrien, nicht überall denken können. Indem Lenz schließlich den Kampfplan für das nächste Jahr in großen Zügen und das Hinausschieben der Randzone gegen das Inland bespricht, erwähnt er das durch Sebandian beobachtete Knoebleppen von Anophelen durch Tiere in malariafreien Orten, hauptsächlich durch Esel, in

Istrien ein häufiges Verkehrsmittel, die also hier die Rolle der Postwagen in
italienischen Malariagegenden übernehmen, die Krumphols in seinem Werke:
„Kampf gegen die Malaria" nach einer Mitteilung Grassis sehr drastisch
mitteilt.   A. Plumert.

Schaudinn, Fritz. Die Malaria in dem Dorfe „St. Michele di Leme" in Istrien und
ein Versuch zu ihrer Bekämpfung. Arbeiten aus dem Kais. Gesundheitsamte.
Bd. XXI, Heft 3, 1904.

Verf. berichtet über die in einem abgeschlossenen Bezirk an der isolierten,
einige 60 Köpfe starken Bewohnerschaft von St. Michele di Leme angestellten Versuche bezüglich Malariaausrottung.

Nach Schilderung der Lage des Ortes und der Situation der Bewohner
gibt er eine Übersicht über die in den Jahren 1901 und 1902 erhobenen Para-
sitenbefunde und zeigt, daß entsprechend den in Afrika und anderwärts gemachten Beobachtungen auch an dem genannten Platz die Kinder fast sämtlich, die Erwachsenen aber auch noch zu ¼ bis ⅕ Malariaparasiten führen.
Den Parasitenbefunden sind Krankheitserscheinungen nicht immer parallel
gegangen.

Es werden dann die Ergebnisse der meteorologischen Beobachtungen in
den Jahren 1901—1903 genau mitgeteilt. Sie ergeben die unerklärte Tatsache, daß die abnorme Dürre 1902 mit einer starken Zunahme der Malariaerkrankungen einherging, während 1903, in gleicher Weise auffallend regen-
arm, eine ungewöhnlich niedrige Morbidität zeigte. Die Zahl der gefangenen
Anopheles stand zur Regenmenge in keiner regelmäßigen Beziehung, sondern
anscheinend mehr zu den Schwankungen der Temperatur.

Sehr wichtig ist die Beobachtung eines Falles, in welchem sich massenhaft Malariaparasiten aller Entwicklungsstadien in der Milz fanden, nachdem
14 Tage lang täglich 1 g Chinin gebraucht war, während im peripheren Blut
trotz wiederholter genauester Untersuchung niemals Parasiten entdeckt werden
konnten.

Verf. führt verschiedene andere Fälle auf, welche beweisen, daß auch
lange fortgesetzte Nachbehandlung mit wiederholten Grammgaben nach
Koch die Malariainfektion nicht sicher vernichten, also die definitive Heilung
des Individuums nicht immer bewirken und deshalb zur Sanierung eines selbst
begrenzten Malariagebietes nicht führen können.

Verf. machte darauf Versuche mit dem von Grassi unter dem Namen
„Esanopheles" empfohlenen Chinin-Arsen-Eisengemisch, wie es die Firma
Felice Bisleri, Mailand, nach den Angaben von Broncini herstellt:
Chin. bimur. 0,1 — Acid. arsenic. 0,001 — Ferr. citric. 0,3 u. s. w. Erwachsene
sollten davon 6 Pillen täglich erhalten; Kinder von 8—6 Jahren 2 Pillen. Für
ganz junge Kinder gibt es eine ganz besondere Dosierung in Lösungsform.
Die Tagesdosis wird auf 2—8 im Laufe des Vormittags zu nehmende Gaben
verteilt. — Die Kur wurde während der regenarmen (und kühlen! Ref.) Zeit
von Mitte Januar bis nach Mitte März 1902 fortgesetzt, wo Neuinfektionen
wegen der Seltenheit der Anopheles unwahrscheinlich erschienen. Im Januar
und März gab Verf. die volle Menge (täglich 0,6 Chinin) — im dazwischen
liegenden Februar 0,4 g Chinin täglich im Esanophelesgemisch. Der Erfolg war,
daß nur bei 8 Personen von 64 während dieser Zeit die Wirkung ausblieb.

Wenn man sich vergegenwärtigt, daß die Gesamtmenge des im „Esanophelen" durchschnittlich zugeführten Chinins mit 0,8 resp. 0,4 g täglich das Fünffache dessen betragen hat, womit Referent und andere in Westafrika gute Erfolge erzielten (0,5 jeden fünften Tag) — so wird man dem Verf. beipflichten können, welcher zu dem Schluß gelangt, daß die Kur mit dem Esanophelen nicht mehr und nicht weniger leiste, als die mit Chinin allein; nur meint Verf., daß ersteres besser vertragen werde.

Eine genaue Liste gibt Auskunft über die sämtlichen 64 der Behandlung unterworfenen Personen.   Albert Plehn.

Treille. Le traitement thermal des coloniaux. Le Caducée 5. März 1904.
„   Les coloniaux aux eaux thermales. Le Caducée 2. April 1904.

Beide Aufsätze enthalten sehr viel beachtenswertes. Der Verf. hält nach seinen Erfahrungen neben einer Vorkur in entsprechend eingerichteten Tropensanatorien (Indien und Java!) eine Behandlung in heimatlichen Kurorten, d. h. Mineralquellen, für sehr viele Tropenkranke für unbedingt erforderlich. Daß er dabei fast lediglich die Quellen seiner Heimat (Frankreich) berücksichtigt, ist verständlich. Der deutsche Arzt würde ja erst recht nicht in Verlegenheit kommen. Er tritt sehr dafür ein, daß die Tropenkranken nicht sich selbst in den Hotels und an den Table d'hôtes überlassen werden, sondern unter ärztlicher Aufsicht in Anstalten die Kuren durchführen. Bezüglich der einzelnen Indikationen müssen die Originale der beiden Aufsätze eingesehen werden.   J. Graber (Jena).

von Wasielewski, Th. Studien und Mikrophotogramme zur Kenntnis der pathogenen Protozoen. Erstes Heft, Untersuchungen über den Bau, die Entwicklung und über die pathogene Bedeutung der Coccidien. Leipzig, Joh. Ambrosius Barth. 1904, 118 S. 7 Tafeln   6 M.

Die Mitteilungen des Verf., welche sich auf langjährige Studien gründen, sind dazu bestimmt, Ärzten und Tierärzten als Einführung in das Studium der pathogenen Protozoen zu dienen. Das erste Heft beschäftigt sich mit mehreren Vertretern eines verbreiteten Typus von Protozoen, der Coccidien, und zwar der Eimeria cuniculi, des Erregers der Coccidiose der Kaninchen, ferner der Diplospora lacazei, des Erregers einer Coccidienseuche bei Vögeln, und endlich der durch Diplospora bigemina hervorgerufenen Coccidienseuche bei Katzen und Hunden. Die zahlreichen eigenen Beobachtungen des Verf. werden durch treffliche Mikrophotogramme erläutert. Wer sich mit der Protozoenforschung beschäftigt, wird aus den Mitteilungen des als gediegener Forscher auf diesem Gebiete bekannten Verf. manche Anregung schöpfen und namentlich auch für die Bearbeitung der einschlägigen Literatur dankbar sein.
                                H. Kossel (Berlin).

Opitz. Welche Anforderungen sind vom hygienischen Standpunkte an die Unterbringung der Mannschaften auf den Kauffahrteischiffen zu stellen? Vierteljahrschrift f. gerichtl. Medizin und öffentl. Sanitätswesen. Oktober 1904.

Verf. faßt die Forderungen, die man vom hygienischen Standpunkte an die Unterbringung der Mannschaften auf dem Durchschnitt der Kauffahrteischiffe, auf mittelgroßen Frachtdampfern mit wenig Passagierbeförderung, stellen kann, in folgendem zusammen:

Das Mannschaftslogis soll von Bilge-, Lade-, Heiz-, Maschinen-, Kohlen-, Proviant- und Vorraträumen nach Möglichkeit isoliert und nicht unter der Wasserlinie liegen.

Der Fußboden sei mit leinölgetränkten Holm oder einem Materiale von ähnlichen Eigenschaften belegt. Die Wände seien mit einem glatten Holzkleid belegt, das mit einem glatten, leicht zu reinigenden, und zu Beginn jeder Reise, zwar mindestens halbjährig zu erneuerndem hellem Farbanstrich versehen sei. In den Tropen sei die Außenwand gleichfalls hell gestrichen. Liegen bewohnte Räume unmittelbar unter einem oberen, eisernen Deck, so ist dasselbe mit einer 7 cm dicken Holzbohlung zu bekleiden.

Für den Kopf der Besatzung sind im Durchschnitt mindestens 5 cbm Rauminhalt bei mindestens 2 qm Bodenfläche und einer Deckhöhe von mindestens 2 m zu gewähren. Zur Lüftung dienen für jeden Raum mindestens 2 Ventilatoren, die für jeden Bewohner mindestens 60 qcm Gesamtdurchmesser haben und für künstliche Lufterneuerung dienende Einrichtungen besitzen.

Das Logis muß mit einer dasselbe genügend und gleichmäßig erwärmenden Heizvorrichtung versehen sein, sowie natürliches Licht und ohne Belästigung funktionierende künstliche Lichtquellen in solcher Menge haben, daß das mühelose Lesen kleiner Druckschrift tagsüber an allen Stellen des Raumes ermöglicht wird.

Die Kojen, 83 m lang und 0.60 m breit im Minimum, sind aus mit heller Farbe gestrichenem Eisen herzustellen; es sollen nicht mehr als 2 Schichten übereinander vorhanden sein; die untere sei mindestens 15 cm vom Fußboden, die obere mindestens 75 cm von der Decke entfernt. Bettzeug und für die Tropen Moskitonetze werden von der Reederei zu Beginn der Reise, außerdem aber mindestens halbjährlich geliefert.

Zum Kochen und zur Aufbewahrung feuchter Kleidung seien vom Wohnraum gesonderte Gelasse vorhanden. Für je 20 Mann der Besatzung befinden sich nahe beim Logis über Deck je mindestens ein Klosettsitz und ein Baderaum mit genügender Einrichtung für kalte und warme Douschen.

Dobro (Cassel).

Dupuy, J. Schiffe und Moskitos (navires et moustiques). Revue d'hygiène tome XXVI. Nr. 4, 20 avril 1904.

Verfasser zieht folgende Schlußfolgerungen:

1. Die Schiffe (Segler oder Dampfer) können auf sehr große Distanzen Stegomyen, infizierte und nicht infizierte, transportieren: Langlebigkeit der Insekten, ihre Sicherheit in den Warenräumen, Einfluß atmosphärischer Elemente.

2. Die Stegomyen, die sich bei der Ankunft im Bestimmungshafen noch an Bord finden, müssen als von den Zwischenhäfen kommend betrachtet werden: Schwierigkeit der Entwicklung der Eier und Larven an Bord infolge des Wasserleitungssystemes an Bord der Schiffe (die Ausführungen beziehen sich auf Rio de Janeiro und Marseille. Ref.).

3. Die Stegomyen kommen an Bord: In den Häfen direkt, auf den Reeden mit dem Wind, den Waren, den Süßwassertanks, den Lebensmitteln, den Warenleichtern u. s. w.

4. Die zu treffenden Maßregeln sind:

a) Im Ausgangshafen: 1. allgemeine Maßregel: Wahl des Ankerplatzes; 2. individuelle Maßregel: direkter Schutz, Metallgitter, Moskitonetze u. s. w., b) nach der Abfahrt: Verbrennung von Insektenpulver, Lüftung, Ventilation; Schwefelung mittelst Clayton, c) bei der Ankunft: Schwefelung vermittelst Clayton.   Vay (Suez).

Borel. Statistische und epidemiologische Studie über das Lazarett von Kamaran und die dort vom Jahre 1887 bis 1902 untergebrachten Pilger. Revue d'hygiène Tome 26, Nr. 6, 20. Juni 1904.

Die Zahl der in Kamaran (der türkischen Hauptquarantänestation im roten Meere) während obiger Jahre beobachteten Pilger betrug 316598; sie zerfallen in 3 Gruppen: Malayen, Indier und zentralasiatische Gruppe (Mesopotamien, persischer Golf). Im statistischen Teile beschäftigt sich Verfasser eingehend mit den Morbiditäts- und Mortalitätsverhältnissen, im epidemiologischen mit den verschiedenen Cholera- und Pestfällen, die unter den ankommenden Pilgern oder während deren Aufenthalt in Kamaran konstatiert worden, sowie mit den verschiedenen Modalitäten des Ausbruches der Epidemien im Hedschas.

In einem dritten Teile gibt uns der Verfasser ein genaues Resumée über die Maßregeln, die bei der Abreise der Pilger aus ihrer Heimat, unterwegs, in Kamaran und bei der Ankunft in Mekka zu treffen sind. Sie beziehen sich besonders auf eine bessere Sichtung der Pilger, indem Greise, Schwächliche und Arme an der Abreise verhindert werden sollten. Auf den Schiffen sind bessere hygienische Verhältnisse zu schaffen und jede Überfüllung ist zu vermeiden. Das Ärztematerial an Bord ist noch verbesserungsbedürftig. Kamaran kann nicht als Endpunkt der sanitären Maßregeln betrachtet werden. Dieselben haben sich vielmehr auch auf Mekka zu erstrecken. Das Trinkwasser in Mekka scheint gut zu sein, da dasselbe vom Gebirge kommt. Viel mehr verbesserungsbedürftig sind die Unterkunftsverhältnisse der Pilger in Mekka, da dort zur Zeit der Pilgerfahrt kolossale Überfüllung herrscht.

Seit der Einführung des Destillationsapparates sind in Kamaran keine Cholerafälle mehr beobachtet worden, während die Einführung der Desinfektion einen Einfluß nicht hatte. Stets jedoch wurden auch Choleraepidemien im Hedschas beobachtet. Die Seuche hatte demnach anscheinend Kamaran übersprungen. Borel schreibt dies dem latenten Mikrobiusmus zu. Bei Personen, die nicht virulente Cholerabazillen im Darm enthielten, wurden diese plötzlich virulent durch den Genuß des schlechten und ca. 28—30° C. warmen Trinkwassers.

Bezüglich der Pest glaubt Borel an die Unschädlichkeit der Bubonenpest; die pneumonische Form kann durch Isolierung und Desinfektion wirksam bekämpft werden.

Cholera in Mesopotamien und Persien. Rapport des britischen Delegierten beim türkischen Gesundheitsamt vom 9. VI. 04. The Lancet, 25. Juni 1904. 4217.

In Bassorah hat die Epidemie in den letzten 4 Wochen nicht nachgelassen (142 Fälle mit 113 Toten); auch im Quarantänelazarett in Salahié (Insel im Shat-el-Arab) bei Bassorah trat sie auf; von dort untergebrachten Passagieren starben einige und man glaubt, daß sie sich erst dort infiziert haben. Auf Schiffen, die von Bassorah stromaufwärts fuhren, wurde mehrfach Cholera konstatiert, ebenso auf einem türkischen Kanonenboot im Hafen von Bassorah. Besonders scheint die Seuche gewütet zu haben in dem Tieflande zwischen Euphrat und Tigris; es werden als infiziert genannt: Purea, Nasrieh, Samana, Divarich, Nedjef, Amora, Sandjak Monteßk, Shamich, Pont, besonders Souk-el-Shioukh. Am 31. Mai wurde von Bagdad gemeldet, daß in Bakonba nordöstlich von Bagdad Cholera ausgebrochen sei.

Am 18. Mai war ein Todesfall an Bord des Mossoul, zwischen Bassorah und Bagdad kurz nach Amora. Das Schiff wurde in Gorora desinfiziert, am 4. Juni kam es in Bagdad an, inzwischen waren noch 2 Passagiere an Cholera gestorben, 4 Fälle waren noch in Behandlung (3 Passagiere, 1 Mannschaft).

In Persien ist die Cholera ziemlich schlimm. In Permanshah und Umgegend, ebenso Hamadan und Umgegend scheint sie besonders zu grassieren. Von Permanshah wurden vom 11. Mai bis 1. Juni 266 Fälle und 223 Todesfälle gemeldet. In Pharikin, der türkischen Grenzstation, sind ebenfalls eine Anzahl Fälle vorgekommen, besonders unter den dort stationierten türkischen Truppen.   Vay (Suez).

b) Pathologie und Therapie.

Malaria.

Grou, H. Sur quelques manifestations rares du paludisme. Le Caducée 1903. 20. Juni.

Verf. glaubt, alle Symptome, die bei Malariakranken (Nachweis der Parasiten) auftreten und auf Chinin zurückgehen, als Erscheinungen der Malaria ansehen zu dürfen. Derartige Fälle beschreibt er: eine Parotitis, eine Appendicitis, eine Orchitis und eine Parametritis. Alle Fälle heilten unter der spezifischen Behandlung. Die Möglichkeit, daß neben der Malaria auf den Körper auch andere Krankheitsursachen eingewirkt haben, muß doch wohl zugegeben werden. Es kann trotzdem Chinin Erfolg haben.   J. Grober (Jena).

Silberstein, Moritz. Die basophilen Körnungen im Blute Malariakranker. (Centralblatt für Bakteriologie, Bd. 35, Nr. 1, S. 68.)

Verf. hat in einer Reihe von Blutuntersuchungen an Individuen, bei denen nach seiner Ansicht Malaria ausgeschlossen war, die basophilen Körnungen beobachtet. Diese Körnungen bei Gesunden unterscheiden sich in nichts von denjenigen bei Malariakranken. Die Beobachtungen führen zu dem Schluß, daß es sich um multiple Nekrosen des Hämoglobins an den befallenen Blutkörperchen handelt, bei welchen letztere der Destruktion verfallen. Diese Nekrosen können durch Malariaerkrankungen, aber auch durch andere dyskrasische Momente hervorgerufen werden.

Diese Ausführungen werden in den Kreisen der Malariaforscher wohl nicht ohne Widerspruch bleiben. Auch der Nachweis, daß die „Gesunden", bei denen basophile Körnungen nachgewiesen wurden, tatsächlich malariafrei waren, erscheint nicht einwandsfrei erbracht.   Bassenge (Berlin).

Gelbfieber.

v. Bassewitz, E. Vorschläge zur individuellen Prophylaxie des Gelbfiebers auf Grund
der Finlayschen Kontagionstheorie. Münch. med. Wochschr. 19. 7. 04. Nr. 29.

Den besten Schutz gegen die Übertragung des Gelbfiebers durch Stegomyia
fasciata bildet das Moskitonetz. Da dessen Anwendung aber praktisch wesentlichen Beschränkungen unterliegt, hat Verf. Versuche gemacht, durch Einreibung der Haut mit chemischen Substanzen die Moskitos fernzuhalten.

Sehr wirksam erwies sich in dieser Beziehung das Insektenpulver. Brachte
man ausgehungerte Stegomyiaweibchen auf die mit Insektenpulver eingeriebene
Haut, so verweigerten diese nicht nur den Saugakt, sondern suchten sich auch
möglichst dem Bereiche der Haut zu entziehen.

Verf. hofft, daß unsere chemische Industrie sich diese Erfahrung zu Nutze
machen und ein die wirksamen Bestandteile enthaltendes Protektivmittel
zusammenstellen wird.   Dohrn (Cassel).

Otto, M. und Neumann, R. O. Bemerkung zu den Vorschlägen zur individuellen
Prophylaxie des Gelbfiebers auf Grund der Finlayschen Kontagionstheorie von
Dr. Ernst von Bassewitz in Porto Alegre. Münch. med. Wochenschr.
Nr. 36. 6. IX. 04.

Die Verf. haben die Versuche von Bassewitz, welcher in Einreibungen
der Haut mit Insektenpulver ein ausgezeichnetes Schutzmittel gegen die Stiche
der Stegomyia fand, unter Abänderung der Versuchsanordnung nachgeprüft.
Sie rieben den Arm mit Insektenpulver ein und brachten ihn in einen Glas-
kasten, in welchem sich Stegomyien eingesperrt befanden. Schon nach 2 Minuten stachen 2 Mücken. Auch hatten die Verf. den Eindruck, als ob den Mücken
die Berührung mit der eingeriebenen Haut nicht besonders unangenehm wäre.

Die abweichenden Resultate des Dr. v. Bassewitz sind nach Ansicht
der Verf. vielleicht darauf zurückzuführen, daß die Mücken in den v. Basse-
witzschen Versuchen in einem Reagenzglas angesetzt wurden. Weitere von
den Autoren mit anderen Mitteln angestellten Versuche blieben bisher ebenfalls ohne Erfolg.   Dohrn (Cassel).

Pest.

Pest in Hongkong. The Lancet 4217. 25. Juni 1904.

Im Jahre 1903 wurden 1415 Fälle konstatiert gegen 572 in 1902, und
zwar Januar 1, Februar 29, März 115, April 272, Mai 515, Juni 343, Juli 85,
August 32, September 9, Oktober 5, November 4, Dezember 2. Der Abfall
der Epidemie begann, als die Temperatur sich über 82° F. erhob. Die inner-
liche Anwendung hoher Dosen von Karbolsäure (12 g alle 2 Stunden) ergab
gute Resultate, die Sterblichkeitsziffer von 60,6% in Kennedy Town Hospital
war die niedrigste, die seit 1894 erreicht wurde. Pestinfizierte Hühner, Enten
und Wachteln wurden auf den öffentlichen Märkten entdeckt, ebenso wurden
infizierte Wanzen, Flöhe und Kakerlaken in Pesthäusern entdeckt.

101000 Ratten wurden 1903 gefangen gegen 117800 in 1902. Man entdeckte jedoch im Juni, daß Ratten importiert wurden, um die Prämie zu
erhalten. 352 Mitglieder des plague-staff wurden mit Haffkine-Serum geimpft,
5 bekamen später Pest, und 2 davon starben.   Vay (Buen).

Marsh-Beadnell, R. N. Die Prophylaxe der Pest. British medical Journal, may 14, 1904, Nr. 2263.

Verfasser hat in China und Süd-Afrika reichliche Erfahrungen über Pest gesammelt. Er nennt als charakteristisch für dieselbe folgendes: 1. Unter gleichen Bedingungen sind die farbige und weiße Rasse gleich empfänglich. 2. Die erstere wird bedeutend mehr befallen als die letztere infolge der verschiedenen Bedingungen und Umgebung; am wichtigsten ist, daß die Farbigen fast durchgehends barfuß gehen. 3. Pest ist verursacht durch das Eindringen eines spezifischen Mikroorganismus oder seiner Sporen. 4. Das Eindringen erfolgt meist (immer?) durch eine Kontinuitätstrennung der Haut oder Schleimhaut. 5. Diese ist meistens an den Füßen der Nichteuropäer gelegen. 6. Die Leistengegend ist der gewöhnliche Sitz des Bubos bei solchen Rassen. 7. Sofern jemand keine Verletzungen hat, kann er mit Fällen von Pest ungestraft umgehen. 8. In den verhältnismäßig seltenen Fällen, wo Weiße Pest bekommen, bevorzugt der Bubo die Axillar- oder Pektoralgegend. In den Beschreibungen der „schwarzen Pest in London" ist der Pektoral-Bubo besonders häufig erwähnt. Zieht man alles dies in Betracht, so sollte man die Farbigen, die in der Nähe von pestinfizierten Orten wohnen, anhalten, entsprechende schützende Fußbekleidungen zu tragen. Vay (Soest).

Trypanosen und Schlafkrankheit.

Haque, Bernardino. Doença do somno e beribéri. A med. contemp. 4. IX. 04.

Verf. erwähnt zunächst die Meinungsverschiedenheiten über die Natur der als Beriberi angesehenen Erkrankungen, welche zwischen den portugiesischen Land- und Marineärzten in Loanda herrschten, und stellt fest, daß er von 1890—95 wiederholt Beriberi-Fälle in Angola diagnostiziert und behandelt habe.

Die im Bezirk Loanda wütende Schlafkrankheit kommt im Bezirk Mossamedes nur bei aus Loanda eingeführten schwarzen Soldaten und Arbeitern allerdings oft nach einer Inkubationszeit von 3—4 Jahren vor, und ist nie, trotz intimsten Zusammenlebens auf die eigentlichen Mossamedes-Leute übertragen worden. Auch Nagana fehlt im Hochlande von Mossamedes und Benguella. Glossina morsitans folgt den Zugochsen nicht, wenn sie aus dem Tieflande kommend, diese Gebiete erreichen. Trockener Fisch, manchmal gut, oft auch mehr schlecht konserviert, bildet die regelmäßige Ration der eingeborenen Arbeiter und Soldaten, kann also keinerlei Rolle bei der Ätiologie der Schlafkrankheit spielen. M.

Günther und Weber. Ein Fall von Trypanosomenkrankheit beim Menschen. Münch. med. Wochschr. 14. 6. 04. Nr. 24.

Ein 33jähriger Mann erkrankte während eines Aufenthaltes in Kamerun im März 1902 an unregelmäßigen, 2—3 Tage dauernden Fieberanfällen. Auf der Haut des Rumpfes und der Extremitäten traten wiederholt rotfleckige Anschläge auf. Verminderung des Blutfarbstoffs. Starker Rückgang der Körperkräfte. Milztumor. Pulsbeschleunigung, flüchtige Ödeme.

Bei der Aufnahme des Kranken in das Institut für Tropenkrankheiten in Hamburg (März 04) traten eigentümliche dunkelrote Hautverfärbungen der rechten Wange und des Rumpfes hervor. Der rechte Unterschenkel in seinen unteren zwei Dritteln diffus geschwellt und gerötet. Puls und Atmung be-

schleunigt. Milz wenig vergrößert und druckempfindlich. Sonst Organbefund o.
Bes. In dem erheblich veränderten Blut, das besonders eine Vermehrung der mononukleären Leukozyten zeigte, wurden während der Fieberanfälle Trypanosomen
nachgewiesen. Malariaparasiten fehlten. Die gefundenen Trypanosomen
werden als außerordentlich schlanke Individuen mit vielfach sehr spitzem
Hinterende geschildert. Die Übertragung auf Ratten und Affen gelang.

Dohrn (Cassel).

Verschiedenes.

Römer, H. De ontstehing van den blinden darm. Geneeskundige bladen uit
Kliniek en Laboratorium, tiende reeks, Nr. IX. Haarlem, 1903.

Verf. gibt ausführlich seine in Medan an der Ostküste Sumatras gewonnenen Erfahrungen über Appendicitis, welche mehr den Pathologen und
Chirurgen interessieren dürften und auch keine wesentlichen Abweichungen
vom europäischen Krankheitsbilde erkennen lassen. Für den Leserkreis dieses
Archivs dürfte nur von Wichtigkeit sein, daß Verf. zu den ätiologischen Momenten der Appendicitis auch den tropischen Typhus zählt, da er bei den
häufigen Autopsien von Typhusleichen oft die typischen Darmgeschwüre nur
im Coecum fand, ja einige Male war der einzige Fundplatz der Ulcera nur
die Schleimhaut des Wurmfortsatzes. Auch bei tropischer Dysenterie ist nach
seinem Befunden nicht selten das Coecum und der Processus vermiformis der
Sitz der Ulcera. Sehr häufig fand Verf. auch Anchylostomum duodenale bei
Sektionen im Processus veriformis, der sogar öfters der einzige Fundplatz des
Parasiten war; auch Oxyuris wurde im Appendix gefunden, niemals dagegen
Trichocephalus. Dennoch glaubt Verf. nicht, daß unter den Tropen die so
verbreiteten Darmparasiten eine wichtige Rolle in der Ätiologie der Appendicitis spielen, wie das von Metchnikoff angenommen wird, welcher bei jeder
unaufgeklärten Appendicitis, besonders bei Kindern, Untersuchung der Fäces
auf Entozoeneier anempfiehlt. Die Untersuchung wäre nach seinem Rate
in Perioden von drei Monaten regelmäßig auszuführen. Obwohl Verf. bei
seinem großen Obduktionsmaterial von Asiaten aller Rassen fast immer Darmparasiten konstatieren konnte, hat er doch in drei Jahren niemals eine auf
Entozoen basierte Appendicitis gesehen. Es erscheint ihm das besonders bei
den Chinesen auffallend, bei denen aus verschiedenen Gründen (Opium, über-
mäßiger Gebrauch scharf gewürzter Speisen, Neigung zum Genusse faulender
Stoffe) nur selten ein ganz normaler Darmtraktus gefunden wird.   Martin.

Gros, H. Les perversions de l'appetit chez les enfants musulmans du premier âge
en Algerie. Le Caducée 26. September 1903.

Die Geophagie ist bei Kindern der niederen Volksklassen in Algier, besonders bei solchen, die wegen Nahrungsmangel sehr lange an der Brust
genährt werden, sehr häufig. Man kann solchen Kindern auf der Straße ansehen, wie sie Sand oder Straßenstaub kauen. Gros gibt eine Beschreibung
solcher Kinder, die meist sehr elend aussehen, sich aber im späteren Lebensalter bei verständiger Pflege ganz gut entwickeln können.

Auch Referent sah eine Geophagin (3jähriges deutsches Mädchen in Deutschland), die reichlich lange genährt wurde, von gesunden Eltern stammte, die
in guten Verhältnissen lebten. Die Weiterentwicklung erfolgte ohne Besonderheiten.   J. Grober (Jena).

Ausgegeben Dezember 1904.

Bd. VIII **Heft 12**

Archiv
für
Schiffs- und Tropen-Hygiene,

unter besonderer Berücksichtigung der

Pathologie und Therapie

unter Mitwirkung von

Prof. Dr. BAELZ, Tokio, Dr. BASSENGE, Berlin, Prof. Dr. BENDA, Berlin,
Dr. BEYER, Rangoon, Dr. BOMBARDA, Lissabon, Dr. van BRERO, Buitenzorg,
Dr. BRODEN, Leopoldville, Dr. de BRUN, Beirut, Dr. BUSCHAN, Stettin, Prof.
Dr. CALMETTE, Lille, Dr. ALDO CASTELLANI, London, Prof. Dr. DOVE, Jena,
Dr. DIEUDONNÉ, Würzburg, Prof. Dr. O. EVERSBUSCH, München, Dr.
A. EYSELL, Cassel, Dr. FAJARDO, Rio de Janeiro, Prof. Dr. FIRKET, Lüttich,
Dr. FISCH, Aburi (Goldküste), Prof. Dr. FISCHER, Kiel, Dr. FÜLLEBORN,
Hamburg, Prof. Dr. E. GRAWITZ, Charlottenburg, Dr. HAUCK, Wien, Dr. HEY,
Odumase (Goldküste), Dr. MAX JOSEPH, Berlin, Dr. KOHLBRUGGE, Sidoardjo,
Prof. Dr. KOLLE, Berlin, Prof. Dr. KOSSEL, Gießen, Dr. O. C. LOW, London,
Dr. MARTIN, München, Dr. ERICH MARTINI, Berlin, Dr. METZKE, Berlin, Dr
MONCORVO, Rio de Janeiro, Dr. NOCHT, Hamburg, Dr. OTTO, Hamburg, Dr.
A. PLEHN, Berlin, Prof. Dr. RHO, Neapel, Dr. ROTHSCHUH, Managua, Prof. Dr.
RUBNER, Berlin, Dr. RUGE, Kiel, Dr. SANDER, Berlin, Dr. SCHELLONG,
Königsberg, Dr. SCHEUBE, Greiz, Dr. SCHILLING, Togo, Dr. SCHOEN, Berlin,
Dr. STEUDEL, Berlin, Prof. Dr. STICKER, Gießen, Dr. WITTENBERG, Kayintaubu
(Süd-China), Dr. ZIEMANN, Kamerun,

und mit besonderer Unterstützung der

DEUTSCHEN KOLONIAL-GESELLSCHAFT

herausgegeben von

Dr. C. Mense, Cassel.

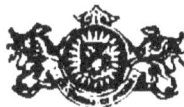

Leipzig, 1904.
Johann Ambrosius Barth.
Roßplatz 17.

Inhalt:

Adresse der Redaktion: Dr. C. Mense in Kassel, Philosophenweg 26.

Um eine möglichst vollständige und schnelle Berichterstattung zu erreichen,
wird um gefl. Einsendung aller Sonder-Abzüge, Dissertationen, Monographien
u. s. w. aus dem Gebiet der Schiffs- und Tropen-Hygiene bald nach Erscheinen
an den Redakteur direkt oder durch Vermittelung der Verlagsbuchhandlung Johann
Ambrosius Barth in Leipzig ergebenst ersucht.

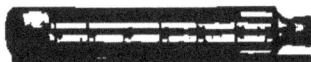

III

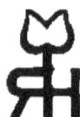

IV*

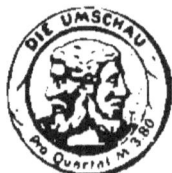
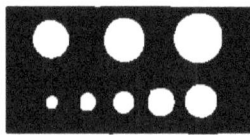

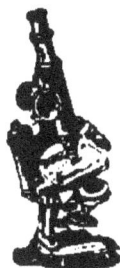

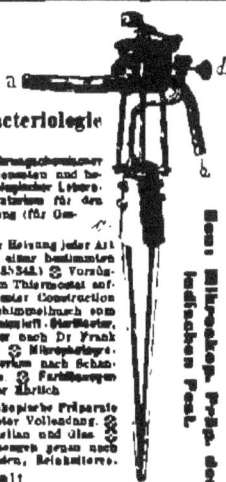

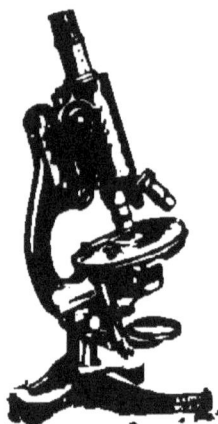

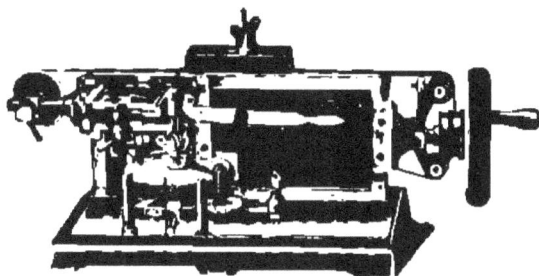

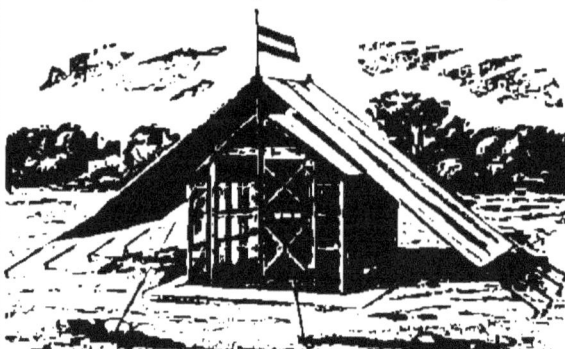

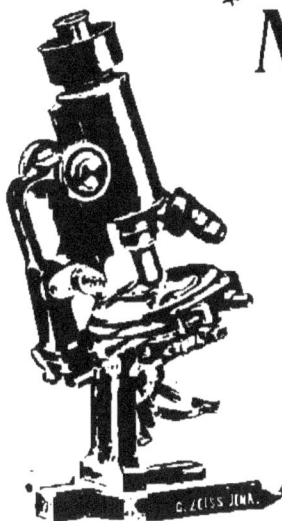

V

VI

www.ingramcontent.com/pod-product-compliance
Lightning Source LLC
Chambersburg PA
CBHW020852210326
41598CB00018B/1641